Lehrbuch der Gerontopsychiatrie

Klinische Psychologie und Psychopathologie

Herausgeber: Prof. Dr. med. Dr. phil. Helmut Remschmidt

Band 63

Lehrbuch der Gerontopsychiatrie

Herausgegeben von
Hans Förstl

Unter Mitarbeit von

B. Baldwin
K. Beyreuther
C. Besthorn
H. Bickel
V. Bigl
T. Bronisch
A. Brun
A. Burns
J. Byrne
S. Daniel
H. Dressing
F. Fazekas
P. Fischer
H. Förstl
L. Frölich
T. Fuchs
W. F. Gattaz
H.-J. Gertz
L. Gustafson
M. Hambrecht
M. Haug
M. Haupt
M. Hautzinger
M. G. Hennerici
F. Hentschel
R. Heun
W. Hewer
R. Ihl
R. Jacoby
A. Kurz
H. Lauter
F. Lederbogen
R. Levy
W. Maier
K. Mann
H. J. Markowitsch
K. Maurer
I. McKeith
W. E. Müller
G. Mundle
H. Neubauer
W. Neubauer
F. M. Reischies
A. Riecher-Rössler
D. Riemann
E. Ruzicka
H. Sattel
R. Schmidt
R. Welz
T. Wetterling
S. Weyerer
G. Wiedemann
M. Wolfersdorf
R. Zerfass
A. Zimber

84 Abbildungen, 143 Tabellen

 Ferdinand Enke Verlag Stuttgart 1997

Prof. Dr. Hans Förstl
Department of Psychiatry, University of Western Australia
Queen Elizabeth II Medical Centre
Nedlands, Perth
Western Australia 6009

Die Deutsche Bibliothek – CIP-Einheitsaufnahme

Lehrbuch der Gerontopsychiatrie ; 143 Tabellen /
hrsg. von Hans Förstl. Unter Mitarbeit von B. Baldwin ...
– Stuttgart: Enke, 1997
　(Klinische Psychologie und Psychopathologie ; Bd. 63)
　ISBN 3-432-27441-6
NE: Förstl, Hans [Hrsg.]; Baldwin, B.; GT

Wichtiger Hinweis

Wie jede Wissenschaft ist die Medizin ständigen Entwicklungen unterworfen. Forschung und klinische Erfahrung erweitern unsere Erkenntnisse, insbesondere was Behandlung und medikamentöse Therapie anbelangt. Soweit in diesem Werk eine Dosierung oder eine Applikation erwähnt wird, darf der Leser zwar darauf vertrauen, daß Autoren, Herausgeber und Verlag große Sorgfalt darauf verwandt haben, daß diese Angabe dem **Wissensstand bei Fertigstellung des Werkes** entspricht.

Für Angaben über Dosierungsanweisungen und Applikationsformen kann vom Verlag jedoch keine Gewähr übernommen werden. **Jeder Benutzer ist angehalten,** durch sorgfältige Prüfung der Beipackzettel der verwendeten Präparate und gegebenenfalls durch Konsultation eines Spezialisten festzustellen, ob die dort gegebene Empfehlung für Dosierungen oder die Beachtung von Kontraindikationen gegenüber der Angabe in diesem Buch abweicht. Eine solche Prüfung ist besonders wichtig bei selten verwendeten Präparaten oder solchen, die neu auf den Markt gebracht worden sind. **Jede Dosierung oder Applikation erfolgt auf eigene Gefahr des Benutzers.** Autoren und Verlag appellieren an jeden Benutzer, ihm etwa auffallende Ungenauigkeiten dem Verlag mitzuteilen.

Geschützte Warennamen (Warenzeichen®) werden **nicht** immer besonders kenntlich gemacht. Aus dem Fehlen eines solchen Hinweises kann also nicht geschlossen werden, daß es sich um einen freien Warennamen handelt.

Das Werk, einschließlich aller seiner Teile, ist urheberrechtlich geschützt. Jede Verwertung ist ohne Zustimmung des Verlages außerhalb der engen Grenzen des Urheberrechtsgesetzes unzulässig und strafbar. Das gilt insbesondere für Vervielfältigungen, Übersetzungen, Mikroverfilmungen und die Einspeicherung und Verarbeitung in elektronischen Systemen.

© 1997 Ferdinand Enke Verlag, P.O. Box 300366, D-70443 Stuttgart – Printed in Germany

Satz und Druck: Zechnersche Buchdruckerei, D-67346 Speyer

Vorwort

Psychische Störungen alter Menschen sind ein zentrales Thema der Nervenheilkunde, dessen Bedeutung aufgrund demographischer Veränderungen weiter zunehmen wird. In diesem Band sind grundlegende und krankheitsbezogene Beiträge versammelt, deren Autoren in den letzten Jahren großenteils durch eigene Forschungsarbeiten zu diesen Themen hervorgetreten sind.

Praktisch wichtige gerontopsychiatrische Erkrankungen werden im allgemeinen und im speziellen Teil des Buches unter verschiedenen Blickwinkeln behandelt. Die Darstellung der Krankheitsbilder folgt dabei Leitlinien der zehnten Revision der Internationalen Klassifikation psychischer Störungen (ICD-10). Auch aktuellere Aspekte, die noch keinen Eingang in die ICD-10 fanden, sind berücksichtigt. Überschneidungen und Divergenzen wurden bewußt in Kauf genommen, um eine geschlossene Darstellung innerhalb der einzelnen Kapitel zu gewährleisten. Auf ständige Querverweise zwischen den Kapiteln wurde ebenso verzichtet, wie auf eine Vereinheitlichung abweichender Ansichten. Die Wiedergabe einiger kontroverser Standpunkte und schwieriger Zusammenhänge erschien angemessen, um den derzeitigen Kenntnisstand zutreffend abzubilden. Die individuelle Handschrift der Verfasser ist deutlich erkennbar, etwas verwischt wurde sie lediglich bei den Übersetzungen des Herausgebers aus dem Englischen.

Den Autoren danke ich für ihre Beiträge, Professor Remschmidt für die Einladung, Professor Häfner für die Ermutigung, Dr. Kraemer für die Beratung, Frau Heyd-Knödler, der Deutschen Forschungsgemeinschaft und der Hermann-und-Lilly-Schilling Stiftung für die Unterstützung sowie Frau Scheuering und ihren Kolleginnen für die Geduld beim Erstellen der Manuskripte.

Hans Förstl
Mannheim/Perth

Geleitwort

Obwohl angesichts der demographischen Entwicklung der Bevölkerung alte Menschen in der Medizin im allgemeinen und in der Psychiatrie im besonderen aufgrund der Art und Häufigkeit ihrer Erkrankungen eine immer größere Rolle spielen, mangelt es an Darstellungen, die den Besonderheiten dieser Altersgruppen Rechnung tragen. Ich bin daher dem Herausgeber dieses Lehrbuches, Herrn Prof. Dr. Hans Förstl, sehr dankbar, daß er meiner Anregung gefolgt ist und sich der aufwendigen und schwierigen Aufgabe unterzogen hat, ein Lehrbuch der Gerontopsychiatrie zu konzipieren, das, ausgehend von den Prozessen des normalen und pathologischen Alterns, das Gesamtgebiet der Gerontopsychiatrie in übersichtlicher und praxisnaher Weise vermittelt. Besonders erfreulich ist, daß durchweg Autoren gewonnen werden konnten, die seit Jahren in Forschung und Praxis auf dem Gebiet der Alterskrankheiten tätig und so in der Lage sind, ihr umfangreiches Wissen und ihre praktischen Erfahrungen in diesem Buch zu konzentrieren.

Die Aufteilung des Stoffes in einen allgemeinen und einen speziellen Teil ermöglicht, übergreifende Gesichtspunkte und spezielle, krankheitstypische Sachverhalte übersichtlich einzuordnen und praktische Handlungsanleitungen in einen allgemeinen Rahmen zu stellen. Die Einfügung der Kapitel über gerontopsychiatrische Notfälle und über ethische Aspekte in der Gerontpsychiatrie machen das Buch zu einem wertvollen Ratgeber für den klinischen Alltag, aber auch für weitergehende Überlegungen, die die Frage nach der Lebensqualität im höheren Lebensalter ebenso berühren wie die Möglichkeiten und Grenzen der Forschung und des therapeutischen Handelns. Die im Anhang wiedergegebenen Tests und Skalen dienen wiederum dem diagnostischen Vorgehen in der Praxis und seiner empirischen Fundierung.

Insgesamt ist meines Erachtens ein Lehrbuch entstanden, das dem bestehenden Bedarf in vorzüglicher Weise entgegenkommt und dem ich daher viele Leser wünsche in allen Feldern der Forschung und Praxis, in denen alte Menschen und ihre Erkrankungen Anliegen und Aufgabe sind.

Marburg, im Herbst 1996   Helmut Remschmidt

Spezielle Gerontopsychiatrie

5 Demenzen und Delir

5.1	Grundzüge des diagnostischen Vorgehens bei Demenzverdacht (R. Zerfass, S. Daniel, H. Förstl)	253
5.2	Alzheimer-Demenz – Diagnose, Symptome und Verlauf (A. Burns, H. Förstl, H. Sattel)	263
5.3	Fokal beginnende Hirnatrophie, "Morbus Pick" (L. Gustafson, A. Brun)	278
5.4	Morbus Parkinson (P. Fischer)	291
5.5	Lewy-Körperchen-Demenz (I. McKeith, J. Byrne)	303
5.6	Vaskuläre Demenzen (M. G. Hennerici)	309
5.7	Demenzen bei andernorts klassifizierten Erkrankungen (R. Heun)	331
5.8	Alkoholismus und Alkoholfolgekrankheiten (K. Mann, G. Mundle)	345
5.9	Delir bei älteren Patienten (T. Wetterling)	356
5.10	Normales Altern und leichte Demenz (F. M. Reischies)	366

6 Schizophrenie und verwandte Störungen

6.1	Chronische Schizophrenie und Residualzustände im Alter (M. Hambrecht)	378
6.2	Spät beginnende schizophrene und paranoide Psychosen (A. Riecher-Rössler)	384
6.3	Isolierte Wahnformen und Halluzinosen (T. Fuchs)	396

7 Affektive Erkrankungen und Suizidalität

7.1	Manie (R. Jacoby)	403
7.2	Depressive Erkrankungen (B. Baldwin)	408
7.3	Suizidalität im höheren Lebensalter (M. Wolfersdorf, R. Welz)	419

8 Andere psychische Störungen im Senium

8.1	Neurosen, Belastungsreaktionen und somatoforme Störungen (G. Wiedemann)	427
8.2	Schlafstörungen (D. Riemann, H. Dressing)	439
8.3	Psychopharmakagebrauch und -mißbrauch im Alter (S. Weyerer, A. Zimber)	453
8.4	Persönlichkeitsstörungen (T. Bronisch)	463

9 Notfälle in der Gerontopsychiatrie (W. Hewer) ... 472

10 Anhang: Tests und Skalen ... 493

Abkürzungsverzeichnis ... 524

Sachregister ... 526

Inhalt

Allgemeine Gerontopsychiatrie

1 Grundlagen des normalen und pathologischen Alterns

1.1	Epidemiologie psychischer Erkrankungen im Alter (H. Bickel)	1
1.2	Genetik gerontopsychiatrischer Erkrankungen am Beispiel der Alzheimer-Demenz (W. Maier, R. Heun)	16
1.3	Molekularbiologie der Alzheimer-Demenz (K. Beyreuther)	31
1.4	Morpho-funktionelle Veränderungen des Gehirns im Alter und bei altersbegleitenden Hirnleistungsstörungen (V. Bigl)	44
1.5	Morphologische Befunde bei dementiellen Erkrankungen (H.-J. Gertz)	58
1.6	Neuropsychologie des Gedächtnisses (H. J. Markowitsch)	71

2 Diagnostik

2.1	Klinische Untersuchung und Psychometrie (L. Frölich, K. Maurer)	84
2.2	Neuroradiologische Diagnostik (F. Hentschel, H. Förstl)	95
2.3	Klinische Bedeutung und neuropathologische Basis der "Leuko-araiose" (R. Schmidt, F. Fazekas)	108
2.4	Elektroenzephalographie (R. Ihl, C. Besthorn, H. Förstl)	117
2.5	Evozierte Potentiale (E. Ruzicka)	123
2.6	Somatische Diagnostik (F. Lederbogen, W. Hewer)	128

3 Behandlungsprinzipien

3.1	Besonderheiten der Psychopharmakotherapie im Alter am Beispiel der Benzodiazepine (W. E. Müller)	141
3.2	Neurotransmitter-Substitution (R. Levy, H. Förstl, W. E. Müller)	152
3.3	Nootropika (H.-J. Gertz)	163
3.4	Neuroleptikatherapie im Alter (M. Haug, W. F. Gattaz)	172
3.5	Antidepressive Psychopharmakotherapie (M. Hambrecht)	180
3.6	Elektrokrampftherapie (EKT) (W. Hewer)	189
3.7	Psychotherapie im Alter (M. Hautzinger)	197
3.8	Psychotherapeutische Strategien bei kognitiven Störungen (M. Haupt)	210
3.9	Gerontopsychiatrische Versorgungsstrukturen (A. Kurz)	219

4 Ethische und juristische Aspekte

4.1	Ethische Aspekte der Gerontopsychiatrie (H. Lauter)	228
4.2	Rechtliche Aspekte in der Gerontopsychiatrie (T. Wetterling, H. Neubauer, W. Neubauer)	244

Mitarbeiterverzeichnis

Dr. B. Baldwin
York House, Manchester Royal Infirmary
Oxford Road
GB-Manchester M13 9BX

Prof. Dr. K. Beyreuther
Zentrum für Molekulare Biologie
der Universität Heidelberg
Im Neuenheimer Feld 282
D-69120 Heidelberg

Dr. C. Besthorn, Dipl.-Psych.
Zentralinstitut für Seelische Gesundheit
J 5
D-68159 Mannheim

Dr. H. Bickel
Zentralinstitut für Seelische Gesundheit
Abteilung Epidemiologische Psychiatrie
J 5
D-68159 Mannheim

Prof. Dr. V. Bigl
Universität Leipzig
Paul Flechsig Institut für Hirnforschung
Jahnallee 59
D-04109 Leipzig

PD Dr. T. Bronisch
Max-Planck-Institut für Psychiatrie
Klinisches Institut, Psychiatrische Klinik
Kraepelinstr. 10
D-80804 München

Prof. Dr. A. Brun
Department of Pathology
University Hospital
S-221 85 Lund

Prof. Dr. A. Burns
Department of Psychiatry,
University of Manchester
Withington Hospital
West Didsbury
GB-Manchester M20 8LR

Dr. J. Byrne
Department of Psychiatry,
University of Manchester
Withington Hospital
West Didsbury
GB-Manchester M20 8LR

S. Daniel, Dipl.-Soz.
Zentralinstitut für Seelische Gesundheit
J 5
D-68159 Mannheim

Dr. H. Dressing
Zentralinstitut für Seelische Gesundheit
J 5
D-68159 Mannheim

Univ.-Doz. Dr. F. Fazekas
Neurologische Klinik der Universität Graz
Auenbruggerplatz 22
A-8036 Graz

Univ.-Doz. Dr. P. Fischer
Klinik für Psychiatrie der Universität Wien
Währinger Gürtel 18–20
A-1090 Wien

Prof. Dr. H. Förstl
Department of Psychiatry,
University of Western Australia
Queen Elizabeth II Medical Centre
Nedlands, Perth
Western Australia 6009

Dr. L. Frölich
Klinik für Psychiatrie I der Universität
Frankfurt am Main
Heinrich-Hoffmann-Str. 10
D-60528 Frankfurt/Main

Dr. T. Fuchs
Psychiatrische Klinik und Poliklinik
Klinikum rechts der Isar
Technische Universität München
Möhlstr. 26
D-81675 München

Prof. Dr. W. F. Gattaz
Department of Psychiatry
University of Sao Paulo
P.O. Box 8091, BR-05403-0/0 Sao Paulo,
Brasilien

Prof. Dr. H.-J. Gertz
Psychiatrische Klinik
der Universität Leipzig
Liebigstr. 22
D-04103 Leipzig

Prof. Dr. L. Gustafson
Department of Psychogeriatrics
University of Lund
S-22009 Lund

PD Dr. Dr. M. Hambrecht
Zentralinstitut für Seelische Gesundheit
J 5
D-68159 Mannheim

Dr. M. Haug
Neurologische Klinik,
Krankenhaus Nordwest
Steinbacher Hohl 2–26
D-60488 Frankfurt/Main

Dr. M. Haupt
Rheinische Landes- und Hochschulklinik
Bergische Landstr. 2
D-40629 Düsseldorf

Prof. Dr. M. Hautzinger
Psychologisches Institut der
Johannes Gutenberg Universität Mainz
Abteilung Klinische Psychologie
Staudinger Weg 7
D-55099 Mainz

Prof. Dr. M. G. Hennerici
Neurologische Klinik der
Ruprecht-Karls-Universität Heidelberg
Theodor-Kutzer-Ufer
D-68167 Mannheim

Prof. Dr. F. Hentschel
Zentralinstitut für Seelische Gesundheit
Neuroradiologische Abteilung
J 5
D-68159 Mannheim

PD Dr. R. Heun
Psychiatrische Klinik der Rheinischen
Friedrich-Wilhelms-Universität Bonn
Sigmund-Freud-Str. 25
D-53115 Bonn

Dr. W. Hewer
Zentralinstitut für Seelische Gesundheit
J 5
D-68159 Mannheim

Dr. R. Ihl
Rheinische Landes- und Hochschulklinik
Bergische Landstr. 2
D-40629 Düsseldorf

Dr. R. Jacoby
Department of Psychiatry
University of Oxford
Radcliffe Infirmary
GB-Oxford, OX2 6HE

PD Dr. A. Kurz
Psychiatrische Klinik und Poliklinik
Klinikum rechts der Isar
Technische Universität München
Möhlstr. 26
D-81675 München

Prof. Dr. H. Lauter
Psychiatrische Klinik und Poliklinik
Klinikum rechts der Isar
Technische Universität München
Möhlstr. 26
D-81675 München

Dr. F. Lederbogen
Zentralinstitut für Seelische Gesundheit
J 5
D-68159 Mannheim

Prof. R. Levy
Institute of Psychiatry
De Crespigny Park
GB-London SE5 8AF

Prof. Dr. W. Maier
Psychiatrische Klinik der Universität Bonn
Venusberg
D-53115 Bonn

Prof. Dr. K. Mann
Klinik für Psychiatrie und Psychotherapie
der Universität Tübingen
Osianderstr. 22
D-72076 Tübingen

Prof. Dr. H. J. Markowitsch
Universität Bielefeld
Fakultät für Psychologie und
und Sportwissenschaft
Physiologische Psychologie,
Postfach 10 01 31
D-33501 Bielefeld

Prof. Dr. K. Maurer
Klinik für Psychiatrie I der Universität
Frankfurt am Main
Heinrich-Hoffmann-Str. 10
D-60528 Frankfurt/Main

Prof. Dr. I. McKeith
Department of Old Age Psychiatry
Institute for the Health of the Elderly
Newcastle General Hospital
Westgate Road
GB-Newcastle upon Tyne, NE4 6BE

Prof. Dr. W. E. Müller
Zentralinstitut für Seelische Gesundheit
Abteilung Psychopharmakologie
J 5
D-68159 Mannheim

Dr. G. Mundle
Klinik für Psychiatrie und Psychotherapie
der Universität Tübingen
Osianderstr. 22
D-72076 Tübingen

Dr. Hildegard Neubauer, Dipl.-Psych.
III. Psychiatrische Abteilung
Allgemeines Krankenhaus Ochsenzoll
Langenhorner Chaussee 560
D-22419 Hamburg

Dr. jur. W. Neubauer
Rechtsanwalt und Fachanwalt
für Sozialrecht
Lohkampstr. 11
D-22523 Hamburg

PD Dr. F. M. Reischies
Psychiatrische Klinik
der Freien Universität Berlin
Universitätsklinikum Benjamin Franklin
Eschenallee 3
D-14050 Berlin

PD Dr. Anita Riecher-Rössler
Zentralinstitut für Seelische Gesundheit
Psychosomatische Klinik
J 5
D-68159 Mannheim

Prof. Dr. D. Riemann, Dipl.-Psych.
Psychiatrische Klinik der Universität
Freiburg im Breisgau
Hauptstr. 5
D-79104 Freiburg im Breisgau

Doz. Dr. E. Ruzicka
Neurologische Klinik der
Karls-Universität Prag
Katerinska 30
CZ-12000 Prag 2

H. Sattel, Dipl.-Psych.
Zentralinstitut für Seelische Gesundheit
J 5
D-68159 Mannheim

Univ.-Doz. Dr. R. Schmidt
Neurologische Klinik
der Universität Graz
Auenbruggerplatz 22
A-8036 Graz

Dr. R. Welz
Zentrum für Psychologische Medizin
der Universität Göttingen
Abteilung Medizinische Psychologie
Humboldtallee 38
D-37073 Göttingen

PD Dr. T. Wetterling
Klinik für Psychiatrie
Medizinische Universität Lübeck
Ratzeburger Allee 160
D-23562 Lübeck

PD Dr. S. Weyerer
Zentralinstitut für Seelische Gesundheit
J 5
D-68159 Mannheim

Dr. G. Wiedemann
Klinik für Psychiatrie und Psychotherapie
der Universität Tübingen
Osianderstr. 24
D-72076 Tübingen

Prof. Dr. M. W. Wolfersdorf
Abteilung Psychiatrie I
der Universität Ulm
Zentrum für Psychiatrie
Weingartshofer Str. 2
D-88214 Ravensburg

Dr. R. Zerfass
Zentralinstitut für Seelische Gesundheit
J 5
D-68159 Mannheim

A. Zimber, Dipl.-Psych.
Zentralinstitut für Seelische Gesundheit
J 5
D-68159 Mannheim

Allgemeine Gerontopsychiatrie

1 Grundlagen des normalen und pathologischen Alterns

1.1 Epidemiologie psychischer Erkrankungen im Alter

H. Bickel (Mannheim)

Epidemiologische Forschung befaßt sich mit der Verteilung von Erkrankungen in der Bevölkerung und mit den Faktoren, die diese Verteilung beeinflussen. Sie bedient sich vergleichender Methoden, um aus dem natürlichen Krankheitsvorkommen Rückschlüsse auf die Determinanten der Entstehung, des Verlaufs und der Folgen von Krankheiten zu ziehen und diese Kenntnisse zur Prävention und zur Verbesserung der gesundheitlichen Versorgung zu nutzen.

Die grundlegende Annahme des epidemiologischen Ansatzes ist, daß Erkrankungen sich nicht rein zufällig in der Bevölkerung verteilen, sondern Mustern folgen, die durch die Krankheitsursachen und -auslöser, durch beitragende und durch aufrechthaltende Bedingungen bestimmt werden. Um solche Muster sichtbar zu machen, muß zunächst die Häufigkeit der Erkrankungen in der Population ermittelt werden. Die Häufigkeitsmaße, die man dabei verwendet, sind die Prävalenz, die Inzidenz und – für spezielle Fragestellungen – das Morbiditäts- oder Lebenszeitrisiko.

Unter der **Prävalenz** versteht man die Anzahl der Krankheitsfälle in einer Population an einem Stichtag (Punktprävalenz) oder während eines definierten Zeitintervalls (Periodenprävalenz). Die **Inzidenz** bezieht sich auf die Anzahl der Neuerkrankungen, die in einer Population während eines festgelegten Zeitraums (üblicherweise während eines Jahres) auftreten. Das **Morbiditätsrisiko** ist der Inzidenz eng verwandt. Es besagt, wie hoch die Wahrscheinlichkeit ist, während eines bestimmten Zeitabschnittes oder bis zu einem bestimmten Lebensalter die betreffende Krankheit zu entwickeln. Da viele Personen, falls das interessierende Alter 80, 90 oder mehr Lebensjahre beträgt, vor Erreichen dieses Alters versterben, ohne die Krankheit entwickelt zu haben, kann man das Morbiditätsrisiko nicht direkt messen. Unter der Annahme, daß Sterblichkeit und Erkrankungsrisiko voneinander unabhängig sind, daß also die Verstorbenen dasselbe Risiko gehabt hätten wie die Überlebenden, läßt es sich aber aus den altersspezifischen Inzidenzraten schätzen (Thompson, Weissman 1981). Die verschiedenen Berechnungsverfahren entsprechen im Prinzip der folgenden einfachen Formel:

$$\text{Morbiditätsrisiko}_t = 1 - (1-I_1)(1-I_2)\ldots(1-I_n).$$

Dabei ist die Risikoperiode bis zum Alter t unterteilt in n Zeiträume, für die die Erkrankungswahrscheinlichkeiten bekannt sind (Inzidenzraten I_1 bis I_n). Durch Subtraktion von 1 ergibt sich die Wahrscheinlichkeit, die

Krankheit während des jeweiligen Zeitraums nicht zu entwickeln. Das Produkt aus den in den Klammern eingeschlossenen Werten besagt, mit welcher Wahrscheinlichkeit das Alter t erreicht wird, ohne daß die Erkrankung aufgetreten ist. Subtrahiert man dieses Produkt von 1, erhält man eine Schätzung des Morbiditätsrisikos bis zum Alter t.

Die Prävalenz, die eine Funktion von Inzidenz und Krankheitsdauer ist, eignet sich am besten zur Beschreibung des Vorkommens chronischer Erkrankungen und gibt Hinweise auf den Behandlungs- und Versorgungsbedarf in der Bevölkerung. Inzidenz und Morbiditätsrisiko hingegen sind von der Krankheitsdauer unbeeinflußt. Ihr Verteilungsmuster ist deshalb von großem Wert für die Formulierung und Überprüfung von ätiologischen und pathogenetischen Hypothesen.

Demographische Veränderungen

Im 20. Jahrhundert haben sich tiefgreifende Veränderungen in der Altersstruktur der Bevölkerung vollzogen. Im Zuge des demographischen Übergangs von hoher Mortalität und hoher Fertilität am Anfang des Jahrhunderts zu niedriger Mortalität und niedriger Fertilität in der Gegenwart nahm sowohl die absolute Zahl älterer Menschen als auch ihr Anteil an der Gesamtbevölkerung beträchtlich zu. Während die Zahl der unter 65jährigen Einwohner der Bundesrepublik Deutschland bis zum Jahr 1992 im Vergleich mit dem Deutschen Reich des Jahres 1910 nur geringfügig um 13% angestiegen ist, hat sich die Zahl der über 65jährigen vervierfacht und die Zahl der über 80jährigen sogar verzehnfacht. Der Bevölkerungsanteil der über 65jährigen wuchs in diesem Zeitraum von 5% auf 15%. Mittlerweile gehört jeder neunte Mann (10,7%) und jede fünfte Frau (19,2%) zu dieser Altersgruppe (**Tab. 1.1.1**).

Im höheren Lebensalter überwiegen die Frauen gegenüber den Männern im Verhältnis von 1,9 zu 1. Diese Relation verschiebt sich mit zunehmendem Alter immer stärker zugunsten der Frauen. Während zwischen 65 und 69 Jahren das Verhältnis nur rund 1,5 zu 1 beträgt, beläuft es sich im Alter von über 90 Jahren auf 3,5 zu 1. Nach den derzeitigen Sterblichkeitsverhältnissen erreichen fast 90% der Frauen ein Alter von 65 Jahren und knapp 60% ein Alter von 80 Jahren. Im Vergleich mit der Situation vor neun Jahrzehnten wird jedoch ebenso unter den Männern wie unter den Frauen ein doppelt so hoher Anteil das 65., ein viermal so hoher Anteil das 80. und ein mehr als zehnmal so hoher Anteil das 90. Lebensjahr vollenden.

Tab. 1.1.1 Demographische Veränderungen in Deutschland seit dem Beginn des Jahrhunderts (Quelle: Statistisches Bundesamt, 1994)

		Deutsches Reich (1901/1990)	Bundesrepublik Deutschland (1992)[1]
Absolute Zahl der über 65jährigen		3,2 Mio.	12,2 Mio.
Anteil der über 65jährigen an der Bevölkerung		5,0%	15,04%
Anteil der über 80jährigen an den über 65jährigen		9,7%	26,1%
Lebenserwartung bei Geburt:	Männer	44,8 Jahre	72,9 Jahre
	Frauen	48,3 Jahre	79,3 Jahre
Fernere Lebenserwartung im Alter von 65:	Männer	10,4 Jahre	14,5 Jahre
	Frauen	11,1 Jahre	18,2 Jahre
Anteil der Neugeborenen, die ein Alter von 65:	Männer	36,1%	77,2%
	Frauen	43,5%	88,3%
von 80:	Männer	9,0%	36,5%
	Frauen	12,3%	58,8%
von 90 Jahren erreichen:	Männer	0,7%	7,4%
	Frauen	1,1%	18,5%

[1] Die Angaben zur Lebenserwartung beziehen sich auf die alten Bundesländer

Vor allem der Rückgang der Sterblichkeit auf den unteren Altersstufen hat die Lebenserwartung bei Geburt um 28 Jahre bei den Männern und um 31 Jahre bei den Frauen anwachsen lassen. Angestiegen ist aber auch die fernere Lebenserwartung nach Erreichen des 65. Lebensjahres. Sie nahm bei den Männern um 40% auf 14,5 Jahre und bei den Frauen um 64% auf 18,2 Jahre zu.

Vermutlich ist diese Entwicklung längst noch nicht abgeschlossen. Doch selbst wenn man in Vorausschätzungen keinen zusätzlichen Gewinn an Lebensjahren unterstellt, sondern von der konservativen Annahme einer konstanten Sterblichkeit ausgeht, wird die Zahl der älteren Menschen bei überproportionalem Anstieg der Hoch- und Höchstbetagten bis zum Jahr 2020 um weitere drei Millionen anwachsen (Dinkel 1992).

Da Krankheitshäufigkeit, Pflegebedürftigkeit und Inanspruchnahme von medizinischen und sozialen Einrichtungen stark altersabhängig sind, hat der demographische Trend erhebliche Konsequenzen für das Versorgungssystem. Rund 40% aller Pflegetage in Akutkrankenhäusern entfallen bereits auf die über 65jährigen (Völlink 1990); von den mehr als 800 000 in Deutschland zur Verfügung stehenden Heimplätzen werden 81% von Älteren in Anspruch genommen (Infratest 1995): unter den 1,12 Millionen Pflegebedürftigen, die in Privathaushalten versorgt werden, befinden sich 71% über 65jährige (Schneekloth, Potthoff 1993) und unter den Personen, die durch Sozialstationen betreut werden, sogar mehr als 90% (Schäufele et al. 1995). Um mit den ungemein raschen demographischen Verschiebungen Schritt halten zu können, sind Informationen über die Morbiditätsentwicklung und über Veränderungen in den Bedarfslagen für die Versorgungsplanung von großer Bedeutung.

Die Häufigkeit psychischer Erkrankungen in der Altenbevölkerung

Obwohl verschiedenartige Erhebungsmethoden, Diagnosekriterien und Klassifikationssysteme verwendet wurden, kommen die europäischen Querschnittstudien an Zufallsstichproben aus der Altenbevölkerung zu dem übereinstimmenden Resultat, daß fast ein Viertel der über 65jährigen an einer psychischen Störung leidet. Zu etwa gleichen Teilen entfallen diese Störungen auf dementielle Erkrankungen unterschiedlichen Schweregrades und auf funktionelle psychische Beeinträchtigungen, unter denen die affektiven Störungen dominieren. Die wenigen bisher in Deutschland durchgeführten Feldstudien (**Tab. 1.1.2**) bestätigen diese Befunde. Die Prävalenz der schweren psychischen Erkrankungen – der fortgeschrittenen Demenzen und der funktionellen Psychosen – bewegt sich in einem engen Bereich zwischen 6% und 10%. Die Demenzen machen dabei im allgemeinen zwei Drittel bis drei Viertel der Krankheitsfälle aus.

Tab. 1.1.2 Prävalenz psychischer Erkrankungen in der Altenbevölkerung. Resultate der in Deutschland durchgeführten Studien

Autoren/ Ort	n	Mittelschwere u. schwere Demenzen %	Leichte Demenzen %	Funktionelle Psychosen %	Neurosen, Persönlichkeitsstörungen u.a. %	Gesamt %
Krauss et al. (1977) Göttingen	350	7,6	5,4	3,0	9,6	–
Cooper, Sosna (1983) Mannheim	519	6,0	5,4	2,2	10,8	24,4
Weyerer, Dilling (1984) Oberbayern	295	3,5	5,0	3,4	10,2	23,1
Fichter (1990) Oberbayern	358	– 8,7 –		1,7	8,7	22,9

Aus großangelegten nordamerikanischen Untersuchungen werden niedrigere Gesamtprävalenzen in der Höhe von 11% bis 17% berichtet (Kramer et al. 1985, Regier et al. 1993, Weissman et al. 1985). Diese geringeren Raten dürften vor allem darauf zurückzuführen sein, daß sie nicht die leichteren Demenzstadien berücksichtigen und sich ausschließlich auf ältere Menschen beziehen, die in Privathaushalten leben.

Wo mit denselben Instrumenten auch die jüngeren Altersgruppen untersucht wurden, fanden sich im Vergleich mit den 45- bis 64jährigen keine höheren Gesamtprävalenzen für die Älteren. In der "Epidemiological Catchment Area Study" (Regier et al. 1993) lagen die Prävalenzraten – sieht man von den kognitiven Störungen ab – für die Störungen nach DSM-III sogar durchgängig niedriger und auch in der oberbayerischen Untersuchung von Fichter (1990) litten die 65- bis 74jährigen zu einem geringeren Prozentsatz an psychischen Störungen als die 45- bis 64jährigen. Es besteht jedoch Einigkeit darüber, daß die Gesamtprävalenz mit wachsendem Alter beträchtlich zunimmt und jenseits von 75 Jahren Werte von 30% und mehr erreicht. Erklären läßt sich dieser Anstieg vor allem durch die steile altersbezogene Zunahme der Demenzerkrankungen, die das Morbiditätsspektrum im hohen Lebensalter in starkem Maße verändert.

Prävalenzraten beleuchten allerdings nur einen Ausschnitt aus dem Krankheitsgeschehen im Alter. Aufschlußreicher ist es, die Neuerkrankungsraten und das Morbiditätsrisiko zu betrachten, um die Bedeutung psychischer Alterserkrankungen einschätzen zu können. Zwei skandinavische Studien geben darüber Auskunft. In der isländischen Kohortenstudie wurden alle Isländer der Geburtsjahrgänge 1895–97 in mehreren Wellen bis ins hohe Lebensalter untersucht (Helgason, Magnusson 1989; Magnusson 1989), in der Lundby-Studie wurde eine ganze Population über 25 Jahre hinweg beobachtet (Hagnell 1989). Die isländische Studie fand, daß das Morbiditätsrisiko für psychische Erkrankungen bis zum Alter von 61 Jahren 34% betrug und bis zum Alter von 81 Jahren auf 67% anwuchs. Ähnlich waren die Ergebnisse der Lundby-Studie: Bis zum Alter von 60 Jahren belief sich das Morbiditätsrisiko für mittelschwere und schwere psychische Erkrankungen bei den Männern auf 34,1% und bei den Frauen auf 46,5%. Bis zum Alter von 89 Jahren stieg es jedoch auf 74,5% bei den Männern und auf 78,7% bei den Frauen an.

Eindrucksvoller noch fällt der Anstieg aus, wenn man nur die schweren Erkrankungen berücksichtigt. In diesem Fall lag das kumulierte Risiko bis zum Alter von 60 Jahren bei 9,2% für die Männer und bei 11,8% für die Frauen. In den folgenden 30 Jahren vervielfachte es sich hingegen und erreichte bei beiden Geschlechtern 47%. Im Alter ist das Risiko, erstmals an einer schwerwiegenden psychischen Störung zu erkranken, somit wesentlich höher als in jüngeren Jahren. Verantwortlich für die starke Zunahme der Inzidenz sind die psychoorganischen Syndrome, wohingegen die Inzidenzraten anderer Störungen eher eine fallende Tendenz zeigen.

Behandlungsstatistiken stimmen mit diesem Bild überein. Oberhalb von 75 Jahren steigen die Aufnahme- und Bestandsraten nach den Ergebnissen von Fallregisterstudien erheblich an. In Dänemark lag die jährliche Erstaufnahmerate von 65- bis 74jährigen bei etwa 0,26%, die der 75- bis 84jährigen bei knapp 0,5% und die der über 85jährigen bei mehr als 0,8% (Kastrup 1987). Nicht-psychotische Störungen spielten dabei eine untergeordnete Rolle, während organische Psychosen in 70% der Aufnahmen und funktionelle Psychosen in 19% diagnostiziert wurden. Der Krankenbestand erhöht sich in ähnlichem Ausmaß (Weyerer 1983), wobei ab einem Alter von 75 Jahren die dementiellen Störungen zur dominierenden Krankheitsgruppe werden (Giel et al. 1984).

Demenzen

Die verbreitetsten und folgenschwersten psychischen Alterserkrankungen sind die Demenzen. Berücksichtigt man nur die fortgeschrittenen Krankheitsstadien, in denen die Betroffenen nicht mehr zur selbständigen Lebensführung in der Lage sind, so belaufen sich die Prävalenzraten für die über 65jährigen auf Werte zwischen 4% und 8%, mit einem Durchschnitt von 6%, der auch in deutschen Feldstudien ermittelt wurde (Cooper, Bickel 1989; Welz et al. 1989).

Die Prävalenz leichter Demenzen liegt nach den deutschen Untersuchungen (s. **Tab. 1.1.2**) in ähnlicher Höhe wie die Prävalenz der schwereren Formen. Im internationalen Schrifttum schwanken die Schätzungen jedoch sehr stark. Es mangelt noch an klaren Kriterien, anhand derer man frühe Stadien in Bevölkerungsstudien von gutartigen kognitiven Alterseinbußen, von lebenslang bestehenden Leistungsminderungen und von vorübergehenden Beeinträchtigungen abgrenzen kann. In Längsschnittuntersuchungen fand man – neben einer erhöhten Mortalität – nur in einem Drittel bis zur Hälfte der leichten Demenzsyndrome einen progredienten Verlauf, bei den restlichen Fällen schritten die Störungen nicht voran oder schwächten sich ab (Bickel, Cooper 1994; Copeland et al. 1986; O'Connor et al. 1991). Offenbar handelt es sich um eine sehr heterogene Gruppe von Störungen, deren frühzeitige Charakterisierung aber ein wichtiges Forschungsziel darstellt.

Den starken Anstieg der Prävalenz von Demenzen mit dem Alter veranschaulicht **Abb. 1.1.1**. Die hier wiedergegebenen Daten stammen aus Meta-Analysen von Feldstudienresultaten und beziehen sich vorwiegend auf die mittleren und schweren Erkrankungsstadien. Hofman et al. (1991) wählten nach strengen Qualitätskriterien zwölf Untersuchungen aus und errechneten die mittleren Raten für Altersklassen von jeweils fünf Jahren; ihre Ergebnisse dürfen als zuverlässigste Schätzung der Prävalenz im europäischen Raum gelten. Jorm et al. (1987), Preston (1986), Ritchie et al. (1992) hingegen versuchten, den Zusammenhang zwischen Prävalenz und Alter durch eine mathematische Funktion zu beschreiben. Übereinstimmend fanden sie dafür ein exponentielles Modell am besten geeignet, wonach sich die Raten in konstanten Altersintervallen von fünf bis sechs Jahren verdoppeln.

Wie **Abb. 1.1.1** zeigt, erhöht sich nach diesen Befunden die Prävalenz von weniger als 2% in der Altersgruppe der 65- bis 69jährigen auf 8% bis 13% unter den 80- bis 84jährigen und erreicht Werte zwischen 25% und 42% unter den über 90jährigen. Daraus wird ersichtlich, daß der bevorstehende Bevölkerungszuwachs in den höchsten Altersgruppen überproportional steigende Zahlen von Erkrankten mit sich bringen wird. Die steile Zunahme der Prävalenzraten hat zugleich die Frage aufgeworfen, ob die dementiellen Störungen die Endstrecke eines universellen physiologischen Alterungsprozesses sind, der bei allen Menschen zu einer Demenz führt, wenn sie denn nur alt genug werden, oder ob es sich um die Folgen spezifischer Krankheitsprozesse handelt, die zwar gehäuft im Alter auftreten, von denen aber nur ein Teil der Bevölkerung betroffen ist.

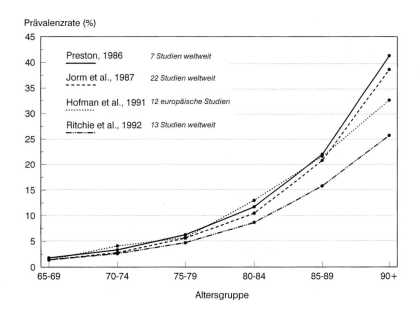

Abb. 1.1.1 Altersspezifische Prävalenz von Demenzerkrankungen: Meta-Analysen von Feldstudienresultaten

Hätten die vor allem aus Daten für den Altersbereich von weniger als 90 Jahren abgeleiteten exponentiellen Modelle Gültigkeit auch für die folgenden Altersstufen, so würde die Prävalenz noch innerhalb der menschlichen Lebensspanne 100% erreichen. Konkret wäre nach den drei Modellgleichungen bei Extrapolation der Steigerung eine Prävalenz von 100% bereits im Alter zwischen 97 (Preston 1986) und 103 Jahren (Ritchie et al. 1992) zu erwarten. Dies deckt sich jedoch nicht mit den empirischen Beobachtungen, die derzeit noch offen lassen, ob sich der Anstieg überhaupt fortsetzt oder ob sich die Prävalenz einer Asymptote nähert. Auf einen solchen asymptotischen Wert deuten die Ergebnisse von Hofman et al. (1991) und von Wernicke und Reischies (1994) hin, die jenseits von 95 Jahren ein Plateau bei 32% bzw. bei 45% feststellten, während Ebly et al. (1994) einen weiteren Zuwachs auf 58,6% fanden, der auch durch eine Münchner Studie bestätigt wird (Meller et al. 1993).

Aus der Tatsache, daß die Prävalenz unter dem kleinen Bevölkerungsanteil, der bis zum Alter von mehr als 95 oder 100 Jahren überlebt, deutlich niedriger als 100% liegt, darf indessen nicht geschlossen werden, das Morbiditätsrisiko sei gleichfalls gering. Ebensowenig lassen sich Prävalenzraten, da sie in starkem Maße von der Krankheitsdauer bestimmt werden, zur Beantwortung der Frage heranziehen, wie hoch das Neuerkrankungsrisiko ist und welcher Funktion es im Alter folgt.

Inzidenzraten wurden bisher allerdings erst in wenigen Studien ermittelt und weisen noch eine große Streuung auf (**Abb. 1.1.2**). Für die Altenbevölkerung insgesamt werden jährliche Erkrankungsraten zwischen 1% und 2% berichtet. Näherungsweise verdreifachen sich die Raten nach jeweils zehn Lebensjahren. In der Altersgruppe der 60- bis 69jährigen liegen sie im Mittel unterhalb von 0,5%, um zwischen 70 und 79 Jahren auf Werte um 1% anzusteigen und oberhalb von 80 Jahren 3% zu übertreffen (Bickel, Cooper 1994). Für die über 85jährigen weichen die vorliegenden Schätzungen bis zum Faktor 4 voneinander ab. Vermehrt werden jedoch aus jüngeren Studien überaus hohe Inzidenzraten zwischen 5% und 10% pro Jahr mitgeteilt (Johansson, Zarit 1995; Letenneur et al. 1994; Paykel et al. 1994). Die Zunahme der Inzidenz verdeutlicht, daß dem Anstieg der Prävalenzraten nicht einfach eine Kumulation von langdauernden chronischen Demenzzuständen zugrunde liegt, sondern ein steiler altersbezogener Zuwachs des Erkrankungsrisikos.

Wenig ist darüber bekannt, ob dieser Zuwachs auch oberhalb von 90 Jahren anhält. Johansson, Zarit (1995) stellten einen geringfügigen Rückgang von 10% auf 7,5% im höchsten Alter fest. Bickel (1995) fand in einer retrospektiven Längsschnittstudie einen exponentiellen Anstieg bis zum Alter von 85 Jahren, einen abflachenden Anstieg bis zum Alter von 90 Jahren und eine mehr oder weniger konstante, um 10% variierende Rate un-

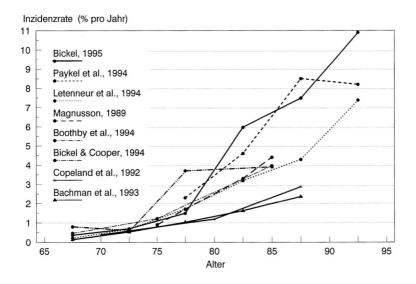

Abb. 1.1.2 Altersspezifische Inzidenz von Demenzerkrankungen: Resultate aus Feldstudien

ter den 90- bis 100jährigen. Diese Ergebnisse sprechen zwar gegen weitere Zunahmen der Inzidenz über die bereits sehr hohen Raten der 90jährigen hinaus, sie bieten aber auch keinen Grund zu der Annahme, ab einem bestimmten Alter sei die Risikoperiode für die Entstehung von Demenzen durchschritten.

Schätzungen des Morbiditätsrisikos, die im Gegensatz zu den Prävalenzraten Aussagen darüber erlauben, mit welcher Wahrscheinlichkeit sich in Abhängigkeit vom Lebensalter eine Demenz entwickelt, liegen kaum vor. Eine Ausnahme ist die schon zitierte Lundby-Studie (Hagnell et al. 1981). Danach belief sich das kumulative Risiko für eine mittelschwere oder schwere Demenz bis zum Alter von 89 Jahren bei beiden Geschlechtern auf 40% (**Abb. 1.1.3**). In einem früheren Untersuchungszeitraum betrug das Morbiditätsrisiko sogar 54% bei den Männern und 58% bei den Frauen. Leider wurden in beiden Beobachtungsperioden wegen der geringen Personenzahlen keine Angaben über die höchsten Altersstufen gemacht. Eine Untersuchung in Mannheim (Bickel 1995) kam zu dem Ergebnis, daß das Risiko für eine Demenzerkrankung bis zum Alter von 75 Jahren relativ gering ist, oberhalb von 80 Jahren aber sehr stark zunimmt. Berücksichtigt man nur die schweren Demenzen, so betrug das Morbiditätsrisiko bis zum Alter von 80 Jahren weniger als 10%, um bis zum Alter von 90 Jahren auf 40% und bis zum Alter von 100 Jahren auf nahezu 80% anzusteigen. Unter Einbezug der mittelschweren Demenzsyndrome beliefen sich die Werte mit 80 Jahren auf 12% und mit 100 Jahren auf knapp 90%. Gleichgültig also, welcher Funktion der Zuwachs von Prävalenz und Inzidenz folgt, läge die Wahrscheinlichkeit, einer Demenz bis zum Alter von 100 Jahren zu entgehen, nur bei wenig mehr als 10% bzw. 20%. Das deutet nicht darauf hin, daß lediglich ein Teil der Bevölkerung unter einem Erkrankungsrisiko steht, sondern läßt vermuten, daß fast jeder Mensch eine Demenz entwickeln wird, wenn er ein sehr hohes Lebensalter erreicht. Für die Ursachenforschung kommt deshalb der Frage, welche Faktoren das Erkrankungsalter steuern, entscheidende Bedeutung zu.

Eine differentialdiagnostische Zuordnung des Demenzsyndroms ist unter den Bedingungen einer Feldstudie überaus schwierig. Zahlenmäßig stimmen die Resultate aus den europäischen Untersuchungen jedoch gut mit den vielen klinisch neuropathologischen Studien überein, die ergaben, daß etwa 60% der prävalenten Fälle auf die Alzheimer-Demenz (AD) zurückgehen, 30% auf vaskuläre Ursachen und auf vaskulär degenerative Mischformen und sich 10% aus einer Vielzahl unterschiedlicher Ursachen zusammensetzen.

Bei der Untersuchung von Risikofaktoren hat man sich auf die AD konzentriert. Man nimmt

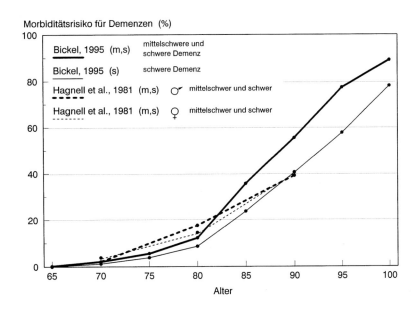

Abb. 1.1.3 Altersbezogenes Morbiditätsrisiko für Demenzerkrankungen

an, daß für die vaskulären Demenzen ähnliche Risikofaktoren maßgeblich sind wie für die Entstehung von Schlaganfällen. In Feldstudien fand man einen Anstieg von Prävalenz und Inzidenz mit dem Alter, der aber weniger steil als bei der AD war und sich nicht bis ins höchste Alter fortsetzte. Ein bemerkenswerter Befund ist das relativ häufigere Auftreten von vaskulären Demenzen im Vergleich mit der AD in asiatischen Ländern, insbesondere in Japan (Jorm 1991). Ob dieses Muster durch ein selteneres Vorkommen von AD oder ein häufigeres Vorkommen von vaskulärer Demenz bewirkt wird, ist noch unklar. Für die zweite Annahme spricht die im Vergleich mit Europa und Nordamerika weitaus höhere Schlaganfallinzidenz in Japan.

Risikofaktoren für die AD wurden vorwiegend in retrospektiven Fallkontrollstudien untersucht. Bei der gemeinsamen Analyse elf solcher Studien (van Duijn et al. 1991) ergaben sich Zusammenhänge mit weiteren Fällen von Demenz, aber auch von Morbus Parkinson und Down-Syndrom in der Familie. Außerdem war das Risiko bei depressiven Störungen, bei Hypothyreosen und bei Schädeltraumen in der Vorgeschichte erhöht. In der Tendenz negative Zusammenhänge fand man mit Zigarettenkonsum und rheumatischen Erkrankungen. Von der familiären Häufung von Demenzen abgesehen, die inzwischen eine eindrucksvolle Begründung durch die Identifikation von krankheitsrelevanten Genorten auf den Chromosomen 14, 19 und 21 gefunden hat, sind alle diese Assoziationen umstritten.

In Feldstudien hat sich als nach wie vor wichtigster Risikofaktor das Alter erwiesen, das zwischen 65 und 90 Jahren von einer 20- bis 30fachen Erhöhung von Prävalenz und Inzidenz begleitet wird. Konsistente Geschlechtsunterschiede wurden bisher nicht gefunden. Tendenziell läßt sich ein höheres Risiko in der Population mit geringer Schulbildung, in den unteren Sozialschichten und in Berufsgruppen mit geringer Qualifikation feststellen. Alkoholmißbrauch ist ein möglicher Risikofaktor (Saunders et al. 1991), dessen Einfluß in Fallkontrollstudien aufgrund von Ausschlußkriterien allerdings nicht überprüfbar war.

Zeitliche Veränderungen im altersspezifischen Erkrankungsrisiko über die letzten Jahrzehnte sind nicht hinreichend belegt. Ein Rückgang wäre im Einklang mit der sinkenden Schlaganfallmortalität am ehesten bei den vaskulären Demenzen zu erwarten. Nicht auszuschließen ist eine in jüngerer Zeit zunehmende Überlebensdauer der Erkrankten, die zu einer Erhöhung der Prävalenzraten beiträgt (Burns, Lewis 1993). Geographische Unterschiede im Krankheitsvorkommen bestehen womöglich zwischen Europa, Asien und Afrika. Innerhalb Westeuropas sind sie eher unwahrscheinlich (Hofman et al. 1991).

Demenzerkrankungen sind mit einem beträchtlich erhöhten Mortalitätsrisiko verknüpft. In Abhängigkeit vom Schweregrad und vom Erkrankungsalter liegt die Sterblichkeit der an Demenz Erkrankten um das 2- bis 5fache über der Sterblichkeit in der altersgleichen Bevölkerung bzw. in altersgleichen Kontrollgruppen (Burns, Lewis 1993; van Dijk et al. 1991). Bei retrospektiver Datierung des Beginns der Erkrankung kam man zu durchschnittlichen Dauern von 4,7 bis 8,1 Jahre für die AD und etwa einem Jahr weniger für vaskuläre Demenzen. Bei einem Beginn unterhalb von 65 Jahren wird eine Dauer von nahezu zehn Jahren berichtet, bei einem Beginn zwischen 65 und 80 Jahren von acht Jahren und bei einem Beginn jenseits der 80 von rund vier Jahren. Diese Angaben schließen die leichteren Frühstadien ein, in denen noch kein hoher Versorgungsbedarf besteht. Die Überlebensdauer in den mittleren und schweren Stadien wird bei starker interindividueller Streuung auf etwa vier Jahre beziffert. Vom Zeitpunkt der Diagnosestellung oder vom Zeitpunkt einer Heimaufnahme an beläuft sich die restliche Krankheitsdauer für AD im Mittel auf drei Jahre und für vaskuläre Demenzen auf zweieinhalb Jahre. Die verbleibende Lebenserwartung ist unter Frauen im allgemeinen höher als unter Männern. Fälschlich wurde wegen den damit einhergehenden höheren Prävalenzraten weibliches Geschlecht als Risikofaktor für Demenzen, insbesondere für die AD angesehen.

In den industrialisierten Ländern mit einem hohen Anteil älterer Menschen gilt die AD bereits als vierthäufigste Todesursache nach Herzerkrankungen, bösartigen Neubildungen und zerebrovaskulären Erkrankungen. Genauere Zahlen über den Anteil der Demenzkranken an den Verstorbenen liegen allerdings nicht vor, da die nationalen Statistiken der Todesursachen Demenzen völlig unzureichend erfassen. Katzman et al. (1994) fanden indessen, daß 27% der Todesfälle bei den über 75jährigen Demenzerkrankungen zuzuschreiben waren. Nach einer Studie in Mannheim ist sogar anzunehmen, daß bei der derzeitigen Altersstruktur etwa 30% aller älteren Menschen eine schwerere Demenz entwickeln und diese Erkrankungen in der Folgezeit zumindest mittelbar zum Tod beitragen (Bickel 1995).

Demenzen scheinen mittlerweile auch der wichtigste Grund für die Entstehung von Pflegebedürftigkeit und für die Aufnahme in Heime zu sein. Auf den höchsten Pflegestufen findet man Anteile von Demenzkranken zwischen 50% und mehr als 70% (Bickel 1994, Cooper et al. 1992). Wie die in **Tab. 1.1.3** dargestellten Befunde zeigen, machen sie in vielen Ländern zwischen 17% und 36% der Altenheimbewohner, zwischen 51% und 72% der Pflegeheimbewohner und im Mittel fast 60% aller in Institutionen versorgten Älteren aus. Ihre jährliche Aufnahmerate in Pflegeheime liegt bei 20% bis 30% (Severson et al. 1994, Welch et al. 1992). Im Verlauf der Krankheit wird die Mehrheit in Heime eingewiesen; in Mannheim verbrachten etwa zwei Drittel der Betroffenen ihr Lebensende in einem Heim (Bickel 1994). Es ist davon auszugehen, daß die früheren Schätzungen, wonach nur rund 10% bis 20% der Erkrankten institutionell versorgt werden, nicht mehr zutreffen, sondern daß sich ihr Anteil inzwischen bis auf 40% erhöht hat. Dieser Prozentsatz liegt immer noch deutlich unterhalb des Anteils, der aus anderen westlichen Ländern berichtet wird.

Depressionen

Depressive Störungen bilden ein Kontinuum, das ohne natürliche Einschnitte in der Symptomatik von leichteren Verstimmungen bis zu schwersten Erkrankungen reicht. Die Resultate von Prävalenzstudien sind deshalb in starkem Maße von den verwendeten Fallkriterien abhängig. **Tab. 1.1.4** zeigt, welche großen Unterschiede aus den abweichenden

Tab. 1.1.3 Prävalenz von Demenzerkrankungen in Institutionen

Autoren Jahr	Land	n	Altenheime %	Pflegeheime %	Sämtliche Institutionen %
Adolfsson et al. (1981)	Schweden	3 523	17	56	35
Dehlin, Franzén (1985)	Schweden	855	36	69	51
Engedal, Haugen (1993)	Norwegen	695	23	72	59
Nygaard et al. (1987)	Norwegen	4 736	30	63	53
Bland et al. (1988)	Kanada	199	–	–	69
Harrison et al. (1990)	England	1 303	–	–	63
Donnelly et al. (1989)	Nordirland	1 032	–	–	64
Näsman et al. (1993)	Schweden	1 350	–	–	63
Robertson et al. (1989)	Kanada	990	–	–	54
Bond et al. (1989)	Schottland	568	–	72	–
Burns et al. (1993)	USA	4 646	–	51	–

Tab. 1.1.4 Prävalenz depressiver Störungen in der Altenbevölkerung: Ergebnisse aus Feldstudien

Autoren Jahr	Land	n	Schwere depressive Erkrankungen %	Depressive Störungen insgesamt %
Kay et al. (1964)	England	428	1,3	9,6
Blazer, Williams (1980)	USA	997	3,7	14,7
Cooper, Sosna (1983)	Deutschland	519	2,1	7,9
O'Hara et al. (1985)	USA	3 159	2,9	9,0
Copeland et al. (1987)	England	1 070	2,9	11,1
Leaf et al. (1988)	USA	2 576	1,2	8,7
Madianos et al. (1992)	Griechenland	251	1,6	9,5
Pahkala et al. (1995)	Finnland	1 225	2,2	16,5
Murrell et al. (1983)	USA	1 335	–	17,5
Berkman et al. (1986)	USA	2 806	–	16,4
Bond (1987)	Schottland	4 298	–	22,5
Morgan et al. (1987)	England	1 042	–	9,8
Carpiniello et al. (1989)	Italien	317	–	14,0
Lindesay et al. (1989)	England	890	–	13,5
Kennedy et al. (1989)	USA	2 137	–	16,9
Livingston et al. (1990)	England	813	–	18,5

Operationalisierungen von depressiven Beeinträchtigungen resultieren. Die im unteren Teil der Tabelle dargestellten Ergebnisse stammen aus Studien, in denen mit Fragebogenverfahren die depressive Symptomatologie erfaßt und ein Symptomsummenwert als Kriterium benutzt wurde, während die im oberen Teil dargestellten Ergebnisse auf der Anwendung verschiedenartiger klinischer Diagnosekriterien beruhen. In der Zusammenschau deuten die Befunde darauf hin, daß bis zu 20% der Älteren depressive Symptome aufweisen, daß diese im Mittel bei fast 10% ausgeprägt genug sind, um eine Diagnose zu rechtfertigen, und daß sie in wenigstens 1% dem Bild der schwersten Erkrankungsformen entsprechen. Enge Eingrenzungen der Raten sind allerdings nicht möglich. So reichen die Prävalenzraten für "Major Depression" von 0,7% unter den über 65jährigen in der ECA-Studie (Regier et al. 1993) bis zu 5,8% unter den über 70jährigen in der Berliner Altersstudie (Helmchen, Linden 1993).

Trotz dieser starken Abweichungen in den Raten gibt es einige konsistente Zusammenhänge innerhalb der Untersuchungen. Im allgemeinen wird berichtet, daß Prävalenz und Inzidenz von krankheitswertigen Depressionen nicht mit dem Alter ansteigen. Frauen weisen im Durchschnitt doppelt so hohe Raten auf wie Männer. Geschlechtsübergreifend finden sich höhere Risiken bei Verwitweten und Geschiedenen, unter Älteren, die sich im frühen Stadium eines Demenzprozesses befinden, die an akuten körperlichen Erkrankungen leiden, chronisch körperlich erkrankt oder behindert sind, Verlusterlebnisse hinnehmen mußten, ökonomisch schlecht gestellt sind und über Einsamkeit und über nicht zufriedenstellende soziale Beziehungen klagen (Green et al. 1992, Kennedy et al. 1989, Murphy 1983). Objektive Indikatoren für soziale Isolation wie z. B. ein Leben im Einpersonenhaushalt zeigen keinen engen Bezug zu den Krankheitsraten. Ältere Heimbewohner weisen hingegen Depressionsraten in Höhe von bis zu 40% auf (Weyerer et al. 1995).

Aus Längsschnittstudien werden stark variierende Remissionsraten berichtet, die von 10% bis mehr als 50% reichen (Forsell et al. 1994, Kennedy et al. 1991). Mehrere Untersuchungen fanden über Zeiträume von drei bis fünf Jahren eine nahezu um das Doppelte erhöhte Mortalität (Katona 1994). Das größere Sterberisiko ließ sich nicht durch höhere Suizidraten der Erkrankten erklären, sondern ging in erster Linie auf natürliche Todesursachen zurück.

Schizophrenie und paranoide Syndrome

Prävalenz und Inzidenz von Schizophrenie nehmen im Alter ab, wenngleich die Erstmanifestation keineswegs auf die jüngeren Altersgruppen beschränkt ist. Schätzungen des Anteils der spät entstandenen Erkrankungen bewegen sich zwischen 3% und 12% (Castle, Murray, 1993; Lacro et al. 1993), wobei Frauen stark überrepräsentiert sind. Gehäuft treten hingegen paranoide Entwicklungen auf. Christenson und Blazer (1984) fanden in einer Feldstudie bei 4% der Älteren einen Verfolgungswahn, in einer weiteren Studie berichteten fast 8% der Untersuchten wenigstens ein gegenwärtiges wahnhaftes Symptom oder eine halluzinatorische Erfahrung (Blazer et al. 1988). Begünstigt wird die Entstehung dieser Symptome anscheinend durch sensorische Defizite, durch depressive Störungen und durch kognitive Beeinträchtigungen.

Alkoholismus

Die Mehrzahl der älteren Menschen konsumiert alkoholische Getränke. Blazer und Pennybacker (1984) gehen davon aus, daß bis zu 20% der älteren Männer und bis zu 2% der älteren Frauen starke Trinker sind. Feldstudien unterschätzen vermutlich die Häufigkeit des Alkoholismus, da die verwendeten Untersuchungsverfahren anfällig für Verleugnung und Verharmlosung des Alkoholkonsums sind. Ungeachtet der schwankenden Angaben stimmen sie aber darin überein, daß die Prävalenzraten mit steigendem Alter einen deutlichen Rückgang zeigen. Verantwortlich dafür dürfte zum einen das hohe Mortalitätsrisiko von Alkoholikern sein, zum anderen aber auch ein mit dem Alter nachlassender Alkoholkonsum (Adams et al. 1990). Trotz dieses Rückgangs bleibt ein beträchtliches Risiko bestehen. Mehreren Untersuchungen zufolge bewegt sich die Prävalenz von Alkoholabhängigkeit in der Altenbevölkerung zwischen 0,5% und 2%. Männer überwiegen mit Raten von 1% bis 4%. Für Frauen liegen die meisten Angaben deutlich unter 1%.

Schätzungen, welcher Anteil der Fälle im Alter neu entstanden ist und zu welchem Anteil die Abhängigkeit aus jüngeren Jahren ins Alter hinübergenommen wurde, sind widersprüchlich, da sie auf völlig verschiedenartigen Untersuchungsansätzen beruhen. So wird berichtet, daß unter den erstmals im Alter behandelten Fällen der Beginn der Abhängigkeit in einem Viertel bis zwei Drittel nach dem 60. Lebensjahr lag (Atkinson 1994). Aus der ECA-Studie (Eaton et al. 1989) werden Einjahresinzidenzen für über 65jährige mitgeteilt, die 1,2% für Männer und 0,27% für Frauen betragen und auf ein erhebliches Risiko für erst im Alter entstehenden Alkoholmißbrauch hindeuten. Im Gegensatz dazu kam Hagnell (1989) zu dem Resultat, daß das Morbiditätsrisiko im Alter zwischen 60 und 80 Jahren bei Männern weniger als 2% beträgt und nur 7,3% aller Fälle von Alkoholabhängigkeit einen Beginn nach dem 60. Lebensjahr zeigten.

Obwohl Einigkeit darüber besteht, daß Prävalenz und Inzidenz wesentlich geringer sind als in jüngeren Altersgruppen, bleibt der Alkoholismus im Alter ein wichtiges Problem, da in vielen Versorgungsbereichen, insbesondere in Akutkrankenhäusern sowie in Alten- und Pflegeheimen (Schuckit et al. 1980), ein hoher Anteil von alkoholkranken älteren Menschen angetroffen wird.

Angstzustände, Zwangsstörungen

Über Angstzustände und Zwangsstörungen im Alter gibt es nur sehr wenige Berichte. Vergleiche sind vor allem dadurch erschwert, daß in vielen Untersuchungen, die sich auf kleinere Stichproben bezogen, verschiedenartige Störungsformen ohne weitere Differenzierung unter die Gruppe der Neurosen subsumiert wurden. Nach einer finnischen Studie (Lehtinen et al. 1990) geht die Prävalenz der Angstneurosen nach dem 55. Lebensjahr stark zurück. Im Einklang mit diesem Ergebnis und mit der generellen Tendenz einer Milderung von funktionellen psychischen Störungen und einer abnehmenden Erkrankungsrate mit steigendem Alter fanden auch Regier et al. (1993) die geringsten Raten für Angststörungen, Phobien, Panikstörungen und Zwangsstörungen in der Altersgruppe der über 65jährigen. Im Vergleich mit der Bezugsgruppe der 18- bis 24jährigen lag das relative Risiko für diese Störungen in der Altersbevölkerung bei 0,18% bis 0,55%. Die Inzidenzraten für Panikstörungen gingen im Alter auf den Nullwert zu (Eaton et al. 1989). Über alle Altersgruppen hinweg standen Frauen unter einem beträchtlich höheren Risiko, Angst- und Zwangsstörungen zu entwickeln, als Männer (s. dazu Kap. 8.1).

Literatur

Adams WL, Garry PJ, Rhyne R et al. (1990): Alcohol intake in the healthy elderly. Changes with age in a cross-sectional and longitudinal study. J Amer Geriat Soc 38: 211–216

Adolfsson R, Gottfries C-G, Nyström L et al. (1981): Prevalence of dementia disorders in institutionalized Swedish old people. The work load imposed by caring for these patients. Acta Psychiat Scand 63: 225–244

Atkinson RM (1994): Late onset problem drinking in older adults. Int J geriat Psychiat 9: 321–326

Bachman DL, Wolf PA, Linn RT et al. (1993):Incidence of dementia and probable Alzheimer's disease in a general population (The Framingham Study). Neurology 43: 515–519

Berkman LF, Berkman CS, Kasl S et al. (1986): Depressive symptoms in relation to physical health and functioning in the elderly. Amer J Epidemiol 124: 372–388

Bickel H (1994): Demenz und Pflegebedürftigkeit im höheren Lebensalter. Münch med Wschr 136: 640–643

Bickel H, Cooper B (1994): Incidence and relative risk of dementia in an urban elderly population: findings of a prospective field study. Psychol Med 24: 179–192

Bickel H (1995): Demenzen im Alter: Eine populationsbezogene Untersuchung von Verteilung, Versorgung und Risikofaktoren. Abschlußbericht an das Bundesministerium für Forschung und Technologie

Bland RC, Newman SC, Orn H (1988): Prevalence of psychiatric disorders in the elderly in Edmonton. Acta Psychiat Scand 77 (suppl 338): 57–63

Blazer D, Williams CD (1980): Epidemiology of dysphoria and depression in an elderly population. Amer J Psychiat 137: 439–444

Blazer D, Pennybacker MR (1984): Epidemiology of Alcoholism in the Elderly. In: Hartford JT, Samorajski J (eds): Alcoholism in the Elderly, pp 25–35. Raven Press, New York

Blazer D, George LK, Hughes D (1988): Schizophrenic Symptoms in an Elderly Community Population. In: Brody JA, Maddox GL (eds): Epidemiology and Aging. An international Perspective, pp 134–149. Springer, Berlin–Heidelberg–New York

Bond J (1987): Psychiatric illness in later life. A study of prevalence in a Scottish population. Int J Geriat Psychiat 2: 39–57

Bond J, Atkinson A, Gregson BA (1989): The prevalence of psychiatric illness among continuing-care patients under the care of departments of geriatric medicine. Int J Geriat Psychiat 4: 227–233

Boothby H, Blizard R, Livingston G et al. (1994): The Gospel Oak Study stage III: The incidence of dementia. Psychol Med 24: 89–95

Burns A, Lewis G (1993): Survival in Dementia. In: Burns A (ed): Ageing and Dementia, pp 125–143. Edward Arnold, London

Burns BJ, Wagner HR, Taube JE et al. (1993): Mental health service use by the elderly in nursing homes. Am J Publ Hlth 83: 331–337

Carpiniello B, Carta MG, Rudas N (1989): Depression among elderly people. A psychosocial study of urban and rural populations. Acta Psychiat Scand 80: 445–450

Castle DJ, Murray RM (1993): The epidemiology of late-onset schizophrenia. Schizophr Bull 19: 691–700

Christenson R, Blazer D (1984): Epidemiology of persecutory ideation in an elderly population in the community. Am J Psychiat 141: 1088–1091

Cooper B, Sosna U (1983): Psychische Erkrankung in der Altenbevölkerung: eine epidemiologische Feldstudie in Mannheim. Nervenarzt 54: 239–249

Cooper B, Bickel H (1989): Prävalenz und Inzidenz von Demenzerkrankungen in der Altenbevölkerung. Ergebnisse einer populationsbezogenen Längsschnittstudie in Mannheim. Nervenarzt 60: 472–482

Cooper B, Bickel H, Schäufele M (1992): Demenzerkrankungen und leichtere kognitive Beeinträchtigungen bei älteren Patienten in der ärztlichen Allgemeinpraxis. Ergebnisse einer Querschnittuntersuchung. Nervenarzt 63: 551–560

Copeland JRM, McWilliam C, Dewey ME et al. (1986): The early recognition of dementia in the elderly: A preliminary communication about a longitudinal study using the GMS-AGECAT package (community version). Int J Geriat Psychiat 1: 63–70

Copeland JRM, Dewey ME, Wood N et al. (1987): Range of mental illness among the elderly in the community. Prevalence in Liverpool using the GMS-AGECAT package. Brit J Psychiat 150: 815–823

Copeland JRM, Davidson IA, Dewey ME et al. (1992): Alzheimer's disease, other dementias, depression and pseudodementia: Prevalence, incidence and three-year outcome in Liverpool. Brit J Psychiat 161: 230–239

Dehlin O, Franzén M (1985): Prevalence of dementia syndromes in persons living in homes for the elderly and in nursing homes in southern Sweden. Scand J Primary Hlth Care 3: 215–222

Dinkel RH (1992): Demographische Alterung: Ein Überblick unter besonderer Berücksichtigung der Mortalitätsentwicklungen. In: Baltes PB, Mittelstraß J (Hrsg.): Zukunft des Alterns und gesellschaftliche Entwicklung, S. 62–93. de Gruyter, Berlin

Donnelly CM, Compton SA, Devaney N et al. (1989): The elderly in long-term care: 1-Prevalence of dementia and levels of dependency. Int. J Geriat Psychiat 4: 299–304

Eaton WW, Kramer M, Anthony JC et al. (1989): The incidence of specific DIS/DSM-III mental disorders: Data from the NIMH epidemiologic catchment area program. Acta Psychiat Scand 79: 163–178

Ebly EM, Parhad IM, Hogan DB et al. (1994): Prevalence and types of dementia in the very old: Results from the Canadian study of health and aging. Neurology 44: 1593–1600

Engedal K, Haugen PK (1993): The prevalence of dementia in a sample of elderly Norwegians. Int J Geriat Psychiat 8: 565–570

Fichter MM (1990): Verlauf psychischer Erkrankungen in der Bevölkerung. Springer, Berlin–Heidelberg–New York

Forsell Y, Jorm AF, Winblad B et al. (1994): Outcome of depression in demented and non-demented elderly: Follow-up in a community-based study. Int Geriat Psychiat 9: 5–10

Giel R, Brook FG, ten Horn GHMM (1984): Patterns of mental health care for the elderly. A cohort study in a Dutch register area. Arch Psychiat Neurol Sci 334: 167–171

Green BH, Copeland JRM, Dewey ME et al. (1992): Risk factors for depression in elderly people: A prospective study. Acta Psychiat Scand 86: 213–217

Hagnell O, Lanke J, Rorsman B et al. (1981): Does the incidence of age psychosis decrease? A prospective, longitudinal study of a complete population investigated during the 25-year period 1947–1972: The Lundby study. Neuropsychobiology 7: 201–211

Hagnell O (1989): Repeated incidence and prevalence studies of mental disorders in a total population followed during 25 years. The Lundby study, Sweden. Acta Psychiat Scand 79 (suppl 348): 61–78

Harrison R, Savla N, Kafetz K (1990): Dementia, depression and physical disability in a London borough: A survey of elderly people in and out of residential care and implications for future developments. Age and Ageing 19: 97–103

Helgason T, Magnusson H (1989): The first 80 years of life. A psychiatric epidemiological study. Acta Psychiat Scand 79 (suppl 348)

Helmchen H, Linden M (1993): The differentiation between depression and dementia in the very old. Ageing and Society 13: 589–617

Hofman A, Rocca WA, Brayne C et al. (1991): The prevalence of dementia in Europe: A collaborative study of 1980–1990 findings. Int J Epidemiol 20: 736–748

Infratest (1995): Hilfe- und Pflegebedürftige in Heimen. Tabellarische Grundauswertung. Infratest Sozialforschung, München

Johansson B, Zarit SH (1995): Prevalence and incidence of dementia in the oldest old: A longitudinal study of a population-based sample of 84–90-year-olds in Sweden. Int J Geriat Psychiat 10: 359–366

Jorm AF, Korten AE, Henderson AS (1987): The prevalence of dementia: A quantitative integration of the literature. Acta psychiat scand 76: 465–479

Jorm AF (1991): Cross-national comparisons of the occurrence of Alzheimer's and vascular dementias. Europ Arch Psychiat Neurol Sci 240: 218–222

Kastrup M (1987): Elderly first admissions to psychiatric institutions: Findings of a nationwide Danish cohort. Int J Geriat Psychiat 2: 169–175

Katona CLE (1994): Depression in old Age. Wiley & Sons, Chichester

Katzman R, Hill LR, Yu ESH et al. (1994): The malignancy of dementia. Predictors of mortality in clinically diagnosed dementia in a population survey of Shanghai, China. Arch Neurol 51: 1220–1225

Kay DWK, Beamish P, Roth M (1964): Old age mental disorders in Newcastle upon Tyne. Part I: A study of prevalence. Brit J Psychiat 110: 146–158

Kennedy GJ, Kelman HR, Thomas C et al. (1989): Hierarchy of characteristics associated with depressive symptoms in an urban elderly sample. Amer J Psychiat 146: 220–225

Kennedy GJ, Kelman HR, Thomas C (1991): Persistence and remission of depression symptoms in late life. Amer J Psychiat 148: 174–178

Kramer M, German PS, Anthony JC et al. (1985): Patterns of mental disorders among the elderly residents of Eastern Baltimore. J Amer Geriat Soc 33: 236–245

Krauss B, Cornelsen J, Lauter H et al. (1977): Vorläufiger Bericht über eine epidemiologische Studie der 70jährigen und Älteren in Göttingen. In: Degkwitz R, Radebold H, Schulte PW (Hrsg.): Janssen Symposien, Gerontopsychiatrie 4, S 18–32. Janssen, Düsseldorf

Lacro JP, Harris MJ, Jeste DV (1993): Late life psychosis. Int J Geriat Psychiat 8: 49–57

Leaf PJ, Berkman CS, Weissman MM et al. (1988): The Epidemiology of late-life Depression. In: Brody JA, Maddox GL (eds): Epidemiology and Aging. An international Perspective, pp 1127–133. Springer, Berlin–Heidelberg–New York

Lehtinen V, Joukamaa M, Lahtela K et al. (1990): Prevalence of mental disorders among adults in Finland: Basic results from the Mini Finland Health Survey. Acta Psychiat Scand 81: 418–425

Letenneur L, Commenges D, Dartigues JF et al. (1994): Incidence of dementia and Alzheimer's disease in elderly community residents of southwestern France. Int J Epidemiol 23: 1256–1261

Lindesay J, Briggs K, Murphy E (1989): The Guy's/Age Concern Survey. Prevalence rates of cognitive impairment, depression and anxiety in an urban elderly community. Brit J Psychiat 155: 317–329

Livingston G, Hawkins A, Graham N et al. (1990): The Gospel Oak Study: Prevalence rates of dementia, depression and activity limitation among elderly residents in Inner London. Psychol Med 20: 137–146

Madianos MG, Gournas G, Stefanis CN (1992): Depressive symptoms and depression among elderly people in Athens. Acta Psychiat Scand 86: 320–326

Magnusson H (1989): Mental health of octogenarians in Iceland. Acta psychiat scand 79 (suppl 349)

Meller I, Fichter M, Schröppel H et al. (1993): Mental and somatic healt and need for care in octo- and nonagenarians. Europ Arch Psychiat Neurol Sci 242: 286–292

Morgan K, Dallosso HM, Arie T et al. (1987): Mental health and psychological well-being among the old and the very old living at home. Brit J Psychiat 150: 801–807

Murphy E (1983): The prognosis of depression in old age Brit J Psychiat 142: 111–119

Murrell SA, Himmelfarb S, Wright K (1983): Prevalence of depression and its correlates in older adults. Amer J Epidemiol 117: 173–185

Näsman B, Bucht G, Eriksson S et al. (1993): Behavioral symptoms in the institutionalized elderly-relsymptoms in dementia. Int J Geriat Psychiat 8: 843–849

Nygaard HA, Breivik K, Bakke K et al. (1987): Dementia and work load evaluation of the elderly. Comprehens Gerontol 1: 65–68

O'Connor DW, Pollitt PA, Hyde JB et al. (1991): The progression of mild idiopathic dementia in a community population. J Amer Geriat Soc 39: 246–251

O'Hara MVW, Kohout FJ, Wallace RB (1985): Depression among the rural elderly. A study of prevalence and correlates. J Nerv Ment Dis 173: 582–589

Pahkala K, Kesti E, Köngäs-Saviaro PJ et al. (1995): Prevalence of depression in an aged population in Finland. Soc Psychiat Psychiat Epidemiol 30: 99–106

Paykel ES, Brayne C, Huppert FA et al. (1994): Incidence of dementia in a population older than 75 years in the United Kingdom. Arch Gen Psychiat 51: 325–332

Preston GAN (1986): Dementia in elderly adults: prevalence and institutionalization. J Gerontol 41: 261–267

Regier DA, Farmer ME, Rae DS et al. (1993): One-month prevalence of mental disorders in the United States and sociodemographic characteristics: The epidemiologic catchment area study. Acta Psychiat Scand 88: 35–47

Ritchie K, Kildea D, Robine JM (1992): The relationship between age and the prevalence of senile dementia: A meta-analysis of recent data. Int J Epidemiol 21: 763–769

Robertson D, Rockwood K, Stolee P (1989): The prevalence of cognitive impairment in an elderly Canadian population. Acta Psychiat Scand 80: 303–309

Saunders PA, Copeland JRM, Dewey ME et al. (1991): Heavy drinking as a risk factor for depression and dementia in elderly men. Findings from the Liverpool longitudinal community study. Brit J Psychiat 159: 213–216

Schäufele M, Lindenbach I, Cooper B (1995): Die Inanspruchnahme von Sozialstationen vor und nach Inkrafttreten des Leistungstatbestandes "Schwerpflegebedürftigkeit" – Eine Studie in Mannheim. Öff Gesundh-Wes 57: 55–62

Schneekloth U, Potthoff P (1993): Hilfe- und Pflegebedürftige in privaten Haushalten. Kohlhammer, Stuttgart

Schuckit MA, Miller P, Berman J (1980): The three-year course of psychiatric problems in a geriatric population. J Clin Psychiat 41: 27–32

Severson MA, Smith GE, Tangalos EG et al. (1994): Patterns and predictors of institutionalization in community-based dementia patients. J Amer Geriat Soc 42: 181–185

Statistisches Bundesamt (1994): Statistisches Jahrbuch 1994 für die Bundesrepublik Deutschland. Metzler-Poeschel, Wiesbaden

Thompson WD, Weissman MM (1981): Quantifying lifetime risk of psychiatric disorder. J Psychiat Res 16: 113–126

van Dijk PTM, Dippel DWJ, Habbema JDF (1991): Survival of patients with dementia. J Amer Geriat Ass 39: 603–610

van Duijn CM, Stijnen T, Hofman A (1991): Risk factors for Alzheimer's disease: Overview of the EURODEM collaborative reanalysis of case-control studies. Int J Epidemiol 20 (suppl 2): 4–12

Völlink J (1990): Patienten in Akutkrankenhäusern 1989. Krankenhaus 12: 545–548

Weissman MM, Myers JK, Tischler GL et al. (1985) Psychiatric disorders (DSM III) and cognitive impairment among the elderly in an US urban community. Acta Psychiat Scand 71: 366–379

Welch HG, Walsh JS, Larson EB (1992): The cost of institutional care in Alzheimer's disease: nursing home and hospital use in a prospective cohort. J Amer Geriat Soc 40: 221–224

Welz R, Lindner M, Klose M et al. (1989): Psychische Störungen und körperliche Erkrankungen im Alter. Ergebnisse einer epidemiologischen Feldstudie in Duderstadt. Fundam Psychiat 3: 223–228

Wernicke TF, Reischies FM (1994): Prevalence of dementia in old age: clinical diagnoses in subjects aged 95 years and older. Neurology 44: 250–253

Weyerer S (1983): Mental disorders among the elderly. True prevalence and use of medical services. Arch Gerontol Geriat 2: 11–22

Weyerer S, Dilling H (1984): Prävalenz und Behandlung psychischer Erkrankungen in der Allgemeinbevölkerung. Ergebnisse einer Feldstudie in drei Gemeinden Oberbayerns. Nervenarzt 55: 30–42

Weyerer S, Mann AH, Ames D (1995): Prävalenz von Depression und Demenz bei Altenheimbewohnern in Mannheim und Camden (London). Z Gerontol Geriat 28: 169–178

1.2 Genetik gerontopsychiatrischer Erkrankungen am Beispiel der Alzheimer-Demenz

W. Maier, R. Heun (Bonn)

Familiäre Häufung als epidemiologischer Risikofaktor

Häufige Störungen treten meist familiär gehäuft auf. Dies gilt auch für dementielle Syndrome. Die genetische Epidemiologie versucht mit den Mitteln der epidemiologischen Forschung familiäre Häufungsmuster zu charakterisieren und zur Identifikation ihrer Determinanten beizutragen. Bei neurodegenerativen Störungen sind genetisch-epidemiologische Methoden vorwiegend bei der häufigsten Variante dementieller Syndrome, der Alzheimer-Demenz (AD), eingesetzt worden. Diese zeigt ein sehr komplexes Häufungsmuster. Die Ergebnisse der Arbeitsrichtung sollen deshalb an dieser Erkrankung exemplifiziert werden.

Obwohl eine große Anzahl von potentiellen Risikofaktoren geprüft wurde, gibt es nur wenige konsistente Befunde. Wie aus der **Tab. 1.2.1** ersichtlich ist, besteht Übereinstimmung darüber, daß die **familiäre Belastung** mit dementiellen Erkrankungen das Risiko für die AD um den Faktor 2–4 erhöht (van Duijn et al. 1991). Auch die familiäre Belastung mit Down-Syndrom wird als Risikofaktor für neuropathologisch gesicherte Fälle beobachtet (Heston et al. 1981), obwohl die Mehrheit der epidemiologischen Studien zwar Trends, aber keine signifikanten Assoziationen fand (Whalley et al. 1982). Eine Erklärung ist das seltene Vorkommen des Down-Syndroms; entsprechend haben gemeinsame Auswertungen mehrerer Studien (etwa im Rahmen von EURODEM) eindeutige Ergebnisse erbracht (van Duijn et al. 1991). Neuerdings konnte auch der reziproke Zusammenhang gesichert werden: in Familien von Probanden mit Down-Syndrom war die Prävalenz der AD höher als in Familien anderer geistig behinderter Probanden oder in der Allgemeinbevölkerung (Schupf et al. 1994). Andere mögliche epidemiologische Risikofaktoren sind hohes Alter der Mutter oder des Vaters bei Geburt (Rocca et al. 1991). Weiterhin werden die familiäre Belastung mit Altersdepression oder mit Morbus Parkinson sowie eine Exposition gegenüber Aluminium und organischen Lösungsmitteln als Risikofaktoren diskutiert (Jorm et al. 1991). Die Relevanz dieser Faktoren ist aber nicht eindeutig belegt (Graves et al. 1991b). Alkoholgenuß scheint keine risikosteigernde Wirkung zu haben (Graves et al. 1991a).

Familienuntersuchungen ohne genetische Marker

Methodische Probleme

Die Identifikation von familiären Sekundärfällen von Demenz ist schwieriger und weniger standardisierbar als bei anderen psychischen Störungen:

• Wegen des relativ hohen Alters der erkrankten Indexfälle ist auch das mittlere Alter der Angehörigen 1. Grades relativ hoch und Sterbefälle sind zahlreich; ältere Familienangehörige sind häufig pflegebedürftig und leiden an kognitiven Funktionsstörungen, weshalb die Erhebung anamnestischer Daten über Informanten erfolgen muß.
• Die Untersuchung von Angehörigen bereitet manchmal wegen altersbedingt eingeschränkter Einwilligungsfähigkeit juristisch-ethische Probleme.

Tab. 1.2.1 Risikofaktoren für die Alzheimer-Demenz

	Relatives Risiko
Familiäre Belastung mit AD	3,5
ein Angehöriger 1. Grades	2,6
> zwei Angehörige 1. Grades	7,5
Familiäre Belastung mit Down-Syndrom	2,7
Alter der Mutter bei Geburt > 40 Jahre	1,7
Schädel-Hirn-Trauma in der Anamnese	1,8
Altersdepression in der Anamnese	1,7
Morbus Parkinson	~1,7
Hypothyreose	~1,5

- Die Sensitivität der Fallidentifikation über Fremdanamnesen ist sehr gering (Heun, Maier 1995); erschwerend kommt hinzu, daß die Sensitivität dieser Methode vom Alter der zu beurteilenden Person abhängt (Angehörige nehmen Leistungseinbußen älterer Angehöriger weniger wahr als Leistungseinbußen jüngerer Angehöriger).
- Die Wahrnehmungsschwelle für eine Erkrankung sinkt, wenn in einer Familie bereits Fälle mit dieser Erkrankung bekannt sind (**Awareness Bias**).
- Es liegen keine Daten über die Sensitivität und Spezifität der Subtypisierung dementieller Syndrome fremdanamnestisch erhobener Informationen vor; hohe Sensitivität und Spezifität insbesondere für die Differenzierung zwischen AD und vaskulärer Demenz sind aber nicht zu erwarten.

Zwei andere, möglicherweise verfälschende Gesichtspunkte sind vermutlich weniger relevant:

- Die **Mortalität** von Patienten mit dementiellen Syndromen aller Art ist erhöht. Alle Familienstudien schließen aber Probanden mit einer breiten Variation der Erkrankungsdauer ein. Demenzen, die eine im Vergleich zu anderen Demenzfällen höhere Lebenserwartung haben, sind daher überrepräsentiert. Die Wiederholungsraten bei Probanden mit nur einjähriger Erkrankungsdauer und bei Probanden mit mehrjähriger Erkrankungsdauer sind aber nicht wesentlich different (van Duijn et al. 1991); daher ist es wenig wahrscheinlich, daß die verzerrte Verteilung der Erkrankungsdauer bei systematisch rekrutierten Patienten eine Verfälschung der Wiederholungsrisiken bei Angehörigen induziert.
- Untersuchungen zur familiären Häufung dementieller Syndrome gehen ganz überwiegend von solchen Indexfällen mit dementiellen Syndromen aus, die hospitalisiert sind; daher ist die **Repräsentativität** dieser Stichproben für die Gesamtheit der Demenzfälle in der Allgemeinbevölkerung fraglich. Es liegen allerdings zwei Familienstudien bei Probanden mit Demenz vor, die in der Allgemeinbevölkerung rekrutiert wurden (Broe et al. 1990, Hofman et al. 1989). Beide Studien berichten von Wiederholungsrisiken, die im Variationsbereich der Wiederholungsrisiken in den Familien der Patienten liegen. Ebenso wurden in Familien neuropathologisch identifizierter Indexfälle vergleichbare Wiederholungsraten gefunden (Heston et al. 1981).

Alzheimer-Demenz und physiologisches Altern

Die Zeichen der Demenzen sind nicht spezifisch. Symptome wie kognitive Defizite, Persönlichkeitsveränderungen, selbst neuropathologische Veränderungen (Plaques und Neurofibrillen) kommen im physiologischen Alterungsprozeß vor. Die fließenden Übergänge zum physiologischen Altern legen die Hypothese nahe, daß die AD nur eine Extremvariante oder eine zeitlich akzelerierte Variante physiologischen Alterns darstellt, nicht aber einen distinkten Krankheitsprozeß. Epidemiologische Untersuchungen sind weitgehend in Übereinstimmung mit diesen Hypothesen:

- Die Variation der kognitiven Leistungsfähigkeit in der Allgemeinbevölkerung ist besonders gut untersucht. So zeigt der Summenscore der "Blessed Dementia Scale", einem globalen Indikator für Leistungsfähigkeit, der alle relevanten kognitiven Funktionen einschließt und dessen Extremwerte auch einen Schweregradindikator der AD definieren, in der Altenbevölkerung eine Normalverteilung; diese Verteilung verschiebt sich mit zunehmendem Alter in die Richtung ungünstiger Werte (Brayne, Calloway 1988). Die kontinuierliche Verteilung kognitiver Defizite macht die relative Willkür kategorialer

Krankheitsdefinitionen deutlich; entsprechend definieren verschiedene Diagnosemanuale auch verschiedene Stufen der Sicherheit für die Diagnose AD oder primär progressive Demenz bzw. diagnostische Zwischenstufen wie "age associated memory impairment" oder "benign senescent forgetfulness". Neuropathologische Studien validieren diese diagnostischen Zwischenstufen; diese sind jeweils mit einer erhöhten Anzahl von Plaques und Neurofibrillen assoziiert (Karasawa et al. 1979).

• Die Prävalenz progredienter dementieller Syndrome steigt exponentiell mit dem Alter, so daß knapp die Hälfte der 95jährigen ein dementielles Syndrom aufweisen (Meller et al. 1993). Es bestehen keine sicheren Hinweise auf eine Reduktion der Inzidenzraten mit fortschreitendem Alter. Die Extrapolation der Prävalenzraten ergibt bei Übertragung der bei 70- bis 90jährigen beobachteten Steigerungsrate eine nahezu 100%ige Prävalenzrate bei 110jährigen. Somit stellt die Entwicklung eines dementiellen Syndroms ein obligates Korrelat des Alterungsprozesses dar. Individuelle Unterschiede stellen sich vorwiegend als Unterschiede im Ersterkrankungsalter bzw. im Beginn und im Ausmaß der Progredienz kognitiver Defizite dar.

Zwillingsstudien haben gezeigt, daß die interindividuellen Differenzen bei kognitiven Fähigkeiten und das Ausmaß der Entwicklung kognitiver Leistungsminderungen im Alter teilweise unter genetischer Kontrolle stehen (Brandt et al. 1993, Swan et al. 1990). Diese epidemiologischen Untersuchungen sind also mit der Modellvorstellung verträglich, daß dementielle Syndrome ein integraler Bestandteil des Alterungsprozesses sind und daß der zeitliche Ablauf des Alterungsprozesses genetisch kontrolliert wird.

Familiäre Häufungsmuster primär progredienter dementieller Syndrome

Trotz der methodischen Schwierigkeiten besteht zwischen den kontrollierten Familienstudien Übereinstimmung, daß die AD bei Angehörigen 1. Grades von Probanden mit AD häufiger als in der altersparallelisierten Allgemeinbevölkerung vorkommt (**Tab. 1.2.2**). Die **alterskorrigierte Lebenszeitprävalenz** ist bei Angehörigen 1. Grades von Patienten mit AD um den Faktor 1,5 bis 3,0 gegenüber Angehörigen von altersparallelisierten Kontrollen erhöht. Diese Aussage gilt auch speziell für die Gruppe der früh beginnenden AD (Ersterkrankungsalter [EEA] < 60 J.) und die Gesamtgruppe der später beginnenden AD (EEA > 60 J.). Ein familiär gehäuftes Auftreten von neuropathologisch gesicherten Fällen mit AD konnte auch in systematisch rekrutierten Stichproben von Familien beobachtet werden (Heston et al. 1981, Whalley et al. 1982).

Die Mehrzahl der Familienstudien (einschließlich Zwillingsstudien) verzichtet auf eine Subtypisierung von Sekundärfällen mit Demenz nach AD, vaskulärer Demenz und anderen Demenzformen. Wie eingangs dargelegt, erfordert eine valide Differenzierung eine gründliche medizinische Untersuchung mit Anwendung neuroradiologischer Hilfsmittel. Da die Mehrzahl der identifizierten Sekundärfälle entweder verstorben sind bzw. keinen Patientenstatus haben, ist die Anwendung bildgebender Verfahren schwierig; die methodisch anspruchsvollsten Familienstudien setzen bisher maximal einfache klinische Untersuchungsmethoden (z.B. Hachinski-Skala zur Diagnose der vaskulären Demenz) oder neuropsychologische Hilfsmittel ein. Daher können wichtige familiengenetische Fragen über das Verhältnis der Subtypen derzeit nicht beantwortet werden.

Die AD ist eine häufige Erkrankung mit in der Regel spätem Erkrankungsbeginn. Der Häufung von AD vor allem mit spätem Erkrankungsbeginn in einer Familie können verschiedene Bedingungen zugrunde liegen:

• ein gemeinsamer familiärer Faktor – genetischer oder umweltbezogener Natur
• verschiedene individuelle, nicht-familiäre Faktoren, die für verschiedene erkrankte Mitglieder derselben Familie verschieden sind; diese Möglichkeit ist bei häufigen Erkrankungen nicht unwahrscheinlich
• mehrere, qualitativ verschiedene Faktoren innerhalb derselben Familie, wobei in derselben Familie gleichzeitig familiäre und nicht-familiäre Bedingungsfaktoren relevant sind.

Modelle genetischer Übertragung

Manche seltenen dementiellen Syndrome zeigen eine familiäre Häufung mit einem spezi-

Tab. 1.2.2 Kontrollierte Familienstudien. Prävalenz von Demenz/AD bei Angehörigen 1. Grades von Patienten im Vergleich zu Kontrollen aus der Allgemeinbevölkerung

Autor	Ort	Stichprobenumfang	Diagnostische Information	Alterskorrigierte Lebenszeitprävalenz[1] (85 J.)	
				Angehörige von AD-Probanden	Kontrollen
Heun, Maier 1995	Mainz	49 Familien von AD-Probanden vs. 40 Kontrollfamilien	DSM-III-R/ICD10 direktes Interview und Familienanamnese	32%	18%
Silverman et al. 1994	New York	200 Familien von AD-Probanden vs. 427 Kontrollfamilien	NINCDS/DSM-III Familienanamnese über Informanten	30%	11%
Korten et al. 1993	Canberra (Australien)	83 Familien von AD-Probanden vs. 83 Kontrollfamilien	NINCDS Familienanamnese über Informanten 2stufige Untersuchung	32% (88 J.)	13% (88 J.)
Mohs et al. 1987	New York	50 Familien von AD-Probanden vs. 45 Kontrollfamilien	NIH Consensus Familienanamnese über Informanten	45,9%	12,1%
Mayeux et al. 1991	New York	110 Familien von AD-Probanden vs. 59 Kontrollfamilien	NINCDS/DSM-III-R Familienanamnese über Informanten	35%	10%
Martin et al. 1988	Kansas City	22 Familien von AD-Probanden vs. 24 Kontrollfamilien	Eigene Kriterien Familienanamnese über Informanten	40,8% AD wahrscheinlich oder möglich 66,8% kognitive Defizite	23,2% AD wahrscheinlich oder möglich 23,2% kognitive Defizite
Huff et al. 1988	Pittsburg	50 Familien von AD-Probanden vs. 61 Kontrollfamilien	NINCDS Familienanamnese über Informanten	45%[2]	11%
Breitner et al. 1988	New York	79 Familien von AD-Probanden vs. 61 Kontrollfamilien	NINCDS Familienanamnese über Informanten	36,5%[3]	9,8%

[1] Für mögliche AD oder primär progrediente Demenz
[2] Mit 48% bei Indexfällen mit frühem Beginn, 40% bei spätem Beginn
[3] Lebenszeitprävalenz 50,0% im Alter von 88 Jahren

fischen Übertragungsmodus, der den Mendelschen Regeln folgt. So ist z.B. die Chorea Huntington eine dominant übertragene Störung, die verursachenden Mutationen auf Chromosom 4 sind bekannt (Gusella et al. 1983).

Dagegen konnte über den **Segregationsmodus** der AD in Familien aufgrund der familiären Häufungsmuster des Phänotyps keine Einigkeit erreicht werden. So wurde einerseits postuliert, daß die AD ganz vorwiegend genetisch bedingt ist und **autosomal dominant** übertragen wird (Breitner et al. 1989); von anderen Autoren ist diese These nur auf die früh beginnenden Erkrankungsfälle angewandt worden (Martin et al. 1991). Andererseits wurde ein überwiegend ubiquitärer, nicht-genetischer Ursachenfaktor postuliert, wobei genetische Faktoren – v. a. bei früh beginnender AD – modulierend wirken (Fitch et al. 1988). Eine andere Hypothese betont die Interaktion zwischen genetischen und nicht-genetischen Umgebungsfaktoren, wobei sowohl polygene Komponenten als auch Hauptgene eine Rolle spielen (Farrer et al. 1989, Whalley et al. 1982). Es wird allgemein anerkannt, daß die Analyse der familiären Häufungsmuster der AD ohne Zuhilfenahme genetischer Marker kaum lösbar ist.

Besonders nachhaltig wurde postuliert, daß der früh beginnenden AD bzw. einer wesentlichen Teilgruppe dieser Fälle ein autosomal dominanter Erbgang zugrunde liegt. So sind mehrere große, hoch belastete Familien mit früh beginnender AD identifiziert worden, deren familiäres Häufungsmuster mit der Annahme einer autosomal-dominanten Übertragung verträglich ist (Amaducci et al. 1992, Bird et al. 1988, Martin et al. 1991). Fraglich ist jedoch, ob diese Familien repräsentativ für die Gesamtgruppe sind, ob sie eine oder mehrere distinkte Teilgruppen darstellen oder ob es sich um Extremfälle von hochbelasteten Familien bei **komplexem** (d. h. nicht monogenem) Erbgang handelt.

In der einzigen repräsentativen Studie bei Behandlungsfällen mit früh beginnender AD fanden sich lediglich bei etwa 10% der Fälle unter den Angehörigen 1. oder 2. Grades zwei oder mehr Fälle mit AD (van Duijn et al. 1994). Somit ist der vielfach postulierte dominante autosomale Übertragungsmodus der früh beginnenden AD eher selten (Martin et al. 1991). Bei einem solchen Übertragungsmodell wären (jedenfalls bei höherer Penetranz) mindestens zwei Erkrankungsfälle mit früherem Erkrankungsbeginn unter den Angehörigen 1. und 2. Grades zu erwarten.

Ersterkrankungsalter und familiäre Häufung

Der Einfluß des Ersterkrankungsalters (EEA) von AD auf das Wiederholungsrisiko wurde unter verschiedenen Fragestellungen diskutiert:

1. Ist das EEA bei verschiedenen, an AD erkrankten Mitgliedern derselben Familie ähnlich?
2. Besteht ein Zusammenhang zwischen dem EEA beim erkrankten Indexfall und der Höhe des Wiederholungsrisikos bei Angehörigen im Vergleich zu altersparallelisierten Kontrollen?
3. Ist die Größe des risikosteigernden Effekts familiärer Belastung für die Manifestation einer AD vom Alter des Angehörigen abhängig? Gibt es einen spezifischen Zeitraum, in dem sich Sekundärfälle manifestieren?

Zu 1.: Die Befundlage zur ersten Frage ist relativ konsistent. Ganz überwiegend wird berichtet, daß früh beginnende Demenzfälle gehäuft nur in Familien mit früh beginnenden Demenzen auftreten. Das familiär gehäufte Auftreten spät beginnender Demenzfälle wird bei Indexfällen mit frühem wie auch mit spätem Ersterkrankungsbeginn beobachtet. Insgesamt führt diese Konstellation zu einer positiven **intrafamiliären Korrelation** des Ersterkrankungsbeginns in multipel belasteten Familien. Die intrafamiliäre Variation des EEA ist gleichwohl so groß, daß die klassische Dichotomie zwischen früh beginnenden Demenzen (Alter < 60 Jahre) und spät beginnenden Demenzen nicht gerechtfertigt werden kann (Ausnahme s. Farrer et al. 1990).

Zu 2.: Die zweite Frage wird dagegen sehr kontrovers diskutiert. Die Mehrzahl der Studien berichten über höhere Erkrankungsraten und höhere relative Risiken (im Vergleich zur Allgemeinbevölkerung) für AD bei Angehörigen von Patienten mit frühem Erkrankungsbeginn (Heston et al. 1981, Mayeux et al. 1993). Diese signifikante Erhöhung der familiären Belastung bei früh im Vergleich zu spät beginnender AD konnte in anderen Familienstudien nicht repliziert werden (Breitner et al. 1988, Huff et al. 1988, Silverman et al. 1993); es gibt sogar gegenläufige Befunde (Farrer et al. 1990). Die in diesem Zusammenhang häufig postulierte besonders stark familiäre Belastung bei früh beginnender AD erscheint auch aufgrund der einzigen, publizierten repräsentativen Studie bei früh beginnender AD zweifelhaft: unter den in einem niederländischen Bezirk systematisch rekrutierten Behandlungsfällen mit früh beginnender AD war lediglich bei 30% eine familiäre Belastung mit AD festzustellen (van Duijn et al. 1994). Dieser Anteil familiärer Fälle ist nicht höher als der Anteil familiärer Fälle bei spät beginnender Demenz (z. B. Breitner et al. 1988).

Die Aussagekraft der vorliegenden Familienstudien zu dieser Frage ist aber begrenzt. Da Sekundärfälle mit früherem Erkrankungsalter früher entdeckt werden können als solche mit spätem Erkrankungsalter, wäre eine höhere beobachtbare familiäre Belastung bei frühzeitig beginnenden dementiellen Syndromen im Vergleich zu spät beginnenden dementiellen Syndromen auch unter der Annahme zu erwarten, daß die gesamte Lebensprävalenz dementieller Syndrome bei Angehörigen früh und spät beginnender Fälle gleich ist. Die Anwendung von Verfahren zur **Alterskorrektur** (z. B. **Kaplan-Meier-Verfahren, Weinberg-Methode**) kann diesen Einfluß des EEA auf die beobachtete Prävalenzverteilung bei Angehörigen teilweise korrigieren. Eine vollständige Korrektur ist aber kaum möglich: Die Verteilung des altersspezifischen Erkrankungsrisikos bei Angehörigen von Patienten mit spät beginnender Demenz wird durch die altersspezifische Verteilung der Mortalität überlagert. Dieses Problem wird durch die sich über die Zeit verändernde Lebenserwartung verschärft; sie ist z. B. in der Elterngeneration niedriger als in der Geschwistergeneration. Möglicherweise kann daher der Einfluß der Mortalität eine Beobachtung aus der gepoolten Auswertung europäischer Familienstudien erklären: der geringere Anteil beobachteter Sekundärfälle mit Demenz bei spät beginnender im Vergleich zu früh beginnender Demenz ist nahezu ausschließlich auf die geringe Anzahl von Fällen in der Elterngeneration spät beginnender Demenzfälle zurückzuführen; unter den Geschwistern fanden sich gleiche Prävalenzraten.

Zu 3.: Die Relation familiärer und nicht-familiärer Bedingungsfaktoren (üblicherweise ausgedrückt als relatives Risiko für die Erkrankung bei Angehörigen 1. Grades von Erkrankten im Vergleich zur altersparallelisierten Allgemeinbevölkerung) kann dabei in Abhängigkeit von Alter und EEA variieren. Die Klärung dieser Frage erfordert die Ermittlung von **altersspezifischen Inzidenzraten** bei Angehörigen von AD-Probanden und Kontrollen, die auch hinreichend große höhere Altersgruppen umfassen. Derzeit liegt lediglich eine Familienstudie (Silverman et al. 1994) vor, die diesen Bedingungen genügt. Die altersspezifischen Inzidenzraten veränderten sich in dieser umfangreichsten Familienstudie zu AD bei Angehörigen von Fällen und Kontrollen nicht proportional. Vielmehr fiel die Inzidenzrate bei über 85jährigen Angehörigen von Patienten mit AD im Vergleich zu 80- bis 84jährigen Angehörigen ab und zwar auf das Niveau der Inzidenzraten gleichaltriger Kontrollfälle aus der Allgemeinbevölkerung. Im Gegensatz zu Angehörigen von Patienten mit AD zeigten die Kontrollen in der Allgemeinbevölkerung mit steigendem Alter monoton steigende Inzidenzraten. Dieser Befund konnte mittlerweile repliziert werden (Heun, Maier 1995). Diese Beobachtungen legen nahe, daß für die Manifestation der AD nach dem 85. Lebensjahr familiäre Faktoren nur noch eine geringe Rolle spielen; die Inzidenzraten der AD bei Personen nach dem 85. Lebensjahr sind sehr hoch, die Ursachenfaktoren scheinen aber bei familiär belasteten und bei isolierten Fällen gleich zu sein. Familiär begründete AD-Fälle treten also offenbar vor dem 85. Lebensjahr auf.

Diese Beobachtung ist mit zwei Modellen zur familiären Vermittlung der AD verträglich:

• Familiäre Belastung mit AD (bei EEA < 85 Jahre) erhöht die Vulnerabilität für AD insgesamt (Gesamtrisiko) bei extrapolierter Vernachlässigung der Begrenzung der Lebenszeit; das zusätzliche Gesamtrisiko manifestiert sich dabei vor dem 85. Lebensjahr. Nach dem 85. Lebensjahr wären dann die Inzidenzraten bei familiär belasteten, wie auch bei familiär unbelasteten Fällen gleich.

• Familiäre Belastung mit AD erhöht nicht die Vulnerabilität für AD, induziert aber eine Linksverschiebung der Verteilung des EEA und zwar so, daß früheres EEA beim Indexfall ein früheres Erkrankungsalter beim Angehörigen induziert. Bei Angehörigen von Patienten mit AD wären also nach dem 90. Lebensjahr oder später – zur Kompensation für höheres Risiko für früher beginnende AD – eine im Vergleich zu Kontrollen reduzierte Inzidenzrate zu erwarten.

Zwischen beiden Modellen kann derzeit nicht sicher entschieden werden. Hierfür wäre ein Vergleich von Inzidenzraten für AD nach dem 90. Lebensjahr zwischen Angehörigen von Patienten mit AD und Kontrollen erforderlich. In den vorliegenden Familienstudien sind diese Altersgruppen aber zu schwach besetzt, um valide Informationen zu liefern.

Zwillingsuntersuchungen

Methodisch suffiziente Zwillingsuntersuchungen zur AD zur Quantifizierung des Ausmaßes genetischer und nicht-genetischer Ursachen sind bislang nicht publiziert worden. Die wenigen veröffentlichten Studien (Karlinski et al. 1992, Nee et al. 1987) zeigen keine eindeutigen Hinweise auf einen relevanten genetischen Faktor. Die in diesen Studien untersuchten Stichproben sind nicht hinlänglich groß und sind außerdem verzerrt (zu erkennen an der hohen Anzahl monozygoter Zwillingspaare im Vergleich zu dizygoten). Die erste, repräsentativ in der Allgemeinbevölkerung rekrutierte Stichprobe von Zwillingen mit AD-Indexfällen ist bislang nur als Abstract publiziert (Bergem et al. l992) und zeigt bei monozygoten Zwillingen eine deutlich höhere Konkordanzrate als bei dizygoten. Dieser Befund weist auf die Relevanz genetischer Ursachenfaktoren hin.

Untersuchungen mit genetischen Markern

Die genetische Erforschung der AD ist gegenüber anderen psychischen Erkrankungen durch zwei entscheidende Vorteile gekennzeichnet:

1. Die Erkrankung wird neuropathologisch durch Substrate definiert, die auf Proteine zurückgeführt werden können (Neurofibrillen mit Tau-Protein, Plaques mit β-Amyloidprotein bzw. dessen Vorläuferprotein APP). Beide Proteinformen sind sequenziert, das Gen, das das APP exprimiert, ist auf dem Chromosom 21 lokalisiert worden. Es war daher naheliegend, die Suche nach Genen, die zum Auftreten der AD beitragen, beim Gen für das APP zu beginnen. Die Plausibilität dieses Vorgehens wird auch durch das vermehrte Auftreten von Plaques in Gehirnen von Patienten mit Down-Syndrom nach dem 40. Lebensjahr gestützt. Das Down-Syndrom ist nämlich durch ein überzähliges Chromosom 21 gekennzeichnet, so daß eine erhöhte Gendosis für die vermehrte Expression von APP und das nachfolgende vermehrte Vorkommen von dessen Folgeprodukten verantwortlich gemacht werden kann. Der in Familienuntersuchungen gefundene familiäre Zusammenhang zwischen dem Auftreten von Down-Syndrom und von AD rechtfertigt zusätzlich, Genorte auf dem Chromosom 21 als Kandidatengene zu untersuchen.

2. Eine Teilgruppe der früh beginnenden Form der Erkrankung zeigt nicht nur eine familiäre Häufung (Amaducci et al. 1992, Bird et al. 1988, Martin et al. 1991, van Duijn et al. 1994); die familiären Häufungsmuster sind mit einer dominanten Übertragung verträglich, so daß die Kopplungsstrategien mit besonderer Aussicht auf Erfolg anwendbar sind.

Genetische Kopplungs- und Assoziationsstudien mit Markern der APP-Region auf Chromosom 21

Zunächst wurden **Kopplungsanalysen** in multipel belasteten Familien mit früh beginnender AD durchgeführt, in denen das familiäre Häufungsmuster mit den Voraussagen einer dominanten genetischen Übertragung kompatibel war (sog. FAD). Obwohl initial positive Kopplungsbefunde zu der APP-Region auf dem Chromosom 21 berichtet wurden (St. George-Hyslop et al. 1987), waren die Ergebnisse mittelfristig ernüchternd. Für die ganz überwiegende Mehrheit der multipel belasteten Familien ließ sich eine Kopplung mit dem APP-Gen ausschließen (Clark, Goate 1993). In wenigen Familien mit früh beginnender Erkrankung konnte dieser Kopplungsbefund aber repliziert werden; der Befund kann aber für maximal 5% der familiären Formen der früh beginnenden Erkrankung Gültigkeit beanspruchen (Clark, Goate 1993). Die positiven Kopplungsbefunde sprechen jedoch nicht notwendigerweise für eine kausale Bedeutung des APP-Gen-Polymorphismus bei der Erkrankungsentstehung. Es ergab sich nämlich (jedenfalls in einer der größten gekoppelten Familie) eine von Null verschiedene Rekombinationsfraktion für die Kopplung zum APP-Gen; dieser, nicht identifizierte Genort wurde FAD-Gen genannt.

Andere Studien suchten nach **Punktmutationen** im APP-Gen von Patienten mit früh beginnender AD (Goate et al. 1990). Mehrere Studien fanden dabei verschiedene seltene Punktmutationen am APP-Gen, die nur bei Erkrankungsfällen, nicht aber bei Kontrollen auftraten; die überwiegende Anzahl von Erkrankungsfällen zeigte aber dieselbe Aminosäurensequenz wie die Kontrollen (Clark, Goate 1993). Es ist bemerkenswert, daß Punktmutationen nicht nur bei familiären, sondern auch bei isolierten Erkrankungsfällen auftraten. Mittlerweile konnten zahlreiche verschiedene Mutanten festgestellt werden, die derzeit Gegenstand intensiver In-vitro-Untersuchungen über die hiervon induzierten Veränderungen im APP-Metabolismus sind.

Genetische Kopplungsuntersuchungen mit Markern auf Chromosom 14

Mutanten des APP-Gens bzw. von eng benachbarten Genorten tragen wie oben ausgeführt zum genetisch vermittelten Auftreten der früh beginnenden, familiären Form der AD nur selten bei. Motiviert durch diesen Negativbefund haben mehrere Arbeitsgruppen systematisch auf dem gesamten Genom nach DNA-Marken gesucht, die mit früh beginnender AD gekoppelt sind (shot gun strategy). Eine Arbeitsgruppe berichtete einen positiven Kopplungsbefund zu einem Marker auf dem langen Arm von Chromosom 14 (Schellenberg et al. 1992). Dieser positive Befund wurde in rascher Folge in anderen multipel belasteten Stammbäumen von Patienten mit früh beginnender Demenz bestätigt (z.B. St. George-Hyslop 1992). Insgesamt wurde bisher über Kopplungsbefunde für 49 Familien berichtet, wobei mindestens neun einen signifikant positiven Kopplungsbefund zu Markern in der Region zwischen D14 S42 und D14 S53 zeigten. Die überwiegende Mehrzahl der verbleibenden Familien zeigten indifferente Kopplungsbefunde, d.h. die einzelnen Familien waren nicht hinreichend informativ (Harrison 1993).

Ein kausales Gen auf dem Chromosom 14q24.3 wurde vor kurzem identifiziert (S182). Verschiedene Mutanten dieses Gens verursachen die Störungen in verschiedenen Familien (Sherrington et al. 1995). Über die Funktion des Genprodukts wird derzeit noch spekuliert. Für sieben Großfamilien wolgadeutschen Ursprungs (Bird et al. 1988) und in einer weiteren Familie wurden negative LOD-Scores beschrieben (Schellenberg et al. 1993).

Für multipel belastete Familien mit spät beginnender AD (EEA > 70 Jahre) konnte eine Kopplung zu Markern auf dem Chromosom 14 ausgeschlossen werden. Allerdings stellten sich für eine Stichprobe multipel belasteter Familien mit Ersterkrankungsalter zwischen 60 und 70 Jahren Kopplungen (allerdings geringerer Größenordnung als bei früh beginnender AD) zu Markern in der kritischen Region des Chromosoms 14 dar (Schellenberg et al. 1993).

Kopplung von familiärer Alzheimer-Demenz und Genort auf Chromosom 1

Kürzlich wurde ein neuerer für die familiäre AD relevanter Genlokus auf dem Chromosom 1q31-42 beschrieben; dieser Genort (STM2) zeigte eine Kopplung in fünf von sieben Familien von Wolgadeutschen mit frühem Erkrankungsbeginn. Besonders erwähnenswert ist eine Homologie der prädizierten Aminosäuresequenz mit dem Genprodukt des kürzlich auf dem Chromosom 14 beschriebenen Genlokus S182 (Levy-Lahad et al. 1995a,b). Die Bedeutung dieser Genorte bzw. ihrer Transkripte für die Pathophysiologie der AD oder für weitere Untersuchungen ist derzeit noch offen.

Genetische Kopplungs- und Assoziationsstudien mit dem Apo-E-Polymorphismus (Chromosom 19)

Genetische Kopplungsuntersuchungen wurden überwiegend in multipel belasteten Familien von Probanden mit früh beginnender AD durchgeführt. Multipel belastete Familien von Probanden mit spät beginnender AD sind weniger gut mit einer dominanten Übertragung der Erkrankung verträglich und erschienen daher für genetische Kopplungsuntersuchungen weniger erfolgversprechend. 1991 wurde der erste, schwach positive Kopplungsbefund zu einem Marker in der Region der Gene für Apolipoprotein (Apo)-C-II gefunden (Pericak-Vance et al. 1991). Dieser Befund war insofern instabil, als er nur bei Anwendung der Methode "affected members only" nach Weeks und Lange (1988) eindeutig belegt werden konnte, während die klassische LOD-Score-Methode keine eindeutigen Ergebnisse lieferte. Eine Replikationsstudie fand ähnliche Ergebnisse (Borgaonkar et al. 1993). Dieser grenzwertige Kopplungsbefund war Anlaß für eine **genetische Assoziationsstudie**, in der miteinander nicht verwandte Patienten mit einer familiären AD mit alters- und geschlechtsparallelisierten gesunden Kontrollen verglichen wurden (Corder et al. 1993). Dabei wurde das mit dem Apo-C-II-Gen in Kopplungsgleichgewicht stehende Apo-E-Gen als Kandidatengen gewählt. Die Assoziationsuntersuchung zeigte überraschend deutliche Unterschiede in der Verteilung der drei **Allele** am **Genort** von Apo-E. Unter den drei Allelen des Apo-E-Gens kommt das Apo-E3 am häufigsten vor (ca. 70–80% in Populationen europäischen Ursprungs); Apo-E4 kommt bei 12–14% und Apo-E2 bei 6–10% vor (**Tab. 1.2.3**); offenbar variiert die Allelhäufigkeit über verschiedene Populationen (Houlston et al. 1989).

Die genetischen Assoziationsstudien zeigten, daß das Allel Apo-E4 bei Patienten mit AD häufiger ist, die anderen beiden Allele Apo-E2 und -E3 waren beide seltener (s. **Tab. 1.2.3**). Die erhöhte Frequenz des Apo-E4-Allels bei AD wurde in einer Serie von unmittelbar nachfolgenden Untersuchungen bei familiären und isolierten Fällen bestätigt (Saunders et al. 1993). Der Befund konnte auch bei neuropathologisch gesicherten Fällen repliziert werden (Saunders et al. 1993). Keiner der Replikationsversuche stellte bisher die Assoziation zwischen Apo-E4 und AD in Frage.

Mehrheitlich wurden bei familiär mit AD belasteten Personen deutlich höhere Apo-E4-Frequenzen beobachtet als bei isolierten Fällen. Außerdem zeigte sich ein Gen-Dosis-Effekt: Träger zweier Apo-E4-Allele (Homozygote) wiesen im Vergleich zu allen anderen Genotypen das maximale Erkrankungsrisiko auf. Träger von nur einem Apo-E4-Allel tra-

Tab. 1.2.3 Fall-Kontroll-Studien zur genetischen Assoziation zwischen Apolipoprotein-E-Allelen und Alzheimer-Demenz (Auswahl)

Autor	Population	Stichprobenumfang	Allelfrequenzen (%)					
			Patienten			Kontrollen		
			E2	E3	E4	E2	E3	E4
Saunders et al. 1993	USA, später Beginn, familiäre Fälle				42,0			
Saunders et al. 1993	USA, später Beginn, isolierte Fälle				36,0			
Saunders et al. 1993	USA, später Beginn isolierte Fälle (Autopsie)				40,0			
Porrier et al. 1993	Kanada, später Beginn isolierte Fälle	91 vs. 71	3,0	59,0	38,0	8,8	77,0	12,2
Yu et al. 1994	USA, familiäre Fälle, später Beginn >70	137 vs. 237	3,9	45,0	51,0	7,4	73,6	19,0
Yu et al. 1994	USA, familiäre Fälle, früher Beginn 60–70	77	3,7	40,3	56,0			
Yu et al. 1994	Wolgadeutsche, Beginn <60	34	4,1	81,0	14,9			
Yu et al. 1994	USA, gesunde Angehörige von AD-Patienten							
	mit EEA>60 J.	133	6,9	57,4	35,7			
	mit frühem EEA	114	6,4	82,4	11,2			
Corder et al. 1994	USA, familiäre Fälle	150 vs. 243				10,5	75,0	14,5
Corder et al. 1993	USA, isolierte Fälle	115 vs. 243				10,5	75,0	14,5

gen ein erhöhtes Risiko im Vergleich zu altersparallelisierten Probanden ohne Apo-E4-Allel.

Das **relative Risiko** für AD bei Trägern des Apo-E4-Allels ist wie das attribuierbare Risiko stark altersabhängig, wobei jüngere Alterskohorten ein höheres relatives Risiko tragen (Corder et al. 1994; s. a. **Tab. 1.2.3**). Ebenso ist sich die Mehrzahl der Studien über einen Einfluß von Apo-E4 auf das Ersterkrankungsalter einig: Träger von einem oder zwei Apo-E4-Allelen zeigten mehrheitlich ein deutlich niedrigeres Ersterkrankungsalter; Träger zweier Apo-E4-Allele erkranken dabei früher als Träger von einem Apo-E4-Allel. Fälle ohne Apo-E4-Allel erkranken im Mittel zu einem späteren Zeitpunkt. Daher variiert das relative Erkrankungsrisiko (Assoziation zwischen Ausprägung des Allels und Auftreten der Erkrankung) und das einem Allel attribuierbare Risiko mit dem Alter: je jünger die untersuchte Alterskohorte, um so höher das relative Risiko (Corder et al. 1994). Bei Kohorten älter als 80 Jahre liegt das relative Risiko zwischen 2,0 und 3,0, in jüngeren Kollektiven deutlich höher. Der dargestellte Zusammenhang zwischen steigendem Alter und sinkendem relativem Risiko von Apo-E4 für AD stellt sich in einer kleineren, von Poirier et al. (1993) untersuchten Stichprobe zwar weniger eindeutig dar, das maximale relative Risiko wurde aber ebenfalls in jüngeren Alterskohorten gefunden.

Es wurde erwähnt, daß die Allelfrequenz von Apo-E4 zwischen Populationen variiert. Wegen der geringen Allelfrequenz wäre in Japan eine geringere altersspezifische Prävalenz der AD und ein späteres EEA zu erwarten; für Finnland und Schweden wäre die gegenläufige Voraussage zu treffen. Die verfügbaren epidemiologischen Studien stützen die Prädiktion aber nicht (z. B. Prävalenzraten in: Cooper, Bickel 1989).

Trotz der beobachteten Assoziationen zwischen früh beginnender AD und Apo-E4 konnte bisher eine Kopplung zwischen der AD und dem Apo-E-Polymorphismus (bzw. dem Apo-C-II-Polymorphismus) in keiner der untersuchten Familienstichproben gesichert werden. Allerdings wurden instabile Kopplungsbefunde berichtet. Kopplungsuntersuchungen erfordern Modellannahmen und ggf. die Vorgabe von Allelfrequenzen in der Bevölkerung; die Ergebnisse der Untersuchungen auf Kopplungen mit dem Apo-E-Gen zeigten sich insbesondere abhängig von den vorgegebenen Frequenzen der Apo-E-Allele, die zwischen verschiedenen Populationen nicht gleich sind. Wird die Allelfrequenz für Apo-E4, das mit AD in Familien assoziiert ist, niedriger geschätzt, treten **LOD-Score-Werte** zwischen 2,0 und 3,0 auf (Yu et al. 1994); maximale LOD-Scores wurden dabei nicht bei der Rekombinationsfraktion $Q = 0,0$ sondern bei $Q = 0,2$ beobachtet. Werden die höheren Frequenzen für Apo-E4 angenommen, fallen die LOD-Score-Werte in den Bereich um 0,0.

Insgesamt ist diese Befundkonstellation mit den beiden folgenden Möglichkeiten kompatibel:

- Es besteht lediglich eine Assoziation, aber keine Kosegregation zwischen AD und Apo-E, die sich mit den verfügbaren Stichprobenumfängen nachweisen läßt.
- Es liegt neben der Assoziation auch eine Kosegregation zwischen AD und Apo-E vor; wegen falscher Spezifikation der Parameter des genetischen Übertragungsmodells ist die Kosegregation nicht sicher als Kopplung nachweisbar.

Apo-E-Polymorphismus als Indikator für früh beginnende Demenz

Die Assoziationen mit dem Apo-E4-Allel wurden zunächst für spät beginnende AD beschrieben. Die naheliegende Frage, ob das Apo-E4-Allel auch bei früh beginnender AD eine risikofördernde Wirkung hat und/oder das mittlere Erkrankungsalter reduziert, wurde zunächst an ausgewählten multipel belasteten Familien untersucht, die eine Kopplung mit Genorten auf dem Chromosom 14 aufwiesen (van Broeckhoven et al. 1994). Dabei fand sich kein Effekt des Apo-E-Gentyps. Andererseits konnte aber in mehreren Familien, in denen die früh beginnende AD mit Mutationen am APP-Gen assoziiert ist, festgestellt werden, daß bei Trägern des Apo-E4-Allels (zusätzlich zur Mutation am APP-Gen) des Ersterkrankungsalters deutlich früher lag (Alzheimer's disease collaborative group, 1993). Bei anderen Fällen mit Mutationen im APP-Gen fand sich eine analoge Wirkung des Apo-E4-Allels allerdings nicht (Saunders et al. 1993).

Die einzige, bislang publizierte Studie von systematisch rekrutierten Fällen (n=175) mit früh beginnender AD in einer geographisch definierten Region konnte die Rolle des Apo-E4-Polymorphismus als Suszeptibilitätsgen auch bei früh beginnender AD wahrscheinlich machen (van Duyn et al. 1994). In dieser größten untersuchten und zugleich repräsentativen Untersuchung unabhängiger Fälle mit früh beginnender AD zeigten Träger eines Apo-E4-Allels ein um den Faktor 1,5 erhöhtes Erkrankungsrisiko und die Träger zweier Apo-E4-Allele ein um den Faktor 5 erhöhtes Erkrankungsrisiko im Vergleich zu einer Kontrollstichprobe aus der Allgemeinbevölkerung (n=125); es konnte also auch in dieser Stichprobe ein Gen-Dosis-Effekt beobachtet werden. Der risikosteigernde Effekt des Apo-E4-Allels wurde dabei nicht nur bei isolierten Fällen, sondern sogar in einem gesteigerten Ausmaß bei familiären Fällen gefunden.

Diese eindeutigen Untersuchungsergebnisse stehen zu einigen anderen Untersuchungen im Widerspruch, die keinen Einfluß des Apo-E4-Allels auf Erkrankungsrisiko und Ersterkrankungsalter bei familiärer, früh beginnender AD fanden. In einigen dieser Stichproben (z.B. multipel belastete Familien) (Yu et al. 1994) wurden allerdings erhöhte Allelfrequenzen für Apo-E4 (z.B. bei Wolgadeutschen um den Faktor 1,8) festgestellt, die jedoch wegen des relativ geringen Stichprobenumfangs nicht signifikant waren.

Andere genetische Assoziationen

Seit vor über 10 Jahren der MHC/HLA-Komplex zunächst auf Proteinebene und dann auf genomischer Ebene labortechnisch hinreichend differenziert werden konnte, sind alle häufigen Erkrankungen auf Assoziation mit Varianten dieses Komplexes untersucht worden. Bislang liegen jedenfalls 15 Fallkontrollstudien mit HLA/MHC-Marken bei AD vor (Überblick z.B. bei Payami et al. 1991). Etwa die Hälfte dieser Studien berichten für das Antigen HLA-AII ein relatives Risiko zwischen 1,5 und 2,0 für das Auftreten von AD vorzugsweise mit frühem Erkrankungsbeginn. Die anderen Fallkontrollstudien berichten OR zwischen 0,6 und 1,4. Diese Assoziation zwischen HLA-AII und AD kann wegen der mangelnden Replizierbarkeit und wegen der relativ geringen Erhöhung der OR nicht als gesichert angesehen werden und bedarf weiterer Abklärung.

Notwendige Gene und Suszeptibilitätsgene für die Alzheimer-Demenz

Die von Greenberg (1993) eingeführte Unterscheidung zwischen **notwendigen Genen** und **Suszeptibilitätsgenen** ist für das Verständnis der Genetik der AD nützlich: Notwendige Gene sind eine zwingende Voraussetzung für das Auftreten der Erkrankung (zumindest in einer Untergruppe von Fällen). Allen monogen übertragenen Störungen liegen z.B. notwendige Gene zugrunde. Notwendige Gene liegen aber auch unter den folgenden einschränkenden Bedingungen vor:

- Falls die Penetranz reduziert ist, kann der pathogene Genotyp (notwendiges Gen) vorliegen, ohne die Erkrankung zu induzieren.
- Es kann interfamiliäre Heterogenität bestehen; ein Gen kann nur für das Auftreten der Erkrankung in einer Teilgruppe von Familien die erforderliche Voraussetzung sein, in einer anderen Teilgruppe können andere genetische oder nicht-genetische, umgebungsbezogene Faktoren relevant sein.
- Zusätzlich zu den notwendigen Genen können andere genetische oder nicht-genetische Faktoren bei Anlageträgern das Erkrankungsrisiko und das Erkrankungsalter modifizieren.

Notwendige Gene kosegregieren mit der Erkrankung in multipel belasteten Familien. Daher sind notwendige Gene durch Kopplungsanalysen identifizierbar; als genetische Marker können daher sowohl Varianten des notwendigen Gens als auch Varianten von Genen, die mit dem notwendigen Gen im Kopplungsgleichgewicht stehen, fungieren. Ebenso sollte eine genetische Assoziation zwischen der Erkrankung und Allelen des notwendigen Gens (oder mit Allelen benachbarter Gene, die mit dem notwendigen Gen in Kopplungsungleichgewicht stehen), beobachtbar sein.

Die mehrfach replizierten signifikanten Kopplungsbefunde zwischen Chromosom 14 und AD bzw. zwischen APP und AD weisen darauf hin, daß beiden Befunden notwendige Gene für die AD zugrunde liegen. Jedes der beiden Gene ist in jeweils einer anderen Teilgruppe von Familien mit früh beginnender AD für das Auftreten der Erkrankung notwendig.

Dagegen erhöht das Suszeptibilitätsgen lediglich das Erkrankungsrisiko in der Gesamtgruppe oder in einem Teil der Risikopopulation. Suszeptibilitätsgene können das Lebenszeitrisiko (Vulnerabilität) für eine Erkrankung erhöhen; sie können aber stattdessen bzw. zusätzlich auch das Ersterkrankungsalter erniedrigen, so daß sie zu einer höheren Prävalenz in jüngeren Arbeitsgruppen führen. Neben einem Suszeptibilitätsgen sind aber regelmäßig auch andere genetische und/oder nicht-genetische, umgebungsbezogene Ursachenfaktoren für die Krankheitsentstehung relevant.

Suszeptibilitätsgene können durch genetische Assoziationsstudien nachgewiesen werden. Dabei muß der zum Nachweis einer Assoziation zwischen einer Erkrankung und einem Allel erforderliche Stichprobenumfang um so größer sein, je näher das relative Erkrankungsrisiko bei 1,0 liegt. Bei einer ausgeprägten Assoziation mit einem Allel tragen viele Merkmalsträger das Allel, so daß in multipel belasteten Familien der Eindruck einer Kosegregation zwischen dem jeweiligen Gen und der Erkrankung entstehen kann; stark ausgeprägte Assoziationen drücken sich daher auch in positiven Kopplungsbefunden aus. Diese Feststellung gilt aber nicht für genetische Assoziationen mit geringem relativen Risiko; **Simulationsstudien** von Greenberg (1993) haben z. B. feststellen können, daß unter realistischen Vorgaben über Krankheitsmodell, familiäre Belastungsmuster und Stichprobenumfang ein relatives Risiko für Träger des Allels des Suszeptibilitätsgens von mindestens 10,0 erforderlich ist, um einen signifikanten Kopplungsbefund zu erreichen. Niedrigere relative Risiken führten teilweise zum Ausschluß von Kopplung. Maximale LOD-Score-Werte werden für Suszeptibilitätsgene allerdings nicht bei Q=0,0 (also am Ort des Suszeptibilitätsgens) erreicht; mangelnde Regelmäßigkeit des gleichzeitigen Vorkommens der assoziierten Variante des Suszeptibilitätsgens und der Erkrankung werden nämlich in der Kopplungsanalyse als **Rekombinationsereignisse** betrachtet. Entsprechend wurden in den Kopplungsanalysen von Yu et al. (1994) zwischen AD und Apo-E grenzwertige positive LOD-Score-Werte gefunden, wobei die maximalen LOD-Score-Werte nicht bei Q=0,0 erhalten wurden. Dieses Ergebnis ist also mit der Hypothese, daß Apo-E als Suszeptibilitätsgen für AD fungiert, gut verträglich.

Altersspezifische Schätzungen des durch Apo-E4 vermittelten relativen Risikos für AD zeigen, daß dieses Suszeptibilitätsgen das EEA beeinflußt (Linksverschiebung durch Apo-E4). Bis zum 85. Lebensjahr ist mit Apo-E4 auch ein erhöhtes relatives Risiko für AD verbunden (Corder et al. 1994). Es ist offen, ob sich das Gesamtrisiko in noch höherem Lebensalter zwischen Trägern des Apo-E4-Allels und Nichtträgern dieses Allels ausgleicht. Nach gegenwärtigem Wissensstand nimmt das Apo-E4 die Rolle eines Suszeptibilitätsgens sicherlich aufgrund seines Einflusses auf das Ersterkrankungsalter ein. Das Apo-E4 führt also zu einer Akzeleration des physiologischen Alterungsprozesses, der durch kognitive Defizite und neuropathologische Veränderung charakterisiert ist. Es ist dagegen nicht endgültig geklärt, ob der Apo-E-Polymorphismus daneben das Gesamtrisiko für die AD erhöht.

Heterogenität der Alzheimer-Demenz

Bei allen genetisch determinierten psychischen Störungen wird die Heterogenität genetischer Ursachenfaktoren vermutet. Die AD ist die einzige psychische Erkrankung, für die diese Vermutung bewiesen ist. Zwei Formen genetischer Heterogenität werden auf der genomischen Ebene unterschieden:

- **Allelische Heterogenität** – verschiedene Mutanten desselben Gens verursachen die Erkrankung

- **Heterogenität der Genorte** – Mutanten an verschiedenen Genorten verursachen die Erkrankung.

Die AD mit frühem Erkrankungsbeginn zeigt beide Formen genetischer Heterogenität:

- Beispielsweise sind verschiedene Mutanten des APP-Gens auf dem Chromosom 21 für das Auftreten der Erkrankung zumindest mitverantwortlich (allelische Heterogenität)

- In einer Teilgruppe multipel belasteter Familien von Patienten mit frühem Erkrankungsbeginn, die nicht mit Mutanten am

APP-Gen assoziiert sind, besteht eine Kopplung mit einem Genort auf dem Chromosom 14 bzw. auf dem Chromosom 1. Daher sind mindestens drei verschiedene Genorte für das Auftreten der Erkrankung mitverantwortlich.

Beide genannten Formen genetischer Heterogenität beschreiben Varianten **interfamiliärer** Heterogenität; in Familien, in denen eine der genannten Mutanten die AD verursacht oder mitverursacht, treten die jeweils anderen Mutanten nicht auf. Es handelt sich um vermutlich monogen bedingte Störungen, wobei in verschiedenen belasteten Familien nur jeweils eine Mutante eines Gens verantwortlich ist. Eine Ausnahme bilden möglicherweise aber wenige Familien mit bestimmten APP-Mutanten, in denen das zusätzliche Vorkommen von Apo-E4 die Expression der Erkrankung modifizieren kann (früheres EEA). Daneben ist auch **intrafamiliäre Heterogenität** möglich, aber bisher bei der AD nicht sicher bewiesen.

Neben genetischen Ursachen- und Einflußfaktoren ist aber auch die Wirkung nichtgenetischer umgebungsbezogener Faktoren für das Auftreten der AD wahrscheinlich. Diese Vermutung wird z.B. durch die Beobachtung gestützt, daß die überwiegende Mehrzahl der früh beginnenden AD nicht familiär gehäuft auftreten. Die genetische Heterogenität ist also wahrscheinlich nur eine Teilkomponente einer umfassenderen ätiologischen Heterogenität, die auch umgebungsbezogene Ursachen- oder Einflußfaktoren sowie Interaktionen zwischen verschiedenen genetischen und nicht-genetischen Faktoren beinhaltet.

Abschließende Bemerkungen

Die AD stellt ein hoffnungsvolles Beispiel in der psychiatrischen Genetik dar: Die Spezifität und Sensitivität der Fallidentifikation ist zwar sehr begrenzt, es besteht genetische Heterogenität und zusätzlich ist die ätiologische Relevanz von bislang nicht sicher identifizierten umgebungsbezogenen Risikofaktoren zu vermuten; trotz dieser erschwerenden Bedingungen konnten verschiedene genetische Wirkfaktoren identifiziert werden. Die genetischen Kopplungs- und Assoziationsbefunde zu Apolipoprotein-Genen konnten zugleich die pathophysiologische Ursachenforschung entscheidend befruchten.

Die gut replizierten Assoziationsbefunde zum Apo-E4-Allel sind von besonderem klinischen Interesse, da sie nicht nur für die relativ seltene früh beginnende AD, sondern auch für die häufige, spät beginnende AD gelten. Insbesondere wurde erwogen, Apo-E4 als diagnostisches Kriterium zur Steigerung der Sensitivität und Spezifität der Diagnose zu verwenden. Solche Bewertungen sind aber problematisch. Es kann nämlich gezeigt werden (van Gool, Hijdra 1994), daß die maximal mögliche Steigerung der Sensitivität klinischer Diagnosestellungen (Prätest Sensitivität unter klinischen Untersuchungsbedingungen ca. 75%) maximal 13% betragen kann (also Steigerung auf maximal ca. 88%). Für differentialdiagnostische Zwecke (etwa zwischen AD und vaskulärer Demenz) ist dieser Marker kaum nützlich, da auch andere Demenzen durch eine erhöhte Apo-E4-Frequenz charakterisiert sind.

Ebenso ist vor einer unkritischen Verwendung der Assoziation zwischen Apo-E4 und AD in der genetischen Beratung zu warnen. Das mit Apo-E4 verbundene relative Risiko ist nicht wesentlich höher als für Risikofaktoren wie "familiäre Belastung". Das mit dem Genotyp Apo-E4/4 verbundene relative Risiko ist möglicherweise erheblich höher; dieses Risiko kann gegenwärtig aber wegen der relativ geringen Frequenz von Apo-E4 nicht sicher quantifiziert werden. Derzeit sind keine prophylaktisch wirksamen Therapiemaßnahmen verfügbar. Daher könnte die Mitteilung von Genotypisierungen bei Probanden lediglich eine Unsicherheit induzieren, ohne daß vorbeugende Konsequenzen zu Verfügung stünden.

Literatur

Alzheimer's disease collaborative group (1993): Apolipoprotein E genotype and Alzheimer's disease. Lancet 342: 737–738

Amaducci L, Forleo P, Piersanti P et al. (1992): Clinical Aspects of Familial Forms of Alzheimer's Disease. In: Mendlewicz J, Hippius H (eds): Genetic Research in Psychiatry, pp 75–87. Springer, Berlin–Heidelberg–New York

Bergem ALM, Engedal K, Kringlen E (1992): Twin concordance and discordance for vascular dementia and dementia of the Alzheimer type. Neurobiol of Aging 13 (suppl 1): S66

Bird TD, Lampe TH, Nemens EJ et al. (1988): Familial Alzheimer's disease in American descendants of the Volga Germans: probable genetic founder effect. Ann Neurol 23: 25–31

Borgaonkar D, Schmitt LC, Martin SE et al. (1993): Linkage of late-onset Alzheimer's disease with apolipoprotein E type 4 on chromosome 19. Lancet 324: 625

Brandt J, Welsh KA, Breitner JCS et al. (1993): Hereditary influences on cognitive functioning in older men. A study of 4000 twin pairs. Arch Neurol 50: 599–603

Brayne C, Calloway P (1988): Normal ageing, impaired cognitive function, and senile dementia of the Alzheimer's type: a continuum? Lancet 1: 1265–1267

Breitner JCS, Murphy EH, Silverman JM et al. (1988): Age-dependent expression of familial risk in Alzheimer's disease. Amer J Epidemiol 128: 536–548

Breitner JCS, Silverman JM, Mohs RC et al. (1988): Familial aggregation in Alzheimer's disease: comparison of risk among relatives of early- and late-onset cases, and among male and female relatives in successive generations. Neurology 38: 207–212

Breitner JCS, Magruder-Habib KM (1989): Criteria for onset critically influence the estimation of familial risk in Alzheimer's disease. Genet Epidemiol 6: 663–669

Broe GA, Henderson AS, Creasey H et al. (1990): A Case-control study of Alzheimer's disease in Australia. Neurology 40: 1698–1707

Clark RF, Goate AM (1993): Molecular genetics of Alzheimer's Disease. Arch Neurol 50: 1164–1172

Cooper B, Bickel H (1989): Prävalenz und Inzidenz von Demenzerkrankungen in der Altenbevölkerung. Nervenarzt 60: 472–482

Corder EH, Saunders AM, Strittmatter WJ et al. (1993): Gene dose of apolipoprotein E type 4 allele and the risk of Alzheimer's disease in late onset families. Science 261: 921–923

Corder EH, Saunders AM, Risch NJ et al. (1994): Protective effect of apolipoprotein E type 2 allele for late onset Alzheimer's disease. Nature Genet 7: 180–183

Farrer LA, O'Sullivan DM, Cupples LA et al. (1989): Assessment of genetic risk for Alzheimer's disease among first-degree relatives. Ann Neurol 25: 485–493

Farrer LA, Meyers RH, Cupples IA et al. (1990): Transmission and age-at-onset patterns in familial Alzheimer's disease: Evidence of heterogenity. Neurology 40: 395–403

Fitch N, Becker R, Heller A (1988): The inheritance of Alzheimer's disease: a new interpretation. Ann Neurol 23: 14–19

Goate AM, Hardy JA, Owen MJ et al. (1990): Genetics of Alzheimer's disease. Advance Neurol 51: 197–198

Graves AB, Van Duijn CM, Chandra V et al. (1991a): Alcohol and tobacco consumption as risk factors for Alzheimer's disease: A collaborative re-analysis of case-control studies. Int J Epidemiol 20 (suppl 2): S48–S57

Graves AB, Van Duijn CM, Chandra V et al. (1991b): Occupational exposures to solvents and lead as risk factors for Alzheimer's disease: a collaborative re-analysis of case-control studies. Int J Epidemiol 20 (suppl 2): S58–S61

Greenberg DA (1993): Linkage analysis of "necessary" disease loci versus "susceptibility" loci. Amer J Hum Genet 52: 135–143

Gusella JF, Wexler NS, Coneally PM et al. (1983): A polymorphic DNA marker genetically linked to Huntingtons disease. Nature 306: 234–238

Harrison P (1993): Alzheimer's disease and chromosome 14. Different gene, same process? Brit J Psychiat 163: 2–5

Heston LL, Mastri AR, Anderson VE et al. (1981): Dementia of the Alzheimer type. Clinical genetics, natural history and associated conditions. Arch Gen Psychiatry 38: 1085–1090

Heun R, Maier W (1995): Risks of Alzheimer's disease in first-degree relatives. Arch Gen Psychiat 52: 317–318

Hofman A, Schulte W, Tanja TA et al. (1989): History of Dementia and Parkinson's disease in 1st-degree relatives of patients with Alzheimer's disease. Neurology 39: 1589–1592

Houlston RS, Snowden C, Green F et al. (1989): Apolipoprotein (apo) E genotypes by polymerase chain reaction and allele-specific oligonucleotide probes: no detectable linkage disequilibrium between apo E and apo CII. Hum Genet 83: 998–1014

Huff FJ, Auerbach J, Chakravarti A et al. (1988): Risk of dementia in relatives of patients with Alzheimer's disease. Neurology 38: 786–790

Jorm AP, van Duijn CM, Chandra V et al. (1991): Psychiatric history and related exposure as risk factors for Alzheimer's disease: A collaborative re-analysis of case control studies. Int J Epidemiol 20 (suppl 2) 43–47

Karasawa A, Kawashima K, Kashara H (1979): Mental aging and its medico-psychosocial background in the very old Japanese. J Gerontol 14: 680–686

Karlinsky H, MacDonald AM, Berg JM (1992): Primary degenerative dementia of the Alzheimer type in twins: Initial findings from the Maudsley Hospital Twin Register. Int J Geriat Psychiat 7: 603–610

Korten AE, Jorm AF, Henderson AS et al. (1993): Assessing the risk of Alzheimer's disease in first-degree relatives of Alzheimer's disease cases. Psychol Med 23: 915–923

Levy-Lahad E, Wijsman EM, Nemens E et al. (1995a): A familial Alzheimer's disease locus on chromosome 1. Science 269: 970–973

Levy-Lahad E, Wasco W, Poorkaj P et al. (1995b): Candidate gene for the chromosome 1 familial Alzheimer's disease locus. Science 269: 973–977

Martin JJ, Gheuens J, Bruyland M et al. (1991): Early-onset Alzheimer's disease in 2 large Belgian families. Neurology 41: 62–68

Mayeux R, Sano M, Chen J et al. (1991): Risk of dementia in first-degree relatives of patients with Alzheimer's disease and related disorders. Arch Neurol 48: 269–273

Mayeux R, Ottman R, Tang M-X et al. (1993): Genetic susceptibility and head injury as risk factors for Alzheimer's disease among community-dwelling elderly persons and their first degree relatives. Ann Neurol 33: 494–501

Meller I, Fichter M, Schröppel H et al. (1993): Mental and somatic health and need for care in octo- and nonagenerians. An epidemiological community study. Europ Arch Psychiat 242: 286–292

Mohs RC, Breitner JCS, Silverman JM et al. (1987): Alzheimer's disease. Arch Gen Psychiat 44: 405–408

Nee LE, Eldridge R, Sunderland T et al. (1987): Dementia of the Alzheimer type: Clinical and family study of 22 twin pairs. Neurology 37: 359–363

Payami H, Kaye J, Becker W et al. (1991): HLA-A2, or a closely linked gene, confers susceptibility to early-onset sporadic Alzheimer's disease in men. Neurology 41: 1544–1548

Pericak-Vance MA et al. (1991): Linkage studies in familial Alzheimer's disease: evidence for chromosome 19 linkage. Amer J Hum Genet 48: 1034–1054

Poirier J, Davignon J, Bouthillier D et al. (1993): Apolipoprotein E polymorphism and Alzheimer's disease. Lancet 342: 697–699

Rocca WA, van Duijn CM, Clayton D et al. (1991): Maternal age and Alzheimer's disease: A collaborative re-analysis of case-control studies. Int J Epidemiol 20 (suppl 2) 21–25

Saunders AM, Schmader K, Breitner JCS et al. (1993): Apolipoprotein E4 allele distributions in late-onset Alzheimer's disease and in other amyloid-forming diseases. Lancet 342: 710–711

Schellenberg GD, Deeb SS, Boehnke M et al. (1987): Association of an apolipoprotein C II allele with familial dementia of the Alzheimer type. J Neurogenet 4: 97–108

Schellenberg GD, Bird TD, Wijsman EM et al. (1992): Genetic linkage evidence for a familial Alzheimer's disease locus on chromosome 14. Science 258: 668–671

Schellenberg GD, Payami H, Wijsman EM et al. (1993): Chromosome 14 and late-onset familial Alzheimer's disease (FAD). Hum Genet 53: 619–628

Schupf N, Kapell D, Lee JH et al. (1994): Increased risk of Alzheimer's disease in mothers of adults with Down's syndrome. Lancet 344: 353–356

Sherrington R, Rogaev EI, Liang Y et al. (1995): Cloning of a gene bearing missense mutations in early-onset familial Alzheimer's disease. Nature 29: 754–760

Silverman JM, Raiford K, Edland S et al. (1994): The consortium to establish a registry for Alzheimer's disease (CERAD), VI: family history assessment: a multi-center study of first-degree relatives of Alzheimer's disease probands and nondemented spouse controls. Neurology 44: 253–259

Silverman JM, Li G, Zaccario ML et al. (1994): Patterns of risk in first-degree relatives of patients with Alzheimer's disease. Arch Gen Psychiat 51: 577–586

St. George-Hyslop PHS, Tanzi RE, Polinsly RJ et al. (1987): The genetic defect causing familial Alzheimer's disease maps on chromosome 21. Science 235: 885–890

St. George-Hyslop PHS, Haines J, Rogaev E et al. (1992): Genetic evidence for a novel familial Alzheimer's disease locus on chromosome 14. Nature Genetics 2: 330–334

Swan GE, Carmelli D, Reed T et al. (1990): Heritability of cognitive performances in aging twins. Arch Neurol 47: 259–262

van Broeckhoven C et al. (1994): Apo E genotype does not modulate age of onset in families with chromosome 14 encoded Alzheimer's disease. Neurosci Lett 169: 179–180

van Duijn CM, Clayton D, Chandra V et al. (1991): Familial aggregation of Alzheimer's disease and related disorders: A collaborative re-analysis of case-control studies. Int J Epidemiol 20 (suppl 2): 13–20

van Duijn CM, De Knijff P, Crits M et al. (1994): Apolipoprotein E 4 allele in a population-based study of early-onset Alzheimer's disease. Nature Genetics 7: 74–78

van Gool WA, Hijdra A (1994): Diagnosis of Alzheimer's disease by apolipoprotein E genotyping. Lancet 344 (8917): 275

Weeks DE, Lange K (1988): The affected pedigree method of linkage analysis. Amer J Hum Genet 42: 315–326

Whalley LJ, Carothers AD, Collyer S et al. (1982): A study of familial factors in Alzheimer's disease. Brit J Psychiat 140: 249–256

Yu CE, Payami H, Olson JM et al. (1994): The Apolipoprotein E/CI/CII gene cluster and late-onset Alzheimer's disease. Amer Hum Genet 54: 631–642

1.3 Molekularbiologie der Alzheimer-Demenz

K. Beyreuther (Heidelberg)

Molekulare Marker der Alzheimer-Demenz (AD) sind die extrazellulären Amyloidablagerungen des β-A4-Proteins, eines proteolytischen Abbauproduktes des β-A4-Amyloid Precursor Proteins (APP) (Kang et al. 1987), die im Parenchym je nach β-A4-Aggregatzustand als amorphe, neuritische und senile Amyloidplaques und in den zerebralen und menningealen Blutgefäßen als kongophile Angiopathie bezeichnet werden. Die Ablagerung von Neurofibrillenbündeln in Neuriten und neuronalen Perikaryen (NFT), deren Hauptkomponente hyperphosphoryliertes Tau-Protein ist, sind kein Spezifikum der AD, sondern werden auch bei anderen neurodegenerativen Erkrankungen gefunden (Ghetti et al. 1996). Die zellulären Veränderungen der AD, wie synaptische und neuronale Dysfunktion sowie Synapsen- und Neuronenverlust und Gliose können auch bei anderen Demenzerkrankungen nachgewiesen werden und sind daher, wie die NFT, nicht spezifisch für die AD (Zhan et al. 1993).

Dominante Genmutationen und molekulargenetische Kofaktoren

Für alle fünf bisher bekannten autosomal dominant vererbten klinischen Mutationen im APP-Gen des Chromosoms 21 (FAD-Mutationen) (**Abb. 1.3.1**) konnte gezeigt werden, daß sie die Quantität oder Qualität des freigesetzten β-A4-Proteins beeinflussen. Mit Qualität ist die Anzahl der Reste des β-A4-Proteins gemeint, das in zwei Hauptformen vorkommt, dem langen β-A4 mit 42/43 Resten (Kang et al. 1987) und dem kurzen β-A4 mit 39/40 Resten (Iwatsubo et al. 1994). Das lange β-A4 ist Hauptkomponente der Plaques (Kang et al. 1987), während kurzes β-A4 die Hauptkomponente des vaskulären β-A4-Amyloids bildet. Die FAD-Mutationen im APP-Gen führen alle zu Aminosäuresubstitutionen in der Nähe der drei für die Amyloidpathogenese relevanten Sekretasespaltstellen, die als α, β und γ bezeichnet werden. Die Mutationen bewirken entweder eine Überproduktion von kurzem und langem β-A4 (Citron et al. 1992) oder nur von langem β-A4 (Suzuki et al. 1994). Die erhöhte β-A4-Freisetzung korreliert mit einem früheren Auftreten der klinischen Symptome bei AD, da sowohl volle Penetranz und Beginn der AD im vierten bis sechsten Lebensjahrzehnt für alle diese FAD-APP-Mutationen gezeigt werden konnte und auch die Überproduktion von β-A4 durch die Erhöhung der APP-Gendosis bei Trisomie 21 mit einem um 50 Jahre früheren Beginn der β-A4-Amyloidpathologie korreliert (Rumble et al. 1989). Auch für die 1995 identifizierten FAD-Gene Presenilin 1 (PS1) des Chromosoms 14 (Sherrington et al. 1995) und Presenilin 2 (PS2) des Chromosoms 1 (Levy-Lahad et al. 1995), deren Mutationen ebenfalls voll penetrant zu sein scheinen und zu einem Beginn der AD führen können, konnte ein Einfluß auf die β-A4-Amyloidogenese nachgewiesen werden (**Abb. 1.3.2**). Fibroblastenprimärkulturen von Patienten mit klinischen Mutationen im PS1- oder PS2-Gen

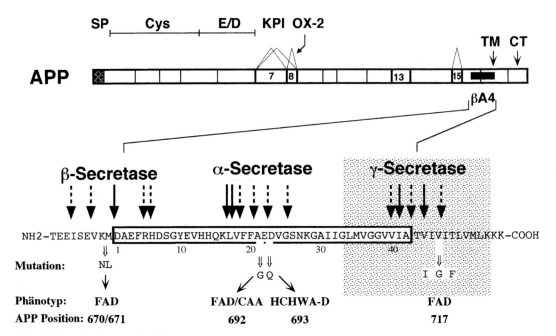

Abb. 1.3.1 Molekulare Beziehung zwischen Amyloid Precursor Protein (APP) und β-A4-Protein. APP besteht aus verschiedenen strukturellen Domänen:
PS: Signal Peptid; Cys: cysteinreiche Domäne: E/D: Domäne mit hohem Anteil an negativ geladenen Aminosäureresten; KPI: Kunitz-Protease Inhibitor Domäne; OX-2: Domäne mit Ähnlichkeit zum Lymphozytenrezeptorprotein MRC OX-2; TM: Transmembrandomäne; CT: cytoplasmatische Domäne.
Die drei Bereiche (Exons) des APP-Gens, die innerhalb der APP-Struktur mit den Zahlen 7, 8 und 15 bezeichnet sind, unterliegen dem alternativen Spleißen, d.h. diese können im Genprodukt (Amyloid Precursor Protein) entweder anwesend oder abwesend sein. Aus diesem Grund gibt es acht verschiedene Amyloid Precursor Proteine.
Die Sequenz des β-A4-Proteins ist in der Transmembrandomäne und dem davor liegenden Bereich von APP enthalten. Das β-A4-Protein entsteht durch die Spaltung von APP mit β-Sekretase und γ-Sekretase. Die Spaltung durch α-Sekretase und γ-Sekretase verhindert die Bildung von β-A4-Protein und es entsteht das p3-Protein. Die bisher identifizierten Mutationen im APP-Gen (Gendefekte), deren Träger alle im Alter von 40 bis 60 Jahren erkranken, verändern die APP-Sequenz im Bereich der Schnittstellen dieser Sekretasen. Die molekulare Konsequenz dieser Mutationen ist eine erhöhte Freisetzung von β-A4-Protein.
FAD: Familiäre Alzheimer-Krankheit mit typischer „Alzheimer-Pathologie" und Demenzsymptomatik; FAD/CAA: FAD oder Kongophile Angiopathie (CAA) mit Hirnblutungen als Folge massiver Ablagerungen von vaskulärem β-A4-Amyloid; HCHWA-D: Hereditäre zerebrale Hämorrhagie mit Amyloidose-Dutch (Tod durch Hirnblutungen als Folge massiver Ablagerungen von vaskulärem β-A4-Amyloid)

setzen 1,5- bis 1,7fach höhere Mengen an langem β-A4 frei als Zellen von Kontrollpersonen (Haass et al. 1996, Scheuner et al. 1995). Auch im Serum dieser Patienten ist die Konzentration des langen β-A4-Proteins in etwa gleichem Ausmaß erhöht.

Die genetischen und biochemischen Befunde untermauern die Hypothese, daß Mutationen im APP-Gen und in den FAD-Genen PS1 und PS2 die AD durch eine Beeinflussung der APP-Prozessierung hervorrufen und dadurch die Wahrscheinlichkeit der β-A4-Amyloidbildung drastisch erhöhen können.

Die Sequenz der Preseniline ist zu 67% identisch, enthält sieben bis neun hydrophobe Domänen, die in Form einer Serpentine durch eine große und mehrere kleine hydrophile Schlaufen miteinander verbunden sind. Die Preseniline sind Mitglieder einer evolutionär konservierten Genfamilie von vermutlich integralen Membranproteinen (Sherrington et al. 1995). Expressionsanalysen von PS1 und

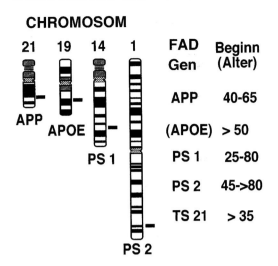

Abb. 1.3.2 Chromosomale Lokalisation von Alzheimer-Genen und deren Effekt auf den mittleren Beginn der klinischen Symptome der Alzheimer-Demenz (AD). Familiäre Formen der AD, die mit Mutationen im Gen des Amyloid Precursor Proteins (APP-Gen) des Chromosoms 21, im Presenilin 1-Gen (PS1 oder S182 Gen) des Chromosoms 14 und im Presenilin 2-Gen (PS2 oder STM2/E5-1 Gen) des Chromosoms 1 segregieren, sind voll penetrant und werden daher autosomal dominant vererbt: Jeder Träger des jeweiligen Gendefektes erkrankt im angegebenen Altersbereich (Dominanz) und das Gen kann sowohl vom Vater als auch von der Mutter (unabhängig von Geschlechtschromosomen: autosomal) vererbt werden. Alle diese Gendefekte beeinflussen die β-A4-Amyloidogenese. Bei Trisomie 21 (Down-Syndrom, TS 21) beginnt die Alzheimer-Demenz bei 50% der Menschen im sechsten Lebensjahrzehnt. Dies wird auf die Erhöhung der APP-Gendosis durch das zusätzliche Chromosom 21, auf dessen langem Arm das APP-Gen liegt, zurückgeführt. Da die Beteiligung weiterer Gene noch nicht ausgeschlossen werden kann, wird das ganze Chromosom (TS 21) unter der Spalte Gen aufgeführt. Das Gen des Apolipoproteins E (Apo E Gen) des Chromosoms 19 existiert in den drei Allelformen ε2, ε3 und ε4. Retrospektive Studien, bei denen eine erhöhte Allelfrequenz des Apo E ε4-Allels bei Alzheimer-Patienten gefunden wurde, haben gezeigt, daß dies kein diagnostischer Marker ist, da nicht alle Träger eines ε4-Allels erkranken. Beim ε4-Allel könnte es sich allenfalls um einen Risikofaktor handeln. Im Vergleich zu Trägern der anderen Allele haben Träger eines ε4-Allels ein etwa 3- bis 4fach und Träger zweier ε4-Allele ein etwa 6- bis 7fach höheres Risiko, im 8. Lebensjahrzehnt an der Alzheimer-Demenz zu erkranken. Wie hoch dieses Risiko wirklich ist, können jedoch nur prospektive Studien zeigen. Nach einer solchen Studie haben möglicherweise Träger des ε2-Allels einen kürzeren Verlauf der Alzheimer-Krankheit und sterben früher als Träger der anderen Allele.

PS2 zeigen, daß beide ebenso wie APP ubiquitär exprimiert und alternativ gespleißt werden (Sherrington et al. 1995). Das Expressionsmuster von PS1 und PS2 im Gehirn ist sehr ähnlich. Höchste Expression zeigen Neuronen. Die klinischen Mutationen bewirken keine signifikanten Veränderungen der subzellulären Lokalisation der Preseniline, die im ER und Golgi lokalisiert wurden (Haass et al. 1996). Es wird vermutet, daß die mutierten Preseniline den ATT-Transport und auf diese Weise die amyloidogene APP-Prozessierung beeinflussen könnten (Haass et al. 1996).

Mit der Identifizierung der Presenilin-Gene PS1 und PS2 und der familiären Mutationen im APP-Gen können vermutlich über 50% der autosomal dominant vererbten FAD-Fälle erklärt werden. Dies bedeutet, daß weitere FAD-Gene in der Bevölkerung existieren sollten.

Die Mehrzahl der Fälle ist jedoch sporadisch oder familiär im Sinne von erhöhtem Risiko durch die Akkumulation von genetischen Risikofaktoren einschließlich möglicher autosomal dominanter Erbgänge niedriger Penetranz. Diese genetischen Risikofaktoren und dominanten Erbgänge niedriger Penetranz führen nicht bei jedem Genträger zur Krankheit. Informationen über diese Gene sind daher nur von geringem prognostischem Wert.

Zu den genetischen Risikofaktoren gehört vermutlich das Apo E-Gen des Chromosoms 19, wobei das Apo E ε4-Allel das höchste relative Risiko darzustellen scheint, früher an AD zu erkranken (Corder et al. 1993). Weitere genetische Risikofaktoren werden derzeit diskutiert, so das Allel A des α1-Antichymotrypsinogens (ACT-A), das 5-Repeat-Allel des VLDL-Rezeptorgens (VLDL-R), das Allel A2 des HLA-Locus und mitochondriale Mutationen (Sandbrink et al. 1996).

Gleich mehrere, sich gegenseitig ausschließende Mechanismen wurden vorgeschlagen, wie der Risikofaktor Apo E ε4-Allel wirken könnte (Sandbrink et al. 1996). Aufgrund neuerer Untersuchungen gibt es eine Assoziation dieses Allels mit der Zahl der β-A4-Ablagerungen, jedoch keine Assoziation mit der Zahl der NFT (Gomez-Isla et al. 1996).

Amyloid Precursor Protein

Da die β-A4-Amyloidpathogenese der AD chronisch ist und ihren Ausgangspunkt in der APP-Expression hat, erhebt sich die Frage nach der Rolle von APP bei der Alzheimer-Neurodegeneration. Daß Überexpression von APP wie bei der Trisomie 21 (Rumble et al. 1989) oder beim transgenen Mausmodell (Games et al. 1995) zur Amyloidpathogenese und Neurodegeneration führt, kann als gesichert angesehen werden. In den dystrophischen Neuriten von β-A4-Plaques wurde eine Akkumulation von APP nachgewiesen, die der β-A4-Amyloidpathologie vorauszugehen scheint. Dies konnte erstmalig an Primaten gezeigt werden (Martin et al. 1991). APP-Plaquepathologie konnte auch in einem In-vivo-Modell durch Überexpression von APP 695 mit retroviralen Vektoren in fetalen Transplantaten von Rattenhirnen erzeugt werden (Bayer et al. 1996). APP scheint demnach eine ebenso wichtige Komponente der β-A4-Amyloidpathogenese zu sein, wie die Ablagerung von β-A4-Amyloid, von der angenommen wird, daß sie zur Chronizität der AD beitragen könnte (Cummings et al. 1995, Games et al. 1995).

Der Funktion, der Expression, dem Spleißen, der Biogenese, dem Transport und dem Metabolismus von APP käme damit eine gleich große Bedeutung zu, wie der Aggregation des β-A4-Proteins zu den Amyloidfibrillen. Ob die Bildung dystrophischer Neuriten mit der APP-Akkumulation in direktem Zusammen-

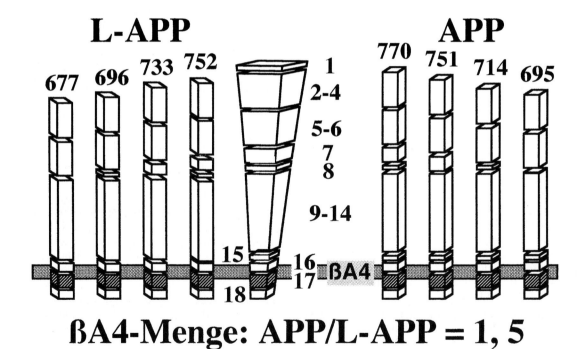

Abb. 1.3.3 Beziehung zwischen APP- und L-APP-Isoformen und alternativem Spleißen der Exons 7 (56 Codons), 8 (19 Codons) und 15 (18 Codons). APP-Isoformen enthalten Exon 15, während bei den L-APP dieses Exon fehlt. L-APP haben am Exonübergang 14/16 die funktionelle Erkennungssequenz ENEGSG für Xylosyltransferase und werden deshalb in einigen Zellen als Chondroitinsulfatproteoglykane exprimiert, von denen angenommen wird, daß diese bei der Interaktion von Wachstumsfaktoren und deren Rezeptoren eine wichtige Rolle spielen. Neurone, die fast ausschließlich APP exprimieren, produzieren erhöhte Mengen an β-A4. β-A4 wird kodiert von Exon 16 und 17.

hang steht, eine Folge synaptischer oder neuronaler Verletzung, der Ablagerung amorphen β-A4-Amyloids oder fibrillären (toxischen) β-A4-Amyloids ist, wird derzeit noch kontrovers diskutiert (Bayer et al. 1996, Cummings et al. 1995, Games et al. 1995, Rumble et al. 1989, Sandbrink et al. 1996).

Amyloid Precursor Protein ist ein integrales Membranprotein (Kang et al. 1987) mit ubiquitärer Expression, extensivem alternativem Spleißen, bei dem bis zu 8 APP-Isoformen entstehen können (Sandbrink et al. 1994) (**Abb. 1.3.3**).

APP ist ein Mitglied einer Genfamilie mit bemerkenswerten Ähnlichkeiten. Bisher wurden zwei Amyloid Precursor Like Proteine (APLP) identifiziert, die jedoch beide keine β-A4-Sequenz enthalten (**Abb. 1.3.4**). APLP 2 hat die größte Homologie zu APP (etwa 70% Identität) und wird ähnlich wie APP exprimiert und alternativ gespleißt, während für APLP 1 (etwa 40% Identität zu APP) hauptsächlich eine neuronale Expression und Abwesenheit alternativen Spleißens charakteristisch zu sein scheint (Sandbrink et al. 1994). Alternatives Spleißen des APP-Exons 15 (s. **Abb. 1.3.1, 1.3.3**) und des spleißhomologen APLP 2-Exons 14 führt zur Entstehung der Konsensus-Sequenz ENEGSG für die Xylosyltransferase (Hartmann et al. 1996, Sandbrink et al. 1994, Thinakran et al. 1995). Auf diese Weise entstehen in bestimmten Zellen Chondroitinsulfatproteoglykan APP und APLP 2-Moleküle (Hartmann et al. 1996, Thinakran et al. 1995). Neuronen, die zu über 90% kein alternatives Spleißen dieser Exone durchführen, synthetisieren diese Formen

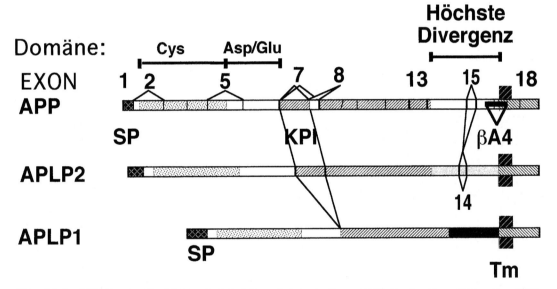

Abb. 1.3.4 APP-Genfamilie. Bisher sind drei Gene bekannt, die zur APP-Genfamilie gehören: Das APP-Gen des Chromosoms 21, das sehr ähnliche APLP2-Gen (APLP: Amyloid Precursor Like Protein) des Chromosoms 19 und das am wenigsten homologe APLP-Gen des Chromosoms 11. Die Exonstruktur zwischen APP und APLP2 ist, mit Ausnahme von APP-Exon 8 und APLP2-Exon 15, hochkonserviert. Alternatives Spleißen des APP-Exons 15 und APLP2-Exons 14 findet überwiegend in nicht-neuronalen Zellen statt, führt bei beiden Genen zur Bildung der ENEGSG Xylosyltransferase Erkennungssequenz und unterliegt der gleichen Regulation in neuronalen und nicht-neuronalen Zellen. Alternatives Spleißen des Kunitz-Protease-Inhibitor-Exons 7 von APP und APLP2 und des APP-Exons 8 erfolgt unabhängig von APP-Exon 15 und APLP2-Exon 14 und ist unterschiedlich für APP und APLP2. Neurone exprimieren überwiegend KPI-APLP2-Isoformen und APP-Isoformen ohne KPI-Domäne. Alternatives Spleißen von APLP1, das kein KPI-Exon und kein dem APP-Exon 15 homologes Exon aufweist, wurde von uns nicht beobachtet. Homologe Regionen sind durch gleiche Symbole gekennzeichnet.
PS: Signal Peptid; KPI: Kunitz-Protease-Inhibitor; Tm: Transmembrandomäne; Cys: cysteinreiche Region; Asp/Glu: Region bestehend aus 50% Asparaginsäure- und Glutaminsäureresten

nicht (Sandbrink et al. 1994). Spleißen des APP-Exons 15 beeinflußt darüber hinaus noch die Menge an β-A4-Protein (Hartmann et al. 1996, Sandbrink et al. 1996).

Die normale Funktion von APP ist unbekannt. Gezeigt werden konnte, daß APP kein essentielles (housekeeping) Gen der Maus ist. Transgene Mäuse, bei denen das APP-Gen inaktiviert wurde, APP-Nullmäuse, zeigen bis zum Alter von sieben Monaten nur einen schwachen Phänotyp, wie reduzierte Lokomotorik und reaktive Gliose (Zheng et al. 1995). Die Nullmäuse zeigen jedoch nach etwa sieben Monaten kognitive Defizite (Morris water maze), Synapsenverlust und eine reduzierte Lebenserwartung. Generell wird für APP eine Rolle bei Zell-Zell- und Matrix-Interaktionen (Beher et al. 1996, Multhaup et al. 1996), eventuell als Zelloberflächenrezeptor (Kang et al. 1987) und bei Neuritenwachstum (Allinquant et al. 1995) angenommen. Eine derartige Funktion steht auch im Einklang mit den Ligandenbindungseigenschaften von APP (Multhaup et al. 1996) und der hohen APP-Expression stimulierter, adhäsiver Lymphozyten, Mikroglia und der unterhalb der Meßgrenze liegenden niedrigen APP-Expression in den ruhenden, nichtadhäsiven Zellen (Banati et al. 1993, Mönning et al. 1995). Aufgrund dieser und weiterer Befunde wird postuliert, daß die APP-Funktion im Zusammenhang mit Wundheilung und Neuroprotektion stehen könnte (Mönning et al. 1995). Neurone zeigen eine sehr hohe konstitutive APP-Expression (Schubert et al. 1991). Interessanterweise wird APP außer in neuronalen Perikaryen auch in Axonen, Dendriten und an Synapsen nachgewiesen (Schubert et al. 1991, Simons et al. 1995, Yamazaki et al. 1995).

Die große Menge an β-A4-Protein, die von Neuronen freigesetzt wird, vermag zwar die selektive Vulnerabilität des Gehirns bei der AD zu erklären, nicht aber, wie es dabei zur Neurodegeneration und Demenzsymptomatik kommt. Wir vermuten, daß der in der **Abb. 1.3.5** zusammengefaßte Vorgang, mit der Funktion von APP und von Nervenzellen interferiert. Uns erschien deshalb die Beantwortung der Frage nach der APP-Funktion von zentraler Bedeutung für das molekulare Verständnis der Alzheimer-Demenz. Die infolgedessen durchgeführten Funktionsstudien zeigten, daß APP eine Funktion an den Kontaktstellen (Synapsen) der Nervenzellverbindungen hat. Wir fanden, daß APP an den beiden synaptischen Bereichen vorkommt, die eine Nervenzellverbindung enthält. APP wird sowohl in den präsynaptischen Membranen der Axone gefunden, an denen Botenstoffe (Neurotransmitter) freigesetzt werden können, als auch in den diesen gegenüberliegenden postsynaptischen Membranen der Dendriten, auf denen die Rezeptoren zur Erkennung der Botenstoffe lokalisiert sind (Schubert et al. 1991, Simons et al. 1995, Yamazaki et al. 1995). Durch Freisetzung von Neurotransmittern an der präsynaptischen Membran können Nervenzellen miteinander kommunizieren. Nicht an diesem Prozeß, sondern an der Aufrechterhaltung, Reparatur und Stabilisierung dieser Kontakte, scheint APP direkt beteiligt zu sein.

Daß APP in den beiden synaptischen Membranen vorkommt, aus denen die Nervenzellkontakte bestehen, steht ebenfalls mit der Funktion im Zusammenhang. Wir fanden, daß in Neuronen neusynthetisiertes APP zuerst in die Axone und von dort in die Dendriten transportiert wird (Simons et al. 1995, Yamazaki et al. 1995). Dieser als Transzytose bezeichnete Vorgang versetzt APP in die Lage, an der Oberfläche von Axonen Substanzen zu binden und diese selbst anschließend in die Zelle und von da an die Oberfläche von Dendriten zu transportieren. Zu den Substanzen, die von APP gebunden und möglicherweise transportiert werden können, gehören sehr große Moleküle der extrazellulären Matrix, wie Kollagen und Heparinsulfat-Proteoglykane, aber auch Metallionen wie Kupfer und Zink (Beher et al. 1996, Multhaup et al. 1996). Bemerkenswert ist, daß die beiden Metallionen Kupfer und Zink darunter sind, von denen bekannt ist, daß sie als Kofaktoren an vielen wichtigen biologischen Reaktionen beteiligt sind (Beher et al. 1996). Zu diesen gehören Vorgänge, die die Menge von Genprodukten regulieren und an Wundheilungs- und Reparaturvorgängen sowie der Abwehr von Radikalen (reaktiven Sauerstoffverbindungen), die in jeder lebenden Zelle entstehen und unschädlich gemacht werden müssen, beteiligt sind. Im Gehirn führt eine Störung des Stoffwechsels von Zink- und Kupferionen zu schweren Beeinträchtigungen

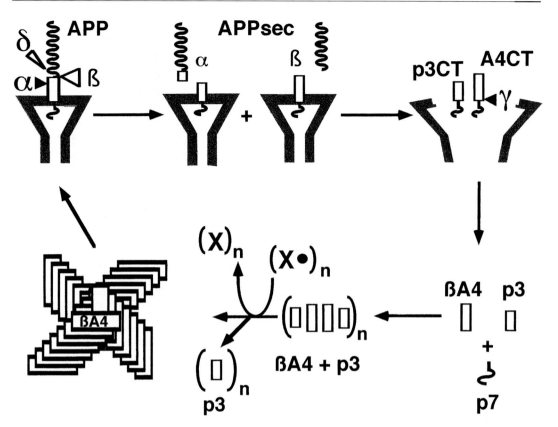

Abb. 1.3.5 Amyloidogenesemodell zum Verhältnis von Amyloidplaques, Amyloid Precursor Protein, β-A4-Protein und Demenz: Molekulare Beziehung zwischen dem chronischen Prozeß der Bildung von Amyloidplaques bei der Alzheimer-Demenz und Amyloid Precursor Protein (APP), β-A4-Protein (β-A4), APP-Spaltung durch Sekretasen (α, β und γ) und β-A4-Aggregation. Nach Spaltung der α- oder β-Sekretase entstehen zwei APP-Fragmente: APPsec, das den größten Teil der Ektodomäne von APP enthält und von Zellen ausgeschieden wird, sowie p3CT und A4CT, die beide membrangebunden sind und von der γ-Sekretase gespalten werden können. Diese führt zu den Abbauprodukten p3, β-A4 und p7, von denen p7 intrazellulär abgebaut wird, während p3 und β-A4 von den Zellen ausgeschieden werden können. Das in den Amyloidplaques nachgewiesene lange β-A4-Protein mit 42/43 Aminosäureresten (**Abb. 1.3.1**) entsteht durch die Spaltung von β- und γ-Sekretase. Bei Patienten mit FAD-Gendefekten (**Abb. 1.3.2**) ist die Menge des langen β-A4-Proteins erhöht. Die Aggregation des β-A4-Proteins zu Amyloidfibrillen scheint nicht nur von dessen Konzentration, sondern von weiteren Faktoren wie z. B. dem Apolipoprotein E-Allel, „Radikalen" (ROS: reaktiven Sauerstoffspezies), Chaperonen und β-A4-Protein-abbauenden Proteasen, abzuhängen. Ein Plaque wächst um ein β-A4-Protein pro Sekunde, die an beiden Enden der zahlreichen Fibrillen angelagert werden können. Die Nervenzelle reagiert auf den Amyloidablagerungsprozeß mit der erhöhten Bereitstellung (Transport) von APP. Es kommt zur APP-Akkumulation in den Nervenendigungen, die mit den β-A4-Ablagerungen in Kontakt sind. Aus diesem APP entsteht laufend neues β-A4-Protein. Der Prozeß ist durch diese Dysregulation des neuronalen APP-Transportes und die Anreicherung von APP chronisch geworden, die Amyloid-Kaskade läuft ab

der Funktion von Nervenzellen. Wir vermuten, daß ein derartiger Effekt Folge der Amyloidpathogenese sein könnte. Dies wäre dann der Fall, wenn tatsächlich APP am Transport und damit am Stoffwechsel von Zink- und Kupferionen beteiligt und dieser Transport durch die Amyloidpathogenese gestört wäre (Beher et al. 1996).

Da APP ein synaptisches Protein ist, postulierten wir, daß das β-A4-Protein in Synapsen freigesetzt wird und zu Amyloid aggregiert (s.

Abb. 1.3.5). Die Nervenzelle reagiert darauf mit einem Reparaturprogramm. Mehr APP wird zu den Synapsen transportiert, dort festgehalten und in β-A4-Protein umgewandelt. Die Folge ist, daß mehr β-A4-Protein freigesetzt wird und mehr β-A4-Amyloid entsteht. Die β-A4-Amyloidogenese würde auf diese Weise direkt mit der synaptischen Übertragung von Nervenzellen interferieren. In den Nervenzellen könnte dieser Vorgang zur Manifestation von Neurofibrillenbündelbildung führen, die wiederum neuronale Dysfunktion und Neuronenuntergang bewirken. Die Demenz wird manifest, wenn genügend Nervenzellkontakte und Nervenzellen durch diesen Prozeß geschädigt sind. Daß die Neurofibrillenbildung durch die Ablagerung von Amyloid hervorgerufen wird, ist aufgrund der Befunde zur Genetik der AD anzunehmen (Citron et al. 1992, Haass et al. 1996, Levy-Lahad et al. 1995, Rumble et al. 1989, Sandbrink et al. 1996, Scheuner et al. 1995, Sherrington et al. 1995, Suzuki et al. 1994).

β-Amyloid (β-A4) und Plaquebildung

Amyloid Precursor Protein kann durch verschiedene Proteasen prozessiert werden, die in unterschiedlichen zellulären Kompartimenten lokalisiert sind (Haass et al. 1993). Alle bisher identifizierten Spaltungen des APP liegen innerhalb oder in der Nachbarschaft der β-A4-Region und führen zur Entstehung eines längeren, sezernierbaren APP (APPsec) mit 90 bis 120 kDa, zellulären C-terminalen Fragmenten mit 10 bis 14 kDa und kleinen sezernierten Peptiden aus der β-A4-Region (**Abb. 1.3.6**) (De Strooper et al. 1995, Haass et al. 1993, Simons et al. 1996).

Im Post-Golgi-Kompartiment kann maturiertes APP durch die α-Sekretase innerhalb der β-A4-Sequenz gespalten werden. Die β-Sekretase, die vermutlich in den frühen Endosomen lokalisiert ist, spaltet APP am Aminoterminus der β-A4-Domäne in ein APPsec-Fragment, das ausgeschieden wird, und in ein membranständiges, β-A4-haltiges Fragment, das noch mit einem APP-Rest (p7) verbunden ist (Haass et al. 1993). Durch die γ-Sekretase, die sich in einem noch nicht identifizierten

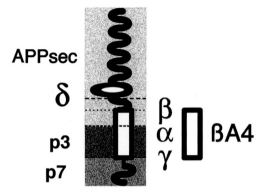

Abb. 1.3.6 Amyloid Precursor Protein (APP) und dessen Abbauprodukte. Die beim Abbau von APP durch die Sekretasen (α, β, γ und δ) gebildeten Fragmente werden als APPsec, β-A4, p3 und p7 bezeichnet. APPsec, das von Nervenzellen ausgeschieden wird, die zu über 90% APP mit Exon 15 (flacher Ring oberhalb der Spaltstelle der δ-Sekretase) synthetisieren, entsteht hauptsächlich durch Spaltung von β- oder δ-Sekretase. Fehlt Exon 15, wie in APP nicht neuronaler Zellen, wird APPsec überwiegend durch die α-Sekretase erzeugt. In Amyloidplaques wurde ausschließlich das β-A4-Protein gefunden, während in amorphen Plaques zusätzlich zum β-A4-Protein auch das p3-Protein nachgewiesen wurde

Kompartiment befindet, wird durch einen Schnitt am C-Terminus der β-A4- bzw. p3-Sequenz das Fragment p7 abgetrennt, das intrazellulär rasch weiter abgebaut wird (s. **Abb. 1.3.6**). β-A4 und p3 werden von allen bisher untersuchten Zellen, die APP exprimieren, in zellspezifischem Verhältnis sezerniert. Von Neuronen wird überwiegend β-A4 freigesetzt (70% bis 80%) und von den meisten nicht-neuronalen Zellen wird hauptsächlich p3 sezerniert (75% bis 80%) (Haass et al. 1993, Simons et al. 1996). Während in den nicht-neuronalen Zellen die α-Sekretase dominiert, kommt intraneuronal der β-Sekretase und der kürzlich entdeckten δ-Sekretase, die 12 Reste N-terminal der β-A4-Domäne spaltet, größere Bedeutung zu (Simons et al. 1996).

Das β-A4-Protein wird normalerweise durch extrazelluläre Proteasen zerstört, so daß es nicht angereichert wird und zu den Fibrillen aggregieren kann, aus denen die Amyloidplaques bestehen. Es gibt auch Hinweise darauf, daß sog. „Chaperone", die das β-A4-Protein binden können, für dessen Abtransport aus dem Gehirn verantwortlich sind (Rumble et al. 1989). Der das β-A4-freisetzende Abbauprozeß von APP ist ein normaler Vorgang, der in jedem Menschen abläuft. Die Aggregation des β-A4-Proteins dagegen ist ein Krankheitsprozeß.

Die Art des APP-Fragmentes, das nach Spaltung durch die γ-Sekretase entsteht, hängt nicht nur davon ab, ob der vorhergehende Schnitt durch die α-Sekretase oder β-Sekretase erfolgte, sondern auch, wie die Produkte der γ-Sekretase enden (**Abb. 1.3.1**). Etwa 90% der durch die γ-Sekretase freigesetzten β-A4-Proteine enthalten 40 Reste und nur 10% 42 oder 43 Reste (Suzuki et al. 1994). Das β-A4-Protein mit 42 oder 43 Resten ist viel schlechter löslich. Dieses lange β-A4 ist auch die Hauptkomponente der Amyloidplaques, während das aus 40 Resten bestehende kurze β-A4 die Hauptkomponente des vaskulären Amyloids zu sein scheint (Iwatsubo et al. 1994, Kang et al. 1987). Ob es sich bei der γ-Sekretase um eine oder mehrere Proteasen handelt, ist noch nicht geklärt. Beide Aktivitäten der γ-Sekretase können jedoch gleichzeitig mit einem Inhibitortyp gehemmt werden. Dieser Befund deutet darauf hin, daß es sich um eine Protease oder bei Beteiligung mehrerer Proteasen um verwandte Enzyme handelt, die mit dem gleichen Wirkstoff gehemmt werden können. Angesichts der Bedeutung, die einer Hemmung dieses Enzyms in der Therapieforschung beigemessen wird, ist dies ein sehr wichtiges Ergebnis.

Wie es zur Initiation der Aggregation des β-A4-Proteins und zur Bildung der Amyloidplaques bei der AD kommt, wird weniger gut verstanden. Derzeit werden vier Mechanismen diskutiert: Erhöhte Freisetzung oder gestörter Abbau von β-A4, Beteiligung von Radikalen und pathologische Chaperone (Sandbrink et al. 1996). Mehr langes β-A4 produzieren Zellen von Menschen mit Trisomie 21 (Down-Syndrom) und mit Gendefekten im APP-Gen und den Genen Presenilin 1 (PS1) und Presenilin 2 (PS2). Diese erhöhte Freisetzung führt auch bei den meisten Genträgern zu einem früheren Beginn der β-A4-Amyloidogenese und Ausbruch der klinischen Symptome der AD.
Bei Menschen mit Trisomie 21, deren Zellen drei Kopien des APP-Gens aufweisen und deshalb etwa 1,5fach mehr APP und β-A4 produzieren, wurde nachgewiesen, daß die β-A4-Amyloidpathogenese etwa 50 Jahre früher als bei der Allgemeinbevölkerung beginnen kann (Rumble et al. 1989). Ein Beginn der Symptome der AD im dritten Lebensjahrzehnt wurde für den Genträger einer Mutation im PS1-Gen berichtet. Ein Patient verstarb an den Folgen der AD im 33. Lebensjahr. Eine Beteiligung von Radikalen wurde von uns aufgrund von Experimenten postuliert, mit denen wir zeigen konnten, daß Radikale (reaktive Sauerstoffverbindungen) zu Aggregaten synthetischen β-A4-Proteins führen können (Dyrks et al. 1992, Multhaup et al. 1996). Wir vermuten, daß das Apo E4-Allel des Apolipoproteins E, ein genetischer Risikofaktor für die AD, über diesen Radikalmechanismus wirken könnte (Corder et al. 1993, Sandbrink et al. 1996). Diskutiert wird auch eine pathologische Chaperon-Funktion für dieses Apolipoprotein E4 und andere Proteine. Angenommen wird, daß diese pathologischen Chaperone nur eine reduzierte β-A4-Entsorgung im Gehirn bewerkstelligen können. Deren aggregatbildungsfördernde Wirkung würde demnach ebenfalls über eine Erhöhung der β-A4-Konzentration verlaufen.

Amyloidosen als Proteinfaltungskrankheiten

Die treibende Kraft für die Aggregation des β-A4-Proteins zu β-A4-Filamenten, aus denen die Amyloidplaques bestehen (**Abb. 1.3.4**), ist vermutlich eine Änderung der Faltung (Konformationsänderung) der Bereiche des β-A4-Proteins, die an dessen Polymerisation beteiligt sind (Hilbich et al. 1991, Müller-Hill et al. 1989). Als integraler Bestandteil von APP hat der dem β-A4-Protein entsprechende und für dessen Aggregation verantwortliche Bereich höchstwahrscheinlich eine α-helikale Spiralstruktur. Diese Struktur wird jedoch nicht in den β-A4-Aggregaten der Amyloidfilamente gefunden. In diesen liegt das β-A4-Protein als β-Faltblatt vor. Diese β-Struktur kann im Gegensatz zur α-helikalen Spiralstruktur besonders stabile Aggregate aus β-A4-Einheiten bilden. Die gebildeten β-A4-Filamente sind unlöslich und können an beiden Enden neue β-A4-Proteine anlagern. Ein typischer Plaque kann bis zu einer Milliarde β-A4-Proteine enthalten und einen

Durchmesser von bis zu 0,2 Millimeter erreichen.

Die AD gehört zu einer Gruppe von Krankheiten, die unter der generischen Bezeichnung Amyloidosen oder β-Fibrillosen zusammengefaßt werden (Müller-Hill et al. 1989). Deren gemeinsames Merkmal ist die Bildung von Amyloidfilamenten aus Proteinen mit β-Faltblattstruktur. Bei den verschiedenen Amyloidosen, zu denen mehr als zehn Erkrankungen gerechnet werden, sind jeweils verschiedene Proteine Hauptbestandteil der Amyloidfilamente. Amyloidosen des Gehirns sind neben der AD die Prionkrankheiten (Creutzfeldt-Jakob-Krankheit, Gerstmann-Sträussler-Scheinker-Syndrom, fatale familiäre Insomnie, Kuru), deren Amyloidplaques aus dem Prionprotein bestehen (Prusiner et al. 1996), und die Isländische Hämorrhagie mit vaskulären Amyloideinlagerungen des Cystatin-C-Proteins (Müller-Hill et al. 1989). Während bei der AD die zur Amyloidbildung führende Konformationsänderung eine Folge der Freisetzung des β-A4-Proteins aus APP durch die Sekretasen ist, werden für die Konformationsänderungen bei der Isländischen Hämorrhagie und den erblichen Formen der Prionkrankheiten Gendefekte (Mutationen) verantwortlich gemacht (Müller-Hill et al. 1989, Prusiner et al. 1996). Diese Mutationen verändern die chemische Struktur und damit auch die Faltung des jeweiligen Proteins so, daß neue β-Faltblattstrukturbereiche entstehen und es zur Bildung von unlöslichen Amyloidfibrillen kommen kann. Eine Spaltung des Proteins, wie bei der Bildung des β-A4-Proteins aus APP, ist dafür nicht unbedingt Voraussetzung. Liegen keine Mutationen im Prionprotein vor, kann trotzdem die Creutzfeldt-Jakob-Krankheit entstehen. Es wird angenommen, daß dies auf eine spontane Umfaltung in β-Faltblattstrukturen von Bereichen des Prionproteins zurückzuführen ist, die an der Amyloidbildung beteiligt sind (Prusiner et al. 1996). Diese Umfaltung scheint jedoch ein sehr seltenes Ereignis zu sein, denn jährlich erkrankt an der sporadischen Form der Creutzfeldt-Jakob-Krankheit weniger als eine Person pro eine Million Einwohner.

Aufgrund der Rolle, die der Faltung des Amyloid-Proteins bei diesen Krankheiten zukommt, sind Amyloidosen aus molekularer Sicht Proteinfaltungskrankheiten. Kann ein Protein mit amyloidogener Proteinfaltung die Faltung des gleichen Proteins so verändern, daß es ebenfalls zu Amyloid aggregiert, ist die Amyloidose übertragbar. Dies scheint bei den Prionkrankheiten, nicht jedoch bei AD und Isländischer Hämorrhagie der Fall zu sein.

Präventive und therapeutische Perspektiven

Mit immunhistochemischen Methoden konnten wir in post-mortem Untersuchungen zeigen, daß 20% der 50- bis 60jährigen und 80% der 80- bis 90jährigen zerebrale Amyloidplaques aufweisen (**Abb. 1.3.7**) (Rumble et al. 1989). Da nur ein Teil der 80- bis 90jährigen dement war, läßt sich abschätzen, daß zwischen dem Beginn der Plaquebildung und dem Auftreten klinischer Defizite mehrere Jahrzehnte vergehen. Während dieses Zeitraums wird etwa jede Sekunde ein weiteres β-A4-Molekül an die Plaques angelagert. Bereits eine leichte Verzögerung dieser Aggregation könnte zu einer nennenswerten Latenzverlängerung bis zur Manifestation einer Demenz führen. Wir konnten zeigen, daß die β-A4-Aggregation in vitro gehemmt werden kann (Hartmann et al. 1996).

Es erscheint ungleich aussichtsreicher, frühzeitig in diesen Neurodegenerationsprozeß einzugreifen, als erst nach klinischer Krankheitsmanifestation und damit bei Vorliegen irreversibler Hirnveränderungen (Beyreuther et al. 1995, Whyte et al. 1994). Sämtliche derzeit bekannten molekularen Risikofaktoren der AD beeinflussen die Amyloidpathogenese. Daher haben nach unserer Einschätzung die folgenden vier Strategien höchste Priorität: Die Inhibition der Aggregation der β-A4-Amyloiduntereinheiten mit Antiamyloid- oder Defibrillierungs- und antioxidanten Substanzen, Förderung der Amyloidausscheidung des Gehirns, Modulation der Umwandlungsrate des Amyloid Precursor Proteins in das β-A4-Protein und Reduktion der Syntheserate des Amyloid Precursor Proteins.

Die Modulation der Amyloidbildung ist derzeit Hauptangriffspunkt rationaler Therapieforschung. Die besten Chancen, den Verlauf der Krankheit zu verzögern, wird der Inhibi-

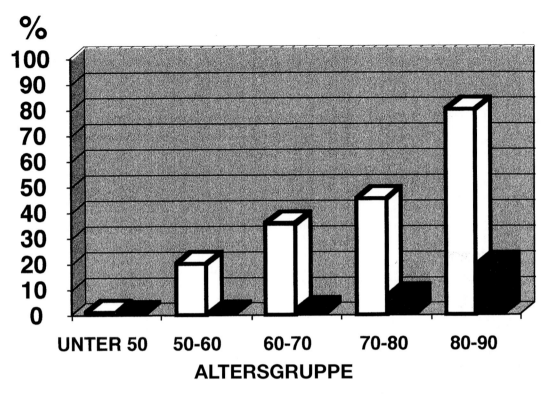

Abb. 1.3.7 Prävalenz von β-A4-Amyloidablagerung und Alzheimer-Demenz in der Altersgruppe der 50- bis 90jährigen und Vorhersagekraft von β-A4-Amyloidpathologie und Beginn der klinischen Symptome. Die in etwa vergleichbaren Prävalenzen für die β-A4-Amyloidablagerungen in den Gehirnen bei den 50- bis 60jährigen (offene Säulen) und die klinisch-neuropathologische Diagnose (durch histologische Befunde postmortal bestätigte klinische Diagnose) einer Alzheimer-Demenz (schwarze Säulen) bei den 80- bis 90jährigen deutet darauf hin, daß die klinisch stumme (präklinische) Phase der Krankheit etwa 30 Jahre beträgt. Da 60% der über 80jährigen sich in dieser präklinischen Phase befinden, ist zu erwarten, daß eine Erhöhung der Lebenserwartung zu einer drastischen Zunahme der manifesten Alzheimer-Demenz führen wird

tion der Freisetzung oder Aggregation des β-A4-Proteins und dem Schutz der Neuronen vor den Folgen der Amyloidpathologie eingeräumt (Dyrks et al. 1992, Hilbich et al. 1992, Multhaup et al. 1996). Der Mechanismus der Neurotoxität von Amyloid ist unbekannt. Wir vermuten einen Zusammenhang zu der kürzlich aufgeklärten Beteiligung des Amyloid Precursor Proteins an Redoxreaktionen (Multhaup et al. 1996). Weitere derzeit ebenfalls im Zusammenhang mit dem Amyloidprozeß stehende Strategien betreffen antioxidative und entzündungshemmende Vorgänge sowie Neurotransmittersubstitution und Modulation (Banati et al. 1993, Beyreuther et al. 1995, Dyrks et al. 1992, Mönning et al. 1995, Nitsch et al. 1994, Whyte et al. 1994).

Literatur

Allinquant B, Hantraye P, Mailleux P et al. (1995): Downregulation of amyloid precursor protein inhibits neurite outgrowth in vitro. J Cell Biol 128: 919–927

Banati RB, Gehrmann J, Czech C et al. (1993): Early and rapid de novo-synthesis of Alzheimer βA4-amyloid precursor protein (APP) in activated microglia. Glia 9: 199–210

Bayer TA, Foßgreen A, Czech C et al. (1996): Plaque formation in brain transplants exposed to human APP 695. Acta Neuropathol (in press)

Beher D, Hesse L, Masters CL et al. (1996): Regulation of the amyloid protein precursor (APP) binding to collagen and mapping of the binding sites on APP and Collagen Type I. J Biol Chem 271: 1613–1620

Beyreuther K, Masters CL (1995): Neurodegeneration and dementia: Alzheimer's disease as a model. Drug Res 45: 347–350

Citron M, Oltersdorf T, Haass C et al. (1992): Mutation of the β-amyloid precursor protein in familial Alzheimer's disease increase β-protein production. Nature 360: 672–674

Corder EH, Saunders AM, Strittmatter WJ et al. (1993): Gene dose of apolipoprotein E type 4 allele and the risk of Alzheimer's disease in late onset families. Science 261: 921–923

Cummings BJ, Cotman CW (1995): Image analysis of β-amyloid load in Alzheimer's disease and relation to dementia severity. Lancet 346: 1524–1528

De Strooper B, Simons M, Multhaup G et al. (1995): A single amino acid in amyloid precursor protein protects rodents against βA4-amyloid formation. EMBO J 14: 4932–4938

Dyrks T, Dyrks E, Hartmann T et al. (1992): Amyloidogenicity of βA4 and βA4-bearing APP Fragments by Metal Catalysed Oxidation. J Biol Chem 267: 18210–18217

Games D, Adams d, Alessandrini R et al. (1995): Alzheimer-type neuropathology in transgenic mice overexpressing V717F beta-amyloid precursor protein. Nature 373: 523–527

Ghetti B, Piccardo P, Spillantini GM et al. (1996): Vascular variant of prion protein cerebral amyloidosis with tau-positive neurofibrillarytangels: The phenotype of the stop codon 145 mutation in PRNP. Proc Nat Acad Sci 93: 744–748

Gomez-Isla T, West HL, Rebeck GW et al. (1996): Clinical and pathological correlates of apolipoprotein E ε4 in Alzheimer's disease. Ann Neurol 39: 62–70

Haass C (1996): Presenile because of presenilin: The presenilin genes and early onset Alzheimer's disease. Current Opinion Neurol (in press)

Haass C, Selkoe DJ (1993): Cellular processing of β-amyloid precursor protein and the genesis of amyloid β-peptide. Cell 75: 1039–1042

Hartmann T, Bergsdorf C, Sandbrink R et al. (1996): Alzheimer's disease βA4 protein release and APP sorting are regulated by alternative splicing. J Biol Chem 271: 13208–13214

Hilbich C, Kisters-Woike B, Reed J et al. (1991): Aggregation and secondary structure of synthetic amyloid βA4 peptides of Alzheimer's disease. J Molec Biol 218: 149–163

Hilbich C, Kisters-Woike B, Reed J et al. (1992): Substitutions of hydrophobic amino acid reduce the amyloidogenicity of Alzheimer's disease βA4 peptides. J Molec Biol 228: 460–473

Iwatsubo T, Okada S, Suzuki N et al. (1994): Visualization of Aβ42 (42)-positive and Aβ40-positive senile plaques with end-specific Aβ-monoclonal antibodies: evidence that an initially deposited Aβ species is AB1-42 (43). Neuron 13: 45–53

Kang J, Lemaire H-G, Unterbeck A et al. (1987): The precursor of Alzheimer's disease amyloid A4 protein resembles a cell surface receptor. Nature 325: 733–736

Levy-Lahad E, Wasco W, Pookaj P et al. (1995): Candidate Gene for the chromosome 1 familial Alzheimer's disease locus. Science 269: 973–977

Martin LJ, Sisodia SS, Koo EH et al. (1991): Amyloid precursor protein in aged non-human primates. Proc Nat Acad Sci 88: 1461–1465

Mönning U, Sandbrink R, Banati R et al. (1995): Extracellular matrix regulates the secretion of the Alzheimer amyloid precursor protein in microglia. J Biol Chem 270: 7104–7110

Müller-Hill B, Beyreuther K (1989): Molecular biology of Alzheimer's disease. Ann Rev Biochem 58: 287–307

Multhaup G, Schlicksupp A, Hesse L et al. (1996): The amyloid precursor protein of Alzheimer's disease reduction of copper(II) to copper(I). Science (in press)

Nitsch RM, Growdon JH (1994): Role of neurotransmission in the regulation of amyloid β-protein precursor processing. Biochem Pharmacol 47: 1275–1284

Prusiner SB (1996): Human Prion Diseases and Neurodegeneration. In: Prusiner SD (ed.): Prions, Prions, Prions. (Current Topics in Microbiology and Immunology, Vol. 207, pp 1–16) Springer, Berlin–Heidelberg–New York

Rumble B, Retallack R, Hilbich C et al. (1989): Amyloid A4 protein and its precursor in Down's syndrome and Alzheimer's disease. N Engl J Med 320: 1446–1452

Sandbrink R, Hartmann T, Masters CL, Beyreuther K (1996): Genes contributing to Alzheimer's disease. Molec Psychiat (in press)

Sandbrink R, Masters CL, Beyreuther K (1994): βA4-Amyloid protein precursor mRNA isoforms without exon 15 are ubiquitously expressed in rat tissues including brain, but not in neurons. J Biol Chem 269: 1510–1517

Sandbrink R, Masters CL, Beyreuther K (1994): Similar alternative splicing of a nonhomologous domain in bA4-amyloid protein precursor-like proteins. J Biol Chem 269: 14227–14227

Scheuner D, Song X, Suzuki N (1995): Fibroblasts from carriers of familial AD linked to chromosome 14 show increased Aβ production. Soc Neurosci Abstr 21: 1500

Schubert W, Prior R, Weidemann A et al. (1991): Localization of Alzheimer βA4 amyloid precursor protein at central and peripheral synaptic sites. Brain Res 563: 184–194

Sherrington R, Rogaev EI, Liang Y et al. (1995): Cloning of a gene bearing missense mutations in early-onset familial Alzheimer's disease. Nature 375: 754–760

Simons M, De Strooper B, Multhaup G et al. (1996): Amyloidogenic processing of the human amyloid precursor protein in primary cultures of rat hippocampal neurons. J Neurosci 16: 899–908

Simons M, Ikonen E, Tienari PJ et al. (1995): Intracellular routing of human amyloid protein precursor: axonal delivery followed by transport to dendrites. J Neurosci Res 41: 121–128

Suzuki N, Cheung TT, Cai X-D et al. (1994): An increased percentage of long amyloid β protein secreted by familial amyloid β protein precursor (βAPP717) mutants. Science 264: 1336–1340

Thinakran G, Shunt HH, Sisodia SS (1995): Novel regulation of chondroitin sulfate glycosaminogly can modification or amyloid precursor protein and its homologue, APLP2. J Biol Chem 270: 16522–16525

Whyte S, Beyreuther K, Masters CL (1994): Rational Therapeutic Strategies for Alzheimer's Disease. In: Caine DB (ed.): Neurodegenerative Diseases, pp 647–664. W. B. Saunders, Philadelphia

Yamazaki T, Selkoe DJ, Koo EH (1995): Trafficking of cell surface β-amyloid precursor protein: retrograde and transcytotic transport in cultured neurons. J Cell Biol 129: 431–442

Zhan SS, Beyreuther K, Schmitt HP (1993): Quantitative assessment of the synaptophysin immunoreactivity of the cortical neuropil in various neurodegenerative disorders with dementia. Dementia 4: 66–74

Zheng H, Jiang MH, Trumbauer ME et al. (1995): β-Amyloid precursor protein-deficient mice show reactive gliosis and decreased locomotor activity. Cell 81: 525–531

1.4 Morpho-funktionelle Veränderungen des Gehirns im Alter und bei altersbegleitenden Hirnleistungsstörungen

V. Bigl (Leipzig)

Der Begründer der modernen Geriatrie, der Leipziger Internist Max Bürger (1885–1966), definierte den Begriff Altern als "jede irreversible Veränderung der lebenden Substanz als Funktion der Zeit" und verband damit die Vorstellung von Altern als einem Prozeß, der den gesamten Lebenslauf eines Individuums von der Konzeption bis zum Tode umfaßt (Ries 1989). Die biologische Altersforschung hat von dieser Konzeption Bürgers vor allem den Begriff der "irreversiblen Veränderungen" festgehalten und sich lange Zeit auf die Beschreibung biologischer Korrelate einer – als gegeben vorausgesetzten – Abnahme der funktionellen Leistungsfähigkeit des Organismus im höheren Lebensalter beschränkt. Dabei blieb unberücksichtigt, daß sich bei vielen älteren und alten Menschen keine oder doch nur eine eher geringfügige allgemeine Abnahme physiologischer und kognitiver Hirnfunktionen nachweisen läßt. Erst in letzter Zeit hat das Konzept des "erfolgreichen" Alterns (Rowe, Kahn 1987) verstärkt Beachtung gefunden. Dabei wird zunehmend deutlich, daß sich neurodegenerative Veränderungen bei **altersbegleitenden** Hirnleistungsstörungen in Art, Ausmaß und Zeitverlauf deutlich von **altersbedingten** Struktur- und Funktionsveränderungen des Gehirns unterscheiden.

Bei der Betrachtung der altersabhängigen oder -begleitenden Veränderungen von Struktur und Stoffwechsel des Gehirns des Menschen muß außerdem berücksichtigt werden, daß eine Reduktion bestimmter biologischer Struktur- und Funktionsmerkmale sich nicht notwendigerweise direkt in entsprechenden, subjektiv und klinisch faßbaren, Funktionsänderungen niederschlägt. Einerseits ist die Intensität degenerativer Altersveränderungen des Gehirns außerordentlich großen, individuellen Schwankungen unterworfen, andererseits wird die "normale" Hirnfunktion durch eine Vielzahl kompensatorischer Mechanismen trotz teils erheblicher pathologischer Veränderungen über einen erstaunlich breiten Bereich aufrechterhalten. In der "normalen" Abnahme der Komplexität neuronaler Verschaltung des Gehirns im Alter durch einen begrenzten Untergang von Nervenzellen, der Abnahme der Zahl synaptischer Kontakte zwischen den Nervenzellen u.a. sehen manche Autoren sogar ein mögliches morpho-funktionelles Substrat der sprichwörtlichen "Weisheit des Alters" (Mesulam 1987).

Nervenzellverluste des Gehirns im Alter und bei neurodegenerativen Erkrankungen

Seit den grundlegenden Arbeiten von Haug (1985) ist die auch heute immer noch anzutreffende Annahme eines kontinuierlichen Nervenzellverlustes des menschlichen Gehirns im Alternsgang in dieser allgemeinen Form nicht mehr aufrechtzuerhalten. Berücksichtigt man die säkulare Akzeleration der Körper- und damit der Hirngröße sowie die altersabhängig unterschiedliche Schrumpfung des Gehirns während der histologischen Aufarbeitung, so zeigt die Gesamtzahl der Nervenzellen der Großhirnrinde keinen Trend zu einer allgemeinen altersabhängigen Verminderung (**Abb. 1.4.1**). In einzelnen Regionen der Hirnrinde, vor allem aber in bestimmten

Abb. 1.4.1 Gesamtzahl aller Neuronen der Großhirnrinde in Abhängigkeit vom Lebensalter (modifiziert nach Haug 1985)

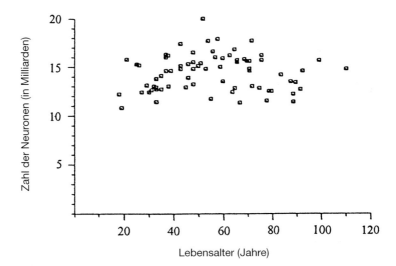

subkortikalen Kerngebieten mit langaxonischen Projektionsneuronen, sind hingegen deutliche Zellverluste im normalen Alternsgang nachweisbar. Diese Neuronenpopulationen sind meist auch von den verschiedenen neurodegenerativen Erkrankungen besonders betroffen. Zu den genannten Kerngebieten gehören die cholinergen Neurone des basalen Vorderhirns, die serotoninergen Projektionen der Raphekerne, die noradrenergen Projektionen des Locus coeruleus sowie – aber deutlich geringer – die dopaminergen Neurone des nigrostriären Systems und des mesenzephalen Tegmentums. Die Ursachen für diese **selektive Vulnerabilität** bestimmter Neuronenpopulationen im normalen Alternsgang und im Verlauf neurodegenerativer Prozesse ist bislang unbekannt. Der individuell unter-

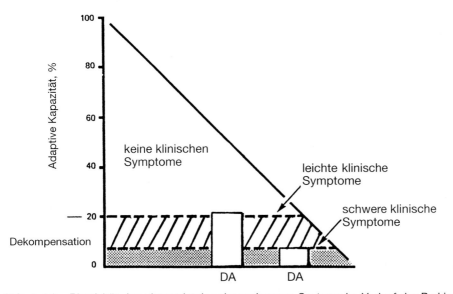

Abb. 1.4.2 Plastizität des nigrostriatalen dopaminergen Systems im Verlauf der Parkinson-Erkrankung. Erst bei einer Reduktion des Dopamingehaltes des Nucleus caudatus um mehr als 80% wird die adaptive Kapazität des Systems überschritten und leichte klinische Symptome der Erkrankung treten auf (modifiziert nach Hornykiewicz 1985)

schiedliche Zeitverlauf und das unterschiedliche Ausmaß der degenerativen Veränderungen in diesen Systemen scheint wenigstens teilweise seine Entsprechung in der variablen klinischen Symptomatik dementieller Hirnleistungsveränderungen im Alter zu haben.

Degenerative Veränderungen werden in den einzelnen Funktionssystemen des Gehirns in unterschiedlichem Ausmaß kompensiert. So treten im dopaminergen nigrostriären System erste "leichte" Symptome des Parkinsonismus erst ab einem Verlust von etwa 80% des Dopamingehaltes im Nucleus caudatus auf (Horynkiewicz 1985) (**Abb. 1.4.2**). Im Hinblick auf das cholinerge kortikale Projektionssystem des basalen Vorderhirns liegt die Schwelle für das Auftreten dementieller Symptome unabhängig von der zugrundeliegenden Erkrankung etwa bei einem Verlust von 50% der cholinergen Projektionsneurone (Arendt et al. 1995); der normale altersbegleitende Untergang von etwa 30% der cholinergen Zellen dieses Gebietes bis zum Alter von etwa 85 Jahren wird funktionell völlig kompensiert (**Abb. 1.4.3**)

Neurotransmitterveränderungen im Alter und bei dementiellen Erkrankungen

Synopsis

Zahlreiche Untersuchungen der unterschiedlichen Neurotransmittersysteme im Gehirn bei Fällen von Alzheimer-Demenz (AD) und bei anderen Formen dementieller Erkrankungen in den letzten 15 Jahren haben ge-

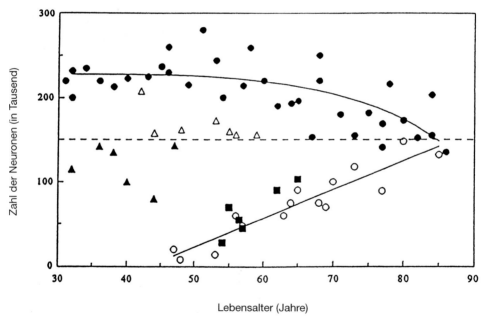

Abb. 1.4.3 Veränderung der Anzahl von Neuronen im Nucleus basalis Meynert-Komplex im normalen Alternsgang und bei verschiedenen dementiellen Erkrankungen in Abhängigkeit vom Lebensalter (modifiziert nach Arendt et al. 1995a)
- ● Kontrollen
- △ Korsakow-Syndrom ohne Wernicke-Enzephalopathie
- ▲ Korsakow-Syndrom mit Wernicke-Enzephalopathie
- ● Alzheimer-Demenz
- ■ Parkinson-Erkrankung

zeigt, daß die dementielle Symptomatik nicht mit Veränderungen eines einzelnen Transmittersystems korreliert werden kann, sondern daß mit gewissen quantitativen und – bezogen auf den Krankheitsverlauf – zeitlichen Unterschieden letztlich fast alle neuronalen Systeme mehr oder weniger von den degenerativen Veränderungen erfaßt werden. Vor allem sind jene Systeme und Neuronenpopulationen betroffen, in denen auch im normalen Alterungsgang die größten Veränderungen auftreten. Der Gehalt der verschiedenen Neurotransmitter in den unterschiedlichen Hirnregionen korreliert dabei meist eng mit der Abnahme der Zellzahlen in den verschiedenen Neurotransmitter-spezifischen Neuronenpopulationen. Die Konzentrationen der unterschiedlichen Abbauprodukte der verschiedenen Neurotransmitter sind dagegen oft als Ausdruck einer kompensatorisch gesteigerten Aktivität der überlebenden Nervenzellen mit einem entsprechenden Anstieg des Umsatzes der betroffenen Neurotransmitter erhöht. **Tab.1.4.1** faßt die Ergebnisse einer großen Zahl von vorliegenden Untersuchungen über die Veränderung der klassischen Transmittersysteme des Gehirns bei AD zusammen.

Allgemein ergibt sich aus derartigen Untersuchungen, daß der Verlust an synaptischen Kontakten in den kortikalen Zielgebieten der betroffenen Neuronensysteme oftmals früher und stärker ausgeprägt ist als der eigentliche Zellverlust in den Ursprungskernen (Heinonen et al. 1995, Terry et al. 1991). Das könnte darauf hinweisen, daß die neurodegenerativen Veränderungen in den Zielgebieten dieser Projektionen beginnen, und der Untergang der Nervenzellen in den Ursprungsgebieten dann sekundär folgt. Darüber hinaus weisen diese Befunde auf die große funktionelle Bedeutung hin, die der Verminderung bzw. Störung der synaptischen Verschaltung subkortikaler Projektionen zur Hirnrinde, aber auch der (vorwiegend über Glutamat als Neurotransmitter vermittelten) intrakortikalen Verbindungen im Sinne einer Diskonnektion bzw. Deafferentierung bestimmter Hirnregionen im normalen Alterungsgang und im Verlauf dementieller Erkrankungen zukommt.

Neben dem direkten Verlust von Axonen und synaptischen Verbindungen aufgrund neurodegenerativer Prozesse können altersabhängig auf der zellulären Ebene auch Teilprozesse des Transmitterstoffwechsels, die Freisetzung von Neurotransmittern, die Homöostase des neuronalen Kalziumstoffwechsels sowie Regulation und Expression von Neurotransmitterrezeptoren verändert sein. Damit wird die funktionelle Kopplung zwischen den verschiedenen Nervenzellen und funktionellen Systemen und die Geschwindigkeit der kortikalen Informationsverarbeitung insgesamt verändert.

Das cholinerge System des basalen Vorderhirns

Morphologische Organisation

Die Nervenzellen des Gehirns, welche Azetylcholin als Transmitter verwenden, bilden kein einheitliches Neuronensystem oder -netz, sondern umfassen unterschiedliche Neuronenpopulationen mit unterschiedlichen Funktionen (**Tab. 1.4.2**). Im Hinblick auf die sogenannten "höheren Hirnfunktionen" wie Lernen und Gedächtnis und deren Störungen sind davon besonders die cholinergen Neuronen des Projektionssystems des basalen Vorderhirns von Bedeutung.

Die menschliche Hirnrinde enthält – im Gegensatz zur Ratte – keine cholinergen Nervenzellen. Die dichte cholinerge Innervation der gesamten Hirnrinde hat ihren Ursprung nahezu ausschließlich in den cholinergen Neuronen eines kleinen, komplexen Kerngebietes im basalen Vorderhirn. Neben dem eigentlichen Nucleus basalis Meynert (Meynert 1872) verteilen sich die Neurone dieses Projektionssystems, welches heute meist als "Nucleus basalis Meynert-Komplex" oder als "cholinerges System des basalen Vorderhirns" zusammengefaßt wird, im wesentlichen noch auf den Nucleus septi medialis und den Nucleus tractus diagonalis (Broca). Die genannten Kerngebiete bilden eine irregulär geformte, zusammenhängende Ansammlung von Neuronen, welche von kaudo-lateral nach rostromedial ventral von Putamen und Globus pallidus liegen (**Abb. 1.4.4**). Insgesamt enthält der Komplex beim Menschen nur etwa 300 000 cholinerge Projektionsneurone pro Hemisphäre. Ein unterschiedlicher Anteil von

Tab. 1.4.1 Synopsis der Veränderung zentraler Neurotransmittersysteme bei AD

Neurotransmittersystem	Kortex	Hippokampus
Cholinerges System		
ChAT-Aktivität	– – –	– – –
AchE-Aktivität	– – –	– – –
HCU	– –	– – –
mAChR (gesamt)	±	±
– M1	+	±
– M2	–	–
nAChR	– – –	– – –
Noradrenerges System		
NA	– – –	– –
MHPG	+/±	±
α-Adrenorezeptoren	±	±
β-Adrenorezeptoren	±	±
Dopaminerges System		
DA	–/±	
HVA	+	
Dopaminerge Rezeptoren	±	±
Serotoninerges System		
Serotonin	– – –	– – –
HIAA	±/–	±
5-HT$_1$-Rezeptoren	–	–
5-HT$_2$-Rezeptoren	– –	– –
Glutaminerges System		
Glutamat	– –/±	– – –
ha-Glu-U	– – –	– – –
GluR:		
– NMDA-Rezeptor	–	– –
– AMPA-Rezeptor	±	–
– Kainat-Rezeptor	+	
GABA-erges System		
GABA	±	
ha GABA-U	–	
GABA$_A$-Rezeptoren	–	
GABA$_B$-Rezeptoren	–	

Erläuterungen

– – – Verminderung um mehr als 50%
– – Verminderung um 30–50%
–/+ signifikante Verminderung/Erhöhung <30%
± keine signifikanten Abweichungen von den altersgerechten Kontrollen.

Die Angaben sind gewichtete Werte zahlreicher vorliegender Veröffentlichungen.

Abkürzungen

ACh	Azetylcholin
AChE	Azetylcholinesterase
AMPA	α-Amino-3-hydroxy-5-methyl-4-isoxazol-propionat
ChAT	Cholinazetyltransferase
DA	Dopamin
GABA	γ-Amino-Butter-Säure
GluR	Glutamatrezeptor
ha GABA-U	hochaffine GABA-Aufnahme
ha Glu-U	hochaffine Glutamataufnahme
HCU	hochaffine Cholinaufnahme
HIAA	5-Hydroxiindolessigsäure
HVA	Homovanillinsäure
mAChR	muskarinerger Azetylcholinrezeptor
M1	vorwiegend postsynaptischer Subtyp des mAChR
M2	vorwiegend präsynaptischer Subtyp des mAChR
MHPG	3-Methoxi-4-hydroxiphenylglykol
NA	Noradrenalin
nAChR	nikotinerger Azetylcholinrezeptor
NMDA	N-Methyl-D-Aspartat

Nervenzellen enthält GABA oder verschiedene Neuropeptide als Transmitter.

Im Gegensatz zu den anderen unspezifischen Projektionssystemen des Hirnstamms zur Hirnrinde zeigen die cholinergen Neurone des basalen Vorderhirns entsprechend den kortikalen Zielgebieten eine relative topographische Organisation. So innervieren die cholinergen Neurone des medialen Septums und des vertikalen Schenkels des Nucleus tractus diagonalis (Broca) den Hippokampus (septo-hippokampale Projektion) und andere limbische

Tab. 1.4.2 Zentrale cholinerge Systeme

Cholinerges System des basalen Vorderhirns:
  Cholinerge Neurone des Nucleus septi medialis
  Nucleus tractus diagonalis (Broca)
  Nucleus basalis Meynert

cholinerges Projektionssystem der Area tegmentalis dorsolateralis des Rhombenzephalon

cholinerge Interneurone in verschiedenen Hirnabschnitten

cholinerge Motoneurone

cholinerge Neurone der Hirnnerven

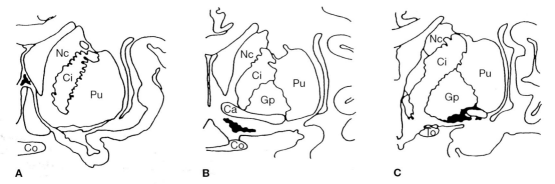

Abb. 1.4.4 Schematische Frontalschnitte durch das menschliche Vorderhirn auf unterschiedlichen Ebenen. Die unterschiedlichen Anteile des Nucleus basalis Meynert-Komplexes sind schwarz gezeichnet.
a Nucleus medialis septi; *b* Nucleus tractus diagonalis (Broca); *c* Nucleus basalis (magnocellularis) Meynert (modifiziert nach Arendt et al. 1983)

Abkürzungen:
Ca Commisura anterior
Ci Capsula interna
Co Chiasma opticum
Gp Globus pallidus
Nc Nucleus caudatus
Pu Putamen

Anteile der Hirnrinde, die Axone der cholinergen Neurone des horizontalen Schenkels des Nucleus tractus diagonalis (Broca) projizieren zum Bulbus olfactorius, Amygdala und anderen limbisch-olfaktorischen Rindenfeldern, und der eigentliche Nucleus basalis Meynert, der weniger als 10% nicht-cholinerge Nervenzellen enthält, innerviert den gesamten Neokortex.

Physiologische Aspekte des cholinergen Systems

Azetylcholin wird in den Nervenendigungen cholinerger Neurone durch das Enzym Cholinazetyltransferase (ChAT) aus Azetyl-Coenzym A und Cholin synthetisiert und nach Freisetzung aus den synaptischen Vesikeln der Präsynapse, in denen es in hoher Konzentration gespeichert wird, durch die Azetylcholinesterase inaktiviert (s. Kap. 3.2).

Für die Wirkung des Azetylcholins sind zwei Typen von Azetylcholinrezeptoren verantwortlich. Die heute bekannten fünf Subtypen der muskarinergen Azetylcholinrezeptoren (M1–M5), deren Gene (m1–m5) ebenfalls kloniert wurden, sind alle über G-Proteine an Second-messenger-Systeme gekoppelt und vermitteln langsame, je nach Rezeptorsubtyp hemmende oder erregende zelluläre Antworten. Der M1-Rezeptor ist im wesentlichen postsynaptisch lokalisiert, der M2-Rezeptor findet sich vorwiegend präsynaptisch und moduliert die Azetylcholinfreisetzung. Der zweite cholinerge Rezeptortyp ist der nikotinerge Azetylcholinrezeptor, ein Mitglied der Familie der Transmitter-gesteuerten Ionenkanäle, der schnelle exzitatorische Antworten vermittelt. Auch der nikotinerge Azetylcholinrezeptor besteht aus mehreren Subtypen.

Aus Untersuchungen zur phylogenetischen Entwicklung des Basalkernkomplexes, die zeigten, daß sich dieses Kerngebiet in der aufsteigenden Tierreihe parallel mit der Herausbildung der Großhirnrinde (Telenzephalisation) entwickelt hat (Gorry 1963), ergaben sich erste Hinweise für eine Beteiligung des Kerngebietes an der Entwicklung kognitiven Verhaltens und der Herausbildung von Intelligenz. Die funktionelle Bedeutung des Nucleus basalis Meynert für kognitive Störungen beim Menschen wurde dann von Hassler erkannt, lange bevor der cholinerge Charakter dieses Kerngebietes und seine Verschaltung mit der Hirnrinde bekannt waren. Aufgrund seiner umfangreichen neuropathologischen

Untersuchungen an Patienten mit Parkinson-Erkrankung brachte er die schweren degenerativen Veränderungen des Nucleus basalis zur "Verlangsamung des Denkens, dem Fehlen oder der Verzögerung emotionaler Reaktionen, dem Fehlen der distributiven Aufmerksamkeit und der Schwierigkeit bei Entscheidungsfindungen" in Beziehung (Hassler 1965).

Neben der zentralen Bedeutung des cholinergen Systems für Lernen und Gedächtnis spielt es auch eine wichtige Rolle für die selektive Aufmerksamkeit, die Regulation des Schlaf-Wach-Rhythmus und für die kortikale Weckreaktion (cortical arousal). Der Nucleus basalis Meynert-Komplex ist deshalb verschiedentlich auch als telenzephale Verlängerung der Formatio reticularis (Mesulam, Geula 1988) bezeichnet worden. Im Tierexperiment führt eine Aktivierung des Nucleus basalis oder die Gabe von Cholinomimetika zu einer Erhöhung der lokalen Hirndurchblutung.

Auf der zellulären Ebene nimmt man heute an, daß durch die cholinerge Hypofunktion spezifische Prozesse der neuronalen Aktivierung der Hirnrinde gestört oder vermindert werden, die eine wesentliche Voraussetzung für die kortikale Informationsverarbeitung und Gedächtnisbildung sind.

Die "cholinerge Hypothese der altersbedingten Gedächtnisstörungen"

Ausgehend von älteren Untersuchungen über die verhaltensaktiven Wirkungen zentralwirksamer Pharmaka mit anticholinerger Wirkung lenkte die Arbeitsgruppe von Deutsch bereits Ende der 60er Jahre die Aufmerksamkeit von Forschung und Klinik auf das cholinerge System als wichtige Komponente von Lern- und Gedächtnisprozessen (Deutsch 1971). Weitere verhaltenspharmakologische, tierexperimentelle und pathobiochemisch-klinische Untersuchungen an Patienten mit AD und der Nachweis ausgeprägter Zellverluste im Nucleus basalis Meynert bei AD führten schließlich zur Formulierung der "cholinergen Hypothese altersbegleitender Gedächtnisstörungen" (Bartus 1982). Auf das Wesentliche verkürzt, besagt diese Hypothese, daß die während des "normalen" Alterns und im Verlauf dementieller Erkrankungen auftretenden Gedächtnisstörungen unabhängig von der Pathogenese dieser Erkrankungen in einem kausalen Zusammenhang zu den degenerativen Veränderungen der kortikalen cholinergen Innervation stehen.

Cholinerge Veränderungen bei AD

Neurodegenerative Veränderungen an den cholinergen Neuronen des Nucleus basalis Meynert-Komplexes verbunden mit einem hochgradigen Untergang von Nervenzellen lassen sich bereits frühzeitig im Verlauf der AD nachweisen (s. **Abb. 1.4.3**). Die unterschiedlichen Anteile des Nucleus basalis Meynert-Komplexes können dabei unterschiedlich betroffen sein (Arendt et al. 1985). Unterschiede wurden auch in Ausmaß und Muster der degenerativen Veränderungen zwischen beiden Hemispheren beschrieben. Die schwersten Zellverluste treten gewöhnlich in den cholinergen Anteilen des Nucleus septi medialis und der Pars verticalis des Nucleus tractus diagonalis (Broca) auf, gefolgt vom eigentlichen Nucleus basalis Meynert. Das variable individuelle Schädigungsmuster steht möglicherweise im Zusammenhang mit der unterschiedlichen klinischen Symptomatik der Erkrankung. Insgesamt korreliert das Ausmaß der cholinergen Degeneration signifikant mit dem klinischen Schweregrad der Demenz.

Die Folge des massiven Verlustes cholinerger Projektionsneurone ist eine drastische Reduktion cholinerger synaptischer Kontakte in den kortikalen Zielregionen. Diese zeigt sich in einer starken Verminderung der Aktivität cholinerger Enzyme, der Reduktion weiterer präsynaptischer cholinerger Marker (Azetylcholinsynthese, hochaffine Cholinaufnahme) sowie in einer starken Abnahme der immunhistochemisch erfaßbaren Dichte cholinerger Fasern in der Hirnrinde von Patienten mit AD im Vergleich zu altersgerechten Kontrollen (s. **Tab. 1.4.1**). Im Unterschied zu diesen präsynaptischen cholinergen Parametern sind die verschiedenen cholinergen Rezeptoren in den kortikalen Zielgebieten deutlich weniger verändert. Obwohl die Befunde insgesamt nicht einheitlich sind, scheint die Gesamtzahl der muskarinergen Azetylcholinrezeptoren sowie ihre Bindungseigenschaften im Gehirn bei AD im wesentlichen unverändert zu sein. Die Zahl der postsynaptischen (M1) muskarinergen Rezeptoren ist eher kompensatorisch erhöht. Demgegenüber sind die kortikalen nikotinergen Azetylcholinrezeptoren, die sowohl prä- als auch postsynaptisch lokalisiert sind und unter anderem die Freisetzung von Azetylcholin beeinflussen, sowohl im normalen Alternsgang als auch bei Patienten mit AD deutlich reduziert (Giacobini 1990, Nordberg 1992).

Cholinerge Störungen bei anderen Demenzformen

Biochemische, immunhistochemische und morphometrische Untersuchungen bei anderen mit dementiellen Störungen einhergehenden neuropsychiatrischen Erkrankungen ergaben, daß degenerative Veränderungen und Neuronenverluste dieses cholinergen Projektionssystems nicht nur bei AD, sondern auch bei anderen Demenzformen frühzeitig und invariant auftreten. Die wichtigsten dementiellen Erkrankungen, bei denen eine Beteiligung des cholinergen Systems gesichert ist, sind in **Tab. 1.4.3** zusammengefaßt (Bigl et al. 1990).

Man muß aus diesen Befunden schließen, daß die cholinergen Neurone des Nucleus basalis Meynert-Komplexes eine erhöhte Vulnerabilität gegenüber einer Reihe unterschiedlichster Faktoren aufweisen, die schließlich zum Zelltod führen. Diese Einflußfaktoren reichen von bestimmten genetischen Einflüssen (AD, Parkinson-Erkrankung, Down-Syndrom) über exogen induzierte toxische Schädigungen (postalkoholisches Korsakow-Syndrom) bis zu chronischen Hirntraumata (Dementia pugilistica).

Zentrale katecholaminerge Systeme

Physiologische Aspekte

Die wichtigsten katecholaminergen Neurotransmitter des Gehirns sind Dopamin und Noradrenalin. Sie werden in einen gemeinsamen Biosyntheseweg aus den Aminosäuren Tyrosin oder Phenylalanin gebildet. Der geschwindigkeitsbegrenzende Schritt der Synthese ist die Hydroxilierung des Tyrosins zu Dihydroxiphenylalanin (DOPA) durch die Tyrosinhydroxilase, deren Aktivität kurzfristig über eine Reihe positiver und negativer Effektoren, längerfristig über eine geänderte

Tab. 1.4.3 Dementielle Erkrankungen mit degenerativen Veränderungen des cholinergen Projektionssystems des basalen Vorderhirns

Alzheimer-Demenz
Morbus Parkinson
Morbus Pick
Down-Syndrom
Boxer-Demenz (Dementia pugilistica)
Creutzfeldt-Jakob-Krankheit
Korsakow-Syndrom
olivopontozerebelläre Atrophie
subakute sklerosierende Panenzephalitis
präsenile argyrophile subkortikale Dystrophie (supranuclear palsy)

Genexpression reguliert wird. Je nach der Enzymausstattung der Neurone wird die Reaktionskette entweder durch Decarboxilierung von DOPA zu Dopamin abgeschlossen (dopaminerge Neurone) oder letzteres wird bei Anwesenheit des Enzyms Dopamin-β-hydroxilase weiter zu Noradrenalin umgewandelt (noradrenerge Neurone). Durch die Monoaminoxidase sowie das extraneuronale Enzym Katechol-O-methyltransferase werden die Katecholamine abgebaut. Aus dem aus zentralen dopaminergen Neuronen freigesetzten Dopamin entsteht vor allem Homovanillinsäure (HVA, 4-Hydroxi-3-methoxi-phenylessigsäure), das hauptsächliche Endprodukt des Noradrenalinstoffwechsels des Gehirns ist 3-Methoxi-4-hydroxiphenylglykol (MHPG). Die Bestimmung der Konzentration dieser Substanzen im Liquor cerebrospinalis erlaubt damit gewisse Rückschlüsse auf den Umsatz der beiden Neurotransmitter im Gehirn **in vivo**.

Die physiologische Wirkung des Noradrenalins wird über aminerge Rezeptoren ($\alpha 1$, $\alpha 2$, $\beta 1$ und $\beta 2$) vermittelt, die alle über G-Proteine an second-messenger-Systeme gekoppelt sind. Auch die dopaminergen Rezeptoren sind heterogen. Gegenwärtig sind zwei Typen (D1 und D2) gut charakterisiert, die entweder stimulierend (D1) oder hemmend (D2) auf die Adenylzyklase wirken, im menschlichen Gehirn wurden noch weitere Typen (D3, D4) beschrieben.

Funktionell ist das noradrenerge System vor allem in die Steuerung von Stimmung und Affekt, der Modulation von Lern- und Gedächtnisprozessen, der Regulation der motorischen Funktion des Kleinhirns sowie den Schlaf-

Wach-Rhythmus eingebunden. Dopaminerge Neurone sind zum einen ganz entscheidend an der Regulation der Motorik beteiligt (nigrostriatales dopaminerges System), zum anderen spielen sie eine Schlüsselrolle für psychische Funktionen und emotionales Verhalten (dopaminerges System der Area ventralis tegmentalis) und steuern die Freisetzung von Hypophysenhormonen.

Morphologische Organisation

Die Nervenzellen des Gehirns, welche Noradrenalin an ihren synaptischen Kontakten als Neurotransmitter ausschütten, sind im Hirnstamm (Rhombenzephalon) und der Medulla oblongata gelegen. Der größte Anteil ist im Locus coeruleus konzentriert. Die Axone der großen, stark Neuromelanin-haltigen Nervenzellen dieses Kernes innervieren durch eine ausgedehnte Kollateralenbildung alle Gebiete der Hirnrinde, das Kleinhirn sowie Gebiete des Thalamus und Hypothalamus. Absteigende Projektionen reichen bis in das sakrale Rückenmark (**Abb. 1.4.5**).

Die dopaminergen Neuronen im menschlichen Gehirn bilden drei wichtige Projektionssysteme (**Abb. 1.4.6**). Die Nervenzellen der Substantia nigra sind der Ursprungsort des dopaminergen Tractus nigrostriatalis zum Striatum. Die in der Area tegmentalis ventralis konzentrierten Neurone versorgen die präfrontale Hirnrinde und weitere limbische und neokortikale Gebiete mit dopaminergen Fasern; weitere dopaminerge Kerngebiete finden sich im Hypothalamus.

Veränderungen katecholaminerger Systeme im Alter und bei AD

Wie im cholinergen System des Nucleus basalis Meynert-Komplexes nimmt auch die Zahl der noradrenergen Neurone des Locus coeruleus im höheren Alter stark ab (20–30%). Verglichen mit altersentsprechenden Kontrollen kommt es bei Patienten mit AD zu einem Verlust von mehr als der Hälfte der noradrenergen Neurone des Locus coeruleus. Dabei sind die Zellverluste bei AD mit frühem Beginn deutlich stärker ausge-

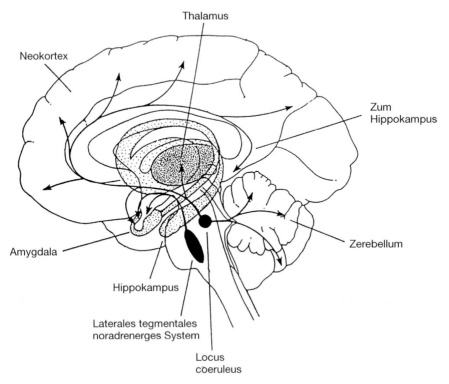

Abb. 1.4.5 Die wichtigsten Kerne des noradrenergen Systems des menschlichen Gehirns. Mediosagittalschnitt (schematisch)

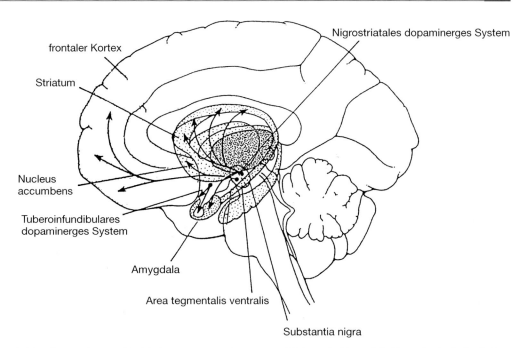

Abb. 1.4.6 Dopaminerge Projektionssysteme des menschlichen Gehirns. Mediosagittalschnitt (schematisch)

prägt als bei Patienten mit spätem Beginn der Erkrankung. Zahlreiche biochemische Untersuchungen an autoptischem Gewebe belegen, daß auch die Konzentration an Noradrenalin in den kortikalen Proben bei AD stark vermindert ist, während die Konzentration von MHPG unverändert oder erhöht ist, was für einen erhöhten Umsatz von Noradrenalin, d. h. eine erhöhte Aktivität der überlebenden noradrenergen Neurone, spricht. Sowohl die kortikalen α- als auch β-adrenergen Rezeptoren sind weitgehend unverändert (s. **Tab. 1.4.1**).

Demgegenüber sind die Veränderungen im dopaminergen System gering. Die Zahl der Nervenzellen der Substantia nigra, die bei Patienten mit Parkinson-Erkrankung nahezu völlig verschwinden, ist im normalen Alternsgang nicht vermindert (Arendt et al. 1995b) und nur bei AD mit frühem Beginn um etwa 20% reduziert. Der Dopamingehalt ist leicht reduziert. oder unverändert, und auch die Dopaminrezeptoren erscheinen weitgehend erhalten (s. **Tab. 1.4.1**).

Das serotoninerge Transmissionssystem bei AD

Morphofunktionelle Aspekte

Serotonin (5-Hydroxitryptamin)-enthaltende Nervenzellen sind im Rhombenzephalon in zahlreichen Zellgruppen entlang der Mittellinie des Gehirns lokalisiert, die überwiegend den verschiedenen Raphekernen zugeordnet werden können (**Abb. 1.4.7**). Ihre Axone innervieren praktisch alle Gebiete des Gehirns. Funktionell verwandte Hirngebiete werden dabei jeweils durch die gleiche Gruppe serotoninerger Nervenzellen innerviert.

Die Vorstufe für die Biosynthese des Serotonin ist die Aminosäure Tryptophan. Sie wird durch einen erleichterten Transport aus dem Blut in das Gehirn aufgenommen und hier durch die Tryptophanhydroxilase in 5-Hydroxitryptophan umgewandelt, welches anschließend zu Serotonin dekarboxyliert wird. Wie die anderen biogenen Amine wird auch synaptisch freigesetztes Serotonin vor allem durch Rückaufnahme in die Präsynapse über einen hochaffinen Transporter in der präsynaptischen Membran physiologisch inakti-

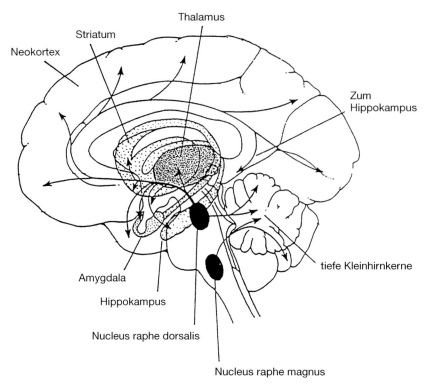

Abb. 1.4.7 Die wichtigsten serotoninergen Kerngebiete des menschlichen Gehirns mit ihren Projektionen. Mediosagittalschnitt (schematisch)

viert. Intrazellulär wird Serotonin durch die Monoaminoxidase (MAO) zu 5-Hydroxiindolessigsäure (HIAA) abgebaut. Die Monoaminoxidase ist ein mitochondriales Enzym, welches in zwei getrennten Subtypen, Typ A und Typ B, vorliegt. MAO A setzt bevorzugt Serotonin und Noradrenalin um, während MAO B ein breites Spektrum von Phenyläthylaminen einschließlich des Dopamin abbaut. Beide Isoenzyme sind durch Hemmstoffe selektiv beeinflußbar.

Wie für andere Neurotransmitterrezeptoren sind auch für den Serotoninrezeptor mehrere Typen ($5HT_1$ bis $5HT_4$) beschrieben worden. Die unterschiedlichen Rezeptortypen umfassen wiederum mehrere Subtypen. Alle sind über G-Proteine an unterschiedliche Secondmessenger-Systeme gekoppelt und vermitteln dadurch völlig unterschiedliche Wirkungen.

Die serotoninergen Neuronensysteme sind an einer Reihe wichtiger Funktionen im Gehirn beteiligt, so unter anderem am Eß- und Sexualverhalten, an der Regulation des Blutdrucks und der Körpertemperatur. Pharmaka, welche die hochaffine Rückaufnahme von Serotonin hemmen, haben eine ausgeprägt antidepressive Wirkung. Daraus kann auf eine Verminderung serotoninerger Prozesse bei bestimmten Formen von Depression geschlossen werden.

Veränderungen des serotoninergen Systems im Alter und bei AD

Morphometrische Untersuchungen an einzelnen Raphekernen bei AD ergaben einen mittelstarken (30–40%) Verlust von Nervenzellen (Nucleus raphe magnus) (Arendt et al. 1995b). Die Zellverluste sind am stärksten bei Patienten mit frühem Krankheitsbeginn. Im normalen Altersgang sind keine signifikanten Zelluntergänge nachzuweisen. Als Zeichen der beginnenden Zellschädigung lassen sind in serotoninergen Zellen (wie auch in den cholinergen Zellen des Nucleus basalis Meynert) häufig Alzheimer-Neurofibrillenveränderungen nachweisen. Im zerebralen Kortex findet sich eine reduzierte Dichte serotoninerger Fasern bei AD.

In Übereinstimmung mit diesen morphologischen Befunden ist die Serotoninkonzentration im Gehirn bei AD reduziert, der HIAA-Gehalt ist entweder unverändert oder nur gering vermindert. Die Dichte serotoninerger Rezeptoren (besonders 5-HT$_2$, weniger 5-HT$_1$) ist in der Hirnrinde bei AD erniedrigt. Auch im normalen Alter wurde eine abnehmende Dichte der 5-HT$_{2A}$- und 5-HT$_1$-Rezeptoren beschrieben. Insgesamt ist es damit wahrscheinlich, daß eine Verminderung der serotoninergen Aktivität bei AD und – mit Einschränkungen – im höheren Lebensalter vorliegt, die mit der bei AD-Patienten nicht seltenen depressiven Symptomatik im Zusammenhang stehen könnte.

Kortikale Neurotransmittersysteme

Glutamat

Neuropathologische Aspekte

Es ist gegenwärtig noch immer unklar, ob die degenerativen Veränderungen bei AD zuerst den Subkortex mit seinen oben besprochenen aszendierenden Projektionen zum zerebralen Kortex betreffen und die neurodegenerativen Veränderungen sekundär die Hirnrinde erfassen, oder ob umgekehrt die degenerativen Prozesse im Kortex beginnen und die Ursprungsneurone retrograd durch die Schädigung der synaptischen Fasern und Fortsätze geschädigt werden. Unstrittig ist, daß im Kortex vor allem die großen Pyramidenzellen (s. Kap. 3.3) zugrunde gehen und die noch vorhandenen Pyramidenzellen am stärksten von neurofibrillären Veränderungen betroffen sind, wodurch sowohl die kortikofugalen als auch die kortikokortikalen Verbindungen schwer geschädigt werden. Der Verlust an Pyramidenzellen im Kortex korreliert mit der Schwere der Demenz.

Physiologie

Der Neurotransmitter dieser kortikofugalen Projektionen – und mit allergrößter Wahrscheinlichkeit auch der kortikokortikalen Verbindungen – ist Glutamat. Diese Aminosäure ist der hauptsächliche exzitatorische Neurotransmitter im Gehirn. Daneben spielt sie aber auch eine zentrale Schlüsselrolle im Intermediärstoffwechsel des Gehirns. Deshalb war (und ist) es aufgrund des großen metabolischen Glutamatpools im Gehirn methodisch schwierig, die Transmitterfunktion von Glutamat in definierten Neuronenpopulationen nachzuweisen und Veränderungen quantitativ zu erfassen.

Als Rezeptoren für Glutamat sind heute drei Typen von ionotropen Rezeptoren, d.h. von Rezeptoren, die direkt mit einem Ionenkanal gekoppelt sind, bekannt, sowie ein metabotroper Rezeptortyp, der über G-Proteine an verschiedene Second-messenger-Systeme gekoppelt ist. Von den verschiedenen Glutamatrezeptoren existieren eine große Zahl von Subtypen, die sowohl pharmakologisch als auch molekularbiologisch gut charakterisiert sind. Die ionotropen Glutamatrezeptoren bezeichnet man nach ihren selektiven Liganden als (1) N-Methyl-D-Aspartat (NMDA)-Rezeptor, (2) AMPA(α-Amino-3-hydroxi-5-methyl-4-isoxazol-propionat)-Rezeptor und (3) Kainat (KA)-Rezeptor. Aus tierexperimentellen und neurophysiologischen Arbeiten und aus Untersuchungen zu zellulären Mechanismen von Lernen und Gedächtnis ergibt sich, daß Glutamatrezeptoren von großer Bedeutung für Lern- und Gedächtnisprozesse sind (Thompson et al. 1992).

In Übereinstimmung mit den neuropathologischen Befunden sind die Glutamatkonzentration und die hochaffine Glutamataufnahme als Marker präsynaptischer glutamaterger Marker im Hippokampus und im Temporallappen reduziert. Die Ergebnisse von zahlreichen Rezeptorbindungsstudien sind nicht einheitlich und spiegeln damit offensichtlich eine Reihe von Einflußfaktoren und kompensatorischen Mechanismen sowie eine große Plastitizität des glutamatergen Systems wider.

Kortikale Interneurone

Etwa 30–50% der kortikalen Interneurone sind GABA-erg, d.h. sie benutzen Gamma-Amino-Buttersäure als Neurotransmitter. GABA ist damit der hauptsächlichste hemmende Neurotransmitter im Gehirn. Die nicht-proteinogene Aminosäure wird vom Enzym Glutaminsäuredekarboxilase (GAD), das ein spezifischer Marker GABA-erger Neurone ist, aus Glutamat synthetisiert. Synaptisch freigesetzte GABA wird durch einen hochaffinen Aufnahmemechanismus wieder in die Präsynapse aufgenommen.

Die Interneurone des zerebralen Kortex sind gegenüber den neurodegenerativen Prozessen offensichtlich relativ stabil. So ist die GAD-Aktivität und die Konzentration von GABA bei AD unverändert (Francis et al. 1993). Die GABA-Aufnahme ist im Temporalkortex möglicherweise als Ausdruck einer Verminderung GABA-erger Fasern und Terminalen reduziert (Simpson et al. 1988) und eine Reduktion von $GABA_A$- und $GABA_B$-Rezeptoren wurde beschrieben (Chu et al. 1987), doch scheint insgesamt gesehen das GABA-erge System bei AD nicht kritisch betroffen (Francis et al. 1993).

GABA ist oft mit einer Reihe verschiedener Neuropeptide co-lokalisiert. Auch diese (Cholezystokinin, vasoaktives intestinales Polipeptid, Neuropeptid Y, Galanin) sind in ihrer Konzentration im Gehirn von AD-Patienten nicht verändert (Beal et al. 1988). Gleiches gilt für Taurin und Glycin, zwei andere Vertreter hemmender Aminosäure-Neurotransmitter.

Literatur

Arendt T, Bigl V, Tennstedt Al et al. (1985): Neuronal loss in different parts of the nucleus basalis is related to neuritic plaque formation in cortical target areas in Alzheimer's disease. Neuroscience 14: 1–14

Arendt T, Brückner MK, Bigl V et al. (1995a): Dendritic reorganisation in the basal forebrain under degenerative conditions and its defects in Alzheimer's disease. II. Parkinson's disease, and Alzheimer's disease: J Comp Neurol 352: 189–222

Arendt T, Brückner MK, Bigl V et al. (1995b): Dendritic reorganisation in the basal forebrain under degenerative conditions and its defects in Alzheimer's disease. III. The basal forebrain compared with other subcortical areas. J Comp Neurol 352: 223–246

Bartus RT, Dean RL, Beer B et al. (1982): The cholinergic hypothesis of geriatric memory dysfunction. Science 217: 408–417

Beal MF, Clevens RA, Chattha GK et al. (1988): Galanin-like immunoreactivity is unchanged in Alzheimer's disease and Parkinson's disease dementia cerebral cortex. J Neurochem 51: 1935–1941

Bigl V, Arendt T, Biesold D (1990): The Nucleus basalis of Meynert during Ageing and in Dementing Neuropsychiatric Disorders. In: Steriade M, Biesold D (eds): Brain Cholinergic Systems, pp 364–386. Oxford University Press, London

Chu DCM, Penney JB, Young AB (1987): Cortical $GABA_B$ and $GABA_A$ receptors in Alzheimer's disease. Neurology 37: 1454–1459

Deutsch JA (1971): The cholinergic synapse and the site of memory. Science 174: 788–794

Francis PT, Sims NR, Procter AW et al. (1993): Cortical pyramidal neurone loss may cause glutamatergic hypoactivity and cognitive impairment in Alzheimer's disease: investigative and therapeutic perspectives. J Neurochem 60: 1589–1604

Giacobini E (1990): Cholinergic receptors in human brain: effects of aging and Alzheimer's disease. J Neurosci Res 27: 548–560

Gorry JD (1963): Studies on the comparative anatomy of the ganglion basale of Meynert. Acta Anat 55: 51–10

Hassler R (1965): Extrapyramidal Control of the Speed of Behavior and its Change by Primary Age Processes. In: Welford AT, Birren JE (eds): Behavior, Aging and the Nervous System, pp 284–306. Thomas, Springfield IL

Haug H (1985): Gibt es Nervenzellverluste während der Alterung in der menschlichen Hirnrinde? Ein morphometrischer Beitrag zu dieser Frage. Nervenheilkunde 4: 103–109

Heinonen O, Soininen H, Sovari H et al. (1995): Loss of synaptophysin-like immunoreactivity in the hippocampal formation is an early phenomenon in Alzheimer's disease. Neuroscience 64: 375–384

Horynkiewicz O (1985): Brain dopamine and Ageing. Interdiscipl Topics Gerontology, Vol 19: pp 143–155. Karger, Basel

Mesulam MM (1987): Involutional and developmental implications of age-related neuronal changes: in search of an engram for wisdom. Neurobiol Aging 8: 581–583

Mesulam MM, Geula Ch (1988): Nucleus basalis (Ch4) and cortical cholinergic innervation in the human brain: Observations based on the distribution of acetylcholinesterase and choline acetyltransferase. J Comp Neurol 275: 216–240

Meynert T (1872): Vom Gehirn der Säugetiere. In: Stricker's Handbuch der Lehre von den Geweben des Menschen, Bd 2. Engelmann, Leipzig

Nordberg A (1992): Neuroreceptor changes in Alzheimer's disease. Cerebrovasc Brain Metab Rev 4: 303–327

Ries W (1989): Altern und Krankheit. In: Beier W et al. (Hrsg): Prozesse des Alterns, S 314–323. Akademie-Verlag, Berlin

Rowe JW, Kahn R (1987): Human aging: usual versus successful. Science 237: 143–149

Simpson MDC, Cross AJ, Slater P et al. (1988): Loss of GABA uptake sites in Alzheimer's disease. J neural Transmiss 71: 219–226

Terry RD, Masliah E, Salmon DP et al. (1991): Physical basis of cognitive alterations in Alzheimer's disease: synapse loss is the major correlate of cognitive impairment. Ann Neurol 30: 572–580

Thompson LZ, Moskal JR, Disterhoft JF (1992): Hippocampus-dependent learning facilitated by a monoclonal antibody or D-cycloserine. Nature 359: 639–641

1.5 Morphologische Befunde bei dementiellen Erkrankungen

H.-J. Gertz (Leipzig)

Traditionell werden die Ursachen dementieller Erkrankungen in Alter in degenerative und vaskuläre unterteilt. Diese Einteilung, die auf morphologische Vorstellungen des 19. Jahrhunderts zurückgeht, hat sich auch in die klinischen Klassifikationssysteme, wie ICD-10 und DSM-III-R fortgesetzt und bedarf daher einiger Erläuterung.

Degeneration ist ein unscharf definierter Sammelbegriff für eine Vielzahl von ätiologisch und pathogenetisch unklaren Prozessen, deren morphologisches Bild keine Hinweise auf eine entzündliche oder vaskuläre Genese erkennen läßt. Richtungsziel des Degenerationsprozesses ist die Atrophie. Der Begriff atrophisierender Prozeß wird teilweise synonym mit dem der Degeneration gebraucht. Historisch war der Degenerationsbegriff eng mit dem der Erblichkeit verknüpft (Spitzer, Hermle 1995). Bei den sogenannten Systematrophien sind die makroskopische Schrumpfung, bzw. der Untergang von Nervenzellen, begleitet von einer mehr oder weniger ausgeprägten Gliose, hauptsächliches morphologisches Substrat. Typisches Beispiel einer Systematrophie, die auch zu dementiellen Syndromen führt, ist die Chorea Huntington, die durch eine Atrophie des Striatumkopfes und einen Verlust kleiner Nervenzellen im Striatum gekennzeichnet ist, häufig begleitet von reduzierten Nervenzellzahlen im ventrolateralen Thalamus und in der Hirnrinde. Im Kontext anderer degenerativer Erkrankungen ist der langsam fortschreitende Nervenzellverlust begleitet von intra- oder extrazellulären Ablagerungen verschiedener Proteine oder Lipide. Zu den intrazellulären Ablagerungsprodukten sind die Alzheimer-Fibrillenveränderungen, Lewy-Körper, granulovakuoläre Degeneration und in gewissem Rahmen auch das Lipofuszin, zu den extrazellulären Ablagerungen sind die senilen Plaques zu zählen. Für die Parkinson-Krankheit werden die Lewy-Körper in der Substantia nigra, für die Alzheimer-Demenz- (AD-) Plaques und Neurofibrillen in der Hirnrinde als diagnostisch wegweisend angesehen. Sieht man von diesen histologischen Phänomenen ab, deren eigentliche Bedeutung für den Krankheitsprozeß nicht klar ist, sind sowohl die AD als auch die Parkinson-Krankheit atrophisierende Prozesse bestimmter neuroanatomischer Systeme und können damit auch als Systematrophien angesehen werden. Bestimmte Vertreter der degenerativen Krankheiten wie der Creutzfeldt-Jakob-Enzephalopathie und der Leukodystrophien werden heute den infektiös-entzündlichen bzw. den Stoffwechselerkrankungen zugeordnet.

Der Begriff "**vaskulär**" umfaßt Störungen der Makrozirkulation ebenso wie die der Mikrozirkulation, Störungen der Gefäßwände, Gefäßstenosen und -verschlüsse sowie Infarkte und faßt somit gleichfalls heterogene ätiologische und pathogenetische Prozesse zusammen. Sicherlich ist es unzulässig und irreführend, "vaskulär" im Zusammenhang mit Demenzen synonym mit dem Befund multipler Infarkte zu verwenden. Die Vorstellung, daß Gefäßprozesse, insbesondere die Arteriosklerose, dementielle Syndrome im Alter verursachen, war um die Jahrhundertwende dominierend.

Degenerative Erkrankungen

Alzheimer-Demenz

Makroskopische Befunde

Atrophie: Quantitative Aussagen zur Volumenveränderung des Gehirns bzw. zur Größe der Ventrikelräume sind inzwischen Domäne neuroradiologischer Methoden, wie Computertomographie und Magnetresonanztomographie geworden. Für die bildgebenden Verfahren wenig zugänglich ist jedoch die Frage des relativen Anteils von grauer und weißer Substanz an der Atrophisierung. Miller et al. (1980) konnten in einer autoptischen Untersuchung zeigen, daß – obgleich sich die Anteile von grauer und weißer Substanz am gesunden erwachsenen Großhirn etwa die Waage halten – die Atrophie überwiegend zu Lasten der weißen Substanz geht. Eine Zunahme der äußeren Liquorräume, die in der Regel mit einer Aufweitung der Sulci einhergeht, wird bei der AD nur zu einem geringen Teil durch eine entsprechende Reduktion der Hirnrindendicke hervorgerufen (Hansen et al. 1988), sondern vor allem durch eine Volumenverminderung der die Windungen füllenden weißen Substanz verursacht. Wie weitgehend dieser Mechanismus kortikale Atrophien imitieren kann, belegen eindrucksvoll Fälle von multipler Sklerose, in denen es trotz völlig intakter grauer Substanz zu sehr ausgeprägten Erweiterungen der äußeren Liquorräume kommen kann.

Mikroskopische Befunde

Nervenzellverlust: Bei der AD kommen ausgeprägte Nervenzellverluste in verschiedenen Regionen vor. In der Regio entorhinalis ist insbesondere die Lamina II (pre α) von dramatischen Zellverlusten betroffen (Hyman et al. 1986). In dieser Schicht konvergieren Afferenzen aus verschiedenen Assoziationskortizes und aus dem limbischen Kortex, welche von hier über den sogenannten Tractus perforans die wichtigsten kortikalen Eingänge für den Hippokampus und die Fascia dentata bilden (Hyman et al. 1990). In der Area CA 1 des Hippokampus wird bei der AD eine Zellreduktion zwischen 40% und 50% gegenüber Kontrollen gefunden (Ball 1977, Mann 1985). Im Nucleus basalis Meynert liegt die Zellreduktion zwischen 50% und 90% (Gertz 1995) (**Abb. 1.5.1 a, b**). Im Locus coeruleus

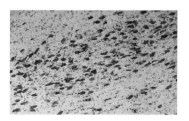

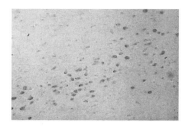

Abb. 1.5.1 a, b Nucleus basalis Meynert, Nissl-Färbung. a Kontrolle, b Alzheimer-Demenz

liegen die Zellverluste bei 60% (Bondareff et al. 1981, Tomlinson et al. 1981).

Während die Zellverluste im entorhinalen Kortex, im Hippokampus, im Nucleus basalis Meynert und im Locus coeruleus auch ohne quantitative Methoden bei den meisten Fällen von AD mikroskopisch eindeutig als solche zu erkennen sind, ist die Befundlage im Neokortex weniger klar. Aufgrund der komplizierten anatomischen Verhältnisse ist der Nachweis von Zellverlusten in der Hirnrinde in hohem Maße methodensensibel. Terry et al. (1981) fanden mit einem automatischen Bildanalysegerät in der Frontalrinde bei 70 bis 89 Jahre alten AD-Patienten eine Abnahme von Nervenzellen gegenüber gleich alten Kontrollen um 26%, in der Temporalrinde um 22%. Über die bevorzugt untergehenden Zelltypen besteht keine Einigkeit. Terry et al. (1981) und Mountjoy et al. (1983) fanden einen besonders deutlichen Verlust der großen Nervenzellen, zu denen auch die Pyramidenzellen zählen. Demgegenüber gehen Braak und Braak (1985) von einem bevorzugten Ausfall von nicht-pyramidalen Zellen aus.

Pathogenetisch bedeutsam scheint jedoch nicht nur der Verlust von Nervenzellen, sondern auch die Unterbrechung der Vernetzung noch vorhandener Zellelemente untereinander. Dies wird deutlich an der bei AD in der Hirnrinde nachgewiesenen verminderten

Dichte von Synapsen (Cragg 1975, Gibson 1983) sowie an der mit einer Schrumpfung der Dendriten einhergehenden Abnahme von dendritischen Dornen, die gleichfalls zelluläre Kontaktflächen repräsentieren (**Abb. 1.5.2 a, b**) (Flood et al. 1987, Gertz et al. 1987, Mehrain 1975).

Alzheimer-**Neurofibrillen** (NF) sind strang-, schlingen- oder flammenförmige Gebilde, maximal von der Größe einer Pyramidenzelle. Sie kommen innerhalb von Nervenzellen und auch extrazellulär vor. NF entstehen innerhalb von Nervenzellen und bleiben nach Absterben der befallenen Nervenzellen im Neuropil zurück (**Abb. 1.5.3**).

Für die histologische Darstellung von NF stehen verschiedene Silberimprägnationsverfahren zur Verfügung. Die Kongophilie der NF weist darauf hin, daß sie aus amyloiden Proteinen bestehen, was sich durch Röntgenbeugungsuntersuchungen bestätigen ließ. Definitionsgemäß versteht man unter **Amyloid** solche Proteinablagerungen, die in Form einer β-Faltblattstruktur zusammengelagert sind. Der Begriff Amyloid sagt nichts aus über die Aminosäurensequenz eines Proteins, sondern charakterisiert seine Sekundärstruktur. Als das die NF konstituierende Protein konnte **Tau** identifiziert werden, das in der

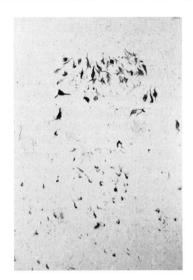

Abb. 1.5.3 Alzheimer-Fibrillen im entorhinalen Kortex. Gallyas-Färbung

normalen Nervenzelle für den axonalen Transport essentiell ist. **β-A4**-Protein ist nicht in den intrazellulären, wohl aber in den extrazellulären NF nachweisbar, wahrscheinlich infolge sekundärer Anlagerung (Wischik et al. 1995).

NF sind im elektronenmikroskopischen Bild überwiegend aus Bündeln in Form einer Doppelhelix gewundener Filamentpaare zusammengesetzt (**paired helical filaments**, PHF). Jedes Filament hat einen Durchmesser von 10–13 nm. Die Windungen haben eine Länge von 80 nm. Daneben kommen auch nicht gewundene ca. 15 nm breite Filamente vor, z.T. in Koexistenz mit den gewundenen Filamenten in ein und derselben Zelle. Auch ausschließlich aus "geraden Filamenten" bestehende NF wurden beschrieben.

Die NF folgen in der Mehrzahl der Fälle einem typischen **Verteilungsmuster**. Nervenzellen scheinen für NF einer selektiven Vulnerabilität zu unterliegen. NF sind nicht spezifisch für die AD. Sie werden auch bei der Dementia pugilistica sowie beim postenzephalitischen Parkinson-Syndrom, in ätiopathogenetisch somit ganz unterschiedlichen Zusammenhängen gesehen. Neuropilfäden sind feine, wahrscheinlich in den Dendriten lokalisierte strangförmige Gebilde, die biochemisch und elektronenmikroskopisch mit den NF identisch sind (Terry et al. 1994).

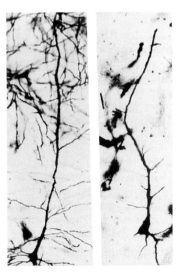

Abb. 1.5.2 a, b Nervenzellen und Dendriten in der Hirnrinde, Golgi-Imprägnation. **a** Kontrolle, **b** Alzheimer-Demenz. (Die Abb. wurde von Herrn Prof. S. Patt, Jena, zur Verfügung gestellt)

NF sind besonders zahlreich in solchen Regionen, in denen auch ein dramatischer Nervenzellverlust vorkommt. So enthält in der Lamina II der Regio entorhinalis bei AD oft so gut wie jedes Neuron NF (Braak, Braak 1985; Hirano, Zimmermann 1962). Zugleich ist gerade diese Schicht in fortgeschrittenen Fällen nahezu frei von Nervenzellen. Ähnliches gilt für die Area CA 1 des Hippocampus (Ball et al. 1983, Mann et al. 1985) sowie für den Nucleus basalis Meynert (Saper et al. 1985). Welchem Mechanismus der Zelluntergang in den NF-reichen Regionen folgt, ist nicht bekannt.

Plaques sind von Wisniewski und Terry (1973) in diffuse, primitive und klassische Plaques eingeteilt worden, womit die Autoren zugleich ein pathogenetisches Modell der Plaqueentstehung hypostasiert haben. Diffuse Plaques lassen sich mit Antikörpern gegen das β-A4-Protein ebenso wie mit verschiedenen Silbermethoden darstellen (**Abb. 1.5.4**). Primitive Plaques enthalten zudem pathologische Nervenzellfortsätze, in denen sich z.T. PHF nachweisen lassen. Bei den klassischen Plaques sind die PHF um einen Kern zentriert. Dieser besteht aus strahlenförmig von einem Mittelpunkt ausgehenden Fibrillen, die jeweils 60 bis 90 nm dick sind. Plaquekerne sind ebenso wie die bereits beschriebenen NF kongophil und somit amyloider Natur. Konstituierendes Protein der Plaquekerne ist das β-A4-Protein. Wegen der beiden unterschiedlichen Amyloide, die bei der AD gefunden werden, kann diese Krankheit als eine Doppelamyloidose bezeichnet werden. Aufgrund der in den primitiven und klassischen Plaques enthaltenen pathologisch deformierten Nervenzellfortsätze fassen manche Autoren diese beiden Plaquetypen als neuritische Plaques zusammen. Hin und wieder können diffuse β-A4-Niederschläge weite Gebiete einnehmen, ein Befund, der von v. Braunmühl (1957) als Netzwerk bezeichnet wurde. In welchem Zusammenhang die β-A4-Niederschläge mit den eigentlichen Plaques stehen, ist unklar.

Im Bereich der diffusen Plaques ist die Synapsenzahl nicht vermindert, jedoch konnten pathologische Veränderungen an den präsynaptischen Endigungen in diesem Bereich beobachtet werden. Zweifelsohne sind die in die neuritische Plaquebildung involvierten Nervenzellfortsätze aufgrund der morphologisch darstellbaren Veränderungen zu einer normalen Funktion nicht mehr fähig. In der Regel sind die diffusen Plaques innerhalb eines Gehirns in der Mehrzahl. Der Anteil der neuritischen Plaques liegt meist unter 10% (**Abb. 1.5.5**).

Wisniewski und Terry (1973) gingen davon aus, daß Schädigungen von Nervenzellfortsätzen im Bereich der neuritischen Plaques

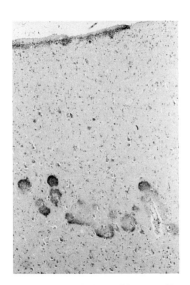

Abb. 1.5.4 Diffuse Plaques. Darstellung von Antikörpern gegen β-A4-Protein

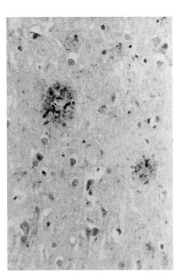

Abb. 1.5.5 Neuritische Plaques. Darstellung mit einem Antikörper. Pathologische Tau an Protein

einem Dying back-Mechanismus folgend zu retrograden Schädigungen der Ursprungsneurone führen kann und dort die Bildung von NF auslöst. Andere Autoren vertreten jedoch den gegenteiligen Standpunkt (Perry 1994).

Die Verteilung der Plaques in der Hirnrinde folgt im Gegensatz zu den NF keinem erkennbaren Schema. Schon in frühen Stadien der Krankheit sind nahezu alle Rindengebiete befallen, wobei der frontale Kortex eine Schrittmacherfunktion zu haben scheint (Gertz et al. 1995).

Unter **granulovakuolärer Degeneration** versteht man intrazelluläre Vakuolen von 3–5 μm Durchmesser, in deren Zentrum sich ein argentophiles, 0,5–1,5 μm im Durchmesser messendes Granulum befindet. Die Vakuolen sind wahrscheinlich membrangebunden. Bei den zentralen Verdichtungen handelt es sich um elektronenmikroskopisch nicht weiter auflösbares granuläres Material. Biochemische Analysen weisen darauf hin, daß auch diese Veränderungen ebenso wie die NF aus dem Tau-Protein bestehen. Die granulovakuoläre Degeneration wird am häufigsten im Subiculum und in der Area CA 1 des Hippokampus angetroffen. Vereinzelt wurde sie in temporalen Neokortex beschrieben (Tomlinson, Kitchener 1972).

Hirano-Körper: Hirano-Körper wurden von Hirano et al. (1966) zuerst beschrieben. Mit Hämatoxylin-Eosin lassen sie sich gut darstellen. Sie haben eine Länge zwischen 10 und 30 μm, sind etwa 8 μm breit und zeigen häufig eine diskrete Längsstreifung. Sie finden sich in der Regel in unmittelbarer Nähe von hippokampalen Pyramidenzellkörpern. Ihre Spezifität gilt als gering.

Fokale Hirnatrophien

Das hervorstechende Merkmal der Pick-Krankheit ist die extreme Atrophie (Walnußrelief) relativ umschriebener Teile des Großhirns, häufig frontotemporal. Die histologische Beschreibung dieser fokalen Atrophien geht auf Alzheimer (1911) zurück und besteht im wesentlichen aus einem hochgradigen Nervenzellverlust und einer kortikalen und subkortikalen Gliose. Darüber hinaus kommen in 70% der Fälle Nervenzellschwellungen (Pick-Zellen) vor, mit geblähtem Zytoplasma und randständigem Kern, die sich in der Nissl-Färbung darstellen lassen (**Abb. 1.5.6**). Gelegentlich nehmen die Einschlüsse eine kugelige Gestalt an (Pick-Körper). In der Regel fehlen NF und senile Plaques, Hirano-Körper können vorkommen. Makroskopisch sehr ausgeprägte, lokalisierte Atrophien können auch mit dem histologischen Bild einer AD einhergehen.

Morbus Parkinson (MP)

Hassler (1938) und Klaue (1940) waren die ersten, die den Zellverlust im zentralen Teil der Zona compacta der Substantia nigra als wesentlichen und pathogenetisch relevanten Befund des Morbus Parkinson darstellten. Daneben fanden sie Zellverluste auch in der Substantia innominata und im Locus coeruleus. Lewy-Körper, von Trètiakoff (1919) nach ihrem Erstbeschreiber benannt, sind intraneuronale eosinophile Einschlußkörper, die beim MP vorwiegend in der Substantia nigra, aber auch im Locus coeruleus und im Nucleus basalis Meynert beobachtet werden (**Abb. 1.5.7**). Sie kommen auch in Zellfortsätzen vor oder finden sich frei im Neuropil liegend, wahrscheinlich infolge des Untergangs der sie generierenden Zelle. Möglicherweise führen Lewy-Körper nicht selbst zum Untergang von Nervenzellen, sondern markieren einen im einzelnen nicht bekannten pathologischen Prozeß (Gertz et al. 1994). Die in subkortikalen Kerngebieten vorkommenden Lewy-Kör-

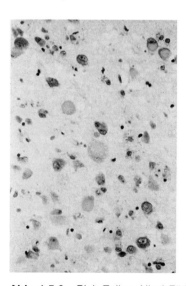

Abb. 1.5.6 Pick-Zellen. Nissl-Färbung

1 Grundlagen des normalen und pathologischen Alterns

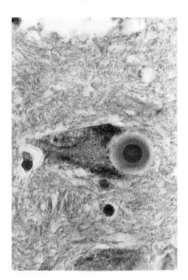

Abb. 1.5.7 Lewy-Körper in einer pigmenthaltigen Nervenzelle der Substantia nigra. Mallory-Azan-Färbung

per zeigen in der Regel eine zentrale Verdichtung und eine hellere Peripherie (Gibb 1988). Gebräuchliche Färbungen sind Hämatoxylin-Eosin oder Mallory-Azan. Kortikale Lewy-Körper enthalten keine zentrale Verdichtung, sondern färben sich mit Hämatoxylin-Eosin homogen blaßrosa an. Immunzytochemisch sind Lewy-Körper mit Antikörpern gegen Neurofilament und gegen Ubiquitin darstellbar (Pollanen et al. 1993). In neuerer Zeit ist der Versuch gemacht worden, von der AD und von dem MP eine **diffuse Lewy-Körper-Krankheit** sowohl neuropathologisch als auch klinisch abzugrenzen (Gibb et al. 1988). Insgesamt ist von einer erheblichen Überschneidung bzw. Koinzidenz von neuropathologischen Phänomenen der AD und des MP auszugehen (Tomlinson, 1984).

Vaskuläre Demenzen (VD)

Infarkte sind aus morphologischer Sicht und damit auch im Hinblick auf ihre funktionellen Konsequenzen keine einheitliche Erscheinung. Infarkte können lokal, z.B. infolge eines Thrombus oder einer Embolie oder auch auf der Grundlage globaler Oligämien im Zusammenhang mit kardialen Erkrankungen auftreten. Pathogenetisch entscheidend ist der dauernde oder vorübergehende Mangel an Sauerstoff und Glukose. Nervenzellen sind gegenüber O_2-Mangel empfindlicher als Astrozyten und Oligodendrogliazellen. Mikroglia und Gefäße gelten als besonders widerstandsfähig. Zellschädigungen nach lokalen Gefäßverschlüssen reichen von subtilen Nervenzellalterationen bis hin zu deren vollständigem Verschwinden. Schwere hypoxische Zustände führen zu **kompletten Infarkten**, bei denen sämtliche Gewebsbestandteile, also auch Gliazellen und Gefäße in einem umschriebenen Bereich zugrunde gehen, so daß nach Organisation der Randzonen ein mehr oder weniger großer gewebsfreier oder pseudozystischer Hohlraum besteht. Als **Lakunen** werden Infarkte angesprochen, wenn sie in Marklager, Stammganglien oder Thalamus gelegen sind und einen Durchmesser von etwa einem Zentimeter nicht überschreiten. Lakunen sind somit nichts anderes als kleine komplette Infarkte in einer typischen Lage.

Kriblüren sind demgegenüber bis zu ein Zentimeter im Durchmesser messende im Querschnitt runde Hohlräume mit einem zentralen arteriellen Gefäß (**Abb. 1.5.8**). Man kann sie daher auch als erweiterte perivaskuläre Räume ansehen. Für die Kriblüren wird ursächlich ein chronisches Pulsationstrauma der Ar-

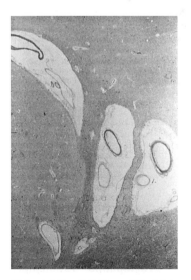

Abb. 1.5.8 Kriblüren. Erheblich aufgeweitete periventrikuläre Räume mit zentralen Gefäßen. HE-Färbung

teriolenwand vermutet, das insbesondere die bei der hypertensiven Gefäßerkrankung die wichtige A. lenticulostriata mit ihren Verzweigungen betrifft. Andere Autoren halten Störungen der nutritiven Funktionen der hyalinotischen Gefäße für den entscheidenden, zum perivaskulären Gewebsuntergang führenden Prozeß (Ferszt 1989).

Am anderen Ende des Spektrums von hypoxischen Zellschädigungen steht der **inkomplette Infarkt**, von dem ein diskreter selektiver Nervenzellverlust mit einer geringfügigen reaktiven Fasergliose zurückbleiben kann – ein Bild, das mikroskopisch nicht immer leicht als solches zu identifizieren ist, insbesondere bei Verdacht auf das gleichzeitige Vorliegen einer degenerativen Erkrankung mit ähnlichen lokalisatorischen Schwerpunkten.

Inkomplette Infarkte werden auch in der weißen Substanz beobachtet. Die ventrikelnahen Gebiete der weißen Substanz werden als Grenzzonen angesehen, da die langen Marklagergefäße, die von der Hirnoberfläche in Richtung Ventrikelwände ziehen, keine Kollateralen haben und daher systemischen Blutdruckschwankungen in besonderer Weise ausgesetzt sind (Lindenberg 1963, Zülch 1961). Die fast regelmäßig nachweisbare Symmetrie und Bilateralität der Veränderungen wird als Argument für die zugrundeliegende diffuse Perfusionsstörung gewertet. Histologisch können die Veränderungen fleckförmig oder auch konfluierend sein, wobei der Myelinverlust häufig von einem Untergang der Oligodendroglia begleitet bzw. hervorgerufen ist. Sind die Marklagerläsionen schwer und ausgedehnt, dann sind in der Regel auch pseudozystische Marklagerinfarkte, Lakunen und Erweiterungen des perivaskulären Raumes, bzw. Kriblüren anzutreffen (Babikian, Ropper 1987; Erkinjuntti et al. 1988). In pathologischen Untersuchungen ließ sich als mögliche Ursache der inkompletten Marklagerinfarkte eine Verengung insbesondere der tiefen Marklagergefäße auf der Basis einer Hyalinose belegen (Furuta et al. 1991, Tomonaga et al. 1982). Möglicherweise spielt pathogenetisch jedoch auch eine venöse Abflußstörung eine Rolle.

Die **kongophile Angiopathie** (Pantelakis 1954) ist eine Erkrankung der Arteriolen, deren Wände homogen verdickt erscheinen. Die außerhalb der Elastica abgelagerte Substanz ist kongophil. Die amyloiden Proteine sind mit denen der amyloiden Plaques identisch (β-A4) (Glenner 1980). Die Veränderung beschränkt sich auf die kleinen leptomeningealen und kortikalen Arteriolen und Kapillaren und wird bevorzugt im parieto-okzipitalen Kortex angetroffen. Scholz (1957) hatte ähnliche Veränderungen als drusige Entartungen beschrieben. Darunter sind "strauchartig sich über die Gefäßwand hinaus erstreckende Filamentbündel" (Schlote 1965) zu verstehen, die nicht nur ein mit den Plaques identisches licht- und elektronenmikroskopisches Erscheinungsbild aufweisen, sondern auch gleiche Färbeeigenschaften und gleiche Antigenität zeigen. Ihre Beziehung zur kongophilen und Angiopathie, die Pantelakis (1954) von der drusigen Entartung als amyloide Gefäßwandveränderungen abgrenzte, ist ungeklärt. Wenngleich der Befund als solcher unbestritten ist, wird von manchen Autoren bezweifelt, daß tatsächlich alle Plaquekerne Endprodukte der drusigen Entartungen von Gefäßen sind (Wisniewski, Terry 1973). Jedoch hat Miyakawa (1988) durch elektronenmikroskopische Serienschnitte zu belegen versucht, daß alle amyloiden Plaquekerne einen Gefäßbezug in der Regel zu Kapillaren aufweisen. Infolge der Identität der amyloiden Proteine der Plaques und der kongophilen Angiopathie stößt hier die Dichotomie von primär degenerativen und vaskulären Demenzkonzepten an ihre Grenzen.

Normales versus pathologisches Altern

Keine der bei AD oder bei vaskulärer Demenz (VD) beschriebenen makroskopischen oder mikroskopischen Veränderungen ist für die dementiellen Syndrome, bei denen sie vorkommen, spezifisch. Alle sind in unterschiedlicher Häufigkeit auch bei intellektuell gesunden alten Menschen anzutreffen. Dabei weist nichts auf qualitative Unterschiede hin, vieles jedoch auf quantitative. Dies hat immer wieder zu Versuchen geführt, Schwellenwerte festzulegen, bei deren Überschreiten von pathologischem Altern gesprochen werden kann.

Nervenzellverlust als Ausdruck des normalen Alterungsprozesses betrifft die graue Substanz des Gehirns nicht gleichmäßig und zeigt tendenziell das gleiche Muster, das bei der AD angetroffen wird. Signifikante Nervenzellverluste im normalen Senium gegenüber jüngeren Personen konnten für die meisten Regionen des Neokortex, die Area CA 1 des Hippokampus (Ball 1977), den Nucleus basalis Meynert (Lowes-Hummel et al. 1989) und den Locus coeruleus gezeigt werden. Bei AD liegen die Werte wiederum signifikant unter denen altersgleicher Kontrollen. Lowes-Hummel et al. (1989) gaben an, daß bei Unterschreiten einer Nervenzellzahl von 150 000 pro Hemisphäre im Nucleus basalis Meynert das Auftreten einer Demenz wahrscheinlich ist. Interessanterweise liegen bei Neugeborenen die Zellzahlen im Nucleus basalis zwischen 450 000 und 200 000, so daß der zu fordernde Zellverlust zum Erreichen der Demenzschwelle individuell sehr unterschiedlich sein dürfte (Gertz 1995). Beim MP konnte gezeigt werden, daß 80% der Substantia nigra-Neurone verloren sein müssen, ehe es zur klinischen Manifestation der Bewegungsstörungen kommt (Bernheimer et al. 1973).

Die Prävalenz von **Alzheimer-Fibrillen** (NF) nimmt mit dem Alter zu und erreicht bei über 85jährigen 100% (Gertz et al. 1995). Wegen der signifikant negativen Korrelationen zwischen der Anzahl von Nervenzellen und NF (Ball et al. 1977, Bondareff et al. 1981) scheinen NF als Indikatoren des neuronalen Degenerationsprozesses besonders geeignet. Regionen bzw. Rindenschichten, in denen bei fortgeschrittenem Krankheitsprozeß NF besonders zahlreich sind, sind zugleich diejenigen, die besonders früh betroffen sind. Die Ausbreitung des zur Manifestation von NF führenden Prozesses über das Gehirn vollzieht sich gleichzeitig in zwei Dimensionen: erstens in einer Ausbreitung in immer mehr Hirnregionen und zweitens in einer Zunahme der Anzahl der NF in den bereits befallenen Regionen. Braak und Braak (1991) haben aus der Sequenz dieses Befalls sechs neuropathologische Stadien abgeleitet (**Tab. 1.5.1**). Der Übergang vom normalen zum pathologischen Alter ist im Bereich des Stadium IV anzusiedeln. Diese Demenzschwelle stimmt mit der alten Erfahrung überein, daß bei Befall der temporalen Rinde oder anderen Assoziationsfeldern des Kortex mit NF das Auftreten einer Demenz wahrscheinlich wird, bei Affektion auch der primären Seh- oder Hirnrinde als so gut wie sicher angesehen werden kann (Tomlinson et al. 1976).

Die **Plaquebildung** beginnt im mittleren Lebensalter, erreicht aber auch im höchsten Alter keine 100%ige Prävalenz. Dabei ist jedoch nicht auszuschließen, daß insbesondere die diffusen Plaques ein passageres Phänomen sind. Im Hinblick auf die Bewertung des Übergangs zwischen normalem Senium und AD ist es wichtig, zwischen den verschiedenen Plaquetypen zu unterscheiden. Diffuse Plaques lassen, auch wenn sie sehr zahlreich sind, keine zuverlässige Aussage über die Wahrscheinlichkeit des Vorhandenseins einer Demenz zu. Neuritische Plaques insbesondere im Neokortex können jedoch als Indikator eines dementiellen Syndroms angesehen werden. Darauf basieren die CERAD-Kriterien zur Diagnose der AD (**Tab. 1.5.2**) (Mirra et al. 1991). Die CERAD-Kriterien tragen mit ihrer dreistufigen Diagnosesicherheit dem Umstand Rechnung, daß eine exakte eindimensionale Schwellenangabe für das Auftreten einer Demenz weder praktisch möglich noch theoretisch plausibel ist.

Infarkte des Gehirns gehören zu den häufigsten ZNS-Erkrankungen, verursachen aber insgesamt selten dementielle Syndrome. Damit stellt sich auch hier die Frage nach den Bedingungen, unter denen lokale Ischämien des Gehirns zu einer Demenz führen.

Tomlinson et al. (1968, 1970) kamen über eine annäherungsweise Vermessung von **Infarktvolumina** zur Formulierung einer quantitativen Schwelle, bei deren Überschreiten das Auftreten einer Demenz angenommen werden kann. Von 50 dementen Patienten fanden sich bei 40 Fällen Infarkte mit einem durchschnittlichen Gesamtvolumen von 48,9 ml. Jedoch fanden sich bei 32% der dementen Patienten Infarktvolumina von über 50 ml, ein Volumen, das nur in 7% der nicht-dementen Fälle anzutreffen war. Infarktvolumina von über 100 ml kamen ausschließlich in der Gruppe der Dementen vor. In dieser Größenordnung ließe sich daher eine Schwelle annehmen, die die Kompensationsfähigkeit des Gehirns zumindest in der untersuchten Altersgruppe übersteigt. Die Hypothese solcher nicht kompensierbarer Läsionsvolumina wurde bereits von Lashley (1938) formuliert.

Tab. 1.5.1 Neopathologische Stadien der Akkumulation und Ausbreitung von Alzheimer-Fibrillen (nach Braak und Braak 1991)

Stadium	Lokalisation A. entorhinalis, pre α	Hippokampus CA 1	Assoziations- kortizes	Area parastriata	Area striata
I	1				
II	2	1			
III	3	2	1		
IV	4	3	2	1	
V	5	4	3	2	1
VI	5	5	4	3	2

Alzheimer-Fibrillen:
1 = einzelne isolierte
2 = geringe Zahl
3 = mäßig viele
4 = sehr zahlreich
5 = sehr zahlreich, auch extrazellulär

Tab. 1.5.2 CERAD-Kriterien für die neuropathologische Diagnose der Alzheimer-Demenz (nach Mirra et al. 1991)

	Vorkommen von neuritischen Plaques im Neokortex		
Alter	wenige	mäßig viel	zahlreiche
<50	AD sicher	AD sicher	AD sicher
50–75	AD wahr- scheinlich	AD sicher	AD sicher
>75	AD möglich	AD wahr- scheinlich	AD sicher

Erkinjuntti et al. (1988) kamen zu ähnlichen Schwellenvolumina. Dabei fand sich eine deutliche Tendenz der Läsionsvolumina, mit dem Schweregrad der Demenz anzusteigen. Untersuchungen mit bildgebenden Verfahren, wie Computer- und Magnetresonanztomographie haben jedoch die Bedeutung des Gesamtvolumens für die Demenzentstehung relativiert. Geht man von Fällen mit Infarkten, zunächst unabhängig vom psychopathologischen Erscheinungsbild aus, so wird deutlich, daß sich die Infarktvolumina von Patienten mit und ohne Demenz nicht signifikant voneinander unterscheiden (Loeb et al. 1988, Meyer et al. 1988, Tatemichi et al. 1990).

Wenngleich die Anzahl der Infarkte integraler Bestandteil des Konzepts der Multiinfarktdemenz (MID) ist, wurde die Validität dieses Ansatzes nur vereinzelt überprüft. Del Ser et al. (1990) fanden, daß die Anzahl von makroskopisch sichtbaren Infarktbezirken in einer Gruppe von Dementen signifikant größer war als bei nicht Dementen. Statistisch signifikant erwies sich dieser Unterschied jedoch nur für Infarkte im Bereich der Karotisstromgebiete. In Untersuchungen mit bildgebenden Verfahren (z. B. Gorelick et al. 1992) fanden sich nur minimale und nicht signifikante Unterschiede in der Infarktzahl von MID-Patienten, verglichen mit nicht dementen Kontrollpatienten, die gleichfalls Schlaganfälle gehabt hatten.

Das Problem der **Lokalisation** der Infarkte ist insbesondere im Rahmen des MID-Konzepts schwer anzugehen. Die Multiplizität der Läsionen macht die Gewichtung eines bestimmten dieser Infarkte äußerst schwierig. Immerhin ist auf den ersten Blick die Überlegung, daß es für kognitive Funktionen relevante und weniger relevante Hirnregionen gibt, unmittelbar einleuchtend. Roman et al. (1985) haben den Begriff "strategische" Infarkte verwendet. Jedoch ist die eindeutige Beziehbarkeit dementieller Syndrome auf "strategische" Läsionen im Rahmen dessen, was als MID angesprochen wird, eher die Ausnahme.

Insgesamt ist das Konzept der strategischen Infarkte bei aller Plausibilität von geringer praktischer Relevanz. Hinzu kommt, daß beispielsweise Hippokampusläsionen, die zweifelsohne als strategisch anzusprechen sind, nur für kognitive Prozesse von Bedeutung sind, wenn sie beidseitig auftreten. In der bereits erwähnten Untersuchung von Erkinjuntti (1988) fanden sich bei den autopsierten MID-Fällen Temporallappeninfarkte in 91% und Basalganglienläsionen in 83%, während Läsionen okzipital (61%), frontal (56%) und hippokampal (46%) relativ seltener waren. Ladurner et al. (1982) fanden ein Übermaß an Thalamusinfarkten in ihrer Serie von MID-Patienten, während Tatemichi et al. (1990) Infarkte bevorzugt parieto-temporal und temporo-okzipital fanden.

Die meisten Autoren gehen davon aus, daß **bilaterale** Infarkte in besonderer Weise zu dementiellen Symptomen prädisponieren (Del Ser et al. 1990, Erkinjuntti et al. 1988, Ladurner et al. 1982, O'Brien 1991, Tomlinson et al. 1970). Jedoch haben Tatemichi et al. (1993) linksseitige Infarkte als besonders häufig bei Demenzen angegeben.

Der pathogenetische Stellenwert der **inkompletten Marklagerinfarkte** für die Entwicklung dementieller Syndrome bleibt umstritten. Der sogenannte Wetterwinkel, der wie eine Kappe auf dem Frontalhorn des Seitenventrikels sitzt, zeigt im Computertomogramm bei älteren Menschen regelmäßig Hypodensitäten, im Magnetresonanztomogramm insbesondere in den T2-gewichteten Bildern eine Signalhyperintensität. Morphologisch entspricht dem ein verminderter Myelingehalt mit einer teilweisen Zerreißung des Ependyms (Sze et al. 1985). Leifer et al. (1990) haben darauf hingewiesen, daß die "Kappen" einer Entmarkung des Fasciculus subcallosus entsprechen. Dennoch werden von den meisten Autoren kleinere Hypodensitäten auf den Vorderhörnern als ein normaler Befund angesehen, der nicht zu psychopathologischen Auffälligkeiten führt (Sze et al. 1985). Dies kann nicht gesagt werden für punktförmige oder konfluierende Veränderungen in der subkortikalen weißen Substanz, insbesondere wenn sie keine Verbindung zu periventrikulären Veränderungen haben. Makroskopisch stellen sich letztere als gräuliche Verfärbung des Marklagerparenchyms dar (Braffman et al. 1988).

Mikroskopisch finden sich an diesen Stellen erweiterte perivaskuläre Räume mit umgebender Gliose (Leifer et al. 1990, Sze et al. 1985). Sind diese Veränderungen sehr ausgeprägt, sprechen manche Autoren von Binswanger-Enzephalopathie (s. Kap. 2.3).

Komorbidität von Alzheimer- und vaskulärer Demenz

Insbesondere bei präsenilem Erkrankungsbeginn sind AD und VD klar voneinander abgrenzbar. Mit fortschreitendem Alter wird jedoch nicht nur die Schwelle zwischen normalem und pathologischem Alter zunehmend unbestimmter, auch die Komorbidität primär degenerativer und vaskulärer Pathologie nimmt zu. So waren in der Serie von Tomlinson et al. (1968) die Gehirne von nur 20% aller Dementen frei von (kompletten) Infarkten. Unter Berücksichtigung von inkompletten Infarkten der weißen Substanz liegt die Komorbidität von primär degenerativen und vaskulären Veränderungen noch wesentlich höher. Tomlinsons Konzept der gemischten Demenz geht davon aus, daß bei Koinzidieren von primär degenerativen und vaskulären Pathologien diese, auch wenn jede einzelne dieser Veränderungen unterschwellig bleibt, zu einer Demenz führen können. Er nahm daher an, daß bei Vorliegen von primär degenerativen Läsionen Infarktvolumina von unter 50 ml durchaus eine Demenz zur Manifestation bringen können, bzw. ihr Zustandsbild verschlechtern. In neuerer Zeit ist dieses Konzept auch auf die inkompletten Infarkte der weißen Substanz ausgedehnt worden, die bei klinisch und pathologisch diagnostizierter AD häufig angetroffen werden (Brun, Englund 1986; Diaz et al. 1991). Die hohe Prävalenz von Amyloidangiopathie hat zu der Vermutung geführt, daß diese in einem pathogenetischen Zusammenhang zur Demyelisierung der weißen Substanz steht. Wenngleich die provokative Formulierung, daß die AD die häufigste Ursache für die Binswanger-Erkrankung sei (Hachinski 1990), nur teilweise empirisch überprüft ist (Gray et al. 1985), bedarf die unkritische Dichotomisierung von vaskulären und primär degenerativen Demenzen einer Revision.

Literatur

Alzheimer A (1911): Über eigenartige Krankheitsfälle des späteren Alters. Z Ges Neurol Psychiat 4: 356–385

Arendt T, Bigl V, Tennstedt A (1985): Neuronal loss in different parts of the nucleus basalis is related to neuritic plaque formation in cortical target areas in Alzheimer's disease. Neuroscience 14: 1–14

Babikian V, Ropper AH (1987): Binswanger's disease: a review. Stroke 18: 2–12

Ball MJ (1977): Neuronal loss, neurofibrillary tangles, and granuvacuolar degeneration in the hippocampus with ageing and dementia. Acta Neuropathol 37: 111–118

Ball MJ, Merskey H, Fisman M et al. (1983): Hippocampal morphometry in Alzheimer dementia: Implications for neurochemical hypotheses. In: Katzman R (ed): Banbury Report 15, pp 56–64. Cold Spring Harbor Laboratory, New York

Bernheimer H, Birkmayer W, Hornykiewicz O et al. (1973): Brain dopamin and the syndrom of Parkinson and Huntington. J Neurol Sci 20: 415–455

Bondareff W, Mountjoy CQ, Roth M (1981): Selective loss of neurons of origin adrenergic projection to cerebral cortex (nucleus locus coeruleus) in senile dementia. Lancet 1: 783–784

Braak H, Braak E (1985): On areas of transition between entorhinal allocortex and temporal isocortex in the human brain. Normal morphology and lamina specific pathology in Alzheimer's disease. Acta Neuropathol 68: 325–332

Braak H, Braak E (1991): Neuropathology stageing of Alzheimer-related changes. Acta Neuropathol 82: 239–259

Braffmann BH, Zimmermann RA, Trojanowski JQ et al. (1988): Brain MR: correlation with gross and histopathology. I. Lacunar infarction and Virchow-Robin spaces. Amer J Neuroradiol 9: 621–628

Braunmühl A v (1957): Alterserkrankungen des Zentralnervensystems. In: Scholz W (Hrsg): Handbuch der speziellen pathologischen Anatomie und Histologie, S. 335–539. Springer, Berlin–Göttingen–Heidelberg

Brun A, Englund E (1986): A white matter disorder in dementia of the Alzheimer type: a pathoanatomical study. Ann Neurol 19: 253–262

Cragg BG (1975): The density of synapses and neurons in normal mentally defective and ageing human brains. Brain 98: 81–90

Del Ser T, Bermeo F, Portera A et al. (1990): Vascular dementia: a clinicopathological study. J Neurol Sci 96: 1–17

Diaz JF, Merskey H, Hachinski VC et al. (1991): Improved recognition of leukoaraiosis and cognitive impairment in Alzheimer's disease. Arch Neurol 48: 1022–1025

Ferszt R (1989): Kreislaufstörungen des Nervensystems. In: Cervós-Navarro J, Ferszt R (Hrsg): Klinische Neuropathologie, S. 87–149. Thieme, Stuttgart–New York

Flood DG, Buell SJ, Horwitz GJ et al. (1987): Dendritic extent in human dentate gyrus granule cells in normal aging and senile dementia. Brain Res 402: 205–216

Furuta A, Ishii N, Nishara Y et al. (1991): Medullary arteries in ageing and dementia. Stroke 22: 442–446

Gertz H-J, Cervós-Navarro J, Ewald V (1987): The septohippocampal pathway in patients suffering from senile dementia of Alzheimer's type. Evidence for neuronal plasticity? Neurosci Lett 76: 228–232

Gertz H-J, Schoknecht G, Krüger H et al. (1989): Stability of cell size and nucleolar size in tangle-bearing neurons of the hippocampus in Alzheimer's disease. Brain Res 487: 373–375

Gertz H-J, Siegers A, Kuchinke J (1994): Stability of cell size and nucleolar size in Lewy body containing neurons of substantia nigra in Parkinson's disease. Brain Res 637: 339–341

Gertz H-J (1995): Nucleus basalis of Meynert nerve cell number in human fetal brains, in adults, and in patients suffering from dementia of Alzheimer's type. In: Bergener M, Finkel SI (eds): Treating Alzheimer's and other Dementias, pp 3–11. Springer, Berlin–Heidelberg–New York

Gibson PH (1983): Form and distribution of senile plaques seen in silver impregnated sections in the brains of intellectually normal elderly people and people with Alzheimer-type dementia. Neuropathol Appl Neurobiol 9: 379–389

Glenner GG (1980): Amyloid deposits and amyloidosis: the beta-fibrilloses (medical progress report). New Engl J Med 302: 1283–1292, 1333–1343

Gorelick PB, Chatterjee A, Patel D et al. (1992): Cranial computed tomographic observations in multi-infarct dementia. Stroke 23: 804–811

Gray EG, Hamlyn LH (1962): Electron microscopy of experimental degeneration in the avian optic tectum. J Anat (London) 96: 309

Hansen LA, De Teresa R, Davies P et al. (1988): Neocortical morphometry, lesion counts, and choline acetyltransferase levels in the age spectrum of Alzheimer's disease. Neurol 38: 48–54

Hassler R (1938): Zur Pathologie der Paralysis agitans und des postenzephalitischen Parkinsonismus. J Psychol Neurol 48: 387–476

Hirano A, Zimmerman HM (1962): Alzheimer's neurofibrillary changes: a typographic study. Arch Neurol 7: 227–241

Hirano A, Malamud N, Elizan TS et al. (1966): Amyotrophic lateral sclerosis and Parkinsonism dementia complex on Guam. Arch Neurol (Chic) 15: 35–51

Hyman BT, van Hoesen GW, Damasio AR et al. (1984): Alzheimer's disease: cell specific pathology isolates the hippocampal formation. Science 225: 1168–1170

Hyman BT, van Hoesen GW, Kromer LJ et al. (1986): Perforant pathway changes and the memory impairment of Alzheimer's disease. Ann Neurol 20: 472–481

Hyman BT, van Hoesen GW, Damasio AR (1990): Memory-related neural systems in Alzheimer's disease: An anatomic study. Neurology 40: 1721–1730

Ladurner G, Iliff LD, Lechner H (1982): Clinical factors associated with dementia in ischemic stroke. J Neurol Neurosurg Psychiat 45: 97–101

Lashley KS (1938): Factors limiting recovery after central nervous lesions. J nerv ment Dis 88: 733–755

Leifer D, Buonanno FS, Richardson jr EP (1990): Clinicopathologic correlations of cranial magnetic resonance imaging of periventricular white matter. Neurology 40: 911–918

Lindenberg R (1963): Patterns of CNS Vulnerability in acute Hypoxaemia, including Anaesthesia Accidents. In: Schade JP, McMeneney WH (eds): Selective Vulnerability of the Brain in Hypoxaemia, pp 189–209. Blackwell, Oxford

Loeb C, Gandolfo C, Bino G (1988): Intellectual impairment and cerebral lesions in multiple cerebral infarcts: a clinico-computed tomographic study. Stroke 19: 560–565

Loizu LA, Jefferson JM, Smith WT (1982): subcortical arteriosclerotic encephalopathy (Binswanger's type) and cortical infarcts in a young normotensive patient. J Neurol Neurosurg Psychiat 45: 409–417

Lowes-Hummel P, Gertz H-J, Ferszt R et al. (1989): The basal nucleus of Meynert revised: the nerve cell number decreases with age. Arch Gerontol Geriat 8: 21–27

Mann DMA, Yates PO, Marcyniuk B (1985): Some morphometric observations on the cerebral cortex and hippocampus in presenile Alzheimer's disease, senile dementia of Alzheimer's type and Down's syndrome in middle age. J Neurologic Sci 69: 139–159

McGeer PL, McGeer EG, Suzuki J et al. (1984): Aging, Alzheimer's disease and the cholinergic system of the basal forebrain. Neurology 34: 741–745

Mehrain P, Yamada M, Tarnowska-Dziduszko E (1975): Quantitative study on dendrites and dendritic spines in Alzheimer's disease and senile dementia. Advanc Neurol 12: 453–458

Meyer JS, McClintic KL, Rogers RL et al. (1988): Aetiological considerations and risk factors for multi-infarct dementia. J Neurol Neurosurg Psychiat 51: 1489–1497

Miller AKH, Alston RL, Corsellis JAN (1980): Variation with age in the volumes of grey and white matter in the cerebral hemispheres of man: Measurements with an image analyser. Neuropathol Appl Neurobiol 6: 119–132

Mirra SS, Heyman A, McKeel D et al. (1991): The Consortium to establish a registry for Alzheimer's disease (CERAD), Part II. Standardization of the neuropathologic assessment of Alzheimer's disease. Neurology 41: 479–486

Miyakawa T (1988): Ultrastructural Study on Senile Plaques and Microvessels in the Brain in Alzheimer's disease. In: Pouplard-Barthelaix A, Emile J, Christen Y (eds): Immunology and Alzheimer's Disease, pp 42–54. Springer, Berlin–Heidelberg–New York

Mountjoy CQ, Roth M, Evans NJR et al. (1983): Cortical neuronal counts in normal elderly controls and demented patients. Neurobiol of Aging 4: 1–11

Pantelakis S (1954): Un tupe particulier d'angiopathie sénile du système nerveux central: l'angiopathie congophile. Topographie et fréquence. Mschr Psychiat Neurol 128: 219–256

Perry G (1993): Neuritic plaques in Alzheimer's disease originate from neurofibrillary tangles. Med Hypotheses 40: 257–258

Pollanen MS, Dickson DW, White III CL (1985): Neural pathology int he nucleus basalis and associated cell groups in senile dementia of the Alzheimer's type: possible role in cell loss. Neurology 35: 1089–1095

Roman GC (1985): The identity of lacunar dementia and Binswanger disease. Med Hypotheses 16: 389–391

Saper CB, German DC, White III CL (1985): Neuronal pathology in the nucleus basalis and associated cell groups in senile dementia of the Alzheimer's type: Possible role in cell loss. Neurology 35: 1089–1095

Scholz W (1957): Regressive bzw. dystrophische Krankheitsprozesse, sogenannte Degenerationsprozesse. In: Lubarsch O, Henke F, Rössle R (Hrsg): Handbuch der speziellen pathologischen Anatomie und Histologie. 13. Band: Nervensystem, S. 28–41. Springer, Berlin–Göttingen–Heidelberg

Spitzer M, Hermle L (1995): From degeneration to anticipation: systemic and historical aspects of genetic neuropsychiatric illnesses. Nervenarzt 66: 187–196

Sze G, De Armond S, Brant-Zawadzki M et al. (1985): "Abnormal" MRI foci anterior to the frontal horns: pathologic correlates of an ubiquituous finding. Amer J Neuroradiol 6: 467–468

Tatemichi TK, Foulked MA, Mohr JP et al. (1990): Dementia in stroke survivors in the Stroke Data Bank cohort: prevalence, incidence, risk factors and computed tomographic findings. Stroke 21: 858–866

Tatemichi TK, Desmond DW, Paik M (1993): Clinical determinants of dementia related to stroke. Ann Neurol 33: 568–578

Terry RD, Peck A, De Teresa R et al. (1981): Some morphometric aspects of the brain in senile dementia of the Alzheimer's type. Ann Neurol 10: 184–192

Terry RD, Masliah E, Hansen LA (1994): Structural basis of the cognitive alterations in Alzheimer disease. In: Terry RD, Katzman R, Bick KL (eds): Alzheimer Disease, pp 179–196. Raven Press, New York

Tomlinson BE, Blessed G, Roth M (1968): Observations on the brains of non-demented old people. J Neurol Sci 7: 331–356

Tomlinson BE, Blessed G, Roth M (1970): Observations of the brains of demented olf people. J Neurol Sci 11: 205–242

Tomlinson BE, Kitchener D (1972): Granulovacuolar degeneration of hippocampal pyramidal cells. J Pathol 106: 165–185

Tomlinson BE, Henderson G (1976): Some quantitative Cerebral Findings in Normal and Demented Old People. In: Terry RD, Gershon S (eds): Neurobiol Aging, vol. 3, pp 183–204. Raven Press, New York

Tomlinson BE, Irving D, Blessed G (1981): Cell loss in the locus ceruleus in senile dementia of Alzheimer's type: J Neurol Sci 49: 419–428

Tomlinson BE, Corsellis JAN (1984): Ageing and the dementias. In: Adams JH, Corsellis JAN, Duchen LW (eds): Greenfield's Neuropathology, pp 951–1025. Edward Arnold, London

Trètiakoff C (1919): Contribution a l'étude de l'anatomie du locus niger de sammering avec quelques deductions relatives à la pathogenic des troubles tu tonus musculaire et de la maladie de Parkinson. Thèse de Paris.

Whitehouse PJ, Price DL, Clark AW et al. (1981): Alzheimer disease: evidence for selective loss of cholinergic neurons in the nucleus basalis. Ann Neurol 10: 122–126

Wilcock GK, Esiri MM, Bower DM et al. (1983): The nucleus basalis in Alzheimer's disease: cell counts and cortical biochemistry. Neuropathol Appl Neurobiol 9: 175–179

Wischik CM, Lai RYK, Harrington CR et al. (1995): Structure, Biochemistry, and Molecular Pathogenesis of Paired Helical Filaments in Alzheimer's Disease. In: Goate A, Ashall F (eds): Neurofibrillary Tangles and Amyloid Precursor Protein in Alzheimer's Disease. Neuroscience Perspective. Academic Press, London

Wisniewski HM, Terry RD (1973): Reexamination of the Pathogenesis of the Senile Plaque. In: Zimmermann HM (ed): Progress in Neuropathology, Vol. 2, pp 1–25. Grune & Stratton, New York

Zülch KJ (1961): Die Pathogenese von Massenblutungen und Erweichungen unter besonderer Berücksichtigung klinischer Gesichtspunkte. Acta neurochir (Suppl 7): 51–117

1.6 Neuropsychologie des Gedächtnisses

H. J. Markowitsch (Bielefeld)

Gedächtnisformen

Menschsein wird wesentlich durch das Vorhandensein von Gedächtnis bestimmt, und auch im Tierreich bilden Individualgedächtnis und kollektives Gedächtnis entscheidende Voraussetzungen für das Weiterbestehen der Art. Schon in den germanischen Heldensagen wurden Gedanke und Gedächtnis durch Hugin und Munin, die Raben Odins dargestellt, die ihm die tägliche Kontrolle über das Weltgeschehen ermöglichten. Im Alter nachlassende Gedächtnisleistungen führen heutzutage schnell zu der Frage, ob diese schon als Zeichen einer beginnenden Alzheimer-Demenz angesehen werden müssen. Meist spricht man dabei (fälschlicherweise) von Störungen des Kurzzeitgedächtnisses und wird hierin noch durch die Meinung praktischer Ärzte bestätigt. Tatsächlich ist eine der wesentlichen Dimensionen des Gedächtnisses die Zeit. Eine andere, derer man sich weit weniger bewußt wird, ist die inhaltliche: Es existieren ganz unterschiedliche Formen von Gedächtnis – das Gedächtnis für ein schönes Ferien- oder Kindheitserlebnis, das für das Berechnen einer algebraischen Gleichung, das für die Fertigkeit, Schach zu spielen oder das blitzartige Aufflammen einer Information, die einem im Zusammenhang mit einem äußeren Reiz, etwa dem Duft einer Blume, in den Sinn kam. Diese Beispiele entsprechen jeweils vier inhaltlich verschiedenartigen Gedächtnisformen. Gedächtnis ist also tatsächlich der Zeit und dem Inhalt nach auffächerbar, was im folgenden dargelegt werden soll.

Gedächtnis als zeitabhängiges Phänomen

Seit langem unterteilt die Psychologie den Vorgang der Informationsverarbeitung in Abschnitte, die die Informationsaufnahme, ihre Einspeicherung, Festigung (Konsolidierung), Ablagerung und ihren Abruf umfassen. Daneben spricht man von Gedächtnisleistungen, die unterschiedlich lange andauern: Kurzzeit- und Langzeitgedächtnis sind die meistgewählten Termini. Unter **Kurzzeitgedächtnis** wird in der Psychologie aber im Gegensatz zum Alltagssprachgebrauch ein zeitlich sehr enger Vorgang von eher Sekunden als Minuten verstanden. **Langzeitgedächtnis** ist dann alles darüber Hinausgehende. Annahme der meisten Wissenschaftler ist, daß das Langzeitgedächtnis auf dem Kurzzeitgedächtnis aufbaut. Von manchen Forschern wird diese Dichotomie als zu grob angesehen. Baddeley (1992) beispielsweise hat den Terminus **Arbeitsgedächtnis** eingeführt und dies dann noch untergliedert in einen visuellen und einen auditiv-sprachlichen Bereich. Andere Wissenschaftler schoben noch ein intermediäres Gedächtnis ein, um dem Phänomen Rechnung zu tragen, daß wir Dinge für Stunden, nicht aber für Tage und Monate behalten können (**Abb. 1.6.1**). Auch hirnphysiologische Vorgänge können für diese Auffächerung ins Feld geführt werden, ebenso wie für die, daß es auch noch ein Ultrakurzzeitgedächtnis (echoisches, ikonisches Gedächtnis) geben mag. Patienten mit fokalen Hirnschäden haben meist Probleme mit dem Langzeitgedächtnis, während ihr Kurzzeitgedächtnis intakt ist. Anders Demente, die auch einen Abbau in ihren kurzzeiti-

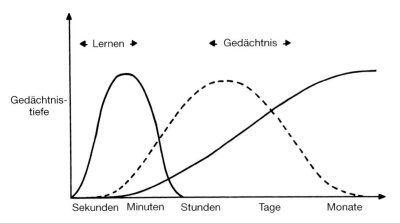

Abb. 1.6.1 Vorstellung zur kurz-, mittel- und langfristigen Informationsverarbeitung nach Grossman (1977). Angenommen wird, daß Kurzzeitprozesse im Bereich von Sekunden bis Minuten ablaufen, Langzeitprozesse nachfolgend einsetzen und für bestimmte Ereignisse ein Leben lang andauern können; daneben wird von der Existenz eines intermediären Gedächtnisses ausgegangen. Kurzzeitgedächtnis ist durch die linke, Langzeitgedächtnis durch die rechte durchgezogene Linie repräsentiert; das "intermediäre" Gedächtnis liegt dazwischen (durchbrochene Linie

gen Behaltensleistungen zeigen. Eine weitere Untergliederung ist die in die anterograde und die retrograde Gedächtnisebene. Bezogen auf den Zeitpunkt der Hirnschädigung versteht man unter anterograder Amnesie die fehlende Neugedächtnisbildung, unter retrograder den Verlust zuvor (vor dem Hirnschaden) erworbener Information, also den Verlust von Altgedächtnis. Meist (Markowitsch et al. 1993b), aber nicht immer (Markowitsch et al. 1993a), treten die anterograden und retrograden Gedächtnisstörungen gekoppelt auf. Retrograde Amnesien folgen häufig einem Zeitgradienten, der auch Ribotsches Gesetz genannt wird: Die zuletzt erworbene Information ist am labilsten, Episoden aus Kindheit und Jugend haben die höchste Chance, erhalten zu bleiben. Mit Amnesie bezeichnet man die schwerste und universelle Form der Gedächtnisstörung, wenngleich das letzte Charakteristikum in der Regel nicht gegeben ist, wie unten dargelegt wird. Amnesien sind insbesondere nach beidhemisphärischer Schädigung, sog. Flaschenhalsstrukturen, häufig bleibender Natur (Markowitsch 1995a, 1996).

Neben (direkt) organisch bedingten Amnesien existieren auch psychogene. Diese unterscheiden sich von den organischen hauptsächlich dadurch, daß sie meist durch einen persönlichen Schicksalsschlag oder widrige Lebensumstände bedingt sind, daß die Amnesie sich primär auf den intimsten Persönlichkeitsbereich bezieht (Amnesie gegenüber dem eigenen Namen) und daß nach einer gewissen Zeit das Gedächtnis wieder weitestgehend zurückkehrt (meist bedingt durch Tatsachenkonfrontation) (Markowitsch 1990).

Gedächtnis als inhaltabhängiges Phänomen

Schon um die Jahrhundertwende wiesen Gelehrte darauf hin, daß Amnestiker nicht alles vor dem Hirnschaden Erworbene vergessen haben – oder genauer gesagt, nicht mehr abrufen können (Markowitsch 1992a). Erst in neuerer Zeit aber befaßte sich die Experimentalpsychologie intensiv mit dem Phänomen einer inhaltlichen Untergliederung von Gedächtnis: Termini wie "episodisches", "semantisches" oder "prozedurales Gedächtnis" bürgerten sich ein (Tulving 1995).

Die vier Hauptsysteme inhaltlichen Gedächtnisses

Gedächtnis läßt sich dem Inhalt nach in vier wesentliche Teilbereiche untergliedern:
– das episodische Gedächtnis
– das Kenntnissystem (früher semantisches Gedächtnis genannt)
– prozedurales Gedächtnis und
– Priming.

In **Abb. 1.6.2** werden diese Systeme vorgestellt und erklärt. Tulving (1995) bezeichnet das episodische System als explizit, die anderen als implizit (andere sprechen von intentional gegenüber inzidentell gelernter Information). Dies führt auch zu dem "Feeling-of-knowing Phänomen", worunter ein implizites Wissen um etwas verstanden wird, ohne daß man dieses ein- und zuordnen kann. Weitere Bereiche des Gedächtnisses umfassen das Quellengedächtnis und das prospektive Gedächtnis. Unter Quellengedächtnis wird das Wissen um den Ursprung einer abgerufenen Information verstanden, und mit prospektivem Gedächtnis meint man Wissen um zukünftig zu erledigende Handlungen.

Gedächtnis und Gehirn

Systeme der Gedächtniseinspeicherung

Parallel zu der Aufspaltung auf Verhaltensebene kam es auf anatomischer Ebene zur Aufdeckung immer verzweigterer Strukturkomplexe. Am weitesten verbreitet war und ist die Ansicht, daß die hippokampale Region mit amnestischen Vorgängen verknüpft ist (Scoville, Milner 1957; Squire et al. 1993). Daneben werden zunehmend auch weitere Herde diskutiert: Der mediale Zwischenhirnbereich, auf den zuerst im Zusammenhang mit Korsakow-Amnesie hingewiesen wurde, und der basale Vorderhirnbereich, dessen gedächtnisrelevante Rolle sich vor allem bei Patienten mit geplatzten oder operierten Aneurysmen zeigte (Markowitsch 1992b, 1995a, 1996). Der wesentliche Fortschritt bei der Suche nach Orts-Funktions-Zusammenhängen kam aber erst in jüngster Zeit nach Einführung der bildgebenden Verfahren. Die mit diesen erhaltenen Ergebnisse führten auch wieder zu einer zunehmenden Betonung der Verwobenheit und wechselweisen Abhängigkeit zwischen einzelnen Flaschenhalsstrukturen. Diese ist auch durch die Existenz medialer und lateraler Schaltkreise betont. Der mediale oder Papez-Schaltkreis verbindet die hippokampale Formation über den Fornix mit den Mammillarkörpern, diese mit dem ante-

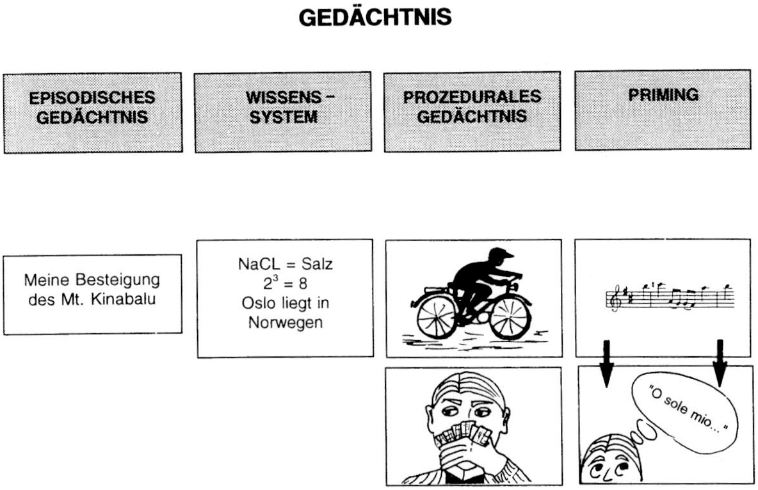

Abb. 1.6.2 Gegenwärtig diskutierte Taxonomie des Gedächtnisses dem Inhalt nach. Unter episodischem Gedächtnis versteht man das bewußte Wiederhervorbringen der persönlichen Vergangenheit (sich erinnern an zeitlich und örtlich festmachbare individuelle Ereignisse). Das Kenntnissystem enthält unser Allgemeinwissen oder Weltwissen, das Wissen um generelle Zusammenhänge oder semantisch-grammatikalisches Wissen. Unter prozeduralem Gedächtnis versteht man die Fähigkeit, Fertigkeiten auszuführen, die in der Regel schwer verbalisierbar und häufig motorischer Natur sind (Autofahren, Radfahren, Skifahren, Spiegelschrift lesen lernen, Canasta spielen) (skill memory). Priming bezieht sich auf eine erhöhte Wahrscheinlichkeit, einen Reiz wiederzugeben oder wiederzuerkennen, wenn man diesem zuvor begegnet ist, wobei die erhöhte Wiedererkennwahrscheinlichkeit unbewußt existiert und in der Regel eng kontextbezogen ist. Man ist sozusagen auf den Reiz oder die Situation vorgeprägt

rioren Thalamus, und dann führt der Weg entweder direkt oder indirekt über das Cingulum zu hippokampalen Strukturen zurück (**Abb. 1.6.3**). Der basolaterale Schaltkreis vermittelt zwischen dem "Dreigestirn" Amygdala, mediodorsaler Thalamus und Area subcallosa (einem Teilbereich des präfrontalen Kortex) (**Abb. 1.6.4**).

Im folgenden wird eine Aufgliederung der Hirnstrukturen vorgenommen, die für die Verarbeitung episodischer Gedächtnisinformationen relevant sind. Diese Aufgliederung bedeutet allerdings nicht, daß diese Regionen getrennt für sich arbeiten. Vielmehr stellt Amnesie ein Diskonnektionssyndrom dar, d. h., die (meist beidseitige) Schädigung einer

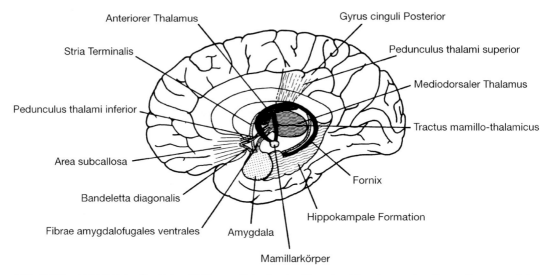

Abb. 1.6.3 Limbisches System mit Papez-Schaltkreis. Von der hippokampalen Formation aus steigt der mächtige Fornixstrang nach dorsal und anterior auf, um dann als Fornixsäule wieder nach ventral in die Mammillarkörper abzutauchen. Von dort geht der mammillothalamische Trakt (oder Tractus Vicq d'Azyr) in den anterioren Thalamus, dann über den Pedunculus thalami anterior den cingulären Gyrus und von dort über das Cingulum zurück zur hippokampalen Formation. Alternativ existiert auch eine "Abkürzung" unter Auslassung des cingulären Kortex (Irle, Markowitsch 1982)

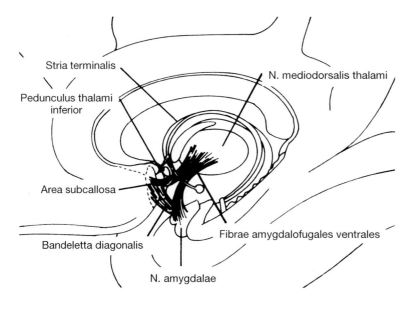

Abb. 1.6.4 Der basolaterale limbische Kreis (Amygdala – ventrale amygdalofugale Bahn – mediodorsaler Thalamus – Pedunculus thalami anterior – Area subcallosa – Bandeletta diagonalis – Amygdala) (v. Cramon 1992; Sarter, Markowitsch 1985)

Struktur zerstört den Informationsfluß und verhindert somit eine erfolgreiche Abspeicherung.

Das mediale dienzephale System
Das mediale dienzephale System besteht aus thalamischen und hypothalamischen Anteilen sowie Verbindungen zwischen diesen (**Abb. 1.6.5**). Die traditionell im Vordergrund gesehenen Kernstrukturen sind der mediale und der anteriore Thalamus dorsal sowie die Mammillarkörper als ventrale (hypothalamische) Anteile. Beim Korsakow-Syndrom sind meist beide Regionen durch neuronale Degeneration betroffen (Markowitsch 1988).

Neuerdings werden aufgrund vor allem von Fallbeschreibungen an Infarktpatienten die Faserverbindungen zwischen diesen Regionen als von möglicherweise entscheidender Bedeutung für die Informationskonsolidie-

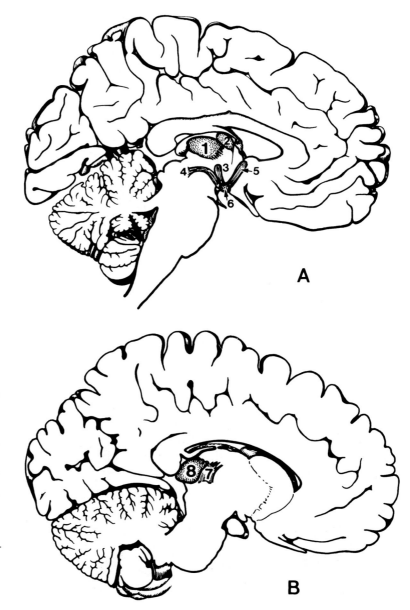

Abb. 1.6.5 Die wesentlichen gedächtnisrelevanten Anteile des medialen dienzephalen Systems in zwei parasagittalen Schnitten durch das menschliche Gehirn.
1: mediodorsaler Thalamus, 2: anteriorer Thalamus, 3: mammillothalamischer Trakt, 4: mammillotegmentaler Trakt, 5: Fornixsäulen, 6: Mammillarkörper, 7: Lamina medullaris interna, 8: Pulvinar (aus Markowitsch 1988)

rung herausgehoben (Markowitsch 1988, Markowitsch et al. 1993b). Hierzu zählen primär der mammillothalamische Trakt, der die Mammillarkörper mit dem anterioren Thalamus verbindet, und die Lamina medullaris interna, die kapselartig den medialen Thalamus umgibt und die u. a. Axone zwischen Thalamus und Kortex und zwischen Amygdala und Thalamus enthält.

Das mediale temporale System
Das mediale temporale System wurde lange Zeit weitgehend mit dem Hippokampus (bzw. der hippokampalen Formation[1]) gleichgesetzt, basierend auf Aussagen von Scoville und Milner (1957), die in ihm das kritische Element für den (nach seiner Abtragung) einsetzenden permanenten Verlust der Neugedächtnisbildungsfähigkeit sahen. Vor allem auf der Basis von Tierversuchen wird neuerdings die Bedeutung der um die hippokampale Formation umliegenden anderen allokortikalen Strukturen, insbesondere die des ento- und perirhinalen Kortexes und des Gyrus parahippocampalis (**Abb. 1.6.6**) für die Informationseinspeicherung betont.

---

[1] Die hippokampale Formation besteht aus prä-, supra- und retrokommissuralen Anteilen. Der präkommissurale Hippokampus ist ein ganz kleiner Bereich in der Gegend von Area subcallosa und Septum verum; der suprakommissurale läuft oberhalb des Balkens im Indusium griseum und der retrokommissurale Anteil setzt sich zusammen aus Ammonshorn, Fascia dentata und Subiculum (Nieuwenhuys et al. 1988).

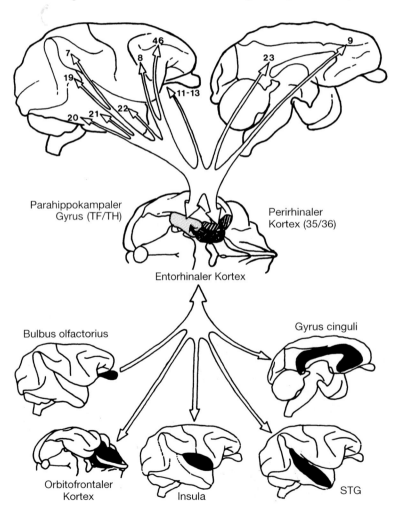

Abb. 1.6.6 Parahippokampaler Gyrus, perirhinaler und entorhinaler Kortex als zentrale Konvergenz- und Divergenzstrukturen, die vermittelnd zwischen der hippokampalen Formation und assoziativen kortikalen Gebieten tätig sind (Makakengehirn). (Modifiziert nach Figure 6 von Zola-Morgan, Squire 1990)

Das basale Vorderhirnsystem

Das "dritte" Gedächtnissystem ist das am wenigsten etablierte. Bekannt wurde es zum einen durch die Zuordnung der Alzheimer-Demenz zu Degenerationen der dort sitzenden cholinergen Kernsysteme (Nucleus basalis von Meynert, diagonales Band von Broca, mediales Septum), zum anderen durch Fälle von Patienten nach Aneurysmaoperation, die massive Gedächtnisstörungen im anterograden und teilweise auch im retrograden Bereich zeigten (Markowitsch 1995a).

Systeme für prozedurales Gedächtnis

Neuerdings wird zunehmend die Bedeutung von früher weitgehend der Motorik zugeordneten Hirngebieten für Gedächtnis propagiert (z.B. Butters et al. 1994, Middleton, Strick, 1994). Die Verarbeitung von motorischen Fertigkeiten, aber auch von anderen nach Schemata und Regeln ablaufenden Prozessen scheint vor allem über die Basalganglien und über Teile des Kleinhirns kodiert zu werden.

Systeme für Priming

Priming ist vermutlich eng an kortikale Kanäle der nachgeordneten Wahrnehmungsaufnahme gekoppelt (Schacter et al. 1993). Die **Abb. 1.6.7** gibt ein Beispiel für Priming-Vorgänge bei einem "reinen" Amnestiker.

Rolle des Stirnhirns

Dem Stirnhirn werden eine Reihe von Funktionen bei der Informationsverarbeitung zugesprochen. Planung und Überwachung von Handlung stehen dabei im Vordergrund (Röhrenbach, Markowitsch 1996). Daneben werden neuerdings aber auch zunehmend distinkte Gedächtnisstörungen nach Präfrontalhirnschäden berichtet (Jetter et al. 1986). Eine Verknüpfung beider Bereiche repräsentieren die für das Stirnhirn charakteristischen Gedächtnisbereiche: Meta-, Quellen-, prospektives Gedächtnis und die zeitliche Sequenzierung von Gedächtnis (Craik et al. 1990, Janowsky et al.. 1989, Shimamura 1995, Squire et al. 1993).

Systeme des Gedächtnisabrufs

Während man bis vor kurzem davon ausging, daß sich anterograde und retrograde Amnesie gegenseitig bedingen, existieren neuerdings einige wenige Fallbeschreibungen und unterstützende, mittels Positronentransmissionstomographie (PET) erhaltene Resultate, die es nahelegen, daß es zumindest für den episodischen und wahrscheinlich auch für den semantischen Gedächtnisbereich distinkte, nur für den Abruf relevante Hirnregionen gibt (Markowitsch, 1995b).

Abruf von Information aus dem episodischen und dem Kenntnissystem

Für den Bereich des Abrufs autobiographischen Wissens existieren einerseits PET-Ergebnisse, die zeigen, daß vor allem der rechte ventrale Stirnhirnbereich und die sich posterior Richtung Schläfenlappen anschließenden Bereiche beim Abruf verbaler wie nichtverbaler episodischer Information selektiv aktiviert werden (Tulving et al. 1994a, b). Andererseits wurden in den letzten Jahren die Ergebnisse einzelner Patienten mit traumatischen Hirnschäden publiziert, die ebenso für die rechte Hemisphäre auf eine Kombination von ventralem Stirnhirn und anterolateralem Schläfenlappenbereich als für den Abruf wesentliche Regionen sprechen (Kapur et al. 1992, Markowitsch et al. 1993a).

Aufgrund dieser Ergebnisse, insbesondere aufgrund der an den Patienten von Kapur et

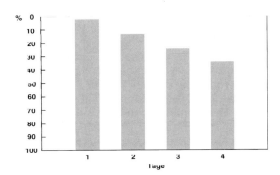

Abb. 1.6.7 Priming-Leistung eines "reinen" Amnestikers beim wiederholten Wahrnehmen unvollständiger Bilder. Es wurden ihm jeweils 20 einzelne Objekte darstellende Bilder gezeigt. Jedes Bild wurde in 10 Abstufungen von ganz unvollständig (nur wenige Striche) bis vollständig dargeboten. Der Patient hatte die Aufgabe, so früh wie möglich anzugeben, worum es sich bei der jeweiligen Abbildung handelte. Wie man sieht, gelang ihm dies von Tag zu Tag besser, obwohl er selbst am vierten Tag sagte, er hätte die Bilder zuvor nie zu Gesicht bekommen

al. (1992) und Markowitsch et al. (1993a) gefundenen, wird propagiert, daß die vom ventralen Ast des Fasciculus uncinatus klammerartig verbundenen Regionen des basalen Stirnhirns und des anterioren Schläfenlappens im intakten Gehirn für den Abruf deklarativer Altgedächtnisinformation essentiell sind (Markowitsch 1995b) (**Abb. 1.6.8**).

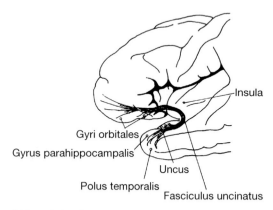

Abb. 1.6.8 Schematische Ansicht der lateralen anterioren Hälfte des menschlichen Kortex. Die Hirnregionen, die als zentral für den Abruf episodischer Information aus dem Langzeitgedächtnis angesehen werden, sind benannt. (Hierzu zählen nicht die entlang der medialen Temporallappenfläche liegenden hippokampalen Strukturen)

Aus den Ergebnissen ihrer PET-Studien entwickelten Tulving et al. (1994a) das sog. HERA-Modell der Informationsverarbeitung. HERA steht für "Hemispheric encoding Retrieval asymmetry" und besagt, daß die Einspeicherung episodischer Information prinzipiell über die linke, deren Abruf aber über die rechte Hemisphäre verläuft. Weiterhin zeigten ihre Studien und Einzelfallanalysen nach fokaler Hirnschädigung, daß unser Gehirn sich beim Abruf episodischer Information aus dem Altgedächtnis vor allem auf die rechte und für den Abruf entsprechender Information aus dem Wissenssystem auf die linke Hirnhälfte stützt (Markowitsch 1995b).

Abruf nicht-deklarativen Wissens
Für den Abruf aus dem nicht-deklarativen Wissensbereich (prozedurale Information, Priming) sind offensichtlich grundsätzlich die gleichen Hirnsysteme relevant wie für deren Einspeicherung. D.h., für den prozeduralen Bereich Teile der Basalganglien und des Kleinhirns und für Priming die modalitätsspezifischen Regionen im Umfeld der primären kortikalen Areale, die jeweils für die Informationsaufnahme zuständig sind (Squire et al. 1993).

Gedächtnis im Alter

Daß neben den somatischen auch psychische Leistungen im Alter nachlassen, ist allgemein geläufig und wird u.a. auf Abbauprozesse auf der Hirnebene zurückgeführt (Calne et al. 1991). Zu diesen zählt die auch bei "gesundem Altern" ansteigende Zahl von Neurofibrillenbündeln oder Plaques, die abnehmenden Synapsen- und Dornendichten (spines) auf neuronaler Ebene sowie der Rückgang der Neuronenzahl als Ganzes. Daß gerade die letztgenannte Kenngröße häufig übertrieben wird, beschrieb Haug in mehreren Arbeiten (z.B. Haug 1985), in denen er einen Teil der altersbedingten Gewichtsabnahme des Gehirns auf zunehmenden Wasserverlust (und nicht Zellverlust) zurückführte.

Dennoch ist dieser Zusammenhang kein grundsätzlicher, sondern ein auf bestimmte Leistungsbereiche beschränkter. Die Gedächtnisleistungen, die im Alter am augenfälligsten nachlassen, sind sog. Speedfunktionen, während umgekehrt die sog. Powerfunktionen am ehesten erhalten bleiben. Unter **Speedfunktionen** versteht man solche, die unter Zeitdruck erledigt oder bewältigt werden müssen. **Powerfunktionen** dagegen sind solche, bei denen nicht Zeit, sondern langfristig erworbene Kenntnisse wichtig sind. Beispiele für Speedfunktionen sind das Produzieren von Wörtern unter Zeitlimits oder das Erlernen eines Computerprogramms bei gleichzeitig möglichen Ablenkreizen (Telefon). Beispiele für Powerfunktionen sind Schachspielen oder Kreuzworträtsellösen, d.h., Funktionen, die langjährig "geprobt" sind ("Expertenwissen") oder als eingefahrene Verhaltensabläufe gelten können (Knopf et al. 1990).

Grundsätzlich nehmen im Alter Leistungen ab, die ein hohes Maß an Eigeninitiative verlangen und bei denen Hilfen durch die Umwelt fehlen. **Tab. 1.6.1** verdeutlicht diesen Zusammenhang anhand verschiedener Aufgabentypen. Kurzzeitgedächtnis, Bildgedächt-

Tab. 1.6.1 Gedächtnisaufgaben, die im Alter unterschiedlich gut bewältigbar sind (nach Craik 1990)

Aufgabe	Umweltunterstützung	Selbstinitierte Aktivität	Altersabhängiges Defizit
Erinnern sich zu erinnern Abruf mit Hinweisreizen Wiedererkennen Neulernen Prozedurales Gedächtnis und Priming	↓ nimmt zu	nimmt zu ↑	nimmt zu ↑

nis, divergentes Denken, einschließlich des Denkens in Problemlösesituationen sowie Quellen- und Metagedächtnisleistungen sinken im Alter in besonderem Maße. Auch bei Priming-Vorgängen gibt es einen reliablen Altersgradienten.

Die im Alter zunehmende Depressionsanfälligkeit läßt Gedächtnisleistungen zusätzlich disproportional abfallen. Umgekehrt scheinen ein hoher Ausgangs-IQ, Bildung und das Üben geistiger Beweglichkeit altersbedingten Abbauerscheinungen vorzubeugen.

In einer umfassenden Übersicht werden vier Hypothesen zur Änderung des Gedächtnisses im Alter diskutiert: gestörtes Metagedächtnis, semantische Defizithypothese, Störung der überlegten Wiedergewinnung, verringerte Verarbeitungsmöglichkeiten. Mit keiner der Hypothesen konnten die Gedächtnisveränderungen im Alter zufriedenstellend erklärt werden (Light 1991).

Anmerkungen zur Diagnostik des Gedächtnisses (speziell im Alter)

Die oben beschriebene Einteilung des Gedächtnisses der Zeit und dem Inhalt nach verdeutlicht die inzwischen zunehmende facettenhafte Aufteilung der Informationsverarbeitung: Gedächtnis kann in den Phasen der initialen Informationsregistrierung, der Einspeicherung, Konsolidierung und Ablagerung bis hin zum Abruf gestört sein. Neben den inhaltlichen Hauptklassifizierungen (s. **Abb. 1.6.2**) kann Gedächtnis noch der Modalität (olfaktorisches Gedächtnis) und entsprechend dem Material nach ("Gedächtnis für Dinge der belebten Natur") unterteilt werden (Markowitsch 1992b) und auch selektiv gestört sein. Der Abruf aus dem Gedächtnis kann durch Denken, Handeln oder Wahrnehmen erfolgen. Gedächtniszustände bestehen im Erinnern weit zurückliegender oder jüngster Ereignisse, im Erinnern von Erfahrungskontexten, im Erwerb neuer Verhaltensmuster, in der Leistung erworbener Fähigkeiten und in der Bekanntheit beim Auftreten wiederholter Erfahrungen. Diese Vielfalt bedingt die Notwendigkeit einer detaillierten diagnostischen Erfassung.

Grundsätzlich darf Gedächtnis nicht als isolierte Variable betrachtet und analysiert werden. Wichtigste Begleitgröße ist die Intelligenz, die in Beziehung zum Gedächtnis gesetzt werden sollte. Dies kann im Extremfall recht pauschal erfolgen, indem man als Kenngrößen beispielsweise den Gesamt-IQ des Wechsler Intelligenztests den Gesamt-MQ (MQ = memory quotient) der Wechslerschen Gedächtnistestbatterie heranzieht (z. B. Markowitsch 1993a, b). Weitere, die Gedächtnisleistung häufig unmittelbar beeinflussende Faktoren stellen Aufmerksamkeit und Konzentration dar.

Neben dem Einsatz konventioneller Gedächtnisfunktionen messender Testbatterien sind gerade für betagtere Personen alltagsnahe Verfahren, wie der Rivermead-behavioural-memory-Test, von Interesse. Ein "subjektiver" Gedächtnisfragebogen kann die Diagnose ergänzen. Verbale wie räumlich-visuelle Verfahren sollten ebenso zum Testrepertoire gehören, wie solche, die freien Abruf, Abruf auf Hinweisreize hin und das Wiedererkennen (multiple choice) testen. Prozedurale Aufgaben, solche, die die Problemlösefähigkeit, die Konzeptbildung und die kognitive Flexibilität erfassen, sollten ebenso nicht fehlen. Zusätzlich sind auch implizite Gedächtnisleistungen (perzeptuelles Priming) und das Altgedächtnis zu untersuchen. Beim Altgedächtnis wiederum ist ebenfalls zwischen verbalen (berühmte Namen und Ereignisse) (Leplow et al. 1993) und nicht-verbalen (berühmte Gesichter, Automarken etc.) und zwischen semantischen und episodischen (Autobiographical-memory Interview; Kopelman et al. 1990) zu differenzieren (Markowitsch 1995b). Eine Zusammenstellung relevanter Verfahren findet sich beispielsweise in Tabelle 1 von Markowitsch et al. (1993b). Literaturangaben und detailliertere Beschreibungen zu einzelnen Verfahren finden sich bei Calabrese (1996).

Gerade für ältere Personen sollten dann noch Verfahren zur Testung von Meta- und Quellengedächtnis hinzukommen (Craik et al. 1990). Das Nürnberger Alters-Inventar enthält spezielle Verfahren zur allgemeinen Gedächtnisdiagnostik bei Alten (Oswald, Fleischmann 1995). Zur Abklärung möglicher Demenzen bietet sich der Demenz-Test von Kessler et al. (1988) an und als Kurz-Screening der Mini-Mental-Status-Test (Kessler et al. 1990).

Anmerkungen zur Therapie des Gedächtnisses (speziell im Alter)

Pharmakologische Therapien werden hier außer acht gelassen; stattdessen liegt der Schwerpunkt auf neuropsychologischen Interventionsverfahren. Grundsätzlich gilt, daß insbesondere nach Hirnschäden eine bleibend generalisierend wirkende Verbesserung des Gedächtnisses nur schwer zu erreichen ist (Deisinger, Markowitsch 1991). Als präventive Maßnahme bieten sich sog. Gehirn-Jogging-Verfahren an, deren langfristige Wirksamkeit bislang noch wenig belegt ist, die aber zumindest eher positive als negative Auswirkungen auf die Hirnleistung haben werden. Der Erwerb interner und externer Gedächtnisstützen und Mnemotechniken sollte gefördert werden, wobei natürlich zuallererst eine Umfeldsituation geschaffen werden muß, die einen fruchtbaren Boden für die Anwendung derartiger Maßnahmen bietet. Zu internen Gedächtnishilfen gehören Techniken zur bildhaften Vorstellung (imagery), Verknüpfungsmethoden, die Ortsmethode, die Bildung verbaler Mediatoren (z.B. von Oberbegriffen), verbale Elaboration, Wiederholungstechniken, die PQRST-Methode (Deisinger, Markowitsch 1991) und zu externen das Mitführen von Listen, Tagebüchern, Kalendern o.ä. Auch die Methode der abnehmenden Hinweisreize (vanishing cue technique) kann hier genannt werden (Deisinger, Markowitsch 1991; Thöne, Glisky 1995; Thöne, Markowitsch 1995a, b). Die Übung von Problemlösungen (Strategien, Planungen, induktives und deduktives Denken) mag dazu beitragen, Gedächtnisleistungen zu verbessern (v. Cramon, Matthes-v. Cramon 1992).

Seit der Differenzierung in inhaltlich unterscheidbare Gedächtnissysteme (vgl. **Abb. 1.6.2**) ist es von besonderer Bedeutung zu untersuchen, ob das Training eines nicht oder wenig geschädigten Gedächtnissystems den Ausfall des primär geschädigten kompensieren kann (Thöne, Markowitsch 1995a, b). Geht man von Tulvings Hierarchieansatz aus, der besagt, daß das episodische System das höchststehende ist und daß ein Wissenserwerb durch ein niedrigeres System bei Schädigung eines darüber befindlichen nicht möglich ist, so sollte dies wenig Sinn machen (Tulving 1995). Andererseits zeigt die Erfahrung insbesondere mit subkortikal geschädigten Patienten (z.B. mit Morbus Parkinson), daß bei diesen bei primär beeinträchtigten prozeduralen Lernfähigkeiten episodische durchaus noch weitgehend erhalten sein können. Wir sind dieser Frage bei Patienten mit neurologisch bedingten Gedächtnisdefiziten nachgegangen, wobei wir fanden, daß zumindest bei nicht-amnestischen Patienten eine tiefe semantische Verarbeitung mit explizitem Abruf die erfolgversprechende Therapie darstellt. Gleichwohl steckt diese Art von Forschung noch in den Kinderschuhen, so daß verallgemeinernde Prognosen – etwa auf die AD – nicht gewagt werden können.

Schlußfolgerungen

Hering (1921) schrieb einst: "Das Gedächtnis verbindet die zahllosen Einzelphänomene zu einem Ganzen, und wie unser Leib in unzählige Atome zerstieben müsste, wenn nicht die Attraktion der Materie ihn zusammenhielte, so zerfiele ohne die bindende Macht des Gedächtnisses unser Bewusstsein in so viele Splitter, als es Augenblicke zählt." (S. 12).

Diese Zeilen veranschaulichen bis heute die Bedeutung des Gedächtnisses für unser Wesen und Dasein. Entsprechend stellen die Untersuchungen der psychologischen, neuropsychologischen und neurobiologischen Grundlagen des Gedächtnisses sowie der Möglichkeiten, es interventiv zu verbessern, vorrangige Ziele klinisch-angewandter wie neurowissenschaftlicher Grundlagenforschung dar. Die Aufdeckung unterschiedlicher Gedächtnisformen sowie die Erforschung neuroanatomischer Schaltkreise und Netzwerke der Informationsverarbeitung ist gerade in den letzten Jahren durch die starke Verzahnung neuropsychologischer Verfahren mit statischen und dynamischen bildgebenden Techniken große Schritte vorangekommen. Dennoch hat gerade die Gedächtnisforschung mit den Schwierigkeiten und Interpretationsproblemen zu kämpfen, daß das Säugetiergehirn und vor allem dessen kortikale Anteile häufig in Module mit distinkten Funktionen unterteilt werden, auf der anderen Seite aber zumindest die langfristige Informationsverarbeitung schon durch sehr kleine Hirnschäden in sog. Flaschenhalsstrukturen global unterbrochen werden kann (Diskonnektionssyndrom). Hinzu kommt, daß bis heute nicht bekannt ist, auf welche Weise unser Gehirn Information abspeichert.

Die hier vorliegende Beschreibung der Neuropsychologie des Gedächtnisses ist natürlich auch durch Präferenzen des Autors geprägt. Es ist zwar weitgehend, aber nicht generell akzeptiert, daß wir das Gedächtnis in inhaltliche Subsysteme untergliedern sollten (Roediger 1990). Auch ist nicht klar, ob wir von einzelnen Flaschenhalsstrukturen und unterschiedlichen anatomischen Systemen der Informationsenkodierung sprechen sollten. Vielleicht handelt es sich nur um ein sehr großes, aber anatomisch wie funktionell einheitliches Netzwerk, das eigens artifiziell auf der Basis singulär erfaßbarer Hirnschäden unterteilt wurde. Die diagnostische Erfassung wie auch die Therapie von Gedächtnisstörungen werden jedoch durch die grundlagenwissenschaftlichen Prämissen beeinflußt, so daß die hier vorgeschlagenen Vorgehensweisen an den in den ersten beiden Sektionen gemachten Aussagen bestimmt sind.

Was die Erforschung normaler und pathologischer Gedächtnisvorgänge im Alter angeht, so gelten hier bestimmte Besonderheiten, die vor allem durch die Natur des Altwerdens bedingt sind, aber auch dadurch, daß Gedächtnis nie isoliert diagnostiziert werden kann. Man hat inzwischen mehrfach die Behauptung aufgestellt, daß vor allem die durch Teile des Stirnhirns mediierten Metagedächtnisvorgänge im Alter nachließen (Craik et al. 1990). Des weiteren kann als gesichert gelten, daß die Informationsverarbeitungsgeschwindigkeit im Alter nachläßt, ein Vorgang, der einerseits an Prozesse von Aufmerksamkeit und Konzentrationsfähigkeit gebunden ist, andererseits aber auch mit rein motorischen Faktoren (z.B. Augenmuskeln) zu tun haben wird. Der neurowissenschaftlich arbeitende Gedächtnisforscher muß sich folglich immer irgendwo zwischen den Polen einer holistischen und einer mosaikartigen Sichtweise hindurchbewegen und sollte dabei nicht versäumen, in Abständen seine Position zu überdenken.

Literatur

Baddeley AD (1986): Working memory. Science 255: 556–559

Butters N, Salmon D, Heindel WC (1994): Specificity of the memory deficit associated with basal ganglia dysfunction. Rev Neurol 150: 580–587

Calabrese P (1996): Klinisch-neuropsychologische Gedächtnisdiagnostik. In: Markowitsch HJ (Hrsg): Klinische Neuropsychologie (Enzyklopädie der Psychologie, Serie "Biologische Psychologie", Band 2). Hogrefe, Göttingen–Bern–Toronto–Seattle

Calne DB, Eisen A, Meneilly G (1991): Normal aging of the nervous system. Ann Neurol 30: 206–207

Craik FIM (1990): Changes in Memory with Normal Aging: A Functional View. In: Wurtman RJ, Corkin S, Growdon JH, Ritter-Walker E (eds): Advances in Neurology, Vol. 51, pp 201–206. Raven Press, New York

Craik FIM, Morris LW, Morris RG et al. (1990): Relations between source amnesia and frontal lobe functioning in older adults. Psychol and Aging 5: 148–151

Cramon DY v (1992): Focal Cerebral Lesions Damaging (subcortical) Fiber Projections related to Memory and Learning Functions in Man. In: Vallar G (ed): Neuropsychological Disorders associated with subcortical Lesions, pp 132–141. Oxford University Press, Oxford

Cramon DY v, Matthes-von Cramon G (1992): Reflections on the treatment of brain-injured patients suffering from problem-solving disorders. Neuropsychol Rehab 2: 207–229

Deisinger K, Markowitsch HJ (1991): Die Wirksamkeit von Gedächtnistrainings in der Behandlung von Gedächtnisstörungen bei Hirngeschädigten. Psychol Rdsch 42: 55–65

Grossman SP (1973): Essentials of Physiological Psychology. Wiley & Sons, New York–Chichester

Haug H (1985): Gibt es Nervenzellverluste während der Alterung in der menschlichen Hirnrinde? Ein morphometrischer Beitrag zu dieser Frage. Nervenheilk 4: 103–109

Hering E (1921): Über das Gedächtnis als eine allgemeine Funktion der organisierten Materie. Vortrag gehalten in der feierlichen Sitzung der Kaiserlichen Akademie der Wissenschaften in Wien am 30. Mai 1870. Akademische Verlagsgesellschaft, Leipzig

Irle E, Markowitsch HJ (1982): Connections of the hippocampal formation, mamillary bodies, anterior thalamus and cingulate cortex. A retrograde study using horseradish peroxidase in the cat. Exp Brain Res 147: 79–94

Janowsky J, Shimamura AP, Squire LR (1989): Source memory impairment in patients with frontal lobe lesions. Neuropsychologia 7: 1043–1056

Jetter J, Poser U, Freeman RB jr et al. (1986): A verbal long term memory deficit in frontal lobe damaged patients. Cortex 22: 229–242

Kapur N, Ellison D, Smith MP et al. (1992): Focal retrograde amnesia following bilateral temporal lobe pathology. Brain 115: 73–85

Kessler J, Denzler P, Markowitsch HJ (1988): Demenz-Test. Beltz-Test-Verlag, Weinheim

Kessler J, Markowitsch HJ, Denzler P (1990): Der Mini-Mental-Status-Test. Beltz-Test-Verlag, Weinheim

Knopf M, Kolodziej P, Preussler W (1990): Der ältere Mensch als Experte. Literaturübersicht über die Rolle von Expertenwissen für die kognitive Leistungsfähigkeit im höheren Alter. Z Gerontopsychol Gerontopsychiat 4: 233–248

Kopelman MD, Wilson BA, Baddeley AD (1990): Autobiographical memory interview. Bury St. Edmunds: Thames Valley Test Company

Leplow B, Blunck U, Schulze K et al. (1993): Der Kieler Altgedächtnistest: Neuentwicklung eines deutschsprachigen Famous Event-Tests zur Erfassung des Altgedächtnisses. Diagnostica 39: 240–256

Light L (1991): Memory and aging: Four hypothesis in search of data. Ann Rev Psychol 42: 333–376

Markowitsch HJ (1988): Diencephalic amnesia: a reorientation towards tracts? Brain Res Rev 13: 351–370

Markowitsch HJ (1990): Transient psychogenic amnesic states. In: Markowitsch HJ (ed): Transient Global Amnesia and Related Disorders, pp 181–190. Huber, Bern–Göttingen–Toronto-Seattle

Markowitsch HJ (1992a): Intellectual Functions and the Brain. An Historical Perspective. Huber, Bern–Göttingen–Toronto-Seattle

Markowitsch HJ (1992b): Neuropsychologie des Gedächtnisses. Hogrefe, Göttingen–Bern–Toronto–Seattle

Markowitsch HJ, Calabrese P, Haupts M et al. (1993a): Searching for the anatomical basis of retrograde amnesia. J Clin Exp Neuropsychol 15: 947–967

Markowitsch HJ, Cramon DY von, Schuri U (1993b): Mnestic performance profile of a bilateral diencephalic infarct patient with preserved intelligence and severe amnesic disturbances. J Clin Exp Neuropsychol 15: 627–652

Markowitsch HJ (1995a): Anatomical Basis of Memory Disorders, pp 665–679. In: Gazzaniga MS (ed): Neurosciences. MIT Press, Cambridge, MA

Markowitsch HJ (1995b): Which brain regions are critically involved in the retrieval of old episodic memory? Brain Res Rev 21: 117–127

Markowitsch HJ (1996): Gedächtnisstörungen. In: Markowitsch HJ (Hrsg): Klinische Neuropsychologie (Enzyklopädie der Psychologie, Serie "Biologische Psychologie", Band 2). Hogrefe, Göttingen–Bern–Toronto–Seattle

Middleton FA, Strick PL (1994): Anatomical evidence for cerebellar and basal ganglia involvement in higher cognitive function. Science 266: 458–461

Nieuwenhuys R, Voogt J, van Huizen C (1988): The Human Central Nervous System. A Synopsis and Atlas. Springer, Berlin–Heidelberg–New York

Oswald WD, Fleischmann UM (1995): Nürnberger Alters-Inventar (NAI). Hogrefe, Göttingen–Bern–Toronto–Seattle

Roediger HL III (1990): Implicit memory: a commentary. Bull Psychonomic Soc 28: 373–380

Röhrenbach C, Markowitsch HJ (1996): Störungen im Bereich exekutiver und überwachender Funktionen – der Präfrontalbereich. In: Markowitsch HJ (Hrsg): Klinische Neuropsychologie (Serie "Biologische Psychologie" Band 2). Hogrefe, Göttingen–Bern–Toronto–Seattle

Sarter M, Markowitsch HJ (1985): The amygdala's role in human mnemonic processing. Cortex 21: 7–24

Schacter DL, Chiu C-YP, Ochsner KN (1993): Implicit memory: A selective review. Ann Rev Neurosci 16: 59–182

Soville WB, Milner B (1957): Loss of recent memory after bilateral hippocampal lesions. J Neurol Neurosurg Psychiat 20: 11–21

Shimamura AP (1995): Memory and Frontal Lobe Function. In: Gazzaniga MS (ed): The Cognitive Neurosciences, pp 803–811. MIT Press, Cambridge, MA

Squire LR, Knowlton B, Musen G (1993): The structure and organization of memory. Ann Rev Psychol 44: 453–495

Thöne AIT, Glisky EL (1995): Learning of name-face associations in memory impaired patients: A comparison of different training procedures. J Int Neuropsychol Soc 1: 29–38

Thöne AIT, Markowitsch HJ (1995a): Gedächtnissystem oder Verarbeitungsprozesse – was ist entscheidend für die Gedächtnisrehabilitation? Beitrag auf der 9. Jahrestagung der Gesellschaft für Neuropsychologie in Kreischa

Thöne AIT, Markowitsch HJ (1995b): Möglichkeiten des Erwerbs neuer Informationen bei chronisch alkoholabhängigen Patienten mit Gedächtnisstörungen. Ein Vergleich verschiedener Trainingsstrategien. Verhaltensmedizin Heute 5: 59–63

Tulving E (1995): Organization of memory: Quo vadis? In: Gazzaniga MS (ed): The Cognitive Neurosciences, pp 839–847. MIT Press, Cambridge, MA

Tulving E, Kapur S, Craik FIM et al. (1994a): Hemispheric encoding/Retrieval asymmetry in episodic memory: Positron emission tomography findings. Proc Nat Acad Sci 91: 2016–2020

Tulving E, Kapur S, Markowitsch HJ (1994b): Neuroanatomical correlates of retrieval in episodic memory: Auditory sentence recognition. Proc Nat Acad Sci 91: 2012–2015

Zola-Morgan S, Squire LR (1990): The neuropsychology of memory. Parallel findings in human and nonhuman primates. Ann NY Acad Sci 608: 434–456

2 Diagnostik

2.1 Klinische Untersuchung und Psychometrie

L. Frölich, K. Maurer (Frankfurt am Main)

Für die umfassende psychiatrische Untersuchung eines älteren Menschen müssen Aspekte der klassischen medizinischen und der funktionalen psychiatrischen Vorgehensweise miteinander integriert werden. Nach dem klassischen medizinischen Verständnis wird versucht, aus Symptomen und Befunden, die in einer problemorientierten Weise erhoben wurden, eine einzelne Diagnose abzuleiten und anhand dieser eine Behandlungsstrategie mit dem Ziel der Heilung zu entwickeln. Dieser Ansatz ist bei psychisch kranken alten Menschen meist weniger angebracht und auch weniger erfolgversprechend. Bei dieser Patientengruppe empfiehlt sich ein Vorgehen nach einem funktionalen psychiatrischen Verständnis: es betont eine begleitende Langzeitbehandlung gegenüber einer Heilung, sowie eine chronische Versorgung durch ein interdisziplinäres Team gegenüber einer Akutversorgung. Die Behandlungsstrategie zielt auf die Maximierung und Erhaltung von Funktionen des Individuums. Die gerontopsychiatrische Versorgung richtet sich weniger an Krankheiten als an Behinderungen bzw. Funktionseinschränkungen aus.

Anamnese

Eine valide und zuverlässige Anamnese ermöglicht in über 80% der klinischen Situationen eine korrekte Diagnose (Hampton et al. 1975). Dies trifft auch für den älteren Menschen zu, ist aber für jene Altersgruppe oft schwierig und sehr zeitaufwendig. Wie bei jeder guten psychiatrischen Untersuchung müssen Informationsgewinnung und empathisches Eingehen auf den Patienten Hand in Hand gehen. Ältere Menschen kommen oft mit einer komplexen Reihe von Bedürfnissen zum Arzt, die nicht offensichtlich werden, wenn man sich nur auf die Hauptbeschwerden konzentriert. Obwohl die Bestandteile einer gerontopsychiatrischen Untersuchung sich nicht von denen der allgemeinen psychiatrischen Untersuchung unterscheiden, mag jedoch die Reihenfolge, in der die einzelnen Bereiche untersucht werden oder deren relative Gewichtung zueinander von der allgemeinen Praxis abweichen.

Ein Gerüst für eine umfassende Informationsgewinnung folgt den allgemeinen Richtlinien der psychiatrischen Krankenuntersuchung mit einer symptomorientierten Erfassung der Hauptbeschwerden oder des Anlasses für den Arztbesuch, der Entwicklung der aktuellen Erkrankung, der psychiatrischen und somatischen Vorgeschichte, einer biographischen Anamnese, einer Sozialanamnese und einer Familienanamnese. Gute Leitlinien zur Anamneseerhebung bei gerontopsychiatrischen Patienten finden sich in dem Manual zur Dokumentation gerontopsychiatrischer Befunde (Gutzmann et al. 1988). Einen wichtigen Platz in der Untersuchung nimmt auch das Einholen von Information durch Angehörige oder andere vertraute Bezugspersonen ein. Da ältere Patienten, vor allem bei kognitiven Störungen, nur selten den Arzt allein aufsuchen, kann man sinnvollerweise sogar mit einer Fremdanamnese beginnen. Überspielte kognitive Störungen oder Auffälligkeiten im Alltagsverhalten lassen sich oft nur so in Erfahrung bringen. So liegt beispielsweise der Verdacht auf eine Demenz besonders dann nahe, wenn Angehörige über den Lebenslauf der Betroffenen besser informiert sind als diese selbst. Ein weiterer wichtiger Aspekt fremdanamnestischer Erhebungen ist das Bestimmen des Ausgangsniveaus, d. h. Charaktereigenschaften und Fähigkeiten vor Ausbruch der Erkrankung. Ebenso wird man fremdanamnestisch über den Verlauf wertvolle Informationen gewinnen. Die Kenntnis der Dauer der Erkrankung ergibt oft differentialdiagnostische Hinweise. Eine Durchsicht früherer Krankenakten oder Arztberichte ist ebenso notwendig. Diese werden aber häufig bei der Erstuntersuchung nicht verfügbar sein. Man wird versuchen, möglichst noch weitere Informationsquellen neben dem Patienten und seinen Angehörigen zur Bestimmung des sozialen Funktionsniveaus und des Alltagsverhaltens heranzuziehen. Wenn es keine solchen Informanten gibt, ist auch dies schon eine wichtige Hinweis auf eine soziale Isolation und sollte in weitere Überlegungen mit eingehen.

In der Exploration älterer Menschen ist es wichtig, den Patienten die Geschwindigkeit und den Inhalt des ärztlichen Gespräches zunächst selbst bestimmen zu lassen. Hinhören können und Gesprächspausen aktiv einzusetzen kann für den Gang der Untersuchung wichtig sein. Eine optimistische Grundhaltung und die Einstellung, daß ein sinnhafter Behandlungsplan möglich ist, sind bedeutsam. Ebenso hat man sich im praktischen Vorgehen auf die sensorischen und manchmal auch kognitiven Beeinträchtigungen des Patienten einzustellen. Ein mechanistisches Abfragen oder ein unflexibles Beharren auf einem vorgegebenen Anamneseschema während der Exploration kann eine abnehmende Kooperationswilligkeit des Patienten provozieren, wenn er/sie das Gefühl bekommt, daß der Arzt "nicht richtig zuhört". Ebenso ist es für einen guten Rapport wichtig, den älteren Menschen als Person kennenzulernen. Dies erfordert Einfühlungsvermögen und aufmerksame emotionale Zugewandtheit von seiten des Untersuchers, was für den Patienten oft genauso wichtig wie Fachkompetenz ist. Die Atmosphäre der ersten Begegnung und die Beziehung, die daraus erwächst, werden wesentlich die Möglichkeit einer zutreffenden Diagnosestellung und einer angemessenen Behandlung mitbestimmen.

Psychopathologischer Befund

Der psychopathologische Befund beschreibt das Querschnittsbild der geistig-seelischen Verfassung des Patienten zum Zeitpunkt der Untersuchung. Seine Grundlage sind das vom Arzt beobachtbare Verhalten, sowie überprüfbare Leistungen und das berichtete Erleben des Patienten. Er soll die äußere Erscheinung und das Interaktionsverhalten des Patienten wiedergeben, danach Bewußtseinslage, Wahrnehmung, kognitive Funktionen, inhaltliches und formales Denken, Affektivität, Antrieb, Psychomotorik, eine Beurteilung von Krankheitseinsicht und Suizidalität beinhalten (Gutzmann et al. 1989).

Psychiatrische Klassifikationssysteme (DSM-IV und ICD-10)

Die in Europa verbindliche "Internationale Klassifikation psychischer Störungen" in ihrer 10. Revision (ICD-10) erfaßt die psychischen Erkrankungen im Kapitel V unter den Rubriken F00–F99 (Dilling et al. 1993). ICD-10 wurde mit dem expliziten Ziel entwickelt, nicht nur mit einer Leitlinie zur statistischen Erfassung von Morbiditäten zu dienen, sondern auch ein Manual für den täglichen klinischen Gebrauch in der Praxis und der Forschung vorzulegen. Gegenüber ICD-9 enthält es eine überarbeitete Liste diagnostischer Rubriken, glossarartiger Krankheitsdefinitionen und expliziter diagnostischer Kriterien. Diese liegen in einer Version für die klinische Routine und einer für Forschungszwecke vor. Die Unterscheidung zwischen psychotischen und nicht-psychotischen Krankheitsbildern spielt in der ICD-10 keine taxonomische Rolle mehr. Auch auf das Alter als ein ätiologisches Unterscheidungskriterium, z.B. bei kognitiven Störungen, wurde verzichtet. Für eine zuverlässige Diagnose der Demenzerkrankungen wurde ein Zeitkriterium von sechs Monaten Symptomdauer eingeführt. Erkrankungen mit verschiedenartiger psychopathologischer Phänomenologie werden – wie zuvor in ICD-9 – anhand ihrer vermuteten oder beweisbaren Ätiologie gruppiert. Insgesamt erfaßt die ICD-10 die psychischen Störungen im Alter nicht als separate oder spezielle Kategorien psychiatrischer Morbidität. Obwohl es kein multiaxiales Klassifikationssystem ist, lassen sich doch viele der relevanten klinischen und psychosozialen Charakteristika psychiatrischer Störungen im Alter durch eine Kombination eines psychiatrischen Syndromcodes der Sektion F, eines Codes der körperlichen Krankheiten der entsprechenden Sektionen und eines Codes der Sektion Z (Faktoren, welche den Gesundheitszustand beeinflussen sowie Kontakt mit den Einrichtungen des Gesundheitssystems) adäquat abbilden.

Das multiaxiale Klassifikationssystem des DSM-III und DSM-III-R (Wittchen et al. 1989) wurde im DSM-IV beibehalten. Für die gerontopsychiatrischen Störungen bedeutsam ist, daß auf Achse I die Unterscheidung in "organische" versus "funktionelle" Störungen zugunsten einer Unterscheidung in primäre (=idiopathische) versus sekundäre (=symptomatische) Störungen geändert wurde. Die "altersassoziierten Gedächtnisstörungen" (AAMI) wurden jedoch nicht als diagnostische Kategorie aufgenommen, da sich diese Beeinträchtigung zu häufig als ein subklinisches Stadium einer progredienten Erkrankung darstellen würde. Insgesamt findet sich eine gewisse Annäherung zwischen dem immer noch eher syndromal orientierten DSM-IV und der ICD-10.

Psychometrische Objektivierung

Zur psycho(patho)metrischen Objektivierung und Schweregradeinstufung kognitiver Störungen, aber auch zur Schweregradeinstufung von affektiven und psychotischen Störungen existieren eine Vielzahl von Skalen und Testverfahren. Psychometrische Verfahren werden bei alten Menschen zur Beantwortung unterschiedlicher Fragen eingesetzt, z. B. zur Objektivierung dementieller Syndrome, zur Differentialdiagnose zwischen verschiedenen Demenzformen und zur Abgrenzung gegenüber der "Pseudodemenz" sowie zur Analyse verbleibender Restfunktionen, die im Rahmen einer Behandlung genutzt werden könnten oder zur Veränderungsmessung. Vom konzeptuellen Aufbau her lassen sich Selbstbeurteilungsverfahren, Fremdbeurteilungsverfahren und Leistungsprüfungsverfahren unterscheiden. Für gerontopsychiatrische Fragestellungen sind Verfahren zur Erfassung und Quantifizierung von Depression und Demenzen von großer Bedeutung. Zusätzlich sind Skalen zur Erfassung des generellen psychosozialen Funktionsniveaus und der Lebensqualität wichtig. Während zur Depressionsdiagnostik bevorzugt Selbst- und Fremdbeurteilungsskalen eingesetzt werden, kommen in der Demenzdiagnostik vor allem Fremdbeurteilungsskalen sowie Leistungsprüfungstests, z. T. auch kombiniert in einem Verfahren, zur Anwendung. Ebenfalls zu erwähnen sind Untertests aus den Testinstrumentarien zur allgemeinen Messung von Intelligenz sowie differenzierte neuropsychologische Testverfahren, welche aber in diesem Kapitel nicht gesondert aufgeführt werden. Der Einsatz dieser Verfahren ist vor allem bei der diagnostischen und differentialdiagnostischen Untersuchung beginnender oder sehr leichter kognitiver Störungen gerechtfertigt. Patienten mit leichter Demenz sind bereits häufig von den Anforderungen dieser Verfahren überfordert. Sie eignen sich somit auch weniger für Verlaufsbeurteilungen oder für die Untersuchung von Therapieeffekten.

Skalen zur Quantifizierung kognitiver Störungen

Zur umfassenden Charakterisierung dementieller Syndrome existieren die Verfahren der **Tab. 2.1.1** und **2.1.2**. Sie lassen sich inhaltlich in Kurztests für globale kognitive Leistungsfähigkeit, in differenzierte Fremdbeurteilungsverfahren, in spezifische Tests für kognitive Störungen und in komplexe Diagnoseverfahren untergliedern. In **Tab. 2.1.1** wird eine Auswahl gebräuchlicher Instrumente zur Quantifizierung kognitiver Störungen bei Demenzen vorgestellt. Auf den Mini-Mental-Status-Test (MMST) (Folstein et al. 1975), den Syndromkurztest (SKT) (Erzigkeit 1989), und die Alzheimer's Disease Assessment Scale (ADAS) (Rosen et al. 1984, Weyer et al. 1992) soll detaillierter eingegangen werden. Die beiden Kurzverfahren MMST und SKT gehen von unterschiedlichen theoretischen Voraussetzungen aus. Beim MMST handelt es sich um eine empirisch entwickelte Skala mit Testelementen, beim SKT um ein psychopathometrisches Leistungsprüfungsverfahren für kognitive Störungen, das den üblicherwei-

Tab. 2.1.1 Skalen zur Quantifizierung kognitiver Störungen bei Demenzen (Auswahl gebräuchlicher Instrumente)

Abkürzung	Bezeichnung	Charakteristik	Referenz
MMST	Mini-Mental-Status-Test	klinischer Kurztest, weit gebräuchlich, vielfach außenvalidiert	Folstein et al. 1975
SKT	Snydromkurztest	Leistungsprüfungsverfahren, ansprechend	Erzigkeit 1989
ADAS	Alzheimer's Disease Assessment Scale	Rating-Skala und Leistungsprüfungsverfahren, umfassend und über alle Schweregrade einsetzbar	Mohs et al. 1983
NAI	Nürnberger Alters-Inventar	umfassende Testbatterie	Oswald, Fleischmann 1995
KCTE	Kendrick Cognitive Test for the Elderly	neuropsychologische Testbatterie	Kendrick 1985
CANTAB	Cambridge Neuropsychological Test Automated Battery	computerisierte neuropsychologische Testbatterie	Morris et al. 1987

se verwendeten psychologischen Testgütekriterien genügt. Beide Tests sind für die Praxis geeignet und können auch nach Kriterien der Gebührenordnung für Ärzte abgerechnet werden. Das Delegieren der Befragung oder Untersuchung an geschultes Personal ist bei beiden Tests möglich.

Bei dem MMST handelt es sich um eine der ältesten Demenzskalen (**Anhang, Instrument 1**); trotz evidenter Mängel (z.B. allgemeine Testgütekriterien sind z.T. nicht erfüllt, Nichtberücksichtigung der Reaktionsgeschwindigkeit) wird der Test von den Autoren wegen minimaler Vorbereitung und des einfach zu handhabenden Testmaterials zur Ergänzung des ärztlich-diagnostischen Gesprächs empfohlen. Es handelt sich um einen gut standardisierten Kurztest (Untersuchungsdauer ca. 10 Minuten) zur Prüfung der Bereiche Orientierung, Merkfähigkeit, Aufmerksamkeit, Konzentration, Erinnerungsfähigkeit und Sprachverständnis. Demente Patienten weisen im allgemeinen einen Punktewert von 23 oder weniger auf, während optimalerweise eine Punktzahl von 30 erreichbar ist. Eine Differenzierung zwischen dementen und hirnorganisch gesunden Patienten und auch, allerdings weniger gut, zwischen verschiedenen Demenzgraden wird grob gewährleistet. Anthony et al. (1982) fanden im Rahmen einer Untersuchung eine Sensitivität von 87% bei einer Spezifität von 82% für das Erkennen einer Demenz. Kessler et al. (1991) konnten zeigen, daß der Glukosestoffwechsel in temporoparietalen Arealen in linearer Abhängigkeit zum Punktewert in dem MMST steht.

Der SKT (**Anhang, Instrument 2**) erfaßt besonders gut Aufmerksamkeits- und Gedächtnisstörungen; außerdem eignet er sich auch zur klinischen Einschätzung des Schweregrades eines hirnorganischen Psychosyndroms. Der SKT besteht aus neun Untertests, die in Beobachtungszeiten von jeweils maximal 60 Sekunden zu durchfahren sind. Im Untertest 1 werden zwölf Bilder vorgelegt, deren Inhalt schnellstmöglich zu benennen ist. Nach Weglegen der Bilder sollen diese im Untertest 2 reproduziert werden. Im Untertest 3 sind auf einer magnetischen Arbeitstafel aufliegende Knöpfe mit zweistelligen Zahlen so schnell wie möglich vorzulesen, im Untertest 4 sind diese Magnetknöpfe mit den gleichen Zahlen der Größe nach zu sortieren und im Untertest 5 dann wieder auf die Ausgangsfelder zurückzulegen. Untertest 6 fordert das Diskriminieren und Zählen eines Symbols aus einer Kette von drei verschiedenen Symbolen. Untertest 7 (Interferenz) verlangt in einer Kette von zwei Buchstaben, die in zufälliger Reihenfolge vorgegeben sind, die Buchstaben jeweils vertauscht laut und so schnell wie möglich vorzulesen. Im Untertest 8 sollen die anfangs vorgelegten Bilder erinnert werden und diese dann im Untertest 9 aus einer größeren Menge von Bildern herausgesucht werden. Ein Vorteil des SKT ist die Kürze des Verfahrens (gesamte Untersuchungsdauer ca. 20–30 Minuten), wobei unter Verwendung von Parallelformen Testwiederholungen, z. B. zur Abschätzung von Therapieeffekten, auch nach kürzeren Zeitintervallen möglich sind.

Zur Abschätzung des in die Auswertung eingehenden prämorbiden Intelligenzniveaus wird der Mehrfachwahl-Wortschatz-Test (MWT-B) (Merz et al. 1975) empfohlen (**Anhang, Instrument 3**). Er spricht auf zwei psychische Funktionen an: Bekanntes wiederzuerkennen und Bekanntes von Unbekanntem zu unterscheiden. Man legt der Testperson ein MWT-B-Formular mit der Erklärung vor: "Sie sehen hier mehrere Reihen mit Wörtern. In jeder Reihe erscheint höchstens ein Wort, das Ihnen vielleicht bekannt ist. Streichen Sie dieses Wort bitte durch. Beachten Sie, daß Sie nie zwei Wörter in einer Zeile durchstreichen. – Nehmen Sie sich ruhig Zeit für die Bearbeitung". 20 und weniger richtig erkannte Wörter sollen auf eine unterdurchschnittliche Ausgangsintelligenz hindeuten, 21–30 Richtige auf eine durchschnittliche und mehr als 30 richtig erkannte Worte auf eine überdurchschnittliche prämorbide Intelligenz. Da die Testleistung in diesem Verfahren aber nach einer neuen Untersuchung auch vom Schweregrad der Demenz abhängt, ist eine Normierung des SKT anhand der MWT-B-Werte fragwürdig (Kessler et al. 1995). Es sollte besser auf eine Abschätzung der prämorbiden Intelligenz anhand der biographischen Daten zurückgegriffen werden.

Eine weitere Normierung des SKT erfolgt über das Lebensalter des Probanden, wobei unterschiedliche Abstufungen zur Transformation der Rohwerte vorgegeben werden.

Das differenzierte Erfassen der Ausfallmuster im gesamten Spektrum der Demenzsymptomatik wird durch die ADAS gewährleistet. Die ADAS prüft über 12 kognitiven und 7 nichtkognitiven Items die verschiedenen Symptombereiche der Demenz (**Anhang, Instrument 4**). Bei den Items des kognitiven Teils handelt es sich erstens um einfache neuropsychologische Testaufgaben zum Gedächtnis, zur Orientierung und zur Praxie, zweitens um Beurteilungen der Sprache, drittens um Beurteilungen der Konzentration oder Ablenkbarkeit während der Testsituation, die auf Verhaltensbeobachtungen beruhen. Mit den Items des nicht-kognitiven Teils werden Symptome aus den Bereichen Agitiertheit/ Motorik, Kooperativität, Depressivität und psychotische Symptome erfaßt. Beurteilungsgrundlagen hierfür bilden das Patienten-, und wenn möglich ein Informanteninterview über den Zeitraum der zurückliegenden Woche, außerdem die Verhaltensbeurteilung während der Untersuchung. Für die Durchführung des Tests werden Materialien (Wortkartensätze, Spielzeugobjekte sowie andere einfache Objekte) benötigt. 16 der insgesamt 19 Items bewertet man einheitlich anhand einer 6stufigen Beurteilungsskala von 0 bis 5. Die Beurteilung spiegelt den Schweregrad der Störung oder die Symptomausprägung wider. Bei den Testaufgaben des kognitiven Teils ergeben sich die Bewertungen aus den Testleistungen. Transformationsregeln für jedes Item werden in einem Manual vorgegeben. Bei den Beurteilungen des nicht-kognitiven Teils sind die den Beurteilungskategorien zugehörigen Symptomausprägungen oder Verhaltensauffälligkeiten ebenfalls im Manual beschrieben. Ausgenommen von diesem einheitlichen Bewertungsschema sind die beiden "Gedächtnisitems" sowie das Item "Orientierung", die nach der Summe der Fehler bewertet werden.

Die Auswertung erfolgt über die Summierung der einzelnen Skalenwerte, die im Anhang beschrieben sind. Im kognitiven Bereich können maximal 70 Punkte erreicht werden, entsprechend einer schweren Demenz, im nicht-kognitiven Bereich maximal 50 Punkte. Null Punkte entsprechen dem optimalen Testergebnis, d. h. kein Hinweis für Demenz.

Instrumente zur Einschätzung das Schweregrades

Nach der psychometrischen Objektivierung der kognitiven Defizite ist eine Schweregradbestimmung vorzunehmen. Weiterhin soll das Muster der klinischen Störungen exakt erfaßt und das Ausmaß der Funktionsbeeinträchtigung im Alltag eingeschätzt werden (z. B. wichtig bei der Frage einer Heimunterbringung sowie für die Beurteilung der Geschäftsfähigkeit). Anhand der Einstufung des Schweregrades kann z. B. bei sekundären Demenzen auch die Effektivität therapeutischen Vorgehens validiert werden. Da der Schweregrad von der klinischen Symptomatik abhängt, sind Überschneidungen der Tests mit den Vorgehensweisen zu erwarten, wie sie zur Beurteilung der kognitiven Störungen angegeben wurden. Die Autoren empfehlen zur Einstufung des Schweregrades die im deutschen Sprachraum gut validierten Reisberg-Skalen (Ihl, Frölich 1991; Reisberg et al. 1985) (**Anhang, Instrument 5**).

Die Global Deterioration Scale (GDS) ist eine Fremdbeurteilungsskala, die auf einer 7teiligen Likert-Skala (eine Einschätzungsskala mit gut unterscheidbaren, etwa gleichen Abständen zwischen den jeweiligen Stufen) den Schweregrad kognitiver Ausfälle bei Demenzen einschätzbar macht. Die einzelnen Stadien und die dazugehörigen klinischen Bilder sind im Anhang wiedergegeben Auch bei diesem Test erfolgte im deutschen Sprachraum eine Außenvalidierung mittels PET (Kessler et al. 1991). In ähnlicher Weise ermöglicht die Clinical Dementia Rating (CDR) eine Schwergradeinstufung für leichte bis mittelschwere Demenzen (Berg 1988). Noch besser geeignet zur Schweregradbestimmung ist die Brief Cognitive Rating Scale (BCRS) (Ihl, Frölich 1991; Reisberg et al. 1985). In Ausweitung der GDS stellt sie eine besser operationalisierte Form dieser Skala dar und erfaßt mit zehn Unterskalen einen deutlich differenzierteren Bereich der Symptomatik dementieller Syndrome, speziell der AD. Die Skala erfordert ein Interview von ca. 20 Minuten Dauer; es sollten alle klinisch verfügbaren Informationen zum Rating herangezogen werden. Für eine einfache Zuordnung zu einem Schweregrad genügen die fünf Hauptskalen (**Anhang, Instrument 5**). Eine differenzierte Beurteilung ist aber nur über die fünf Ne-

Tab. 2.1.2 Skalen zur Einschätzung des Schweregrades einschließlich integrierter Instrumente (Auswahl gebräuchlicher Instrumente)

GDS	Global Deterioration Scale	kurze Fremdbeurteilungsskala (7 Stufen)	Reisberg et al. 1988a
BCRS	Brief Cognitive Rating Scale	differenzierte Fremdbeurteilungsskala (7 Stufen auf 10 Achsen)	Reisberg, Ferris 1988
CDR	Clinical Dementia Rating	kurze Fremdbeurteilungsskala für leichte bis mittelschwere Demenzen	Berg 1988
IOMCT	Blessed Demenz Test	erste Fremdbeurteilungsskala für Demenzen (4 Beurteilungsbereiche)	Blessed et al. 1968
GBS	Gottfries-Brane-Steen Geriatric Rating Scale	Fremdbeurteilungsskala	Gottfries et al. 1982
SIDAM	Strukturiertes Interview für die Diagnose einer Demenz vom Alzheimer Typ, Multiinfarktdemenz und Demenzen anderer Ätiologie	Standardisiertes Diagnoseverfahren für klinische Diagnose nach ICD-10 und DSM-IIIR, Schweregradbestimmung durch Integration des MMST, im deutschen Sprachraum validiert	Zaudig et al. 1991
CAMDEX	Cambrige Mental Disorders of the Elderly Examination	Klinisches Diagnoseverfahren und Schweregradbestimmung durch Integration verschiedener Skalen (MMST, IOMCT)	Roth et al. 1986
AGP	Dokumentation gerontopsychiatrischer Befunde	umfassende Fremdbeurteilungsskala für psychopathologische und Symptome, angelehnt an AMDP	Gutzmann et al. 1989
GMS-AGECAT	Geriatric Mental State – Automated Geriatric Examination for Computer Assisted Taxonomy	Standardisiertes Diagnoseverfahren zur Differentialdiagnose, angelehnt an PSE und Mental Status Schedule, computerisierte Auswertung	Copeland et al. 1986

benskalen und die Anwendung des Functional Assessment Staging (FAST) zu erreichen, die weiter unten beschrieben wird. Die für diese Zwecke verfügbaren Verfahren sind in **Tab. 2.1.2** aufgeführt.

Integrierte Instrumente zur Diagnostik und Schweregradeinschätzung

Als Untersuchungsinstrumentarien, die sowohl über ein halbstrukturiertes Interview (differential-)diagnostische Informationen als auch über Testelemente den Schweregrad der kognitiven Ausfälle erfassen, stehen im deutschen Sprachraum das "Strukturierte Interview für die Diagnose einer Demenz vom Alzheimer-Typ, Multiinfarktdemenz und Demenzen anderer Ätiologie nach DSM-III-R und ICD-10" (SIDAM) (Zaudig et al. 1991) als auch in einer englischsprachigen, noch nicht für das Deutsche validierten Version das "Cambridge Mental Disorders of the Elderly Examination" (CAMDEX) (Roth et al. 1986) und das in den USA verbreitete GMS-AGECAT zur Verfügung. Diese Instrumente vereinen die quantifizierende Erfassung von Symptomausprägungen nicht nur für kognitive, sondern auch für nicht-kognitive Störungen mit vorgegebenen differentialdiagnostischen Fragen. Einige dieser Instrumente beruhen stark auf der Erfassung neuropsychologischer Störungen (KCTE) (Kendrick 1985), und sind zum Teil auch computerunterstützt auswertbar. Die letztgenannten neuropsychologischen Testbatterien liegen aber bisher nicht in deutscher Version vor. Weiterhin ist hier das AGP-System zu nennen. Sie ermöglichen ein standardisiertes und hinreichend umfängliches diagnostisches Vorgehen für die diagnostische Zuordnung nach ICD-10 oder DSM-III-R und erlauben über die Bildung von (Sub-)Scores eine Schwergradeinstufung.

Instrumente zur Erfassung der Alltagskompetenz

Für ein psychodiagnostisches, leistungsorientiertes Screening stehen derzeit also eine Vielzahl von Einzeltests und Testbatterien zur Verfügung. In der heutigen ärztlichen Praxis werden Demenzen fast nie anhand schwacher Leistungen in psychologischen Tests erkannt, vielmehr suchen Alterspatienten oder ihre Angehörigen vor allem dann ärztliche Hilfe, wenn ihnen jahrelang geübte und im Alltag wichtige Fähigkeiten abhanden kommen, z. B. selbständig zu telefonieren oder die Uhr abzulesen. Störungen der Sozialkompetenz, die sich auf der Verhaltensebene bemerkbar machen, werden neben der klassischen Neuropsychologie mittels sogenannter ADL- oder IADL-Skalen erfaßt (Activities of Daily Living oder Instrumental Activities of Daily Living). Diese Skalen erfassen die Alltagsaktivitäten im Bereich von Grundpflegeparametern (ADL) und die instrumentellen Alltagsaktivitäten und Kompetenz (IADL). Hierunter fallen v. a. Leistungen, die erbracht werden müssen, um noch außerhalb einer Institution selbständig leben zu können. Als geeignet haben sich die Verfahren der **Tab. 2.1.3** erwiesen.

Die oben aufgeführte FAST (Functional Assessment Staging) ermöglicht neben einer

Tab. 2.1.3 Rating-Skalen zur Erfassung der Alltagskompetenz (Auswahl gebräuchlicher Instrumente)

Abkürzung	Bezeichnung	Referenz
BGP	Beurteilungsskala für geriatrische Patienten	Kam et al. 1971
NAB	Nürnberger Altersbeobachtungs-Skala	Oswald, Fleischmann 1986
NAA	Nürnberger Altersalltagsaktivitäten Skala	Oswald et al. 1989
FAST	Functional Assessment Staging	Reisberg 1988
PSM/IADL	Physical Self Maintenance/Instrumental Activities of Daily Living Scale	Lawton, Brody 1969
MOSES	Multidimensional Observation Scale for Elderly Subjects	Helmes 1988

Schweregradbestimmung eine besonders gut außenvalidierte Beurteilung der ADL/IADL. Neben Beziehungen zu computertomographischen Parametern finden sich klare Hinweise auf einen Zusammenhang mit gestörter Hirnfunktion gemessen mit Verfahren wie EEG, Hirndurchblutung und Glukoseverwertung. Im Anhang finden sich die Items der FAST. Wie ersichtlich stellt die FAST eine erheblich differenziertere Operationalisierung der Beurteilungsbereiche V der BCRS dar. Dabei wird ein Schwerpunkt auf den Bereich der schweren Demenzen (Stadium 6 und 7) gelegt. Sie werden in 5 (Stadium 6) bzw. 6 (Stadium 7) Substadien gegliedert. Die FAST erfaßt somit ADL- und IADL-Kriterien bei besonders ausgeprägten dementiellen Syndromen. Reisberg (1985) legte bei der Abfassung der Skalen entwicklungspsychologische Kriterien zugrunde, mit Zuordnung der FAST-Stadien zu Zeiten des Erwerbs einzelner Fähigkeiten in der Entwicklung gesunder Menschen.

Differenzierter und ausführlicher operationalisiert – und damit auch von weniger klinisch geschultem Personal anwendbar – sind die Physical Self Maintenance (PSM)-Skala und IADL-Skala (Lawton, Brody 1969). Mit der PSM-Skala sollen grundlegende, der Selbstversorgung dienende Funktionen beurteilt werden. Die Skala besteht aus sechs Items, die mit 5stufigen Urteilen bewertet werden. Die Bewertung 1 steht für vollständig erhaltene Funktionstüchtigkeit, die Bewertung 5 für schwerste Einbußen. Durch Aufsummierung der einzelnen Punktewerte wird ein Gesamtscore gebildet. Mit der IADL-Skala sollen komplexere Verhaltensweisen des Alltagslebens beurteilt werden. Die Skala besteht aus acht Items. Die Abstufungen der Items variieren: Bewertung 1 steht einheitlich für die vollständig erhaltene Funktionstüchtigkeit, vollständig verlorene Fähigkeiten werden je nach Item mit dem Punktwert 3, 4 oder 5 bewertet. Zusätzlich gibt es eine Möglichkeit, das Nicht-Zutreffen eines Items mit dem Wert Null zu kodieren. Zur Auswertung wird wieder der Summenscore gebildet.

Ähnlich ist die Multidimensional Observation Scale for Elderly Subjects (MOSES) aufgebaut, die im englischen Sprachraum validiert und breit untersucht ist (Helmes et al. 1988). Sie erfaßt über 40 Items fünf Funktionsbereiche der instrumentellen Aktivitäten des täglichen Lebens (Fähigkeit zur selbständigen Versorgung, desorientiertes Verhalten, Depression/ängstliche Verstimmung, Irritierbarkeit/Unruhe und sozialer Rückzug). Die Skala ist geeignet für die Nutzung durch (Pflege-)Personal bei Patienten, die in Institutionen oder eigenständig im häuslichen Milieu leben, dort aber regelmäßig und häufig mit einem Betreuenden Kontakt haben.

ADL-Skalen werden nach neuesten Erkenntnissen auch dann als sinnvoll angesehen, wenn ein unterschiedlicher Bildungsgrad neuropsychologische Testverfahren in der Richtung beeinflußt, daß Demente mit einem hohen Bildungsgrad und guter prämorbider Intelligenz unterdiagnostiziert und Patienten mit nur wenigen Jahren Schulbildung und dementsprechend verminderter prämorbider Intelligenz überdiagnostiziert werden.

In einer Studie von 531 älteren Gesunden (Pittman et al. 1992), die einem neuropsychologischen Standardtest unterzogen wurden, erfüllten von denen, die eine Schulbildung von weniger als acht Jahre hinter sich hatten, 18% die Kriterien für eine Demenz; von dem gebildeten Kollektiv kamen jedoch nur 4% in diesen Verdacht. Bei einer rechnerischen Eliminierung des Faktors "Bildungsgrad" fiel auf, daß bei Patienten, die von "dement" nach "nicht-dement" reklassifiziert werden konnten, die Fähigkeiten, normale Alltagsaktivitäten auszuführen, nicht schlechter waren als bei gesunden Personen. Umgekehrt wiesen die Patienten, die zunächst als "nicht-dement", dann aber bildungskorrigiert als "dement" beurteilt wurden, ADL-Funktionsdefizite auf.

Zieht man den Begriff der Lebensqualität in Betracht und rückt die Erhaltung kompetenten Verhaltens in den Mittelpunkt, wird deutlich, daß die ADL-Betrachtungsweise eine Lücke schließt, die bei alleiniger Anwendung klassischer Testpsychologie klaffen mußte. Unter kompetentem Verhalten werden dabei "jene individuellen Leistungen verstanden, welche die zum Leben in unserer derzeitigen sozialen und physikalischen Umwelt erforderlichen Anpassungs- und Verhaltensprozesse ohne spezielle Hilfen, d.h. ohne pflegebedürftig zu werden, ermöglichen" (Kanowski et al. 1990).

Skalen zur Quantifizierung depressiver und paranoidhalluzinatorischer Störungen

Beobachtungen psychopathologischer Phänomene unterliegen vielfältigen Verfälschungstendenzen. Dies gilt sowohl für die Selbstbeurteilung als auch für die Fremdbeurteilung. Eine ausführliche Diskussion wichtiger Fehlermöglichkeiten und methodischer Probleme von Selbst- und Fremdbeurteilungsskalen zur Messung depressiver Symptomatik findet sich an entsprechender Stelle (Möller 1989, 1990; Möller, v. Zerssen 1983). Selbstbeurteilungsdaten spiegeln einen subjektiven Aspekt des psychopathologischen Zustandes wider und geben im Vergleich zur Fremdbeurteilung durch Psychiater/klinische Psychologen ein weniger differenziertes Bild der Psychopathologie wieder. Aber eine Selbstbeurteilung kann dazu beitragen, inhärente Verzerrungen der Fremdbeurteilungsebene zu kompensieren, und somit sind beide Skalen als komplementär zueinander anzusehen. Wegen dieser Unterschiede korrelieren die Gesamtscores von Selbst- und Fremdbeurteilungsskalen nur variabel und nicht sehr hoch miteinander, meist zwischen 0,4 bis 0,6 (Paykel, Norton 1986).

Die meisten Skalen wurden für depressive Patienten im mittleren Erwachsenenalter validiert, nur wenige Skalen sind speziell für ältere depressiv Kranke entwickelt worden. Da sich das Symptomprofil bei der Altersdepression im Mittel von dem im jüngeren Erwachsenenalter unterscheidet, ist dieses für eine Auswahl entsprechender Fremdbeurteilungsskalen bedeutsam. Auch das Problem der Komorbidität mit körperlichen Erkrankungen muß bei der Bewertung von körperlichen Symptomen im Rahmen einer Depression bedacht werden. Eine Komorbidität von Demenz und Depression erfordert ebenfalls spezielle Depressionsskalen. Zu nennen ist für die Schweregradeinstufung von Altersdepressionen die Geriatric Depression Screening Scale (GDSS), von welcher allerdings keine validierte deutsche Fassung vorliegt (Yesavage et al. 1983). Für die Beurteilung von Depressionen bei Demenzkranken werden zwei im amerikanischen Sprachraum entwickelte Skalen vorgeschlagen (Alexopoulos et al. 1988, Sunderland et al. 1988). In der **Tab. 2.1.4** findet sich eine Aufstellung der gebräuchlichsten Selbst- und Fremdbeurteilungsverfahren zur Messung des Schweregrades depressiver Syndrome bei alten Menschen und zur Beurteilung von Änderungen im Verlauf und/oder unter Therapie. Für den deutschen Sprachraum wurden Empfehlungen zur Verwendung von Depressionsskalen erarbeitet (Fähndrich et al. 1988).

Zur Quantifizierung von psychotischen oder wahnhaften Zuständen bei gerontopsychiatrischen Patienten existieren nur wenige spezielle Skalen. Es existieren natürlich eine Vielzahl von Fremdbeurteilungsskalen zur Erfassung psychotischer und wahnhafter Symptome für psychiatrische Patienten allgemein (Möller, v. Zerssen 1983), die aber nicht speziell für gerontopsychiatrische Patienten validiert wurden. Zu nennen ist als eine der Ausnahmen die von Reisberg und Ferris (1985) entwickelte "Behave-AD" zur Beurteilung von Verhaltenspathologie bei der Demenz vom Alzheimer-Typ. Auf sieben Achsen werden paranoide Ideen und Wahnvorstellungen jeweils auf einer Skala von 0 bis 3 bewertet, auf fünf weiteren Achsen werden dann halluzinatorische Phänomene eingeschätzt, drei Achsen dienen zur Erfassung von motorischen Störungen, vier Achsen beschreiben Aggression und psychomotorische Unruhe, zwei Achsen affektive Störungen, und schließlich werden auf vier Achsen Ängste und Phobien beurteilt. In einer globalen Beurteilung wird in einer Achse die Gefährlichkeit der zuvor bewerteten Symptome für den Umgang des Patienten mit Pflegepersonal eingeschätzt.

Insgesamt existieren also verschiedene Skalen zur Erfassung und Quantifizierung depressiver Störungen, die speziell für gerontopsychiatrische Patienten konzipiert wurden und die den Besonderheiten in der Symptomausgestaltung der Altersdepression und der wichtigen Abgrenzung gegenüber einer Demenz Rechnung tragen. Nur eine Skala zur Erfassung psychotischer Phänomene bei gerontopsychiatrischen Patienten ist erwähnenswert, die sich vor allem zur Quantifizierung paranoid-halluzinatorischer Phänomene und Verhaftensauffälligkeiten bei Demenzen eignet.

Literatur

Alexopoulos GS, Abrams RC, Young RC et al. (1988): Cornell Scale for Depression in Demential. Biol Psychiat 23: 271–284

Anthony JC, Le Reschel L, Niaz U et al. (1982): Limits of the Mini-mental state as a screening test for dementia and delirium among hospital patients. Psychol Med 12: 397–408

Berg L (1988): Clinical Dementia Rating (CDR). Psychopharmacol Bull 24: 637–639

Blessed G, Tomlinson BE, Roth M (1968): The association between quantitative measures of dementia and of senile changes in the cerebral grey matter of elderly subjects. Brit J Psychiat 114: 797–811

Copeland JRM, Dewey ME, Griffiths-Jones HM (1986): A computerized psychiatric diagnostic system and case nomenclature for elderly subjects: GMS and AGECAT. Psychol Med 16: 89–99

Copeland JRM, Abou-Saleh MT, Blazer DG (1994) Principles and Practice of Geriatric Psychiatry, pp 165–251. Wiley & Sons, New York–Chichester

Dilling H, Mombour W, Schmidt MH (Hrsg) (1993): Internationale Klassifikation psychischer Störungen ICD-10 Kapitel V (F) Klinisch-diagnostische Leitlinien. Weltgesundheitsorganisation (WHO). Huber, Bern–Göttingen–Toronto

Erzigkeit H (1989): Der SKT – Ein Kurztest zur Erfassung von Gedächtnis- und Aufmerksamkeitsstörungen. Beltz, Weinheim

Fähndrich E, Helmchen H, Linden M (1986): Standardized Instruments used in the Assessment of Depression in German-Speaking Countries. In: Sartorius N, Ban TA (eds): Assessment of Depression, pp 8. Springer, Berlin–Heidelberg–New York

Folstein M, Folstein S, McHugh PR (1975): Mini-mental state: A practial method for grading the cognitive state of patients for the clinician. J Psychiat Res 12: 189–198

Gottfries CG, Brane G, Steen G (1982): An Assessment scale for demented patients. Gerontology 28 (suppl 2): 20–31

Gutzmann H, Kanowski S, Krüger H et al. (1988): Das AGP-System. Manual zur Dokumentation gerontopsychiatrischer Befunde. Springer, Berlin–Heidelberg–New York

Hampton JR, Harrison MJG, Mitchell JRA et al. (1975): Relative contributions of history-taking, physical examination, and laboratory investigation to diagnosis and management of medical outpatients. Brit Med J ii: 486–489

Helmes E (1988): Multidimensional Observation Scale for Elderly Subjects (MOSES). Psychopharmacol Bull 24: 733–745

Ihl R, Frölich L (1991): Die Reisberg-Skalen. Beltz, Weinheim

Kam T, van der Mol F, Wimmers M (1971): Beoordelingsschool voor ondere geriatrische Patienten. Van Loghams, Slaterns NL

Kanowski S, Fischhof PK, Grobe-Einsler R et al. (1990): Efficacy of xantinolnicotinate in patients with dementia. Pharmacopsychiatry 23: 118–224

Kendrick DC (1985): Kendrick Cognitive Tests for the Elderly. NFER – Nelson, Windsor

Kessler J, Herholz K, Grond M et al. (1991): Impaired metabolic activation in Alzheimer's disease. a Pet study during continuous visual recognition. Neuropsychologia 29: 229–243

Kessler J, Fast K, Mielke R (1995): Zur Problematik der prämorbiden Intelligenzmessung mit dem MWT-B bei der Alzheimer-Erkrankung. Nervenarzt 66: 696–702

Lawton M, Brody E (1969): Assessment of older people: self-maintaining and instrumental activities of daily living. Gerontologist 9: 179–186

Merz J, Lehrl S, Galster JV et al. (1975): MWT-B – ein Intelligenzkurztest. Psychiat Neurol Med Psychol 30: 423–428

Möller HJ, Zerssen D v (1983): Psychopathometrische Verfahren. II. Standardisierte Beurteilungsverfahren. Nervenarzt 54: 1–16

Möller HJ (1989): Standardisierte psychiatrische Befunderhebung. in: Kisker KP, Lauter H, Meyer JE et al. (Hrsg): Psychiatrie der Gegenwart, Bd. 9, S. 13–45. Springer, Berlin–Heidelberg–New York

Möller HJ (1990): Möglichkeiten und Grenzen von Selbstbeurteilungsskalen zur Verlaufsbeurteilung depressiver Symptomatik im Rahmen der Therapie-Evaluation. In: Baumann U, Fähndrich E, Stieglitz RD, Woggon B (Hrsg): Veränderungsmessung in Psychiatrie und Klinischer Psychologie. Theoretische, methodische und empirische Beiträge, S. 307–328. Profil-Verlag, München

Mohs RC, Rosen WG, Davis KL (1983): The Alzheimer's disease assessment scale: an instrument for assessing treatment efficacy. Psychopharmacol Bull 19: 448–450

Morris RG, Evenden JL, Sahakian BJ et al. (1987): Computer-aided Studies of Alzheimer-Type Dementia and Parkinson's Disease. In: Stahl S, Iversen SD, Goodman, E (eds): Cognitive Neurochemistry, pp 21–36. Oxford University Press, London

Oswald WD, Fleischmann UM (1995): Nürnberger Alters-Inventar (NAI). Hogrefe, Göttingen–Bern–Toronto–Seattle

Paykel ES, Norton KRW (1986): Self-report and clinical interview in the assessment of depression. In: Sartorius N, Ban TA (eds): Assessment of depression. Springer, Berlin–Heidelberg–New York

Pittman J, Andrews H, Tatemichi T et al. (1992): Diagnosis of dementia in a heterogeneous population. A comparison of paradigm based diagnosis and physician's diagnosis. Arch Neurol 49: 461–467

Raskin A, Crook T (1988): Mood scales – elderly. Psychopharmacol Bull 24: 727–732

Reisberg B, Ferris SH (1985): A clinical scale for symptoms of psychosis in Alzheimer's disease. Psychopharmacol Bull 21: 101–106

Reisberg B (1988): Functional Assessment Staging (FAST). Psychopharmacol Bull 24: 653–659

Reisberg B, Ferris SH (1988): Brief Cognitive Rating Scale (BCRS). Psychopharmacol Bull 24: 629–636

Reisberg B, Ferris SH, De-Leon MJ et al. (1988): The global deterioration scale (GDS). Psychopharmacol Bull 24: 661–623

Rosen WG, Mohs RC, Davis KL (1984): A new rating for Alzheimer's disease. Amer J Psychiat 141: 1356–1364

Roth M, Tym E, Mountjoy CQ et al. (1986): CAMDEX. A standardised instrument for the diagnosis of mental disorder in the elderly with special reference to the early detection of dementia. Brit J Psychiatry 149: 698–709

Sunderland T, Alterman IS, Yount D et al. (1988): A new scale for the assessment of depressed mood in demented patients. Amer J Psychiat 145: 955–959

Weyer G, Ihl R, Schambach M (1992): Alzheimer Disease Assessment Scale. Dt. Bearbeitung. Beltz Test-Verlag, Weinheim

Wittchen HU, Saß H, Zaudig M et al. (1989): Diagnostisches und Statistisches Manual psychischer Störungen DSM-III-R. Beltz, Weinheim

Yesavage J, Brink T, Rose T et al. (1983): Development and valiation of a geriatric depression screening scale: a preliminary report. J Psychiat Res 17: 37–49

Zaudig M, Mittelhammer J, Hiller W et al. (1991): SIDAM – A structured interview for the diagnosis of dementia of the Alzheimer type, multi-infarct dementia and dementias of other aetiology according to ICD-10 and DSM-III-R. Psychol Med 21: 225–236

2.2 Neuradiologische Diagnostik

F. Hentschel (Mannheim), H. Förstl (Perth)

Die Einführung nicht-invasiver neuroradiologischer Techniken hat das diagnostische Procedere in der Psychiatrie und Neurologie revolutioniert. Von dieser Entwicklung ist die Gerontopsychiatrie in besonderem Maße betroffen.

Die Durchführung morphologischer oder funktioneller Untersuchungen ist sinnvoll bei Verdacht auf:
- degenerative Hirnerkrankungen (z. B. Alzheimer-Demenz, fokal beginnende Hirnatrophien, etc.)
- vaskuläre Hirnerkrankungen (z. B. multiple kortikale Infarkte, subkortikale vaskuläre Veränderungen, arteriovenöse Mißbildungen) und
- symptomatische Psychosen bei intrakranialen Raumforderungen, Liquorzirkulationsstörungen, traumatische, entzündliche und nutritiv-toxische Hirnveränderungen.

Der Verzicht auf die Durchführung einer neuroradiologischen Untersuchung bei diesen Indikationen ist ein Kunstfehler, da hierdurch möglicherweise behandelbare Erkrankungen übersehen werden können.

Kein oder nur ein geringer Nutzen ist zu erwarten, wenn
- aufgrund der Anamnese und klinischen Diagnose keine wesentlichen morphologischen oder funktionellen Hirnveränderungen zu erwarten sind
- der Zustand des Patienten keine technisch zufriedenstellende Untersuchung erlaubt oder
- aktuelle Aufnahmen vorliegen oder zu beschaffen sind.

Invasive Verfahren, wie die Darstellung der Liquorräume in der Pneumenzephalographie, sind mit der Einführung computertomographischer Techniken obsolet geworden, oder haben – wie die konventionelle Angiographie – stark an Boden verloren. In diesem Beitrag werden, methodisch orientiert, zunächst Ergebnisse morphologisch, danach funktionell ausgerichteter neuroradiologischer Verfahren dargestellt.

Morphologie: Kraniale Computertomographie (CT) und Magnetresonanztomographie (MRT)

Bei der **Computertomographie** rotiert ein in der Breite definierter Röntgenstrahl in vorgegebenen Schichtabständen um die Körperachse des Patienten. In Abhängigkeit von der mittleren Röntgendichte des durchstrahlten Gewebes trifft der Strahl geschwächt auf einen Detektor. Die Signale werden digitalisiert und einem Computer zugeführt, der mit Hilfe der Ortskoordinaten ein zweidimensionales Bild errechnet oder auch eine dreidimensionale Abbildung rekonstruieren kann. Die Untersuchung kann bei Verdacht auf pathologische Hirnveränderungen, die stark vaskularisiert sind oder mit einer Störung der Blut-Hirn-Schranke einhergehen, durch eine intravenöse Kontrastmittelgabe erweitert werden. Dabei muß eine Kontrastmittelallergie ausgeschlossen werden. Nach dem Vorliegen weiterer Allergien, einer Hyperthyreose und Einschränkungen der Nierenfunktion muß gefragt werden. Mit der CT-Angiographie sind die Halsgefäße und der Circulus arteriosus Willisii darzustellen.

Bei der **Magnetresonanztomographie** wird ein kleiner Anteil der magnetischen Dipole, etwa der Protonen, die im Körper ungeordnet und damit nach außen betragslos vorliegen, von einem starken exogenen Magnetfeld ausgerichtet. Aus dieser Ordnung werden die Dipole durch elektromagnetische Pulse ausgelenkt. Nach Abschalten dieser Pulsgradienten kehren die Dipole in die geordnete Ausrichtung zurück und dabei werden elektromagnetische Wellen ausgesandt. Dieser Relaxationsvorgang ist abhängig vom Energieaustausch mit umgebenden Molekülen (longitudinale Relaxationszeit T1) (**Tab. 2.2.1**) und von der Beziehung der Dipole untereinander (transversale Relaxationszeit T2). Die Relaxationszeiten sind gewebespezifisch. Die Signalintensität nimmt mit steigendem Protonengehalt zu. T1-gewichtete Aufnahmen eignen sich zur genauen Differenzierung anatomischer Strukturen. Pathologische Veränderungen mit hohem Protonengehalt zeichnen sich besonders gut in T2-gewichteten Aufnahmen ab. Der erzielte Kontrast der MRT-Bilder ist unter anderem von der gewählten Pulswiederholungs- oder Repetitionszeit (TR) und von der Echozeit (TE) abhängig (**Tab. 2.2.1**). Durch die Gabe von Kontrastmitteln sind bestimmte anatomische Strukturen auf den T1-gewichteten Bildern kontrastreicher darzustellen.

Bei der Magnetresonanzangiographie erscheint fließendes Blut hyperintens inmitten nicht angeregten Gewebes (Atlas 1994). Die Hauptäste der Arteria cerebri media und die größeren Venen sind gut zu verfolgen. Das Auflösungsvermögen der digitalen Subtraktionsangiographie und der konventionellen Angiographie wird jedoch durch dieses nichtinvasive Verfahren noch nicht ganz erreicht.

Visuelle Beurteilungen der morphologischen Veränderungen im CT und MRT durch erfahrene Untersucher besitzen eine gute Inter-Rater-Reliabilität, die durch lineare, planimetrische und volumetrische Messungen noch gesteigert werden kann. Die MRT erlaubt dem Untersucher eine größere methodische Flexibilität und gewährt bei derzeitigen technischen Standards im allgemeinen eine genauere anatomische Auflösung als im CT. Bestimmte Strukturen, etwa die Amygdala-Hippokampus-Formation und das Corpus callosum, können besser dargestellt werden (Biegon et al. 1994).

Normales Altern. Grundvoraussetzung zur Beurteilung pathologischer Prozesse ist die Kenntnis der altersbedingten Hirnveränderungen. Dabei ist es prinzipiell schwierig zu entscheiden, ob man sich bei der Definition der Normalbefunde an Kontrollpersonen ohne irgendwelche auffallenden Veränderungen orientieren soll (successful ageing) oder an der Bandbreite meist leichtgradiger atrophischer, vaskulärer und anderer Hirnveränderungen, die bei klinisch weitgehend unauffälligen älteren Personen häufiger als bei jüngeren Untersuchungsgruppen beobachtet werden (normal ageing). Zur Feststellung eindeutig pathologischer Befunde sollten die breiteren Normgrenzen bevorzugt werden.

Tab. 2.2.1 Einige technische Termini zur Magnetresonanztomographie

MR (Magnetresonanz)-Signal	elektromagnetisches Signal im Hochfrequenzbereich, hervorgerufen durch die Kreiselbewegung des Magnetisierungsvektors (z. B. 63,9 MHz für ein Proton bei 1,5 Tesla Feldstärke)
Pulssequenz	Reihe von Hochfrequenzimpulsen zur Auslenkung elektromagnetischer Dipole
SE	Spin-Echo-Technik; die Bildgebung ist bei dieser Technik durch T1 und T2 geprägt
Spin	Eigendrehimpuls eines Elementarteilchens
TE	Echozeit; Zeit zwischen der Mitte des Impulses und der Mitte des erzeugten Spin-Echos
TR	Repetitionszeit; Zeitspanne zwischen Beginn der Pulssequenz und der nachfolgenden Pulssequenz
TSE	Turbo-Spin-Echo-Technik; schnelle Bildgebung durch zeitversetzte Mehrfachanregung und Auslesen der Signale
T1	Spin-Gitter oder longitudinale Relaxationszeit; charakteristische gewebeabhängige Zeitkonstante, in der sich die Spins nach dem äußeren Magnetfeld ausrichten
T2	Spin-Spin- oder transversale Relaxationszeit; charakteristische Zeitkonstante für den Verlust der Phasenkohärenz der Spins

Auch bei nicht-dementen Untersuchungsgruppen nimmt ab dem 50. Lebensjahr im Mittel die Hirnatrophie zu (Nagata et al. 1987). Das intrakraniale Liquorvolumen ist mit dem Alter korreliert (Hentschel et al. 1995b). Von den Veränderungen sind vor allem der Mediotemporalkortex und die Assoziationsareale betroffen. MRT-Studien haben gezeigt, daß das Volumenverhältnis von grauer und weißer Substanz ansteigt (Harris et al. 1994), obwohl die Volumina des Amygdala-Hippokampus-Komplexes, des Kaudatum sowie des temporalen und frontalen Neokortex abnehmen (Coffey et al. 1992, Jernigan et al. 1991a). Die Röntgendichte der grauen Substanz nimmt ab ("Polioaraiosis") (Meyer et al. 1994). Die Volumen- und Dichteabnahme des Marklagers sind häufig noch stärker ausgeprägt (Leuko-araiosis, s. Kap. 2.3).

Von besonderer Bedeutung zur Identifikation einer beginnenden Alzheimer-Demenz (AD) ist der Mediotemporalkortex, dessen Stärke auch bei älteren Kontrollpersonen um etwa 1% pro Jahr abnimmt (Jobst et al. 1992b, Jobst et al. 1994). Eine Hippokampusatrophie bei nicht-dementen Personen ist statistisch mit leichten Defiziten des Kurzzeitgedächtnisses assoziiert (Golomb et al. 1993) und kann möglicherweise die Entwicklung einer Demenz ankündigen (Convit et al. 1995).

Alzheimer-Demenz (AD). Bei der überwiegenden Mehrzahl der Patienten mit AD liegt der Schwerpunkt der histopathologischen Veränderungen und vermutlich der Beginn der Erkrankung im Mediotemporallappen. Die Atrophie im Bereich der Amygdala-Hippokampus-Formation ist sowohl im CT als auch im MRT mit einer speziellen Schichtführung nachzuweisen (**Abb. 2.2.1**). Anhand

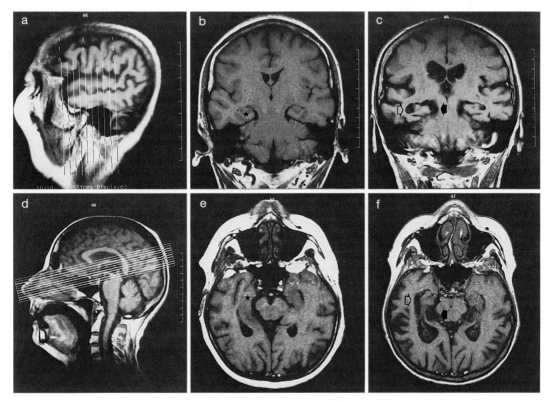

Abb. 2.2.1a–f Hippokampus-MRT (TSE, TR 500 ms, TE 12 ms, zwei Akquisitionen).
a–c koronal, Schichtorientierung 90° zur Fissura Sylvii; **d–f** transversal; **a** und **d** "Localizer" zur Demonstration der Schichtorientierung; **b** und **e** Normalbefund, Markierung der Amygdala-Hippokampusformation (Stern), **c** und **f** Alzheimer-Demenz mit Verschmälerung der Amygdala-Hippokampus-Formation, Erweiterung der perimesenzephalen Zisternen (voller Pfeil) und der Temporalhörner (leerer Pfeil)

derartiger Aufnahmen können Patienten mit AD in etwa 80% der Fälle von nicht-dementen Kontrollpersonen unterschieden werden. Aber es gibt die oben erwähnte Übergangsgruppe von Personen in möglicherweise subklinischen Demenzstadien. Beim derzeitigen Stand der Kenntnis und der Interventionsmöglichkeiten sowie angesichts der starken interindividuellen Variabilität verbietet es sich, allein auf der Basis dieses neuroradiologischen Befundes ohne weitere klinische Anhaltspunkte dem Patienten oder seiner Familie gegenüber den Verdacht auf eine beginnende Demenz auszusprechen.

Die AD gilt als "kortikale" Demenz. Bei weiter fortgeschrittener Erkrankung tritt ein radiologisch faßbarer, neokortikaler Gewebsverlust auf (Jernigan et al. 1991b, Obara et al. 1994). Die Hirnatrophie ist bei präsenilem Krankheitsbeginn stärker ausgeprägt und sie ist korreliert mit der Dauer und Schwere der Erkrankung (Hentschel et al. 1995b, Sullivan et al. 1993). Aber auch ein weitgehend normales CT oder MRT kann mit der Diagnose AD vereinbar sein.

Andere degenerative Demenzformen. Die klinischen Befunde führen bei der Diagnose der nachfolgend aufgeführten degenerativen Hirnerkrankungen, die zum Teil mit charakteristischen extrapyramidalmotorischen Bewegungsstörungen einhergehen. Die Atrophiemuster können aber auf bestimmte vorwiegend "kortikale" oder "subkortikale" Demenzformen hinweisen (**Tab. 2.2.2**).

Bei der **frontal beginnenden Hirnatrophie** sind die frontalen Hirnfurchen, die Fissura anterior und auch die Vorderhörner stärker aufgeweitet als die postzentralen Liquorräume (Förstl et al. 1994b) (**Abb. 2.2.2**), besonders ausgeprägt ist die frontale Atrophie bei neuropathologisch verifizierbarer Pickscher Erkrankung (s. Kap. 5.3). Die **kortikobasale Degeneration** ist eine Kombination meist asymmetrischer neokortikaler und nigrostriärer Veränderungen (**Abb. 2.2.3**) (Hentschel et al. 1995a). Beim **Morbus Parkinson** und der **progressiven supranukleären Parese** kann mit der MRT eine Verschmächtigung der Pars compacta der Substantia nigra dargestellt werden; mit funktionellen Methoden sind ausgedehnte kortikale und subkortikale Veränderungen zu demonstrieren. Der Nachweis einer Kaudatum-Kopf- und Thalamusatrophie bei der **Chorea Huntington** hat durch jetzt verfügbare molekularbiologische Marker an diagnosti-

Tab. 2.2.2 Beispiele typischer radiologisch erfaßbarer Atrophie- bzw. Läsionsmuster bei neurodegenerativen und vaskulären Demenzen

	Kortex	Hippokampus	Marklager	Basalganglien	Zerebellum
Kortikale degenerative Demenzen					
Alzheimer-Demenz	+++	+++	+		
Frontal beginnende Hirnatrophien, z.B. Morbus Pick	+++	+			
Kortikobasale Degeneration	++			++ (Striatum) (Substantia nigra)	+ (Nucleus dentatus)
Subkortikale degenerative Demenzen					
Morbus Parkinson	+			+++ (Substantia nigra)	
Progressive supranukleäre Parese	+			++ (Substantia nigra)	
Chorea Huntington	++			+++ (Kaudatum)	
Spinozerebelläre Ataxien	+			(+)	+++
Vaskuläre Demenzen					
Multi-Infarkt-Demenz	++		+	+	+
Small vessel disease	(+)		+++	++	+

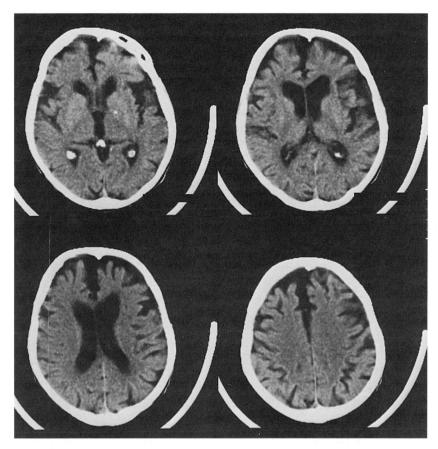

Abb. 2.2.2 Frontal betonte Hirnatrophie im CT mit Erweiterung der interhemisphärischen und Sylvischen Fissuren, der Furchen über der frontalen Konvexität und der Vorderhörner

scher Bedeutung verloren. Auch bei der **hepatolentikulären Degeneration** (Morbus Wilson) ist der Nachweis gliöser und zystischer Veränderungen in Basalganglien und Marklager neben der Labordiagnose von nachgeordneter Bedeutung, kann jedoch zur Beurteilung des Verlaufs und eines Therapieerfolgs nützlich sein. **Spinozerebelläre Ataxien** können vor allem in der adulten Form mit ausgeprägter Ponsveränderung, extrapyramidalmotorischen Störungen und autonomer Dysfunktion zu schwerwiegenden kognitiven Defiziten führen. **Basalganglien- und Kleinhirnverkalkungen**, die gelegentlich als "Morbus Fahr" apostrophiert werden, sind im allgemeinen in der Gerontopsychiatrie ohne wesentliche klinische Bedeutung, sollten aber bei stark ausgeprägtem Befund Anlaß zur Su-

che nach entzündlichen und endokrinologischen Ursachen sein (Förstl et al. 1991).

Vaskuläre Hirnveränderungen. In Abhängigkeit von ihrer Lokalisation und Ausdehnung sowie zerebralen Vorschädigungen – etwa durch eine AD – können vaskuläre Läsionen Ursache oder Auslöser schwerwiegender kognitiver Defizite sein, die gegebenenfalls auch Kriterien einer Demenz erfüllen. Die Diagnose "vaskuläre Demenz" sollte nur gestellt werden, wenn ein zeitlicher Zusammenhang zwischen dem Auftreten der vaskulären Hirnläsionen und der Demenz nachzuweisen ist. Fehlende Anhaltspunkte in CT oder MRT schließen eine vaskuläre Demenz weitgehend aus. Umgekehrt läßt sich eine vaskuläre Demenz niemals aus den neuroradiologischen

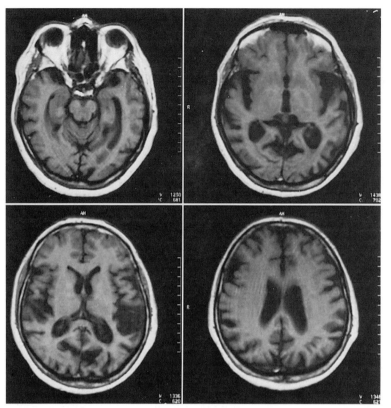

Abb. 2.2.3 Kortikobasale Degeneration (MRT, TSE, TR 580 ms, TE 14 ms, zwei Akquisitionen). Links temporale betonte kortikale und subkortikale Atrophie

Befunden allein ableiten. Nach Roman et al. (1993) sind zwei große Gruppen vaskulärer Demenzen zu unterscheiden:

- Läsionen im Bereich der großen Gefäße, etwa der Arteria cerebri anterior; der Arteria cerebri posterior einschließlich paramedianer Thalamusinfarkte und inferiorer Mediotemporallappeninfarkte; der parieto-temporalen und temporo-okzipitalen Gefäßterritorien einschließlich des Gyrus angularis; frontale und parietale Wasserscheideninfarkte.
- Veränderungen im Bereich kleiner Gefäße (small vessel disease), etwa Lakunen in den Basalganglien und im frontalen Marklager, ausgedehnte periventrikuläre Marklagerveränderungen; bilaterale Thalamusinfarkte.

Die Lokalisation der Läsionen in der dominanten Hemisphäre oder in subkortikalen, strategisch wichtigen Regionen – z. B. im Thalamus – und deren Beidseitigkeit sind von größerem Stellenwert als ihr absolutes Volumen.

Intrakraniale Raumforderungen. Demenzen und andere psychotische Syndrome können bei älteren Patienten durch intrakraniale Raumforderungen – Neubildungen, Blutungen und entzündliche Prozesse – verursacht werden. Mehr als ein Drittel der **Neubildungen** bei älteren Patienten sind Metastasen, wobei die Primärtumoren häufig unbekannt sind. Prinzipiell kann jeder bösartige Tumor intrakraniell metastasieren. Meist handelt es sich um Bronchial-, Mamma-, Nieren-, Kolon- und Prostatakarzinome sowie Melanome. Häufige intrazerebrale Primärtumoren sind maligne Gliome und Astrozytome, die durch eine akute Blutung dekompensieren können. Meningeome machen etwa 20% der intrakranialen Tumoren aus und rufen je nach Lokalisation aufgrund ihres meist langsamen Wachstums unterschiedlich gefärbte, subakute "Psychosyndrome" hervor (**Abb. 2.2.4**).

Maligne Tumoren, nutritiv-toxische Einwirkungen, vaskuläre Risikofaktoren und die Behandlung mit Antikoagulantien können eine

Abb. 2.2.4 Raumforderndes Kalottenmeningeom im Nativ-CT (oben) und nach Kontrastmittelgabe (unten) als Überraschungsbefund bei der klinischen Verdachtsdiagnose "dementieller Prozeß"

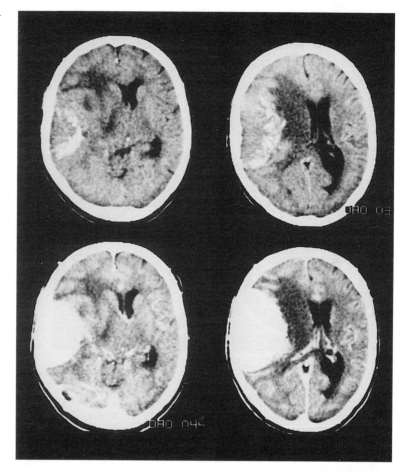

intrakraniale **Blutung** begünstigen. Intrazerebrale bzw. subarachnoidale Blutungen repräsentieren meist akut lebensbedrohliche Notfälle, während subakute oder chronische rezidivierende Subduralblutungen bei älteren Risikopatienten nach Bagatelltraumen vielfach unerkannt bleiben können (**Abb. 2.2.5**). Multifokale Blutungen an atypischen Stellen erwecken den Verdacht auf eine Amyloid-Angiopathie (Maeda et al. 1993).

Entzündliche Prozesse. Die radiologische Unterscheidung der Abszesse oder Granulome von bösartigen intrazerebralen Neubildungen kann schwierig sein. Beispiele für dieses diagnostische Dilemma sind der Toxoplasma gondii-Abszeß und das Lymphom bei **AIDS**. Das HI-Virus führt zu einer subakuten Enzephalitis mit einer Hirnatrophie und umschriebenen oder konfluierenden periventrikulären Marklagerläsionen (Aylward et al. 1993). Diese Veränderungen des Marklagers ähneln dem Bild einer progressiven multifokalen Leukenzephalopathie bei JC-Virusinfektion. Die AIDS-Enzephalitis selbst kann Ursache einer Demenz sein und mit einer globalen Hirnatrophie einhergehen.

Das Ausmaß der kognitiven Defizite bei der **Enzephalomyelitis disseminata** steht in einem Zusammenhang mit dem Gesamtvolumen der Läsionen. Von besonderer Bedeutung sind offensichtlich subkortikale Veränderungen. Halluzinationen und Wahn sind mit der Ausprägung der Läsionen im Temporallappen assoziiert.

Nutritiv-toxische Schädigungen. Eine Kleinhirnatrophie ist immer verdächtig auf einen paraneoplastischen Prozeß oder toxische Schädigungen, etwa durch Medikamente (z. B. Barbiturate), Lösungsmittel oder Alkohol.

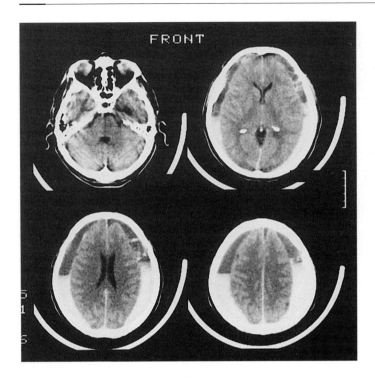

Abb. 2.2.5 Doppelseitiges, raumforderndes Subduralhämatom im CT bei klinischer Verdachtsdiagnose "dementieller Prozeß". Der Patient litt unter einem Wernicke-Korsakow-Syndrom bei chronischem Alkoholabusus und stand zudem unter einer Markumartherapie

Alkohol verursacht eine Reihe unterschiedlicher Schädigungsmuster, die jedoch in zahlreichen Kombinationen und Übergangsformen auftreten können:

- **äußere Hirnatrophie** mit Erweiterung der Fissuren und Sulci der Großhirnhemisphären und des Kleinhirns; besonders schwer betroffen ist der Vermis
- **Wernicke-Korsakow-Enzephalopathie** (Polioencephalitis haemorrhagica superior) mit Läsionen im Bereich der Corpora mamillaria und des Nucleus dorsomedialis thalami
- **Marchiafava-Bignami-Syndrom** mit einer Atrophie und Läsionen des Corpus callosum und Marklagerveränderungen
- **zentrale pontine Myelinolyse**, häufig induziert durch die forcierte Normalisierung einer Hyponatriämie (**Abb. 2.2.6**).

Die drei letztgenannten Störungen galten bis vor einiger Zeit als Zeichen einer schweren, meist lebensbedrohlichen Hirnschädigung. Durch die MRT konnte aber gezeigt werden, daß entsprechende Läsionen auch in leichter Form ohne schwerwiegende klinische Symptomatik vorliegen können.

Da AD und andere degenerative oder vaskuläre Veränderungen als Risikofaktoren für die Entwicklung eines **Delir**s fungieren und alkoholtoxische Vorschädigungen häufig sind, weisen delirante Patienten oft eine innere und äußere Hirnatrophie sowie vaskuläre Hirnveränderungen auf (Koponen et al. 1989).

Liquorzirkulationsstörungen. Posttraumatische, entzündliche und tumoröse Veränderungen können zu einer Verlegung der liquorabführenden Wege und damit zu einem Liquoraufstau führen.

Beim sogenannten "idiopathischen" **Normaldruckhydrozephalus** (NDH) führt vermutlich eine erniedrigte periventrikuläre Compliance zu einer veränderten Liquordynamik mit sekundärer Ventrikelerweiterung (**Abb. 2.2.7**). Die Symptomtrias Demenz, Gangstörungen und Inkontinenz mit einem typischerweise fluktuierenden Verlauf sind diagnostisch richtungsweisend. Im CT fallen eine Erweiterung der Seitenventrikel und des dritten Ventrikels bei normal weitem vierten Ventrikel eine frontal und temporal betonte periventrikuläre Hypodensität und ein enger Subarachnoidalraum auf. Im MRT sind zusätzlich eine Im-

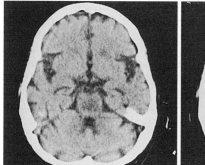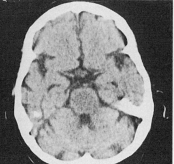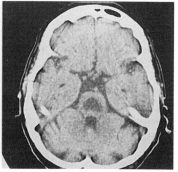

Abb. 2.2.6a–c Zentrale pontine Myelinolyse. 43jährige Patientin mit chronischem Alkoholismus und Diabetes mellitus.
a Initiales CT bei klinischem Verdacht auf Hirninfarkt – kein Infarktnachweis, **b** Befundkontrolle 1 Woche nach dem initialen CT, **c** Befundkontrolle 10 Wochen nach dem initialen CT. Der Befund wurde in den auswärtigen Untersuchungen **a** und **b** nicht erkannt. Der klinische Befund war auffällig blande

pression des Corpus callosum und eine Erweiterung der Rezessus des dritten Ventrikels zu erkennen. Die Schwere der kognitiven Defizite ist mit dem Ausmaß der Hippokampusatrophie korreliert (Golomb et al. 1994).

Die normalen Flußsignale der systolisch getriggerten kraniokaudalen Liquorpulsation sind kernspintomographisch zu erfassen. Die gesteigerte und verwirbelte Liquorpulsation bei NDH führt zu einer Signalauslöschung im Aquädukt (fluid void sign), wie mit speziellen FLASH-Sequenzen (fast low angle shot) im MRT gezeigt werden kann. Dieser Befund ist nicht spezifisch und findet sich auch bei 20% der älteren Patienten ohne NDH (Schroth, Klose 1992).

Führt die Entnahme von Liquor (fluid tap test) zu einer Besserung der klinischen Symptomatik, so sind die Erfolgsaussichten einer Shunt-Operation günstig (Wikkelsö et al. 1986).

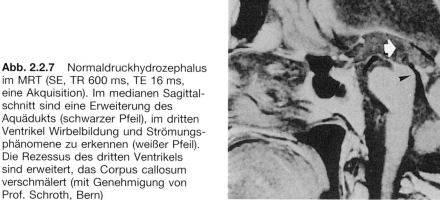

Abb. 2.2.7 Normaldruckhydrozephalus im MRT (SE, TR 600 ms, TE 16 ms, eine Akquisition). Im medianen Sagittalschnitt sind eine Erweiterung des Aquädukts (schwarzer Pfeil), im dritten Ventrikel Wirbelbildung und Strömungsphänomene zu erkennen (weißer Pfeil). Die Rezessus des dritten Ventrikels sind erweitert, das Corpus callosum verschmälert (mit Genehmigung von Prof. Schroth, Bern)

Schizophrenie und Depression im Senium. Von CT und MRT sind keine positiven Anhaltspunkte zur Diagnose funktioneller Psychosen zu erwarten. Es gibt jedoch Hinweise darauf, daß im Senium beide Diagnosegruppen hinsichtlich der neuroradiologischen Befunde heterogen sind und sich jeweils eine mehr "funktionelle" Teilgruppe mit früherem Krankheitsbeginn und weitgehend unauffälligen morphologischen Befunden von einer mehr "organischen" Teilgruppe mit späterer, klinisch weniger charakteristischer Manifestation, kognitiven Defiziten und Hirnveränderungen unterscheiden läßt.

In der Gesamtgruppe von schizophrenen Patienten mit spätem Krankheitsbeginn sind die Ventrikel im Vergleich zu gesunden Kontrollgruppen erweitert, Veränderungen des Marklagers und Hirninfarkte sind häufiger. Bei einer Unterteilung zeigten die Patienten mit Halluzinationen und anderen Symptomen ersten Ranges jedoch keine wesentliche Abweichung von den altersentsprechenden Befunden, während sich die auffallenden Veränderungen fast ausschließlich in der paranoiden Teilgruppe ohne zusätzliche charakteristisch schizophrene Störungen zeigten (Flint et al. 1991, Förstl et al. 1994a).

Alte depressive Patienten nehmen hinsichtlich der Hirnatrophie und der vaskulären Läsionen eine Stellung zwischen Kontrollgruppe und AD ein (Jacoby, Levy 1980). Die Weite der Ventrikel ist mit dem Ausmaß der kognitiven Defizite korreliert (Beats et al. 1991). Marklagerveränderungen sind wesentlich häufiger als in der Kontrollgruppe (Odds-ratio = 5,32) (Coffey et al. 1993). Je ausgeprägter die Leuko-araiose, desto ungünstiger ist das Ansprechen auf eine antidepressive Behandlung (Hickie et al. 1995).

Experimentelle diagnostische Ansätze im MRT. In der **Magnetresonanzspektroskopie** werden in unterschiedlichen Molekülen bevorzugt Protonen (^1H) bzw. Phosphoratome (^{31}P) als Dipole elektromagnetisch stimuliert; dies führt zu einer Veränderung des lokalen Magnetfeldes mit entsprechender Frequenzverschiebung (chemical shift). Metaboliten wie N-Azetylaspartat (NAA) bzw. Laktat können als Indikatoren für die neuronale Intaktheit bzw. für Störungen des Energiestoffwechsels verwendet werden (Murphy et al. 1993). Ein Absinken des NAA-Signals ist bei der AD mit hohen Plaquedichten korreliert (Dager, Steen 1992). Mit ^{31}P können die Energieträger ATP bzw. Membranbausteine in Form von Phosphormono- und -diestern erfaßt werden, die bei neurodegenerativen Prozessen unspezifisch verändert sind (Meyerhoff et al. 1994). Lithium, Fluor und Kohlenstoff sind weitere Elemente mit Dipolcharakter, deren Untersuchung unter therapeutischen Aspekten Bedeutung gewinnen kann.

Bei der **funktionellen MRT** werden Perfusionsveränderungen in definierten Hirnarealen gemessen. Dafür kommen unterschiedliche experimentelle Paradigmen in Betracht, etwa stereotype Fingerbewegungen, Hören und Sehen. Die Signalveränderungen können nativ mit der BOLD-Methode (blood oxygenation level dependent) oder nach intravenöser Gabe von Kontrastmittel erfaßt werden. Es ist derzeit noch nicht abzuschätzen, ob diese Techniken Bedeutung in der gerontopsychiatrischen Diagnostik gewinnen werden, da die Untersuchungsbedingungen schwer zu standardisieren sind und die Verfahren in hohem Maße auf die Kooperationsfähigkeit und -bereitschaft der Probanden angewiesen sind.

Funktionelle Bildgebung: SPECT (single photon emission computer tomography) und PET (positron emission tomography)

Mit beiden Techniken können durch Einschleusen radioaktiver Strahler Einblicke in Perfusion und Metabolismus gewonnen werden. In der SPECT werden einzelne, von Gamma-Strahlern freigesetzte Photonen von einer rotierenden Gamma-Kamera erfaßt. Computerunterstützt wird ein Summationsbild der Zerfallsaktivität rekonstruiert. Vorteil des SPECT ist die breite Verfügbarkeit der Gamma-Strahler und deren lange Halbwertszeit (z. B. $^{99m}Tc = 6\,h$; $^{123}J = 13\,h$). Mit den verfügbaren Markern sind Perfusionsuntersuchungen und Rezeptorbindungsstudien durchführbar (**Tab. 2.2.3**).

In der PET werden kurzlebige Positronenstrahler verwendet. Beim raschen Zerfall von

Tab. 2.2.3 Beispiele radioaktiver Marker und ihrer Verwendung in SPECT und PET (modifiziert nach Hör 1993)

Funktion	SPECT	PET
Blut-Hirnschranke	^{99m}Tc-Diäthylentriaminpentaazetat (DTPA)	^{68}Ga-Diäthylentriaminpentaazetat (DTPA)
Perfusion	^{99m}Tc-Hexamethylpropylen-Aminoxim (HMPAO)	^{15}O
Blutvolumen	^{99m}Tc-Erythrozyten	^{15}CO
Rezeptoren	^{123}I-Dopamin-2-Ligand	^{18}F-Dopa
	^{123}I-Benzamid	^{11}C-Dopamin
	^{123}I-Benzodiazepin	^{11}C-Serotonin
		^{11}C-Opiate
O$_2$-Verbrauch		^{15}O
Glucosestoffwechsel		^{18}F-Deoxyglukose

C = Kohlenstoff
F = Fluor
Ga = Gadolinium
I = Iod
O = Sauerstoff
Tc = Technetium

Positron und Elektron werden zwei Photonen gebildet und in einem Winkel von 180° emittiert. Vorteil dieser Technik ist das bessere Auflösungsvermögen und die größere nuklearmedizinische Versatilität bei der Synthese von Tracer-Substanzen. Nachteilig ist der hohe apparative und personelle Aufwand bei der Herstellung kurzlebiger Positronenstrahler in einem Zyklotron. Die Halbwertszeiten sind kurz (z. B. ^{15}O etwa 2 min, ^{13}N etwa 10 min, ^{11}C etwa 20 min, ^{18}F etwa 110 min) Die meisten Untersuchungen befaßten sich bisher mit Perfusion, Sauerstoff-, und Glukoseutilisation (**Tab. 2.2.3**). Die Synthese neuer Nukleopharmaka zu Rezeptorbindungsstudien und die weiter verbesserte topographische Zuordnung im "MRT-geleiteten PET" werden noch subtilere Analysen erlauben, die etwa zur Früherkennung neurodegenerativer Prozesse in bestimmten Transmittersystemen genutzt werden können.

Ähnlich wie bei morphologischen Hirnveränderungen sind auch bei der diagnostischen Beurteilung von SPECT und PET alterskorrelierte Veränderungen in Rechnung zu stellen, die in hohem Maße methodenspezifisch sind.

Typisch für die **Alzheimer-Demenz** sind temporoparietale Hypoperfusion bzw. temporoparietaler Hypometabolismus mit meist asymmetrischer Ausprägung (Jagust et al. 1993). Seltener ist eine frontale Minderung von Perfusion und Stoffwechselaktivität (Waldemar et al. 1994). Die temporale Perfusion kann jedoch noch normal sein, wenn bereits klinisch manifeste Gedächtnisstörungen vorliegen (Reed et al. 1989). Die globale Perfusion und der Metabolismus sinken mit der Schwere der Demenz und die Lokalisation der Veränderungen deckt sich mit dem Muster der kognitiven Defizite (Burns et al. 1989, Karbe et al. 1994). Der Grad der Hippokampusatrophie ist mit der temporoparietalen Perfusionsminderung korreliert (Jobst et al. 1992a). Die zerebrovaskuläre Reaktivität ist bei der AD herabgesetzt (Stoppe et al. 1995).

Während Perfusion und Metabolismus bei der AD meist in der Postzentralregion erniedrigt sind, können sich bei der frontal beginnenden Hirnatrophie, bei Morbus Parkinson, progressiver supranukleärer Parese, bei vaskulären Demenzformen und während depressiver Episoden gegensätzliche Veränderungen des Prä-/Postzentralquotienten zeigen (s. Teil B, Kap. 5.3) (Mielke et al. 1994). Bei bestimmten Formen der vaskulären Demenz ist eine kortikale oder subkortikale fleckige Minderbelegung festzustellen, die häufig über das Ausmaß der in CT und MRT festgestellten strukturellen Hirnveränderungen hinausgeht.

Literatur

Atlas SW (1994): MR angiography in neurologic disease. Radiology 193: 1–16

Aylward EH, Henderer JD, McArthur JC et al. (1993): Reduced basal ganglia volume in HIV-1-associated dementia: results from quantitative neuroimaging. Neurology 43: 2099–2104

Beats B, Levy R, Förstl H (1991): Ventricular enlargement and caudate hyperdensity in elderly depressives. Biol Psychiat 30: 452–458

Biegon A, Eberling JL, Richardson BC et al. (1994): Human corpus callosum in Aging and Alzheimer's disease: a magnetic resonance imaging study. Neurobiol of Aging 15: 393–397

Burns A, Philpot MP, Costa DC et al. (1989): The investigation of Alzheimer's disease with single photon emission tomography. J Neurol Neurosurg Psychiat 52: 248–253

Coffey CE, Wilkinson WE, Parashos IA et al. (1992): Quantitative cerebral anatomy of the aging human brain: a cross-sectional study using magnetic resonance imaging. Neurology 42: 527–536

Coffey CE, Wilkinson WE, Weiner RD et al. (1993): Quantitative cerebral anatomy in depression: a controlled magnetic resonance study. Arch Gen Psychiat 50: 7–16

Convit A, de Leon MJ, Tarshish C (1995): Hippocampal volume losses in minimally impaired elderly. Lancet 345: 266–266

Dager SR, Steen RG (1992): Applications of magnetic resonance spectroscopy to the investigation of neuropsychiatric disorders. Neuropsychopharmacol 6: 249–266

Flint AJ, Rifat SL, Eastwood MR (1991): Late-onset paranoia: distinct from paraphrenia. Int J Geriat Psychiat 6: 103–109

Förstl H, Krumm B, Eden S et al. (1991): What is the significance of bilateral basal ganglia mineralization? Biol Psychiat 29: 827–833

Förstl H, Dalgalarrondo P, Riecher-Rössler A et al. (1994a): Organic factors and the clinical features of late paranoid psychosis: a comparison with Alzheimer's disease and normal ageing. Acta Psychiat Scand 89: 335–340

Förstl H, Hentschel F, Besthorn C et al. (1994b): Frontal und temporal beginnende Hirnatrophie: klinische und apparative Befunde. Nervenarzt 65: 611–618

Golomb J, de Leon MJ, Kluger A et al. (1993): Hippocampal atrophy in normal aging – an association with recent memory impairment. Arch Neurol 50: 967–973

Golomb J, de Leon MJ, George AE et al. (1994): Hippocampal atrophy correlates with severe cognitive impairment in elderly patients with suspected normal pressure hydrocephalus. J Neurol Neurosurg Psychiat 57: 590–593

Harris GJ, Schlaepfer TE, Peng LW et al. (1994): Magnetic resonance imaging evaluation of the effects of ageing on grey-white ratio in the human brain. Neuropathol appl Neurobiol 20: 290–293

Hentschel F, Braus DF, Zerfass R et al. (1995a): Die kortikobasale Degeneration in Computertomographie und Magnetresonanztomographie. Fortschr Röntgenstr 163: 88–90

Hentschel F, Zerfass R, Förstl H (1995b): Morphometrische Unterschiede im kranialen Computertomogramm zwischen Patienten mit Alzheimer-Demenz und normalem Altern. Klin Neuroradiol 5: 61–70

Hickie I, Scott E, Mitchell P et al. (1995): Subcortical hyperintensities on magnetic resonance imaging: clinical correlates and prognostic significance in patients with severe depression. Biol Psychiat 37: 151–160

Hör G (1993): Positronen-Emissions-Tomographie (PET): von der Forschung zur Klinik. Dtsch Ärztebl 90: 1350–1355

Jacoby RJ, Levy R (1980): Computed tomography in the elderly – 3. affective disorder. Brit J Psychiat 136: 270–275

Jagust WJ, Eberling JL, Richardson BC et al. (1993): The cortical topography of temporal lobe hypometabolism in early Alzheimer's disease. Brain Res 629: 189–198

Jernigan TL, Archibald SL, Berhow MT et al. (1991a): Cerebral structure on MRI, part I: localization of age-related changes. Biol Psychiat 29: 55–67

Jernigan TL, Salmon DP, Butters N et al. (1991b): Cerebral structure on MRI, part II: specific changes in Alzheimer's and Huntington's disease. Biol Psychiat 29: 68–81

Jobst KA, Smith AD, Barker CS et al. (1992a): Association of atrophy of the medial temporal lobe with reduced blood flow in the posterior parietotemporal cortex in patients with a clinical and pathological diagnosis of Alzheimer's disease. J Neurol Neurosurg Psychiat 55: 190–194

Jobst K, Smith AD, Szatmari M et al. (1992b): Detection in life of confirmed Alzheimer's disease using a simple measurement of medial temporal lobe atrophy by computed tomography. Lancet 340: 1179–1183

Jobst KA, Smith AD, Szatmari M et al. (1994): Rapidly progressing atrophy of medial temporal lobe in Alzheimer's disease. Lancet 343: 829–830

Karbe H, Kertesz A, Davis J et al. (1994): Quantification of functional deficit in Alzheimer's disease using a computer-assisted mapping program for ^{99m}Tc-HMPAO-SPECT. Neuroradiology 36: 1–6

Koponen H, Hurri L, Stenbäck U et al. (1989): Computed tomography findings in delirium. J Nerv Ment Dis 177: 226–231

Maeda A, Yamada M, Itoh Y et al. (1993): Computer-assisted three-dimensional image analysis of cerebral amyloid angiopathy. Stroke 24: 1857–1864

Meyer JS, Takashima S, Terayama Y et al. (1994): CT changes associated with normal aging of the human brain. J Neurol Sci 123: 200–208

Meyerhoff DJ, MacKay S, Constans JM et al. (1994): Axonal injury and membrane alterations in Alzheimer's disease suggested by in vitro proton magnetic resonance spectroscopy imaging. Ann Neurol 36: 40–47

Mielke R, Pietrzyk U, Jacobs A et al. (1994): HMPAO-SPET and FDG-PET in Alzheimer's disease and vascular dementia: comparison of perfusion and metabolic pattern. Europ J Nucl Med 21: 1052–1060

Murphy DGM, Bottomley PA, Salerno JA et al. (1993): An in vivo study of phosphorus and glucose metabolism in Alzheimer's disease using magnetic resonance spectroscopy and PET. Arch Gen Psychiat 50: 341–349

Nagata K, Basugi N, Fukushima T et al. (1987): A quantitative study of physiological cerebral atrophy with aging. Neuroradiology 29: 327–332

Obara K, Meyer JS, Mortel KF et al. (1994): Cognitive decline correlates with decreased cortical volume and perfusion in dementia of the Alzheimer type. J Neurol Sci 127: 96–102

Reed BR, Jagust WJ, Seab JP et al. (1989): Memory and regional cerebral blood flow in mildly symptomatic Alzheimer's disease. Neurology 39: 1537–1539

Roman GC, Tatemichi TK, Erkinjuntti T et al. (1993): Vascular dementia: diagnostic criteria for research studies – report of the NINDS-AIREN international workshop. Neurology 43: 250–260

Schroth G, Klose U (1992): Cerebrospinal fluid flow. III. Pathological cerebrospinal fluid pulsation. Neuroradiology 35: 16–24

Stoppe G, Schütze R, Kögler A et al. (1995): Cerebrovascular reactivity to acetazolamide in (senile) dementia of Alzheimer's type: relationship to disease severity. Dementia 6: 73–82

Sullivan EV, Shear PK, Mathalon DH et al. (1993): Greater abnormalities of brain cerebrospinal fluid volumes in younger than in older patients with Alzheimer's disease. Arch Neurol 50: 359–373

Waldemar G, Bruhn P, Kristensen M et al. (1994): Heterogeneity of neocortical cerebral blood flow deficits in dementia of the Alzheimer type: a (99mTc)-d,l-HMPAO-SPECT study. J Neurol Neurosurg Psychiat 57: 285–295

Wikkelsö C, Andersson H, Blomstrand C et al. (1986): Normal pressure hydrocephalus. Acta Neurol Scand 73: 566–573

2.3 Klinische Bedeutung und neuropathologische Basis der "Leuko-araiose"

R. Schmidt, F. Fazekas (Graz)

Mit Einführung der kranialen Computertomographie (CT) wurde erstmalig das Augenmerk neuroradiologischer Forschung auf Hypodensitäten im Marklager der Großhirnhemisphären gelenkt. Solche Veränderungen wurden bei einer ganzen Reihe von Erkrankungen wie Leukodystrophien, multipler Sklerose, Hydrozephalus und zerebrovaskulärer Ischämie festgestellt, wurden aber auch als Zufallsbefund ohne eindeutiges klinisches Korrelat gesehen. Ursprünglich verwendeten viele Untersucher den Begriff "Binswangersche Erkrankung", um die mit großer Häufigkeit auftretenden Veränderungen zu beschreiben (Kinkel et al. 1985). Die Binswanger-Krankheit ist jedoch eine seltene klinische Entität mit den klassischen Symptomen Demenz und arterieller Hypertonus (Kinkel et al. 1985). Um hervorzuheben, daß das pathologische Korrelat der CT-Hypodensitäten zu diesem Zeitpunkt keineswegs geklärt war, und um eine ungerechtfertigte und exzessive Diagnose Binswangerscher Erkrankung ohne klinischen Bezug zu vermeiden, führte Hachinski et al. (1987) den Begriff "Leuko-araiose" zur Beschreibung dieser CT-Läsionen ein. Dieser aus dem Griechischen gebildete Begriff beschreibt eine Rarefizierung (**araios**=verdünnt) der weißen Substanz (**leuko**=weiß). Die Einführung der Magnetresonanztomographie (MRT) in die klinische Diagnostik führte zu einer weiteren Komplizierung, da erste MRT-Beobachtungen minimale Marklagerabnormitäten in einer erstaunlich hohen Frequenz in Patienten- aber auch Normalgruppen aufzeigten, ohne daß gleiche Veränderungen auch mittels CT nachgewiesen werden konnten (Bradley et al. 1984). Um die Unkenntnis der Ätiologie solcher MRT-Signalhyperintensitäten zu dokumentieren wurden sie ursprünglich, teilweise als "UBOs – unidentified bright objects" bezeichnet (Kertesz et al. 1988). In der Folge entwickelte sich ein ganzer Forschungszweig zu diesem Thema und wird ihre Bedeutung immer noch sehr kontrovers diskutiert, obwohl man solche Läsionen heute längst nicht mehr als "unidentified" bezeichnen kann. Derzeit besteht allgemeine Übereinkunft, daß sie Begleiterscheinungen des zerebralen Alterungsprozesses darstellen und daß die Ätiologie überwiegend ischämisch ist. Ihre klinischen Korrelate sind nur unvollständig aufgeklärt; es ist vor allem völlig unklar, welche langzeitliche klinische Signifikanz solchen Veränderungen zukommt.

Klassifikation von CT- und MRT-Marklagerveränderungen

Eine der Hauptschwierigkeiten bei der CT-Diagnose von Marklagerveränderungen stellt ihre Abgrenzung zu ischämischen Infarkten dar. Steingart et al. (1987) schlugen entsprechende differentialdiagnostische Kriterien vor, die weitgehende Anwendung finden und in **Tab. 2.3.1** dargestellt werden. Die MRT bietet eine wesentlich exaktere Differenzierungsmöglichkeit von Marklagerläsionen nicht nur bezüglich ihrer Lokalisation, sondern auch bezüglich des Ausmaßes ischämischer Schädigung. Veränderungen ohne kompletten Parenchymuntergang erscheinen hell bei protonen- und T2-gewichteten Aufnahmen, bleiben aber undifferenzierbar von normalem Hirngewebe bei T1-Sequenzen. Sie werden deshalb vielfach unspezifisch als Si-

Tab. 2.3.1 CT-Kriterien zur Unterscheidung von Infarkten und Leuko-araiose (aus Steingart et al. 1987)

Infarkt	Leuko-araiose
gut demarkiert	schlecht abgegrenzt, diffus
keilförmig	ausschließlich Marklager, keine kortikale Ausdehnung
gewöhnlich kortikale Ausdehnung	keine fokalen sulkalen oder ventrikulären Ausweitungen
folgt spezifischem Territorium	
Capsula interna, Basalganglien oder Thalamus können erfaßt sein	
fokale ipsilaterale sulkale oder ventrikuläre Ausweitung	

gnalhyperintensitäten bezeichnet. Dieses Signalverhalten unterscheidet sich eindeutig von jenem lakunärer Läsionen und erweiterter Virchow-Robin-Räume, die sich isointens zum Liquor verhalten. Neben dem Signalverhalten richten sich derzeitige Typisierungen von MRT-Signalhyperintensitäten vor allem nach ihrem Verteilungsmuster. Wie später diskutiert wird, ist die Anwendung eines solchen Schemas sowohl aus ätiologischer als auch neuropsychologischer Sicht gerechtfertigt. Die am häufigsten angewandte Typisierung differenziert zwischen Marklagerhyperintensitäten im tiefen und subkortikalen sowie periventrikulären Marklagerhyperintensitä-

ten (Fazekas et al. 1987). Tiefe und subkortikale Abnormitäten werden gradiert als (0) keine, (1) punktförmig, (2) früh konfluierend und (3) konfluierend (**Abb. 2.3.1**). Periventrikuläre Veränderungen werden in (1) Kappen und periventrikulär linienförmig, (2) periventrikuläre Bänder und (3) irregulär mit Ausdehnung in das tiefe Marklager, eingeteilt.

Prävalenz von CT- und MRT-Marklagerveränderungen

CT-Leuko-araiose

Derzeit liegt keine einzige Studie über die Prävalenz von CT-Leuko-araiose in der Gesamtpopulation vor. Die meisten Angaben beziehen sich auf retrospektive Durchsicht von Patientenserien, wobei die Vergleichbarkeit der Studien untereinander durch Unterschiede in der Scanner-Generation, Befundinterpretation und Zusammensetzung der Untersuchungsgruppe wesentlich beeinträchtigt ist. Die Häufigkeitsangaben entsprechender Untersuchungen variieren zwischen 0,1% bis 7,9% (Goto et al. 1981, Loizu et al. 1981). Nur einige Studien erfaßten Gruppen von Normalpersonen (George et al. 1986, Inzitari et al. 1987, Rezek et al. 1987), aber es liegt eine relativ große Zahl von Berichten in Demenzgruppen vor (Aharon-Peretz et al. 1988, George et al. 1986, Rezek et al. 1987, Steingart et al. 1987). Die Häufigkeiten bei selektiven Gruppen von asymptomatischen Personen liegen zwischen 11% und 19%, jene in Demenzgruppen zwischen 19% und 100%.

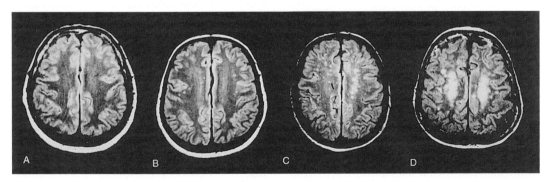

Abb. 2.3.1 Klassifizierung von MRT-Hyperintensitäten im tiefen und subkortikalen Marklager. A: Grad 0=keine, B: Grad 1=punktförmig, C: Grad 2=früh konfluierend, D: Grad 3=konfluierend (aus Schmidt R et al. [1995] Arch Neurol 52: 905–910)

Von allen Untersuchungsgruppen ist die Prävalenz von Leuko-araiose bei Patienten mit vaskulärer Demenz am höchsten. Sie variiert von 50% bis 100%. Interessanterweise weisen Patienten mit primär degenerativer Demenz mit einer Frequenz von 19% bis 55% ebenfalls höhere Raten als gesunde altersvergleichbare Personen auf.

MRT-Marklagerhyperintensitäten

Die meisten Untersuchungen zur Prävalenz von Marklagerhyperintensitäten im MRT bei älteren Personen beziehen sich auf im tiefen und subkortikalen Marklager lokalisierte Läsionen. Wie in der Literaturübersicht in **Tab. 2.3.2** ersichtlich, besteht eine große Variabilität der Ergebnisse mit Angaben im Bereich von 20% bis 63% für tiefe und 15% bis 93% für periventrikuläre Läsionen (Kozachuk et al. 1990, Leys et al. 1990, Schmidt et al. 1991, Zimmerman et al. 1986). Auch hier ist unterschiedliche Scannerqualität sowie Gruppenselektion und unterschiedliche Scan-Interpretation als hauptverantwortlich für die divergierenden Ergebnisse anzusehen. In Übereinstimmung mit den CT-Befunden werden auch MRT-Signalhyperintensitäten bei Patienten mit vaskulärer Demenz signifikant häufiger als bei Patienten mit Alzheimer-Demenz (AD) und Normalpersonen angetroffen. In Erkinjuntis Studie (1987) zeigte das MRT solche Veränderungen bei allen 29 Patienten mit vaskulärer Demenz und bei acht von 22 (36%) Patienten mit primär degenerativer Demenz. Das Ausmaß der Läsionen war mäßig bis schwer bei vaskulärer Demenz, aber meist nur gering bei AD. Ähnliche Befunde wurden in einer eigenen Untersuchung gesehen (Schmidt 1992). Wir fanden MRT-Marklagerhyperintensitäten bei 94% aller Personen mit vaskulärer Demenz, wobei diese in der Hälfte aller Untersuchten dem konfluierenden Typ angehörten. Bei 42% der Patienten dieser Gruppe waren auch irregulär ins Marklager reichende periventrikuläre Läsionen nachweisbar, Veränderungen die ebenfalls Mikroangiopathie-assoziiert sind. Vorwiegend punktförmige Hyperintensitäten wurden bei der AD in 78% und bei 56% der Kontrollen festgestellt. Derzeit wird sehr kontrovers beurteilt, ob AD tatsächlich mit einer erhöhten Frequenz von Marklagerveränderungen im Vergleich zu altersentsprechenden Normalgruppen einhergeht (Erkinjuntti et al. 1994, Leys et al. 1990). Konfluierende Marklagerhyperintensitäten im MRT sind in jedem Fall ein Imagingkriterium für die Diagnose vaskulärer Demenzformen (Erkinjuntti et al. 1987, Kinkel et al. 1985, Schmidt 1992). Periventrikuläre Bänder kommen möglicherweise gehäuft bei Patienten mit AD vor und könnten sich als differentialdiagnostisches MRT-Kriterium erweisen (Fazekas et al. 1987, Harell et al. 1991). Es gibt Hinweise darauf, daß das Vorliegen von Marklagerhyperintensitäten in einer ansonsten gesunden Population auch bereits mit einer geringfügigen Einschränkung der neuropsychologischen Leistungsfähigkeit verbunden sein dürfte. Nach ersten negativen Ergebnissen beim Vergleich kleinerer Personengruppen konnten Boone et al. (1992) und unsere Gruppe (Schmidt et al. 1993) an älteren Probanden erstmals einen Zusammenhang zwischen kognitiver Einschränkung und dem Vorliegen von MRT-Hyperintensitäten der weißen Substanz aufzeigen. Ob diese geringfügigen Beeinträchtigungen allerdings als mögliche erste Stufe auf dem Weg hin zu einer mikroangiopathisch bedingten Form der vaskulären Demenz betrachtet werden können, läßt sich aus diesen Untersuchungen noch nicht ableiten.

Hinweise auf ischämische Ätiologie

Die ischämische Genese von Marklagerveränderungen wird unterstrichen durch deren Assoziation mit zerebrovaskulären Risikofaktoren, extrakranialen Karotisveränderungen, und eine Abnahme zerebraler Hirndurchblutung. Der Zusammenhang zwischen Marklagerläsionen und Risikofaktoren wird vom überwiegenden Teil der Untersucher bestätigt. Welche Risikofaktoren jedoch hauptverantwortlich für das Auftreten solcher Abnormitäten sind, ist nicht völlig geklärt. Beziehungen wurden beschrieben zu arterieller Hypertonie (Bradley et al. 1984, Kertesz et al. 1988, Schmidt et al. 1991, Schmidt et al. 1993), Diabetes mellitus (Schmidt et al. 1992), kardialen Erkrankungen (Bots et al. 1993, Bradley et al. 1984, Fazekas et al. 1988), Rauchen (Bots et al. 1993) und anderen Faktoren wie Hypercholesterinämie (Manolio et al. 1994).

Tab. 2.3.2 Prävalenz von MRI-Marklagerhyperintensitäten in älteren Populationen: Literaturübersicht nach Erscheinungsdatum*

Autor	Population	Zahl Untersuchter	Mittleres Alter	Feldstärke	TMLH	PVH	undefiniert
Bradley (1984) Noninvas med Imag	gemischt[2]	20	75	0,35	—	30	—
Zimmerman (1986) Amer J Neuroradiol	gemischt[2]	365	42	0,5	—	93,4	—
Gerard (1986) Neurology	gemischt[2]	15	—	0,35	—	44,0	15,0
George (1986) Amer J Neuroradiol	Kontrollen[3]	12	64	0,3	—	—	—
Awad (1986) Stroke	gemischt[2]	240	49	1,5	45,0	—	—
Sarpel (1987) Arch Neurol	gemischt[2]	60	51	0,3	—	80,0	—
Lechner (1988) Stroke	Normale[4]	42	61	1,5	61,9	—	—
Kertesz (1988) Arch Neurol	gemischt[2]	59	61	0,15	8,6	69,0	—
Fazekas (1988) Stroke	Normale[4]	52	58	1,5	51,9	—	—
Rao (1989) Arch Neurol	Normale[5]	50	45	1,5	20,0	—	—
Fazekas (1989) Europ Neurol	Normale[4]	87	54	1,5	44,8	47,1	—
Hendrie (1989) Amer J Neuroradiol	Normale[4]	27	72	1,5	56,7	—	—
Leys (1990) Arch Neurol	Kontrollen[5]	10	64	0,5	45,0[6]	15,0[6]	—
Kertesz (1990) Arch Neurol	Kontrollen[3]	15	71	0,15	—	—	33,3
Sullivan (1990) Stroke	gemischt[2]	60	69	1,5	—	—	87,0[6]
Austrom (1990) J Amer Geriat Soc	Normale[4]	26	72	1,5	57,7	—	—
Kozachuk (1990) Arch Neurol	Kontrollen[3]	20	72	0,5	63,0[6]	83,0[6]	—
Schmidt (1991) Arch Neurol	Kontrollen[3]	20	38	1,5	20	—	—
Fazekas (1991) J Neuroimg	Normale[4]	101	55	1,5	47,5	44,6	—
Mirsen (1991) Arch Neurol	Kontrollen[3]	50	70	1,5	27,0	20,0	—
Almkvist (1992) Arch Neurol	Kontrollen[3]	23	78	0,02	21,7	—	—
Schmidt (1992) Arch Neurol	Kontrollen[3]	101	55	1,5	47,5	—	—
Tupler (1992) Arch Neurol	Normale[4]	66	62	1,5	72,7	—	—
Fisher (1993) J Neuroimg	Normale[4]	60	76	1,5	62,0	—	—
Bots (1993) Lancet	Normale[4]	111	75	1,5	27,0	—	—
Ylikoski (1993) Arch Neurol	Normale[4]	120	—	0,02	20,8	37,5	—
Schmidt (1993) Neurology	Normale[4]	150	60	1,5	49,3	—	—
Manolio (1994) Stroke	gemischt	303	>65	0,35/1,5	—	—	83,5

* Studien nur teilweise im Literaturverzeichnis aufgeführt
TMLH = Tiefe Marklagerhyperintensitäten, PVH = periventrikuläre Marklagerhyperintensitäten

[1] Marklagerhyperintensitäten global erhoben ohne Differenzierung in TMLH und PVH
[2] Serien von Patienten mit unterschiedlichsten Zuweisungsgründen. Retrospektiv Erhebung
[3] Klinisch asymptomatische Personen, die als Kontrollen in Vergleichsstudien dienten
[4] Prospektiv untersuchte klinisch asymptomatische Freiwillige, bei denen MRT nur zu Marklagerhyperintensitäten-Studien durchgeführt wurde
[5] Personen ohne bekannte Risikofaktoren
[6] Prozentsätze von Balkendiagrammen geschätzt. Ungenauigkeiten möglich

Ein Hauptproblem in der Methodik bisheriger Studien liegt sicher darin, daß Risikofaktoren nur als vorhanden oder nicht vorhanden klassifiziert wurden, ohne daß gleichzeitig Bemühungen unternommen wurden, den Schweregrad und die Dauer der Einzelfaktoren zu evaluieren. In der Rotterdam Studie (Bots et al. 1993) und in der Cardiovascular Health Study (Manolio et al. 1994) wurde eine Beziehung zwischen Marklagerhyperintensitäten im MRT und der Wanddicke der Arteria carotis interna festgestellt, wobei jedoch keine hämodynamisch signifikanten Gefäßstenosen vorlagen. Die Befunde weisen darauf hin, daß mit dem Auftreten von Marklagerschäden eine erhöhte allgemeine Arteriosklerose vorliegt. Die Karotisveränderungen an sich sind jedoch nicht als ursächlich für die Läsionen anzuschuldigen. Messungen der Hirndurchblutung bei Nachweis von Marklagerschädigungen wurden selten durchgeführt. In einer eigenen Untersuchung fanden wir bei Anwendung der Xe-133-Methode niedrigere Marklagerperfusion bei Normalpersonen mit Läsionen im Vergleich zu Individuen mit normalem zerebralem MRT (Fazekas et al. 1988). Ähnliche Ergebnisse wurden vor allem bei Vorliegen ausgedehnter Marklagerhyperintensitäten von Kobari et al. (1990) und Herholz et al. (1990) berichtet.

Neuropathologische Befunde

Im Jahre 1986 berichteten Lotz et al. über eine prospektive Studie an 82 Patienten, bei welchen vor ihrem Tod eine CT-Untersuchung des Schädels vorgenommen worden war. 18 von 20 Gehirnen mit Marklagerhypodensitäten zeigten entsprechende Areale fokalen Untergangs der Markscheiden und Axone bei gleichzeitig bestehender fibröser Verdickung der Wand kleiner Gefäße. Diese Befundkonstellation wurde somit als Ausdruck einer subkortikalen arteriosklerotischen Enzephalopathie gewertet. Noch ausgeprägtere Gewebsdestruktion mit multiplen zystischen Mikroinfarkten und großfleckigen unregelmäßigen Demyelinisierungsbezirken als Ursache ausgedehnter CT-Dichteminderung des periventrikulären und tiefen Marklagers war unter anderem bereits von Kinkel et al. (1985) beschrieben worden.

Während Einzelfallberichte über morphologische Befunde bei ausgedehnten MRT-Signalhyperintensitäten des Marklagers Ergebnisse ähnlich denen bei massiver CT-Leukoaraiose erbrachten (George et al. 1986, Kinkel et al. 1985), war die histologische Entsprechung kleinerer hyperintenser Areale der weißen Substanz lange Zeit unklar. Teilweise wurden sie als Ausdruck einer Erweiterung perivaskulärer Räume infolge pulsationsbedingter Gewebsatrophie aufgefaßt, teilweise erschienen kleinste Infarkte das häufigste pathologische Korrelat oder wurde überhaupt keine pathologische Entsprechung gefunden. Dies dürfte vor allem auf der Schwierigkeit einer exakten topographischen Korrelation zwischen Bildbefund und fixiertem Material bei nur sehr kleinen Läsionen und geringer Gewebsalteration beruhen. Selbst aufwendige Untersuchungen mittels histologischer Großschnitte planparallel zu sowohl prä- als auch post mortem MRT Bildern lassen nur etwa ein Drittel punktförmiger Signalhyperintensitäten im tiefen und subkortikalen Marklager identifizieren (Fazekas et al. 1991). Diese entsprechen vorwiegend einer Rarefizierung des Myelins bei Atrophie des Neuropils um fibrohyalinotisch verdickte Arteriolen (Fazekas et al. 1991, Kirkpatrick et al. 1987). Gewebsvakuolisierung um venöse Strukturen oder nicht gefäßbezogene Veränderungen wurden jedoch ebenfalls als Ursache punktförmiger Signalhyperintensitäten beobachtet (Fazekas et al. 1991). Großflächigere Signalalteration des Marklagers scheint zumeist auch mit ausgedehnterer Gewebsschädigung einherzugehen (Fazekas et al. 1993). Sie korrespondiert bei Markscheidenfärbung mit weitläufigerem perivaskulärem Abblassen, einem leichten bis mäßigen Faserverlust und mit unterschiedlichem Ausmaß an Gliose (**Abb. 2.3.2**). Bei konfluierenden Hyperintensitäten wird teilweise auch der Übergang zu tatsächlichen Infarkten gesehen beziehungsweise finden sich eventuell kleinste zystische Erweichungen, welche selbst mittels MRT nicht als solche aufgelöst werden können. Irreguläre periventrikuläre Signalveränderungen sind Ausdruck ähnlicher mikroangiopathisch bedingter Gewebsschädigung (Fazekas et al. 1993, Kinkel et al. 1985).

Demgegenüber scheinen glatt begrenzte perivaskuläre Hyperintensitäten nicht vaskulären

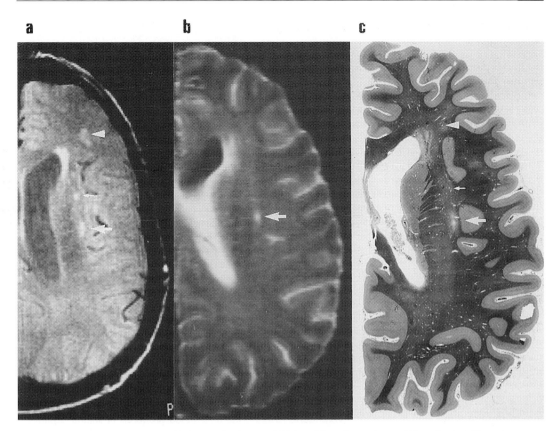

Abb. 2.3.2a–c **a** Das in-vivo MRT-Bild zeigt zwei kleine Signalhyperintensitäten in der Capsula externa (Pfeile) und eine weniger scharf abgegrenzte Hyperintensität im frontalen Marklager (Pfeilspitze). **b** Eine dieser Läsionen ist auch im MRT des fixierten Gehirns erkennbar, welches insgesamt für Marklagerveränderungen jedoch deutlich weniger sensitiv ist. **c** Myelinfärbung eines histologischen Großschnittes in gleicher Ebene zum MRT. Die mit den Signalabnormitäten korrelierenden Areale sind durch geringere Anfärbung erkennbar

Ursprungs zu sein. Helle Kappen auf protonen- und T2-gewichteten Aufnahmen insbesondere um die Vorderhörner wurden wiederholt als Ausdruck einer teilweise anatomisch bedingten lockereren Anordnung der Myelinfasern bei vermutlich gleichzeitiger Erhöhung des interstitiellen Wassergehaltes beschrieben (Sze et al. 1986). Diskutiert wird, ob dabei auch einer Schädigung des Ventrikelependyms teilweise pathogenetische Bedeutung zukommt. Bei Gehirnen mit ausgedehnterer bandförmiger periventrikulärer Signalveränderung schließt an das Ventrikellumen eine Gliosezone an, auf welche ein breiter Gewebsstreifen mit reduziertem oder weitgehend fehlendem Myelingehalt folgt. Die genaue Ursache dieser Veränderungen ist noch unklar, wobei kein Zusammenhang mit arteriolosklerotischen Gefäßveränderungen bestehen dürfte (Fazekas et al. 1993).

Zukünftige Forschungsziele

Aufgrund bisheriger klinischer und histopathologischer Befunde können MRT-Marklagerhyperintensitäten als Marker zerebraler Mikroangiopathie aufgefaßt werden. Sie lassen sich somit in einer orientierenden Evaluierung schlecht gesicherter Risikofaktoren oder unbekannter Risikofaktoren als Indikator für Veränderungen kleiner Hirngefäße

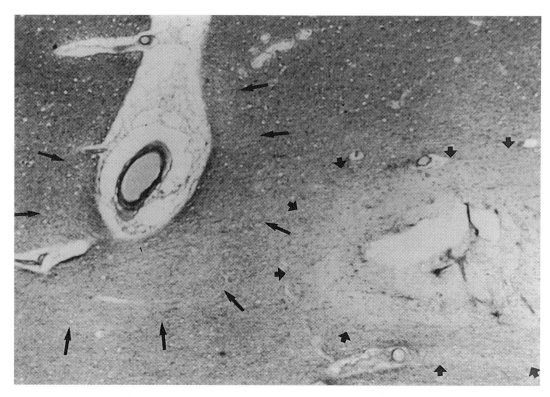

Abb. 2.3.2d Vergrößerung des in **a** bis **c** durch einen großen Pfeil gekennzeichneten Areals. In der rechten oberen Ecke eine fibrohyalinotisch veränderte Arterie innerhalb eines größeren flüssigkeitsgefüllten Raumes, der von einem Saum komprimierten Gewebes umgeben ist (Status cribrosus). Diesem schließt sich hofförmig eine Zone mit geringerem Myelingehalt an. Noch ausgeprägtere Rarefizierung des Myelins findet sich in der unteren Bildhälfte um ein Gefäß, das bei der Präparation entfernt worden war (aus Fazekas F et al. [1991] Amer J Neuroradiol 12: 915–921)

einsetzen. Die große Häufigkeit der Läsionen erlaubt es, die Zahl Untersuchter in vertretbarem Maße zu halten, wobei die Endevaluierung zerebrovaskulärer Risikofaktoren jedoch weiterhin großangelegten prospektiven epidemiologischen Studien überlassen bleibt.

Eine der Hauptfragen bleibt, inwieweit CT-, aber besonders MRT-Marklagerschäden selbst als Risikoindikatoren für ischämische Infarkte herangezogen werden können. Einzelne Studien zeigen auf, daß solche Läsionen bei Patienten mit Hirninfarkten häufiger sind als bei Kontrollen, es liegen aber auch gegensätzliche Resultate vor. Im Zusammenhang mit neuen thrombolytischen Therapieansätzen erscheint die Identifizierung von Personen mit hohem Risiko für intrazerebrale Blutungen als weiterer interessanter Aspekt. Bisher liegt eine einzige MRT-Studie zu diesem Thema vor, die bei Patienten mit primären intrazerebralen Hämatomen eine signifikant höhere Rate von ausgedehnten Marklagerhyperintensitäten nachwies, wobei dieser Befund nicht durch Unterschiede in der Frequenz arterieller Hypertonie erklärt werden konnte (Offenbacher et al. 1994). Eine weitere Prädiktorfunktion könnte der Leuko-araiose in Hinblick auf die Entwicklung einer vaskulärer Demenz zukommen. Diese Annahme wird vor allem durch den erwähnten Zusammenhang zwischen Marklagerhyperintensitäten und kognitiven Defiziten bei Normalpersonen gestützt. Prospektive Langzeitstudien mit Definition entsprechender Endpunkte sind dringend nötig und werden derzeit an verschiedenen Zentren durchgeführt.

Literatur

Aharon-Peretz J, Cummings JL, Hill MA (1988): Vascular dementia and dementia of the Alzheimer type: cognition, ventricular size, and leuko-araiosis. Arch Neurol 45: 719–721

Boone KB, Miller BL, Lesser IM et al. (1992): Neuropsychological correlates of white-matter lesions in healthy elderly subjects: a threshold effect. Arch Neurol 49: 549–554

Bots ML, van Swieten JC, Breteler MMB et al. (1993): Cerebral white matter lesions and atherosclerosis in the Rotterdam study. Lancet 341: 1232–1237

Bradley WG jr, Waluch V, Brant-Zawadzki M et al. (1984): Patchy periventricular white matter lesions in the elderly: a common observation during NMR imaging. Noninvas Med Imag 1: 35–41

Erkinjuntti T, Ketonen L, Sulkava R et al. (1987): Do white matter changes on MRI and CT differentiate vascular dementia from Alzheimer's disease? J Neurol Neurosurg Psychiat 50: 37–42

Erkinjuntti T, Gao F, Lee DH et al. (1994): Lack of difference in brain hyperintensities between patients with early Alzheimer's disease and control subjects. Arch Neurol 51: 260–268

Fazekas F, Chawluk JB, Alavi A et al. (1987): MRI signal abnormalities at 1.5 T in Alzheimer's dementia and normal aging. Amer J Neuroradiol 8: 421–426

Fazekas F, Niederkorn K, Schmidt R et al. (1988): White matter signal abnormalities in normal individuals: correlation with carotid ultrasonography, cerebral blood flow measurements, and cerebrovascular risk factors. Stroke 19: 1285–1288

Fazekas F, Kleinert R, Offenbacher H et al. (1991): The morphologic correlate of incidental punctate white matter hyperintensities on MR images. Amer J Neuroradiol 12: 915–921

Fazekas F, Kleinert R, Offenbacher H et al. (1993): Pathologic correlates of incidental MRI white matter signal hyperintensities. Neurology 43: 1683–1689

George AE, de Leon MJ, Gentes CT (1986): Leukoencephalopathy in normal and pathologic aging. I. CT of brain lucencies. Amer J Neuroradiol 7: 561–566

George AE, De Leon MJ, Kalnin W et al. (1986): Leukoencephalopathy in normal and pathologic aging. 2. MRI of brain lucencies. Amer J Neuroradiol 7: 567–570

Goto K, Ishii N, Fukasawa H (1981): Diffuse white matter disease in the geriatric population. A clinical, neuropathological, and CT study. Radiology 141: 687–695

Hachinski VC, Potter P, Merskey H (1987): Leuko-araiosis. Arch Neurol 44: 21–23

Harrell LE, Duvall E, Folks DG et al. (1991): The relationship of high-intensity signals on magnetic resonance images to cognitive and psychiatric status in Alzheimer's disease. Arch Neurol 48: 1136–1140

Herholz K, Heindl W, Rackl A et al. (1990): Regional cerebral blood flow in patients with Leuko-araiosis and atherosclerotic artery disease. Arch Neurol 47: 392–396

Inzitari D, Diaz F, Fox A et al. (1987): Vascular risk factors and leuko-araiosis. Arch Neurol 44: 42–47

Kertesz A, Black SE, Tokar G et al. (1988): Periventricular and subcortical hyperintensities on magnetic resonance imaging. Rims, caps and unidentified bright objects. Arch Neurol 5: 404–408

Kinkel WR, Jacobs L, Polachini I et al. (1985): Subcortical arteriosclerotic encephalopathy (Binswanger's disease): computed tomographic, nuclear magnetic resonance, and clinical correlations. Arch Neurol 42: 951–959

Kirkpatrick JB, Hayman LA (1987): White-matter lesions in MR imaging of clinically healthy brains of elderly subjects: possible pathologic basis. Radiology 162: 509–511

Kobari M, Meyer JS, Ichijo M et al. (1990a) Leuko-araiosis: correlation of MR and CT findings with blood flow, atrophy, and cognition. Amer J Neuroradiol 11: 273–281

Kobari M, Meyer JS, Ichijo M (1990b): Leuko-araiosis, cerebral atrophy, and cerebral perfusion in normal aging. Arch Neurol 47: 161–165

Kozachuk WE, DeCarli C, Schapiro MB et al. (1990): White matter hyperintensities in dementia of Alzheimer's type and in healthy subjects without cerebrovascular risk factors. A magnetic resonance imaging study. Arch Neurol 47: 1306–1310

Leys D, Soetaert G, Petit H et al. (1990): Periventricular and white matter magnetic resonance imaging hyperintensities do not differ between Alzheimer's and normal aging. Arch Neurol 47: 524–527

Loizou LA, Kendall BE, Marshall J (1981): Subcortical arteriosclerotic encephalopathy: a clinical and radiological investigation. J Neurol Neurosurg Psychiat 44: 294–304

Lotz PR, Ballinger WE jr, Quisling RG (1986): Subcortical arteriosclerotic encephalopathy: CT spectrum and pathologic correlation. Amer J Neuroradiol 7: 817–822

Manolio TA, Kronmal RA, Burke GL et al. (1994): Magnetic resonance abnormalities and cardiovascular disease in older adults. The Cardiovascular Health Study. Stroke 25: 318–327

Offenbacher H, Fazekas F, Schmidt R et al. (1994): Increased prevalence of microangiopathy-related parenchymal damage in patients with intracerebral hemorrhage (ICH). Neurology (suppl 2) 44: 126–127

Rezek DL, Morris JC, Fulling KH et al. (1987): Periventricular white matter lucencies in senile dementia of the Alzheimer type and in normal aging. Neurology 37: 1365–1368

Schmidt R, Fazekas F, Offenbacher H et al. (1991): Magnetic resonance imaging white matter lesions and cognitive impairment in hypertensive individuals. Arch Neurol 48: 417–420

Schmidt R (1992): Comparison of magnetic resonance imaging in Alzheimer's disease, vascular dementia and normal aging. Europ Neurol 32: 164–169

Schmidt R, Fazekas F, Kleinert G et al. (1992): Magnetic resonance imaging signal hyperintensities in the deep and subcortical white matter. A comparative study between stroke patients and normal volunteers. Arch Neurol 49: 825–827

Schmidt R, Fazekas F, Offenbacher H et al. (1993): Neuropsychologic correlates of MRI white matter hyperintensities: a study of 150 normal volunteers. Neurology 43: 2490–2494

Schmidt R, Fazekas F, Koch M et al. (1995): Magnetic Resonance Imaging Cerebral Abnormalities and Neuropsychologic Test Performance in Elderly Hypertensive Subjects. Arch Neurol 52: 905–910

Steingart A, Hachinski VC, Lau C et al. (1987): Cognitive and neurologic findings in subjects with diffuse white matter lucencies on computed tomographic scans (Leuko-araiosis). Arch Neurol 44: 32–35

Sze G, De Armond SJ, Brant-Zawadzki M et al. (1986): Foci of MRI signal (pseudo lesions) anterior to the frontal horns: histologic correlations of a normal finding. Amer J Neuroradiol 17: 381–387

Zimmerman RD, Fleming CA, Lee BCP et al. (1986): Periventricular hyperintensity as seen by magnetic resonance: prevalence and significance. Amer J Neuroradiol 8: 421–426

2.4 Elektroenzephalographie

R. Ihl (Düsseldorf), C. Besthorn (Mannheim), H. Förstl (Perth)

Das Elektroenzephalogramm (EEG) ist eine weit verbreitete, nicht-invasive Funktionsuntersuchung mit hohem zeitlichen (<1 ms) und begrenztem räumlichen Auflösungsvermögen. Die Methode ist einigen Einflußmöglichkeiten bzw. Artefakten unterworfen, die bei einer sachgemäßen Anforderung, Ableitung und Interpretation berücksichtigt werden müssen:

- apparative Faktoren (Elektroden, Elektrodenwiderstände, -kabel -positionierung, Verschaltungen, Verstärker-, Schreibereinstellungen)
- situative Faktoren (Größe, Ausstattung, Temperatur des Untersuchungsraumes, Einfühlungsvermögen des Untersuchers)
- Personenvariablen (Vigilanz, Kooperationsfähigkeit und -bereitschaft der Patienten, Entspannung, Augenschluß, Medikamente)
- Methodik (Spontan-EEG mit visueller oder quantitativer Auswertung, evozierte Potentiale).

In der Gerontopsychiatrie werden an das Geschick des Untersuchers häufig große Anforderungen gestellt, um eine geeignete Beruhigung des Patienten möglichst ohne Verwendung von Psychopharmaka herbeizuführen. Bei der Beurteilung fällt es oft schwerer als bei jüngeren Patienten, Artefakte und Vigilanzschwankungen korrekt zu bewerten.

Einige grundlegende Fakten müssen bei der Beurteilung eines EEGs berücksichtigt werden. Ein normales EEG kann in Abhängigkeit vom Alter unterschiedlich aussehen. Normales EEG bedeutet nicht immer normale Hirnfunktion und ein pathologisches EEG nicht immer pathologische Hirnfunktion. Beurteilt werden bestimmte Graphoelemente (z.B. Grundaktivität, langsame Wellen, steile Abläufe, Spitzen), deren Ausprägung und Verteilung (lokalisiert, bilateral, generalisiert). In der konventionellen visuellen Auswertung der Papier-EEGs stehen drei pathologische Befunde im Vordergrund:

- die Verlangsamung der Grundaktivität ("Allgemeinveränderung")
- der Nachweis fokaler Veränderungen ("Herdbefund") und
- steile Wellen oder Spitzen ("Krampfpotentiale").

Computerunterstützte quantitative Analysemethoden ("quantitatives EEG") haben neue Möglichkeiten zur Erfassung subtiler Veränderungen eröffnet, die zur statistischen Abgrenzung noch normaler oder bereits pathologischer Befunde dienen können. Diese Methoden unterliegen jedoch den gleichen Artefaktquellen wie konventionelle EEGs, nur daß beim quantitativen EEG Artefakte schwerer zu erkennen und in ihren Auswirkungen schwerer zu neutralisieren sind (Möcks et al. 1989).

Die exakten Grenzen der einzelnen Frequenzbänder werden von verschiedenen Autoren jeweils unterschiedlich definiert (ca. delta 0–3 Hz; theta 4–7 Hz; alpha 8–12 Hz; beta 13 Hz und darüber). Innerhalb der einzelnen Frequenzbänder kann die Energie (Power; μV^2) durch eine sogenannte Spektralanalyse des EEG-Signals berechnet werden. Die Betrachtung absoluter Werte oder relativer Werte (relativiert an der Summe aller Frequenzbänder) erlaubt eine genauere Abschätzung der Allgemeinveränderung. Von derzeit primär wissenschaftlichem Interesse im quantitativen EEG sind die

- Frequenz- und Power-Analyse (oft gut korreliert mit der visuellen EEG-Auswertung)
- Kohärenzanalyse (Synchronizität der EEG-Signale zwischen verschiedenen Elektrodenpositionen)
- Dimensionalitätsanalyse (fraktale Dimension oder Komplexität des EEG-Signals) und
- Dipolanalyse (Versuch, die EEG-Generatoren zu lokalisieren) sowie die
- Segmentanalyse (der Versuch, die Sequenz zeitlicher Mikrozustände im Millisekundenbereich zu erfassen).

Verschiedene quantitative EEG-Parameter können topographisch dargestellt werden (brain mapping). Diese häufig bunten Darstellungen dürfen nicht darüber hinwegtäuschen, daß die Ableitung des EEGs von der Kalotte allenfalls indirekte Rückschlüsse auf das Vorliegen umschriebener struktureller Hirnveränderungen erlaubt, die von bestimmten Zusatzannahmen abhängig sind.

Normales Altern. Das normale EEG des Erwachsenen ist durch einen okzipitalen Alpha-Rhythmus mit einer Frequenz von 8 bis 12 Hz gekennzeichnet, der durch Augenöffnen blockiert wird. Die Aktivität fällt nach frontal ab und die Phase muß nicht über allen Regionen gleich sein. Lokalisierte und generalisierte Beta-Aktivität ist auch ein Bestandteil des EEGs gesunder Erwachsener. Im jungen und mittleren Erwachsenenalter nehmen – von sogenannten "Normvarianten" abgesehen – langsame Wellen im Theta- und Delta-Frequenzband nur einen geringen Anteil des normalen Wach-EEG ein.

In höherem Alter finden sich ein langsamerer, weniger kontinuierlicher und weniger reaktiver Alpha-Rhythmus, mehr Beta-Aktivität und sporadisch generalisierte langsame Wellen. Dabei kann ein leichter Anstieg einer intermittierenden Theta-Tätigkeit, bevorzugt über der linken Temporalregion, als noch normal angesehen werden, ebenso wie eine leichte Abnahme der okzipitalen Grundaktivität hinsichtlich Frequenz und Amplitude sowie eine weniger vollständige Alpha-Blockade nach Augenöffnen. Diese Veränderungen sind jedoch bei besonders streng ausgewählten älteren Normalpersonen sehr gering ausgeprägt (Katz, Horowitz 1982; Shigeta et al. 1995). Das Geschlecht übt einen komplizierten Einfluß auf die alterskorrelierten Veränderungen von Theta- und Delta-Aktivität aus und sollte daher bei statistischen Vergleichen berücksichtigt werden. Im Alpha-Band ergeben sich bis zu 60 Jahren kaum Änderungen. Danach erfolgt eine leichte, geringfügige Abnahme der Alpha-Power und -Amplitude (Shearer et al. 1989). Die Beta-Aktivität ist zentroparietal akzentuiert und kann bis zum Alter von 70 Jahren leicht zunehmen (Ihl et al. 1988, Williamson et al. 1990). Danach nehmen die beschriebenen Veränderungen deutlicher zu, aber selbst dann findet sich bei Normalpersonen kein Anstieg der Delta-Aktivität (Nakano et al. 1992, Williamson et al. 1990).

Alzheimer-Demenz (AD). Bei einem geringen Anteil der Patienten wird von unauffälligen EEGs berichtet (Rae-Grant et al. 1987, Soininen et al. 1991). Diese Aussage ist jedoch nur auf die jeweils untersuchten Parameter zu beziehen und kann nicht generalisiert werden. Im Gegensatz zur besonders bei Frauen normalerweise stärker ausgeprägten Beta-Aktivität im Alter (Obrist, Busse 1965) wird bei der AD eine Reduktion der Beta-Aktivität beobachtet (Duffy et al. 1984, Soininen et al. 1991). Die parieto-zentrale Lokalisation der Beta-Aktivität geht in eine vorübergehend frontale Lokalisation und danach in eine Gleichverteilung über (Ihl et al. 1988, 1989; Dierks et al. 1991). Die okzipitale Grundaktivität nimmt hinsichtlich Frequenz und Ausprägung ab, die Theta-Power und in den Spätstadien auch die Delta-Power nehmen stark zu. Keine dieser Veränderungen muß notwendigerweise auftreten, und keine ist als diagnostisch zu betrachten. Dennoch macht ein normales EEG ohne Allgemeinveränderung die Diagnose einer AD weniger wahrscheinlich (Robinson et al. 1994).

Mit quantitativen Analysemethoden sind subtile Veränderungen im frühen und mittleren Stadium einer AD besser zu erfassen, so etwa eine Abnahme der mittleren EEG-Frequenz (Brenner et al. 1986), der dominierenden okzipitalen Aktivität (Prinz, Vitiello 1989), des Alpha-/Theta-Quotienten (Penttilä et al. 1985), eine Zunahme der Theta-Power (Prichep et al. 1994) mit einer Störung der EEG-Topographie (Dierks et al. 1991) und einer reduzierten Kohärenz und Dimensionalität (Besthorn et al. 1994, 1995; Dunkin et al. 1994, Politoff et al. 1992, Sloan et al. 1994). Bei der

Segmentanalyse des EEG fanden sich für Patienten mit AD eine geringere Anzahl von Segmenten mit entsprechend längerer Dauer als für gesunde alte Kontrollpersonen (Ihl et al. 1993).

Die Abnahme der Alpha- und Beta- sowie die Zunahme der Theta- und Delta-Power sind mit der Dauer und Ausprägung der kognitiven Defizite sowie der Schwere der Erkrankung korreliert (Ihl et al. 1988, 1989, 1992; Schreiter-Gasser et al. 1994, Szelies et al. 1992) (**Abb. 2.4.1**). Das Ausmaß der parietalen Hirnatrophie steht in Zusammenhang mit der Reduktion der Alpha-Aktivität (Förstl et al. 1996).

Schwere **depressive Zustandsbilder** können selten einmal mit einer degenerativen Hirnerkrankung verwechselt werden. Typischerweise ist bei einer Depression die okzipitale Alpha-Aktivität jedoch gut ausgeprägt und im Mittel leicht verlangsamt und stärker anteriorisiert. Im Schlaf-EEG depressiver Patienten ist – vermutlich aufgrund eines cholinergen Übergewichts – die Dichte der schnellen Augenbewegungen (REM-Dichte) erhöht, bei der AD – vermutlich aufgrund cholinerger Defizite – erniedrigt (Bahro et al. 1993). Eine reduzierte Alpha-Tätigkeit bei depressiven Syndromen weist auf eine organische Grundlage hin, möglicherweise tatsächlich auf eine beginnende Demenz (Brenner et al. 1989, Leuchter et al. 1994). Ein ähnlicher Zusammenhang war für schizophrene Zustandsbilder im höheren Lebensalter nachzuweisen (Förstl et al. 1994a).

Fokal beginnende Hirnatrophien sind, je nach Lokalisation, mit unterschiedlichen EEG-Befunden assoziiert. Bei der Frontallappendegeneration ist das EEG über lange Zeiträume unverändert und nicht von Normalbefunden zu diskriminieren. Bei der langsam progredienten Aphasie ist eine links temporale Verlangsamung zu verzeichnen (Förstl et al. 1994b).

Vaskuläre Demenzen. Bei der Multiinfarktdemenz finden sich in drei Viertel der Fälle fokale EEG-Veränderungen, meist intermittierende, seitenbetonte langsame oder steile Abläufe (Erkinjuntti et al. 1988, Müller, Schwartz 1978). Der Quotient von okzipitaler zu frontaler Alpha-Power ist bei verschiedenen Formen der vaskulären Demenz höher als bei AD (Szelies et al. 1994). Vermutlich aufgrund der Funktionsbeeinträchtigung kortiko-kortikaler und kortiko-subkortikaler Bahnen bei subkortikalen vaskulären Läsionen ist die Kohärenz der EEG-Signale vermindert (Dunkin et al. 1994, 1995; Leuchter et al. 1987).

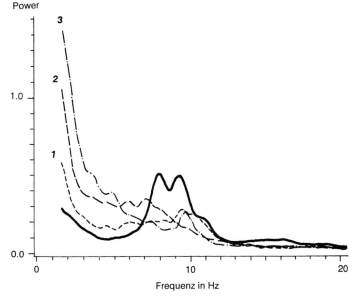

Abb. 2.4.1 Frequenzspektren einer Gruppe von alten Kontrollprobanden und von Patienten mit klinisch diagnostizierter Alzheimer-Demenz im (1) leichten, (2) mittleren und (3) schweren Stadium (geschätzt nach dem Clinical Dementia Rating). Die Alpha-Power im Bereich von 8 bis 12 Hz ist bereits bei leichter Demenz deutlich reduziert; die Power im Bereich langsamer Frequenzen steigt mit zunehmender Schwere der Demenz an

In den Frühstadien des **Morbus Parkinson** und der progressiven supranukleären Parese, sind keine differentialdiagnostisch nutzbaren EEG-Veränderungen festzustellen. Bei der **Chorea Huntington** ist die Grundaktivität meist amplitudenarm. Im Verlauf der Erkrankung kann ein Anstieg der Theta-Tätigkeit zu ähnlichen Befunden wie bei der AD führen (Streletz et al. 1990).

Bei der **Creutzfeldt-Jakob-Erkrankung** treten häufig charakteristische periodische triphasische, hochgespannte Wellen auf. Auch sie sind nicht pathognostisch, da ähnliche Befunde durch metabolische oder medikamentöse Faktoren ausgelöst werden können (Aguglia et al. 1990). In **Abb. 2.4.2** sind Trizyklika-induzierte EEG-Veränderungen dargestellt, die initial Anlaß zu einer Verwechslung mit einer Creutzfeldt-Jakob-Erkrankung gaben, sich nach Absetzen der Antidepressiva jedoch vollständig zurückbildeten.

Medikamentös induzierte EEG-Veränderungen im höheren Lebensalter sind häufig. Antidepressiva erhöhen die Beta-Power und bedingen in Abhängigkeit von der Dosis bzw. Disposition Myoklonien oder zerebrale Anfälle mit entsprechenden EEG-Korrelaten. Anfälle können durch das abrupte Absetzen von Benzodiazepinen ausgelöst werden. Die Einnahme von Sedativa wird immer nicht zugegeben und sollte bei ausgeprägter Beta-Tätigkeit über den vorderen und mittleren Hirnabschnitten nochmals überprüft werden. Neuroleptika können zu einer leichten Zunahme der langsamen Aktivität führen. Paroxysmale Veränderungen werden bei Clozapin bereits in therapeutischen Dosen, bei den meisten anderen Neuroleptika meist erst bei Überdosierung beobachtet. Unter Lithiumbehandlung sind häufig triphasische Wellen, steile Abläufe und Spitzen zu registrieren. Überdosierung führt meist zu einer unregelmäßigen langsamen Aktivität.

Eine ausgeprägte EEG-Verlangsamung und ein kurzer bisheriger Krankheitsverlauf mit kognitiver Beeinträchtigung weisen auf eine behandelbare Erkrankung hin (Romano, Engel 1944). Bei **Verwirrtheitszuständen** ist die Theta- und Delta-Tätigkeit meist gesteigert, in einigen Fällen sind eine vermehrte

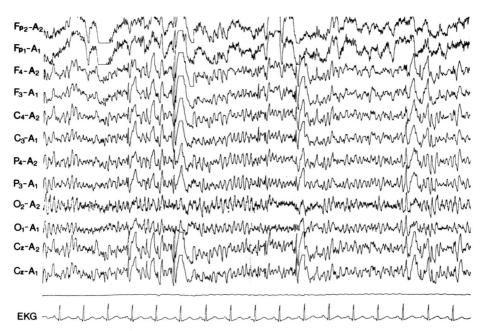

Abb. 2.4.2 Steile Abläufe im EEG einer 62jährigen Patientin mit rasch progredienten kognitiven Defiziten und Myokloni, die zunächst den Verdacht auf eine Creutzfeldt-Jakob-Erkrankung zu bestätigen schienen. Eine Woche nach Absetzen von Amitriptylin, das die Patientin über Jahre in therapeutischer Dosierung eingenommen hatte, waren der klinische Befund und das EEG vollkommen unauffällig

Beta-Tätigkeit oder triphasische Wellen zu registrieren. Im quantitativen EEG ist eine Abnahme der Alpha-Power und eine Erhöhung der Theta- und Delta-Power mit einem entsprechenden Rückgang der mittleren Frequenz zu demonstrieren (Koponen et al. 1989). Dabei eignet sich die Reduktion der Alpha-Power besonders zur statistischen Diskrimination von normalen Alters-EEGs und die starke Zunahme der Theta- und Delta-Power zur Abgrenzung von degenerativen Demenzen (Jacobson et al. 1993a). Die Alpha-Power ist im Verlauf von Verwirrtheitszuständen eng mit der kognitiven Leistungsfähigkeit korreliert (Jacobson et al. 1993b). Einige Formen von Verwirrtheitszuständen können gelegentlich mit typischen EEG-Bildern assoziiert sein:

- verlangsamte Grundaktivität mit Einlagerung von spitzen und steilen Abläufen bei Hypokalzämie
- langsame, rhythmische Wellen (1–2 Hz) bei Hyperkalzämie
- beschleunigter Grundrhythmus bei Hyperthyreose
- Niedervoltage bei Myxödem
- Niedervoltage mit Theta-Bursts und postzentraler Verlangsamung bei akutem Nierenversagen
- diffuse Verlangsamung aber okzipital erhaltene Grundtätigkeit bei hepatischer Enzephalopathie und
- eine 3/s spike-wave-Aktivität bei rezidivierenden Verwirrtheitszuständen infolge von Petit-maux.

Literatur

Aguglia U, Gambardella A, Oliveri RL et al. (1990): Nonmetabolic causes of triphasic waves. Clin EEG 21: 120–124

Bahro M, Riemann D, Stadtmüller G et al. (1993): REM sleep parameters in the discrimination of probable Alzheimer's disease from old age depression. Biol Psychiat 34: 482–486

Besthorn C, Förstl H, Geiger-Kabisch C et al. (1994): EEG coherence in Alzheimer disease. EEG Clin Neurophysiol 90: 242–245

Besthorn C, Sattel H, Geiger-Kabisch C et al. (1995): Parameters of EEG dimensional complexity in Alzheimer's disease. EEG Clin Neurophysiol 95: 84–89

Brenner RP, Ulrich RF, Spiker DG et al. (1986): Computerized EEG spectral analysis in elderly normal, demented and depressed subjects. EEG Clin Neurophysiol 64: 483–492

Brenner RP, Reynolds CF, Ulrich RF (1989): EEG findings in depressive pseudodementia and dementia with secondary depression. EEG Clin Neurophysiol 72: 298–304

Dierks T, Perisic I, Frölich L et al. (1991): Topography of the quantitative electroencephalogram in dementia of the Alzheimer type: relation to severity of dementia. Psychiat Res: Neuroimaging 40: 181–194

Duffy FH, Albert MS, McAnulty G et al. (1984): Age-related differences in brain electrical activity of healthy subjects. Ann Neurol 16: 430–438

Dunkin JJ, Leuchter AF, Newton TF et al. (1994): Reduced EEG coherence in dementia: state or trait marker? Biol Psychiat 35: 870–879

Dunkin JJ, Osato S, Leuchter AF (1995): Relationships between EEG coherence and neuropsychological tests in dementia. Clin EEG 26: 47–59

Erkinjuntti T, Larsen T, Sulkava R et al. (1988): EEG in the differential diagnosis between Alzheimer's disease and vascular dementia. Acta Neurol Scand 77: 36–43

Förstl H, Dalgalarrondo P, Riecher-Rössler A et al. (1994a): Organic factors and the clinical features of late paranoid psychosis: a comparison with Alzheimer's disease and normal ageing. Acta Psychiat Scand 89: 335–340

Förstl H, Hentschel F, Besthorn C et al. (1994b): Frontal und temporal beginnende Hirnatrophie: klinische und apparative Befunde. Nervenarzt 65: 611–618

Förstl H, Besthorn C, Sattel H et al. (1996): Volumetrische Hirnveränderungen und quantitatives EEG bei normalem Altern und Alzheimer Demenz. Nervenarzt 67: 53–61

Ihl R, Dierks T, Maurer K et al. (1988): Lokalisation kognitiver Störungen bei der Demenz vom Alzheimer Typ. Psycho 14: 381–382

Ihl R, Maurer K, Dierks T et al. (1989): Staging in dementia of the Alzheimer type: topography of electrical brain activity reflects the severity of the disease. Psychiat Res 29: 399–401

Ihl R, Dierks T, Martin E et al. (1992): Die Bedeutung des EEG bei der Früh- und Differentialdiagnose der Demenz vom Alzheimer Typ. Fortschr Neurol Psychiat 60: 451–459

Ihl R, Dierks T, Frölich L et al. (1993): Segmentation of the spontaneous EEG in dementia of the Alzheimer type. Neuropsychobiol 27: 231–236

Jacobson SA, Leuchter AF, Walter DO (1993a): Conventional and quantitative EEG in the diagnosis of delirium among the elderly. J Neurol Neurosurg Psychiat 56: 153–158

Jacobson SA, Leuchter AF, Walter DO et al. (1993b): Serial quantitative EEG among elderly subjects with delirium. Biol Psychiat 34: 135–140

Katz RI, Horowitz GR (1982): Electroencephalogram in the septuagenarian: studies in a normal geriatric population. J Amer Geriat Soc 3: 273–275

Koponen H, Partanen J, Pääkkönen A et al. (1989): EEG spectral analysis in delirium. J Neurol Neurosurg Psychiat 52: 980–985

Leuchter AF, Spar JE, Walter DO et al. (1987): Electroencephalographic spectra and coherence in the diagnosis of Alzheimer's type and multi-infarct dementia – a pilot study. Arch Gen Psychiat 44: 993–998

Leuchter A, Simon SL, Daly KA et al. (1994): Quantitative EEG correlates of outcome in older psychiatric patients. Part II: two-year follow-up of patients with depression. Amer J Geriat Psychiat 2: 290–299

Möcks S, Gasser T, Sroka L (1989): Approaches to correcting EOG atrifacts. J Psychophysiol 3: 21–26

Müller HF, Schwartz G (1978): Electroencephalograms and autopsy findings in geropsychiatry. J Gerontol 33: 504–513

Nakano T, Miyasaka M, Ohtaka T et al. (1992): Longitudinal changes in computerized EEG and mental function of the aged: a nine-year follow-up study. Int Psychogeriatrics 4: 9–23

Obrist WD, Busse EW (1965): The Electroencephalogram in Old Age. In: Wilson WP (ed): Applications of Electroencephalography in Psychiatry, pp 185–205. Duke University Press, Durham NC

Penttilä M, Partanen JV, Soininen H et al. (1985): Quantitative analysis of occipital EEG in different stages of Alzheimer's disease. EEG Clin Neurophysiol 60: 1–6

Politoff AL, Monson N, Hass P et al. (1992): Decreased alphy bandwidth responsiveness to photic driving in Alzheimer disease. EEG Clin Neurophysiol 82: 45–52

Prichep LS, John ER, Ferris SH et al. (1994): Quantitative EEG correlates of cognitive deterioration in the elderly. Neurobiol of Aging 15: 85–90

Prinz PN, Vitiello MV (1989): Dominant occipital (alpha) rhythm frequency in early stage Alzheimer's disease and depression. EEG Clin Neurophysiol 73: 427–432

Rae-Grant AD, Blume WT, Lau K et al. (1986): The EEG in Alzheimer type dementia: lack of progression with sequential studies. Canad J Neurol Sci 13: 407–409

Robinson DJ, Merskey H, Blume WT et al. (1994): Electroencephalography as an aid in the exclusion of Alzheimer's disease. Arch Neurol 51: 280–284

Romano J, Engel GL (1944): Delirium I, electroencephalography data. Arch Neurol Psychiat 51: 356–377

Schreiter-Gasser U, Gasser T, Ziegler P (1994): Quantitative EEG analysis in early onset Alzheimer's disease: correlations with severity, clinical characteristics, visual EEG and CCT. EEG Clin Neurophysiol 86: 361–367

Shearer DE, Emmerson RY, Dustman RE (1989): EEG relationships to neural aging in the elderly: overview and bibliography. Amer J EEG Technology 29: 43–63

Shigeta M, Julin P, Almkvist O et al. (1995): EEG in successful aging, a 5-year follow-up study from the eight to the ninth decade of life. EEG Clin Neurophysiol 95: 77–83

Sloan EP, Fenton GW, Kennedy NS et al. (1994): Neurophysiology and SPECT cerebral blood flow patterns in dementia. EEG Clin Neurophysiol 91: 163–170

Soininen H, Partanen J, Paakkonen et al. (1991): Changes in absolute power values of EEG spectra in the follow-up of Alzheimer's disease. Acta Neurol Scand 83: 133–136

Streletz LJ, Reyes PF, Zalewska M et al. (1990): Computer analysis of EEG activity in dementia of the Alzheimer's type and Huntington's disease. Neurobiol of Aging 11: 15–20

Szelies B, Mielke R, Herholz K et al. (1994): Quantitative topographical EEG compared to FDG PET for classification of vascular and degenerative dementia. EEG Clin Neurophysiol 91: 131–139

Williamson PC, Merskey H, Morrison S et al. (1990): Quantitative electroencephalographic correlates of cognitive decline in normal elderly subjects. Arch Neurol 47: 1185–1188

2.5 Evozierte Potentiale

E. Ruzicka (Prag)

Während im EEG die spontane hirnelektrische Aktivität aufgezeichnet wird, zeigen die evozierten Potentiale (EP) die elektrische Reaktion des zentralen Nervensystems auf sensorische Stimuli. Dabei wird das von Oberflächenelektroden abgeleitete EEG-Signal nach repetitiver Stimulation gemittelt (averaging), um das amplitudenarme, reizabhängige Signal vom elektrischen Hintergrundrauschen zu extrahieren. Aufgrund der Veränderungen von Latenz, Amplitude und topographischer Verteilung einzelner Wellen sind Störungen in verschiedenen neuronalen Systemen nachzuweisen. Darüber hinaus sind EP geeignet, die Lokalisationen des Krankheitsprozesses einzugrenzen und Verlaufsveränderungen zu objektivieren. Nach ihrer Latenz werden Gruppen von EP-Komponenten unterschieden: frühe Komponenten, die in enger Beziehung zu sensorischen Prozessen und zu der peripheren sensorischen Reizleitung stehen; mittellatente Komponenten (bis 100 ms), die Aktivität in primären sensorischen Arealen repräsentieren; und spätlatente Potentiale, die in Bezug zu kognitiven Prozessen stehen (Maurer et al. 1988).

Visuell evozierte Potentiale (**VEP**) werden üblicherweise durch Musterumkehrreize (Schachbrettmuster) oder durch Blitzlichtstimulation ausgelöst. Die vom Okzipitalkortex abgeleitete Hauptkomponente ist ein positives Potential mit einer mittleren Latenz um etwa 100 ms (Bezeichnung P100 nach Musterumkehrreizung bzw. P2 nach Blitzlichtstimulation). Die EP-Generatoren sind okzipital, nahe dem primär visuellen Kortex lokalisiert. Auditorisch evozierte Potentiale (**AEP**), die 6 bis 7 ms nach einem akustischen Reiz am Ohrläppchen zu registrieren sind, werden von Elementen des auditorischen Systems im Bereich des Kleinhirnbrückenwinkels und Hirnstamms generiert. Somatosensorisch evozierte Potentiale (**SEP**) können nach Stimulation peripherer Nerven, z. B. des Nervus medianus am Handgelenk, über den aufsteigenden Bahnen und über dem Parietalkortex abgeleitet werden. Sie reflektieren die Aktivität thalamokortikaler Neuronen und des somatosensorischen Kortex.

Die "exogen" induzierten EP stehen in Beziehung zu anatomischen und neurophysiologischen Elementen der sensorischen Systeme und sind abhängig von der Stimulusmodalität und Intensität sowie von Tonhöhe und visuellem Kontrast, etc. Ereigniskorrelierte Potentiale (event-related potentials = **ERP**) dagegen sind "endogene" Komponenten und repräsentieren Informationsverarbeitungsprozesse, die von der Bedeutung eines bestimmten Stimulus für ein Individuum unter bestimmten experimentellen Bedingungen beeinflußt werden. Die **P3**- oder P300-Komponente kann durch Stimuli aller Modalitäten ausgelöst werden und ist das am häufigsten untersuchte ERP. P3 ist eine symmetrische positive Welle mit Maximum über der Zentroparietalregion und einer Latenz, die in Abhängigkeit von individuellen und Stimulusparametern zwischen 250 ms und 600 ms variiert. Die gängigste Methode zur Auslösung einer P3 ist das sogenannte "odd ball"-Paradigma. Das ist eine Diskriminationsaufgabe, die auf der akustischen Identifikation eines seltenen, hohen, zwischen häufigeren tiefen Tönen zufällig eingestreuten Stimulus beruht (Sutton et al. 1965). Bei den AEP sind die N1- und P2-Wellen, die die Aktivität des primären auditorischen Kortex spiegeln, sowohl nach den seltenen als auch nach den häufigen Tönen vorhanden. Die späteren N2- und P3-Wellen folgen dagegen nur den seltenen Tönen und werden vermutlich im Temporallappen einschließlich Hippokampus und Amygdala generiert. Die P3-Latenz entspricht der Reizverarbeitungszeit und hängt von der Schwierigkeit einer Diskriminationsaufgabe ab. Die subjektive Bedeutung der Aufgabe für die Untersuchungsperson, der Informationsgehalt des Stimulus und die Auftretenswahrscheinlichkeit des Reizes determinieren die P3-Amplitude. Andere ereigniskorrelierte Potentiale sind weniger gut untersucht, und das liegt u. a. an den größeren technischen Anforderungen, der größeren individuellen Variabilität und größeren Schwierigkeiten bei der Quantifikation der Ergebnisse. Die "contingent negative variation" (**CNV**) z. B. ist eine langsame negative Potentialverschiebung, die eine Orientierungsreaktion und prämotorische Potentiale repräsentiert, welche durch einen Warnreiz ausgelöst werden, dem bekanntermaßen ein zweiter Stimulus folgt, auf den die Versuchsperson reagieren muß (Walter et al. 1964).

Normales Altern. Die Latenz von P3 nach akustischen, visuellen und somatosensorischen Stimuli nimmt mit dem Alter um 1,0 bis 1,8 ms pro Jahr zu (Goodin et al. 1978a). Die Steigung der Regressionskurve für die P3-Latenz wächst mit höherem Alter. Bis zum 45. Lebensjahr ist der Zuwachs minimal. Über 45 kann die Verlängerung bis zu 4 ms pro Jahr betragen (Brown et al. 1983) (**Abb. 2.5.1**). Diese alterskorrelierten Zuwachsraten sind unabhängig von der Stimulusmodalität, aber proportional zur Latenz der Komponenten; sie betreffen also die spätlatenten Potentiale stärker als die frühen EP (**Abb. 2.5.2**). Eine alterskorrelierte Reduktion der EP-Amplitude und Veränderungen der topographischen Organisation wurden ebenfalls beschrieben. Es wird vermutet, daß eine altersbezogene Abnahme der Myelinisierung und veränderte Leitungseigenschaften neuronaler Netzwerke eine Rolle bei diesen Veränderungen spielen. In jedem Fall sind für die Beurteilung alter Patienten altersbezogene Normdaten eine unabdingbare Voraussetzung (**Abb. 2.5.3**).

Demenz. Bei verschiedenen Demenzformen wurde eine Latenzverlängerung der EP festgestellt (Goodin et al. 1987b). Es konnte ge-

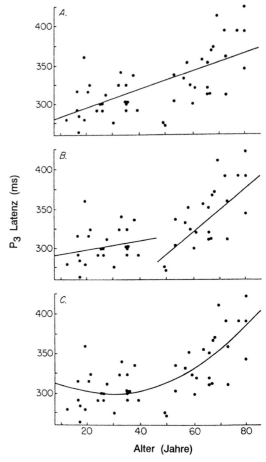

Abb. 2.5.1a–c Die Beziehung zwischen Alter (x-Achse) und P3-Latenz (y-Achse): **a** Die lineare Regressionsgerade über alle Altersstufen gibt den Zusammenhang schlechter wieder als **b** eine Aufteilung in zwei lineare Regressionen für die Gruppen über und unter 45 Jahren oder **c** eine polynomiale Regression (Brown WS et al. [1983] Electroenceph Clin Neurophysiol 55: 277–285)

zeigt werden, daß die Latenzen von VEP und ERP mit der Schwere der Demenz und dem Ausmaß der Hirnatrophie korreliert sind. Man hat versucht, Unterschiede zwischen kortikalen und subkortikalen Demenzformen herauszuarbeiten. Bei der Alzheimer-Demenz (AD) wurde im VEP eine verzögerte P2-Welle nach Blitzlichtstimulation, aber eine meist normale P100-Latenz nach Musterumkehrreizung beobachtet (Philpot et al. 1990). Es wurde vermutet, daß die P2-Verzögerung durch ein kortikales cholinerges Defizit her-

Abb. 2.5.2 Alterskorrelierte Latenzzunahmen der visuell (VEP), auditorisch (AEP) und somatosensorisch (SEP) ausgelösten ereigniskorrelierten Potentiale in einer Gruppe von 23 älteren Kontrollpersonen. Es besteht eine modalitätsunabhängige Korrelation zwischen der Latenz der EP-Komponente und der altersabhängigen Latenzzunahme (1 ms Latenzzunahme pro 100 ms Latenz) (Jech K, Ruzicka E, unveröffentlichter Befund)

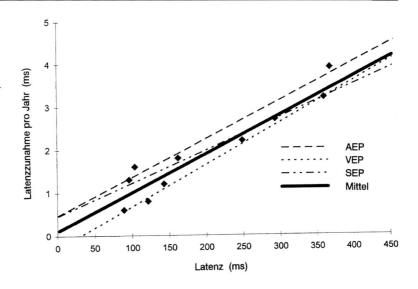

Abb. 2.5.3 Vergleich akustisch evozierter früh- und spätlatenter Potentiale bei einem jungen Erwachsenen (obere Kurve), einer gesunden alten Kontrollperson (mittlere Kurve) und einem alten Patienten mit wahrscheinlicher Alzheimer-Demenz (untere Kurve). Die P3-Latenz ist bei der alten Kontrollperson geringfügig, bei dem Patienten mit Alzheimer-Demenz deutlich verlängert

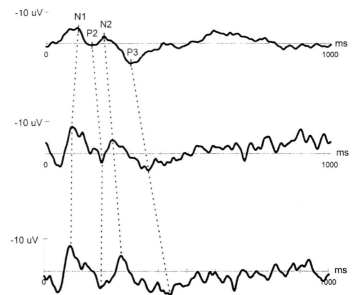

vorgerufen wird. Es konnte gezeigt werden, daß eine Latenzverlängerung bei Musterumkehrreizung bereits mit einer Verzögerung des Elektroretinogramms assoziiert ist (Partanen et al. 1994). Unter den ERP nach akustischer Reizung waren bei der AD die N2- und P3-Latenz verlängert, während beim Morbus Parkinson, der progressiven supranukleären Parese und Chorea Huntington auch frühlatente Potentiale verzögert waren (Goodin et al. 1986, Johnson et al. 1991). Die P3-Latenz, nicht aber die Amplitude war bei der AD mit der Schwere der Demenz und mit dem globalen zerebralen Glukoseumsatz korreliert (Szelies et al. 1995). Bei der vaskulären Demenz waren im Gegensatz zur AD die Latenzen zwischen den AEP-Komponenten und die zentrale Leitungszeit der SEP verlängert (Abruzzese et al. 1984).

Trotz vielversprechender Ergebnisse klinischer Studien können die EP bei der Demenzdiagnostik nicht den Stellenwert klassischer psychometrischer Verfahren gewinnen.

Die Latenzveränderungen sind weder durchgehend groß genug, noch spezifisch genug, um im Einzelfall großes diagnostisches Gewicht zu erlangen (Pfefferbaum et al. 1984). Die unbestreitbare Bedeutung der EP beruht auf ihrer einfachen Durchführbarkeit und geringen Belastung für die Patienten, die wiederholte Verlaufsuntersuchungen und das Monitoring von Medikamenteneffekten gestattet (Goodin et al. 1983, Neshige et al. 1988, Ruzicka et al. 1994).

Schizophrenie. Bei schizophrenen Patienten konnte eine Amplitudenreduktion der P3 und der CNV demonstriert werden (Abraham et al. 1974, Roth et al. 1977). Die Bedeutung dieser Befunde wird jedoch durch einige Faktoren geschmälert: Behandlung mit Neuroleptika; geringe Motivation schizophrener Patienten; überlappende Amplituden zwischen Patienten und Kontrollpersonen. Bei topographischen Untersuchungen wurde nur über der rechten Hemisphäre eine Amplitudenreduktion gezeigt, und dies könnte eine gewisse Spezifität für die Schizophrenie besitzen (Morstyn et al. 1983). Hinsichtlich der P3-Latenz sind die Befunde uneinheitlich, und das liegt möglicherweise an der Variabilität der kognitiven Verlangsamung bei älteren Patienten und an anticholinergen Nebenwirkungen unterschiedlicher Psychopharmaka (Gordon et al. 1986).

Depression. Bei der Depression konnte ähnlich wie bei der Schizophrenie eine Amplitudenabnahme der ERP gezeigt werden (Roth 1977). Die kognitive Verlangsamung infolge einer depressiven Erkrankung scheint vorrangig die Reaktionszeiten und nicht die Latenz der P3 zu beeinflussen (El Massioui, Lesevre 1988). Daher wurden die ERP zur Unterscheidung von Demenz und Depression bei alten Patienten empfohlen (Brown et al. 1982). Bei kritischer Betrachtung eignen sich die ERP jedoch besser zur Verlaufsbeurteilung als zur Differentialdiagnose.

Andere Erkrankungen. VEP-, SEP- und akustische ERP-Latenzverzögerungen können bei metabolischen Enzephalopathien, bei Diabetes mellitus und chronischem Alkoholismus auftreten. Verwirrtheitszustände unterschiedlicher Genese gehen mit einer Verzögerung der P3 einher (Goodin et al. 1983). Dies belegt, daß die neurophysiologischen Daten bei älteren Patienten nur im Kontext weiterer klinischer Befunde sinnvoll beurteilt werden können.

Literatur

Abraham P, Mc Callum WC, Docherty T et al. (1974): The CNV in schizophrenia. Electroenceph clin Neurophysiol 36: 217–218

Abruzzese G, Reni L, Cocito L et al. (1984): Short-latency somatosensory evoked potentials in degenerative and vascular dementia. J Neurol Neurosurg Psychiat 47: 1034–1037

Brown WS, Marsh JT, LaRue A (1982): Event-related potentials in psychiatry: Differentiating depression and dementia in the elderly. Bull Los Angeles neurol Soc 47: 91–107

Brown WS, Marsh JT, LaRue A (1983): Exponential electrophysiological aging: P3 latency. Electroenceph clin Neurophysiol 55: 277–285

El Massioui F, Lesevre N (1988): Psychomotor retardation in depressed patients: an event-related potential study. Neurophysiol Clin 70: 46–55

Goodin DS, Aminoff MJ (1986): Electrophysiological differences between subtypes of dementia. Brain 109: 1103–1113

Goodin DS, Squires KC, Henderson BH et al. (1978a): Age-related variations in evoked potentials to auditory stimuli in normal human subjects. Electroenceph Clin Neurophysiol 44: 447–458

Goodin DS, Squires KC, Starr A (1978b): Long latency event-related components of the auditory evoked potential in dementia. Brain 101:635–648

Goodin DS, Starr A, Chippendale T et al. (1983): Sequential changes in the P3 component of the auditory evoked potential in confusional states and dementing illnesses. Neurology 33: 1215–1218

Gordon E, Kraiuhin C, Harris A et al. (1986) The differential diagnosis of dementia using P300 latency. Biol Psychiat 21: 1123–1132

Johnson J, Litvan I, Grafman J (1991): Progressive supranuclear palsy: altered sensory processing leads to degraded cognition. Neurology 41: 1257–1262

Maurer K, Lowitzsch K, Stöhr M (1990): Evozierte Potentiale: AEP – VEP – SEP. Enke, Stuttgart

Morstyn R, Duffy FH, McCarley RW (1983): Altered P300 topography in schizophrenia. Arch Gen Psychiatry 40: 729–734

Neshige R, Barrett G, Shibasaki H (1988): Auditory long latency event-related potentials in Alzheimer's disease and multi-infarct dementia. J Neurol Neurosurg Psychiat 51: 1120–1125

Partanen JV Hartikainen P, Kononen M et al. (1994): Prolonged latencies of pattern reversal visual evoked early potential in Alzheimer disease. Alzheimer Dis Ass Disord 8: 250–258

Pfefferbaum A, Wenegrat BG, Ford JM et al. (1984): Clinical applications of the P3 component of event-related potentials. II. Dementia, depression and schizophrenia. Electroenceph Clin Neurophysiol 59: 104–124

Philpot MP, Amin D, Levy R (1990): Visual evoked potentials in Alzheimer's disease: correlations with age and severity. Electroenceph Clin Neurophysiol 77: 323–329

Roth WT (1977): Late event-related potentials and psychopathology. Schizophr Bull 3: 105–120

Ruzicka E, Roth J, Spackova N et al. (1994): Apomorphine induced cognitive changes in Parkinson's disease. J Neurol Neurosurg Psychiat 57: 998–1001

Sutton S, Braren M, Zubin J et al. (1965): Evoked-potential correlates of stimulus uncertainty. Science 150: 1188–1189

Szelies B, Mielke R, Grond M et al. (1995): P300 in Alzheimer's disease: relationship to dementia severity and glucose metabolism. J Neurol Sci 130: 77–81

Walter EG, Cooper R, Aldridge VJ et al. (1964): Contingent negative variation: An electric sign of sensorimotor association and expectancy in the human brain. Nature 203:3 80–384

2.6 Somatische Diagnostik

F. Lederbogen, W. Hewer (Mannheim)

Bedeutung der somatischen Diagnostik

Körperliche Erkrankungen manifestieren sich im Senium gehäuft unter dem Bild einer psychischen Störung (Hall et al. 1978, 1980). Dabei können die psychopathologischen Veränderungen ganz im Vordergrund stehen, die klinischen oder laborchemischen Veränderungen sind mitunter nur diskret ausgeprägt und müssen gezielt gesucht werden (Sweer et al. 1988). Das Erkennen einer solchen somatischen Erkrankung ist von erheblicher Bedeutung, da unter Umständen eine Kausaltherapie möglich ist und die Störung reversibel sein kann.

Dennoch gelingt es beim alten Patienten selten, alle Symptome unter einer einzigen Diagnose zusammenzufassen. Multimorbidität ist die Regel (Fink 1990, Sheline 1990), wobei sich die einzelnen Erkrankungen auf vielfältige Weise beeinflussen können. Die alleinige Betrachtung der psychischen Erkrankung ist wenig sinnvoll, vielmehr muß der Überblick über die bestehenden körperlichen Begleiterkrankungen gewahrt bleiben, um ein Symptom ausreichend sicher einer psychischen oder körperlichen Ursache zuordnen zu können.

Schließlich stellen einige der im Senium häufig anzutreffenden somatischen Erkrankungen einen Risikofaktor für das Auftreten psychischer Störungen dar. Bekannt ist beispielsweise der Zusammenhang von kardiovaskulären und affektiven Erkrankungen, wobei die Prognose durch die somatopsychische Komorbidität deutlich verschlechtert wird (Aromaa et al. 1994).

Grundzüge der Diagnostik

Die somatische Diagnostik in der Gerontopsychiatrie ist mit teilweise erheblichen Problemen behaftet, die aus folgenden Gegebenheiten resultieren:

- Die Symptome sind oft nur gering ausgeprägt. Das Schmerzempfinden kann beim alten Patienten abgeschwächt sein, Klagen über Durst können trotz erheblicher Dehydratation fehlen.
- Die geklagten Symptome sind unspezifisch. Abnahme der gewohnten Aktivitäten, Schwäche, Bettlägerigkeit, Appetitlosigkeit, Gewichtsabnahme, Sturzneigung, Inkontinenz, Unruhe und diffuse Schmerzen können die einzigen Hinweise für eine organische Erkrankung sein (Bentley 1988).
- Bekannte Erkrankungen können sich im Alter in ungewohntem Bild präsentieren. Einige Beispiele sind in **Tab. 2.6.1** aufgeführt.
- Die Kooperationsfähigkeit des Patienten kann eingeschränkt sein. Klinische und apparative Untersuchungen, beispielsweise die Auskultation der Lunge oder die Sonographie des Abdomens sind deshalb unter Umständen nur von geringer Aussagekraft oder nicht durchführbar.

Häufig ist die Frage zu klären, ob ein Symptom Ausdruck einer organischen Erkrankung ist oder im Zusammenhang mit der psychiatrischen Diagnose steht. Die Konsequenz einer gründlichen somatischen Diagnostik kann erheblich sein und eine wesentliche Änderung des therapeutischen Vorgehens nach sich ziehen. Anderseits gibt es klinische Situationen, in denen die therapeutischen Optionen auf ein Minimum eingeschränkt sind. Hier kann es indiziert sein, auf bestimmte dia-

Tab. 2.6.1 Untypische Präsentation häufiger Erkrankungen im Senium (modifiziert nach Gambert 1987)

Erkrankung	Beispiele untypischer Präsentation	
	psychiatrisch	somatisch
Pneumonie	Inappetenz akuter Verwirrtheitszustand	fehlende Tachykardie fehlende Erhöhung der Körpertemperatur fehlender Anstieg der Leukozyten
Lungenembolie	akuter Verwirrtheitszustand	Schwindel Synkope Fieber unklarer Genese kurzfristige Tachykardie
Myokardinfarkt	Inappetenz akuter Verwirrtheitszustand	Verschlechterung des Allgemeinzustandes Sturz Schwäche häufige Atemnot fehlender Thoraxschmerz
Herzinsuffizienz	Tagesmüdigkeit Schlafstörung	Bettlägerigkeit
Akutes Abdomen	Verwirrtheitszustand Somnolenz	Fehlen von Schmerz und Abwehrspannung
Harnweginfekt	Verwirrtheitszustand	fehlende Erhöhung der Körpertemperatur fehlender Anstieg der Leukozyten Inkontinenz
Parkinson-Syndrom	allgemeine Verlangsamung	Häufige Stürze
Transiente ischämische Attacke	akuter Verwirrtheitszustand	Sturz
Polymyalgia rheumatica/ Arteriitis temporalis	Lethargie	Bild wie bei konsumierender Erkrankung schlechter Allgemeinzustand diffuse Schmerzen
Hyperthyreose	Verwirrtheitszustand depressives Syndrom manisches Syndrom	Angina pectoris Vorhofflimmern Herzinsuffizienz fehlende Zunahme des Appetits
Hypothyreose	Verwirrtheitszustand Demenz depressives Syndrom	Unspezifische Verschlechterung des Allgemeinzustandes Anämie

gnostische Maßnahmen zu verzichten und erst dann aktiv zu werden, wenn sich aus dem erreichten Wissen eine therapeutische Konsequenz ableiten läßt.

Ein erhebliches Gewicht muß der Verlaufsbeobachtung zugemessen werden. Eine einmalige Untersuchung bildet eine Momentaufnahme, die bei dem fluktuierenden Verlauf vieler Symptome wie Verwirrtheit, Entzugserscheinungen, Fieber etc. einen unzureichenden oder falschen Eindruck liefern kann. Daher ist es häufig nötig, eine endgültige Beurteilung erst nach einer angemessenen Zeit anzugeben. Schließlich ist es erforderlich, vor jeder Pharmakotherapie einen Überblick über die verschiedenen Organsysteme zu erhalten. Die sichere Einschätzung der kardialen, hepatischen, renalen und hämatopoetischen Situation bildet die Grundlage für die Entscheidung, ob ein Pharmakon eingesetzt werden kann oder ob eine wichtige Kontraindikation besteht.

Anamnese

Die Anamneseerhebung (Stolz et al. 1994) beim psychisch Kranken im Senium erfordert Geschick und Erfahrung. Einige Besonderheiten verdienen Erwähnung:

Aufgrund kognitiver Defizite werden körperliche Beschwerden mitunter nicht oder nicht adäquat wahrgenommen und berichtet. Auch werden manchmal Beschwerden bei langdauernden Erkrankungen in hohem Maße in die Welt des Kranken integriert, so daß der eigene Zustand spontan als gut und ausgeglichen beschrieben wird. Andererseits trifft man auch auf Patienten, deren gesamtes Denken auf ein bestimmtes Organ und dessen Funktion eingeengt ist und deren Klagen nicht mit den tatsächlichen Defiziten erklärt werden können. Oft handelt es sich hierbei um Funktionen der Ausscheidung und deren Regulierung; mitunter entstehen sekundäre Probleme wie Laxantienabusus oder Hypokaliämie.

Ein fließender Übergang kann in diesen Fällen zu wahnhaften Überzeugungen beobachtet werden. Hier muß die Wertung der Angaben im Kontext mit den übrigen Symptomen der psychischen Erkrankung erfolgen. Hinweisend sind die unverrückbare Überzeugung, das Überschreiten anatomischer Grenzen und die Ausgestaltung der Beschwerdeschilderung. Erhebliche Schwierigkeiten treten regelmäßig bei körperlich Kranken mit einer gleichzeitig bestehenden psychogenen Somatisierungstendenz auf, beispielsweise im Rahmen einer histrionischen Persönlichkeitsstörung.

Ein geordnetes äußeres Verhalten kann den oberflächlichen Untersucher irreführen und dazu verleiten, die Angaben des Patienten nicht kritisch zu hinterfragen. Symptome werden unter Umständen nur unscharf erinnert, die Reihenfolge ihres zeitlichen Auftretens wird verwechselt, manchmal werden sie völlig negiert.

Der Fremdanamnese kommt häufig eine entscheidende Bedeutung zu. In der Gerontopsychiatrie ist es meist unerläßlich, von dem Patienten nahestehenden Personen wie Angehörigen oder Pflegenden Angaben zu erhalten über Auftreten und Entwicklung der Beschwerden, Fluktuation, Klagen in Momenten guter geistiger Verfassung, sowie über den geistigen und körperlichen Zustand vor Auftreten der aktuellen Störung. Der vorbehandelnde Arzt sollte kontaktiert werden wegen Fragen zu früheren Erkrankungen, bisheriger Diagnostik und Therapie, Beurteilung des Verlaufes, Besonderheiten wie Unverträglichkeiten, Allergien, besonderer Diät etc.

Eine exakte Medikamentenanamnese sollte so früh wie möglich vorliegen. Bei Multimorbidität ist damit zu rechnen, daß Medikamente gegeben werden, deren Weglassen eine akute Dekompensation auslösen kann oder deren abruptes Absetzen aus anderen Gründen kontraindiziert ist, wie beispielsweise Steroide nach langem Gebrauch oder Betablocker. Andererseits müssen bei der Abklärung psychischer Erkrankungen im Senium immer auch Medikamenteneffekte in Betracht gezogen werden (Larson et al. 1987). Das Weglassen aller nicht vital indizierten Medikamente kann unter Umständen der entscheidende diagnostische und gleichzeitig therapeutische Schritt sein. Nicht nur die Kenntnis der aktuellen, sondern auch der früher gegebenen Medikamente ist wichtig, da bestimmte Substanzen eine lange Halbwertszeit haben und noch Wochen nach dem Absetzen eine gefährliche Interaktion mit anderen Substanzen bewirken können, beispielsweise Benzodiazepine, irreversible MAO-Hemmer und Fluoxetin. Schließlich sollte gefragt werden, ob bei Personen, die im gleichen Haushalt leben, ähnliche Beschwerden aufgetreten sind. Dies kann in seltenen Fällen ein gewichtiges Indiz für eine gemeinsame Noxe sein. Bekanntestes Beispiel hierfür ist die Kohlenmonoxidvergiftung durch defekte Feuerungsanlagen (Heckerling et al. 1987), die im Senium unter dem Bild eines Delirs ablaufen kann.

Körperliche Untersuchung

Im nachfolgenden Abschnitt beschränken wir uns auf Fragen, die für die Gerontopsychiatrie von Interesse sind. Ausgangspunkt jeder körperlichen Untersuchung (Bates et al. 1989, Holldack, Gahl 1991) sind die Vitalparameter Blutdruck, Puls, Atmung, Temperatur und Bewußtseinslage. Hierdurch wird eine vital bedrohliche Situation festgestellt oder ausgeschlossen und das weitere Vorgehen, wie Fortführen der Untersuchung oder unmittelbare therapeutische Intervention, bestimmt. Wichtige Differentialdiagnosen bei Veränderungen der Vitalparameter sind in **Tab. 2.6.2** aufgeführt.

Bei der Blutdruckmessung müssen die üblichen Kautelen, wie Ruhephase vor der Mes-

Tab. 2.6.2 Wichtige Differentialdiagnosen bei Veränderungen der Vitalparameter

Parameter	Veränderung	Differentialdiagnosen
Blutdruck	Hypotonie	Schock (hypovolämisch, kardiogen, septisch, neurogen)
	Orthostische Dysregulation	funktionell, Medikamentennebenwirkung (Antihypertensiva, Trizyklika, etc.), beginnender Schock
	Hypertonie	arterielle Hypertonie (primär und sekundär), Medikamentennebenwirkung (selten Trizyklika)
Herzfrequenz	Bradykardie	kardial bedingt (kranker Sinusknoten, AV-Block etc.) Hypothyreose, erhöhter Hirndruck, Medikamentennebenwirkung (Digitalis, Betablocker, Amiodaron etc.)
	Tachykardie	Volumenmangel, Herzinsuffizienz, Lungenembolie, Fieber, Infektion, Hyperthyreose, Medikamentennebenwirkung (Substanzen mit anticholinerger Wirkung, Nifedipin, etc.), Angst, psychomotorische Unruhe
Atemfrequenz	erniedrigt	medikamenteninduzierte Atemdepression, erhöhter intrakranialer Druck
	erhöht	kardiale und pulmonale Erkrankungen, Azidose, funktionell
Temperatur	erniedrigt	Auskühlung, Morbus Addison, Hypothyreose
	erhöht	Infektion (Agranulozytose?), Resorption, Hämolyse, zentraler Prozeß, Delir, anticholinerges Syndrom, drug-fever/ Medikamentennebenwirkung (insbes.Clozapin), Hyperthyreose
Bewußt-seinslage	Benommenheit bis tiefes Koma	zerebrale, metabolische, toxische, kardiovaskuläre und respiratorische Störungen

sung, ausreichend breite Manschette etc., beachtet werden (Deutsche Liga zur Bekämpfung des hohen Blutdruckes 1989). Die Messung sollte nicht nur im Liegen, sondern auch im Stehen durchgeführt werden. Ein Abfall des systolischen Wertes von 30 mmHg oder mehr zeigt eine orthostatische Regulationsstörung an. Diese ist im Senium häufig Ausdruck einer unerwünschten Arzneimittelwirkung, beispielsweise von Antihypertonika oder trizyklischen Antidepressiva. Unter Umständen ist der Blutdruckabfall jedoch auch Zeichen eines Volumenmangels und sollte eine weitere Diagnostik veranlassen. Die Atemfrequenz ist ein Parameter, der leider häufig vernachlässigt wird, obwohl er sich gerade zur Verlaufsbeobachtung bei pulmonalen oder kardialen Erkrankungen anbietet. Die Messung der Temperatur kann sublingual oder zuverlässiger rektal erfolgen. Einen besonderen Wert hat die rektale Messung bei lokalen abdominellen Prozessen, wie zum Beispiel bei der Appendizitis. Die axilläre Messung ist unzuverlässig.

Von großer Bedeutung ist der erste, allgemeine Eindruck, den der Patient beim Untersucher hinterläßt. Wirkt er akut oder chronisch krank? Ist er ärztlich und pflegerisch gut versorgt? Wichtig ist die Beurteilung von Ernährungszustand (EZ) und Hydrierung. Der EZ kann klinisch abgeschätzt werden anhand der Reduktion des Unterhautfettgewebes sowie der Verminderung der Muskelmasse, vor allem im Bereich der Mm. interossei der Hand und des M. temporalis. Laborchemisch weisen unter anderem Erniedrigungen von Albumin, Transferrin und Lymphozytenzahl auf eine Malnutrition hin. Von Nutzen ist die Verwendung des Body-Mass-Index (Körpergewicht in Kilogramm dividiert durch das Quadrat der Körpergröße in Meter). Stehende Hautfalten sind ein unzuverlässiges Kriterium für die Hydrierung, da sie beim älteren Menschen häufig auch ohne Flüssigkeitsmangel gefunden werden. Besser ist es, die Füllung der Jugularvenen bei nicht oder nur ca. 20° erhöhtem Oberkörper zu beobachten; ein Kollaps bei dieser Lagerung weist auf ein Volumendefizit hin. Eine ausreichende Beleuchtung ist nötig, um Änderungen der Hautfarbe wie bei Ikterus oder Zyanose beurteilen zu können. Kontrakturen oder Dekubitalgeschwüre müssen beschrieben werden, eine Inspektion des gesamten Patienten ist unter anderem nötig, um Hämatome oder Lazerationen zu erfassen, die auf Stürze oder auch Mißhandlung hindeuten.

Die körperliche Untersuchung wird zumeist nach topographischen Gesichtspunkten vorgenommen. Differentialdiagnostische Möglichkeiten bei ausgewählten pathologischen Befunden finden sich in **Tab. 2.6.3**.

Es sollte immer der Versuch unternommen werden, Sehkraft und Hörvermögen zu prüfen, da Einschränkungen dieser Funktionen Hinweise für wichtige Erkrankungen geben können (z. B. Arteriitis temporalis) oder sich als Ursache einer veränderten Kommunikation des Patienten mit seiner Umwelt erweisen. Hierdurch kann der Eindruck einer psychischen Erkrankung erweckt werden (z. B. Fehldiagnose einer Demenz bei Hypakusis).

Tab. 2.6.3 Wichtige Differentialdiagnosen pathologischer Untersuchungsbefunde bei alten Menschen

Anatomische Struktur	Befund	Differentialdiagnosen
Kopf und Hals		
Skleren	Gelbverfärbung	Lipideinlagerung, Ikterus
Pupillen	Engstellung	Miotika, Opiatwirkung, (Alter per se)
	Weitstellung	Anticholinergika
Augen	einseitiger Exophthalmus	retrobulbärer Tumor
	beidseitiger Exophthalmus	Morbus Basedow
Gehörgang	Obstruktion	Fremdkörper (Wachs, Watte), Tumor
Naseneingang	blutiges Sekret	hämorrhagische Diathese, Fremdkörper
Mundschleimhaut	Trockenheit	Mundatmung, Dehydratation
	Umschriebene Läsionen	Borken, Aphthen, Candidiasis, Leukoplakie, Karzinom
zervikale Lymphknotenstationen	Lymphome	lokale Infektion, malignes Lymphom, Lymphknotenmetastase
zervikale Gefäßregion	Strömungsgeräusch	Gefäßstenose, fortgeleitetes Geräusch
Lunge		
Lungenbasen	Klopfschalldämpfung	Zwerchfellhochstand, Schwarte, Erguß, Infiltration
	Rasselgeräusche	Linksherzinsuffizienz, Infiltration, Immobilität
Herz		
(Rhythmus)	Arrhythmie	absolute Arrhythmie oder regelmäßiger Rhythmus mit Extrasystolen
(Geräusch)	Systolikum	Aortensklerose, Aortenstenose, Mitralinsuffizienz, Trikuspidalinsuffizienz
(Extraton)	diastolischer Extraton	Füllungston bei Herzinsuffizienz, Perikarditis, etc. (S3), Vorhofton (S4)
Abdomen		
Leber	Vergrößerung	Zirrhose, Metastasen, Stauung, vorgetäuscht durch Tiefstand
Milz	Vergrößerung	hämatologische Systemerkrankung, Pfortaderhochdruck, Infektion
Resistenz	kugelig, pulsierend, im Mittelbauch	Aortenaneurysma
	Walze im linken Unterbauch	Divertikulose/Divertikulitis, Koprostase
	kugelig, im kleinen Becken	Harnblase, Ovarialtumor

Die Beurteilung des Visus wird für jedes Auge einzeln vorgenommen und erfolgt üblicherweise mit Testtafeln nach Nieden. Können auch die größten Buchstaben nicht gelesen werden, sollte man den Patienten bitten, die Finger der Hand zu zählen oder hell oder dunkel zu unterscheiden. Das Hörvermögen nimmt mit zunehmenden Alter ab, zur Prüfung eignen sich Fingerreiben, geflüsterte Zahlen, oder die Audiometrie. Bei der Untersuchung der Mundhöhle muß eine eventuell vorhandene Zahnprothese herausgenommenen werden, um darunter verborgene Veränderungen nicht zu übersehen. Läsionen der Mundschleimhaut sind immer mit dem Finger zu palpieren. Die Pulsationen der Jugularvenen können am besten bei ca 45° erhöhtem Oberkörper überprüft werden, die Höhe der Kollapsstelle ist ein guter Parameter zur Beurteilung der Rechtsherzinsuffizienz. Erhöhte Werte liegen vor bei einer Kollapsstelle von 4 cm Wassersäule oder mehr oberhalb des Sternalwinkels.

Die Untersuchung der Lunge umfaßt Inspektion, Perkussion und Auskultation aller Abschnitte, insbesondere auch der ventralen, da sich Prozesse des Mittellappens bzw. der Lingula nur hier erfassen lassen. Eine Einschränkung erfahren Perkussion und Auskultation durch die begrenzte Eindringtiefe, so daß sich zentrale Prozesse unter Umständen dem Untersucher entziehen. Immobilität und fehlende Kooperationsfähigkeit können die Untersuchung weiter erschweren oder unmöglich machen.

Die Untersuchung des Herzens sollte neben der Auskultation auch die Palpation umfassen, wodurch Lage und Qualität des Herzspitzenstoßes sowie ein eventuell vorhandenes präkordiales Schwirren beurteilt werden können. Bei der Auskultation ist vorsichtig der Karotispuls zu tasten, um Systole und Diastole sicher zu identifizieren. Bei einem unregelmäßigen Puls muß zwischen absoluter Arrhythmie und regelmäßiger Aktion mit Extrasystolen unterschieden werden. Bei Vorliegen einer Tachyarrhythmie muß das Pulsdefizit errechnet werden. Dies geschieht am besten durch zwei Untersucher, wobei der eine auskultatorisch die Herzfrequenz und der andere im gleichen Zeitraum palpatorisch die Frequenz des Radialispulses bestimmt. Das Pulsdefizit ergibt sich aus der Differenz dieser beiden Werte und zeigt die hämodynamisch unwirksamen Kontraktionen des Herzens an. Extratöne sind zeitlich einzuordnen, ein tieffrequenter, spätdiastolischer Zusatzton (Vorhofton, S4) findet sich häufig beim alten Menschen.

Obligat ist die Untersuchung der Mammae und der Axillen zur Frage eines entzündlichen oder tumorösen Prozesses in diesem Bereich.

Bei der Untersuchung des Abdomens muß daran gedacht werden, daß sich Prozesse des Thoraxraumes wie Hinterwandinfarkt oder basale Pneumonie wie ein akutes Abdomen äußern können; anderseits können intraabdominelle Erkrankungen wie Cholelithiasis oder Pankreatitis mitunter einen kardialen oder pulmonalen Prozeß vortäuschen. Bekannt ist der Schulterschmerz durch Zwerchfellreizung, beispielsweise bei intraabdomineller Luft. Die Lebergröße sollte in ihrer vertikalen Ausdehnung in der Medioklavikularlinie und nicht nur in Zentimeter unter dem Rippenbogen angegeben werden, da sie bei dem im Alter häufigen Lungenemphysem tiefer treten kann, ohne vergrößert zu sein. Die Suche nach der Milz beginnt im kleinen Becken, ihr Unterrand kann sonst bei massiver, indolenter Vergrößerung verfehlt werden. Unerläßlich ist die Beurteilung der Blasenfüllung. Ein Blasenhochstand bei Harnverhalt ist nach unserer Erfahrung eine häufige Ursache unklarer Unruhe- und Verwirrtheitszustände beim alten Menschen.

Bei der Untersuchung des Genitale und des Perineum sollte auf Hinweise für ein Stuhl- oder Harninkontinenz geachtet werden. Die rektale Untersuchung gibt Aufschluß über den Sphinktertonus. Die erreichbare Schleimhaut ist auf verdächtige Läsionen zu prüfen. Das Vorliegen einer Prostatahypertrophie muß erfaßt werden, da diese eine relative Kontraindikation für Psychopharmaka mit anticholinerger Wirkung darstellt.

Verbände, Kompressionsstrümpfe, Wadenwickel etc. verdecken oft gravierende Läsionen und müssen für die Untersuchung entfernt werden.

Laboruntersuchungen

Die routinemäßig angeforderten Laboruntersuchungen (Thomas 1992) sollten zunächst einen Überblick über den Funktionszustand der wichtigsten erfaßbaren Organsysteme geben. Wenig wissenschaftlich Gesichertes ist über den sinnvollen Umfang dieser Diagnostik bekannt (Harms, Hermans 1994). Persönliche Vorlieben und Gepflogenheiten innerhalb einer Institution bestimmen meist die Auswahl. Tab. 2.6.4 zeigt zeigt ein Routinelaborprogramm, das bei Neuaufnahme eines Patienten in unserer Klinik durchgeführt wird. Es erscheint einleuchtend, bei unklarer Symptomatik oder rascher Verschlechterung das Programm zu erweitern und sich anderseits bei gleichbleibendem klinischen Zustand auf ein Minimum zu beschränken. Spezielle Untersuchungen sollten nur bei gezieltem Verdacht und zu erwartenden Konsequenzen veranlaßt werden. Die Bestimmung der Tumormarker eignet sich nicht als Suchreaktion für das Vorliegen einer malignen Erkrankung, sondern ist eher zur Überwachung von Risikogruppen und in der Tumornachsorge indiziert (Stieber, Fateh-Moghadam 1994).

Die Indikation zur Bestimmung der Schilddrüsenhormone sollte großzügig gestellt werden, da im Alter gehäuft Funktionsstörungen vorliegen, die oligosymptomatisch verlaufen und klinisch nur schwer von psychischen Erkrankungen unterschieden werden können.

Tab. 2.6.4 Laborchemisches Basisprogramm

- Blutkörperchensenkungsgeschwindigkeit (BKS)
- Blutbild mit Differenzierung der Leukozyten
- Bilirubin, Gamma-Glutamyltransferase (γ-GT), Alkalische Phosphatase (AP), Glutamat-Pyruvat-Transaminase (GPT), Glutamat-Oxalazetat-Transaminase (GOT), Laktatdehydrogenase (LDH), Kreatininkinase (CK)
- Gesamteiweiß, Albumin, Prothrombionzeit (Quick), Partielle Thromboplastinzeit (PTT), Blutzucker
- Cholesterin, Triglyzeride
- Kreatinin, Harnstoff, Elektrolyte
- Thyreoidea stimulierendes Hormon (TSH)
- Urinanalyse semiquantitativ mit Teststreifen, Urinsediment

Elektrokardiogramm

Das Elektrokardiogramm ist wenig belastend und liefert Informationen von erheblicher klinischer Bedeutung. Die wichtigsten betreffen Rhythmus- und Leitungsstörungen, Hinweise für eine myokardiale Hypertrophie oder Schädigung, Elektrolytstörungen oder medikamentöse Einflüsse.

Regelmäßig indiziert ist das Elektrokardiogramm vor der Einleitung einer Therapie mit Substanzen, bei denen Kontraindikationen wie das Bestehen einer Leitungs- oder Rhythmusstörung beachtet werden müssen, wie z. B. trizyklischen Antidepressiva.

Röntgenuntersuchungen

Die Röntgenuntersuchung des Thorax kann wichtige Veränderungen von kardialen oder pulmonalen Strukturen, von Knochen und Weichteilen zeigen. Dies ist dann von besonderer Bedeutung, wenn fehlende Kooperationsfähigkeit oder Adipositas den Wert der körperlichen Untersuchung mindern. Vorbefunde müssen, wann immer möglich, herangezogen werden. Das Erstellen eines Ausgangsbefundes bei Aufnahme des Patienten kann für spätere Verlaufsuntersuchungen hilfreich sein. Eine routinemäßige, unkritische Anwendung ist abzulehnen, dies gilt in noch höherem Maße für spezielle radiologische Untersuchungen.

Sonographie

Eine sonographische Untersuchung ist nichtinvasiv und rasch am Krankenbett durchführbar. Im Bereich des Abdomens gibt sie Aufschluß über die parenchymatösen Organe, Gefäße und Lymphknoten; die Hohlorgane sind weniger zuverlässig darstellbar. Die Untersuchung ist in hohen Maße von der Erfahrung des Untersuchers abhängig.

Auch bei der Sonographie hat sich ein breites Spektrum möglicher Techniken etabliert, etwa die Sonographie der Schilddrüse, die den notorisch unzuverlässigen Tastbefund ergänzen kann, sowie die Kompressionssonographie der Beinvenen, durch die Thromben mit guter Sensitivität und Spezifität erfaßt werden können. Eine weitere Aufwertung hat das Verfahren durch die Möglichkeit erhalten, bewegte Medien farbkodiert darstellen zu können.

Tab. 2.6.5　Echokardiographie: Typische Indikationen und Befunde

Klinischer Befund	Fragestellung	Echokardiographischer Befund
Herzgeräusch	Klappenvitium	2D-Echo: morphologische Klappenveränderung, abnorme Klappenbeweglichkeit Doppler-Echo: Druckgradient
Herzgeräusch und Fieber unklarer Genese	Endokarditis	Vegetation, Abszeß
Bekannte künstliche Herzklappe	Dysfunktion	2D-Echo: morphologische Klappenveränderung, abnorme Klappenbeweglichkeit Doppler-Echo: Druckgradient
Hypertonie	Wanddicke des LV, Ventrikeldimension	Hypertrophie, Dilatation von LA und LV
Herzinsuffizienz	Kontraktilität, Größe der Herzkammern	Regionale oder globale Störungen der Kontraktilität, Erweiterung von LA, LV und RV, relative Mitralinsuffizienz
Einflußstauung, Pulsus paradoxus	Perikarderguß	echoarmer Randsaum
Lungenembolie	Rechtsherzbelastung	Vergrößerung des RV, paradoxe Septumbeweglichkeit, Trikuspidalinsuffizienz

LA = linker Vorhof, LV = linker Ventrikel, RV = rechter Ventrikel

Echokardiographie

Die Echokardiographie basiert auf der Möglichkeit, die bewegten kardialen Strukturen in Echtzeit im zweidimensionalen Bild darzustellen. Durch die Integration einer Dopplersonde in den Schallkopf wurde der Traum der Kardiologen weitgehend verwirklicht, nichtinvasiv an nahezu jeder Stelle des Herzens Druckdifferenzen messen zu können. Zu beachten ist jedoch, daß in einem erheblichen Prozentsatz der Patienten (20–30%) aufgrund von Adipositas, Emphysem und Thoraxdeformitäten kein adäquates Schallfenster gefunden werden kann. Zu typischen Indikationen und Befunden siehe **Tab. 2.6.5**.

Weitere apparative Verfahren

Ohne größeren Aufwand anwendbar sind die Pulsoximetrie zur Bestimmung der Sauerstoffsättigung sowie einfache Lungenfunktionsprüfungen.
Weitere, spezifische Untersuchungen (Jipp 1994, Kaufmann 1994, Siegenthaler 1993, Wilson et al. 1991) sind nach Maßgabe des Einzelfalles in Absprache mit einem Internisten durchzuführen. In den **Tab. 2.6.6** und **2.6.7** wird der Versuch unternommen, wichtige Hinweise zur Diagnostik ausgewählter somatischer Erkrankungen als Ursache von Demenz und Delir zusammenzufassen.

Da nach unserer Erfahrung Herzinsuffizienz, orthostatische Regulationsstörung, Harnweginfekt, Pneumonie und Dehydratation beim alten Menschen häufig anzutreffen sind, haben wir Beschwerden, körperliche Befunde, Laborbefunde und die mögliche weiterführende Diagnostik bei diesen Erkrankungen im einzelnen dargestellt (**Tab. 2.6.8**).

Beurteilung der Funktionsebene

Die Diagnose bestimmter, unter Umständen auch schwerer körperlicher Erkrankungen läßt keinen Rückschluß zu, inwieweit durch Funktionseinbußen die Selbständigkeit des alten Menschen bedroht ist. Zur Beurteilung dieser Funktionsebene wurde das sogenannte geriatrische Assessment geschaffen (Nikolaus, Specht-Leible 1992), dessen Kern Tests und Befragungen bezüglich Selbsthilfefähigkeit, Motilität, manueller Fähigkeiten, Demenz, Depression, Visus und Gehör bilden. Geprüft werden dabei insbesondere auch Fähigkeiten, die im Alltag relevant sind, wie telefonieren, Geld zählen, öffnen von Medikamentenpackungen, Gehgeschwindigkeit, etc. Ziel dieses Assessment ist es, individuelle Defizite zu erfassen, um eine möglichst individuelle Therapie und Rehabilitation zu initiieren.

Tab. 2.6.6 Hinweise zur Diagnostik ausgewählter somatischer Erkrankungen als Ursache einer Demenz (modifiziert nach Brown, Hachinski 1991)

Differentialdiagnosen	Wichtige diagnostische Maßnahmen
● Vaskuläre Demenz	
systemischer Lupus erythemathodes	antinukleäre Antikörper, Anti-DNS-Antikörper, Komplement
Polyarteriitis nodosa	angiographischer Nachweis von Aneurysmen, Biopsie beteiligter Organe, Hepatitis-B-Antigen (ca. 30%)
Arteriitis temporalis	BKS, Biopsie der A. temporalis
● Chronische Infektionen	
HIV-Infektion	HIV-Antikörper
Borreliose	Borrelienserologie, Liquordiagnostik
Morbus Whipple	Dünndarmbiopsie (PAS-Färbung)
Syphilis	TPHA-Test, Liquordiagnostik
Tuberkulose	Tine-Test, Röntgen-Thorax, Liquordiagnostik
● Neoplasien, Raumforderungen	
ZNS-Metastasen	bildgebende Verfahren, Suche nach Primärtumor
Meningeosis carcinomatosa	Lumbalpunktion (Maligne Zellen?)
paraneoplastische Meningoenzephalitis	Suche nach Primärtumor
chronisches subdurales Hämatom	bildgebende Verfahren
● Demenz nach anderen Gehirnschädigungen	
Hypoxie	Anamnese, Blutgasanalyse
Enzephalitis	Liquordiagnostik, EEG, bildgebende Verfahren
● Endokrine und metabolische Störungen, Vitaminmangelzustände	
Hypothyreose	T4, TSH
Nebennierenrindeninsuffizienz	Kortisol im 24 h-Urin, ACTH-Kurztest, Natrium und Kalium im Serum
Cushing-Syndrom	Kortisol im 24 h-Urin, Dexamethasonsuppressionstest
Hypo-/Hyperparathyreoidismus	Kalzium, Phosphat, PTH intakt
Hypoglykämie	Anamnese, Blutzuckerbestimmung
Leber- und Niereninsuffizienz	Bilirubin, Transaminasen, Ammoniak, Gerinnungsparameter, Albumin; Kreatinin, Harnstoff
Hyperlipoproteinämie	Cholesterin, Triglyzeride
Vitaminmangelzustände (Vitamin B_1, B_{12}, Niacin)	Vitamin B_1, B_{12}, Niacin
● Toxische Störungen	
Drogen und Betäubungsmittel	Anamnese, toxikologische Untersuchungen
Alkohol	Alkoholspiegel, MCV, γ-GT, Thrombozyten, CDT (Carbohydrate-Deficient-Transferrin)
Schwermetallintoxikation	Berufsanamnese, Toxikologie
chronische Hämodialyse	Aluminiumspiegel

Tab. 2.6.7 Hinweise zur Diagnostik ausgewählter somatischer Erkrankungen als Ursache eines Delirs (modifiziert nach Brown, Hachinski 1991; Übersichten bei Hewer, Förstl 1994 sowie Wetterling 1994)

Differentialdiagnosen	Wichtige diagnostische Maßnahmen
Hirnerkrankungen	
• Vaskuläre Störungen	
hypertensive Enzephalopathie	Blutdruckmessung, Untersuchung des Augenhintergrundes, bildgebende Verfahren
Luft-, Fett- oder Cholesterinembolie	Anamnese (entsprechender Eingriff vorausgegangen?)
• Neoplasien	
Hirntumoren	bildgebende Verfahren
Metastasen	bildgebende Verfahren
Meningeosis carcinomatosa	Lumbalpunktion mit Nachweis maligner Zellen
paraneoplastische Syndrome	Anamnese, Suche nach Primärtumor
• Infektionen, Entzündungen	
Meningoenzephalitis	Lumbalpunktion, EEG
Abszesse	bildgebende Verfahren, Lumbalpunktion
progressive multifokale Enzephalopathie	bildgebende Verfahren, Lumbalpunktion
akute disseminierte Enzephalomyelitis	bildgebende Verfahren, Lumbalpunktion
• Epilepsie	
postiktaler Zustand	Anamnese, Prolaktin, EEG
nichtkonvulsiver Anfallstatus	EEG
Allgemeinerkrankungen	
• Substratmangel	
Hypoglykämie	Blutzucker
Hypoxie (kardial, pulmonal, bei CO-Vergiftung)	Anamnese, kardiopulmonale Diagnostik, Blutgasanalyse, CO-Bestimmung
• Metabolische Enzephalopathie	
diabetische Ketoazidose	Blutzucker, Säure-Basen-Haushalt, Elektrolyte, Kreatinin
Nierenversagen	Kreatinin
Leberversagen	Bilirubin, Transaminasen, Ammoniak, Quick, Albumin
Dehydratation	Hämatokrit, Gesamteiweiß, harnpflichtige Substanzen
Störungen des Elektrolyt- und Säure-Basen-Haushaltes (v. a.: Na, Ca, Mg)	Elektrolyte incl. Mg, Blutgasanalyse mit Bestimmung von pH-Wert und Basenexzeß
erbliche Stoffwechselstörung, z. B.: Porphyrie	abnorme Stoffwechselprodukte, z. B. Porphyrine
• Endokrine Störungen mit Über- oder Unterfunktion	
Schilddrüse	T3, T4, TSH
Nebenschilddrüse	Kalzium, Phosphat, Parathormon intakt
Nebenniere	Kortisol im 24 h-Urin, ACTH-Kurztest
• Infektionen, u. a.	
Sepsis	Vitalparameter, Blutkultur
bakterielle Endokarditis	Echokardiographie, Blutkulturen
fokale Infektionen, z.B. Lungenentzündung, Harnwegsinfekt, etc.	entsprechende zielgerichtete Diagnostik
• Störungen des Wärmehaushaltes	
Hypothermie	Körpertemperatur
Hitzschlag	Körpertemperatur
• Hämatologische Systemerkrankungen	
Schwere Anämie	Blutbild
Hyperviskositätssyndrom	Blutbild, Gesamteiweiß, Augenhintergrund
Entzugssyndrome	
Alkohol, Benzodiazepine, Barbiturate, Opiate etc.	
Intoxikation	
Tabletten, Alkohol, etc.	

Tab. 2.6.8 Diagnostik bei häufigen Erkrankungen im Senium

Erkrankung	Typische Beschwerden	Typische körperliche Befunde	Typische Laborbefunde	Mögliche weiterführende Diagnostik
Herzinsuffizienz	allgemeine Schwäche, Belastungsdyspnoe, Dyspnoe und Husten bei Flachlagerung, Beinödeme, Nykturie	verlagerter Herzspitzenstoß, Tachykardie, Galopprhythmus, evtl. Systolikum bei relativer Mitralinsuffizienz, feuchte Rasselgeräusche über den Lungenbasen, Halsvenenstau, Lebervergrößerung, Beinödeme	Blutbild (Hämatokrit ↑), Bilirubin, Transaminasen (↑), Kreatinin (↑) (Veränderungen nur bei schwerer Ausprägung)	Elektrokardiogramm, Röntgen-Thorax, Echokardiogramm, sonographischer Nachweis gestauter Lebervenen und eines fehlenden inspiratorischen Kollapses der V. cava inferior
Orthostatische Dysregulation	Schwindel, v. a. beim Aufstehen, Synkope	Tachykardie, Abfall des systolischen Blutdruckwertes >30 mmHg im Stehen, u. U. Exsikkose		Schellong-Test, Kipptischuntersuchung
Harnweginfekt	Dysurie, Pollakisurie, Nykturie, Inkontinenz, Fieber, Übelkeit, Erbrechen	Flankenschmerz, Fieber	Urinstreifentest (Eiweiß +, Blut +, Bakterien +, Nitrit +) Urinsediment (Nachweis von Leukozyten, Erythrozyten, Bakterien), Blutbild (Leukozytose, Linksverschiebung), Kreatinin (↑)	Gramfärbung des Urinsedimentes, Bestimmung der Keimzahl, Urinkultur, Blutkultur, Sonographie der Nieren, Suche nach Abflußhindernis
Pneumonie	Dyspnoe, Husten, Auswurf	Lippenzyanose, Klopfschalldämpfung, Bronchialatmen, feuchte inspiratorische Rasselgeräusche, Fieber	Blutbild (Leukozytose, Linksverschiebung), Gramfärbung des Sputums	Sputumkultur, Blutkultur, Röntgen-Thorax, Bronchoskopie mit diagnostischer oder therapeutischer Lavage
Dehydratation	Oligurie, Schwäche, Kollapsneigung, Fieber, Benommenheit, Krampfanfall	Tachykardie, Hypotonie, Abfall des systolischen Blutdruckwertes >30 mmHg im Stehen, verminderter Hautturgor, trockene Schleimhäute, fehlende Halsvenenfüllung bei Flachlagerung	Blutbild (Hämoglobin ↑, Hämatokrit ↑), Gesamteiweiß (↑)	Serumnatrium, Kreatinin, Harnstoff, spezifisches Uringewicht, Serumosmolalität

Neuropsychiatrische Störungen durch Nicht-Psychopharmaka

Oft stellt sich die Frage, ob ein Medikament, welches wegen einer körperlichen Erkrankung verabreicht wird, Ursache einer psychischen Störung sein kann. Eine Zusammenfassung von medikamenteninduzierten neuropsychiatrischen Störungen (ohne Psychopharmaka) findet sich in **Tab. 2.6.9**. Als Einschränkung gilt jedoch, daß allein aus der Möglichkeit einer solchen Wirkung keine Aussage über ihre Häufigkeit und damit kli-

Tab. 2.6.9 Beispiele für medikamenten-induzierte neuropsychiatrische Störungen (ohne Psychopharmaka) (modifiziert nach Grohmann et al. 1988)

	A	B	C		A	B	C
Psychoanaleptika				**Anticholinergika**			
Amphetamin	+	+		Atropin		+	+
Methylphenidat	+	+		Scopolamin		+	+
Fenfluramin	+	+		**Antihistaminika**		+	
Ephedrin	+	+		**H₂-Blocker**			
Kokain	+	+		Cimetidin	(+)	+	(+)
Analgetika				Ranitidin		+	
Opiate	+	+		**Hormone**			
Azetylsalizylsäure		+	(+)	Kortikosteroide	+	+	(+)
Indometacin	(+)	(+)		Sexualhormone	+		
Ibuprofen	(+)	(+)		Danazol	+		
Antiparkinsonmittel				**Zytokine**			
Amantadin		+	+	Interferone		+	
Biperiden		+	+	Interleukine		+	
Trihexyphenidyl		+	+	**Antimikrobiell wirksame Substanzen**			
L-Dopa	+	+	+	Cephalosporine			(+)
Bromocriptin		+		Erythromycin			(+)
Lisurid		+		Aminoglykoside			(+)
Antikonvulsiva				Gyrasehemmer		+	
Phenytoin		+	+	Sulfonamide		+	(+)
Primidon		+	+	Isoniazid		+	+
Valproinsäure		+	+	Chloroquin		+	+
Carbamazepin		(+)	(+)	Amphotericin B		(+)	
Antihypertensiva				Aciclovir		+	
Reserpin	+			**Zytostatika**			
Methyldopa	+	(+)		Asparaginase			+
Clonidin		(+)		Fluorouracil			+
Prazosin	(+)	(+)		Procarbazin		+	+
Propranolol	+	(+)	+	Chlorambucil			(+
Antiarrhythmika				Cisplatin			(+)
Chinidin		(+)	+	Vinblastin, Vincristin		(+)	(+)
Procainamid	(+)	(+)		**Verschiedene**			
Lidocain	(+)	(+)		Metoclopramid		+	+
Digitalisglykoside	+	+		Theophyllin		+	+
				Ciclosporin		+	+
				Zidovudin		+	

A = affektive Störungen: Depression, Angst, Manie, Euphorie; B = Delir, Verwirrtheit, Paranoia, Halluzinationen; C = Kognitive Störungen, Demenz; + = bekannt; (+) = Kasuistiken

nischen Relevanz abgeleitet werden kann. Die Entscheidung, ob ein Pharmakon abgesetzt wird, muß deshalb immer am Einzelfall entschieden werden und diesen Aspekt mit berücksichtigen.

Literatur

Aromaa A, Raitasalo R, Reunanen K et al. (1994): Depression and cardiovascular diseases. Acta Psychiatr Scand 377 (suppl): 77–82

Bates B, Berger M, Mühlhauser I (Hrsg) (1989): Klinische Untersuchung des Patienten. Schattauer, Stuttgart–New York

Bentley DW (1988): Bacterial pneumonia in the elderly. Hosp Pract, Off Ed 23: 99–116

Brown MM, Hachinski VC (1991): Acute confusional states, amnesia and dementia. In: Wilson JD, Braunwald E et al. (eds): Harrison's Principles of internal medicine, pp 183–193. McGraw-Hill, New York

Deutsche Liga zur Bekämpfung des hohen Blutdruckes e. V. (1989): Empfehlungen zur Blutdruckmessung

Fink P (1990): Physical disorders associated with mental illness. A register investigation. Psychol Med 20: 829–834

Gambert SR (ed) (1987): Handbook of Geriatrics. Plenum, New York

Grohmann R, Bullinger-Naber N, Naber D (1988): Psychische Effekte von Nicht-Psychopharmaka. In: Helmchen H, Hippius H (Hrsg): Psychiatrie für die Praxis 7. MMV Medizin Verlag, München

Hall RCW, Popkin MK, Devaul RA et al. (1978): Physical illness presenting as psychiatric disease. Arch Gen Psychiat 35: 1315–1320

Hall RCW, Gardner ER, Stickney SK et al. (1980): Physical illness manifesting as psychiatric disease. Arch Gen Psychiat 37: 989–995

Harms HH, Hermans P (1994): Admission laboratory testing in elderly psychiatric patients without organic mental syndromes: Should it be routine? Int J Geriat Psychiat 9: 133–140

Heckerling PS, Leikin JB, Maturen A et al. (1987): Predictors of occult carbon monoxide poisoning in patients with headache and dizziness. Ann Intern Med 107: 174–176

Hewer W, Förstl H (1994): Verwirrtheitszustände im höheren Lebensalter – eine aktuelle Literaturübersicht. Psychiat Prax 21: 131–138

Holldack K, Gahl K (1991): Auskultation und Perkussion, Inspektion und Palpation. Thieme, Stuttgart–New York

Jipp P (Hrsg) (1994): Differentialdiagnose: Internistische Erkrankungen. Enke, Stuttgart

Kaufmann W (Hrsg) (1994): Internistische Differentialdiagnostik. Schattauer, Stuttgart–New York

Larson EB, Kukull WA, Buchner D et al. (1987): Adverse drug reactions associated with global cognitive impairment in elderly persons. Ann Intern Med 107: 169–173

Nikolaus T, Specht-Leible N (1992): Das geriatrische Assessment. MMV Medizin Verlag, München

Sheline YI (1990): High prevalence of physical illness in a geriatric psychiatric inpatient population. Gen Hosp Psychiat 12: 396–400

Siegenthaler W (Hrsg) (1993): Differentialdiagnose innerer Krankheiten. Thieme, Stuttgart–New York

Stieber P, Fateh-Moghadam A (1994): Allgemeine Kriterien zum sinnvollen Einsatz von Tumormarkern. Klinikarzt 10: 406–418

Sweer L, Martin DC, Ladd RA et al. (1988): The medical evaluation of elderly patients with major depression. J Gerontol 43: M53–58

Stolz B, Stolz E, Lasserre A (1995): Anamnese und allgemeine Krankenuntersuchung. Chapman & Hall, London–Weinheim

Thomas L (Hrsg) (1992): Labor und Diagnose. Medizinische Verlagsgesellschaft, Marburg

Wilson JD, Braunwald E, Isselbacher KJ et al. (eds) (1991): Harrison's Principles of internal medicine. McGraw-Hill, New York

Wetterling T (1994): Delir – Stand der Forschung. Fortschr Neurol Psychiat 62: 280–289

3 Behandlungsprinzipien

3.1 Besonderheiten der Psychopharmakotherapie im Alter

W. E. Müller (Mannheim)

Alte Patienten als wichtige Zielgruppe von Psychopharmakaverordnungen

Daß die Beschäftigung mit speziellen pharmakologischen Problemen der Anwendung von Psychopharmaka am älteren Patienten nicht etwa einen Modetrend oder eine theoretische Spielerei, sondern ein wichtiges Problem von großer praktischer Bedeutung darstellt, wird durch die Daten verschiedener epidemiologischer Erhebungen (s. Kap. 8.3) belegt, die eindeutig zeigen, daß die Verordnung von Psychopharmaka mit steigendem Alter steil zunimmt. Dies betrifft nicht nur die Benzodiazepine, die zwar einen erheblichen Teil der Verordnungen ausmachen, sondern auch die Antidepressiva und die Neuroleptika. Nootropika, als spezifische Substanzen für Hirnleistungsstörungen im Alter, spielen dagegen quantitativ gesehen nur eine sehr viel geringere Rolle (Lohse, Müller-Oerlinghausen 1995). Alte Patienten sind damit eine sehr wichtige Zielgruppe bei der Verordnung von Psychopharmaka. Diese Bedeutung alter Patienten beim Einsatz von Psychopharmaka spiegelt sich leider nur unzureichend in der wissenschaftlichen Literatur wieder. Die z.Zt. vorliegenden Daten zeigen aber trotzdem bereits jetzt eindeutig, daß bei der Anwendung von Psychopharmaka an alten Patienten praktisch immer mit Änderungen der pharmakodynamischen Wirkung und Änderungen der Pharmakokinetik gerechnet werden muß (Abernethy 1992, Thompson et al. 1983), so daß Dosisverschiebungen, Änderungen der therapeutischen Wirksamkeit und der Wirkdauer und Änderungen der unerwünschten Arzneimittelwirkungen (UAWs) wichtige Probleme sein können. Leider muß man aber auch davon ausgehen, daß diese Besonderheiten alter Patienten häufig in der Praxis nicht berücksichtigt werden, so daß Über- und Unterdosierungen oder eine nicht zu rechtfertigende Belastung mit UAWs immer noch bei der Behandlung geriatrischer Patienten mit Psychopharmaka zu oft in Kauf genommen werden. Ziel des vorliegenden Kapitels soll es deshalb sein, allgemeine Mechanismen aufzuzeigen, die zu Veränderungen von Wirkqualität und Wirkdauer von Psychopharmaka am alten Patienten führen können und welche therapeutischen Konsequenzen aus diesen Veränderungen gezogen werden sollten.

Altersspezifische Veränderungen der Pharmakodynamik

Mit zunehmendem Alter ist unser Gehirn nicht nur neuroanatomischen Veränderungen unterworfen wie Schrumpfung der Nervenzellen und Abnahme ihrer Zahl, Abnahme der Synapsendichte und Zunahme der Liquorräume, sondern es kommt darüber hinaus zu Veränderungen vieler biochemischer und physiologischer Parameter der Neurotransmission wie Rezeptordichte, Rezeptorfunktionalität, Transmitterkonzentrationen und signalbedingte Freisetzung von Transmittersubstanzen. Es würde den Rahmen des vorliegenden Artikels deutlich überschreiten, diese altersbedingten Veränderungen relevanter zentraler Transmittersysteme detailliert zu beschreiben. Dafür sei auf andere Übersichten verwiesen (Sunderland 1992; Palm, Wiemer 1982). Hier sei nur festgehalten, daß diese Veränderungen meist sehr komplex sind und es in den meisten Fällen nicht erlauben, eine eindeutige Zuordnung zu treffen, ob die Aktivität des betreffenden Systems im Alter generell erhöht oder erniedrigt ist. So sieht man zwar im Bereich der zentralen noradrenergen Neurotransmission Abnahmen von Rezeptordichte und Rezeptorfunktionalität (α- und β-Rezeptoren), aber auch eine Zunahme der Konzentration von Noradrenalin und seinen Metaboliten im Gehirn (Sunderland 1992). Da Psychopharmaka im Gehirn im wesentlichen über einen Eingriff in die chemische Neurotransmission wirken (Müller 1993a), ist es nicht verwunderlich, daß eine veränderte Empfindlichkeit unseres Gehirns im Alter für Psychopharmaka zu beobachten ist, die unterschiedliche Neurotransmittersysteme bzw. Neurotransmitterrezeptoren beeinflussen und die im pharmakologischen Sinn entweder verstärkend oder abschwächend auf bestimmte Transmittersystem einwirken (z. B. als Agonisten bzw. Antagonisten an bestimmten Rezeptoren). Nicht berücksichtigt ist dabei, daß viele alte Patienten unter einer oder mehreren somatischen Erkrankungen leiden, die wiederum z. B. über metabolische Störungen die Hirnfunktion beeinflussen können. Für die praktische Anwendung von Psychopharmaka bleibt daher aus diesem sehr komplexen Bereich zunächst nur festzuhalten, daß unser Gehirn im Alter auf viele Psychopharmaka verändert im Hinblick auf die erwünschten therapeutischen, aber auch im Hinblick auf die unerwünschten Wirkungen reagieren kann. In den meisten Fällen ist hierbei die Empfindlichkeit unseres zentralen Nervensystems für Psychopharmaka im Alter erhöht.

Die Komplexität der Pharmakodynamik von Psychopharmaka bei älteren Patienten soll am Beispiel der Benzodiazepine exemplarisch dargestellt werden (**Tab. 3.1.1**). Die meisten hier zusammengefaßten Beobachtungen entsprechen den oben gemachten Aussagen dahingehend, daß ältere Patienten empfindlicher auf bestimmte Dosen von Benzodiazepinen reagieren oder zur Auslösung einer bestimmten Wirkung geringere Dosen des gleichen Benzodiazepinpräparates benötigen. Interessant ist hierbei die Beobachtung, daß Toleranz zum Beispiel auf die psychomotorische Beeinträchtigung, bei älteren Patienten eher reduziert ist, was mit klinischen Beobachtungen parallel geht, daß bei den Benzodiazepinen Toleranzentwicklung auf die therapeutische Wirkung und Dosissteigerung bei geriatrischen Patienten eher seltener als bei jüngeren Patienten sind. Damit zeigen die Daten schon für die relativ homogene Gruppe der Benzodiazepine, daß mit sehr unterschiedlichen pharmakodynamischen Veränderungen dieser Substanzgruppe bei der Anwendung an geriatrischen Patienten gerechnet werden muß. Als Faustregel sollte man daher beim alten Patienten aufgrund pharmakodynamischer Veränderungen von einer erhöhten Empfindlichkeit für erwünschte therapeutische Effekte aber auch für unerwünschte Arzneimittelwirkungen der Benzodiazepine ausgehen. Dies gut auch für die beiden neueren über den Benzodiazepinrezeptor wirkenden Hypnotika Zopiclon und Zolpidem.

Bei den Antidepressiva kommt es im Alter zu sehr komplexen Veränderungen der für ihre therapeutische Wirkung relevanten neurochemischen Parameter (**Tab. 3.1.2**). Diese gehen parallel mit der therapeutischen Situation am alten Patienten, wo häufig niedrigere Dosen der Antidepressiva benötigt werden (Preskorn 1993, Rockwell et al. 1988). Aufgrund der bereits erwähnten Veränderungen im Bereich der Neurotransmission (Sunderland 1992), aber auch bedingt durch die häufig vorliegende Multimorbidität alter Patienten, muß man darüber hinaus generell davon ausgehen, daß diese empfindlicher auf zentrale und periphere UAWs der Antidepressiva reagieren

Tab. 3.1.1 Ältere Patienten reagieren empfindlicher auf Benzodiazepine, zeigen aber eine reduzierte Toleranz (nach Müller 1993b)

Abnahme der mittleren für eine starke Sedation benötigten Plasmakonzentration (Cook 1986)

Erhöhte Beeinträchtigung der motorischen Koordinationsfähigkeit (Fisch et al. 1990)

Erhöhte kognitive Beeinträchtigung (Nikaido et al. 1990, Greenblatt et al. 1991)

Erhöhte Beeinträchtigung der psychomotorischen Leistungsfähigkeit (Castleden et al. 1977, Pomara et al. 1985)

Reduzierte Toleranz für die psychomotorische Beeinträchtigung (Kroboth et al. 1990)

Tab. 3.1.2 Altersbedingte Veränderungen von Parametern der zentralen Neurotransmission, die für die pharmakodynamische (therapeutische) Wirkung von Antidepressiva wichtig sind (nach Müller 1992b)

Abnahme der α- und β-Rezeptordichte bzw. -funktion (Freilich, Weiss 1983, Greenberg, Weiss 1979)

Abnahme der $5-HT_1$ und $5-HT_2$-Rezeptordichte (Marcusson et al. 1984a und b)

Abnahme der β-Rezeptorplastizität (Greenberg, Weiss 1979)

Zunahme von Imipraminbindungsstellen (Rapp et al. 1987)

(Sedation, Orthostase, Kardiotoxizität) (Alexopoulos 1992). Ein besonderer Fall ist die erhöhte Empfindlichkeit älterer Patienten für die anticholinergen Eigenschaften vieler Antidepressiva (Einschränkung kognitiver Leistungsfähigkeit, Verwirrtheitszustände bei Überdosierung), die sich durch die ausgeprägte Abnahme verschiedener Mechanismen der cholinergen Neurotransmission erklären läßt (Müller et al. 1991, Sunderland 1992).

Eine erhöhte Empfindlichkeit alter Patienten für kognitive oder vegetative UAWs gilt natürlich auch für die Anwendung von Neuroleptika mit starken anticholinergen bzw. antiadrenergen Eigenschaften (Lohr et al. 1992). Da aber auch fast alle Parameter der dopaminergen Transmission im Gehirn im Alter abnehmen (Sunderland 1992), reagieren alte Patienten sehr viel empfindlicher auf die antipsychotischen Eigenschaften der Neuroleptika und benötigen in der Regel nur eine deutlich reduzierte Dosis. Darüber hinaus sprechen ältere Patienten sehr viel empfindlicher auf die dopaminergen extrapyramidal-motorischen UAWs der Neuroleptika an. Dies gilt nicht nur für die bei älteren Patienten sehr häufig zu sehende Akathisie oder für den Neuroleptika-induzierten Parkinsonismus, sondern vor allem auch für die gefürchteten Spätdyskinesien, für die Alter einen der gesicherten Risikofaktoren darstellt (Lohr et al. 1992).

Altersspezifische Veränderungen der Pharmakokinetik

Die wichtigsten pharmakokinetischen Parameter der Psychopharmaka und die Richtung ihrer Veränderung beim alten Patienten sind in **Tab. 3.1.3** dargestellt. Während sich im allgemeinen Mechanismen der Resorption beim älteren Patienten z. B. durch Abnahme der Säuresekretion oder durch Schädigungen der Mukosa durchaus relevant verändern können, spielen solche Effekte in der Regel für Psychopharmaka keine wichtige Rolle. Veränderungen kann man im Einzelfall bei der Plasmaproteinbildung von zentral-wirksamen Substanzen beim alten Patienten sehen, meist bedingt durch die Abnahme der Plasma-Albuminkonzentration oder die Zunahme der Konzentration an saurem $α_1$-Glykoprotein im Alter. Betroffen von diesen Veränderungen sind bestimmte Psychopharmaka in Abhängigkeit von ihrer spezifischen Bindung an einzelne Bindungsstellen des Albumin- bzw. sauren $α_1$-Glykoproteinmoleküls (Müller et al. 1986, Müller 1989). Man muß allerdings davor warnen, solche Veränderungen der Plasmaproteinbindung beim alten Patienten isoliert zu betrachten und ihnen allein eine große pharmakokinetische Relevanz zuzuschreiben. Hier muß immer bedacht werden, daß die Plasmaproteinbindung nur einen Teilaspekt der Gesamtpharmakokinetik der Arzneimittel ausmacht (Greenblatt et al. 1982, Müller 1993a). Eine der wenigen Substanzen, bei der eine altersabhängige Veränderung der Albuminbindung eine relativ große Bedeutung für die Gesamtpharmakokinetik hat, ist das Phenytoin, dessen Plasmaproteinbindung im Alter parallel zur Abnahme der Plasma-Albuminkonzentration reduziert ist (Hayes et al.

Tab. 3.1.3 Die wichtigsten für Psychopharmaka relevanten Veränderungen der Pharmakokinetik beim älteren Patienten. Die Pfeile geben die Richtung der in der Regel zu erwartenden Veränderung an (↑ Zunahme, ↓ Abnahme) (nach Müller 1989, Thompson et al. 1983)

Änderungen der Pharmakokinetik bei alten Patienten

Plasmaproteinbindung
  Albumin ↓
  saures $α_1$-Glykoprotein ↑

Gewebebindung ↓

Renale Elimination ↓

First-pass-Metabolismus ↓

Hepatische Elimination ↓

1975). Bedingt durch die nicht lineare hepatische Elimination des Phenytoins kann hier im Einzelfall die Zunahme der nicht gebundenen Fraktion im Plasma zu einer relativ ausgeprägten Zunahme unerwünschter Wirkungen führen (Hayes et al. 1975).

Ein in diesem Zusammenhang wahrscheinlich wichtigerer pharmakokinetischer Parameter ist die Gewebeproteinbindung. Es ist bekannt, daß in der Regel beim alten Patienten die Muskelproteinmasse abnimmt, während die Menge an Fettgewebe zunehmen kann (Greenblatt et al. 1982). Dies führt zu deutlichen Verschiebungen im Verteilungsmuster bzw. zu Änderungen des Verteilungsvolumen bei vielen Psychopharmaka im Alter (Greenblatt et al. 1982).

Die wichtigsten pharmakokinetischen Änderungen bei alten Patienten sind aber bei der renalen und hepatischen Elimination zu sehen. Im Alter nimmt die glomuläre Filtrationsrate ab, so daß bei primär renal eliminierten Arzneimitteln parallel zur Abnahme der Kreatinin-Clearance die Eliminationshalbwertszeit zunimmt (wichtiges Beispiel: Digoxin). Bei den Psychopharmaka spielt die direkte renale Elimination praktisch keine Rolle. Die einzige Ausnahme ist das Lithium, das ausschließlich renal eliminiert wird und für das eine Verlangsamung der renalen Elimination parallel zur Abnahme der Kreatinin-Clearance bekannt ist.

Die meisten Psychopharmaka werden hepatisch eliminiert, d.h. sie werden in der Leber zu einem oder mehreren Metaboliten verstoffwechselt. Da die Stoffwechselkapazität der Leber mit zunehmendem Alter in der Regel nachläßt, ist die hepatische Elimination sehr vieler Psychopharmaka im höheren Alter verlangsamt. Dies schlägt sich natürlich auch auf den Sonderfall der hepatischen Elimination, der sogenannten präsystemischen hepatischen Elimination oder den First-pass-Metabolismus nieder, der darauf zurückzuführen ist, daß alle im Magen-Darm-Trakt resorbierten Substanzen, bevor sie den großen Kreislauf erreichen, zunächst über das Pfortadersystem die Leber passieren müssen. Wird eine Substanz in der Leber schon bei dieser ersten Passage zum großen Teil metabolisiert, spricht man von einem ausgeprägten First-pass-Metabolismus. Diese Substanzen zeigen dann eine Bioverfügbarkeit, d.h. eine systemische Verfügbarkeit nach oraler Applikation, die deutlich unter 100% der verabreichten Dosis liegt. Da die hepatische Elimination und damit auch der First-pass-Metabolismus im Alter nachlassen, kann es im Alter zu einer Zunahme der Bioverfügbarkeit und damit der Plasmaspiegel bei unveränderter Dosis kommen.

Neben diesem Sonderfall der präsystemischen hepatischen Elimination spielt die hepatische Elimination für die terminale Halbwertszeit der meisten Psychopharmaka die entscheidende Rolle. Da die terminale Halbwertszeit neben der Dosis für die Höhe des Gleichgewichtsplasmaspiegels von entscheidender Bedeutung ist, sollen die hepatische Elimination und ihre Altersveränderungen noch etwas detaillierter beschrieben werden.

Die grundlegenden Mechanismen der hepatischen Elimination kann man sehr gut am Beispiel des Benzodiazepinderivats Diazepam darlegen (**Abb. 3.1.1**). Diazepam wird in der Leber durch verschiedene metabolische Enzyme zum Benzodiazepinderivat Temazepam (3-Hydroxilierung) oder im Hauptweg zum Desmethyldiazepam (oxidative N-Desalkylierung) metabolisiert. In weiteren Schritten werden beide Metabolite dann durch weitere chemische Veränderungen in den gemeinsamen Metaboliten Oxazepam übergeführt. Alle diese metabolischen Schritte bis zu diesem Zeitpunkt faßt man unter dem Begriff Phase-1-Reaktion (**Tab. 3.1.4**) zusammen, da hier direkte chemische Veränderungen am Molekül durchgeführt werden. Oxazepam wird nun in einer anderen chemischen Reaktion in der Leber glukuroniert. Diese Reaktion, die nicht mehr zu einer chemischen Veränderung des Grundmoleküls führt, sondern

Tab. 3.1.4 Unterteilung der hepatischen Eliminationsprozesse und ihre Veränderung im Alter

Phase-1-Reaktionen	Phase-2-Reaktionen
Hydroxilierung N-Desalkylierung Nitro-Reduktion Sulfoxidierung Hydrolyse	Glukuronidierung Sulfatierung Azetylierung
Im Alter häufig verlangsamt	Meist keine relevante Veränderung im Alter

Abb. 3.1.1 Schema der wesentlichen hepatischen Eliminationsschritte des Diazepams (aus: Möller HJ [Hrsg]: Therapie psychiatrischer Erkrankungen. Enke, Stuttgart 1993)

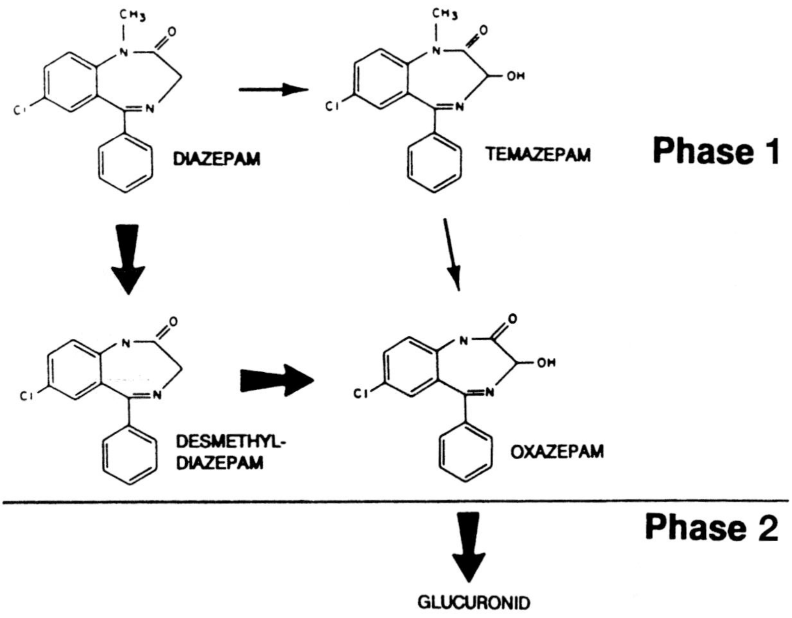

nur zur Koppelung an ein gut wasserlösliches Molekül, bezeichnet man als Phase-2-Reaktion. Oxazepam-Glukuronid, das nicht mehr wirksam ist, wird dann letztlich über die Nieren ausgeschieden. Die Einteilung der hepatischen Eliminationsschritte in Phase-1-Reaktionen bzw. Phase-2-Reaktionen (s. **Tab. 3.1.4**) ist deshalb wichtig, da Phase-1-Reaktionen sehr häufig im Alter verlangsamt sind, während Phase-2-Reaktionen im Alter meist nicht oder nicht wesentlich beeinträchtigt werden. Diese grundlegenden Erkenntnisse der unterschiedlichen Beeinflussung der einzelnen hepatischen Metabolisierungsschritte durch das Alter schlagen sich dann auch in den in **Tab. 3.1.5** zusammengefaßten Daten nieder. Hier wird sichtbar, daß die terminale Eliminationshalbwertszeit verschiedener Benzodiazepinderivate durch das Alter unterschiedlich beeinflußt wird. Substanzen, die eine deutlichere Metabolisierung in Phase 1 erfordern wie das Flurazepam, das Nitrazepam, das Chlordiazepoxid und das Diazepam, zeigen wesentlich ausgeprägter altersspezifische Veränderungen der Eliminationshalbwertszeit als Benzodiazepinderivate, für die dies nicht zutrifft (z. B. Lorazepam und Oxazepam).

Tab. 3.1.5 Einfluß des Alters auf die terminale Eliminationshalbwertszeit ($t_{1/2}$) verschiedener Benzodiazepine (nach Klotz 1986)

Hypnotika	% Zunahme von $t_{1/2}$	Tranquillantien	% Zunahme von $t_{1/2}$
Brotizolam	+35–95	Alprazolam	+ 40
Flunitrazepam	± 0	Bromazepam	+ 75
Flurazepam	+35–115	Chlordiazepoxid	+ 80-370
Lorazepam	± 0	Diazepam	+125-200
Lormetazepam	± 0	Lorazepam	± 0
Nitrazepam	+40	Oxazepam	± 0
Temazepam	± 0		
Triazolam	± 0		
Zolpidem	± 0?		
Zopiclon	± 0?		

Da die meisten Antidepressiva und Neuroleptika auch über Phase-1-Reaktionen hepatisch eliminiert werden, wird auch deren Elimination in der Regel mit zunehmendem Alter verlangsamt. Daß diese pharmakokinetischen Veränderungen im Einzelfall nicht die klinische Relevanz haben, wie die Verlangsamung der Eliminationshalbwertszeit bei verschiedenen Benzodiazepinderivaten, ist darin begründet, daß schon bei jungen Patienten die individuelle Varianz der Eliminationsgeschwindigkeit für Antidepressiva oder Neuroleptika sehr groß sein kann, was bei den Benzodiazepinen nicht so sehr ausgeprägt ist. Daher wird bei Neuroleptika und Antidepressiva auch schon am jungen Patienten sehr viel ausgeprägter wirkungsangepaßt bzw. nebenwirkungsgeleitet individuell dosiert.

Im Unterschied zu den klassischen trizyklischen Antidepressiva, bei denen man meist im Alter eine Verlangsamung der Elimination sieht, werden bei den neuen spezifischen Serotonin-Wiederaufnahmehemmern (SSRIs), die pharmakokinetischen Eigenschaften im Alter kaum verändert (**Tab. 3.1.6**).

Die Verlangsamung der Eliminationshalbwertszeit mit zunehmendem Alter im Fall von Antidepressiva und Neuroleptika ist aber auf der anderen Seite neben der schon erwähnten pharmakodynamischen Veränderung einer der Gründe, daß die mittleren klinischen Dosen beider Substanzgruppen bei alten Patienten nach individueller Dosierung deutlich niedriger liegen als bei jungen Patienten. Bei multipler Dosierung, also bei Langzeittherapie, wird die Höhe des sich einstellenden mittleren Plasmaspiegels von der Dosis und von der Eliminationshalbwertszeit der Substanz determiniert. Im Mittel rechnet man damit, daß sich bei gleichbleibender Dosierung das Fließgleichgewicht ca. fünf Eliminationshalbwertszeiten einstellt (s. **Abb. 3.1.2**). Jede Änderung der Eliminationshalbwertszeit einer bestimmten Substanz wird damit zu einer bedeutsamen Determinante des Gleichgewichtsplasmaspiegels. Das heißt, eine Verlangsamung der Eliminationshalbwertszeit von 24 auf 48 Stunden führt in dem in **Abb. 3.1.2** angegebenen Beispiel zu einer Verdoppelung des Gleichgewichtsplasmaspiegels. Parallel damit ist zu beobachten, daß sich der Zeitpunkt, an dem das "steady-state" oder das Fließgleichgewicht erreicht ist, in beiden Fällen parallel zur Verlängerung der Eliminationshalbwertszeit herausschiebt. Während die Höhe des Gleichgewichtsplasmaspiegels durch eine entsprechende Dosisreduktion wieder korrigiert werden kann, gibt es keine Möglichkeit, den Zeitfaktor dementsprechend zu korrigieren, daß sich die Fließgleichgewichtseinstellung bei alten Patienten genauso schnell ausbildet wie bei jüngeren Patienten. Dies erklärt, warum man beim alten Patienten zwar durch eine entsprechende Dosisreduktion durchaus die gleichen Plasmaspiegel erreichen kann wie bei jungen Patienten, aber im Einzelfall länger abwarten muß, bis sich bei multipler Dauerdosierung das der Dosis entsprechende Fließgleichgewicht eingestellt hat. Dies gilt analog für die Zeit bis zur Einstellung eines neuen Fließgleichgewichts bei Dosisänderungen (Erhöhung, Reduktion).

Zusammengefaßt kann man davon ausgehen, daß der wesentlichste im Alter veränderte pharmakokinetische Parameter der Psychopharmaka die verlängerte Eliminationshalbwertszeit ist. Sie ist von pharmakokinetischer Seite her der Hauptgrund dafür, daß alte Patienten oft bei fehlender Dosisreduktion durch normale "Dosen" überdosiert sind, oder daß alte Patienten für eine optimale Wirkung vieler Psychopharmaka eine deutlich geringere durchschnittliche Tagesdosis benötigen als junge Patienten.

Tab. 3.1.6 Veränderungen der Pharmakokinetik im Alter bei Serotonin-Wiederaufnahmehemmern im Vergleich zu jüngeren Patienten. Bei allen drei Verbindungen ist die terminale Eliminationsgeschwindigkeit im Alter nicht relevant verändert. Trotz einer Tendenz zu etwas höheren Plasmaspiegeln (hauptsächlich Fluoxetin und Paroxetin) muß daher aus pharmakokinetischen Gründen beim älteren Patienten die Dosis nicht grundsätzlich verändert werden (nach Moltke et al. 1993, Preskorn 1993)

Substanz	Veränderungen der Pharmakokinetik im Alter		
	Plasmaspiegel	$t_{1/2}$	Dosisänderung
Fluoxetin	↑	—	(+)
Fluvoxamin	—	—	—
Paroxetin	↑	—	(+)

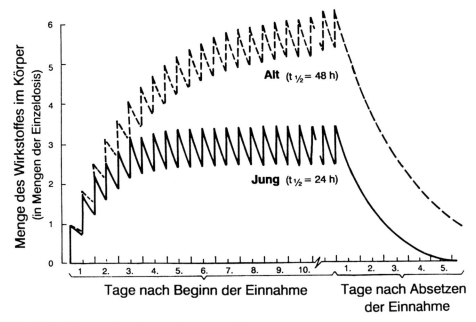

Abb. 3.1.2 Verlauf des Plasmaspiegels eines Medikaments nach Beginn der Einnahme einer fixen Tagesdosis (2mal täglich, 12 Stunden Intervall) bei einem jungen Patienten mit einer hepatischen Eliminationshalbwertszeit ($t_{1/2}$) des Medikaments von 24 Stunden und bei einem alten Patienten mit einer Verlängerung von $t_{1/2}$ auf 48 Stunden. Beim alten Patienten wird durch die gleiche Dosierung ein doppelt so hoher Plasmaspiegel wie beim jungen Patienten erreicht. Darüber hinaus ist beim alten Patienten die Zeit bis zur Einstellung des "steady state" (Fließgleichgewicht) verdoppelt (ca. zehn Tage im Vergleich zu fünf Tagen beim jungen Patienten) und auch die Zeit erhöht, die nach Absetzen der Einnahme benötigt wird, bis der Plasmaspiegel sich auf annähernd Null eingestellt hat (aus: Möller HJ [Hrsg]: Therapie psychiatrischer Erkrankungen. Enke, Stuttgart 1993)

Benzodiazepine als besonders wichtiges Beispiel

Es ist kein Zufall, daß im vorliegenden Kapitel bei der Besprechung der Bedeutung von Veränderungen pharmakokinetischer bzw. pharmakodynamischer Parameter beim alten Patienten immer wieder auf das Beispiel der Benzodiazepine zurückgegriffen wurde. Benzodiazepine sind sicher die Substanzgruppe unter den Psychopharmaka, bei der sich die Probleme der Anwendung am alten Patienten ganz besonders stellen.

Benzodiazepine werden als Tranquilizer vor allen Dingen aber auch als Schlafmittel (Gündel 1990) in ganz erheblichem Maß an ältere Patienten verordnet. Aufgrund pharmakodynamischer Veränderungen (dies gilt für alle Benzodiazepine) (s. **Tab. 3.1.1**), aber auch aufgrund pharmakokinetischer Veränderungen (hier sind nur einige Benzodiazepine betroffen) (s. **Tab. 3.1.7**) muß man mit einer erhöhten Empfindlichkeit älterer Patienten für Benzodiazepine rechnen (**Tab. 3.1.7**). Dies bedeutet, daß beim älteren Patienten, bei nicht reduzierter Dosis, die therapeutischen Wirkungen, vor allem aber auch die unerwünschten Wirkungen stärker ausgeprägt sind und möglicherweise häufiger auftreten (**Tab. 3.1.7**). Benzodiazepine stellen damit geradezu ein Musterbeispiel für Medikamente dar, die beim älteren Patienten mit wesentlich niedrigeren Initialdosen verordnet werden müssen als beim jüngeren Patienten. Erfahrungsgemäß treten Probleme einer relativen Überdosierung älterer Patienten mit Benzodiazepinen ganz besonders häufig dann auf, wenn mehr als ein Benzodiazepin verordnet wird. Dies ist schon beim jungen Patienten fast nie notwendig, geschieht aber häufig aus der Unkenntnis heraus, daß die beiden Han-

Tab. 3.1.7 Besonderheiten der Anwendung von Benzodiazepinen bei alten Patienten (nach Müller 1993b)

Änderungen der Pharmakokinetik (hauptsächlich der Phase-1-Metabolisierung) führen zu höheren Plasmaspiegeln (gilt nicht für Benzodiazepine mit überwiegender Phase-2-Metabolisierung)

Biochemische Veränderungen führen zu einer erhöhten Empfindlichkeit des ZNS (gilt für alle Benzodiazepine, auch für die am Benzodiazepinrezeptor wirkenden Hypnotika Zopiclon und Zolpidem)

Folgen

- Stärkere therapeutische Wirkungen und ausgeprägtere und häufigere unerwünschte Arzneimittelwirkungen bei älteren Patienten (z. B. Tagessedation, Verwirrtheit, Aufmerksamkeits- und Konzentrationsstörungen, Gedächtnisstörungen, Gangstörungen und Stürze)
- Notwendigkeit der Dosisreduktion
- Höhere Empfindlichkeit für Arzneimittelinteraktionen, besonders durch additive Effekte ähnlich wirksamer Substanzen (keine gleichzeitige Verordnung mehrerer Benzodiazepine, z. B. Tagestranquilizer und Hypnotikum)

delspräparate, die beispielsweise zur Tagesanxiolyse und gegen Schlafstörungen verordnet werden, letztlich sehr ähnliche Wirkstoffe enthalten. Dies kann sehr leicht passieren, da zur Zeit über 20 unterschiedliche Benzodiazepinsubstanzen im Handel sind und die Anzahl der Handelspräparate bei weit über 70 liegt. Während solche Parallelverordnungen mehrerer Benzodiazepine bei jüngeren Patienten oft noch ohne allzu gravierende unerwünschte Wirkungen vertragen werden, führen sie bei älteren Patienten häufig zu nicht mehr tolerablen, unerwünschten Wirkungen oder sogar zu echten Überdosierungsphänomenen (Shorr, Robin 1994).

Daß diese Warnung vor der Gefahr einer relativen Überdosierung älterer Patienten durch Benzodiazepine keine theoretische Spielerei, sondern ein Problem von praxisrelevanter Bedeutung ist, zeigen Daten über eine Korrelation von Oberschenkelhalsbrüchen bei älteren Patienten mit der Einnahme verschiedener Benzodiazepinderivate. Generell weiß man schon seit vielen Jahren, daß bei älteren Patienten das Risiko von Oberschenkelhalsbrüchen deutlich durch die Einnahme von Psychopharmaka und hier besonders durch die Einnahme von Benzodiazepinen erhöht ist (Ray et al. 1987). In jüngeren Untersuchungen hat man zeigen können, daß bei geriatrischen Patienten, die Benzodiazepine eingenommen hatten, deren Eliminationshalbwertszeit im Alter deutlich erhöht ist, ein ungefähr doppelt so hohes Risiko aufwiesen, sich einen Oberschenkelhalsbruch zuzuziehen als Patienten ohne Medikamenteneinnahme. Bei Patienten, die nur Benzodiazepinderivate eingenommen hatten, deren Pharmakokinetik im Alter nicht relevant verändert ist (z.B. Triazolam, Oxazepam, Lorazepam), war dagegen das Risiko eines Oberschenkelhalsbruches im Vergleich zu älteren Patienten ohne Medikamenteneinnahme nicht verändert (Ray et al. 1989). Diese Daten zeigen sehr eindrucksvoll, daß man die Relevanz einer differentiellen Betrachtung der klinischen Pharmakologie von Psychopharmaka bei älteren Patienten nicht nur durch theoretische Überlegungen darlegen kann, sondern daß sie auch ihren Niederschlag findet in für den Patienten äußerst wichtigen Effekten wie Häufigkeiten und Schweregrad gravierender unerwünschter Arzneimittelwirkungen (s. **Tab. 3.1.7**).

Allgemeine therapeutische Aspekte

Die wesentlichen Kernpunkte der im vorliegenden Artikel dargelegten Ausführungen sind in **Tab. 3.1.8** zusammengefaßt. Bei den meisten Psychopharmaka müssen wir heute davon ausgehen, daß Veränderungen der Pharmakokinetik und Veränderungen der pharmakodynamischen Empfindlichkeit des zentralen Nervensystems synergistisch dazu führen, daß der ältere Patient wesentlich empfindlicher auf erwünschte, aber vor allem auch auf unerwünschte Wirkungen (**Tab. 3.1.9**) praktisch aller unserer Psychopharmaka reagieren kann. Dies hat zur Folge, daß im Falle einer fehlenden Dosisreduktion der ältere Patient einer stärkeren Wirkung und vor allen Dingen stärkeren und häufigeren unerwünschten Wirkungen des Medikaments ausgesetzt ist. Dies erklärt, warum die individuelle Dosis des älteren Patienten sorgfältig bestimmt werden sollte und warum in der Regel die von älteren Patienten benötigte mittlere Tagesdosis deutlich unter der jüngerer Patienten liegt. Leider bedeutet dies allerdings

Tab. 3.1.8 Allgemeine Veränderungen der Pharmakokinetik und Pharmakodynamik von Psychopharmaka im Alter und ihre Bedeutung für die praktische Therapie

Änderungen der Verteilung und Elimination führen häufig zu höheren Plasmaspiegeln bei normaler Dosierung

Biochemische Veränderungen im ZNS führen meist zu einer erhöhten pharmakodynamischen Wirkung, im Einzelfall aber auch zu einer Wirkungsabschwächung

Folgen
- Meist stärkere therapeutische Wirkungen und häufigere und stärkere unerwünschte Arzneimittelwirkungen bei nicht geänderter Dosis
- Notwendigkeit der Dosisanpassung und langsamere Dosissteigerungen
- Höhere Empfindlichkeit für Arzneimittelinteraktionen, besonders bei additiven Effekten gleichgerichtet wirksamer Substanzen (z. B. mehrere Substanzen mit sedativer oder anticholinerger Wirkung)

im Einzelfall nicht immer, daß alle älteren Patienten mit deutlich niedrigeren Dosen auskommen. Im Einzelfall muß auch beim älteren Patienten der zur Verfügung stehende Dosisbereich voll ausgenutzt werden. Dies gilt sehr viel mehr für die Antidepressiva und gegebenenfalls für die Neuroleptika als für die Benzodiazepine (Alexopoulos 1992, Lohr et al. 1992, Rockwell et al. 1988). Allerdings sollte man beim älteren Patienten mit geringeren Dosen beginnen und man sollte die zeitlichen Intervalle zwischen den einzelnen Dosissteigerungen aus den dargestellten Gründen verlängern. Richtlinien der Dosierung sind auch beim älteren Patienten die Balance zwischen erwünschten und unerwünschten Arzeimittelwirkungen.

Die erhöhte Empfindlichkeit älterer Patienten auf Psychopharmaka durch die synergistische Wirkung der Veränderung pharmakokinetischer und pharmakodynamischer Parameter im Alter führt darüber hinaus auch dazu,

Tab. 3.1.9 Unerwünschte Arzneimittelwirkungen (UAW), die in unterschiedlichem Ausmaß bei den einzelnen Substanzen der jeweiligen Psychopharmakagruppe auftreten können und im Alter **besonders ausgeprägt** sind

Psychopharmakaklasse	Bei alten Patienten besonders ausgeprägte UAW
Benzodiazepine	– Tagessedation, Tagesmüdigkeit – Verwirrtheit, Konfusion – kognitive Störungen (Gedächtnis, Lernen, Konzentration) – motorische Störung (Koordination, Ataxie, Gefahr vom Stürzen und damit bedingten Frakturen)
Neuroleptika	– Sedation – Hypotension, Orthostase – anticholinerge Effekte **peripher:** trockener Mund (Probleme mit Prothesen) Tachykardie, Obstipation, Miktionsstörungen Akkomodationsstörungen (cave: Glajkom) **zentral:** kognitive Störungen, Verwirrtheit anticholinerges Delir – EKG-Veränderungen – Akathisie, Parkinsonismus, Spätdyskinesien
Antidepressiva	– Sedation – Hypotension, Orthostase – Kardiotoxizität Überleitungsstörungen Abnahme der Kontraktilität (meist erst bei toxischen Dosen) **peripher:** trockener Mund (Probleme mit Prothesen) Tachykardie, Obstipation, Miktionsstörungen Akkomodationsstörungen (cave: Glaukom) **zentral:** kognitive Störungen, Verwirrtheit anticholinerges Delir

daß ältere Patienten empfindlicher auf Arzneimittelaktionen reagieren können. Besonders zu erwähnen sind hier additive Effekte gleichgerichtet wirksamer Psychopharmaka, wie es schon am Beispiel der Parallelverordnung mehrerer Benzodiazepinderivate ausgeführt wurde. Ein anderes Beispiel dafür sind Arzneimittel-bedingte delirante Zustände, bei denen auch neueren Untersuchungen nach ältere Patienten überproportional betroffen sind. Der häufigste durch Arzneimittel-induzierte delirante Zustand ist auch heute noch das anticholinerge Delir, hervorgerufen durch eine zentrale Intoxikation mit anticholinerg (atropinartig) wirkenden Substanzen (Müller 1992a). Dies kann auf eine Überdosierung mit einem einzigen stark anticholinerg wirksamen Psychopharmakon zurückgehen (z. B. verschiedene Antidepressiva oder Neuroleptika) oder durch Kombinationen (anticholinerge Psychopharmaka oder andere anticholinerge Substanzen wie z. B. Biperiden oder verschiedene H_1-Antihistaminika).

Das vorliegende Kapitel soll darstellen, daß viele der Probleme, die bei der Behandlung älterer Patienten mit Psychopharmaka auftreten können, pharmakologisch erklärbar und damit vorhersehbar und vermeidbar sind. Gute Kenntnisse über die pharmakologischen Grundlagen der Psychopharmakagruppen und gute Kenntnisse über die Besonderheiten ihrer Pharmakologie beim geriatrischen Patienten sind daher eine wesentliche Grundlage ihrer Anwendung am alten Patienten. Wenn diese Kenntnisse berücksichtigt werden, sind viele der Probleme, die beim Umgang mit Psychopharmaka bei älteren Patienten auftreten, vermeidbar. Denn trotz aller Kritik der möglicherweise zu häufigen Anwendung von Psychopharmaka bei älteren Patienten muß festgehalten werden, daß viele ältere Patienten eine Behandlung mit Psychopharmaka benötigen und davon profitieren.

Literatur

Abernethy DR (1992): Psychotropic drugs and the aging process: pharmacokinetics and pharmacodynamics. In: Salzman C (ed): Clinical Geriatric Psychopharmacology, pp 61–76. Williams & Wilkins, Baltimore

Alexopoulos GS (1992): Treatment of depression. In: Salzman C (ed): Clinical Geriatric Psychopharmacology, pp 137–174. Williams & Wilkins, Baltimore

Castleden CM, George CF, Marcer D et al. (1977): Increased sensitivity to nitrazepam in old age. Brit Med J 1: 10–12

Cook PJ (1986): Benzodiazepine hypnotics in the elderly. Acta Psychiat Scand 74 (suppl 332): 149–158

Fisch HU, Baktir G, Karlaganis G et al. (1990): Excessive motor impairment two hours after Triazolam in the elderly. Europ J Clin Pharmacol 38: 229–232

Freilich JS, Weiss B (1983): Altered adaptive capacity of brain catecholaminergic receptors during aging. In: Samuel D (ed): Aging of the Brain, pp 277–300. Raven Press, New York

Greenberg LH, Weiss B (1979): Ability of aged rats to alter beta adrenergic receptors of brain in response to repeated administration of reserpine and desmethylimipramine. J Pharmacol Exp Ther 211: 309–316

Greenblatt DJ, Sellers EM, Shader RI (1982): Drug disposition in old age. New Engl J Med 306: 1081–1088

Greenblatt DJ, Harmatz JS, Shapiro L et al. (1991): Sensitivity to Triazolam in the elderly. New Engl J Med 324: 1691–1698

Gündel L (1990): Benzodiazepine im Alter. Z Geriat 3: 159–160

Hayes MJ, Langman MJS, Short AH (1997): Changes in drug metabolism with increasing age: Phenytoin clearance and protein binding. Brit J Clin Pharmacol 2: 73–79

Klotz U (1986): Klinische Pharmakologie der Benzodiazepine. In: Hippius H, Engel RR, Laakmann G (Hrsg): Benzodiazepine. Rückblick und Ausblick, S. 32–40. Springer, Berlin–Heidelberg–New York

Kroboth PD, McAuley JW, Smith RB (1990): Alprazuolam in the Elderly: pharmacokinetics and pharmacodynamics during multiple dosing. Psychopharmacology 100: 477–484

Lohr JB, Jeste DV, Harris MJ et al. (1992): Treatment of disordered Behavior. In: Salzman C (ed): Clinical Geriatric Psychopharmacology, pp 79–113. Williams & Wilkins, Baltimore

Lohse MJ, Müller-Oerlinghausen B (1995): Psychopharmaka. In: Schwabe U, Paffrath D (Hrsg): Arzneiverordnungsreport '95, S. 354–370. Fischer, Stuttgart–New York

Marcusson J, Morgan DG, Winblad B et al. (1984a): Serotonin-2 binding sites in human frontal cortex and hippocampus. Selective loss of S-2 A sites with age. Brain Res 311: 51–56

Marcusson J, Oreland B, Winblad B (1984b): Effect of age on human brain serotonin (S-1) binding sites. J Neurochem 43: 1699–1705

Möller HJ (Hrsg) (1993): Therapie psychiatrischer Erkrankungen. Enke, Stuttgart

Moltke LL v, Greenblatt DJ, Shader RI (1993): Clinical pharmacokinetics of antidepressants in the elderly. Clin Pharmacokinet 24: 141–160

Müller WE, Fehske KJ, Schäfer SAC (1986): Structure of binding sites on albumin. In: Reidenberg MM, Erill S (eds): Drug Protein Binding, pp 7–23. Praeger, New York

Müller WE (1989): Drug binding sites on human alpha-1-acid glycoprotein. In: Baumann P, Eap CB, Müller WE (eds): Alpha-1-acid glycoprotein: genetics, biochemistry, physiological functions, and pharmacology, pp 363–378. Alan R Liss, New York

Müller WE, Stoll L, Schubert T et al. (1991): Central cholinergic functioning and aging. Acta Psychiatr Scand (suppl) 366: 34–39

Müller WE (1992a): Klinische Pharmakologie von Psychopharmaka im höheren Lebensalter. In: Häfner H, Hennerici M (Hrsg): Psychische Krankheiten und Hirnfunktionen im Alter, S 171–185. Fischer, Stuttgart–New York

Müller WE (1992b): Pharmakologie der Langzeittherapie mit Psychopharmaka. In: Helmchen H, Linden M (Hrsg): Die jahrelange Behandlung mit Psychopharmaka, S 157–167. de Gruyter, Berlin–New York

Müller WE (1993a): Allgemeines zur psychopharmakologischen Therapie und zu sonstigen biologisch fundierten Verfahren. In: Möller HJ (Hrsg): Therapie psychiatrischer Erkrankungen, S 32–62. Enke, Stuttgart

Müller WE (1993b): Pharmakokinetic und Pharmakodynamik der Benzodiazepine im Alter. in: Müller WE (Hrsg): Diazepine – Metabolismus und Interaktion beim älteren Patienten, S 24–31. Socio medico, Gräfelfing

Nikaido AM, Ellinwood EHJ, Heatherly DH et al. (1990): Age-related increase in CNS sensitivity to benzodiazepines as assessed by task difficulty. Psychopharmacol 100: 90–97

Palm D, Wiemer G (1982): Alter, Rezeptoren und Neurotransmitter. In: Bente D, Coper H, Kanowski S (Hrsg): Hirnorganische Psychosyndrome im Alter, S 162–175. Springer, Berlin–Heidelberg–New York

Pomara N, Stanley B, Block R et al. (1985): Increased sensitivity of the elderly to the central depressant effects of diazepam. J Clin Psychiat 46: 185–187

Preskorn SH (1993): Recent pharmacologic advances in antidepressant therapy for the elderly. Amer J Med 94 (suppl 5A): 2–12

Rapp PR, Fanelli RF, McGuie U et al. (1987): Alterations in ^{3}H-desmethylimipramine binding in the aged rat braine. Neurosci Lett 79: 17–22

Ray WA, Griffin MR, Downey W (1989): Benzodiazepines of long and short elimination half-life and the risk of hip fracture. J Amer Med Ass 262: 3303–3307

Ray WA, Griffin MR, Schaffner W et al. (1987): Psychotropic drug use and the risk of hip fracture. New Engl J Med 316: 363–369

Rockwell E, Lam RW, Zisook S (1988): Antidepressant drug studies in the elderly. Psychiat Clin N Amer 11: 215–233

Shorr RI, Robin DW (1994): Rational use of benzodiazepines in the elderly. Drugs and Aging 4: 9–20

Sunderland T (1992): Neurotransmission in the aging central nervous system. In: Salzman C (ed): Clinical Geriatric Psychopharmacology, pp 41–59. Williams & Wilkins, Baltimore

Thompson TLI, Moran MG, Nies AS (1983): Psychotropic drug use in the elderly. New Engl J Med 308: 134–138

3.2 Neurotransmitter-Substitution

R. Levy (London), H. Förstl (Perth), W. E. Müller (Mannheim)

Im Kapitel 1.4 wurde gezeigt, daß das cholinerge System des basalen Vorderhirns und mit seinen Projektionen in verschiedene kortikale Areale für die kognitiven Leistungsfähigkeiten des Menschen besonders wichtig ist und daß ein Verlust von Nervenzellen dieses Kerngebietes bei verschiedenen Demenzsyndromen, besonders aber bei der Alzheimer-Demenz (AD) pathogenetische Bedeutung hat. Diese Befunde haben im wesentlichen zur Azetylcholinmangelhypothese der AD beigetragen, die sich stark an die Dopaminmangelhypothese des Morbus Parkinson anlehnt, bei dem die klinische Symptomatik zu einem großen Teil erklärbar ist über die spezifische Degeneration dopaminerger Neurone des nigrostriatalen Kernsystems. Diese mögliche Analogie wird jedoch eingeschränkt, da der Verlust cholinerger Basalhirnkerne im Rahmen der AD wesentlich weniger spezifisch ist als der Verlust dopaminerger Neurone der Substantia nigra bei Morbus Parkinson und der neurodegenerative Prozeß im Rahmen einer AD sehr viel stärker auch verschiedene andere neuronale Systeme betrifft. Trotzdem hat der Vergleich mit der dopaminergen Unterfunktion im Rahmen des Morbus Parkinson zu verschiedenen therapeutischen Konzepten bei der AD geführt, die ähnlich wie die Therapie des Morbus Parkinson zu sehen sind, bei der man entweder die Transmitterbereitstellung bzw. Freisetzung verstärkt (L-Dopa, Amantadin), den Transmitterabbau verlangsamt (Selegilin) oder direkt die noch vorhandenen Rezeptoren aktiviert (Bromkriptin). Übertragen auf die AD sind daher folgende therapeutische Konzepte überprüft worden: Eine vermehrte Transmittersynthese hat man durch die Gabe von Cholin selbst bzw. Lezithin erreichen wollen (**Tab. 3.2.1**). Darüber hinaus hat man versucht, die Freisetzung von Azetylcholin durch Substanzen wie das 4-Aminopyridin zu verstärken. Das wichtigste Konzept ist die Verlangsamung des Abbaus des synaptisch freigesetzten Azetylcholins über eine Blockade des Enzyms Azetylcholinesterase. Das letzte Konzept, das z. Zt. auf präklinischer, aber auch klinischer Ebene sehr intensiv erforscht wird, ist die direkte Aktivierung vorhandener postsynaptischer Rezeptoren des cholinergen Basalhirnsystems in kortikalen Arealen durch Azetylcholinrezeptoragonisten, wo heute im wesentlichen selektive M1-Agonisten bzw. Nikotinrezeptoragonisten untersucht werden.

Im Einzelnen liegen zu den in **Tab. 3.2.1** skizzierten therapeutischen Ansatzpunkten folgende klinische Erfahrungen vor:

Therapieversuche mit **Azetylcholin-Vorstufen** gehören mit zu den ersten therapeutischen Erfahrungen bei der AD. Wichtige hierzu durchgeführte klinische Studien sind in **Tab. 3.2.2** zusammengefaßt. Im wesentlichen wurde hier Cholin selbst eingesetzt bzw. die besser verträgliche Form Phosphatidylcholin

Tab. 3.2.1 Cholinerge Behandlungsstrategien

	Prinzip	Substanzen, z. B.
Präsynaptisch	erhöhtes Substratangebot (Präkursoren)	Cholin, Lezithin
	erhöhte Azetylcholin-Freisetzung (Modulatoren)	4-Aminopyridin
	Azetylcholinesterasehemmer	Physostigmin, Tacrin etc.
Postsynaptisch	direkte cholinerge Agonisten	Arecolin, RS 86, Bethanechol, etc.

Tab. 3.2.2 Präkursoren von Azetylcholin in der Behandlung der AD

Studie[1]	tägliche Dosis (g)	Dauer (Wo.)	n	Ergebnisse
Cholin				
Smith et al. (1978)	9	2	10	–
Christie et al. (1979)	2–5	1	12	±[2]
Renvoize, Jerram (1979)	15	8	18	–
Fovall et al. (1980)	8–16	2	5	–
Thal et al. (1981)	4–16	2	7	–
Lezithin				
Brinkmann et al. (1982)	35	2	10	–
Dysken et al. (1982)	15–30	2	10	–
Weintraub et al. (1983)	10–20	9	13	–
Little et al. (1985)	20–25	26	51	–

[1] alle Studien sind doppelblind und plazebokontrolliert
[2] geringfügige Verbesserung beim Wiedererkennen von Wörtern

(Lezithin). Cholin selbst wird durch Darmbakterien in übelriechendes Trimethylamin metabolisiert, was Probleme mit der Compliance bringen kann. Die vorliegenden therapeutischen Ergebnisse (**Tab. 3.2.2**) kann man im wesentlichen als negativ im Hinblick auf eine kognitive Leistungsverbesserung interpretieren. Die positiven Befunde, die man initial bei einer Kombination von Cholin bzw. Lezithin mit Piracetam gesehen hatte (Friedman et al. 1981, Smith et al. 1984), wurden in späteren Publikationen (Davidson et al. 1987, Growdon et al. 1986) nicht bestätigt. Damit ist direkte Substitution mit der Transmittervorstufe, in variablen Dosen und über Therapiezeiten von bis zu 26 Wochen global gesehen nicht effektiv. Lezithin hatte auch keinen Effekt auf die Progredienz der Erkrankung (Heyman et al. 1987).

Neben der Gabe von Präkursoren wurde die Wirkung von **Modulatoren** (Cholinomimetika) untersucht, die die Azetylcholinfreisetzung steigern. 4-Aminopyridin ist ein Kaliumkanalblocker und verlängert damit die Aktionspotentialdauer, verstärkt den Kalziumeinstrom und letztlich die Azetylcholinfreisetzung. Bei der AD war keine eindeutige klinische Wirkung nachweisbar (Davidson et al. 1988). Das gleiche gilt bislang für Linopirin, das neben der Azetylcholin- auch die Serotonin- und Dopaminfreisetzung steigert (Zaczek et al. 1994).

Auch die therapeutischen Ansätze mit **cholinergen Agonisten** haben global gesehen bis heute wenig therapeutische Effekte gezeigt (**Tab. 3.2.3**). Zum Einsatz kamen hier cholinerge Muskarinrezeptoragonisten wie Arecolin, Oxotremorin, RS 86, Pilocarpin sowie Muskarin- und Nikotinrezeptoragonisten wie das Bethanechol, das allerdings aufgrund seiner geringen Blut/Hirnschrankengängigkeit direkt intrazerebroventrikulär injiziert werden muß (Harbaugh et al. 1989, Read et al. 1990). Im Gegensatz zur Präkursorentherapie, die man heute allgemein für ausgereizt hält, sehen verschiedene Autoren noch eine Chance für eine direkte Gabe von Agonisten, und zwar auf der Ebene von vollen selektiven M1-Agonisten bzw. Nikotinrezeptoragonisten (Arneric et al. 1994, Bodick et al. 1994, Hoover 1994, Newhouse, Potter 1994; Sahakian et al. 1993). Die bisherigen Substanzen waren meist nur partielle, gemischte M1- und M2-Agonisten, die gleichermaßen postsynaptische M1- wie aber auch präsynaptische inhibitorische M2-Rezeptoren aktivieren können. Die wenigen bis heute vorliegenden klinischen Erfahrungen mit selektiven cholinergen Agonisten erlauben z. Zt. noch keine abschließende Wertung des Therapieansatzes mit diesen Substanzen. Was wahrscheinlich in jedem Fall erreicht wurde, ist eine Reduktion der peripheren cholinergen unerwünschten Arzneimittelwirkungen, die sich z.T. als sehr störend bei den therapeutischen Studien mit den älteren Substanzen gezeigt hatten (Davidson et al. 1991).

Der bisher erfolgreichste Therapieansatz unter dem Konzept der cholinergen Transmit-

Tab. 3.2.3 Cholinerge Agonisten in der Behandlung der AD

Studie[1]	tägliche Dosis (mg)	Dauer (Tage)	n	Ergebnisse
Arecolin				
Christie et al. (1981)	4	akut	11	+
Tariot et al. (1988)	1–4 mg/h	akut	12	−
Raffaele et al. (1991)	0,5–40	14	8	+
Oxotremorin				
Davis et al. (1987)	0,5–1	akut	7	−
RS 86				
Wettstein, Spiegel (1984)	2–25	14	6	−
Bruno et al. (1986)	4–5	8	8	−
Hollander et al. (1987)	2,25–4,5	7	12	−
Mouradian et al. (1988)	10	2	7	−
Pilocarpin				
Caine (1980)	40	14	2	−
Intraventrikuläres Bethanechol				
Harbaugh et al. (1984)	0,05–0,07	21	4	+[2]
Penn et al. (1988)	0,35–1,75	56	10	−

[1] alle Studien sind doppelblind mit Ausnahme von Harbaugh et al. (1984)
[2] subjektive Verbesserung

tersubstitution basiert auf einer Verlängerung der Wirkung synaptisch freigesetzten Azetylcholins durch eine **Hemmung des hydrolysierenden Enzyms Azetylcholinesterase**. Solche Substanzen haben sich seit Jahren bei der Therapie der Myasthenia gravis bewährt, bei der allerdings die Azetylcholinwirkung an den peripheren Synapsen der motorischen Endplatte im Bereich der quergestreiften Muskulatur verstärkt wird. Die hier zur Verfügung stehenden Substanzen können aber bei AD nicht eingesetzt werden, da man hier gezielt Medikamente entwickelt hat, die nicht mehr ins ZNS penetrieren können. Nur die Altsubstanz Physostigmin, die bei Myasthenie heute nicht mehr eingesetzt wird, konnte aufgrund ihrer ausreichenden ZNS-Gängigkeit in den ursprünglichen klinischen Untersuchungen bei AD getestet werden (**Tab. 3.2.4**). Allerdings wird Physostigmin nach oraler Gabe schlecht resorbiert, so daß die meisten positiven Erfahrungen mit Physostigmin bei AD für eine parenterale Gabe vorliegen (**Tab. 3.2.4**). Die therapeutischen Möglichkeiten mit Physostigmin sind allerdings durch seine sehr kurze Eliminationshalbwertszeit von ca. 30 Minuten weiterhin eingeschränkt, die bei oraler Einnahme Dosierungsintervall von ca. 2 Stunden erfordert (Harrell et al. 1990). Zur Zeit wird eine retardierte orale Darreichungsform bzw. eine transdermale Depotarzneiform getestet. An typischen cholinergen unerwünschten Arzneimittelwirkungen hat man unter Physostigmin häufig gastrointestinale Beschwerden und seltener Bradykardien gesehen. Grundsätzlich haben die zwar nicht immer konsistenten, aber doch häufig reproduzierten therapeutischen Erfolge bei AD-Patienten im Hinblick auf die kognitive Leistungsfähigkeit dazu geführt, daß verschiedene andere Azetylcholinesterasehemmstoffe im Hinblick auf ihren möglichen Einsatz bei AD in Erwägung gezogen wurden.

Als weitere reversible Azetylcholinesterasehemmer werden derzeit klinisch erprobt:
- Galanthamin mit einer Halbwertszeit von 4 Stunden, das pharmakologisch weniger potent, aber auch weniger toxisch als Physostigmin zu sein scheint (Kewitz 1994)
- Metriphonat, eine Substanz, die bisher in der Malariatherapie eingesetzt wurde (Becker et al. 1994)
- Velnacrin, ein Hydroxyderivat von Tacrin (Siegfried, Civil 1994) und eben
- Tacrin selbst (=1,2,3,4 tetrahydro-9-acridin-aminmonochlorid-Monohydrat=THA).

Tab. 3.2.4 Physostigmin in der Behandlung der AD

Studie[1]	tägliche Dosis (mg)	Dauer (Tage)	n	Ergebnisse
Intravenöse Verabreichung				
Peters, Levin (1979)	0,15	akut[2]	5	+
Ashford et al. (1981)	0,5	akut	6	–
Christie et al. (1981)	0,25–1	akut	11	+
Davis, Mohs (1982)	0,125–0,5	akut	10	+
Muramoto et al. (1984)	0,3–0,8	akut	6	+
Schwartz, Kohlstaedt (1986)[3]	0,004–0,013[4]	akut	6	+
Orale Verabreichung				
Thal et al. (1983)	3–16	6–8	8	+
Wettstein (1983)	3–10	14–42	8	–
Schmechel et al. (1984)	10–12,5	4	12	–
Beller et al. (1985)	7–14	2	8	+
Mohs et al. (1985)	4–16	14–19	10	+
Harrell et al. (1986)	toleriertes Maximum	14	15	+
Mitchell et al. (1986)	toleriertes Maximum	4	16	–
Stern et al. (1987)	12–16	3	22	–
Sano et al. (1988)	12–16	42	17	+
Thal et al. (1989)	8–16	42	10	±
Jenike et al. (1990)	6–16	8–20	12	–

[1] alle Studien sind doppelblind und plazebokontrolliert
[2] einmalige Verabreichung des Medikaments
[3] intramuskuläre Verabreichung
[4] mg/kg

Während die drei ersten Substanzen heute noch nicht abschließend bewertet werden können bzw. nicht mehr weiter entwickelt werden, wurde Tacrin soweit klinisch getestet, daß es vor kurzem in Deutschland und in den USA in die Therapie eingeführt werden konnte.

Tacrin ist kein reiner Azetylcholinesterasehemmer, sondern auch ein Monoaminooxidase- und Phosphodiesterasehemmer. Es ist ein Azetylcholin-, Dopamin-, Noradrenalin- und Serotonin-Rezeptorenblocker und beeinflußt zudem den Dopamin-, Noradrenalin- und Serotoninmetabolismus. Außerdem ist Tacrin ein Natrium-, Kalium- und Kalziumkanalblocker. Die Bedeutung aller dieser zusätzlichen Eigenschaften für die Therapie mit Tacrin ist aber unklar. Die Bioverfügbarkeit nach oraler Gabe beträgt weniger als 5%, die maximalen Plasmaspiegel werden 90 Minuten nach oraler Einnahme erreicht, die Halbwertszeit liegt bei 2 Stunden und die Substanz wird fast ausschließlich in der Leber metabolisiert; nur weniger als 3% werden renal eliminiert (Wagstaff, McTavish 1994). Tacrin ist der derzeit klinisch am besten untersuchte reversible Azetylcholinesterasehemmer und in einigen Ländern zur Behandlung der leichten und mittelschweren AD zugelassen.

Summers et al. (1986) berichteten erstmals über gute klinische Erfolge durch eine Kombinationsbehandlung dementer Patienten mit Tacrin und Lezithin. Diese Studie wurde aus methodischen Gründen heftig kritisiert, die Ergebnisse waren in der publizierten Größenordnung nicht reproduzierbar. In **Tab. 3.2.5** werden neuere Plazebokontrollierte Doppelblindstudien über die klinische Wirksamkeit von Tacrin aufgeführt. Die erste von Gauthier et al. (1990) veröffentlichte Studie ergab im wesentlichen negative Befunde mit leichten Effekten auf die kognitive Leistung, die – bei kleiner Fallzahl – nicht statistisch signifikant waren. Diese Studie bot erneut Anlaß zur Methodendiskussion über die Vor- und Nachteile des Parallel- und Cross-over-Designs, die Selektion und Zahl der Patienten zum Erreichen der notwendigen statistischen Power, den optimalen Dosisbereich und die geeigneten statistischen Auswerteverfahren. Ein Pro-

Tab. 3.2.5 Plazebokontrollierte Doppelblindstudien über die Wirksamkeit von Tacrin bei AD

Referenz	Design	n[1]	Max. dosis	Wochen	positiv	negativ
Chatellier, Lacomblez (1990)	randomisiert; Cross-over; Dosistitration	67 (13%)	≤125 + Lezithin	4	[visuelle Analogskala]	MMSE, Stockton-Fremdbeurteilungsskala
Davis et al. (1992)	Multi-center; "enrichment"	215 (21%)	≤80	6	ADAS-cog[3], ADL, [MMSE]	CGI
Eagger et al. (1991)	randomisiert; Cross-over	65[2] (21%)	≤150 + Lezithin	13	AMTS[3], MMSE[3]	ADL
Farlow et al. (1992)	Multi-center; "enrichment"	468 (25%)	≤80	12	ADAS-cog[3], CGIC[3]	
Gauthier et al. (1990)	randomisiert; Cross-over; Dosistitration	39[2] (17%)	≤100 + Lezithin	18	[MMSE]	Hierarchische Demenzskala, Reisberg-Verhaltensskala
Knapp et al. (1994)	Multi-center	263[2] (19%)	≤160	30	ADAS-cog[3], CIBI[3], FCCA[3], Fremdbeurteilung von Leistung und Lebensqualität	
Maltby et al. (1994)	randomisiert	32[2] (21%)	≤100 + Lezithin	36		MMSE, Verhalten, Belastung der Pflegepersonen
Wilcock et al. (1993)	Cross-over	41[2] (25%)	≤150 + Lezithin	28	[ADAS], [ADL], [MMSE]	

[1] in Klammern angegeben ist der Anteil der Patienten, die unter Behandlung mit Verum einen Lebenenzymanstieg (GPT) auf mehr als das Dreifache der Norm entwickelten
[2] Zahl der Patienten bei Studienende
[3] signifikanter Effekt
ADAS = Alzheimer's Disease Assessment Scale
ADL = Activities of Daily Living, Alltagskompetenz
AMTS = Abbreviated Mental Test Score
CGI(C) = Clinical Global Impression Score (Change)
CIBI = Clinical Interview-Based Impression
FCCA = Final Comprehensive Consensus Assessment
MMSE = Mini-Mental-State-Examination
[ ] = Trend

blem, das sich in der Folge immer wieder stellte, war das Fehlen geeigneter Parallelformen kognitiver Tests und die resultierende Verschleierung von Unterschieden zwischen den Verum- und Plazebogruppen durch Übungseffekte. Die im wesentlichen negative Studie von Chatellier und Lacomblez (1990) bestand in einer schnellen Aufsättigung innerhalb einer Woche, die zu einer erheblichen Nebenwirkungsrate führte, nur dreiwöchiger Behandlungsdauer und einem Cross-over ohne dazwischenliegende Auswaschphase mit entsprechenden "carry-over"-Effekten.

Eagger et al. (1991) verwendeten bis zu 150 mg Tacrin pro Tag kombiniert mit Lezithin in dreimonatigen Behandlungsphasen. Die Auswaschphase betrug vier Wochen. In mehreren klinischen Kurztests und computer-assistierten kognitiven Testverfahren waren signifikante Verbesserungen nachzuweisen (Sahakian et al. 1993). Eine Verbesserung der Alltagskompetenz wurde in einigen Fällen anekdotisch berichtet, ließ sich jedoch – vermutlich wegen statistischer Deckeneffekte – nicht auf einer Beurteilungsskala bestätigen. Eine Teilgruppe der Patienten zeigte große Verbesserungen (≥4 Punkte im Mini-Mental-State), die mit höheren Serumspiegeln korreliert waren (>8 ng/ml) (Eagger, Levy 1992). Andere Patienten, vor allem diejenigen mit ausgeprägter Dysphasie, verschlechterten sich im Behandlungszeitraum deutlich. Die Vermutung, daß das cholinerge Defizit bei einer Lewy-Körperchen-Demenz besonders gut auf die Tacrin-Behandlung anspräche (s. Kap. 5.3), konnte durch unsere neuesten Beobachtungen nicht mehr bestätigt werden. Unter den Tacrin-Respondern, die klinische Kriterien einer "wahrscheinlichen" AD erfüllten, waren neuropathologisch auch Fälle mit reiner AD, mit Pick-Körperchen und mit anderen neuropathologischen Veränderungen.

In drei großen Multicenter-Studien konnte inzwischen die Wirksamkeit von Tacrin bei einer Teilgruppe leicht- und mittelgradig dementer Patienten bestätigt werden (Davis et al. 1992, Farlow et al 1992, Knapp et al. 1994) (**Tab. 3.2.2**). Farlow et al. (1992) führten ihre Studien an Patienten durch, die in einer Vorphase bereits günstig auf Tacrin angesprochen hatten (enrichment), und limitierten in der Hauptphase die Tacrin-Dosierung auf 80 mg. Gegenüber Plazebo ließ sich eine Verbesserung von 4 Punkten auf der ADAS zeigen. In zwei der neueren Untersuchungen an kleinen Patientenzahlen waren keine statistisch signifikanten Effekte zu erkennen (Maltby et al. 1994, Wilcock et al. 1993).

In allen Studien wurden bei einem erheblichen Teil der Patienten unerwünschte Arzneimittelwirkungen beobachtet, am häufigsten ein reversibler Transaminasenanstieg, seltener Übelkeit und Erbrechen (>20%), Diarrhoe (>10%), Anorexie, Dyspepsie, Myalgie, Rhinitis, Exanthem und anderen (<10%). Nahezu 50% der in klinischen Studien behandelten Patienten entwickelten einen GPT-Anstieg, 25% davon auf Werte, die dreifach über der oberen Normgrenze lagen (Watkins et al. 1994). Der Anstieg erfolgte in 90% der Fälle während der ersten zwölf Behandlungswochen und war bei Frauen häufiger als bei Männern. Die Patienten waren im allgemeinen asymptomatisch. Bei fast 90% der Patienten, bei denen die Tacrin-Behandlung wegen einer dreifachen GPT-Erhöhung unterbrochen werden mußte, führte die Wiederaufnahme der Therapie zu keinen erneuten Problemen. Die sorgfältige Einhaltung der in **Tab. 3.2.6** angegebenen Kautelen vor und während der Tacrin-Behandlung und der absoluten bzw. relativen Kontraindikationen (besonders Magen-Darm-Ulzera, Asthma, Arrhythmien) ist unerläßlich.

Tacrin ist nicht in der Lage, den Verlauf der AD grundsätzlich zu verändern, dennoch ist eine leichte Verbesserung der kognitiven Leistung bei einigen Patienten mit leichter und mittelschwerer degenerativer Demenz nachzuweisen (Eagger et al. 1994). Trotz der hohen Rate von Nebenwirkungen kann dieser therapeutische Ansatz bei sorgfältiger Anwendung zu einer gewissen Entlastung von Patienten beitragen (Davis, Powchik 1995; Molloy et al. 1991), obwohl der globale Therapieerfolg eher bescheiden ist.

In den nächsten Jahren muß nach Möglichkeiten gesucht werden, jene Patienten zu identifizieren, die von einer Tacrin-Behandlung oder von einer Behandlung entsprechend diesem Wirkprinzip profitieren können. Erste Befunde weisen darauf hin, daß Apolipoprotein-E3-Träger Responder, Apo-E4-Träger eher Nonresponder auf Tacrin sind (Poirier et al. 1995). Sollte dieser Befund bestätigt werden, könnte er wesentlich zu einer Verbesserung der therapeutischen Situation mit Tacrin beitragen.

Andere Neurotransmittersysteme. Die komplexen neuroanatomischen Veränderungen bei AD und die daraus theoretisch ableitba-

Tab. 3.2.6 Empfohlene Maßnahmen vor und während einer Tacrin-Behandlung

- Fachärztliche Diagnose einer "wahrscheinlichen" oder "möglichen" Alzheimer-Demenz
- Bezugsperson zur Kontrolle der korrekten Einnahme und Fremdbeurteilung des Behandlungserfolgs
- Engmaschige GPT-Kontrollen:
  1. bis 12. Woche = wöchentlich
  13. bis 24. Woche = 14tägig
  danach = alle 3 Monate
- Einhaltung des Dosistitrationsschemas:
  1. bis 6. Woche   40 mg/d
  7. bis 12. Woche   80 mg/d
  12. bis 18. Woche   120 mg/d
  (danach eventuell   160 mg/d)
- Beachtung cholinerger Nebenwirkungen, v. a. Übelkeit, Erbrechen, Diarrhoe

ren Interventionsversuche können durch eine kurze Aufzählung einzelner Substanzen oder Systeme nicht annähernd sachgerecht wiedergegeben werden. Wir erwähnen dennoch einige wenige der bei der AD erprobten klinischen Substitutionsversuche.

Bei der AD kommt es einem Verlust funktionsfähiger glutamaterger Pyramidenzellen, vor allem in Lamina III des Neokortex, im Hippokampus und entorhinalem Kortex. Zusätzlich kommt es zu einer Reduktion kortikaler Glutamatrezeptoren vom NMDA-Typ (Müller et al. 1994, Scheuer et al. 1996). Die direkte Anwendung exzitatorischer Glutamat-Agonisten ist wegen ihrer exzitotoxischen Wirkung problematisch. Mehr Erfolg verspricht man sich daher von einer indirekten bzw. nur leichten glutamatergen Aktivierung (Scatton 1994).

Das Glyzin-Analogon D-Cycloserin ist ein zentral wirksamer, partieller Agonist, der an den NMDA-Rezeptorkomplex bindet. In niedrigen Dosen kann D-Cycloserin den klinischen Effekt des Anticholinergikums Skopolamin antagonisieren, bei höherer Dosierung führt Cycloserin jedoch zu Gedächtnisstörungen und Verwirrtheit (Bowen et al. 1992, Francis et al. 1993). Die klinische Wirksamkeit an dementen Patienten konnte bisher noch nicht überzeugend nachgewiesen werden (Herting 1991).

Serotonin-1A-Rezeptoren sind verantwortlich für die tonische Hyperpolarisation und damit die Inhibition von Pyramidenzellen. Die kortikale Serotoninkonzentration ist bei der AD erniedrigt. Behandlungsversuche mit den Serotonin-Wiederaufnahmehemmern Citalopram, Odansetron, Alaproclat, meta-Chlorophenylpiperazin (m-CPP) und Zimelidin hatten keinen günstigen Einfluß auf die kognitive Leistung (Cutler et al. 1985b); dies ist möglicherweise durch die Interaktion mit der erhaltenen glutamatergen Neurotransmission bedingt. Fluvoxamin hatte bei Patienten mit AD und vaskulärer Demenz einen günstigen Einfluß auf Ängstlichkeit, Unruhe, Reizbarkeit und Verwirrtheit, nicht aber auf die Kognition (Gottfries 1994, Olafsson et al. 1992).

Die MAO-B-Aktivität ist bei der AD erhöht. Der selektive, irreversible Monoaminooxidase-B-Hemmer L-Deprenyl kann die katecholaminerge Neurotransmission steigern (Piccinin et al. 1990). Eine Teilgruppe von leicht dementen Patienten kann möglicherweise eine Verbesserung der kognitiven, vor allem der mnestischen Leistungen zeigen (Finali et al. 1991, Martignoni et al. 1991). Überdies entwickelt L-Deprenyl als Radikalfänger möglicherweise einen neuroprotektiven Effekt (Tatton et al. 1994). In einer Studie mit Milacemid, einem MAO-B-Hemmer und Glyzin-Präkursor konnte keine klinische Verbesserung demonstriert werden (Dysken et al. 1992, Herting 1991).

Studien zum adrenokortikotropen Hormon (ACTH) ergeben bei der AD noch kein einheitliches Bild. Dies geht parallel mit der ebenfalls noch unklaren Reduktion dieses Peptids im Gehirn von AD-Patienten (Siegfried 1991). Über das ACTH-Analogon HOE 427 wurde berichtet, daß es zu einer leichten Anhebung von Aufmerksamkeit und Stimmung führen könne (Siegfried 1991). Das Analogen ORG 2766 zeigte in einer Studie nur bei einem Viertel der Patienten geringe Effekte (Kragh-Sorensen et al. 1986). In weiteren Untersuchungen ließen sich keine klinischen und elektroenzephalographischen Wirkungen der Substanz demonstrieren (Partanen et al. 1986).

Negativ verliefen die Studien mit den Somatostatin-Analoga 1363.568 und Octreotid auch nach intraventrikulärer Gabe (Cutler et al. 1985a, Mouradian et al. 1991), obwohl dieses Neuropeptid bei AD reduziert ist (Francis et al. 1994).

Ausblick

Somit kann bisher noch keine generell positive Bilanz über die Erfolge einer Substitution von defizitären Neurotransmittern und Neuromodulatoren gezogen werden. Es ist offensichtlich, daß bei vielen neurodegenerativen Erkrankungen, so auch bei der AD, mehr als ein Neurotransmittersystem betroffen ist, und vor dem Hintergrund der komplexen neuronalen Verschaltungen im ZNS die bisher erprobten Substitutionsversuche häufig zu schlicht erscheinen. Es ist daher verfrüht, sich entmutigen zu lassen, selbst wenn viele meist experimentelle Therapieansätze weit von einer breiten klinischen Anwendung entfernt sind. Die sicheren, allerdings bescheidenen therapeutischen Erfolge mit Azetylcholinesterasehemmern sind hier ein motivierender Beginn.

Literatur

Arneric SP, Sullivan JP, Decker MW et al. (1994): ABT-418: A Novel cholinergic Channel Activator (ChCA) for the Potential Treatment of Alzheimer's Disease. In: Giacobini E, Becker R (eds): Alzheimer Disease: Therapeutic Strategies, pp 196–200. Birkhauser, Boston

Ashford JW, Soldinger S, Schaeffer J et al. (1981): Physostigmine and its effects on six patients with dementia. Amer J Psychiat 138: 829–830

Becker RE, Morieraty P, Surbeck R et al. (1994): Second and third Generation Cholinesterase Inhibitors: Clinical Aspects. In: Giacobini E, Becker R (eds): Alzheimer Disease: Therapeutic Strategies, pp 172–178. Birkhauser, Boston

Beller SA, Overall JE, Swann AC (1985): Efficacy of oral physostigmine in primary degenerative dementia. Psychopharmacol 87: 147–151

Bodick NC, DeLong AF, Bonate PL et al. (1994): Xanomeline, a specific M1-agonist: Early Clinical Studies. In: Giacobini E, Becker R (eds): Alzheimer Disease: Therapeutic Strategies, pp 234–238. Birkhauser, Boston

Bowen DM, Francis PT, Procter AW et al. (1992): Treatment of Alzheimer's disease. J Neurol Neurosurg Psychiatry 55: 328–336

Brinkmann SD, Smith RC, Meyer JS et al. (1982): Lecithin and memory training in suspected Alzheimer's disease. J Gerontol 37: 4–9

Bruno G, Mohr E, Gillespie M et al. (1986): Muscarinic agonist therapy of Alzheimer's disease. Arch Neurol 43: 659–661

Caine E (1980): Cholinomimetic treatment fails to improve memory disorders. New Engl J Med 303: 585–585

Chatellier G, Lacomblez L (1990): Tacrin (tetrahydroaminoacridine, THA) and lecithin in senile dementia of the Alzheimer type; a multi-centre trial. Brit Med J 300: 495–499

Christie JE, Blackburn IM, Glenn AIM et al. (1979): Effects of Choline and Lecithin on CSF choline Levels and on cognitive Function in Patients with presenile Dementia of the Alzheimer Type. In: Barbeau A, Growdon JH, Wurtman RJ (eds): Nutrition and Brain, Vol. 5, pp 377–387. Raven Press, New York

Christie JE, Shering A, Ferguson J (1981): Physostigmine and arecoline: effects of intravenous infusions in Alzheimer's presenile dementia. Brit J Psychiat 138: 46–50

Cutler NR, Haxby J, Narang PK et al. (1985a): Evaluation of an analog of somatostatin (1363.586) in Alzheimer's disease. New Engl J Med 312: 725

Cutler NR, Haxby J, Narang PK et al. (1985b): Evaluation of Zimelidine in Alzheimer's disease: cognitive and biochemical measures. Arch Neurol 42: 744–748

Davidson M, Mohs RC, Hollander E et al. (1987): Lecithin and piracetam in Alzheimer's disease. Biol Psychiat 22: 112–114

Davidson M, Zemishlany Z, Mohr RC et al. (1988): 4-aminopyridin in the treatment of Alzheimer's disease. Biol Psychiat 23: 485–490

Davidson M, Stern RG, Bierer LM et al. (1991): Cholinergic strategies in the treatment of Alzheimer's disease. Acta psychiat scand Suppl 366: 47–51

Davis KL, Mohs R (1982): Enhancement of memory processes in Alzheimer's disease with multiple-dose intravenous physostigmine. Amer J Psychiat 139: 1421–1424

Davis KL, Hollander E, Davidson M et al. (1987): Induction of depression with oxotremorin in Alzheimer's disease patients. Amer J Psychiat 144: 468–471

Davis KL, Thal L, Gamzu E et al. (1992): A double-blind, placebo-controlled multicenter study of tacrine for Alzheimer's disease. New Engl J Med 327: 1253–1259

Davis KL, Powchilk P (1995): Tacrine. Lancet 345: 625–630

Dysken MW, Fovall P, Harris CM et al. (1982): Lecithin administration in Alzheimer's disease. Neurology 32: 1203–1204

Dysken MW, Mendels J, LeWitt P et al. (1992): Milacemide: a placebo-controlled study in senile dementia of the Alzheimer type. J Amer Geriat Soc 40: 503–506

Eagger SA, Levy R, Sahakian BJ (1991): Tacrine in Alzheimer's disease. Lancet 337: 989–992

Eagger SA, Levy R (1992): Serum levels of tacrine in relation to clinical response in Alzheimer's disease. Int J Geriat Psychiat 7: 115–119

Eagger S, Richards M, Levy R (1994): Long-term effects of tacrine in Alzheimer's disease: an open study. Int J Geriat Psychiat 9: 643–647

Farlow M, Gracon SI, Hershey LA et al. (1992): A controlled trial of tacrine in Alzheimer's disease. J Amer Med Ass 268: 2523–2529

Finali G, Piccirilli M, Oliani C et al. (1991): L-deprenyl therapy improves verbal memory in amnesic Alzheimer's patients. Clin Neuropharmacol 14: 523–536

Fovall P, Dysken MW, Lazarus LW et al. (1980) Choline bitartrate treatment of Alzheimer-type dementias. Comm Psychopharmacol 4: 141–145

Francis PT, Cross AJ, Bowen DM (1994): Neurotransmitters and Neuropeptides. In: Terry RD, Katzman R, Bick KL (eds) (1987): Alzheimer Disease, pp 247–262. Raven Press, New York

Francis PT, Sims NR, Procter AW et al. (1993): Cortical pyramidal neurone loss may cause glutamatergic hypoactivity and cognitive impairment in Alzheimer's disease: investigative and therapeutic perspectives. J Neurochem 60: 1589–1604

Friedman E, Sherman KA, Ferris SH et al. (1981): Clinical response to choline plus piracetam in senile dementia: Relation to red-cell choline levels. New Engl J Med 304: 1490–1491

Gauthier S, Bouchard Y, Lamontagne A et al. (1990): Tetrahydroaminoacridine-lecithin combination treatment in patients with intermediate stage Alzheimer's disease. Results of a double-blind, crossover, multicenter study. New Engl J Med 322: 1272–1276

Gottfries CG (1994): Serotonergic Mechanisms in age-related cognitive Impairment and in Dementias. In: Racagni G, Brunello N, Langer SZ (eds): Recent Advances in the Treatment of neurodegenerative Disorders and cognitive Dysfunction. Int Acad Biomed Drug Res, Vol. 7, pp 82–88. Karger, Basel

Growdon JH, Corkin S, Huff FJ et al. (1986): Piracetam combined with lecithin in the treatment of Alzheimer's disease. Neurobiol of Aging 7: 269–276

Harbaugh RE, Reeder TM, Senter HJ et al. (1989): Intracerebroventricular bethanechol chloride infusion in Alzheimer's disease. Results of a collaborative double-blind study. J Neurosurg 71: 481–486

Harbaugh RE, Roberts DW, Coombs DW et al. (1984): Preliminary report: intracranial cholinergic drug infusion in patients with Alzheimer's disease. Neurosurgery 15: 514–518

Harrell LE, Falgout J, Leli D et al. (1986): Behavioral effects of oral physostigmine in Alzheimer's disease patients. Neurology (suppl 1) 36: 269

Harrell LE, Callaway R, Morere C et al. (1990): The effect of long-term physostigmine administration in Alzheimer's disease. Neurology 40: 1350–1354

Herting RL (1991): Milacemide and other drugs active at glutamate NMDA receptors as potential treatment for dementia. Ann NY Acad Sci 640: 237–240

Heyman A, Schmechel D, Wilkinson W et al. (1987): Failure of long term high-dose lecithin to retard progression of early onset Alzheimer's disease. J Neural Transmiss 24: 279–286

Hollander E, Davidson M, Mohs RC et al. (1987): RS 86 in the treatment of Alzheimer's disease: cognitive and biological effects. Biol Psychiat 22: 1067–1078

Hoover TM (1994): CI-979/RU35926: A Novel Muscarinic Agonist for the Treatment of Alzheimer's Disease. In: Giacobini E, Becker R (eds): Alzheimer Disease: Therapeutic Strategies, pp 239–243. Birkhauser, Boston

Jenike MA, Albert MS, Heller HK et al. (1990): Oral physostigmine treatment for patients with presenile and senile dementia of the Alzheimer's type: A double-blind placebo-controlled trial. J Clin Psychiat 51: 3–7

Kewitz H (1994): Galanthamine in Alzheimer's Disease. In: Giacobini E, Becker R (eds): Alzheimer Disease: Therapeutic Strategies, pp 140–144. Birkhauser, Boston

Knapp MJ, Knopman DS, Solomon PR et al. (1994): A 30-week randomized controlled trial of high-dose tacrine in patients with Alzheimer's disease. J Amer Med Ass 271: 985–991

Kragh-Sorensen P, Olsen RB, Lund S et al. (1986): Neuropeptides: ACTH-peptides in dementia. Prog Neuro-Psychopharmacol Biol Psychiat 10: 479–492

Little A, Levy R, Chuaqui-Kidd P et al. (1985): A double-blind, placebo-controlled trial of high-dose lecithin in Alzheimer's disease. J Neurol Neurosurg Psychiat 48: 736–742

Maltby N, Broe A, Creasey H et al. (1994): Efficacy of tacrine and lecithin in mild to moderate Alzheimer's disease: double blind trial. Brit Med J 308: 879–883

Martignoni EM, Bono G, Blandini E et al. (1991): Monoamines and related metabolite levels in the cerebrospinal fluid of patients with dementia of Alzheimer type. Influence of treatment with L-deprenyl. J Neural Transmiss (P-D Section) 3: 15–25

Mitchell A, Drachman D, O'Donnell B et al. (1986): Oral physostigmine in Alzheimer's disease. Neurology 36: 295

Mohs RC, Davis BM, Johns CA et al. (1985): Oral physostigmine in treatment of patients with Alzheimer's disease. Amer J Psychiatry 142: 28–33

Molloy DW, Guyatt GH, Wilson DB et al. (1991): Effect of tetrahydroaminoacridine on cognition, function and behaviour in Alzheimer's disease. Canad Med Ass J 144: 29–34

Mouradian MM, Blin J, Giuffra M et al. (1991): Somatostatin replacement therapy of Alzheimer's dementia. Ann Neurol 30: 610–613

Mouradian MM, Mohr E, Williams JA et al. (1988): No response to high-dose muscarinic agonist therapy in Alzheimer's disease. Neurology 38: 606–608

Müller WE, Scheuer K, Stoll S (1994): Glutamatergic treatment strategies for age-related memory disorders. Life Sci 55: 2147–2153

Muramoto O, Sugishita M, Ando K (1984): Cholinergic system and constructional praxis: a further study of physostigmine in Alzheimer's disease. J Neurol Neurosurg Psychiat 47: 485–491

Newhouse PA, Potter A (1994): The Role of Nicotinic Systems in the Cognitive Disorders of Alzheimer's Disease. In: Giacobini E, Becker R (eds): Alzheimer Disease: Therapeutic Strategies, pp 191–195. Birkhauser, Boston

Olafsson K, Jorgensen S, Jensen HV et al. (1992): Fluvoxamine in the treatment of demented elderly patients: a double blind, placebo-controlled study. Acta Psychiat Scand 85: 453–456

Partanen JV, Soininen H, Riekkinen PJ (1986): Does an ACTH derivative (ORG 2766) prevent deterioration of EEG in Alzheimer's disease? EEG clin Neurophysiol 63: 547–551

Penn RD, Martin EM, Wilson RS et al. (1988): Intraventricular bethanechol infusion for Alzheimer's disease: Results of double-blind and escalating-dose trials. Neurology 38: 219–222

Peters B, Levin HS (1979): Effects of physostigmine and lecithin on memory in Alzheimer's disease. Ann Neurol 6: 219–221

Piccinin GL, Finali G, Piccirilli M (1990): Neuropsychological effects of L-deprenyl in Alzheimer's type dementia. Clin Neuropharmacol 13: 147–163

Poirier J, Delisle MC, Quirion R et al. (1995): Apolipoprotein E4 allele as a predictor of cholinergic deficits and treatment outcome in Alzheimer disease. Proc Nat Acad Sci 92: 12260–12264

Raffaele KC, Berardi A, Asthana S et al. (1991): Effects of long-term continuous infusion of the muscarinic cholinergic agonist arecoline on verbal memory in dementia of the Alzheimer type. Psychopharmacol Bull 27: 315–319

Read SL, Frazee J, Shapira J et al. (1990): Intracerebroventricular bethanechol for Alzheimer's disease. Variable dose-related responses. Arch Neurol 47: 1025–1030

Renvoize EB, Jerram T (1979): Choline in Alzheimer's disease. New Engl J Med 301: 330

Sahakian B, Jones G, Levy R et al. (1989): The effects of nicotine on attention, information processing, and short-term memory in patients with dementia of the Alzheimer type. Brit J Psychiat 154: 797–800

Sahakian B, Owen AM, Morant NJ et al. (1993): Further analysis of the cognitive effects of tetrahydroaminoacridine (THA) in Alzheimer's disease: assessment of attentional and mnemonic function using CANTAB. Psychopharmacol 110: 395–401

Sano M, Stern Y, Stricks L et al. (1988): Physostigmine response in probable Alzheimer's disease is related to duration of exposure. Neurology (suppl 1) 38: 373

Scatton B (1994): Excitatory amino acid receptor antagonists: A novel treatment for ischemic cerebrovascular diseases. Life Sci 55: 2115–2124

Scheuer K, Maras A, Gattaz WF et al. (1996): Cortical NMDA receptor properties and membrane fluidity are differently altered in Alzheimer's disease. Dementia 7: 210–214

Schmechel DE, Schmitt F, Horner J et al. (1984): Lack of effect of oral physostigmine and lecithin in patients with probably Alzheimer's disease. Neurology 34: 280

Schwartz AS, Kohlstaedt EV (1986): Physostigmine effects in Alzheimer's disease: relationship to dementia severity. Life Sci 38: 1021–1028

Siegfried KR (1991): First clinical impression with an ACTH analog (HOE 427) in the treatment of Alzheimer's disease. Ann N Y Acad Sci 640: 280–283

Siegfried K, Civil R (1994): Clinical update of velnacrine research. In: Giacobini E, Becker R (eds): Alzheimer disease: Therapeutic strategies, pp 150–154. Birkhauser, Boston

Smith CM, Swase M, Exton-Smith AN et al. (1 978): Choline therapy in Alzheimer's disease. Lancet 2: 318

Smith RC, Vroulis G, Johnson R et al. (1984): Comparison of therapeutic response to long-term treatment with lecithin versus piracetam plus lecithin in patients with Alzheimer's disease. Psychopharmacol Bull 20: 542–545

Stern Y, Sano M, Mayeux R (1987): Effects of oral physostigmine in Alzheimer's disease. Ann Neurol 22: 306–310

Sommers WK, Majovski LV, Marsh GM et al. (1986): Oral tetrahydroaminoacridine in longterm treatment of senile dementia, Alzheimer type. New Engl J Med 315: 1241–1245

Tariot P, Cohen R, Weklowitz J et al. (1988): Multiple-dose arecoline infusions in Alzheimer's disease. Arch Gen Psychiat 45: 901–905

Tatton WG, Seniuk NA (1994): 'Trophic-like' actions of (−)-deprenyl on neurons and astroglia. In: Racagni G, Brunello N, Langer SZ (eds): Recent advances in the treatment of neurodegenerative disorders and cognitive dysfunction. Int Acad Biomed Drug Res, Vol. 7, pp 238–248. Karger, Basel

Thal LJ, Rosen W, Sharpless S et al. (1981): Choline chloride fails to improve cognition in Alzheimer's disease. Neurobiol of Aging 44: 24–29

Thal LJ, Fuld PA, Masur DM et al. (1983): Oral physostigmine and lecithin improve memory in Alzheimer's disease. Ann Neurol 13: 491–496

Thal LJ, Lasker B, Sharpless NS (1989): Plasma physostigmine concentrations after controlled-release oral administration. Arch Neurol 46: 13

Wagstaff AJ, McTavish D (1994): Tacrine: a review of its pharmacodynamic and pharmacokinetic properties, and therapeutic efficacy in Alzheimer's disease. Drugs and Aging 4: 510–540

Watkins PB, Zimmermann HJ, Knapp MJ et al. (1994): Hepatotoxic effects of tacrine administration in patients with Alzheimer's disease. J Amer Med Ass 271: 992–998

Weintraub S, Mesulam M-M, Auty R et al. (1983): Lecithin in the treatment of Alzheimer's disease. Arch Neurol 40: 527–528

Wettstein A (1983): No effect from double blind trial of phystigmine and lecithin in Alzheimer's disease. Ann Neurol 13: 210–212

Wettstein A, Spiegel R (1984): Clinical trials with the cholinergic drug RS 86 in Alzheimer's disease and senile dementia of the Alzheimer type (SDAT). Psychopharmaco 84: 572–573

Wilcock GK, Surmon DJ, Scott M et al. (1993): An evaluation of the efficacy and safety of tetrahydroaminoacridine (THA) without lecithin in the treatment of Alzheimer's disease. Age and Aging 22: 316–324

Zaczek R, Chorvat RJ, Earl RA et al. (1994): Neurotransmitter Release Enhancement as a possible Therapy for Neurodegenerative Diseases: Update on Linopirdine (DUP 996). In: Giacobini E, Becker R (eds): Alzheimer Disease: Therapeutic Strategies, pp 252–255. Birkhauser, Boston

3.3 Nootropika

H.-J. Gertz (Leipzig)

Definition

Unter Nootropika können ganz allgemein solche Substanzen verstanden werden, die zentralnervös wirksam sind und die unter pathologischen Bedingungen in der Lage sind, höhere Hirnfunktionen wie Gedächtnis, Lern-, Auffassungs-, Denk- und Konzentrationsfähigkeit zu verbessern. Unter dem Begriff Nootropika werden hier auch Substanzen subsumiert, die mit einem klaren Wirkungskonzept antreten, wie beispielsweise Kalziumantagonisten. In der angelsächsischen Literatur übliche Synonyme sind "cognition enhancers", "cerebral active drugs" oder "dementia drugs".

Behandlungsziele

Eine kausale Therapie der Alzheimer-Demenz (AD) oder der vaskulären Demenz (VD) ist zur Zeit nicht verfügbar. Alle vorhandenen medikamentösen therapeutischen Prinzipien müssen als symptomatisch angesprochen werden. Da sowohl die AD als auch die VD chronisch-progredient verlaufen, wird jede Therapie, die nicht in der Lage ist, den Krankheitsprozeß selbst zum Stillstand zu bringen, sich in Konkurrenz zur Progression der Krankheit begeben müssen. Jede symptomatische Therapie wird vom Krankheitsprozeß eingeholt. Wegen der insgesamt eher geringen Wirksamkeit der Nootropika geschieht dies bei den dementiellen Syndromen im Alter relativ bald. So ist bei Therapiestudien über drei bis vier Monate zwar immer wieder eine Verbesserung der Symptomatik nachgewiesen worden, bei längerer Therapiedauer von zwölf oder mehr Monaten muß jedoch das Ausbleiben einer Verschlechterung der Symptomatik bereits als ein Behandlungserfolg akzeptiert werden. Dies gilt für die derzeit verfügbaren Nootropika und läßt in keiner Weise den Schluß zu, daß eine effektivere medikamentöse Behandlung von AD oder VD aus prinzipiellen, dem Krankheitsprozeß innewohnenden Gründen nicht möglich ist. Gerade die Parkinson-Krankheit, die in ihrem Verlauf, aber auch unter neuropathologischen und strukturellen Aspekten Ähnlichkeiten zur AD aufweist, ist ein ermutigendes Beispiel dafür, daß auch chronisch-progrediente degenerative Erkrankungen einer äußerst effektiven symptomatischen Therapie zugänglich sind.

Wirksamkeitsnachweis

Die Vorgehensweise zum Wirksamkeitsnachweis von nootropen Substanzen ist in den vergangenen Jahren im deutschsprachigen Raum von verschiedenen Kommissionen diskutiert und in Form von Empfehlungen zusammengefaßt worden (Consensus Conference on the Methodology of Clinical-Trials of "Nootropics" [Amaducci et al. 1990], Hirnliga [Kanowski et al. 1990], Arbeitskreis klinische Forschung Demenz der pharmazeutischen Industrie [Dahlke et al. 1990], Expertenkommission des Bundesgesundheitsamtes [Kern, Menges 1992]). Hintergrund dieser vielfältigen Aktivitäten ist der immer wieder angefochtene und infrage gestellte Nutzen der Nootropikatherapie überhaupt. Das im Auftrag des damaligen Bundesgesundheitsamtes (BGA) erarbeitete Papier hat eine Reihe von früheren Überlegungen integriert. Es ist jedoch nicht als bindende Vorschrift des BGA bzw. des Instituts für Arzneimittel und Medizinprodukte zu verstehen, sondern als Empfehlung. Bei den zur Diskussion stehenden Problemen handelt es sich um die Homogenität der Zielpopulation, um die Instrumente der Verlaufsbeobachtung und um die Beurteilung der klinischen Relevanz gegebenenfalls erzielter therapeutischer Wirkungen.

Homogenität der Untersuchungsstichprobe wird angestrebt durch Anwendung international akzeptierter Kriterien für die Diagnose AD bzw. VD, z. B. entsprechend DSM-III-R bzw. ICD-10. Dabei äußert sich insbesondere der "Arbeitskreis klinische Forschung Demenz der pharmazeutischen Industrie" klar und eindeutig dahingehend, daß eine ätiologische Differenzierung der dementiellen Syndrome notwendig ist. Sowohl die Empfehlung der Hirnliga als auch die der Expertenkommission des Bundesgesundheitsamtes halten eine ätiologische Differenzierung zwar für wünschenswert, aber nicht für zwingend. Als Begründung wird angeführt, daß bislang ätiologiespezifisch wirksame Substanzen nicht verfügbar sind und daß bisher durchgeführte klinische Studien mit verschiedenen Nootropika eine gleich gute Wirksamkeit bei AD und VD gefunden haben. Die Homogenität der Untersuchungsstichproben kann durch Schichtung entsprechend dem klinischen Schweregrad, z. B. mit Hilfe der Global-Deterioration Scale (GDS) oder der Clinical Dementia Rating Scale (CDR) gesteigert werden. Die Empfehlungen stimmen darin überein, daß die **Messung der Befundänderungen** auf verschiedenen Ebenen zu erfolgen hat. Dazu gehören der klinische Gesamteindruck, deskriptive Psychopathologie, psychometrische Verfahren sowie die Aktivitäten des täglichen Lebens. Im Idealfall sollen diese verschiedenen Erhebungsinstrumente von unterschiedlichen Untersuchern angewendet werden. Oswald et al. (1982) konnten zeigen, daß psychometrische Testvariablen signifikant positiv mit Merkmalen der Activities of Daily Living im Rahmen des Nürnberger-Alters-Inventars korrelieren. Dies läßt Zweifel an der unterstellten Unabhängigkeit der verschiedenen Meßebenen zu. Als Mindestdauer der Behandlungsphase in klinischen Nootropikaprüfungen werden drei Monate gefordert.

Aus den oben bereits dargelegten Gründen sind auch längerfristige, über ein Jahr hinausgehende Untersuchungszeiträume notwendig. Da jedoch auch für diese eine Plazebokontrolle für notwendig erachtet wird, stellt deren Durchführung in der Regel sehr hohe Ansprüche an die Kooperationsbereitschaft der Patienten und ihrer Angehörigen. In diesem Zusammenhang ist daran zu denken, daß die meisten der bisher angewendeten Nootropika vor der Formulierung solcher Empfehlungen entwickelt und klinisch geprüft worden sind und daß zu diesem Zeitpunkt die methodologischen Voraussetzungen für solche Prüfungen z. T. unzureichend waren. Dies mag einer der Gründe dafür sein, daß für eine Reihe von sehr verbreiteten Nootropika die Wirksamkeitsnachweise sehr unbefriedigend ausgefallen sind und somit die ganze Gruppe der Nootropika nach wie vor nicht ohne Skepsis betrachtet wird. Dies hat zu einer breiten Welle von Reevaluationen auch altbekannter, auf dem Markt bereits eingeführter Nootropika nach modernen methodischen Gesichtspunkten geführt (Möller 1991). An der sehr begrenzten Wirksamkeit der derzeit verfügbaren Nootropika werden allerdings auch weiter verfeinerte Untersuchungsinstrumente nichts ändern. Insgesamt wird ohnehin die wohlwollend positive Bewertung, der sich die Nootropika in Deutschland und auch in Frankreich erfreuen, von den angelsächsischen Ländern nicht geteilt: von den in diesem Kapitel behandelten Substanzen ist in Großbritannien oder in den USA kein einziges für diesen Indikationsbereich zugelassen.

Jedoch auch unter Anwendung strenger methodischer Untersuchungskriterien bleibt das Problem der **klinischen Relevanz** der erzielten therapeutischen Wirkung bestehen. Kritiker der Nootropika bezweifeln demnach auch nicht die statistische Signifikanz der Überlegenheit von Nootropika gegenüber Plazebo, die in zahlreichen Untersuchungen belegt ist, sondern stellen infrage ob das, was sich statistisch signifikant von der Plazebowirkung abhebt, tatsächlich auch von klinischer und insbesondere alltagspraktischer Bedeutung ist. Interessanterweise taucht im Arzneimittelgesetz der Begriff der klinischen Relevanz in Beziehung zum Wirksamkeitsnachweis nicht auf. Gerade wegen der immensen Schwierigkeiten, Tätigkeiten des alltäglichen Lebens zu operationalisieren und quantitativ zu messen, stößt der Wirksamkeitsnachweis bei den derzeit verfügbaren Substanzen hier an objektive Grenzen.

Indikation

Die Indikation einer Behandlung mit Nootropika ergibt sich im wesentlichen bereits aus der Syndromdiagnose einer Demenz. In Fällen, in denen aufgrund laborchemischer oder apparativer Untersuchungen Hinweise auf ursächlich behandelbare dementielle Syndrome bestehen, sind diese Patienten einer spezifischen Therapie zuzuführen. Die Indikation Demenz leitet sich aus der Tatsache ab, daß nahezu alle neueren Nootropikaprüfungen "Demenz" im Sinne von DSM-III-R oder ICD-10 (Dilling et al. 1994) als Einschlußkriterium verwendet haben. Das hat es mit sich gebracht, daß für kognitive Störungen, die in ihrem Schweregrad unterhalb der Demenzschwelle bleiben, z.B. solche, die entsprechend dem ICD-10 als leichte kognitive Störungen (F 06.7) einzuordnen sind, kein Nachweis einer Wirksamkeit von Nootropika vorliegt. Hydergin bildet hier eine Ausnahme. Die überwiegende Mehrheit der Patienten, die in der ärztlichen Praxis Nootropika verordnet bekommen, hat leichte Defizite. Da über die neurobiologischen Grundlagen der leichten kognitiven Störungen wenig bekannt ist, ist unklar, ob diesen die gleichen pathologischen Prozesse zugrunde liegen wie etwa der AD oder den VD. Es wäre jedenfalls voreilig, die leichten kognitiven Störungen als Frühformen dieser Erkrankungen zu interpretieren und damit an diesen gewonnene Untersuchungsergebnisse auf die leichten kognitiven Störungen zu extrapolieren.

Andere Indikationsbereiche wie ischämische Hirninfarkte, Entzugssyndrome bei Alkoholismus oder gar die Behandlung von Kindern mit Lernstörungen, wie sie z.B. für Piracetam angegeben werden, sind nicht Gegenstand dieses Abschnitts und im übrigen auch nicht gut belegt. Allenfalls Residualsyndrome nach Schädelhirntraumen bilden hier eine Ausnahme und spielen auch bei alten Patienten eine Rolle, z.B. als Folgeerscheinungen von subduralen Hämatomen.

Eine **differentielle Indikation** für die verschiedenen Nootropika ist derzeit nicht begründbar. Es sind keinerlei Prädiktoren verfügbar, auf deren Basis sich entscheiden ließe, ob die eine oder andere Substanz für einen bestimmten Patienten besonders wirksam oder unwirksam sei. Es ist daher auch nicht möglich, von den im folgenden dargestellten Substanzen die eine oder andere als die "beste" zu empfehlen. Zum einen liegen die in den verschiedenen Studien aufgeführten Verum-Plazebo-Differenzen bei den verschiedenen Substanzen regelhaft zwischen 15% und 25%, zum anderen sind Vergleichsuntersuchungen verschiedener Nootropika nur sehr vereinzelt durchgeführt worden. In einer Untersuchung, in der Nimodipin vs. Dihydroergotoxin vs. Plazebo untersucht wurde, ergab sich eine signifikante Überlegenheit beider Verumpräparate gegenüber Plazebo und darüber hinaus eine signifikante Überlegenheit des **Nimodipin** gegenüber dem Dihydroergotoxin (Kanowski et al. 1988).

Dauer der Behandlung

Eine Behandlung mit Nootropika soll, falls nicht Nebenwirkungen zum Absetzen zwingen, für mindestens zwölf Wochen durchgeführt werden. Nach dieser Zeit soll mit dem Patienten bzw. mit seinen Angehörigen oder gegebenenfalls mit dem Pflegepersonal eine sorgfältige Analyse der Entwicklung kognitiver Defizite in diesem Zeitraum vorgenommen werden. Zeigen sich keine für den Arzt, Patienten oder sonstige Betreuungspersonen erkennbaren Wirkungen, sollte die Therapie beendet und gegebenenfalls mit einer anderen Substanz erneut begonnen werden.

Die Substanzen im einzelnen

Im folgenden werden die in Deutschland vom BGA bzw. vom Institut für Arzneimittel- und Medizinprodukte mit einer positiven Monographie bzw. einer Neuzulassung ausgestatteten Substanzen dargestellt. Die Darstellung erfolgt in alphabetischer Reihenfolge, so daß sich aus der Anordnung keine Rangordnung ableiten läßt. **Tab. 3.3.1** faßt die praxisrelevanten Daten zusammen. Aufgrund des unterschiedlichen Wirkmechanismen der verschiedenen Nootropika liegt es theoretisch nahe, von einem additiven Effekt ihrer Wirksamkeit auszugehen und daher verschiedene Nootropika miteinander zu kombinieren. In wissenschaftlichen Untersuchungen ist diese Fragestellung bislang noch nicht angegangen

Tab. 3.3.1 Vom Bundesinstitut für Arzneimittel und Medizinprodukte positiv monographierte Nootropika

Substanz	Tagesdosis	Mögliche Nebenwirkungen
Dihydroergotoxin	3–6 mg	Hypotonie Schwindelgefühle
Ginkgo biloba Trockenextrakt (1:50)	120 mg	Magenbeschwerden Kopfschmerzen Schwindelgefühl
Nicergolin	15–30 mg	Schwindel Hypotonie Sedation Schlaflosigkeit
Nimodipin	90 mg	Hypotonie psychomotorische Unruhe
Piracetam	2,4–4,8 g	psychomotorische Unruhe Aggressivität sexuelle Stimulation
Pyritinol	600–800 mg	Appetitlosigkeit Übelkeit

worden. Ebenso wie bei anderen Psychopharmaka ergeben sich Indikationsempfehlungen im Einzelfall allenfalls aus dem Nebenwirkungsprofil der verschiedenen Substanzen.

Dihydroergotoxin

Pharmakokinetik: Wie auch andere Mutterkornalkaloide zeigt Dihydroergotoxin eine unvollständige Resorption im Magen-Darm-Trakt sowie einen erheblichen First-pass-Effekt. Die Halbwertszeit wird mit 2–4 Stunden angegeben. Die Ausscheidung erfolgt nahezu ausschließlich über die Galle, die Ausscheidung durch den Urin liegt bei unter 2% (Humpert et al. 1981, Segre et al. 1983).

Klinische Wirkungen: Dihydroergotoxin gehört zu den am besten untersuchten nootropen Substanzen. Es liegen fast 50 plazebokontrollierte Doppelblindstudien vor. Die Sandoz Clinical Assessment Geriatric Scale (SCAG) war hier das dominierende Untersuchungsinstrument zum Wirksamkeitsnachweis. Die Besserungen gegenüber Plazebo lagen wie bei den anderen Substanzen zwischen 15% und 25%. Für Hydergin liegt eine Untersuchung vor, die eine Wirksamkeit bei leichten kognitiven Störungen annehmen läßt, wenngleich operationalisierte Kriterien in dieser Untersuchung nicht angewendet wurden (Kugler et al. 1978).

Dosierung: Es wird empfohlen, bei oraler Verabreichung die Substanz dreimal täglich vor dem Essen einzunehmen. Die Tagesgesamtdosis sollte bei 3–6 mg liegen.

Unerwünschte Wirkungen: Neben gastrointestinalen Beschwerden wie Übelkeit und Erbrechen kann die hypotensive Wirkung von Dihydroergotoxin unerwünscht sein. Daher sollte die Substanz bei Patienten mit hypotoner Blutdruckausgangslage nicht oder mit großer Vorsicht angewendet werden. Dihydroergotoxin ist als Mittel der Wahl bei hypertensiven dementen Patienten anzusehen. Bei den üblichen Dosierungen wird nur selten eine nasale Schleimhautschwellung mit Behinderung der Nasenatmung beobachtet, die bei hoher Dosierung ganz im Vordergrund stehen kann (Herrschaft 1992).

Ginkgo biloba

Vorbemerkung: Bei Ginkgo biloba handelt es sich nicht um eine Monosubstanz, sondern um einen Extrakt aus den getrockneten Blättern des Ginkgo-biloba-Baumes. Die handelsüblichen Ginkgo-Präparate enthalten die Extrakte EGb 761 oder LI 1370 und sind standardisiert für den Anteil von Ginkgo-flavon-Glykosiden (ca. 25%) und Terpinoiden (6%). Ob die Effekte von Ginkgo biloba durch eine einzelne aktive Substanz oder durch eine Kombination der verschiedenen Inhaltsstoffe verursacht werden, ist unbekannt. Als die wichtigsten Inhaltsstoffe gelten die Ginkgo-flavon-Glykoside und Terpinoide. Unter den Ginkgo-flavon-Glykosiden werden als die wichtigsten das Kampferol, Quercetin und Isohamnetin angesehen. Unter den Terpinoiden gelten die Ginkgolide A, B, C als die entscheidenden (Kleijnen, Knipschild 1992).

Pharmakokinetik: Wegen der zahlreichen Inhaltsstoffe der Extrakte ist eine Beschreibung der Pharmakokinetik schwierig und umständlich, da sich der Extrakt nicht als ganzes bestimmen läßt. Für das Ginkgolid A wird eine Halbwertszeit von vier Stunden, für das Ginkgolid B eine Halbwertszeit von 7 Stunden angegeben. Fourtillan-Moreau et al. (1989) fanden bei oraler Verabreichung von Ginkgo biloba mit radioaktiv markiertem Kohlenstoff an Ratten eine Resorptionsrate von etwa 60%; die Radioaktivität verteilte sich ungleichmäßig über die verschiedenen Organe. Nach 72 Stunden waren 38% der Gesamtradioaktivität über die Lunge, 29% über die Faeces und 22% über den Urin ausgeschieden.

Klinische Wirkungen: Für Ginkgo-biloba-Extrakt liegen erst aus neuerer Zeit Untersuchungen mit nachvollziehbarem Wirkungsnachweis vor. Kanowski (1995) führte eine Studie mit dem Ginkgo-Extrakt EGb 761 bei ambulanten Patienten durch, die an AD oder an Multiinfarktdemenz entsprechend den DSM-III-R-Kriterien litten. Die Untersuchung entspricht den Richtlinien der Expertenkommission des BGA (Kern, Menges 1992). Es wurde der klinische Gesamteindruck (CGI), der Syndromkurztest (SKT) als objektiver Test und die Nürnberger Altersbeurteilungsskala (NAB) (Oswald, Fleischmann 1995) zur Verhaltensbeobachtung eingesetzt. Jedoch mußte die von den Richtlinien geforderte gleichsinnige Verbesserung von Verum gegenüber Plazebo in allen drei Meßebenen in den Ergebnissen zugunsten einer Besserung in mindestens zwei Meßebenen korrigiert werden. Die gleichsinnige Veränderung aller drei der ursprünglich festgelegten konfirmatorischen Variablen fand sich in nur 28% der Verumpatienten und in 10% in der Plazebogruppe. Insgesamt fallen damit die Ergebnisse dieser 24 Wochen dauernden Untersuchung nicht völlig überzeugend aus. Ein Unterschied in der Wirksamkeit zwischen Patienten mit AD und Multiinfarktdemenz konnte nicht gefunden werden.

Unerwünschte Wirkungen: In einer Zusammenfassung von 9772 mit EGb 761 behandelten Patienten aus 44 klinischen Studien betrug die Häufigkeit von unerwünschten Arzneimittelwirkungen 0,52%. Gastrointestinale Beschwerden wurden am häufigsten genannt, gefolgt von Kopfschmerzen und Schwindelgefühlen (Reuter 1993). Bei parenteraler Applikation wurden allergische Hautreaktionen und Venenentzündungen beobachtet.

Nicergolin

Pharmakokinetik: Nicergolin wird nach oraler Applikation nahezu vollständig resorbiert. Die Eliminationshalbwertszeit liegt für die Substanz selbst bei $2^1/_2$ Stunden, für einen Teil der Metaboliten jedoch bei über 12 Stunden. Beim Menschen erfolgt die Elimination zu etwa 75% renal und zu 25% in den Faeces (Kohlenberg-Müller et al. 1991).

Klinische Wirkungen: Zur Wirksamkeit von Nicergolin bei dementiellen Syndromen liegen 13 plazebokontrollierte Doppelblindstudien vor, überwiegend aus dem italienischen Raum. Reproduzierbare Diagnostikkriterien wurden in der Regel nicht angewandt. Teilweise waren Patienten mit Tinnitus, Vertigo oder Parkinson-Syndrom mit eingeschlossen und Besserungen im Bereich dieser Symptome angegeben. Die Besserung des dementiellen Syndroms lag in der Regel zwischen 10% und 25% (Herrschaft 1992).

Dosierung: Die Substanz wird oral in einer Tagesdosis von 15–30 mg in Tablettenform oder als Lösung angewendet. Sie kann auch als Infusion appliziert werden, wobei ein Vorteil dieser Anwendungsart gegenüber der oralen bei dementiellen Syndromen nicht belegt ist.

Unerwünschte Wirkungen: Als seltene Nebenwirkungen werden Hautrötung, Hitzegefühl, Müdigkeit und Schlaflosigkeit beschrieben. Aufgrund der wahrscheinlich adrenolytischen Wirkung von Nicergolin kann es zu Blutdruckabfall, insbesondere bei hypotoner Ausgangslage kommen. Da Nicergolin die Thrombozytenaggregation und die Blutviskosität beeinflußt, sollte es bei gleichzeitiger Anwendung von gerinnungshemmenden Medikamenten zurückhaltend verordnet werden.

Nimodipin

Pharmakokinetik: Nimodipin wird nach oraler Gabe gut resorbiert und erreicht maximale Plasmakonzentrationen nach 30 bis 60 Minuten. Bei gleicher Dosierung variieren die individuellen Plasmaspiegel erheblich (Kirch et al. 1984), doch scheint dies nicht von den unterschiedlichen Zubereitungsformen abzuhängen (Gengo et al. 1987). Nimodipin unterliegt bei oraler Gabe einem erheblichen First-pass-Effekt (Rämsch et al. 1985a). Die Konzentration von Nimodipin ist im Liquor niedriger als die im Plasma. Als Ursache wird die hohe Plasmaeiweißbindung von Nimodipin angeführt (Rämsch et al. 1985a). Nimodipin wird fast vollständig metabolisiert. Die Metaboliten werden überwiegend über den Urin, zu einem Drittel auch über den Faeces ausgeschieden (Kamath et al. 1986, Rämsch et al. 1985a). Die Eliminationshalbwertzeit für Nimodipin liegt bei etwas unter zwei Stunden (Rämsch et al. 1985a).

Klinische Wirkungen: Klinische Wirksamkeitsnachweise für Nimodipin wurden überwiegend an Populationen mit der Syndromdiagnose "hirnorganisches Psychosyndrom" durchgeführt (Ban et al. 1990, Fischhof 1990, Kanowski et al. 1988). Daneben sind auch Untersuchungen für die Indikation AD (Baumel et al. 1989) und für VD (Tobares et al. 1989) verfügbar. In den in Deutschland und Österreich durchgeführten Untersuchungen entspricht das Studiendesign im wesentlichen den oben skizzierten Empfehlungen der Expertenkommission des BGA (Kern, Menges 1992). So wurden der klinische Gesamteindruck (CGI), die Sandoz Clinical Assessment Geriatric Scale (SCAG) und verschiedene psychometrische Tests sowie Beobachtungen der Alltagsaktivitäten zum Wirksamkeitsnachweis verwendet. Insgesamt belief sich die Besserungsrate unter Nimodipin auf 15% bis 20% gegenüber Plazebo. Schmage et al. (1989) haben in einer Meta-Analyse 12 Doppelblindstudien mit insgesamt 413 Patienten zusammengefaßt, wobei CGI, SCAG, SKT und Zahlenverbindungstest eine gleichsinnige Tendenz zur Verbesserung zeigten, die im genannten Prozentrahmen bleibt.

Dosierung: Zur Behandlung der dementiellen Syndrome wird Nimodipin oral appliziert, wobei Dosierungen von 90 mg (3mal 30 mg) empfohlen werden. Die Einnahme soll unabhängig von den Mahlzeiten erfolgen.

Unerwünschte Wirkungen: An erster Stelle ist die Blutdrucksenkung, in deren Folge Schwindelgefühle und eine Zunahme der Herzfrequenz vorkommen, zu nennen. Hypotonien werden etwa bei einem Fünftel der Patienten beobachtet (Kanowski et al. 1988). Über psychomotorische Unruhe, Schlaflosigkeit, Hyperkinesen oder depressive Verstimmungen wurde nur vereinzelt berichtet (Herrschaft et al. 1992). Als Kontraindikationen werden schwere Leberfunktionsstörungen genannt sowie eine ausgeprägte hypotone Blutdrucksituation.

Piracetam

Pharmakokinetik: Piracetam wird beim Menschen fast vollständig resorbiert. Die maximale Serumkonzentration stellt sich nach etwa einer Stunde ein. Im Liquor findet sich die maximale Konzentration mit einer Verzögerung von etwa einer Stunde gegenüber dem Plasma. Entsprechend ist die Halbwertszeit im Liquor mit etwa 8 Stunden länger als die im Plasma (5 Stunden). Die Ausscheidung von Piracetam erfolgt fast vollständig durch den Urin. Offenbar wird Piracetam so gut wie nicht metabolisiert (Gobert 1972; Gobert, Baltes 1977).

Klinische Wirkungen: Fleischmann (1990) hat 26 doppelblind angelegte Studien mit "Alterspatienten" aus den Jahren 1972 bis 1989, in denen Piracetam gegen Plazebo untersucht worden war, einer Meta-Analyse unterzogen. Studien, die an Patienten mit Schädel-Hirn-Traumata, Schwindel oder Alkoholkrankheit durchgeführt worden waren, wurden nicht berücksichtigt. Der Befundanalyse lagen vier Beurteilungsebenen, nämlich ärztliches Gesamturteil, andere Fremdbeurteilungs-Skalen, objektive Leistungsprüfungen sowie das Patientenurteil zugrunde, wobei diese Befundebenen nur jeweils bei einem Teil der Untersuchungen verfügbar waren. Beruhend auf der globalen Therapiebeurteilung wurde eine mittlere Überlegenheit von Piracetam gegenüber Plazebo von 22% gefunden, wobei die Befunde im einzelnen sehr variabel waren. Drei Studien kamen zu einem negativen Piracetam-Effekt bzw. fanden identische Ergebnisse für Plazebo und Verum. Studien mit einer Laufzeit von bis zu sechs Wochen fanden weniger günstige Globaleffekte als Studien, die länger als sechs Wochen durchgeführt wurden. Legt man die klinischen Symptomratings zugrunde, so fand sich eine Überlegenheit von Piracetam gegenüber Plazebo von 16%. Bei Berücksichtigung der objektiven Leistungsbefunde reduziert sich der mittlere Therapieeffekt auf 11% Besserung gegenüber Plazebo. Variablen wie Dosierung und Studiendesign konnten die Effektvarianz nur zu einem geringen Teil aufklären.

Dosierung: In den von Fleischmann (1990) analysierten Studien lagen die Dosierungen zwischen 2,4 und 7,2 g/Tag. Andere Autoren empfehlen Dosierungen zwischen 2,4 und 4,8 g/Tag. Dosiserhöhungen bis zu 10 g/Tag scheinen keine besseren Behandlungsergebnisse zu erbringen (Coper, Kanowski 1983).

Unerwünschte Wirkungen: Als Nebenwirkungen des Piracetam fallen am häufigsten psychomotorische Unruhe, gesteigerte Aggressivität sowie sexuelle Stimulation auf. Die psychomotorische Unruhe ist häufig von Schlaflosigkeit begleitet. Diese Nebenwirkungen sollen bei Erwachsenen erst ab einer Dosis von 4,8 g/Tag auftreten (Herrschaft 1992).

Pyritinol

Pharmakokinetik: Nach oraler Gabe werden maximale Blutspiegel von Pyritinol bereits nach 30 bis 60 Minuten erreicht. Die Halbwertszeit ist mit $2\,^{1}/_{2}$ Stunden sehr kurz. Pyritinol wird rasch und weitgehend metabolisiert. Die Metaboliten werden zu fast 75% über die Niere ausgeschieden. Pyritinol passiert die Bluthirnschranke (Werner et al. 1976).

Klinische Wirkungen: Bei dementiellen Syndromen im Alter liegen für Pyritinol plazebokontrollierte Doppelblindstudien vor. Diese ergaben eine durchschnittliche Besserungsrate von Pyritinol gegenüber Plazebo um etwa 20%. Nur eine Untersuchung (Knezevic et al. 1990) verwendete DSM-III-Kriterien für die Diagnose einer AD an. Die übrigen Untersuchungen arbeiteten mit weniger gut definierten diagnostischen Begriffen, dabei waren offensichtlich sowohl vaskuläre Demenzen als auch primär degenerative Demenzen sowie leichtere kognitive Störungen in den meisten Untersuchungen eingeschlossen worden (Herrschaft 1992). In einer neueren Studie konnten Heiss et al. (1994) eine Wirksamkeit von Pyritinol **nicht** nachweisen.

Dosierung: Pyritinol wird in einer Gesamtdosis von 600 mg (3mal 200 mg) pro Tag gegeben. Die Substanz ist auch als Infusion verfügbar, wobei Dosen zwischen 2 und 5 Ampullen zu je 200 mg/Tag empfohlen werden (Herrschaft 1992). Untersuchungen, die einen Unterschied in der Wirksamkeit von oraler oder intravenöser Applikation gelegen sind, sind nicht bekannt.

Unerwünschte Wirkungen: Als Nebenwirkungen sind Schlafstörungen, psychomotorische Unruhe, Appetitverlust, Übelkeit, Erbrechen und Durchfall beschrieben. Gelegentlich soll es zu einem Anstieg der Transaminasen und zu einer Cholestase kommen. In einzelnen Fällen sind Hautreaktionen und Gelenkschmerzen beschrieben worden. Pyritinol soll bei Patienten mit primär chronischer Polyarthritis nicht verordnet werden. Als Kontraindikation gelten außerdem anamnestisch bekannte Autoimmunerkrankungen. Wechselwirkungen sind mit Antirheumatika beschrieben worden, Pyritinol verstärkt Nebenwirkungen von Penicillamin und Goldpräparaten (Herrschaft 1992).

Ausblick

Die hier dargestellten Nootropika müssen überwiegend als unspezifische empirische Behandlungsstrategien angesprochen werden. Eine gewisse Ausnahmestellung kann Nimodipin beanspruchen, das als erstes Nootropikum mit einer plausiblen, experimentell gesicherten Wirkhypothese antrat. Es wurde angenommen, daß ein exzessiver Kalziumeinstrom in die Neuronen einen gemeinsamen pathogenetischen Mechanismus des Zelltods infolge von Hypoxie und Degeneration darstellt, der durch Kalziumkanalblocker wie Nimodipin antagonisiert werden kann (Müller et al. 1996, Heiss et al. 1994). In neuerer Zeit sind weitere therapeutische Prinzipien in die experimentelle Forschung gelangt, die sich von derzeit diskutierten ätiopathogenetischen Modellen der AD ableiten lassen. Dazu gehört die Therapie mit Radikalfängern (Willson 1983) oder antiinflammatorischen Substanzen wie Indometazin (Rogers et al. 1993). Therapeutische Versuche mit Nervenwachstumsfaktor (NGF) finden eine Begrenzung ihrer klinischen Anwendbarkeit durch die Notwendigkeit einer intraventrikulären Applikation (Olson et al. 1992). Der Chelatbildner Desferrioxamin wurde bei AD unter der Vorstellung eingesetzt, das möglicherweise risikobildende Aluminium im Blut zu reduzieren. In einer zwei Jahre dauernden Untersuchung konnte in der Verumgruppe gegenüber Plazebo die Progression der Krankheit deutlich verlangsamt werden (McLachlan et al. 1991). Nicht nur die Notwendigkeit einer intramuskulären Applikation, sondern auch die toxischen Nebenwirkungen von Desferrioxamin lassen eine langfristige Routineanwendung fraglich erscheinen.

Literatur

Amaducci L et al. (1990): Consensus conference on the methodology of clinical trials of nootropics. Pharmacopsychiatry 24: 171–175

American Psychiatric Association (ed): Diagnostic and Statistical Manual of Mental Disorders (DSM-III-R). Beltz, Weinheim 1991

Ban TA, Morey L, Aguglia E et al. (1990): Nimodipine in the treatment of old age dementias. Prog Neuro-Psychopharmacol Biol Psychiat 14: 525–551

Baumel B, Eisner LS, Karukin M et al. (1989): Nimodipine in the treatment of Alzheimer's disease. In: Bergener M, Reisberg B (eds): Diagnosis and Treatment of Senile Dementia, pp 336–373. Springer, Berlin–Heidelberg–New York

Dahlke F et al. (1990): Recommandations for clinical trials in dementia. Dementia 1: 292–295

Dilling et al. (1994) siehe Weltgesundheitsorganisation

Coper H, Kanowski S (1983): Nootropika: Grundlagen und Therapie. In: Langer G, Heimann H (Hrsg): Psychopharmaka. Grundlagen und Therapie, S. 409–433. Springer, Berlin–Heidelberg–New York

Fischhof PK, Rüther E, Wagner G et al. (1990): Therapieergebnisse mit Nimodipin bei primär degenerativer Demenz und Multiinfarktdemenz. Z Geriatrie 3: 320–327

Fleischmann UM (1990): Wirkeffekte nootroper Substanzen bei Alterspatienten – Eine Sekundäranalyse am Beispiel von Piracetam. Z gerontopsychol Gerontopsychiat 4: 285–304

Fourtillan-Moreau JB (1989): Etude pharmacocinétique des ginkgolides A, B et C après administraitons de doses uniques de Tanakan, par voie orale (solution buvable et comprimés) et en perfusion intraveineuse (soluté injectable) chez l'homme jeune adulte sain. CEMAF, Poitiers (Bericht)

Gengo FM, Fagan SC, Krol G et al. (1987): Nimodipine disposition and haemodynamic effects in patients with cirrhosis and age-matched controls. Brit J Clin Pharmacol 23: 47–53

Gobert JG (1972): Genése d'un medicament: le piracetam. Metabolisation et Recherche Biochemique. J Pharm Belg 27: 281–304

Gobert JG, Baltes EL (1977): Availability and plasma clearance of piracetam in man. Il Farmaco 32: 83

Heiss WD, Kessler J, Mielke R et al. (1994): Long-term effects of phosphatidylserine, pyritinol, and cognitive training an Alzheimer's disease. A neuropsychological, EEG, and PET investigation. Dementia 5: 88–98

Herrschaft H (1992): Nootropika. Spezieller Teil. In: Riederer P, Laux G, Pöldinger W (Hrsg): Neuro-Psychopharmaka, Bd. 5: Parkinson und Nootropika, S. 189–200. Springer, Berlin–Heidelberg–New York

Humbert H, Lavène D, Guillaume MF et al. (1981): In: Aiache JM, Hirtz J (eds): 1er Congrès Européen de Biopharmacie et de Pharmacocinétique. Technique et Documentation, Paris, Vol. 1, pp 334–304

Kamath B, Letteri J, Krol G et al. (1986): Pharmacokinetics and metabolism of radiolabeled nimodipine. Pharmacol Res (suppl 2) 4: 80

Kanowski S, Fischhof P, Hiersemenzel R et al. (1988): Wirksamkeitsnachweis von Nootropika am Beispiel von Nimodipin – ein Beitrag zur Entwicklung geeigneter klinischer Prüfmodelle. Z Gerontopsychol Gerontopsychiat 1: 35–44

Kanowski S, Ladurner A, Maurer K et al. (1990): Empfehlungen zur Evaluierung der Wirksamkeit von Nootropika. Z Gerontopsychol Gerontopsychiat 3: 67–80

Kanowski S (1995): Proof of efficacy of Ginkgo biloba special extract (EGb 761) in outpatients suffering from primary degenerative dementia of the Alzheimer type and multi-infarct dementia. In: Christen Y, Courtois Y, Droy-Lefaix M-T (eds): Advances in Ginkgo biloba Extract Research, Vol. 4. Effects of Ginkgo biloba Extract (EGb 761) on Aging and Age-Related Disorders, pp 149–158. Elsevier, New York–Amsterdam

Kern U, Menges K (1992): Proof of efficacy of nootropics for the indication "Dementia" (Phase III)-Recommandations. Pharmacopsychiatry 25: 12–135

Kirch W, Rämsch K-D, Dührsen U et al. (1984): Clinical pharmacokinetics of nimmodipine in normal and impaired renal function. Int J Clin Pharmacol Res 4: 381–384

Kleijnen J, Knipschild P (1992): Ginkgo biloba. Lancet 340: 1136–1139

Knezevic S, Mubrin Z, Spilich G et al. (1990): Long term treatment of SDAT patients with pyritinol.

In: Maurer K, Riederer P, Beckmann H (eds): Alzheimer's Disease. Epidemiology, Neuropathology, Neurochemistry, and Clinics, pp 565–574. Springer, Berlin–Heidelberg–New York

Kohlenberg-Müller K, Meier GH, Kunz K et al. (1991): Vergleichende Untersuchungen zur Bioverfügbarkeit von Nicergolin aus zwei unterschiedlichen Darreichungsformen im Steady State. Arzneimittel-Forsch 41: 28 ff

Kugler J, Oswald WD, Herzfeld U et al. (1978): Langzeittherapie altersbedingter Insuffizienzerscheinungen des Gehirns. Dtsch med Wschr 103: 456–462

McLachlan DR, Dalton AJ, Kruck TPA et al. (1991): Intramuscular desferrioxamine in patients with Alzheimer's disease. Lancet 337: 1304–1308

McKhann G, Drachman D, Folstein M et al. (1984): Clinical diagnosis of Alzheimer's disease: Report of the NINCDS-ADRDA Work Group under the auspices of Department of Health and Human Services Task Force on Alzheimer's disease. Neurology 34: 939

Möller H-J (1991): Die Rolle der Nootropika in der medikamentösen Therapie dementieller Erkrankungen. In: Möller H-J (Hrsg): Hirnleistungsstörungen im Alter, S. 51–69. Springer, Berlin–Heidelberg–New York

Müller WE, Eckert A, Hartmann H et al. (1996): Zur Kalziumhypothese der Hirnalterung. Nervenarzt 67: 15–24

Olson L, Nordberg A, Holst H v et al. (1992): Nerv growth factor affects C-nicotine binding, blood flow, EEG, and verbal episodic memory in an Alzheimer patient. J Neural Transmiss 4: 79–95

Oswald WD, Matejcek M, Lukaschek K et al. (1982): Über die Relevanz psychometrisch operationalisierter Therapie-Effekte bei der Behandlung altersbedingter Insuffizienzerscheinungen des Gehirns am Beispiel des Nürnberger-Alters-Inventars. Arzneimittel-Forsch 32: 584–590

Oswald WD, Fleischmann UM (1995): Nürnberger-Alters-Inventar (NAI). Hogrefe, Göttingen–Bern–Toronto–Seattle

Rämsch KD, Graefe KH, Sommer J (1985a): Pharmacokinetics and Metabolism of Nimodipine. In: Betz E, Deck K, Hoffmeister F (eds): Nimodipine: Pharmacological and Clinical Properties, pp 147–161. Schattauer, Stuttgart–New York

Rämsch KD, Ahr G, Tettenborn D et al. (1985b): Overview on pharmacokinetics of nimodipine in healthy volunteers and in patients with subarachnoid hemorrhage. Neurochirurgia 28: 74–78

Reuter HD (1993): Spektrum Ginko biloba. Arzneimitteltherapie heute – Phytopharmaka Bd. 5. Aesopus, Basel

Rogers J, Kirby LC, Hempelman SR et al. (1993): Clinical trial of indomethacin in Alzheimer's disease. Neurology 43: 1609–1611

Schmage N, Boehme K, Dycka J et al. (1989): Nimodipine for psychogeriatric use: methods, strategies, and considerations based on experience with clinical trials. In: Bergener M, Reisberg B (eds): Diagnosis and Treatment of Senile Dementia, pp 374–381. Springer, Berlin–Heidelberg–New York

Segre G, Bruni B, Dal Pra P et al. (1983): Pharmacokinetic analysis: new methods and results with ergot alkaloids. In: Agnoli A, Crepaldi G, Spano PF, Trabucchi M (eds): Aging Brain and Ergot Alkaloids, pp 395–406. Raven Press, New York

Tobares N, Pedromingo A, Bigorra J (1989): Nimodipine Treatment improves cognitive functions in vascular dementia. In: Bergener M, Reisberg B (eds): Diagnosis and Treatment of Senile Dementia, pp 374–381. Springer, Berlin–Heidelberg–New York

Weltgesundheitsorganisation (1994): Internationale Klassifikation psychischer Störungen. ICD-10 Kap. V (F): Klinisch-diagnostische Leitlinien, hrsg. von Dilling H, Mombour W, Schmidt MH. Huber, Bern–Göttingen–Toronto–Seattle

Werner G, Erdmann G, Thiel S (1976): Untersuchungen zur autoradiographischen Verteilung von ^{3}H-Pyrithioxin beim Pinselohraffen und bei der Maus. Arzneimittel-Forsch 26: 825–828

Willson RL (1983): Free radical protection: why vitamin E, not vitamine C, B-carotene or gluta-thione? In: Porter R, Whelan J (eds): Biology of Vitamine E, pp 19–44. Ciba Foundation Symposium 101. Pitman, London

3.4 Neuroleptikatherapie im Alter

M. Haug (Frankfurt am Main), W. F. Gattaz (Sao Paulo)

Seit der klinischen Einführung des Chlorpromazins 1952 durch Delay und Deniker ist der Einsatz von Neuroleptika in der Behandlung körperlich begründbarer und funktioneller Psychosen unverzichtbar geworden. Aus den Prävalenzdaten zu psychischen Störungen bei über 65jährigen Personen (s. Kap. 1.1) läßt sich schließen, daß bei wenigstens 5% bis 10% dieser Altersgruppe zumindest vorübergehend eine Indikation zur Therapie mit Neuroleptika besteht. Für eine gerontopsychiatrische Station hat Stuhlmann (1993) Stichtagsprävalenzen von 59% neuroleptisch behandelten Patienten angegeben. Neuroleptika werden damit im gerontopsychiatrischen Bereich sehr häufig eingesetzt. Die steigenden Verordnungszahlen für Neuroleptika (Lohse, Müller-Oerlinghausen 1994) lassen vermuten, daß diese zunehmend als Ersatz für andere Psychopharmaka, speziell Tranquilizer, verordnet werden und ihr Indikationsspektrum damit ausgeweitet wird (Linden, Gothe 1993). Hierzu tragen offenbar die vermeintlich große therapeutische Breite und das fehlende Suchtpotential bei.

Prinzipiell gelten für die Anwendung dieser Substanzgruppe bei Älteren aber die gleichen begrenzten Indikationen wie bei anderen Altersgruppen, es gibt keine eigentlichen altersspezifischen Indikationsbereiche. Sehr viel häufiger sind jedoch bei älteren Patienten akute und chronische organische Psychosen anzutreffen, deren Prävalenz mit zunehmendem Alter stark ansteigt. Neuroleptikatherapie im Alter ist deshalb eine häufig syndromorientierte Behandlung, bei der Multimorbidität, Nebenwirkungsrisiken und Arzneimittelinterferenzen besonders berücksichtigt werden müssen.

Pharmakologie

Nach der chemischen Struktur lassen sich Neuroleptika in folgende Substanzklassen einteilen: Trizyklische Neuroleptika (Phenothiazine, Thioxanthene), Butyrophenone, Diphenylbutylpiperidine, Dibenzepine und Benzamide. Klinisch ist eine Unterscheidung der verschiedenen Substanzen nach deren sog. "neuroleptischer Potenz" gebräuchlich. Hiermit wurde ursprünglich nach Haase die Dosis bezeichnet, bei der mit dem Auftreten extrapyramidalmotorischer Störungen der Feinmotorik eine "neuroleptische Schwelle" überschritten werde. Dieses Konzept ist aber nicht mehr aufrechtzuerhalten. Extrapyramidalmotorische Nebenwirkungen sind keinesfalls Bedingung für ein Ansprechen auf eine neuroleptische Medikation, sondern im Gegenteil gerade in der Gerontopsychiatrie besonders zu vermeiden.

Alle Neuroleptika blockieren zerebrale Dopaminrezeptoren, daneben auch cholinerge, histaminerge, adrenerge und serotonerge Rezeptoren. Für die antipsychotische Wirkung wie das Nebenwirkungsprofil einer Substanz scheint das differentielle Muster dieser Rezeptoraffinitäten und der zerebrale Wirkort entscheidend (Leysen et al. 1993). Hierbei scheint dem Dopamin D_2-Rezeptor im mesolimbisch-mesokortikalen Dopaminsystem für die antipsychotische Wirkung eine Schlüsselrolle zuzukommen. Extrapyramidalmotorische Nebenwirkungen werden dagegen auf Rezeptorenblockaden im nigrostriatalen dopaminergen System, neuroendokrine Effekte (z.B. Hyperprolaktinämie) auf Wechselwirkungen im tuberoinfundibulären dopaminergen System bezogen (Benkert, Hippius 1992).

Sehr wahrscheinlich spielen weitere (etwa glutamaterge) Transmittersysteme für die antipsychotische Wirksamkeit einer Substanz eine wichtige Rolle. Verschiedene pharmakokinetische und pharmakodynamische Besonderheiten sind bei älteren Patienten zu beachten: die im Alter verminderte Plasma-Albuminkonzentration erhöht den Serumspiegel der allgemein stark an Plasmaeiweiße gebundenen Neuroleptika; Neuroleptika sind lipophile Substanzen, die bei Älteren ein größeres Verteilungsvolumen und damit eine längere Verweildauer im Körper haben; die primär hepatische Metabolisierung kann – etwa durch Verminderung der hepatischen Perfusion – herabgesetzt sein; die Empfindlichkeit des Gehirns speziell gegenüber antidopaminergen Effekten ist aufgrund einer Abnahme von Dopaminrezeptoren und wahrscheinlich gesteigerter Rezeptorsensitivität erhöht (s. Kap. 3.1).

Als Grundsatz für Dosierungen gilt allgemein, daß in der Gerontopsychiatrie häufig ein Drittel der ansonsten in der Erwachsenenpsychiatrie gebräuchlichen Neuroleptikadosen ausreicht, wobei interindividuell aber große Unterschiede bestehen können. Außer in Notfallsituationen sollte sehr vorsichtig einschleichend dosiert werden.

Indikationen

Neuroleptika sind Antipsychotika und sollten – mit wenigen Ausnahmen – nur als solche eingesetzt werden. Sie dämpfen psychomotorische Unruhe und Aggressivität, eine im psychotischen Erleben begründete affektive Anspannung, psychotische Sinnestäuschungen und Wahndenken, schizophrene Ich-Störungen und katatone Symptome. Akute psychotische Erregungszustände stellen im Alter eine vital-bedrohliche Gefährdung durch die mit ihnen einhergehende körperliche Erschöpfung dar. Neuroleptika können hier zu einer raschen affektiven Entspannung und Dämpfung der motorischen Unruhe führen. Es gelingt oft erst hierdurch, Zugang zu dem Patienten zu erhalten und die Diagnostik und Behandlung häufig zugrundeliegender organischer Störungen durchzuführen. Akute psychotische Zustände können aber auch ohne körperliche Unruhe als "stilles psychotisches Erleben" auftreten und etwa aufgrund einer suizidalen Gefährdung ebenfalls eine dringliche Behandlungsindikation darstellen. Bei chronischen Psychosen sollen Neuroleptika, ohne zu beeinträchtigenden Vigilanzminderungen oder kognitiven Einschränkungen zu führen, im Rahmen eines "Gesamtbehandlungsplans" (Benkert, Hippius 1992) eine Exazerbation der Symptome verhindern.

Bei vergleichbarer, dosisabhängiger antipsychotischer Wirksamkeit unterscheiden sich die verschiedenen Substanzen im wesentlichen durch ihr unterschiedliches Nebenwirkungsprofil. Allgemein ist für niederpotente Neuroleptika deren stärker sedierende, hypotensive und anticholinerge Wirkung bei geringer ausgeprägten extrapyramidalmotorischen Nebenwirkungen charakteristisch. Hochpotente Neuroleptika dagegen weisen häufiger extrapyramidalmotorische, jedoch geringere sedierende oder vegetative Nebenwirkungen auf.

Für die Behandlung mit sogenannten "atypischen" Neuroleptika fehlen bisher systematische Untersuchungen an älteren Patienten. Clozapin hat jedoch eine spezifische Indikation bei symptomatischen Psychosen, die unter Anti-Parkinsontherapie auftreten und ist bei schwer beeinträchtigenden Tremorformen des Parkinson-Syndroms zu erwägen. Clozapin hat ebenfalls große Bedeutung, wenn bei unerläßlicher Neuroleptikabehandlung mit klassischen Neuroleptika gravierende extrapyramidalmotorische Nebenwirkungen auftreten. Es bietet sich zudem an, wenn nach einem malignen neuroleptischen Syndrom eine neuroleptische Weiterbehandlung unumgänglich ist (Weller, Kornhuber 1993). Die stark anticholinergen, sedierenden und hypotensiven Eigenschaften sowie das Risiko einer Agranulozytose schränken dessen Anwendbarkeit bei alten Patienten jedoch prinzipiell ein (Jeste et al. 1993).

Häufig stellt sich die Frage einer Behandlung mit Neuroleptika bei einer akut auftretenden psychotischen Symptomatik. Hierbei sollte berücksichtigt werden:

- ob der Symptomatik eine spezifischer behandelbare organische Ursache zugrunde liegt
- welches das zu behandelnde Zielsyndrom ist
- welche Nebenwirkungen von dem Neuroleptikum zu erwarten sind, toleriert werden können, oder sogar therapeutisch erwünscht sind.

In der Behandlung chronischer psychotischer Erkrankungen sollte so niedrig wie möglich dosiert und immer wieder die Frage kritisch erwogen werden, ob eine weitere Neuroleptikagabe erforderlich oder tolerabel ist bzw. ob andere Behandlungsalternativen bestehen.
Prinzipielle Anwendungsbereiche für Neuroleptika sind in **Tab. 3.4.1** aufgeführt, wobei in der Gerontopsychiatrie den körperlich begründbaren psychotischen Störungen die Hauptbedeutung zukommt. Nachfolgend werden einzelne Indikationsbereiche näher ausgeführt.

Tab. 3.4.1 Indikationsbereiche zur Anwendung von Neuroleptika (modifiziert nach Stuhlmann 1993)

Organische Psychosyndrome	akuter Verwirrtheitszustand amnestisches Syndrom Demenzen unterschiedlicher Ätiologie posttraumatische Psychosyndrome
Paranoide Syndrome	chronische Schizophrenie "Spätschizophrenie" anhaltende wahnhafte Störungen akute vorübergehende Psychosen
Affektive Psychosen	Manie schwere Wahnbildung bei Depression
andere	chronische Schmerzsyndrome Übelkeit und Erbrechen Schlafstörungen

Akuter Verwirrtheitszustand bzw. Delir. Psychopathologisch treten akut reversible Desorientiertheit, Bewußtseinsminderung, Denk-, Gedächtnis- und Wahrnehmungsstörungen sowie Störungen des Schlaf-Wach-Rhythmus auf. Häufig treten psychomotorische Unruhe, paranoid-halluzinatorisches Erleben und affektive Anspannung hinzu. Der akute Verwirrtheitszustand stellt die häufigste psychopathologische Veränderung im höheren Lebensalter dar. Delirien sind häufig pharmakogen verursacht. So können verschiedene, bei Alterspatienten häufig verordnete Medikamente wie ASS, Indometacin, Anti-Parkinsonmittel, Diazepam, Digoxin und Digitoxin, Propranolol, Cimetidin oder Glukokortikoide akute Verwirrtheitszustände (häufig mit wahnhafter, paranoider Färbung) provozieren (Lamy et al. 1992) und sollten bei Verdacht umgehend ab- oder umgesetzt werden. Solche pharmakogen-deliranten Syndrome dürfen nicht als Verschlechterung einer womöglich vorbestehenden psychiatrischen Grunderkrankung verkannt werden. Besondere Bedeutung kommt anticholinergen Substanzen wie etwa trizyklischen Antidepressiva oder Anti-Parkinsonmitteln zu. Ursächlich ist daneben an primär intrazerebrale Erkrankungen, kardiovaskuläre oder endokrine bzw. metabolische Erkrankungen mit Auswirkungen auf das ZNS, Intoxikationen oder Entzug von Alkohol oder sedierenden Medikamenten zu denken. Eine organdiagnostische Abklärung und ursächliche Behandlung (z.B. Rehydratation, Antibiose, vorsichtige antihypertensive Medikation) stehen ganz im Vordergrund, symptomatisch ist der vorübergehende Einsatz von Neuroleptika aber oft notwendig. Bei Zuständen, die mit starker Erregung und Unruhe einhergehen, werden häufig hochpotente (antipsychotische Wirkung) und niederpotente Neuroleptika (dämpfende Wirkung) kombiniert. Aufgrund der stärkeren zentralen und peripheren anticholinergen Wirkungen niederpotenter Neuroleptika, die bei älteren Patienten auch in niedriger Dosis symptomatisch werden können, erscheint aber entweder eine Monotherapie mit mittelpotenten Neuroleptika wie Perazin (ca. 50–100 mg) oder die Kombination eines hochpotenten Neuroleptikums (z.B. Haloperidol 2–6 mg) mit einem Benzodiazepin (z.B. Diazepam 2–5 mg) vorteilhafter. Zu starke Sedierung kann eine Zunahme der Verwirrtheit und Orientierungsstörung bewirken und sollte deshalb unterbleiben. Gegenüber den Neuroleptika wird bei deliranten Zuständen manchmal dem Clomethiazol der Vorzug gegeben.

Dementielle Syndrome. Psychotische Symptome treten im Verlauf einer dementiellen Erkrankung häufig auf und stellen die prinzipielle Indikation für den vorübergehenden Einsatz von Neuroleptika dar. Bei fortgeschrittenen dementiellen Prozessen entwickeln sich aber auch persistierende Verhaltensstörungen, die mit psychomotorischer (oft nächtlicher) Unruhe, Erregung und Anspannung einhergehen. Eine Behandlung mit Neuroleptika ist hier besonders kritisch abzuwägen und im Verlauf immer wieder zu überdenken. Wegen ihrer fehlenden anticholinergen Eigenschaften haben sich in solchen Situationen z.B. Melperon (ca. 25–100 mg/Tag) oder Pipamperon (ca. 40–80 mg/Tag) bewährt.

Schizophrenie. Neuroleptika sind wie in anderen Altersgruppen bei akuten Exazerbationen mit produktiv-psychotischer Symptomatik und in der Rezidivprophylaxe indiziert. Die klinische Erfahrung zeigt, daß "mit ihrer Psychose alt gewordene" Patienten nicht selten gelernt haben, trotz residualer Symptomatik ein sozial kompetentes Leben zu führen. Psychosoziale Unterstützung ist in diesem Bereich von besonderer Bedeutung. Medikamentös sollten hoch- oder mittelpotente Neuroleptika bevorzugt werden. Sie sollten besonders bei langzeitiger Gabe so niedrig wie möglich dosiert werden (z. B. 1 mg Haloperidol/Tag). Aufgrund der besseren Steuerbarkeit ist die orale Einnahme vorzuziehen. In der ambulanten Behandlung ist regelmäßig auf Zeichen extrapyramidalmotorischer Nebenwirkungen (tardive Dyskinesie) zu achten. Entscheidendes Kriterium für die medikamentöse Behandlung ist neben der möglichst sicheren Verhinderung psychotischer Exazerbationen die Lebensqualität des Patienten.

Wahnhafte Störungen. Nicht selten finden sich im höheren Lebensalter mono- oder oligosymptomatische Wahnentwicklungen paranoider Prägung, die bei Fehlen einer zerebralen Erkrankung als anhaltende wahnhafte Störungen klassifiziert werden (F 22.0 bzw. F 22.8 nach ICD-10). Wahninhalte drehen sich hierbei etwa um das Gefühl, bedroht zu werden, um hypochrondrische oder Verarmungsideen. Diese sind oft langanhaltend, sie können dem Patienten und seiner Umwelt erhebliche Probleme bereiten und in Suizidalität münden. Maßgebliches Kriterium zur Neuroleptikatherapie sollte der Leidensdruck des Patienten sein. Eine vollständige Distanzierung vom Wahnerleben kann nur selten erwartet werden und ist nicht durch nebenwirkungsreiche Dosiserhöhungen zu "erzwingen".

Affektive Psychosen. Im Rahmen schwerer depressiver Episoden können synthyme Wahnideen auftreten, die die Frage einer Neuroleptikamedikation zusätzlich zur antidepressiven Behandlung aufwerfen können. Diese sogenannte "Zwei-Zügel-Therapie" hat sich aber in verschiedenen Studien nicht als sicher überlegen gezeigt. Auch ist hierbei das Risiko insbesondere delirogener anticholinerger Nebenwirkungen und von Arzneimittelinterferenzen deutlich erhöht, so daß zu einer solchen Kombinationsbehandlung in der Regel nicht geraten werden kann.

Erstmalig sich manifestierende manische Syndrome sind bei über 65jährigen verdächtig auf eine organische Genese (Liptzin 1992). Antriebssteigerung und Schlaflosigkeit können zu bedrohlicher Erschöpfung führen und die Gabe von Neuroleptika allein oder in Kombination mit Lithium erfordern. Für eine längerdauernde Rezidivprophylaxe stellen Neuroleptika gegenüber anderen Substanzen aufgrund des Risikos tardiver Dyskinesien aber nur die zweite Wahl dar.

Andere Indikationen. Zur Stellung der Neuroleptika in der Behandlung von Schlafstörungen sei auf Kap. 8.2 verwiesen. Neuroleptika sind ebenfalls antiemetisch sowie analgetisch wirksam. Für Levomepromazin ist etwa bekannt, daß es auch in niedriger Dosis (10–12 mg/Tag) schmerzlindernd wirkt. Im onkologischen Bereich oder bei therapieresistenten Schmerzen (etwa postherpetischen Neuralgien) treten Bedenken bezüglich extrapyramidalmotorischer Nebenwirkungen zurück.

Nebenwirkungen (s. Tab. 3.4.2)

Extrapyramidalmotorische Symptome (EPS). **Frühdyskinesien** treten besonders bei rascher Dosissteigerung und vermehrt bei höherpotenten Neuroleptika ganz überwiegend in der ersten Behandlungswoche auf. Durch PET-Untersuchungen ist nachgewiesen, daß ihr Auftreten mit dem Ausmaß der Dopamin-Rezeptorenblockade in den Basalganglien korreliert (Farde et al. 1992). Klinisch äußern sie sich als unwillkürliche Verkrampfungen besonders im Kopf- und Halsbereich (Grimassieren, Zungen-/Schlund-Krämpfe, Blickkrämpfe, Blepharospasmen etc.). Dystone Phänomene kommen bei älteren Patienten nur sehr selten vor (Casey 1991). Therapeutisch sprechen Frühdyskinesien gut auf das Anticholinergikum Biperiden an, zugleich sollte versucht werden, die Neuroleptikadosis zu reduzieren.

Tab. 3.4.2 Klinisch wichtige Nebenwirkungen von Neuroleptika

Extrapyramidalmotorik	Frühdyskinesien Parkinsonoid tardive Dyskinesie
Kognition und Kortex	Sedierung Delirprovokation Senkung der Krampfschwelle

Extrazerebral	kardiovaskulär
	  Hypotension
	  Tachykardie
	  EKG-Veränderungen
	hämatologisch
	  Leukozytopenie
	  Thrombosen
	peripher-anticholinerg
	  Obstipation (Ileus)
	  Harnverhalt
	  Akkomodationsstörungen
	allergisch
	  Leber
	  Blutbild
	endokrin
	  Blutzuckeranstieg

Malignes neuroleptisches Syndrom	

Das medikamentös-induzierte Parkinson-Syndrom (**Parkinsonoid**) tritt bei alten Patienten wesentlich häufiger auf als bei Jüngeren (Casey 1991). Das klinische Bild unterscheidet sich nicht vom idiopathischen Parkinson-Syndrom. Therapeutisch sind auch hier Anticholinergika wie Biperiden wirksam, bei längerdauernder Gabe aber problematisch. Eine prophylaktische Verabreichung ist daher nicht indiziert.

Akathisie ist bei älteren Patienten eine häufige frühe EPS-Nebenwirkung und tritt bei mindestens einem Viertel aller neuroleptisch behandelten Patienten auf (Fleischhacker et al. 1989). Sie äußert sich als subjektiv unangenehm empfundene und motorisch auffällige Bewegungsunruhe und Bewegungsdrang (vorwiegend der Beine). Im Gegensatz zu psychotischen Unruhezuständen nimmt sie bei einer Reduktion der Neuroleptikadosis eher ab. Auch aus differentialdiagnostischen Gründen sollte deshalb zunächst eine Dosisreduktion versucht werden. Führt diese nicht zu einer Besserung, gelten Betablocker vom Propranololtyp in einer Dosis von z. B. 3mal 10 mg/Tag als Mittel der Wahl. In dieser Dosierung sind störende hypotensive oder bradykarde Nebenwirkungen nicht zu erwarten. Eine Besserung der Akathisie sollte unter dieser Behandlung innerhalb von zwei Tagen eintreten. Die Kontraindikationen für Betablocker (obstruktive Atemwegserkrankungen, Herzinsuffizienz, Herzrhythmusstörungen) müssen besonders bei alten Patienten beachtet werden. Auch Promethazin (25–100 mg/Tag) kann eine Besserung der Akathisie bewirken.

Tardive Dyskinesien (TD) äußern sich häufig als unwillkürliche Bewegungen im Gesichtsbereich (bukko-linguo-mastikatorisches Syndrom), können aber auch jede andere Körperregion wie Hände, Zehen oder Rumpf betreffen. Häufig sind sie gering ausgeprägt, gelegentlich aber sozial und funktionell stark beeinträchtigend bzw. mit schweren medizinischen Komplikationen wie Kachexie als Folge von Schluckstörungen verbunden (Gaebel 1993). TD treten bei über 65jährigen Patienten nach einer Studie von Yassa et al. (1992) unter chronischer Neuroleptikatherapie in einem Beobachtungszeitraum von fünf Jahren in ca. 35% auf. Gerlach und Casey (1988) nennen Prävalenzdaten von 54% bei über 60jährigen. **Tardive Dystonie** und **tardive Akathisie** stellen Sonderformen dar (Casey 1991). Die pathogenetische Hypothese, daß die Ursache eine Neuroleptika-induzierte Hypersensitivität dopaminerger Rezeptoren ist, könnte auch erklären, warum diese Phänomene häufig erst nach Dosisreduktion oder dem Absetzen von Neuroleptika auftreten. Verschiedene Befunde sprechen aber gegen dieses einfache Modell. Eher scheinen komplexere Beeinflussungen von Dopamin-Rezeptor-Subtypen bzw. Hemmung der Aktivität striataler GABAerger und anderer Neurone durch Neuroleptika der Pathophysiologie zugrunde zu liegen (Gerlach, Casey 1988).

Alter gilt als wichtigster Risikofaktor sowohl für die Entwicklung und Intensität als auch für die Irreversibilität einer TD (Casey 1991). Ebenso erhöhen offensichtlich Dauer und kumulative Dosis der Neuroleptikaeinnahme das Risiko (Gerlach, Casey 1988). Auch strukturelle Hirnschädigungen wie zum Beispiel atrophische Veränderungen, Folgen größerer ischämischer Infarkte oder leukenzephalopathische Veränderungen erhöhen das Risiko, unter Neuroleptikabehandlung eine TD zu entwickeln. Für den gerontologischen Bereich relevant erscheint ebenfalls der Befund, daß ältere Diabetiker offenbar ein zweieinhalbfach erhöhtes Risiko für die Entwicklung von Spätdyskinesien unter einer Neuroleptikabehandlung haben (Woerner et al. 1993). Nur etwa 60% der Spätdyskinesien remittieren nach Absetzen von Neuroleptika innerhalb von 3 bis 5 Jahren (Marsden 1985). Die Indikation für eine langfristige Neuroleptikabehandlung ist bei alten Patienten deshalb besonders kritisch zu stellen. Bei gegebener Indikation sollten Neuroleptika so niedrig wie möglich dosiert werden. Von der längerdauernden Gabe von Anticholinergika ist wie von einer neuroleptischen Intervallbehandlung abzuraten, da beides eine mögliche Risikoerhöhung für TD darstellt (Gaebel 1993). Neuroleptisch über längere Zeit behandelte Patienten sollten regelmäßig auf Zeichen einer TD untersucht werden. Bei Auftreten von Symptomen empfiehlt sich, Neuroleptika wenn möglich sofort abzusetzen. Eine Umstellung auf Clozapin sollte erwogen werden. Clozapin verursacht wahrscheinlich keine TD und ist möglicherweise gezielt gegen TD therapeutisch wirksam (Lieberman et al. 1991). Bei persistierender, schwerer TD kann gelegentlich Tiaprid zu einer Besserung führen.

Sedierung. Besonders niederpotente Neuroleptika können zu einer starken Sedierung führen, die bei akuten Erregungszuständen aber durchaus erwünscht sein kann. Längerfristig sollte eine stärkere Sedierung vermieden werden, da neben dem subjektiven Wohlbefinden des Patienten auch kognitive und statomotorische Funktionen leiden können.

Vegetative Nebenwirkungen. Peripher anticholinerge Effekte können bei alten Patienten erhebliche Beeinträchtigungen zur Folge haben. Bei ohnehin häufiger Obstipation kann sich ein paralytischer Ileus entwickeln; Miktionsprobleme bei Prostatahyperplasie oder Harnverhalt, Dekompensation eines vorbestehenden Glaukoms, Desorientiertheit und Inaktivität infolge von Akkomodationsstörungen sind weitere Komplikationen. Hypotonie aufgrund alpha-adrenolytischer Wirkungen und orthostatische Dysregulation können die Sturzgefahr erhöhen bzw. zu Verwirrtheit führen. Therapeutisch wird in einigen Fällen anticholinerger Nebenwirkungen die Gabe von Cholinergika (Distigmin, Carbachol) indiziert sein. In der Gerontopsychiatrie sind aus diesen Gründen niedrigdosierte hochpotente den niederpotenten Neuroleptika häufig vorzuziehen.

Blutbildveränderungen. Besonders bei trizyklischen Neuroleptika können Leukozytopenien bis zur Agranulozytose auftreten. Deshalb sollten regelmäßige Kontrollen erfolgen, anfangs ein- bis zweiwöchentlich. Bei Clozapin muß nach den Herstellerrichtlinien vor Therapiebeginn ein normaler Leukozytenbefund vorliegen, der während der ersten 18 Behandlungswochen wöchentlich, danach mindestens monatlich zu kontrollieren ist. Bei Leukozytenzahlen unter 3000/mm^3 bzw. einem Abfall der neutrophilen Leukozytenzahlen unter 1500/mm^3 muß Clozapin sofort abgesetzt werden (Klimke, Klieser 1995).

Sonstige Nebenwirkungen. Aufgrund möglicher EKG-Veränderungen (zum Beispiel Reizleitungsstörungen, ventrikuläre Extrasystolie, Sinustachykardie) sollte das EKG vor Beginn einer neuroleptischen Therapie und im Verlauf mindestens vierteljährlich kontrolliert werden. Neuroleptika senken die zerebrale Krampfschwelle. Deshalb sind besonders nach Dosiserhöhungen oder Medikamentenumstellungen EEG-Kontrollen ratsam. Nicht selten kommt es zu meist passageren Transaminasenanstiegen.

Malignes neuroleptika-induziertes Syndrom (MNS). Hierbei handelt es sich um eine seltene, aber wegen des hohen Mortalitätsrisikos wichtige und gefährliche Nebenwirkung aller (insbesondere hochpotenter) Neuroleptika. Die Kombination von Neuroleptika mit Lithium scheint ein erhöhtes Risiko darzustellen (Pope et al. 1986). Aufgrund einzelner Berichte muß davon ausgegangen werden, daß in sehr seltenen Fällen auch Clozapin ein MNS verursachen kann. Patienten mit internistischen oder neurologischen Vorerkrankungen und solche in schlechtem Allgemeinzustand gelten als Risikogruppe (Weller, Kornhuber 1993).

Als Kernsymptome bestehen Hyperthermie, generalisierter Rigor und eine Erhöhung der Serum-CK. Diese treten in engem zeitlichen Zusammenhang mit dem Beginn einer Neuroleptikabehandlung auf. Häufig finden sich daneben Zeichen einer autonomen Dysfunktion (Schwitzen, Tachykardie, Tachypnoe, labiler Blutdruck) und eine Bewußtseinsstörung (Pietzcker 1988). Auch bei unvollständigem oder mild ausgeprägtem Syndrom muß an das Vorliegen eines MNS gedacht werden. Die geschätzte Inzidenz liegt um 1% neuroleptisch behandelter Patienten, die Mortalität etwa zwischen 5 und 10%. Pathogenetisch werden ein akutes Versagen zentraler dopaminerger Systeme in den Basalganglien (Rigor) und dem hypothalamisch-tuberoinfundibulären System (Hyperthermie) als ursächlich angesehen (Weller, Kornhuber 1992). Verschiedene Befunde weisen auf eine zusätzlich periphere, myogene Komponente des MNS hin (Gurrera, Romero 1993). Differentialdiagnostisch sind neben ausgeprägten extrapyramidalmotorischen Nebenwirkungen, Infektionskrankheiten, benigner Hyperthermie oder akinetischer Parkinson-Krise besonders die akute lebensbedrohliche Katatonie abzugrenzen. Diese ist aber nicht durch autonome Dysfunktion oder pathologische Laborparameter, sondern vielmehr durch Negativismus des Patienten und kataplektische Phänomene gekennzeichnet (Pietzcker 1988; Weller, Kornhuber 1992).

Arzneimittelwechselwirkungen

Wechselwirkungen mit anderen Medikamenten oder Genußmitteln kommt in der Gerontopsychiatrie aufgrund der häufigen Komorbidität besondere Bedeutung zu. So vermindern zum Beispiel Antazida oder verschiedene Genußmittel die Neuroleptikawirkung durch herabgesetzte Resorption oder verstärkte Metabolisierung. Neuroleptika führen zu einer Abschwächung der Wirkung blutzuckersenkender Medikamente. Die Wirkung von L-Dopa beim Parkinson-Syndrom wird abgeschwächt. Auf die delirogene Wirkung und peripheren Effekte anticholinerger Pharmaka wurde bereits hingewiesen. Weitere wichtige Interaktionen sind in **Tab. 3.4.3** aufgeführt (Hinterhuber, Haring 1992; Watsky, Salzman 1992).

Literatur

Benkert O, Hippius H (1995): Psychiatrische Pharmakotherapie. Springer, Berlin–Heidelberg–New York

Casey DE (1991): Neuroleptic drug-induced extrapyramidal syndromes and tardive dyskinesia. Schizophr Res 4: 109–120

Farde L, Nordström AL, Wiesel FA et al. (1992): Positron emission tomographic analysis of central D_1 and D_2 dopamine receptor occupancy in patients treated with classical neuroleptics and clozapine. Arch Gen Psychiat 49: 538–544

Fleischhacker WW, Miller CH, Bergmann KJ (1989): Die neuroleptikainduzierte Akathisie. Nervenarzt 60: 719–723

Gaebel W (1993): Tardive Dyskinesien unter Neuroleptika-Behandlung. Dtsch Ärztebl 14: 744–747

Gerlach J, Casey DE (1988): Tardive dyskinesia. Acta Psychiat Scand 77: 369–378

Gurrera RJ, Romero JA (1993): Enzyme elevations in the neuroleptic malignant syndrome. Biol Psychiat 34: 634–640

Hinterhuber H, Haring C (1992): Interaktionen. In: Riederer P, Laux G, Pöldinger W (Hrsg): Neuro-Psychopharmaka, Bd 4 Neuroleptika, S 122–126. Springer, Berlin–Heidelberg–New York

Jeste DV, Lacro JP, Gilbert PL et al. (1993): Treatment of late-life schizophrenics with neuroleptics. Schizophr Bull 19: 817–830

Klimke A, Klieser E (1995): Das atypische Neuroleptikum Clozapin (Leponex). Aktueller Kenntnisstand und neuere klinische Aspekte. Fortschr Neurol Psychiat 63: 173–193

Tab. 3.4.3 Mögliche Arzneimittelinterferenzen unter Neuroleptika-Behandlung (modifiziert nach Benkert, Hippius 1992)

Tranquilizer, Hypnotika, Alkohol	Verstärkung der zentral dämpfenden Wirkung
Antidepressiva (TCA), Anticholinergika	Delirprovokation
Lithium	Neurotoxische Effekte
Antikonvulsiva, Antibiotika	beschleunigter Abbau von Neuroleptika durch Enzyminduktion (Carbamazepin auch Wirkungsverstärkung)
Nikotin, Alkohol	beschleunigter Abbau von Neuroleptika durch Enzyminduktion
Insulin, orale Antidiabetika	Blutzuckerspiegel erhöht
Digitoxin	gesteigerte Resorption von Digitoxin
Kaffee, Tee, Milch, Antazida	bei gleichzeitiger Einnahme verminderte Neuroleptika-Resorption

Lamy PP, Salzman C, Nevis-Olesen J (1992): Drug Prescribing Patterns, Risks, and Compliance Guidelines. In: Salzman C (ed): Clinical Geriatric Psychopharmacology, pp 15–37. Williams & Wilkins, Baltimore

Leysen JE, Janssen PMF, Schotte A et al. (1993): Interaction of antipsychotic drugs with neurotransmitter receptor sites in vitro and in vivo in relation to pharmacological and clinical effects: role of $5HT_2$ receptors. Psychopharmacol 112: 40–54

Lieberman JA, Saltz BL, Johns CA et al. (1991): The Effects of Clozapine on Tardive Dyskinesia. Brit J Psychiat 158: 503–510

Linden M, Gothe H (1993): Benzodiazepine Substitution in Medical Practice. Pharmacopsychiatry 26: 107–113

Liptzin B (1992): Treatment of Mania. In: Salzman C (ed): Clinical Geriatric Psychopharmacology, pp 175–188. Williams & Wilkins, Baltimore

Lohse MJ, Müller-Oerlinghausen B (1994): Psychopharmaka. In: Schwabe U, Paffrath D (Hrsg): Arzneiverordnungs-Report '94, S 355–370. Fischer, Stuttgart–New York

Marsden CD (1985): Is tardive dyskinesia a unique disorder? In: Casey DE, Chase T, Christensen AV (eds): Dyskinesia – Research and Treatment, pp 64–71. Springer, Berlin–Heidelberg–New York

Pietzcker A (1988): Das maligne neuroleptische Syndrom. Nervenarzt 59: 691–700

Pope HG, Keck PE, McElroy SL (1986): Frequency and presentation of neuroleptic malignant syndrome in a large psychiatric hospital. Amer J Psychiat 143: 1227–1233

Stuhlmann W (1993): Neuroleptika in der Psychogeriatrie. In: Möller H-J, Rhode A (Hrsg): Psychische Krankheit im Alter, S 331–338. Springer, Berlin–Heidelberg–New York

Watsky E, Salzman C (1992): Prescribing information. Adverse antipsychotic drug interactions. In: Salzman C (ed): Clinical Geriatric Psychopharmacology, pp 305–307. Williams & Wilkins, Baltimore

Weller M, Kornhuber J (1992): Pathophysiologie und Therapie des malignen neuroleptischen Syndroms. Nervenarzt 63: 645–655

Weller M, Kornhuber J (1993): Clozapin: Risikoneuroleptikum für die Auslösung eines malignen neuroleptischen Syndroms (MNS) oder neuroleptische Alternative bei positiver MNS-Anamnese? Fortschr Neurol Psychiat 61: 217–222

Woerner MG, Saltz BL, Kane JM et al. (1993): Diabetes and development of tardive dyskinesia. Amer J Psychiat 150: 966–968

Yassa R, Nastase C, Dupont D (1992): Tardive dyskinesia in elderly psychiatric patients: A 5-year study. Amer J Psychiat 149: 1206–1211

3.5 Antidepressive Psychopharmakotherapie

M. Hambrecht (Mannheim)

Stimmungsaufhellung, Normalisierung von Antrieb, Schlaf und Appetit und die Fähigkeit, Interessen zu entwickeln und Freude zu empfinden, sind wesentliche Ziele einer Behandlung mit antidepressiven Psychopharmaka. Sie werden nicht nur bei charakteristischen depressiven Störungen eingesetzt. Depressivität oder Schlafstörungen sind vergleichsweise unspezifische psychiatrische Symptome, die auch bei anderen psychischen Erkrankungen vorkommen. Deshalb werden Antidepressiva zum Beispiel auch bei Angsterkrankungen oder Schmerzstörungen angewandt.

Gezielte antidepressive Pharmakotherapie wurde mit der Einführung von Imipramin 1957 möglich. Seither hatte die Entwicklung immer neuer Substanzen vor allem das Ziel, Medikamente mit gleicher (oder besserer) Wirksamkeit, aber geringerer Rate an Nebenwirkungen zu finden. Subjektiv unangenehme und medizinisch gefährliche Nebenwirkungen waren gerade bei der Behandlung älterer Patienten mit diesen Medikamenten aufgefallen. Obwohl inzwischen über 20 antidepressive Substanzen eingeführt sind, ist das Problem einer maximalen Wirksamkeit bei minimaler Belastung des Patienten durch Nebenwirkungen noch nicht zufriedenstellend gelöst. Medikamente sind jedoch ein unverzichtbarer Bestandteil gerontopsychiatrischer Depressionsbehandlung. Fortschritte auf dem Weg zu einer besseren Verträglichkeit zeichnen sich in den letzten Jahren ab (Benkert, Hippius 1995).

Klassifikation der Antidepressiva

Die Einteilung antidepressiv wirkender Medikamente erfolgt teilweise nach ihrer chemischen Struktur (z. B. trizyklische versus tetrazyklische Substanzen), teilweise nach ihrem Wirkprinzip (Rückaufnahmehemmung versus Abbauhemmung von Neurotransmittern). Deshalb ist die in **Tab. 3.5.1** wiedergegebene Einteilung der Substanzen zwar üblich, logisch aber uneinheitlich.

Indikationen antidepressiver Psychopharmaka

Die klinische Grundregel, daß eine Therapie immer erst nach der Diagnosestellung begonnen werden soll, ist gerade bei der Anwendung von Antidepressiva wegen der teilweise erheblichen Nebenwirkungen unbedingt zu beherzigen. Aufgrund der geringen Spezifität depressiver Symptomatik ist für die Indikationsstellung antidepressiver Medikamente sowohl eine gründliche psychiatrische Anamnese und Erhebung der Psychopathologie (insbesondere von Affektivität, Psychomotorik, Vitalsymptomen, Wahnideen und Suizidalität), als auch eine neurologisch-internistische Anamnese und Untersuchung notwendig. Neben den psychiatrischen Differentialdiagnosen (z. B. Angsterkrankung, beginnende Demenz, Substanzmißbrauch) sind auch internistische und neurologische Krankheitsbilder zu berücksichtigen, die ebenfalls depressive Verstimmung, Störungen von Antrieb, Schlaf oder Appetit verursachen können, wie etwa endokrine Erkrankungen oder Hirntumoren. In diesen Fällen hat die Therapie der Grunderkrankung Vorrang; Antidepressiva sind ggf. für eine symptomatische Besserung in Erwägung zu ziehen.

Besteht diagnostische Unklarheit, sollte der Patient möglichst mehrmals gesehen werden, ehe eine antidepressive Medikation eingelei-

Tab. 3.5.1 Einteilung antidepressiver Psychopharmaka

Substanzgruppe	Wirkmechanismus[1]	Substanzen (Beispiele)
Trizyklika	Anreicherung von Noradrenalin, Serotonin und Dopamin im synaptischen Spalt durch Hemmung der Rückaufnahme	Sekundäre Amine (Nortriptylin, Desipramin) Tertiäre Amine (Imipramin, Amitriptylin, Clomipramin)
Selektive Serotonin-Rückaufnahme-Inhibitoren (SSRI)	Anreicherung von Serotonin im synaptischen Spalt durch Hemmung der Rückaufnahme	Fluvoxamin Fluoxetin Paroxetin
Monoaminoxidase-Inhibitoren (MAO-Hemmer)	präsynaptische Anreicherung biogener Amine durch Abbauhemmung	Tranylcypromin (irreversibel, nichtselektiv) Moclobemid (reversibel, selektiv für Monoaminoxidase A)
Atypische Antidepressiva	uneinheitlich	Trazodon Mianserin Viloxazin

[1] Im Gegensatz zu dem hier genannten initialen Wirkmechanismus beruht die längerfristige Wirkung auf Veränderungen der Empfindlichkeit von Rezeptoren.

tet wird. Durch Fremdanamnese und durch direkte Beobachtung des Patienten im Kontakt mit seinen Angehörigen klärt sich häufig das diagnostische Bild.

Eine eindeutige Differenzierbarkeit depressiver Syndrome nach ihrer Ursache (endogen versus neurotisch versus reaktiv) wurde in den letzten Jahren zunehmend in Frage gestellt. Dies fand auch in den Revisionen der diagnostischen Klassifikationssysteme (etwa der 10. Fassung der International Classification of Diseases, ICD) seinen Niederschlag, in denen kein Unterschied mehr zwischen "endogenen" und "neurotischen" depressiven Episoden gemacht wird. Dennoch wird sich im einzelnen Krankheitsfall die eine oder andere Verursachung eher in den Vordergrund schieben. Sind akute Auslöser oder längerfristige Belastungen für die Entwicklung der Depression maßgeblich, stehen psycho- und soziotherapeutische Maßnahmen an erster Stelle. Handelt es sich um ein typisch melancholisches Bild (phasenhafter Verlauf, geringe Bedeutung von psychosozialen Auslösern, vorherrschende Vitalsymptome), ist medikamentöse Therapie vordringlich. Weder schließt aber eine "reaktive Genese" der Depression den Einsatz und Erfolg von Antidepressiva aus, noch ist bei einer typisch "endogen" scheinenden Depression der Einsatz von Medikamenten zwingend notwendig (**Tab. 3.5.2**). Psychotherapie und soziotherapeutische Maßnahmen können auch hier wirksam sein und sollten insbesondere bei Unverträglichkeit oder Kontraindikationen für eine medikamentöse Behandlung erwogen werden. Wahnhafte Depressionen, starke psychomotorische Erregung oder lebensbedrohliche Situationen zwingen in der Regel aber zum Einsatz von Psychopharmaka.

Antidepressiva werden nicht nur beim Vollbild depressiver Symptomatik eingesetzt. Auch wenn nur Interesseverlust, Apathie oder anhaltend gedrückte Stimmung oder nur Vitalsymptome (etwa Schlafstörungen) vorhanden sind, können sie indiziert sein. Als Begleitmedikation finden Antidepressiva Anwendung bei Angsterkrankungen, Schmerzsyndromen, Demenzen oder schizophrenen Residualzuständen.

Indikation für Trizyklika: Bei der Entscheidung für diese Substanzgruppe sind Nebenwirkungen und Kontraindikationen besonders sorgfältig abzuwägen. Vor allem solche Erkrankungen sind zuvor auszuschließen, die unter den anticholinergen Nebenwirkungen der Trizyklika dekompensieren können (Herzrhythmusstörungen, Prostatahypertrophie, Engwinkelglaukom, Pylorusstenose usw.). Wenn diese Kontraindikationen nicht vorliegen, können Trizyklika noch immer als Mittel der 1. Wahl in der Behandlung depressiver Syndrome auch im Senium gelten. Wich-

Tab. 3.5.2 Übersicht über Zielsymptome und geeignete Antidepressiva

Zielsymptom	Antidepressiva (Beispiele)
Depressive Verstimmung	alle
Antriebsminderung	aktivierende Tri- und Tetrazyklika (Dibenzepin), SSRIs
Antriebssteigerung	dämpfende Trizyklika (Doxepin, Amitriptylin)
Angst	dämpfende Trizyklika (Doxepin)
Schlafstörungen	dämpfende Trizyklika (Trimipramin), niederpotente Neuroleptika
Grübeln, Zwangsgedanken	SSRIs, Clomipramin
Wahnsymptomatik	hochpotente Neuroleptika
Suizidalität	Cave! Trizyklika (letale Intoxikationen möglich)
	Cave! antriebssteigernde Pharmaka

tig und bei der Auswahl des geeigneten Trizyklikums zu berücksichtigen, ist die Unterscheidung zwischen sedierenden, antriebssteigernden und antriebsneutralen Trizyklika. Die Anfangsdosis liegt je nach Präparat zwischen 25 und 75 mg/Tag. Ausreichende Plasmakonzentrationen stellen sich oft schon bei 75 bis 150 mg/Tag ein. Retardierte Zubereitungen sind wegen der besseren Verträglichkeit zu bevorzugen.

Indikation für selektive Serotonin-Rückaufnahme-Inhibitoren (SSRIs): Diese werden bei Depressionen gegeben, die eher durch psychomotorische Hemmung als durch nervöse Unruhe gekennzeichnet sind. Auch Depressionen, die mit Versagensängsten und Persönlichkeitsmerkmalen wie Perfektionsstreben, Selbstunsicherheit oder Zwanghaftigkeit verbunden sind, sprechen auf SSRIs an. Schlafstörungen sollten allerdings nicht im Vordergrund der Symptomatik stehen oder z. B. durch eine sedierende Begleitmedikation behandelt werden. Erste klinische Studien besagen, daß SSRIs auch bei körperlichen Begleiterkrankungen (Hirninfarkten, Demenz u.a.) angewandt werden können (Evans 1993). Die Anfangsdosen liegen zwischen 20 mg (Fluoxetin, Paroxetin) und 50 mg (Fluvoxamin). Eine antidepressive Wirkung ist oft schon bei 20–40 mg zu beobachten. Bei Fluvoxamin können bis zu 300 mg erforderlich werden.

Indikation für Inhibitoren der Monoaminoxidase (MAOI): Diese werden gern bei sogenannten "atypischen Depressionen" gegeben, die sich durch einen fluktuierenden Verlauf, hysterisch anmutende Ausgestaltung und uncharakteristische Symptomatik (zu viel Schlaf, zu viel Appetit) auszeichnen. Von dem inzwischen fast ausschließlich verwendeten reversiblen und selektiven MAO-A-Inhibitor Moclobemid sind keine wesentlichen Kontraindikationen bekannt, so daß diese Substanz auch bei älteren Patienten und körperlicher Vorerkrankung (z. B. Hirninfarkt) empfohlen wird. Die Standarddosierung beträgt 300–450 mg.

Untersuchungen zur Wirksamkeit

Insgesamt gilt die Wirksamkeit der eingeführten Substanzen (Trizyklika, SSRIs, Moclobemid) als etwa gleich gut. Auf die Behandlung mit einem Antidepressivum sprechen jeweils etwa zwei Drittel der Patienten an. Während Plazebos im Mittel nur eine Verbesserung um 20–25% in der Einschätzung der Depressionsschwere mit der Hamilton-Skala bewirken, wird durch Antidepressiva eine Verbesserung um durchschnittlich 50% erzielt (Gerson 1985).

Zur Wirksamkeit der Antidepressiva speziell bei älteren Menschen liegen allerdings kaum kontrollierte Studien vor. Aus den üblichen klinischen Untersuchungen werden Patienten im höheren Lebensalter und mit körperlichen Begleiterkrankungen meist ausgeschlossen. Die verfügbaren Studien bei älteren oder multimorbiden depressiven Patienten wurden in der Regel an kleinen Stichproben durchgeführt. Über Nutzen und Risiken vor allem der neueren Medikamente liegen oft nur Einzelbeobachtungen und persönliche klinische Erfahrungen vor.

Die bislang verfügbaren Daten zeigen, daß die Trizyklika Imipramin und Amitriptylin bei älteren Menschen zwar antidepressiv wirksam, aber auch mit einer hohen Rate von teilweise ernsten Nebenwirkungen behaftet sind. Häufig erzielen sie eine nur unvollständige Remission (Schneider et al. 1994). Weniger Nebenwirkungen, aber ebenfalls deutliche Restsymptomatik fanden sich bei Doxepin und Nortriptylin. SSRIs und Moclobemid erwiesen sich in den verfügbaren Studien als ähnlich wirksam, ohne aber das gleiche Ausmaß an Nebenwirkungen zu zeigen wie die Trizyklika.

Hypericin-haltige Arzneimittel (Johanniskrautextrakte), die freiverkäuflich sind, aber auch rezeptiert werden, stehen derzeit in Deutschland an erster Stelle unter den wegen depressiver Verstimmungen eingenommenen Substanzen. Kontrollierte Studien dieser wegen ihrer geringen Nebenwirkungen beliebten Medikamente werden derzeit durchgeführt. Einige Patienten und auch Ärzte berichten über sehr positive Wirkungen von Johanniskrautextrakten auf (meist blande verlaufende) Verstimmungen, andere konnten keine Besserung depressiver Symptomatik beobachten.

Besonderheiten im Senium

Ältere Patienten sind für die Nebenwirkungen antidepressiver Medikamente aufgrund pharmakodynamischer und -kinetischer Faktoren empfänglicher. Häufig bestehen kardiale oder neurologische Vor- oder Begleiterkrankungen. Viele Patienten bedürfen einer gleichzeitigen internistischen Medikation, weswegen Wechselwirkungen zu beachten sind. Die Pharmakokinetik wird durch die im Alter häufig verzögerte renale und hepatische Elimination der Medikamente beeinflußt. Eine zuverlässige Medikamenteneinnahme kann bei diesen Patienten durch kognitive Defizite oder durch eine skeptische Einstellung gegenüber ärztlichen Maßnahmen in Frage gestellt sein. Notwendig sind einfache Dosierungsanweisungen oder Einnahmehilfen (z. B. Wochendosetten).

Neben der sorgfältigen diagnostischen und therapeutischen Abwägung ist darum gerade bei älteren Patienten eine gründliche und gut verständliche Aufklärung über die geplante Behandlung erforderlich. Beispielsweise sollte auf mögliche Nebenwirkungen und auf die typische Wirklatenz aufmerksam gemacht werden. Die Behandlung sollte im Prinzip immer mit einer niedrigen Dosis begonnen und langsam gesteigert werden. Einige anticholinerge oder sedierende Nebenwirkungen treten nur initial auf, so daß nach einigen Tagen eine Dosissteigerung möglich wird. Bei einigen Antidepressiva stellt sich bei älteren Menschen bereits mit der Hälfte der sonst üblichen Dosis eine therapeutische Plasmakonzentration ein. Höhere Dosen können aber teilweise bedrohliche Nebenwirkungen hervorrufen (**Tab. 3.5.3**).

Nebenwirkungen und Kontraindikationen einzelner Substanzgruppen

Trizyklika

Nebenwirkungen und Kontraindikationen der trizyklischen Antidepressiva betreffen vor allem das Herz-Kreislauf-System und das zentrale Nervensystem. Die kardiovaskulären Risiken liegen vor allem in einer Verzögerung der kardialen Reizleitung und in der orthostatischen Hypotension. Wegen der verzögerten Reizleitung sind als Kontraindikationen für Trizyklika eine bekannte Tachy- oder Bradyarrhythmie, ein AV-Block III. Grades, ein bifaszikulärer Leitungsblock oder pathologi-

Tab. 3.5.3 Allgemeine Risiken einer Behandlung mit Antidepressiva

Risiken der Antidepressiva-Therapie	besonders zu beachten bei	selten oder nie bei
Letale Überdosierung möglich	Trizyklika	SSRIs
Übersedierung	Trizyklika	SSRIs
Allergische Reaktion	alle	—
Provokation maniformer Zustände	Trizyklika, SSRI	Doxepin
Zerebrale Krampfanfälle	Maprotilin; andere v. a. bei hohen Dosen und raschen Dosisveränderungen	—

sche QT-Syndrome zu beachten. Dagegen schließen ein (vor mehr als drei Monaten abgelaufener) unkomplizierter Myokardinfarkt, ein AV-Block 1. Grades, ein inkompletter Schenkelblock oder Ischämiezeichen im EKG ohne klinische Symptomatik die Anwendung von Trizyklika nicht aus. Regelmäßige EKG-Kontrollen sind dann jedoch unerläßlich. Im Zweifelsfall sollte ein Kardiologe zu Rate gezogen werden.

Die elektrophysiologischen Wirkungen der Trizyklika am Herzen sind allerdings sehr komplex und kaum vorhersehbar. Sie können sowohl anti- als auch proarrhythmische Wirkung haben, was bei gleichzeitiger Gabe von Antiarrhythmika zu berücksichtigen ist. Möglicherweise sind Fälle von plötzlichem Herztod unter Trizyklika auf Rhythmusstörungen zurückzuführen. Direkte kardiotoxische Wirkungen der trizyklischen Antidepressiva sind wahrscheinlich geringer als früher angenommen. Eine stabile, unkomplizierte Herzinsuffizienz stellt keine Kontraindikation für trizyklische Antidepressiva dar. Bei gerade noch suffizienter Herzfunktion ist ihr Einsatz sorgfältig abzuwägen, bei dekompensierter Herzinsuffizienz muß auf Trizyklika verzichtet werden (Dalack et al. 1991).

Gravierend können Schwindel und orthostatische Probleme unter Trizyklika sein, die zu plötzlichen Stürzen führen. Schenkelhalsfrakturen treten daher gehäuft auf (Ray et al. 1987). Ursache ist eine Blockade von alphaadrenergen Rezeptoren, wodurch der altersbedingt oft schon beeinträchtigte orthostatische Regulationsmechanismus weiter gestört wird. Patienten mit Herzinsuffizienz, Linksschenkelblock und Volumendefizit etwa aufgrund diuretischer oder antihypertensiver Begleitmedikation sind hierfür besonders gefährdet. Vor Behandlungsbeginn sollte daher der Blutdruck im Stehen und im Liegen gemessen und ggf. ein Schellong-Test durchgeführt werden.

Unter Trizyklika sind Verwirrtheitszustände und delirante Syndrome bei älteren Patienten nicht selten. Am häufigsten werden sie durch zu rasche Dosissteigerung oder durch Überdosierung provoziert. Psychomotorische Unruhe bis hin zum Delir kann aber auch im therapeutischen Dosisbereich bei entsprechender Prädisposition oder bei gleichfalls anticholinerger Begleitmedikation im Rahmen eines **zentralen anticholinergen Syndroms** (ZAS) auftreten. Dessen Leitsymptome sind Tachykardie, trockene, überwärmte Haut, trockene Schleimhäute und Mydriasis. Reduzierte Darmmotilität (fehlende Darmgeräusche), zerebrale Krampfanfälle und Bewußtseinstrübung bis zum Koma können hinzukommen. Als Antidot wird Physostigmin langsam unter EKG-Monitorkontrolle injiziert (Yudofsky et al. 1991).

Gravierende anticholinerge Nebenwirkungen sind ferner die Erhöhung des Augeninnendruckes bis zum Glaukomanfall (nur bei Engwinkelglaukom), Miktionsstörungen bis zum akuten Harnverhalt (besonders bei Prostatahyperplasie) und Obstipation bis zum paralytischen Ileus. Weniger gefährlich ist die Mundtrockenheit, die aber von vielen Patienten (im Alter oft bei Zahnprothesen) als unangenehm erlebt wird und die Compliance beeinträchtigt (**Tab. 3.5.4**).

Das **tetrazyklische Antidepressivum** Mianserin sediert, hat aber deutlich geringere anticholinerge oder kardiale Nebenwirkungen und ist diesbezüglich besser verträglich. Blut-

Tab. 3.5.4 Übersicht über Nebenwirkungen der klassischen Trizyklika

anticholinerg	antihistaminerg	anti-adrenerg
Mundtrockenheit Akkomodationsstörungen Erhöhung des Augeninnendrucks (bei Engwinkelglaukom) Obstipation Harnverhalt Verzögerung der kardialen Reizleitung Sexuelle Funktionsstörungen Delir	Übersedierung Gewichtszunahme Kreislaufhypotonie	Orthostatische Hypotension Priapismus

drucksenkung kann aber zu orthostatischen Symptomen führen. Zu Beginn der Therapie sind wöchentliche Kontrollen des weißen Blutbildes erforderlich. Unter Trazodon, einer ebenfalls sedierenden nicht-trizyklischen Substanz, wurde wiederholt Priapismus beobachtet.

Selektive Serotonin-Rückaufnahme-Inhibitoren

Den SSRIs fehlen anticholinerge und anti-alpha-adrenerge Eigenschaften. Sie sind deshalb auch bei kardiovaskulär vorgeschädigten Patienten in der Regel problemlos einsetzbar; bei ausgeprägter Bradykardie und atrialen Arrhythmien wird aufgrund von Fallberichten (Buff et al. 1991) jedoch zu Vorsicht geraten. Andere Nebenwirkungen sind relativ häufig und können zum Absetzen zwingen, insbesondere Übelkeit (bei ca. 15% der Patienten), Durchfälle (ca. 10%), Schlafstörungen (5–15%), Unruhe/Agitiertheit (unter Fluoxetin und Paroxetin bei 2–15%) bzw. Müdigkeit (unter Fluvoxamin), Kopfschmerzen, Gewichtsabnahme und gelegentlich sexuelle Enthemmung.

Das **zentrale Serotonin-Syndrom** ist eine seltene Komplikation, die durch psychomotorische Erregung, zunehmende Bewußtseinstrübung, erhöhten Muskeltonus, Myoklonien und Zittern gekennzeichnet ist. Dieses potentiell lebensbedrohliche Syndrom wurde vor allem bei Kombination von SSRIs mit MAO-Hemmern bzw. bei ungenügendem zeitlichem Abstand zwischen der Verordnung dieser beiden Medikamente beobachtet.

SSRIs verzögern den Abbau anderer Medikamente in der Leber. Sie stören die oxidative Demethylierung durch Hemmung des Cytochrom P450 2D6 (Crewe et al. 1992). Dadurch werden Trizyklika, aber auch andere hepatisch eliminierte Substanzen langsamer abgebaut, so daß toxische Plasmaspiegel entstehen können. Unbedingt ist zu beachten, daß dieser Effekt im Falle von Fluoxetin aufgrund der extrem langen Eliminationshalbwertszeit seines aktiven Metaboliten Norfluoxetin von etwa 330 Stunden noch 2–3 Wochen anhalten kann (Hambrecht 1995). Dies sollte sowohl bei Kombinationstherapie als auch beim Wechsel von SSRIs etwa auf Trizyklika beachtet werden (Verordnung niedrigerer Dosen der Trizyklika!). Aufgrund dieser langen Eliminationshalbwertszeit sind insbesondere beim Wechsel von Fluoxetin auf Moclobemid mehrwöchige Wartezeiten einzuhalten.

Reversible MAO-A-Hemmer

Bei Moclobemid fehlen anticholinerge oder kardiotoxische Nebenwirkungen. Beobachtet werden jedoch Übelkeit, Schwindel, Kopfschmerzen und Schlafstörungen. Bei hirnorganischer Beeinträchtigung kann der antriebssteigernde Effekt dieser Substanz zu unerwünschter Agitiertheit und zu nächtlichen Unruhezuständen führen. Dosisanpassungen sind bei gleichzeitiger Gabe von Cimetidin oder Ibuprofen erforderlich. Wegen der Gefahr des oben beschriebenen Serotonin-Syndroms sollte bei Umstellung von Moclobemid auf Fluoxetin eine zweiwöchige Pause, bei Umstellung von Fluoxetin auf Moclobemid eine fünfwöchige Pause eingehalten werden.

Vorgehen bei Therapieresistenz

Zeichnet sich nach einem Monat antidepressiver Behandlung keine Besserung der Symptomatik ab, stellt sich die Frage nach der Wirksamkeit des gewählten Medikamentes. Folgende Schritte sind dabei zu erwägen:

- Überprüfung der Diagnose: Wurden beispielsweise Symptome einer Demenz, Suchterkrankung oder Persönlichkeitsstörung nicht berücksichtigt oder mögliche körperliche Ursachen nicht ausgeschlossen? Bestehen familiäre oder andere Konflikte, die eine depressive Symptomatik aufrechterhalten?
- Kontrolle des Medikamenten-Plasmaspiegels: Ist die gewählte Dosierung ausreichend und nimmt der Patient die Medikation wie angeordnet ein?
- Wechsel auf eine andere Substanz, möglichst mit einem anderen Wirkprinzip
- Infusionsbehandlung
- Kombinationstherapie, beispielsweise Zugabe von Lithium oder aktivierender Morgenmedikation (z. B. MAO-Hemmer).

Für **Infusionsbehandlungen** stehen nur Trizyklika zur Verfügung. Vorteilhaft ist ein rascherer Wirkungseintritt. Teilweise wird eine bessere Wirkung insbesondere bei agitierten

Depressionen beobachtet. Weil auch Nebenwirkungen rascher und schon bei niedrigerer Dosis auftreten, sollte die Behandlung immer einschleichend beginnen. In der Regel wird die Infusionstherapie wegen der besseren Überwachung stationär durchgeführt. Dies hat auch den Vorteil, daß die Infusion besser auf die Tageszeit abgestimmt werden kann, zu der eine Besserung der wesentlichen Zielsymptomatik angestrebt wird (z. B. abendliche Infusion bei Schlafstörungen).

Kombinationsbehandlungen sind bei Wirkungslosigkeit einer vorherigen Monotherapie angezeigt, wobei ein anderes Wirkprinzip und ein anderes Nebenwirkungsspektrum zu berücksichtigen sind. Bei wahnhaften Depressionen kann oft auf eine Kombination mit einem Neuroleptikum (z. B. Haloperidol, Bromperidol) nicht verzichtet werden. Bei starker ängstlicher Erregung und vor allem zu Beginn der Behandlung ist auch vorübergehend eine Begleitmedikation mit Benzodiazepinen zu erwägen.

Kombinationsbehandlungen können allerdings besondere Probleme hinsichtlich ihrer Nebenwirkungen aufwerfen: Bei Kombination eines morgendlichen aktivierenden Trizyklikums mit einem abendlichen sedierenden Trizyklikum addieren sich anticholinerge Nebenwirkungen. Bei Kombination von SSRI mit Lithium besteht die Gefahr eines Serotonin-Syndroms. Aus dem gleichen Grund ist die Kombination von SSRI mit MAO-Hemmern nicht zulässig. Bei Kombination mit SSRI erreichen Trizyklika rasch toxische Plasmaspiegel (vor allem Amitriptylin, seltener Doxepin). Benzodiazepine verstärken die sedierenden Effekte von Antidepressiva und erhöhen das Risiko für Verwirrtheitszustände und delirante Syndrome.

Kontrollen unter der Behandlung
(Tab. 3.5.5)

Diese Kontrollen sind bereits vor Therapiebeginn durchzuführen und bedürfen besonderer Sorgfalt, wenn Hinweise auf eine entsprechende körperliche Vorerkrankung vorliegen, wenn eine parenterale Behandlung geplant oder eine einschleichende Dosierung nicht möglich ist. Im Therapieverlauf sind im 1.

Tab. 3.5.5 Notwendige Kontrollen bei der Behandlung mit Antidepressiva

Kontrolle von	besonders beachten
Kreislauf (RR, Puls)	orthostatische Hypotension
EKG	Reizleitungsstörungen
Labor	Transaminasen, Blutbild, Kreatinin
EEG	Zeichen erhöhter zerebraler Erregbarkeit

Halbjahr monatliche EKG- und Laborkontrollen erforderlich (bei Trizyklika und Mianserin Blutbild zwei- bzw. einwöchentlich). Kreislaufkontrollen sollten engmaschiger, EEG nur bei auffälligem Vorbefund viertel- bis halbjährlich erfolgen.

Differentielle Indikationsstellung gegenüber anderen Behandlungsmethoden

Eine **Elektrokrampftherapie** kommt bei Wirkungslosigkeit von zwei unterschiedlichen antidepressiven Medikamenten (ausreichend lange in ausreichend hoher Dosierung gegeben) oder bei vitaler Gefährdung (z. B. Nahrungsverweigerung) in Betracht, insbesondere auch bei wahnhaften Depressionen, bei denen die höchste Suizidgefährdung besteht.

Schlafentzug sollte bei Unverträglichkeit für Medikamente, bei einem charakteristischen melancholischen Typus der Depression (mit Früherwachen, Morgentief etc.) oder bei vorherrschenden Schlafstörungen erwogen werden. Mit Medikamenten ist allerdings in der Regel eine dauerhafte Remission zu erzielen, während der gute Anfangserfolg eines Schlafentzugs oft nicht anhält. Um den therapeutischen Effekt aufrechtzuerhalten, wird empfohlen, an die Nacht des Schlafentzugs etwa sieben Nächte mit Schlafphasenvorverlagerung anzuschließen. Dabei geht der Patient am Tag nach dem Schlafentzug bereits um 17 Uhr schlafen (evtl. unterstützt mit Trimipramin o. ä.) und wird um 24 Uhr wieder geweckt. In den folgenden Tagen wird die Schlafzeit jeweils um eine Stunde nach hinten verschoben, bis die übliche Schlafzeit wieder erreicht ist (Riemann et al. 1995).

Psychotherapeutische Verfahren können bei Depressionen allein angewandt oder mit medikamentöser Therapie kombiniert werden. Gerade bei älteren Patienten ist diese Kombination in vielen Fällen sinnvoll. Bei wahnhafter Depression oder sehr ausgeprägten Vitalstörungen sind psychotherapeutische Erfolge allerdings kaum zu erwarten. Psychotherapie ist dann vordringlich, wenn interpersonelle Konflikte oder akute Belastungen (Trauer, Verlusterlebnisse o. ä.) bei der Entstehung der Depression eine Rolle spielen. Allerdings wird man bei älteren Patienten in der Regel keine aufdeckenden, tiefenpsychologischen Verfahren, sondern kognitive Verhaltenstherapie, interpersonelle Therapie nach Klerman und Weissman (Schramm 1996) oder eventuell Paar- oder Familiengespräche durchführen.

Rezidivprophylaxe

Die Rezidivgefahr depressiver Störungen ist bei älteren Patienten besonders hoch (Schneider et al. 1994). Der Frage der Rezidivprophylaxe kommt deshalb besondere Bedeutung zu. Neben der Bewältigung chronischer depressionsfördernder Belastungen sind als medikamentöse Maßnahmen zum einen die Erhaltungstherapie mit dem (erfolgreichen) Akutmedikament, zum anderen die Einstellung auf Lithium (ggf. auch auf Carbamazepin) in Betracht zu ziehen.

Erhaltungstherapie: Aktuelle Empfehlungen (Hirschfeld 1994) gehen dahin, nach einer ersten depressiven Episode für 6–9 Monate weiterzubehandeln, nach einer zweiten Episode für 4–5 Jahre und bei komplizierten Depressionen oder nach drei Episoden für unbegrenzte Zeit. Frank et al. (1990) wiesen nach, daß die Rezidivgefahr innerhalb von 3 Jahren dann am geringsten war, wenn dasjenige Medikament, das in der Akutbehandlung wirksam gewesen war, in der wirksamen Dosis weiter eingenommen wurde. Die Empfehlung einer 1- bis 3jährigen Prophylaxe mit dieser Erhaltungsdosis wäre bei älteren Patienten wegen der hohen Rezidivneigung auf eine unbefristete Fortsetzung der wirksamen Behandlung auszudehnen. Dies ist allerdings nur bei guter Verträglichkeit des Medikamentes möglich. Gewichtszunahme ist ein häufiges Problem dieser Dauerbehandlungen. Nutzen und Risiken dieser Prophylaxe sind daher sorgsam abzuwägen.

Lithium: In der Phasenprophylaxe affektiver Störungen hat man mit Lithiumsalzen die längste Erfahrung. Sie haben sich auch bei älteren Menschen als wirksam erwiesen. Insbesondere bei bipolarem Verlauf mit manischen und depressiven Phasen und bei mehr als drei abgrenzbaren depressiven Episoden sollte die Einstellung auf Lithium erwogen werden. Bei therapieresistenten Depressionen kann die zusätzliche Gabe von Lithium eine Remission bewirken (s. oben). Beim alten Menschen führen verminderte renale Clearance und Abnahme des Körperwassers (niedriges Verteilungsvolumen) zu einer verlängerten Halbwertszeit und zu höheren Serumspiegeln von Lithium. Dies macht häufigere Kontrollen der Lithiumkonzentration im Serum erforderlich, der im unteren therapeutischen Bereich liegen sollte (unter 0,7 mmol/l). Die zusätzliche Verordnung von Diuretika und anderen Medikamenten, die die Nierenfunktion beeinflussen, zum Beispiel den im Alter häufig verordneten nicht-steroidalen Antiphlogistika, ist sorgfältig abzuwägen. EKG-Kontrollen werden wegen der Möglichkeit einer Störung der Sinusknotenfunktion durch Lithium erforderlich.

Carbamazepin: Dieses in der Behandlung der Epilepsie seit langem gut eingeführte Medikament kommt bei affektiven Störungen vor allem dann in Betracht, wenn eine Erhaltungstherapie mit Antidepressiva oder eine Lithiumprophylaxe nicht möglich oder wirkungslos sind (Greil et al. 1994). Carbamazepin hat sich allerdings eher bei Manie als in der Rezidivprophylaxe unipolarer Depressionen als wirksam erwiesen. Eine besondere Indikation ergibt sich bei Patienten mit schizoaffektiver Psychose oder mit **rapid cycling** (rasches Pendeln zwischen manischen und depressiven Phasen). Die (vor allem initialen) Nebenwirkungen von Carbamazepin wie Übelkeit, Müdigkeit, Schwindel oder Ataxie können sich bei älteren Patienten besonders unangenehm bemerkbar machen und erfordern eine sehr langsame Dosissteigerung. Regelmäßige Kontrollen von Blutbild und Transaminasen sind notwendig. Als zweites Antiepileptikum in der Depressionsbehandlung könnte Valproat in Zukunft Bedeutung gewinnen.

Literatur

Benkert O, Hippius H (1995): Psychiatrische Pharmakotherapie. Springer, Berlin–Heidelberg–New York

Buff DD, Brenner R, Kirtane SS et al. (1991): Dysrhythmia associated with fluoxetine treatment in an elderly patient with cardiac disease. J Clin Psychiat 52: 174–176

Crewe HK, Lennard MS, Tucker GT et al. (1992): The effect of selective serotonin re-uptake inhibitors on cytochrome P450 2D6 (CYP2D6) activity in human liver microsomes. Brit J Clin Pharmacol 34: 262–265

Dalack GW, Roose SP, Glassman AH (1991): Tricyclics and heart failure (letter). Amer J Psychiat 148: 1601

Evans ME (1993): Depression in elderly physically ill inpatients – a 12 month prospective study. Int J Geriat Psychiat 8: 587–592

Frank E, Kupfer DJ, Perel JM et al. (1990): Three-year outcomes for maintenance therapies in recurrent depression. Arch gen Psychiat 47: 1093–1099

Gerson RH (1985): Present status of drug therapy of depression in late life. J Affect Disord (suppl) 1: 23–31

Greil W, Sassim N, Ströbel C (1994): Die manisch-depressive Krankheit: Therapie mit Carbamazepin. Thieme, Stuttgart–New York

Hambrecht M (1995): Toxische Trizyklika-Plasmaspiegel durch Fluoxetin. Psychiatrische Praxis 22: 252–253

Hirschfeld RMA (1994): Guidelines for the long-term treatment of depression. Amer J Psychiat (suppl 12) 55: 61–69

Ray WA, Griffen MR, Schaffner W et al. (1987): Psychotropic drug use and the risk of hip fracture. New Engl J Med 316: 363–369

Riemann D, Vollmann J, Hohagen F et al. (1995): Behandlung von Depressionen mit Schlafentzug und Schlafphasenvorverlagerung. Fortschr Neurol Psychiat 63: 270–276

Schneider LS, Reynolds CF, Lebowitz BD et al. (1994): Diagnosis and treatment of depression in late life. American Psychiatric Assn, Washington DC

Schramm E (1996): Interpersonelle Psychotherapie. Therapiemanual. Schattauer, Stuttgart–New York

Yudofsky SC, Hales RE, Ferguson T (1991): What you need to know about psychiatric drugs. Grove & Weidenfeld, New York

3.6 Elektrokrampftherapie (EKT)

W. Hewer (Mannheim)

Seit ihrer Einführung im Jahre 1938 durch Cerletti und Bini wird die EKT erfolgreich zur Behandlung bestimmter psychischer Erkrankungen eingesetzt. In den letzten drei Jahrzehnten ist die Zahl der mit EKT behandelten Patienten zurückgegangen, dies zum einen wegen der verbesserten Möglichkeiten der Pharmakotherapie funktioneller psychischer Störungen, zum anderen aber auch wegen einer weitverbreiteten gesellschaftlichen Ablehnung dieses Therapieverfahrens im Kontext abschreckender Darstellungen der heute nicht mehr angewandten unmodifizierten Behandlungsform in den Medien. In der aktuellen angloamerikanischen Literatur wird jedoch eine gegenläufige Entwicklung zunehmend deutlich. Danach bietet die EKT gerade für ältere Patienten eine relativ günstige Nutzen-Risiko-Relation und wird deshalb in der Gerontopsychiatrie in absehbarer Zukunft ihren Stellenwert behalten, vielleicht sogar noch an Bedeutung gewinnen (Pritchett et al. 1994).

Im vorliegenden Kapitel werden die wichtigsten Aspekte zur Anwendung der EKT bei Patienten des höheren Lebensalters zusammengefaßt. Da aus Platzgründen auf Details nicht eingegangen werden kann, sei – insbesondere hinsichtlich der praktischen Durchführung – auf weiterführende Literatur verwiesen (Abrams 1992; APA 1990; Sauer, Lauter 1987; Wolpert, Lolas 1977).

Die Wirksamkeit der EKT

Therapeutische Wirkungen der EKT sind am besten für schwere Depressionen (major depression) nachgewiesen. In mehreren Doppelblindstudien, die reale und simulierte EKT miteinander verglichen, konnte eine signifikante Überlegenheit der Verumkondition aufgezeigt werden und zwar am eindrucksvollsten bei Vorliegen einer wahnhaften Symptomatik oder psychomotorischen Hemmung (Abrams 1992). Im Vergleich mit der Antidepressivabehandlung zeigt die EKT eine mindestens gleich gute, häufig aber auch deutlich bessere Wirksamkeit bei eher früherem Wirkungseintritt (Sackeim 1994).

Inwieweit sich in der Wirksamkeit der EKT eine Altersabhängigkeit zeigt, kann derzeit nicht schlüssig beantwortet werden. In einigen Studien wurden bei älteren Patienten zumindest tendenziell stärkere antidepressive Effekte beobachtet (Wilkinson et al. 1993).

Trotz jahrzehntelanger Bemühungen ist es bisher nicht gelungen, den Wirkmechanismus der EKT aufzuklären. Diskutiert werden zum einen modulierende Effekte auf verschiedene Neurotransmitter-Systeme (Dopamin, Noradrenalin, Serotonin), zum anderen neuroendokrine Wirkungen sowie Veränderungen der Hirndurchblutung und der Permeabilität der Blut-Hirn-Schranke (Abrams 1992, Coffey 1993). Schließlich könnte eine durch die iktalen Ereignisse ausgelöste Ausschüttung endogener antikonvulsiver Substanzen eine wesentliche Komponente der Effektivität des Verfahrens darstellen (Sackeim et al. 1983).

In diesem Kontext könnte man sich eine Modulation und Stabilisierung der Affektlage durch die EKT vorstellen, vergleichbar etwa den psychotropen Effekten bestimmter Antikonvulsiva (z. B. Carbamazepin). Passend zu dieser Hypothese wäre auch die syndromübergreifende Wirksamkeit der EKT, die nicht nur bei Depressionen, sondern auch bei Manien und akuten Exazerbationen schizophrener Erkrankungen – vor allem mit katatoner oder deutlicher affektiver Symptomatik – mit Erfolg eingesetzt werden kann.

Nebenwirkungen

Die klinisch bedeutsamste Nebenwirkung der EKT besteht in einer möglichen Beeinträchtigung des kognitiven Leistungsvermögens. In Einzelfällen kann es im Laufe einer Behandlungsserie zu Verwirrtheitszuständen kommen und zwar bevorzugt bei sehr alten Patienten sowie bei Vorliegen schwerer körperlicher, insbesondere zerebraler Vorschädigungen (Sackeim 1994).

Häufiger sind transitorische mnestische Leistungseinbußen, die sowohl das retro- wie das anterograde Gedächtnis betreffen. Diese bilden sich im Laufe einiger Wochen nach Ende der Behandlung wieder zurück. Hingegen können "lakunäre" Gedächtnislücken in Bezug auf Ereignisse in den Wochen und Monaten vor und nach der EKT bestehen bleiben. Weitere persistierende mnestische Störungen sind jedoch nicht zu erwarten (Sackeim 1994).

Bei dem Aufklärungsgespräch sollte man die positiven Auswirkungen auf die kognitiven Funktionen, die üblicherweise nach einer Remission der depressiven Symptomatik eintreten, nicht unerwähnt lassen und darauf hinweisen, daß 3 bis 6 Monate nach Abschluß einer Behandlungsserie nahezu immer eine gleich gute oder verbesserte geistige Leistungsfähigkeit im Vergleich zum Status vor EKT besteht. Die Möglichkeit einer durch die EKT hervorgerufenen strukturellen Hirnschädigung ist zwar nicht mit letzter Sicherheit auszuschließen, bei Beachtung der heute gültigen Behandlungsprinzipien jedoch als sehr unwahrscheinlich anzusehen (Devanand et al. 1994).

Die EKT ist nur mit einem geringen Risiko einer tödlichen Komplikation in der Größenordnung von 0,02 bis 0,05‰ pro Einzelbehandlung verbunden (Pritchett et al. 1994). Dennoch ist zu beachten, daß das iktale Geschehen mit zwar kurzfristigen, aber sehr intensiven physiologischen Auswirkungen auf Herz und Kreislauf verbunden ist. Durch Katecholaminausschüttung bedingt kommt es regelhaft für die Dauer von einigen Minuten zu einem deutlichen Anstieg von Blutdruck und Herzfrequenz (Rice et al. 1994). Dabei können Blutdruckspitzen über 250 mmHg systolisch und 130 mmHg diastolisch und Tachykardien über 150/min auftreten. Ebenso stellen Erregungsbildungs- und -leitungsstörungen keine Seltenheit dar. Auch beim alten Menschen sind diese Reaktionen nahezu immer transitorischer Natur, sie bilden sich spontan zurück und sind somit als benigne zu werten (Hay 1989). Bei Bestehen einer schweren kardiovaskulären Vorschädigung kann es im Einzelfall aber zu lebensbedrohlichen Arrhythmien kommen, die einer internistischen Akutbehandlung bedürfen. Bei hochgradiger Koronarinsuffizienz kann der mit einem erhöhten myokardialen Sauerstoffverbrauch verbundene Anstieg des Druck-Frequenz-Produkts unter der EKT ischämische Ereignisse bis hin zum Herzinfarkt auslösen (Alexopoulos et al. 1989).

Prolongierte Apnoen sind seltene Ereignisse und üblicherweise nicht mit bedrohlichen Folgen verbunden, da die Patienten bis zur Stabilisierung der Vitalfunktionen anästhesiologisch betreut werden. Bei Auftreten einer verlängerten Konvulsion – gleichfalls einem seltenen Ereignis – muß diese nach 2 Minuten durch eine antikonvulsive Medikation (z.B. Diazepam) terminiert werden. Zu beachten ist, daß die Anfallstätigkeit nicht mit motorischen Reaktionen verbunden sein muß und unter Umständen nur im EEG nachzuweisen ist. Dies ist einer der Gründe, weshalb eine fortlaufende EEG-Registrierung bis zum Verschwinden der Krampfpotentiale nach Möglichkeit stattfinden sollte (APA 1990).

Manchmal treten nach dem Aufwachen aus der Narkose passager unspezifische Beschwerden wie Kopfschmerzen oder Übelkeit auf, die jedoch so gut wie nie mit einer stärkeren Beeinträchtigung der Patienten verbunden sind. Die früher gefürchteten Frakturen, Luxationen und sonstigen Verletzungen als Folge des nicht durch Muskelrelaxation modifizierten tonisch-klonischen Anfalls stellen unter den heute üblichen Kautelen kein Problem mehr dar (Sauer, Lauter 1987).

Indikationen

Die EKT wird am häufigsten bei schweren Depressionen angewandt und ist vor allem dann indiziert, wenn das sog. somatische Syndrom nach ICD-10 (melancholischer Typus nach DSM-IV) vorliegt bzw. es sich um eine wahnhafte Depression handelt. Bei diesen Krankheitsbildern kann es zur Entwicklung eines depressiven Stupors kommen, der angesichts der möglichen Sekundärkomplikationen einerseits und des guten Ansprechens auf EKT andererseits eine besonders geeignete Indikation für diese Behandlungsform darstellt. Ebenso sollte bei pseudodementieller Symptomatik die EKT frühzeitig in Erwägung gezogen werden (Greenberg, Fink 1992).

Manien und Erkrankungen des schizophrenen Formenkreises sind im höheren Lebensalter eher selten Anlaß für die Einleitung einer Konvulsionsbehandlung. Die EKT scheint auch bei bestimmten körperlichen Erkrankungen therapeutische Wirkungen zu entfalten, beispielsweise bei Affektionen des extrapyramidalen Systems (Morbus Parkinson, malignes neuroleptisches Syndrom) oder bei organisch verursachten katatonen Syndromen (Folkerts 1995).

In Anlehnung an die Empfehlungen des Task Force Reports der American Psychiatric Association ist die EKT unter folgenden Voraussetzungen die **Methode der ersten Wahl**, sofern eines der o. g. Krankheitsbilder vorliegt (APA 1990):

- Notwendigkeit einer raschen und wirksamen Behandlung aus medizinischen oder psychiatrischen Gründen
- die Risiken der Alternativbehandlung sind höher als die Risiken der EKT zu bewerten
- bei früheren Krankheitsepisoden schlechtes Ansprechen auf Medikamente respektive gute Wirkung der EKT
- auf ausdrücklichen (und ärztlich nachvollziehbaren) Wunsch des Patienten.

Als **Verfahren der zweiten Wahl** kommt die EKT zur Anwendung, wenn eine medikamentöse Behandlung wegen ausgeprägter Nebenwirkungen oder einer deutlichen Verschlechterung der Grunderkrankung abgebrochen werden muß, vor allem aber bei Vorliegen medikamentöser Therapieresistenz, wobei immerhin noch in rund 50% dieser Fälle mit einem Ansprechen auf EKT zu rechnen ist (Sauer, Lauter 1987).

Kontraindikationen

In **Tab. 3.6.1** sind die wesentlichen Kontraindikationen der EKT zusammengefaßt. Die obenstehenden fettgedruckten Krankheitsbilder sind nach Sauer und Lauter (1987) als absolute Kontraindikationen anzusehen, während es nach den amerikanischen Richtlinien keine absoluten Kontraindikationen gibt, sondern nur Situationen, die mit einem deutlich erhöhten Komplikationsrisiko verbunden sind (APA 1990).

Inwieweit eine der vorgenannten Erkrankungen im Einzelfall die Durchführung einer EKT mit einem unangemessen hohen Risiko belastet, bedarf immer der individuellen Nutzen-Risiko-Abwägung. Diese sollte vom Psychiater gemeinsam mit den anderen beteiligten Fachgebieten (Anästhesie, Innere Medizin etc.) vorgenommen werden. Insbesondere ist zu prüfen, ob der Zustand des Patienten vor Beginn der EKT durch eine Behandlung der entsprechenden Begleiterkrankungen stabilisiert werden kann.

Tab. 3.6.1 Erkrankungen mit erhöhtem Komplikationsrisiko der EKT[1]

- **kürzlich überstandener Herzinfarkt**
- **bestimmte vaskuläre Fehlbildungen (zerebrales Aneurysma oder Angiom, Aortenaneurysma)**
- **intrakraniale Raumforderungen oder Hirndrucksteigerungen anderer Genese**
- koronare Herzkrankheit
- schwere arterielle Hypertonie
- schwere pulmonale Erkrankungen
- Zustand nach Hirnblutung
- Zustand nach ischämischem zerebralem Insult (1–3 Monate nach dem Ereignis)
- erhöhtes Blutungsrisiko bei Gerinnungsstörungen (inklusive Antikoagulantienbehandlung)
- Ablatio retinae
- medikamentös nicht eingestelltes Glaukom
- Phäochromozytom
- hohes Narkoserisiko (ASA Grad 4/5)[2]

[1] Nach Task Force Report der American Psychiatric Association (1990) sowie Sauer, Lauter (1987). Weitere Ausführungen im Text
[2] Schweregradeinteilung der Amerikanischen Gesellschaft für Anästhesiologie

Durchführung

Eine Klinik sollte EKT-Behandlungen nur bei Vorhandensein der personellen und apparativen Voraussetzungen durchführen, die nach den heute gültigen Richtlinien erforderlich sind (APA 1990). Die einzelnen Schritte des Behandlungsablaufs sind in **Tab. 3.6.2** zusammengefaßt.

Vor Behandlungsbeginn sollten nach Möglichkeit alle psychotropen Medikamente abgesetzt werden. Nicht selten ergibt sich aber aus den Umständen des Einzelfalls heraus die Notwendigkeit, die Gabe von Neuroleptika und/oder Antidepressiva fortzuführen.

Tab. 3.6.2 Praktische Durchführung der EKT

- eingehende Voruntersuchung (psychiatrisch-neurologisch, internistisch, anästhesiologisch): Indikationsstellung, Ausschluß von Kontraindikationen
- Aufklärung und Einwilligung des Patienten (ggf. des Rechtsvertreters)
- nach Möglichkeit Absetzen der Psychopharmaka (insbesondere Lithium, Antikonvulsiva, Benzodiazepine)
- Vorbereitung auf Station: Nahrungs- und Flüssigkeitskarenz, Legen einer venösen Verweilkanüle, Miktion. Psychologische Betreuung des Patienten
- Vorbereitung im Behandlungsraum: Anbringen der Monitorelektroden (EKG, EEG, EMG), der Blutdruckmanschetten beidseits und des Sensors für die Sauerstoffsättigung
- Plazierung der Stimulationselektroden (unilateral: nondominante Hemisphäre/bitemporal), Impedanzmessung (ggf. Korrektur der Elektrodenposition, Verbesserung des Hautkontakts). Einstellen der Stimulationsparameter.
- Prämedikation (fakultativ):
  - Modifikation der kardiovaskulären Reaktion: z. B. Anticholinergika, Kalziumantagonisten, Betablocker
  - Senkung der Krampfschwelle: Koffein
- Anhängen einer Elektrolytlösung, Kurznarkose (z. B. mit Methohexital o. Thiopental), Muskelrelaxation (Suxamethoniumchlorid), Maskenbeatmung mit 100% Sauerstoff, Einführen eines Zahnschutzes
- Auslösung der Stimulation (bei nicht ausreichender oder fehlender Konvulsion ggf. Restimulation)
- Monitoring der Konvulsion: Generalisierung? Anfallsdauer: motorisch/im EEG
- Nachbeobachtung: im Behandlungs-/Aufwachraum (ca. 1/2 Stunde), auf Station (ca. 2 Stunden). Dokumentation
- Zahl der Einzelbehandlungen: im Mittel 8–12 (2–3/Woche)
- Rezidivprophylaxe: medikamentös (in Sonderfällen sog. Erhaltungs-EKT)

Lithiumsalze (erhöhtes Delirrisiko) und antikonvulsiv wirkende Medikamente (Unterdrückung der erwünschten Krampfauslösung) sollten nicht weitergegeben werden. Ist die Verordnung eines Benzodiazepins unverzichtbar, ist eine Substanz mit kürzerer Halbwertszeit (Lorazepam, Oxazepam) zu bevorzugen und eine Karenz von 12 bis 24 Stunden vor jeder Behandlungssitzung einzuhalten. Irreversible MAO-Hemmer müssen mindestens zwei Wochen vor Beginn einer EKT-Serie abgesetzt werden.

Die EKT wird heute nur noch in modifizierter Form – also in Kurznarkose und unter Muskelrelaxation – durchgeführt. Während dieses meist nicht länger als 10 Minuten dauernden Zeitraumes wird der Patient per Maske mit 100% Sauerstoff beatmet. Auch wenn die Durchführung der Kurznarkose in der Verantwortung des Anästhesisten liegt, so sollte dennoch der Psychiater mit den Grundlagen des anästhesiologischen Vorgehens vertraut sein, da Auswahl und Dosis des Kurznarkotikums die Krampfschwelle erheblich beeinflussen. Standard ist nach wie vor die Gabe eines kurzwirksamen Barbiturates. Etomidat stellt eine Alternative dar, wobei man unter diesem Kurznarkotikum meist längere Konvulsionen beobachtet (im Mittel Verlängerung um 10–15 s) (Trzepacz et al. 1993). Umgekehrt kommt es unter Propofol zu einer Verkürzung der Krampfdauer, so daß diese Substanz für die Anwendung bei EKT nicht empfohlen wird. Generell sollte die Narkose nicht zu tief sein, um eine zu starke Erhöhung der Krampfschwelle zu vermeiden.

Die Stimulationselektroden werden entweder unilateral über der nicht dominanten Hirnhälfte (Position nach d'Elia) (**Abb. 3.6.1**) oder bitemporal plaziert. Vorteil der unilateralen Stimulation sind geringere kognitive Nebenwirkungen, während bei bilateraler Applikation der therapeutische Effekt mit größerer Zuverlässigkeit erreicht wird (Sackeim et al. 1993). Deshalb ist bei mangelhaftem Ansprechen auf unilaterale Stimulation eine bilaterale Anwendung zu erwägen, während umgekehrt das Auftreten deutlicher psychoorganischer Auffälligkeiten im Lauf einer bilateralen Behandlungsserie für den Wechsel auf die unilaterale Technik spricht.

Hinsichtlich der Stimulationsform ist der Kurzpulstechnik mit Rechteckimpulsen von

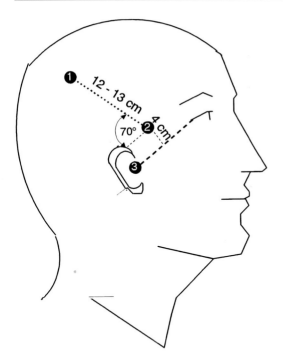

Abb. 3.6.1 Unilaterale Elektrodenposition nach d'Elia.
1: parieto-okzipitale Elektrode, 2: frontotemporale Elektrode, 3: Gehörgang (modifiziert nach Sauer, Lauter 1987; Wolpert, Lolas 1977)

0,5–2 ms der Vorzug zu geben, da bei gleicher Wirksamkeit die kognitiven Nebenwirkungen geringer sind im Vergleich zu den Geräten älterer Bauart. Bei dem einzigen in Deutschland zugelassenen Gerät zur Kurzpulsstimulation kann eine maximale Ladung von 504 Millicoulomb (=100%) eingestellt werden. Bei der ersten Behandlung wird laut Herstellerempfehlungen so vorgegangen, daß man pro Lebensjahr 1% (=5,04 Millicoulomb) appliziert und die weitere Einstellung in Abhängigkeit von der Reaktion darauf ggf. modifiziert. Prinzipiell möglich, aber aufwendiger und nur unter bestimmten Voraussetzungen anwendbar ist eine Dosisfindung nach vorheriger Bestimmung der individuellen Krampfschwelle (Sackeim et al. 1993).

Für die Bestimmung der motorischen Krampfdauer hat sich die sogenannte Manschettenmethode bewährt. Dabei wird eine Extremität, bei der unilateralen Stimulation üblicherweise der ipsilaterale Arm, durch eine über den systolischen Druck aufgepumpte Blutdruckmanschette von der muskelrelaxierenden Wirkung des Succinylcholin ausgespart, so daß die Länge des tonisch-klonischen Krampfes problemlos zu bestimmen ist. Zusätzlich kann bei den modernen Geräten die hirnelektrische Anfallsaktivität mit einem 1- oder 2-Kanal-EEG registriert werden. Man geht davon aus, daß eine therapeutisch wirksame Konvulsion dann erreicht ist, wenn die Dauer der motorischen Äußerung mindestens 25 s beträgt oder das Anfallsgeschehen im EEG 30 s überschreitet. Da es infolge wiederholter elektrisch ausgelöster Konvulsionen zu einem Anstieg der Krampfschwelle kommt, können mit zunehmender Dauer einer Behandlungsserie auch Anfallsdauern von 20 s (motorisch) respektive 25 s (EEG) akzeptiert werden (Sackeim et al. 1993). Das Konzept einer Mindestanfallsdauer ist bisher wissenschaftlich nur unzureichend belegt. So gibt es immer wieder Patienten, die trotz kürzerer Krampfdauer ein therapeutisches Ansprechen zeigen. Neuere Untersuchungen deuten im übrigen darauf hin, daß weniger die Länge des Anfalls als das Ausmaß der postiktalen Suppression der hirnelektrischen Aktivität mit dem Behandlungserfolg korreliert (Nobler et al. 1993). Unbeschadet dieser Überlegungen gilt nach wie vor, eine generalisierte Konvulsion von Grand-mal-Typ die Conditio sine qua non für die therapeutische Wirkung des Verfahrens darstellt.

Wenn es erforderlich erscheint, eine längere Krampfdauer zu erzielen, so kommen prinzipiell folgende Möglichkeiten in Frage: Wahl einer höheren Intensität der elektrischen Stimulation, Veränderung der Narkoseeinleitung oder Vorbehandlung mit Koffein, das – ähnlich wie Theophyllin – zu einer transitorischen Senkung der Krampfschwelle führt. Angesichts dieser Eigenschaft von Phosphodiesterasehemmern sollte die Einstellung der Reizintensität bei Patienten, die mit Theophyllin behandelt werden, mit besonderer Vorsicht erfolgen (Weller, Kornhuber 1992).

Die Zahl der Einzelbehandlungen richtet sich nach dem Zeitpunkt und der Schnelligkeit des therapeutischen Ansprechens. Im Mittel werden pro Serie 8 bis 12 Anwendungen durchgeführt, bei 2 bis 3 Sitzungen pro Woche. Bei höherer Behandlungsfrequenz ist mit einem rascheren Wirkungseintritt zu rechnen, während bei zwei Anwendungen pro Woche die Wahrscheinlichkeit unerwünschter Auswirkungen auf die kognitiven Leistungen geringer ist (Lerer et al. 1995).

Nachbehandlung: Nach erfolgreichem Abschluß einer EKT-Serie ist wegen der hohen Rückfallgefährdung eine medikamentöse Rezidivprophylaxe indiziert. Bei affektiven Erkrankungen werden hierzu Lithiumsalze und/ oder Antidepressiva eingesetzt. In ausgewählten Fällen kann – bei Wirkungslosigkeit medikamentöser Maßnahmen – eine Rezidivprophylaxe durch EKT-Behandlungen in etwa 2- bis 4wöchigen Abständen erwogen werden (sogenannte continuation/ maintenance ECT) (APA 1990, Mirchandani et al. 1994).

Vorgehen bei Risikopatienten

Aus internistischer Sicht ergibt sich am häufigsten eine Risikokonstellation bei Patienten mit schweren, zur Dekompensation neigenden kardiovaskulären Erkrankungen. Im Rahmen der EKT können bedrohliche Arrhythmien, kardiale Ischämien und Dekompensationen sowie drastische Blutdruckschwankungen auftreten (Knos, Sung 1991). Dennoch sollte die EKT bei solchen Patienten nicht vorschnell als kontraindiziert angesehen werden, sondern vielmehr eine Risikoabwägung in Bezug auf die Gefährdungen durch die unbehandelte psychische Erkrankung vorgenommen werden. Diese sind nicht zu unterschätzen angesichts der Tatsache, daß bei akuten psychischen Erkrankungen nicht nur die Wahrscheinlichkeit eines Suizides, sondern auch global die Mortalität aufgrund natürlicher Todesursachen erhöht sind (Hewer et al. 1995). Erinnert sei an die Komplikationsmöglichkeiten, die sich gerade bei Altersdepressionen durch Verweigerung der Nahrungs- und Flüssigkeitsaufnahme oder durch Immobilität ergeben.

Erfahrungsgemäß wird die EKT von Risikopatienten sogar eher besser als eine medikamentöse Behandlung toleriert, eine Feststellung, die allerdings nicht durch randomisierte Studien abgesichert ist (Zielinski et al. 1993). Dabei kann es als Vorteil der EKT gelten, daß nachteilige Auswirkungen auf die Vitalfunktionen nur im Laufe und unmittelbar nach dem Anfallsgeschehen zu erwarten sind, während die kardiovaskulären Begleiteffekte der Antidepressiva innerhalb der ganzen, mindestens mehrwöchigen Behandlungsdauer auf den Patienten einwirken.

Um ein Höchstmaß an Sicherheit zu gewährleisten, sollten Risikopatienten internistisch besonders sorgfältig vorbereitet werden. Auch die nicht aus psychiatrisch-neurologischer Indikation verabreichten Medikamente müssen hinsichtlich ihrer Kompatibilität mit der EKT und der damit verbundenen Kurznarkose überprüft werden. Dies zum einen wegen möglicher krampfunterdrückender Wirkungen (u. a. bei Lidocain und verwandten Antiarrhythmika), zum anderen wegen eines erhöhten Komplikationsrisikos bei bestimmten Pharmaka (Reserpin, Theophyllin, spezielle zur Glaukombehandlung angewandte Cholinesterasehemmer).

Auf eine Kaliumsubstitution bis in den mittleren und oberen Normbereich ist zu achten, auch sollte – vor allem bei diuretisch Vorbehandelten – eine Magnesiumsubstitution großzügig erfolgen. Antihypertensiv, antianginös und antiarrhythmisch wirkende Medikamente werden ebenso wie den Augeninnendruck senkende Substanzen am Morgen des Behandlungstages wie üblich eingenommen. Bei Hypertonikern sollte der Blutdruck vor Beginn der Behandlung den Normalbereich nicht überschreiten, ggf. ist durch Nifedipin oder andere Antihypertensiva mit raschem Wirkungseintritt eine Normalisierung herbeizuführen. Das Monitoring der Vitalfunktionen kann nach Bedarf bis auf einen Zeitraum von mehreren Stunden ausgedehnt werden.

Zwischen den Einzelbehandlungen sind regelmäßige EKG-Kontrollen zu empfehlen, ggf. auch gleich nach dem Aufwachen des Patienten, wenn der Verdacht auf eine durch EKT hervorgerufene kardiale Ischämie besteht. Die relevanten Laborparameter sollten mindestens einmal pro Woche kontrolliert werden.

Ferner ist zu erwägen, bestimmte Pharmaka zur Mitigierung der sympathikotonen Reaktion und zur Prophylaxe kardialer Ischämien im Rahmen der EKT anzuwenden; in Frage kommen im wesentlichen Nitrate (z. B. Nitroglyzerin), Kalzium-Antagonisten und Betablocker (z. B. das kurzwirksame Esmolol). Dabei ist zu beachten, daß bei Anwendung eines Betablockers ohne gleichzeitige Gabe eines Anticholinergikums das Risiko einer vagal induzierten Asystolie besteht (Zielinski et al. 1993). Schließlich sollte eine primäre Anwendung der bilateralen EKT erwogen werden, um die Zahl der Einzelbehandlungen möglichst niedrig zu halten.

Die EKT kann prinzipiell auch bei Vorliegen dementieller Erkrankungen angewandt werden, wenn zusätzlich eine schwere depressive Symptomatik besteht (Benbow 1991). Um das Risiko negativer kognitiver Auswirkungen zu minimieren, sollte die Behandlung unilateral mit einer eher niedrigen Frequenz 2mal/Woche) erfolgen. Ebenfalls ergeben sich keine prinzipiellen Einschränkungen bei Hochbetagten im Alter über 80 bis 85 Jahren. Allerdings sind die Risiken sowohl für internistische Komplikationen als auch für das Auftreten deutlicher mnestischer Einbußen und Verwirrtheitszustände erhöht (Sackeim 1994).

Ausblick

Die EKT wird bei gerontopsychiatrischen Patienten bei Vorliegen der beschriebenen Indikationen mit guter Wirksamkeit eingesetzt. Bedrohliche Nebenwirkungen sind selten und treten ganz überwiegend bei Patienten mit schweren körperlichen Begleiterkrankungen auf. Dennoch ergibt sich gerade in solchen Fällen die Indikation für eine EKT wegen ihres im Vergleich zur Pharmakotherapie rascheren Wirkungseintritts und der besser kalkulierbaren und zu überwachenden Komplikationen. Mnestische Einbußen sind üblicherweise nur vorübergehender Natur. Ihnen ist die Verbesserung der kognitiven Leistungen durch die Normalisierung der Stimmungslage gegenüberzustellen. Eine bleibende zerebrale Schädigung ist nicht zu erwarten. Daher stellen Demenzen auch keine Kontraindikation für die Anwendung des Verfahrens dar. Angesichts der gravierenden psychosozialen wie somatischen Auswirkungen schwerer Altersdepressionen sollte die EKT bei gegebener Indikation keinem Patienten vorenthalten werden.

Literatur

Abrams R (1992): Electroconvulsive Therapy. Oxford University Press, New York–Oxford

Alexopoulos GS, Young RC, Abrams RC (1989): ECT in the high-risk geriatric patient. Convulsive Ther 5: 75–78

APA · American Psychiatric Association (1990): The Practice of electroconvulsive Therapy: recommendations for Treatment, Training, and Privileging. American Psychiatric Association, Washington DC

Benbow SM (1991): ECT in late life. Int J Geriat Psychiat 6: 401–406

Coffey CE (ed) (1993): The clinical Science of electroconvulsive Therapy. American Psychiatric Press, Washington DC

Devanand DP, Dwork AJ, Hutchinson ER et al. (1994): Does ECT alter brain structure? Amer J Psychiat 151: 957–970

Folkerts H (1995): Elektrokrampftherapie bei neurologischen Krankheiten. Nervenarzt 66: 241–251

Greenberg L, Fink M (1992): The use of electroconvulsive therapy in geriatric patients. Clin Geriat Med 8: 349–354

Hay DP (1989): Electroconvulsive therapy in the medically ill elderly. Convulsive Ther 5: 8–16

Hewer W, Rössler W, Fätkenheuer B, Löffler W (1995): Mortality among patients in psychiatric hospitals in Germany. Acta Psychiat Scand 91: 174–179

Knos GB, Sung Y-F (1991): Anesthetic Management of the High-risk medical Patient receiving Electroconvulsive Therapy. In: Stoudemire A, Fogel BS (eds): Medical psychiatric Practice, Vol. 1, pp 99–144. American Psychiatric Press, Washington DC

Lerer B, Shapira B, Calev A et al. (1995): Antidepressant and cognitive effects of twice-versus three-times-weekly ECT. Amer J Psychiat 152: 564–570

Mirchandani IC, Abrams RC, Young RC et al. (1994): One-year follow-up of continuation convulsive therapy prescribed for depressed elderly patients. Int J Geriat Psychiat 9: 31–36

Nobler MS, Sackeim HA, Solomou M et al. (1993): EEG manifestations during ECT: effects of electrode placement and stimulus intensity. Biol Psychiat 34: 321–330

Pritchett JT, Kellner ChH, Coffey CE (1994): Electroconvulsive Therapy in geriatric Neuropsychiatry. In: Coffey CE, Cummings JL (eds): The American Psychiatric Press textbook of geriatric Neuropsychiatry, pp 634–659. American Psychiatric Press, Washington DC

Rice EH, Sombrotto LB, Markowitz JC et al. (1994): Cardiovascular morbidity in high-risk patients during ECT. Amer J Psychiat 151: 1637–1641

Sackeim HA, Decina P, Prohovnik I et al. (1983): Anticonvulsant and antidepressant properties of ECT: a proposed mechanism of action. Biol Psychiat 18: 1301–1309

Sackeim HA, Prudic J, Devanand DP et al. (1993): Effects of stimulus intensity and electrode placement on the efficacy and cognitive effects of electroconvulsive therapy. New Engl J Med 328: 839–846

Sackeim HA (1994): Use of electroconvulsive Therapy in Late-life Depression. In: Schneider LS et al. (eds): Diagnosis and Treatment of Depression in Late Life: Results of the NIH Consensus Development Conference, pp 254–277. American Psychiatric Press, Washington DC

Sauer H, Lauter H (1987): Elektrokrampftherapie. Nervenarzt 58: 201–218

Trzepacz PT, Weniger FC, Greenhouse J (1993): Etomidate anesthesia increases seizure duration during ECT. Gen Hosp Psychiat 15: 115–120

Weller M, Kornhuber J (1992): Elektrokonvulsionstherapie – Fehlerquellen und Hilfsmaßnahmen bei insuffizienter Konvulsionsdauer. Fortschr Neurol Psychiat 60: 223–226

Wilkinson AM, Anderson DN, Peters S (1993): Age and the effects of ECT. Int J Geriat Psychiat 8: 401–406

Wolpert E, Lolas F (1977): Zur klinischen Bewährung und technischen Durchführung der unilateralen Elektroschocktherapie. Nervenarzt 48: 293–297

Zielinski RJ, Roose SP, Devanand DP et al. (1993): Cardiovascular complications of ECT in depressed patients with cardiac disease. Amer J Psychiat 150: 904–909

3.7 Psychotherapie im Alter

M. Hautzinger (Mainz)

Psychotherapie für ältere Patienten ist möglich, zunehmend üblich, doch längst noch nicht selbstverständlich. Verfolgt man die immer wieder auflebende Diskussion über die psychotherapeutische Behandlungsmöglichkeit älterer Menschen, dann ist die Frage angebracht, ob wir nicht das berechtigte Therapieanliegen einer artikulationsungewohnten Gruppe so lange übersehen haben, bis aus der Minderheit inzwischen eine sozial- und gesundheitspolitische unübersehbare Größe geworden ist (Heuft 1993). Es ist unverändert Tatsache, daß eine Art "Indikationszensur" hinsichtlich psychotherapeutischer Behandlungen älterer und alter Menschen herrscht (weniger als 1% aller Psychotherapiepatienten ist über 60 Jahre alt) (Linden et al. 1993).

Radebold hat z. B. mehrfach herausgearbeitet (1994a), daß auch heute noch die (meist jüngeren) Psychotherapeuten mit eigenen Elternerfahrungen, ihren kindlichen Gefühlen, ihrer Abwehr gegenüber der politisch-historischen Dimension der Biographie Älterer und ihrer Angst vor dem eigenen Altern den alten Patienten begegnen. Die Behandlungsbeziehung ist zudem häufig geprägt von eklatantem Unwissen über die psychosoziale Situation alter Menschen und durch normative Rollenzuschreibungen. Ältere Patienten werden als wenig ideal, ja geschäftsschädigend für die eigene Praxis angesehen. Die Ursachen der psychischen Erkrankungen werden bei älteren Patienten viel eher in organischen und irreversiblen Faktoren gesehen als bei jüngeren Patienten. Entsprechend wird angenommen, daß die Erfolgsprognose schlecht sei, da selbst erworbene Muster so überlernt angesehen werden, daß eine Veränderung in der verbleibenden Lebenszeit nicht mehr gelingen könne. Trotz der inzwischen vorliegenden gerontologischen Forschungsergebnisse (z. B. Lehr, Thomä 1987) zur fortbestehenden Kompetenz im Alter gelingt eine Abkehr vom Defizitmodell des Alterns nur mühsam. Ärzte denken nicht an eine psychotherapeutische Behandlungsmöglichkeit bei Älteren, doch die Älteren ihrerseits fordern eine solche indizierte Behandlung auch zu selten ein.

Grundlagen psychotherapeutischen Arbeitens mit älteren Menschen

Als theoretische Heuristik für Psychotherapie mit älteren Patienten ist das Konzept eines vierdimensionalen Handlungsraums hilfreich. Dieses Modell wurde ursprünglich in der Arbeitspsychologie (Bruggemann et al. 1975) entworfen und später allgemein für sozialpsychologische und klinische Anliegen erweitert (Schneider 1991). Es ist vor allem hilfreich, um therapeutische Ziele und damit verbundene Interventionen für die älteren Patienten zu ordnen. Man darf einen weiten Handlungsspielraum als Voraussetzung für Lebenszufriedenheit und psychische Gesundheit ansehen. Wenn es gelingt, durch Interventionen den Handlungsraum älterer Menschen zu erweitern, trägt man zu mehr Lebensqualität, der Überwindung psychischer Störungen und zur Prävention von Chronifizierung bzw. Rückfällen bei.

Der Tätigkeitsspielraum ist eine erste Dimension des Handlungsraums. Der Handlungsraum ist um so weiter, je mehr eine Person Tätigkeiten ausführt und je vielfältiger diese sind. Interventionen bei älteren Menschen könnten aus dieser Sicht das Ziel haben, dazu beizutragen, daß sie in möglichst vielen und in möglichst anspruchsvollen Tätigkeitsfeldern aktiv sind. Diese Interventionen können bei den betroffenen Personen selbst, bei ihrer sozialen Umgebung und bei ihrer physikalischen Umgebung ansetzen. Eine zweite Dimension des Handlungsraums ist der Entscheidungs- und Kontrollspielraum. Darunter versteht man das Ausmaß, in dem man seine Lage selbst bestimmen oder doch zumindest mitbestimmen kann. Je mehr das der Fall ist, desto aktiver, motivierter, leistungsfähiger und positiver gestimmt werden die Betroffenen sein (Baltes, Baltes 1986; Rodin 1986). Die dritte Dimension ist der Interaktionsspielraum. Er ist weit, wenn der Betroffene viele und befriedigende Sozialbeziehungen aufrechterhalten kann. Untersuchungen zu sozialen Netzwerken haben hier Erkenntnisse geliefert, welche die generelle Aussage nach den Funktionen der Sozialpartner und nach den positiven, doch auch negativen Wirkungen der sozialen Kontakte bzw. der sozialen Unterstützung hervorheben (Arx-Wörth, Hautzinger 1995; Hautzinger et al. 1982). Die vierte Dimension schließlich ist der Anerkennungsspielraum. Damit wird den Forschungsbefunden entsprochen, die zeigen, daß ältere Menschen trotz vieler Aktivitäten unzufrieden sein können. Nur solche Aktivitäten führten zu Zufriedenheit, die mit Anerkennung, Status und Öffentlichkeit verbunden waren (Schneider 1987). Die Anerkennung durch möglichst statushohe Partner sind demnach Voraussetzung für dauerhafte positive Gefühle. Ein Leben mit niedrigem Status in vielen Bereichen kann nicht zu Wohlbefinden führen. Generelles Ziel ist es ein Maximum auf jeder der vier Dimensionen des Handlungsraums, unter Berücksichtigung der Leistungsfähigkeit und des Ausgangsniveaus der betreffenden älteren Personen anzustreben. Überforderung z. B. durch Aktivitäten, Entscheidungen und Sozialkontakte, führt trotz eines erweiterten Handlungsraums nicht zur Hebung des Wohlbefindens und der Gesundheit.

Interventionen zur Erweiterung des Tätigkeitsspielraums beruhen auf Überlegungen, die als "Plastizitätsthese" oder als "Inaktivitätsatrophie-Annahme" bekannt sind. Dieses Konzept besagt, daß der Gebrauch von Fähigkeiten zu ihrer Entwicklung beiträgt, der Nichtgebrauch führt hingegen zur Verkümmerung. Gerontologische Interventionsforschung hat gezeigt, daß die meisten älteren Menschen eine beträchtliche mentale Reserve besitzen, die durch Übung und Lernen aktiviert werden kann (Baltes, Baltes 1989). Durch Gebrauch, Übung und Training lassen sich in jeder Altersgruppe (also auch bei Hochbetagten) Fähigkeiten und Fertigkeiten steigern; fehlt dieser Gebrauch, lassen die Fähigkeiten nach. Die Interventionsforschung (z. B. Baltes, Lindenberg 1989) hat solche Effekte für die verschiedensten Bereiche nachgewiesen: Intelligenz, Gedächtnis, soziale Kompetenz, Sexualverhalten, Aktivitäten des Alltagslebens, Depressionen, chronische Krankheiten, Ängste, Schlafstörungen usw. Durch Training einzelner Kompetenzen wie z. B. Sprechen, Kochen, Einkaufen, Benutzung der Verkehrsmittel, selbständiges Wohnen, Streßbewältigung, Entspannung, Tagesplanung, Verbesserung der sozialen Fertigkeiten lassen sich Defizite ausgleichen, Hemmungen überwinden, neue Bewältigungsfertigkeiten bereitstellen und so den Tätigkeitsspielraum erweitern. Interventionen zur Erweiterung des Entscheidungs- und Kontrollspielraums greifen gern auf die Forschung im Zusammenhang mit der erlernten Hilflosigkeit (Baltes, Baltes 1986; Seligman 1995) und der Kontrollüberzeugung (Krampen 1982, Langer 1989) zurück, die zeigen konnte, daß die Einschränkung des Entscheidungs- und Kontrollspielraums im Alter zu Motivations-, Leistungs- und Emotionsdefiziten führt. Interventionen zur Erweiterung des Interaktionsspielraums werden notwenig, wenn z. B. Verlust von Sozialpartnern durch Tod, Ausscheiden aus dem Berufsleben oder Umzug vorliegen. Das trifft auch dann, wenn ältere Menschen ihre bisherige Lebenswelt aufgeben, um in einer Alteneinrichtung weiterzuleben. Zur Erhaltung der sozialen Fertigkeiten einzelner Personen haben sich hier Verstärkungstechniken, Orientierungstraining sowie auch Selbstbehauptungstraining als hilfreich erwiesen. Durch welche Methoden der Anerkennungsspielraum älterer Menschen zu erweitern ist, war bisher kaum ein Thema in der gerontologischen Forschung.

Grundprinzipien der psychotherapeutischen Arbeit mit älteren Patienten

In weit stärkerem Maße als bei jüngeren Patienten spielt das Verhältnis zum Therapeuten eine entscheidende Rolle. Der meist jüngere Arzt oder Psychologe muß zunächst so einfache Dinge wie Zeit, Geduld, Mißtrauenstoleranz, Aufmerksamkeit, (verstärkende) Anerkennung und Kompetenz mitbringen. In der Arbeit mit älteren Patienten muß der Therapeut ein "aktiver Advokat" dieser Gruppe sein (Lewinsohn et al. 1984). Folgende Punkte bestimmen das psychotherapeutische Arbeiten und den Umgang mit älteren Patienten (Hautzinger 1994, Hirsch 1992):

- Die Probleme älterer Patienten sind immer multiple. Diese Vielschichtigkeit psychischer, physischer, sozialer, lebensgeschichtlicher und umweltbedingter Einflüsse muß vom Therapeuten bedacht und bei einer Behandlung berücksichtigt werden.
- Psychotherapeuten, die mit älteren Menschen arbeiten, müssen mit dem Phänomen des Alters vertraut sein. Zur richtigen Unterscheidung psychopathologischer Prozesse von normalen Entwicklungsbedingungen des Alters muß auch ein Psychotherapeut die biologischen, psychologischen und soziologischen Veränderungen des Älterwerdens kennen.
- Psychotherapeuten sollten in der Arbeit mit älteren Patienten realistische, doch positive Erwartungen haben. Sehr leicht bleiben bei den Therapeuten negative und stereotype Ansichten über das Altern unentdeckt bestehen.
- Psychotherapeuten sollten dem Prinzip minimaler Intervention verpflichtet sein, um keine Abhängigkeiten entstehen zu lassen. Damit verbunden ist die Aufgabe des Therapeuten, die Unabhängigkeit älterer Menschen so lange wie möglich zu erhalten.
- Psychotherapeuten, die mit älteren Patienten arbeiten, sollten andere notwendige Hilfen und Interventionen (z. B. Einbezug anderer Institutionen bzw. Personen) zusammen mit dem Patienten planen, ermöglichen und koordinieren.
- Der Psychotherapeut älterer Patienten ist für diese und die Angehörigen eine wichtige Informationsquelle.
- Die Arbeit mit den Angehörigen und dem sozialen Umfeld älterer Menschen ist wichtig und wesentlich.
- Der psychologischen Arbeit mit älteren Patienten sollte immer eine ausführliche Diagnostik und funktionale Problemanalyse vorausgehen. Diese zeigt z. B. auf, daß bei älteren Patienten, die wegen Depressionen in psychotherapeutische Behandlung kommen, die kognitive Leistungsfähigkeit, die sozialen und alltäglichen Fertigkeiten der Lebensbewältigung und der Umgang mit Belastungen neben den unmittelbar depressionsrelevanten Aspekten wesentlich sind.
- Psychotherapeutische Behandlungen älterer Menschen, auch längerfristige, sollten strukturiert und zeitlich begrenzt, wenngleich patientengerecht (d. h. auch Raum für Lebensschilderungen, Reminiszenzen lassend) ausgerichtet sein.
- Am Ende einer psychotherapeutischen Intervention sollten idealerweise präventive, vorbeugende Maßnahmen stehen. Die offene und kooperativ angelegte Behandlung leitet dazu an, die gemeinsam mit dem Therapeuten erarbeiteten Lösungsstrategien auch für spätere Belastungen parat zu haben.

Psychotherapie mit älteren Patienten ist daher als ein systematischer Versuch zu verstehen, durch Einsatz einer Reihe von therapeutischen Methoden und Strategien menschliches Erleben und Verhalten (im weitesten Sinn) mit einer möglichst konkret formulierten Zielsetzung (verstanden als Erweiterung des Handlungsraums) zu verändern.

Tiefenpsychologische und psychoanalytische Therapie

Die Indikationskriterien für die Psychoanalyse Älterer stimmen weitgehend mit denen für jüngere Patienten überein (Marschner, Heuft 1994; Radebold 1994b). So gehören die Fähigkeiten zur Introspektion sowie zur Bildung einer bearbeitbaren Übertragungssituation zu den wichtigen Voraussetzungen. Darüber hinaus sollte der Patient Zugang zu unbewußtem Material etwa in Form von Träumen haben und in der Lage sein, diese verbal auszudrücken. Die Motivation als weiteres Indikationskriterium kann im Alter sehr hoch sein. Als spezifisches Indikationskriterium zur Psychoanalyse läßt sich die Fähigkeit zur libidinösen Besetzung neuer Objekte nach erfolgten Verlustereignissen, insbesondere durch Tod nahestehender Personen, aufführen. Je länger die Auslöse- bzw. Konfliktsituation mit einer chronischen Symptomatik verbunden ist, desto schlechter erscheint die Prognose (Radebold 1991). Bei Älteren treten als weitere Ziele die Bearbeitung alter und neuer Konflikte, die Erlangung möglichst hoher Eigenverantwortung, die Wiederherstellung der Beziehungsfähigkeit sowie die Bejahung der eigenen Person hinzu. Aufgrund vielfältiger drohender und tatsächlicher Verluste werden Ziele immer wieder in Frage gestellt. Durch die besondere Situation älterer Patienten lassen sich meist modifizierte Therapieziele denken. Ziel ist dann nicht eine charakterliche Veränderung, sondern das Erreichen eines früheren Funktionszustandes oder bei weiteren Verlusten die Stabilisierung des vorhandenen (Radebold 1991). Die Konfliktbearbeitung konzentriert sich oft auf die altersspezifischen Konflikte wie etwa bisher verdrängte Abhängigkeitswünsche bei zunehmender äußerer Hilfsbedürftigkeit. Die Bewältigung drohender und realer Verlusterlebnisse, die Klärung der augenblicklichen Lebenssituation sowie Hilfe bei der Erarbeitung praktischer Lösungen sind typische Inhalte einer tiefenpsychologischen Therapie bei älteren Patienten. Die Vermittlung sozialer Kontakte, vermehrter Freizeitangebote oder auch Essen auf Rädern stellen eine wichtig Ergänzung der analytischen Psychotherapie dar. Im Zusammenhang mit einer persönlichen Standortbestimmung kann eine Lebensbilanzziehung (Reminiszenz) insbesondere für ältere Patienten als Therapieziel erforderlich sein. Die Akzeptanz gewisser Einbußen und Abhängigkeiten muß ebenso erarbeitet werden, wie die Auseinandersetzung mit Sterben und Tod.

Das konkrete Vorgehen bei älteren Patienten entspricht selten mehr dem klassischen psychoanalytischen Konzept (wie hohe wöchentliche Frequenz, liegend). Meist erscheinen fokale, kurzfristige, niedrig frequente, sitzend durchgeführte, konkret an eingegrenzten Problemen arbeitende Psychotherapien mit tiefenpsychologischem Hintergrund möglich und der (seltenen) Praxis zu entsprechen (Radebold 1994b). In wenigen Studien (z.B. Steuer et al. 1984, Thompson et al. 1987) konnte gezeigt werden, daß eine so modifizierte analytische Therapie erfolgreich ist. Die dabei gefundenen Unterschiede zu Kontrollgruppen waren hoch signifikant, während die Unterschiede zu einer verhaltenstherapeutischen Intervention mit älteren Patienten sich als unbedeutend darstellten.

Verhaltensbezogene und kognitive Therapie

Verhaltenstherapie meint die systematische Anwendung von Prinzipien, Modellen und Techniken der Lern- und Sozialpsychologie, der Entwicklungs- und pädagogischen, der Emotions- und Kognitionspsychologie, der Psychophysiologie, der Persönlichkeits- und diagnostischen Psychologie auf psychisches Leiden und Krankheiten sowie auf körperliche Störungen bei allen Altersgruppen, mit dem Ziel zu helfen, zu lindern und vorzubeugen (Hautzinger 1994). Verhaltenstherapie ist der systemische Versuch, aufgrund einer funktionellen Verhaltensanalyse und durch den Einsatz einer Reihe von therapeutischen Methoden menschliches Fehlverhalten in Richtung eines konkret formulierten Ziels zu verändern. Unter den Begriff Verhalten fallen heute alle beobachtbaren, äußeren und nichtbeobachtbaren inneren Vorgänge des Menschen, wie Empfindungen, Gefühle, Körpersensationen, verbaler und nonverbaler Ausdruck, Motorik, Motivation, Wollen, Erinnerungen, Denken, Pläne, Überzeugungen, Beschwerden und Handlungen. Im eigentlichen therapeutischen Prozeß wird mittels einer ganzen Reihe von Therapiemethoden der Versuch unternommen, die problematischen Aspekte des Verhaltens in die gewünschte Richtung (Ziel) zu verändern. Dabei ist Gegenstand der Interventionen nicht zwangsläufig das Patientenverhalten allein. Es ist vielmehr so, daß die Beeinflussung der sozialen und materiellen Umwelt, der Lebensbedingungen, der Kontaktpersonen und Lebenspartner oder der Institution zumindest gleichbedeutend Gegenstand der Verhaltenstherapie ist. Es wird dabei immer versucht, vor der Intervention einen Konsens über Therapieziele und Therapiemethoden mit allen Beteiligten zu erreichen. Verhaltensdiagnostik, Verhaltenstherapie und Verhaltensmedizin lassen sich folglich gut mit einem Problemlöseprozeß vergleichen. Dieser endet, wenn das konkret beschriebene und definierte Problem gelöst und damit das klar bestimmte Ziel erreicht ist. Lebensalter ist folglich per se keine relevante Größe in diesem Therapieprozeß (O'Donohue et al. 1986).

Betrachtet man die kognitiv-behavioralen Therapien für Ältere, so fallen zwei grundsätzlich verschiedene Ansätze auf. Während für eine Anzahl von Methoden wie Selbstkontrolle und Selbstinstruktionen, Expositionsübungen, Desensibilisierung, Rollenspiele, kognitive Umstrukturierung eine aktive Mitarbeit des Patienten erforderlich ist, können operante Techniken (wie Münzverstärkungssysteme, Realitätsorientierungstraining) auch bei passiven, sehr beeinträchtigten Älteren eingesetzt werden. Die zuletzt genannten Ansätze dienen meist mehr soziotherapeutischen als psychotherapeutischen Zwecken, etwa zum Wiederlernen von Essen, Körperpflege, Gehen, Orientierung, zur Aktivierung und Teilnahme an Gruppen, zum Training intellektueller Fähigkeiten, Erweiterung des Tätigkeitsspielraums.

Für eine aktive Verhaltenstherapie sind folgende Indikationskriterien in der Literatur zu finden (Gallagher, Thompson 1981; Hirsch 1992): Zu Beginn steht die Motivation und der Wille zum Erlernen selbstverändernder Fähigkeiten, z. B. vermehrter sozialer Kompetenz. Sie setzen die Fähigkeit voraus, eine Beziehung zwischen Gedanken und Gefühlen affektiv zu verstehen. Außerdem sollte die Bereitschaft zum Durchführen von Übungen zwischen den Sitzungen bestehen und damit verbunden die Fähigkeit, den Tag zu strukturieren. Es lassen sich Indikationen für Problembereiche, die besonders im Alter auftreten (Verlustereignisse und Trauer) von solchen unterscheiden, die unabhängig vom Alter auftreten (Eheprobleme, Ängste) und von solchen bei zerebraler Dysfunktionen und bei der Verarbeitung chronischer körperlicher Erkrankungen. Ordnet man Techniken bestimmten Störungsbildern zu, dann ergibt sich folgendes Bild: Training sozialer Kompetenzen ist geeignet bei sozialen Ängsten und sozialen Schwierigkeiten im weitesten Sinn; Desensibilisierung und Habituationstraining (Expositionsübungen) für Angststörungen, Phobien und Zwänge; Selbstbehauptungstraining für soziale Defizite, Depressionen, Substanzmißbrauch, Abhängigkeiten und hypochondrische Syndrome sowie Störungen des Selbstwertgefühls oder auch des sexuellen Bereichs; kognitive Methoden für Depressionen, Angststörungen, somatoformen und dissoziativen Störungen; Entspannungsverfahren und Biofeedback bei chronischen Schmerzen und somatoformen Störungen. Als problemorientierte Therapie soll die kognitive Verhaltenstherapie den Gegenwartsbezug älterer Patienten fördern, indem sie die Lösung eines Problems gezielt und strukturiert in begrenztem zeitlichen Rahmen angeht. Zur Problemlösung kann das Aneignen wirksamer Bewältigungsstile sinnvoll sein. Neben dem Problemlöseansatz findet sich als Zielsetzung auch das Entwickeln neuer Fähigkeiten, etwa ein Zuwachs an Selbständigkeit und sozialer Kompetenz sowie das Wachstum menschlicher Ressourcen überhaupt.

Ähnlich wie bei den anderen Psychotherapien umfassen auch die Verhaltenstherapien die Lebensbilanzziehung (Reminiszenz) und Akzeptanz des eigenen Alterungsprozesses als Therapieziele. Bezüglich des technischen Vorgehens wird Ergebnissen zur veränderten Lernfähigkeit im Alter Rechnung getragen. Die Lernfähigkeit wird verbessert z. B. durch selbstgesetztes Tempo, genügend Wiederholungen oder vorheriges verbales Durchspielen vor dem Ausführen einer praktischen Aufgabe.

Beispiel: Verhaltenstherapeutische Depressionsbehandlung

Depressive Veränderungen treten mit großer Wahrscheinlichkeit dann auf (Hautzinger 1979, 1986), wenn ältere Personen an alten Zielvorstellungen, die nun nicht länger realisierbar sind, festhalten, persönliche Anspruchsniveaus weiterhin hoch sind bzw. sich den veränderten Gegebenheiten nicht entsprechend anpassen, zur Bewältigung der neuen Situation es an Fertigkeiten, instrumentellen Verhaltensweisen, Problemlösestrategien sowie sozialer Unterstützung fehlt und damit die veränderte Umwelt noch weniger kontrollierbar erlebt wird. Durch diesen Prozeß des Älterwerdens gehen eine ganze Reihe positiver Verstärker verloren, besonders dann, wenn früher nur eine Verstärkerquelle dominierte (z. B. Arbeitstätigkeit), die nun nicht länger erreichbar ist. Der somit eintretende eingeschränkte Lebensbereich, wird zu einer gleichförmigen Stimulussituation, was zu einer Sättigung der verbliebenen Verstärker beiträgt und eine weitere Erhöhung der aversiven Lebenslage bedingt. Liegen zudem in der früheren Lerngeschichte wiederholte Erfahrungen der Hilflosigkeit und des Ausgeliefertseins, dann trägt diese Einstellung, verbunden mit internaler, stabiler und unveränderbarer Ursachenzuschreibung der negativen Erfahrungen und Mißerfolge zur Verschlimmerung der eingetretenen Lage bei. Depressive Störungen treten demnach dann auf, wenn massive oder als massiv erlebte, unkontrollierbare bzw. als unkontrollierbar angenommene Bedingungen vorherrschen, die Person diese als subjektiv bedeutsam wahrnimmt, kein Verhalten zur Bewältigung und Veränderung verfügbar hat und sich selbst als unfähig einschätzt. Verhaltenstherapie bei depressiven Störungen im Alter setzt an den hier angedeuteten kritischen Punkten an. Ziele psychologischer Intervention reichen von der Etablierung kurzfristiger Maßnahmen (wie Krisenintervention, unmittelbare Unterstützung, Problemlösung, Motivierung) über informierende und koordinierende Maßnahmen (wie Aufklärung, Planung und Versorgung mit Möglichkeiten der Hilfe), bis hin zu mittel- und längerfristigen psychotherapeutischen Maßnahmen in Form von Einzel- und Gruppentherapien, innerhalb oder außerhalb von Institutionen.

Es ergeben sich folgende Ziele: Es ist notwendig, dem Patientenkontingent auf aktives, nichtdepressives Verhalten ein Höchstmaß an positiver Verstärkung zu verschaffen. Dieses Ziel impliziert einmal, daß aktives, die Umwelt kontrollierendes Verhalten wieder aufgebaut wird, zum anderen, daß eine eventuelle positive Verstärkung von depressivem Verhalten allmählich abgebaut wird. Depressionsfördernde Bedingungen in der Umwelt des Patienten (wie soziale Isolation, wenig Verstärkung bietende soziale Beziehungen, Situationen, die chronisch aversive Stimulation bedeuten) müssen möglichst beseitigt werden. Verhaltensweisen des Patienten, die im Sinne von mangelnden sozialen Fertigkeiten depressionsfördernd sind, werden korrigiert und durch situationsadäquateres Verhalten ersetzt. Soweit vorhanden, sollten enge Sozialpartner (wie Ehepartner, Kinder, Angehörige, Mitbewohner) mit in die Behandlung einbezogen werden. Kognitive Idiosynkrasien des Patienten müssen abgebaut werden.

Das konkrete Vorgehen (Hautzinger et al. 1992, Hautzinger 1992) einer kognitiv-verhaltenstherapeutischen Einzel- oder Gruppenbehandlung ist in **Tab. 3.7.1** dargestellt. Diese Gliederung entspricht einem Gruppenprogramm für depressive ältere Patienten, das wir als ambulantes Angebot durchführen und mit dem wir bislang erfreulich positive Erfahrungen gemacht haben. Das Vorgehen ist durchstrukturiert und liegt in (bislang unveröffentlichter) Form eines Handbuchs für die Gruppenleiter und als Materialiensammlung für die Gruppenteilnehmer vor.

In zwei Vorstudien mit insgesamt 45 älteren depressiven Patienten zeigte sich, daß die Teilnahme an dieser Behandlung zu deutlichen Besserungen (signifikante Abnahme der gemessenen Depressionswerte) führte und einer (Warte-) Kontrollgruppe deutlich überlegen war. Diese Befunde reihen sich gut in eine aktuelle Übersicht zu psychosozialen Interventionen bei depressiven älteren Patienten ein (Scogin, McElreath 1994). Die dort vorgestellte Meta-Analyse an insgesamt 17 Studien, die über 700 Menschen der Altersspanne von 62 bis 82

Tab. 3.7.1 Übersicht über ein Gruppenprogramm zur Behandlung depressiver älterer Patienten

1. Sitzung zum Thema Denken, Handeln und Fühlen
- Begrüßung der Teilnehmer
- die Gruppe und ihre Regeln
- Entstehung und Bewältigung der Depression
- Zusammenhang von Denken, Handeln und Fühlen und deren gegenseitige Beeinflussung

2. Sitzung zum Thema Handeln, Denken und Fühlen
- Problemanalyse

3. Sitzung zum Thema Handeln, Denken und Fühlen
- Problemanalyse
- vorausgehende Bedingungen und Verhaltensfolgen
- Kontrolltechniken

4. Sitzung zum Thema Fühlen
- Bedeutung von Entspannung bei Depressionen
- Entspannungstraining nach Jacobson

5. Sitzung zum Thema Handeln
- angenehme Tätigkeiten und ihre Auswirkung auf die Stimmung

6. Sitzung zum Thema Handeln
- Planung angenehmer Tätigkeiten im Wochenplan

7. Sitzung zum Thema Denken
- Gedanken identifizieren und notieren

8. Sitzung zum Thema Denken
- Gedankenliste und Kontrolltechniken

9. Sitzung zum Thema Handeln und Fühlen
- Auswertung gesammelter Daten
- Zusammenhang von Stimmung und Anzahl der angenehmen Tätigkeiten

10. Sitzung zum Thema Denken
- bewertende Gedanken und ihre Wirkung
- Kontrolltechniken für bewertende Gedanken

11. Sitzung zum Thema Denken und Handeln
- Zusammenhang von Depression und fehlender sozialer Kompetenz
- Übungen und Rollenspiele

12. Sitzung zum Thema Denken, Handeln und Fühlen
- Alltagsplanung nach dem Kurs

Jahren mit depressiven Beschwerden (echte klinische Fälle mit einer Depressionsdiagnose "nur" 190) einschlossen, ergab, daß durch psychotherapeutische Maßnahmen (überwiegend kognitive und verhaltenstherapeutische Angebote) eine bedeutsame Verbesserung von nahezu einer Standardabweichung (genau: .78) gegenüber Kontroll- bzw.

Plazebobehandlungen bei depressiven Beschwerden älterer Patienten erwartet werden kann.

Beispiel: Verhaltenstherapie chronischer Kopfschmerzen

In einer Übersicht kommt Blanchard (1992) zu der von vielen Befunden gestützten Schlußfolgerung, daß bei unter 60jährigen Patienten mit chronischen Kopfschmerzen (unterschiedlichen Typs) Entspannungsverfahren, Biofeedback-Methoden, kognitiv orientierte Streß- und Schmerzbewältigungstrainings erfolgreiche psychotherapeutische Interventionen sind. Unklar und bislang durch wenig wissenschaftliche Evidenz gestützt ist die Frage, ob auch bei älteren Patienten mit chronischen Kopfschmerzen diese verhaltenstherapeutischen Verfahren funktionieren und erfolgreich sind. Dazu haben Nicholson und Blanchard (1993) eine kontrollierte Studie an allerdings nur 14 Patienten (im Alter zwischen 61 und 80 Jahren) durchgeführt. Das therapeutische Vorgehen bestand aus 12 Sitzungen, das in Zweiergruppen über acht Wochen durchgeführt wurde. Die Behandlungselemente waren: Progressive Muskelentspannung, Biofeedback-Training (EMG frontalis oder trapezius) und kognitive Methoden zur Schmerz- und Streßbewältigung sowie Problemlösen. Um der älteren Patientengruppe gerecht zu werden, wurden die Sitzungen verlängert (90 Minuten), das Entspannungstraining wurde unterstützt durch eine Tonbandkassette; während des Biofeedback-Trainings war der Therapeut zu allen Phasen anwesend, um – falls erforderlich – behilflich sein zu können. Alle Elemente und Erklärungen wurden schriftlich den Patienten zur Verfügung gestellt. Verglichen wurden diese Therapiekomponenten mit einer vorausgehenden vierwöchigen Grundlinie, während der alle Patienten bereits ein Kopfschmerztagebuch führten. Nach Ende der Behandlung führten alle das Tagebuch über vier Wochen weiter. Die Ergebnisse zeigen, daß durch diese verhaltenstherapeutische Intervention eine klinisch signifikante Reduktion der Kopfschmerzstärke, der Kopfschmerzhäufigkeit, des Medikamentenverbrauchs, sowie eine Reduktion der ängstlichen und depressiven Beschwerden erreicht werden konnte, was sich auch über die Nachkontrollzeit stabil hielt. Die Autoren heben hervor, daß alle Teilnehmer betonten, wie viel ihnen die Therapie gebracht habe, sie sich entspannter fühlten und sich ein Gefühl der Kontrolle über die Kopfschmerzen eingestellt habe.

Autogene Trainings- und Entspannungsverfahren

Entspannungsmethoden und das Autogene Training zählen zu den am häufigsten angewandten psychotherapeutischen Verfahren. Ziel dieser Methoden ist es, durch konzentrative Selbstentspannung mit Hilfe von Übungen, die aufeinander aufbauen und sich gegenseitig verstärken, sich immer mehr innerlich zu lösen und zu versenken und so eine entspannende Umschaltung des gesamten Organismus zu erreichen. In zahlreichen Studien konnten die Auswirkungen des autogenen Trainings und anderer Entspannungsverfahren auf Körperfunktionen (wie Schmerzen, Nervosität) beschrieben und die autosuggestiv herbeigeführte vegetative Umschaltung des Organismus nachgewiesen werden (Langen 1979). Gezeigt werden konnte auch, daß das autogene Training einen wichtigen Beitrag im Rahmen der Psychotherapie leistet. Gerade bei der "Alters-Multimorbidität" ist das Autogene Training eine effiziente, wenngleich unspezifische Basistherapie (Hirsch 1994a). Nachgewiesen wurde, daß ältere Menschen ebenso wie jüngere das Autogene Training erlernen können. Sie integrieren das Autogene Training in ihren Tagesablauf und in ihr Leben. Es ist ein Basistherapeutikum zur Förderung ihres psychophysischen Gleichgewichts, zur besseren Bewältigung aversiver Erfahrungen, zur Mehrung der Lebensfreude und des Wohlbefindens (Hirsch 1994a). Anwendung findet das Autogene Training oder vergleichbare Entspannungsmethoden bei Depressionen im Alter oder Schmerzzuständen unterschiedlichster Genese, bei leichteren, beginnenden Demenzerkrankungen, beim Parkinson-Syndrom, nach einem Schlaganfall, zur Verbesserung der Konzentration und Merkfähigkeit sowie zur Steigerung des allgemeinen Wohlbefindens (Hirsch 1994b). Ausschlußkriterien sind akute Verwirrtheitszustände, ausgeprägte paranoide Bilder oder Fortlauftendenz, eine stark ausgeprägte Desorientiertheit oder Gedächtnisstörung, die Unmöglichkeit zu einem einfachen geordneten Gespräch. Angehörige sollten über die Grundlagen des Autogenen Trainings informiert werden, um den Patienten anfangs an das häusliche Üben zu erinnern und ihr/ihm einen Freiraum hierzu zu verschaffen. Vom Übungsleiter ist Ausdauer, Geduld, Gelassenheit, "Erfindungsreichtum" und eine gewährende Haltung erforderlich. Er/sie muß langsam, laut und deutlich sprechen und einfache Sätze verwenden.

Die Ziele des Autogenen Trainings sind, Gesundes zu stärken, Ungesundes zu mindern oder abzustellen. Dies kommt dem Behandlungsansatz der Gerontopsychiatrie entgegen, nicht nur Defizite festzustellen und einem Krankheitsbild zuzuordnen, sondern gerade nach gesunden Anteilen zu fahnden und auf diesen aufbauend ein individuelles patientenorientiertes Behandlungskonzept zu erarbeiten.

Systemische Psychotherapie

In der systemischen Therapie geht es um die Anwendung kybernetischen Denkens auf menschliche Systeme (Weakland, Herr 1988). In ihren Anfängen hat sich die systemische Therapie ganz auf die Familie des Patienten bezogen. Heute wird auch systemische Einzeltherapie (Weber, Simon 1987) angeboten.

Im Unterschied zu anderen psychotherapeutischen Verfahren steht in der systemischen Sichtweise von vornherein der Patient zusammen mit seinem Beziehungsgefüge im Mittelpunkt des therapeutischen Interesses. Beziehungsgefüge bedeutet beim älteren Menschen sehr oft mehr bzw. etwas anderes als die Familie, die möglicherweise kaum noch oder gar nicht mehr vorhanden ist, sondern auch Fremde, Nachbarn, Bekannte, Mitarbeiter von Institutionen – z.B. aus Altenheimen oder von ambulanten psychosozialen Hilfsdiensten. Der erkrankte Patient (Symptomträger) wird als Teil des übergeordneten Systems betrachtet. Die Mitglieder des Systems definieren und organisieren sich immer wieder neu – je nach den Erfordernissen der Situation und der Umgebung, je nach Kontext, Verhalten, Mitteilungen und Handlungen der Mitglieder des Systems. Ein Mitglied wird von allen anderen beeinflußt und umgekehrt. Damit werden nicht mehr einseitig gerichtete Abfolgen von Ursache und Wirkung – im Sinne einer linearen Kausalität – erfragt, sondern es wird zu erfassen versucht, wie sich Mitteilungen und Verhaltensweisen gegenseitig bedingen und auf sich selbst zurückwirken (zirkuläre Kausalität). Es ist bei der Analyse der Regeln und Muster notwendig, auf die jeweiligen situativen Rahmenbedingungen (Kontext) zu achten. Das gleiche Verhalten kann je nach Kontext ganz unterschiedliche Bedeutung haben.

Systemisch zu arbeiten heißt aber, nicht nur die Vernetzheit der Mitglieder eines Systems zu untersuchen, sondern ebenso wichtig sind die Ideen und Vorstellungen der einzelnen Mitglieder von sich und des Systems als Ganzes. Weitere Fragen stellen sich: Von welchen Überzeugungen und Annahmen lassen sich die Systemmitglieder leiten? Wie lauten die Spielregeln? Wie nehmen die Mitglieder sich gegenseitig und ihre Umwelt wahr? Wie sieht ihre subjektive Wirklichkeit, nach der sie sich orientieren, aus? Wie wirkt diese wiederum auf die eigenen Verhaltensweisen und Einstellungen und diejenigen der anderen zurück? Oft genug geschieht dies nach dem Prinzip der sich selbst erfüllenden Prophezeihung (Johannsen 1993).

Die Symptome eines älteren Patienten werden demnach als Ausdruck einer Störung im Beziehungssystem verstanden. Mit diesem Wechsel von der Symptomorientierung hin zur Systemorientierung wird Krankheit als kommunikativer Akt, als besondere Form der Kommunikation im Sinne eines Problemlöseversuchs gesehen. Der ältere Indexpatient ist nicht mehr länger nur Opfer der Krankheit, sondern wird durch diese Sichtweise auch zum aktiv Handelnden, zum Agenten. Indem somit alle Mitglieder als am Entstehen und Aufrechterhalten des Problems beteiligt gesehen werden, entfallen Schuld und Schuldzuweisungen.

Systemische Psychotherapie besteht darin, die Beziehungen und ihre Muster und Regeln sowie die Weltbilder der einzelnen Mitglieder zu erkennen und Veränderungsanstöße zu geben. Dazu gehören Unterschiede zu machen, den Kontext zu ändern, Neues und möglicherweise andere Regeln einzuführen und neue Bilder zu erzeugen, allerdings auch Beharrungstendenzen zu respektieren. So wie die vorangegangenen Lebensabschnitte immer wieder Überprüfungen und Veränderungen notwendig machten, verhält sich dies ebenfalls im Alter. Auch jetzt finden Entwicklungen statt. Die Weichen wurden und mußten nicht nur früher gestellt werden, diese Notwendigkeit besteht auch künftig. Selbst wenn Anforderungen und Umstellungen im Rahmen von anstehenden Aufgaben und Problemen im Alter manchmal schwieriger und oft vermehrt erforderlich sind, so kann der alte Mensch zu ihrer Bewältigung auf seine eigenen Lebenserfahrungen wie auch auf die Ressourcen des ganzen Systems zurückgreifen. Die bei der systemischen Therapie eingesetzten Methoden zeigen viel Ähnlichkeit mit kognitiv-verhaltenstherapeutischen Methoden zur Verbesserung der Kommunikation, des Zuhörens, des Verstärkens, der Selbstbehauptung, den Rollenspielen und Verhaltensübungen, Verhaltensverträgen und Regelvereinbarungen.

Reminiszenztherapie

Dieser von Butler (1963) unter dem Namen "Life Review" wieder in die Diskussion gebrachte, psychotherapeutische Ansatz für ältere Menschen, setzt an den zu allen Lebensabschnitten spontanen, doch im Alter, angesichts des nahenden Lebensendes gehäufter vorkommenden Erinnerungen und Rückblicken auf frühere Lebensabschnitte an. Diesen Reminiszenzen kommt offensichtlich psychohygienische Funktion zu. Das Vorgehen im Rahmen eines gesteuerten psychotherapeutischen Prozesses ist meist nur vage beschrieben. Der Einzelpatient oder die Gruppe älterer Patienten wird dazu animiert, über verschiedene Lebensabschnitte und Phasen des zurückliegenden Lebens nachzudenken, die damaligen Wünsche, Erfahrungen und Ziele auszudrücken, diese wieder – mehr oder weniger intensiv – nachzuempfinden, sich daran zu erfreuen, darüber zu trauern und sie mit dem später Erreichten und der aktuellen Situation in Beziehung zu setzen. Oft wird vorgeschlagen, sich dabei systematisch von der Kindheit bis in die heutige, erst kurz zurückliegende Zeit voranzuarbeiten. Ziel ist es Erfolge, schöne Erfahrungen und Positives wieder präsent werden zu lassen, unerfüllte und unerreichte Ziele bearbeiten und abschließen zu können, um so zu mehr Zufriedenheit, Ausgeglichenheit und Wohlbefinden im Alter beizutragen. Damit soll es auch möglich werden, sich "erfolgreicher" auf die letzte Lebensphase, mögliche Krankheiten und den Tod vorzubereiten.

In zwei Untersuchungen konnten Goldwasser et al. (1987) und Rattenbury et al. (1989) an über 75jährigen, leicht dementen bzw. depressiv beeinträchtigten Personen zeigen, daß diese Reminiszenztherapie einer Plazebobehandlung (Aufmerksamkeit, Zuwendung) deutlich überlegen ist, erst recht gar keiner Behandlung vorzuziehen wäre. Es gibt jedoch auch Berichte (Perrotta et al. 1981), nach denen diese Reminiszenztherapie keinerlei Effekte auf die depressive Symptomatik zeigte. Gegenwärtig ist schwer zu beurteilen, inwiefern diese Reminiszenztherapie eine berechtigte selbständige und ausreichende Psychotherapie für ältere Patienten darstellt oder ob es sich dabei um eine zwar den Bedürfnissen der älteren Patienten entgegenkommende und so für die Akzeptanz wichtige, unspezifische, doch letztlich möglicherweise unwirksame Plazebotherapie handelt.

Psychotherapie und Pharmakotherapie

Ältere Menschen sind die Altersgruppe, der am häufigsten Psychopharmaka verschrieben werden (Schwabe, Paffrath 1989). Daher muß jeder Psychotherapeut sich der Bedeutung, die Psychopharmaka für den Patienten und oft auch für seine Angehörigen haben, bewußt sein. Mit zunehmendem Alter erhöht sich die Wahrscheinlichkeit, an einer oder mehreren Krankheiten gleichzeitig oder zeitlich versetzt zu leiden. Dies bewirkt, daß Ältere öfters als Jüngere zum Arzt gehen, häufigere Klinikaufenthalte erforderlich werden und insbesondere die Verordnungen von Medikamenten steil ansteigen (Schwabe, Paffrath 1989).
Je nach Psychotherapieverfahren wird eine Psychopharmakabehandlung während des psychotherapeutischen Prozesses unterschiedlich gesehen. Besonders von Seiten der Psychoanalyse werden Bedenken geäußert, ob Psychopharmaka sich mit dieser Behandlungsform vereinbaren lassen. Medikamente würden dasselbe bewirken wie die neurotischen Mechanismen: Verminderung oder Aufhebung der Grundangst des Kranken. Aufgabe der Analyse wäre es, gerade diese Grundangst in dessen Bewußtsein zu bringen. Befürchtet wird u.a. auch eine Störung des therapeutischen Prozesses und eine Beeinträchtigung der Übertragungsbeziehung (Ostrow 1962). Dieser Auffassung wird jedoch auch widersprochen (Hirsch 1994c). Von Seiten der Verhaltenstherapie und der systemischen Therapie wird keine grundsätzliche

Ablehnung oder Beeinträchtigung des psychotherapeutischen Prozesses durch Psychopharmaka formuliert. Je nach Problemlage (z. B. bei Angststörungen oder auch bei Somatisierungen) und individuellem Fall, abhängig von der Funktion, die eine Medikamenteneinnahme hat, wird jedoch auch auf der Absetzung etwaiger psychopharmakologischer Behandlungen zu bestehen sein.

Die folgenden Gründe lassen an den Einsatz von Psychopharmaka im Rahmen einer Psychotherapie denken (Bellack, Small 1975):
- Prämedikation zur Ermöglichung von Psychotherapie
- Förderung der Kommunikationsfähigkeit
- Dämpfung von Triebspannung
- Verbesserung von Denkprozessen und kognitiver Wachheit
- während der Rehabilitation
- Unterstützung zu Beginn oder über einige Zeit oder über die Gesamtdauer der Behandlung.

Es gibt derzeit nur wenige Untersuchungen (z. B. Beutler et al. 1987), die insbesondere bei älteren Patienten etwas darüber aussagen, ob Psychotherapie allein, in Kombination mit Psychopharmaka oder nur Psychopharmaka effizient sind. Eine Reihe von Faktoren, die hierbei zu berücksichtigen sind, erschweren entsprechende Untersuchungen (s. dazu Hirsch, Schneider 1990). Festhalten läßt sich, daß Psychopharmaka in akuten Phasen, insbesondere bei chronischen oder psychotischen Erkrankungen, oft der einzig gangbare Weg sind, um dem Patienten zu helfen. Nach dieser Wegbereitung kann dann durch die Psychotherapie eine Stabilisierung erst unter gleichzeitiger Medikation erreicht werden.

Es ist aufgrund klinischer Erfahrungen anzunehmen, daß durch die gleichzeitige Anwendung von Psychopharmaka und Psychotherapie das Wirkungsspektrum der Psychotherapie erheblich erweitert wird (bei schweren Neurosen, Psychosomatosen, bei Patienten mit verminderter Toleranz- und Frustrationsgrenze, oder mit chronifizierten depressiven Zuständen, sowie komplexen Persönlichkeitsstörungen u. a. [Hirsch 1994c]).

Über die Wirkungsweise einer kombinierten Psychopharmaka- und Psychotherapie ist wenig bekannt, doch handelt es sich sicherlich um keinen rein additiven Prozeß. In **Tab. 3.7.2**

Tab. 3.7.2 Übergreifende Therapieziele in der Psychotherapie Älterer (nach Marschner, Heuft 1994)

Fördern von Selbständigkeit und Eigenverantwortung

Verbesserung sozialer Fähigkeiten

Bearbeiten der Verlustthematik

Auseinandersetzung mit Altern und Tod

Fördern des Gegenwartsbezugs sowie Bilanzziehung

Erarbeiten praktischer Lösungen

sind mögliche Wechselwirkungen von Psychotherapie und Pharmakotherapie zusammenfassend dargestellt.

Schlußfolgerungen

Die Fachöffentlichkeit beginnt allmählich, sich für die Psychotherapie Älterer zu interessieren (Möller, Rohde 1993). Die Zunahme diesbezüglicher Publikationen weist einerseits auf die langsam ansteigende Zahl von in diesem Feld behandelnden Personen hin und andererseits auf die längerfristige Arbeit einzelner Forschergruppen. Trotz dieser insgesamt erfreulichen Tendenz gilt unverändert, daß die "Psychotherapie älterer Menschen wissenschaftlich und praktisch absolut unterentwickelt ist" (Häfner 1986). Noch immer fehlen Untersuchungen zu psychotherapeutischen Konzepten für unterschiedliche Altersgruppen der über 60jährigen, unter unterschiedlichen Rahmenbedingungen und für unterschiedliche Erkrankungen. Dazu mangelt es an systematischen Untersuchungen über die Durchführung der Psychotherapie in Kombination mit anderen medizinischen Behandlungsverfahren und mit Psychopharmakotherapie. Die Thematik "Psychotherapie Älterer" gehört bisher – mit wenigen Ausnahmen – nicht zum regulären Unterrichtsangebot für die Berufsgruppen der Ärzte und Psychologen. Ebenso erfolgt selten eine entsprechende systematische Wissensvermittlung während der psychotherapeutischen Weiterbildung (Radebold 1994a).

Es ist erfreulich, daß sich für die Patientengruppe der älteren Menschen bei den unterschiedlichen therapeutischen Richtungen die

Tab. 3.7.3 Mögliche Effekte pharmakologischer und psychotherapeutischer Maßnahmen (nach Hirsch 1994c; Spiegel, Aebi 1981)

Einfluß der Pharmakotherapie auf die Psychotherapie	
positiv	**negativ**
1. Beruhigung, Angstreduktion, symptomatische Besserung: dadurch wird der Patient erst therapiefähig	1. die rasche symptomatische Besserung verhindert eine Auseinandersetzung mit der Krankheit
2. Stärkung autonomer Ich-Funktionen; Aufmerksamkeit, Sprache und Gedächtnis werden verbessert (vor allem bei Psychosen)	2. Attributionseffekte: der Patient glaubt, ohne Medikamente nicht mehr auskommen zu können
3. Symbolische Bedeutung der Medikamentenverabreichung: "Der Arzt gibt mir etwas, er hilft mir"	3. Die Abhängigkeit vom Arzt wird verstärkt. Der Arzt ist eine magische Figur. Er wird ermutigt, den einfachen Weg zu gehen, autoritär zu sein
4. Medikamente gehören zur gewohnten Interaktion zwischen Arzt und Patient; deshalb kann die Krankheit nichts Abnormales sein	4. Der Patient wird in seinem Gefühl, wirklich krank zu sein, bestärkt. Aus eigenen Kräften kann er nicht mehr gesund werden
5. Durch das Schema der Einnahmezeiten wird eine Tagesstrukturierung gefördert	5. Gefördert wird die Haltung für jede Erkrankung ein Medikament zu benötigen. Eine Aufsplitterung der notwendigen Gesamtsicht des Patienten wird gefördert

Einfluß der Psychotherapie auf die Pharmakotherapie	
positiv	**negativ**
1. Der Patient erhält das Gefühl, der Arzt nehme ihn als Mensch und nicht nur als Patienten wahr	1. Der Patient empfindet die psychotherapeutischen Bemühungen als Eindringen in seine Privatsphäre. Er ist nicht einfach krank, sondern verrückt
2. Dank der besseren Beziehung zwischen Arzt und Patient werden die Medikamente vorschriftsmäßig eingenommen und die Wirkungsweise verbessert	2. Das dank Pharmaka hergestellte Gleichgewicht, die klinische Besserung, wird von Ängsten und Konflikten wieder in Frage gestellt
3. Die Bedeutung der Medikamente und deren Einnahme wird bearbeitet und unrealistische Vorstellungen werden abgebaut	3. Vorurteile und Wertungen des/der Therapeuten führen zur Verunsicherungen und bewirken eher eine Anpassung

Therapieziele weitgehend überschneiden. So gehören zu den übergreifenden Therapiezielen (**Tab. 3.7.3**): Die Förderung von Selbständigkeit und Eigenverantwortung, die Erweiterung des Handlungsraums, die Bearbeitung der Verlustthematik und die Auseinandersetzung mit Altern und Tod, ein deutlicher Gegenwartsbezug mit Klärung und Lösung der augenblicklichen Situation einerseits und biographische Ausrichtung mit Bilanzziehung andererseits sowie das Erarbeiten praktischer Lösungen.

Sogar methodisch überschneiden sich die verschiedenen Therapien durch Erweiterung der jeweils für den schulischen Ansatz spezifischen Techniken. Insgesamt läßt sich zusammenfassen, daß besonders bei der Therapie älterer Patienten der klassische Ansatz einer therapeutischen Schule zugunsten der jeweils für ein bestimmtes Störungsbild bzw. für den individuellen Patienten erforderlichen und problemorientierten Hilfestellung verlassen wird. Eine sehr begrüßenswerte, doch durch empirische Psychotherapieforschung zu untermauernde Entwicklung.

Literatur

Arx-Wörth N v, Hautzinger M (1995): Soziale Unterstützung und Depression. In: Ningel R, Funke W (Hrsg): Soziale Netze in der Praxis, S 230–242. Hogrefe, Göttingen–Bern–Toronto–Seattle

Baltes MM, Baltes PB (1986): The Psychology of Control and Aging. Lawrence Erlbaum Assoc., Hillsdale NJ

Baltes PB, Baltes MM (1989): Erfolgreiches Altern: Mehr Jahre und mehr Leben. In: Baltes M, Kohli M, Sames K (Hrsg): Erfolgreiches Altern, S 5–10. Huber, Bern–Göttingen–Toronto–Seattle

Baltes PB, Lindenberg U (1989): On the range of cognitive plasticity in old age as a function of experiences: 15 years of intervention research. Behav Res Ther 19: 283–300

Bellak L, Small L (1975): Kurzpsychotherapie und Notfallpsychotherapie. Suhrkamp, Frankfurt a. M.

Beutler LE, Scogin F, Krikish P et al. (1987): Group cognitive therapy and alprazolam in the treatment of depression in older adults. J Consult Clin Psychol 55: 550–556

Blanchard EB (1992): Psychological treatment of benign headache disorders. J Consult Clin Psychol 60: 537–551

Bruggemann A, Groskurth P, Ulich E (1975): Arbeitszufriedenheit. Huber, Bern–Toronto

Butler RN (1963): The life review: an interpretation of reminiscence in the aged. Psychiatry 26: 65–76

Gallagher D, Thompson LW (1981): Depression in the elderly: a behavioral treatment manual. University of Southern California Press, Los Angeles CA

Goldwasser AN, Auerbach SM, Harkins SE (1987): Cognitive, affective, and behavioral effects of reminiscence group therapy on demented elderly. Int J Aging Human Develop 25: 209–222

Häfner H (1986): Psychische Gesundheit im Alter. Fischer, Stuttgart–New York

Hautzinger M (1979): Depressive Reaktionen im höheren Lebensalter. In: Hautzinger M, Hoffmann N (Hrsg): Depression und Umwelt, S 160–201. Otto Müller, Salzburg

Hautzinger M (1986): Psychologische Therapieansätze bei Depressionen im Alter. In: Bergener M (Hrsg): Depressionen im Alter, S 133–148. Steinkopff, Darmstadt

Hautzinger M (1992): Verhaltenstherapie bei Depression im Alter. Verhaltensther 2: 217–221

Hautzinger M (1994): Behandlungskonzepte der Verhaltenstherapie und Verhaltensmedizin. In: Radebold H, Hirsch RD (Hrsg): Altern und Psychotherapie, S 63–72. Huber, Bern–Göttingen–Toronto–Seattle

Hautzinger M, Boenigh-Berhöfer A, Thoms G (1982): Soziale Kontakte und Depression im Alter. Akt Gerontol 12: 67–71

Hautzinger M, Stark W, Treiber R (1992): Kognitive Verhaltenstherapie bei Depressionen. Beltz-Psychologie Verlags Union, Weinheim

Heuft G (1993): Psychoanalytische Psychotherapie funktioneller Somatisierungen bei älteren Menschen. Zur differentiellen Therapieindikation. In: Möller H-J, Rohde A (Hrsg): Psychische Krankheiten im Alter, S 399–407. Springer, Berlin–Heidelberg–New York

Hirsch RD (1992): Psychotherapie im Alter. Huber, Bern–Göttingen–Toronto–Seattle

Hirsch RD (1994a): Entspannungsverfahren. In: Radebold H, Hirsch RD (Hrsg): Altern und Psychotherapie, S 93–104. Huber, Bern–Göttingen–Toronto–Seattle

Hirsch RD (1994b): Psychotherapie bei Demenzen. Steinkopff, Darmstadt

Hirsch RD (1994c): Psychotherapie und Pharmakotherapie. In: Radebold H, Hirsch RD (Hrsg): Altern und Psychotherapie, S 177–190. Huber, Bern–Göttingen–Toronto–Seattle

Hirsch RD, Schneider HK (1990): Psychopharmaka und Psychotherapie im Alter. In: Hirsch RD (Hrsg): Psychotherapie im Alter, S 43–54. Huber, Bern–Göttingen–Toronto–Seattle

Johannsen J (1993): Systemische Therapie bei gerontopsychiatrischen Patienten unter stationären Bedingungen. In: Möller HJ, Rohde A (Hrsg): Psychische Krankheit im Alter, S 419–425. Springer, Berlin–Heidelberg–New York

Krampen G (1982): Differentialpsychologie der Kontrollüberzeugungen. Hogrefe, Göttingen–Seattle

Langen D (1979): Autogenes Training und Hypnose in der Behandlung alter Menschen. In: Petzold H, Bubolz E (Hrsg): Psychotherapie mit alten Menschen, S 427–435. Jungfermann, Paderborn

Langer EJ (1989): The psychology of control. Sage, Beverly Hills CA

Lehr U, Thomae H (1987): Formen seelischen Alterns. Ergebnisse der Bonner Gerontologischen Längsschnittstudie (BOLSA). Enke, Stuttgart

Lewinsohn PM, Teri L, Hautzinger M (1984): Training clinical psychologists for work with older adults. Prof Psychol 15: 187–202

Linden M, Förster R, Oel M et al. (1993): Verhaltenstherapie in der kassenärztlichen Versorgung: Eine versorgungsepidemiologische Untersuchung. Verhaltensther 3: 101–111

Marschner C, Heuft G (1994): Indikationskriterien und Therapieziele. In: Radebold H, Hirsch RD (Hrsg): Altern und Psychotherapie, S 19–26. Huber, Bern–Göttingen–Toronto–Seattle

Möller HJ, Rohde A (1993): Psychische Krankheit im Alter. Springer, Berlin–Heidelberg–New York

Nicholson NL, Blanchard EB (1993): A controlled evaluation of behavioral treatment of chronic headache in the elderly. Behav Res Ther 24: 395–408

O'Donohue WT, Fisher JE, Krasner L (1986): Behavior therapy and the elderly. Int J Aging Human Develop 1: 1–15

Ostrow M (1962): Psychopharmaka in der Psychotherapie. Klett, Stuttgart

Perotta P, Meacham JA (1981): Can a reminiscing intervention alter depression and self-esteem. Int J Aging Human Develop 14: 23–30

Radebold H (1992): Psychodynamik und Psychotherapie Älterer. Psychodynamische Sicht und psychoanalytische Psychotherapie 50- bis 70jähriger. Springer, Berlin–Heidelberg–New York

Radebold H (1994a): Derzeitige Situation der Psychotherapie Älterer in der BRD. In: Radebold H, Hirsch RD (Hrsg): Altern und Psychotherapie, S 13–18. Huber, Bern–Göttingen–Toronto–Seattle

Radebold H (1994b): Behandlungskonzepte der Psychoanalyse. In: Radebold H, Hirsch RD (Hrsg): Altern und Psychotherapie, S 43–54. Huber, Bern–Göttingen–Toronto–Seattle

Rattenbury C, Stones MJ (1989): A controlled evaluation of reminiscence and current topics discussion group in a nursing home context. Gerontologist 29: 768–771

Rodin J (1986): Aging and health: effects of the sense of control. Science 233: 1271–1276

Schneider HD (1987): Grundlagen für Rehabilitationserfolge im Alters- und Pflegeheim. In: Lade E (Hrsg): Handbuch der Gerontagogik, Teil G 6004. Aktuelle Verlagsgruppe, Obrigheim

Schneider HD (1991): Möglichkeiten der Intervention bei alten Menschen. In: Haag G, Brengelmann JC (Hrsg): Alte Menschen. Ansätze psychosozialer Hilfen, S 65–88. Röttger, München

Schwabe U, Paffrath T (Hrsg.) (1989): Arzneiverordnungs-Report '89. Fischer, Stuttgart–New York

Scogin F, McElreath L (1994): Efficacy of psychosocial treatments for geriatric depression: a quantitative review. J Consult Clin Psychol 62: 69–74

Seligman MEP (1995): Erlernte Hilflosigkeit. Beltz-Psychologie Verlags Union

Spiegel R, Aebi HJ (1981): Psychopharmakologie. Kohlhammer, Stuttgart

Steuer J, Mintz J, Hammen C et al. (1984): Cognitive-behavioral and psychodynamic group treatment of geriatric depression. J Consult Clin Psychol 52: 180–189

Thompson LW, Gallagher D, Breckenridge JS (1987): Comparative effectiveness of psychotherapies for depressed elders. J consult clin Psychol 55: 385–390

Weakland JH, Herr JJ (1988): Beratung älterer Menschen und ihrer Familien. Huber, Bern–Göttingen–Toronto–Seattle

Weber G, Simon FB (1987): Systemische Einzeltherapie. Z syst Ther 5: 192–206

3.8 Psychotherapeutische Strategien bei kognitiven Störungen

M. Haupt (Düsseldorf)

Das häufigste Muster kognitiver Störungen in der zweiten Lebenshälfte ist die Demenz. Daher stehen die psychotherapeutischen Strategien bei Demenzprozessen im Mittelpunkt dieses Beitrages. Rund 90% aller Demenzen werden durch irreversible organische Hirnschädigungen hervorgerufen. Mit großem Abstand nimmt die Alzheimer-Demenz (AD) unter diesen Demenzen die erste Stelle ein.

In der pharmakologischen Behandlung der Demenz ist der statistisch nachweisbare Effekt auf die kognitiven Leistungseinbußen in vielen Fällen nicht so überzeugend, als daß auf zusätzliche Behandlungsstrategien verzichtet werden könnte (Knapp et al. 1994; Vernon, Serkin 1991; Eagger et al. 1994). Auch die medikamentöse Therapie anderer psychopathologischer Störungen bei Demenz, wie Angst, Depressivität, Unruhe, Aggressivität und psychotische Symptome, ist nicht immer erfolgreich (Haupt, Kurz 1991; Schneider et al. 1990). Die pharmakologische Behandlung der Demenz kann daher nur ein Teil der Gesamtbehandlung sein. Psychotherapeutische Strategien ergänzen den Behandlungsplan. Sie zielen auf den Ausgleich von kognitiven Leistungseinbußen und helfen dem Patienten und den pflegenden Bezugspersonen bei der Bewältigung der Krankheit.

Seit etwa Mitte der 60er Jahre, verstärkt in den letzten Jahren, entstand eine Reihe von nicht-somatischen therapeutischen Strategien, die bei Demenzprozessen mit unterschiedlichem Erfolg eingesetzt wurden (**Tab. 3.8.1**).

Kognitive Verfahren

Zunächst sind hier diejenigen kognitiven Verfahren zu nennen, die mit neuropsychologischen Methoden eine direkte Verbesserung der kognitiven Leistungen und mittelbar auch der Gesamtbefindlichkeit des Kranken anstreben. Das **kognitive Training** findet bisher ausschließlich bei leichtgradig dementen Kranken Anwendung und soll durch Steigerung der Gedächtnis- und Aufmerksamkeitsfunktionen die Selbständigkeit im Alltag in den ersten Jahren der Krankheit erhalten. Bei Patienten ab einer mittelgradig ausgeprägten Demenz, die in Institutionen leben, wird das Realitätsorientierungstraining eingesetzt. Dem Verlust der personalen Identität versucht die Selbst-Erhaltungs-Therapie entgegenzuwirken. Ihr steht die Validationstherapie nahe, deren Kernpunkt die Akzeptanz und das Verstehen der Welt des Demenzkranken ist.

Beck et al. (1988) untersuchten ein für hirngeschädigte Patienten entwickeltes Therapieverfahren zur Besserung von Störungen der

Tab. 3.8.1 Psychotherapeutische Strategien bei Patienten mit Demenz

kognitive Verfahren
- kognitives Training
  gegen singuläre kognitive Störungen: unimodal
  gegen Störungsmuster: multimodal
  Imagery-Technik
  externale Hilfen
- Realitäts-Orientierungs-Training (ROT)
  "Classroom"-ROT
  24-Stunden-ROT
- Selbst-Erhaltungs-Therapie
- Validations-Therapie

kognitive Therapie

milieutherapeutische Maßnahmen

gestalterische Verfahren

Wahrnehmung, des Gedächtnisses und der Sprache auf seine Wirksamkeit bei Patienten mit AD. Das kognitive Training bestand aus Konzentrationsübungen und der Wiedergabe von Zahlen oder Details einer Geschichte. Die Resultate waren insgesamt enttäuschend. Die kognitive Leistungsfähigkeit konnte in der experimentellen Laborsituation nur gering verbessert oder auf andere Aufgabenbereiche übertragen werden. Ein kognitives Training bei Patienten mit AD und mit vaskulärer Demenz führte Ermini-Fünfschilling (pers. Mitteilung) durch. Das multimodale Training setzte sich zusammen aus der Übung im Gebrauch von externalen Gedächtnishilfen, Übungen im Kategorisieren, Assoziieren und Visualisieren, Erlernen der zeitlichen und örtlichen Orientierung und aus dem Training des Wortschatzes und des Allgemeinwissens. Gleichzeitig flossen psychotherapeutische und psychoedukative Elemente in die Experimentalgruppe ein. Die globale kognitive Leistungsfähigkeit blieb in der Trainingsgruppe im Unterschied zu einer leichten Abnahme in der Kontrollgruppe konstant. Die Gruppe der Demenzkranken mit multimodalem Training war aber im Vergleich zur unbehandelten Gruppe deutlich weniger depressiv. Computergestützte Trainingsprogramme können bei Demenzkranken nach bisherigen Beobachtungen zu allenfalls geringfügigen Verbesserungen der kognitiven Leistungen führen (Romero, Eder 1992). Bei einigen Patienten mit AD wurden kognitive Verfahren erprobt, die auf bestimmten Merk- und Abrufstrategien beruhten, sog. internale Gedächtnisstrategien oder Mnemotechniken. Im allgemeinen wurden Strategien verwendet, die auf bildhafter Vorstellung und assoziativen Verknüpfungen oder auf verbalen Techniken basierten (**Imagery-Methode**). Das Gesichter-Namen-Lernen mit Hilfe visueller Assoziationen ist ein Beispiel hierfür. Die Wirksamkeit dieser Techniken zur Verbesserung der Gedächtnisleistung von Demenzkranken ist in Einzelfällen vorhanden, dann aber nur gering ausgeprägt. Die überwiegende Zahl der Untersuchungen konnte bei einer kasuistischen Ausnahme (Hill et al. 1988) eine Wirksamkeit dieser Mnemotechniken bei Demenzkranken nicht feststellen (Baeckman et al. 1991, Yesavage et al. 1981, Yesavage 1982, Zarit et al. 1982). Auch fand sich kein positiver Effekt auf das Alltagsverhalten des Kranken.

Eine andere Methode im Rahmen der kognitiven Therapieverfahren besteht darin, den Demenzkranken einfache **Gedächtnishilfen** an die Hand zu geben. In einer Untersuchung wurden Mappen mit Erinnerungsportfolios als externe Gedächtnisrepräsentationen für den Demenzkranken entworfen, um ihm jederzeit Zugriff zu wichtigen Informationen zu seiner Biographie und zu seinem Umfeld zu ermöglichen (Bourgeois 1990). Die pflegenden Angehörigen berichteten über eine alltagsrelevante Verbesserung der Kommunikation, die auch nach Therapieende noch anhielt. In einer eigenen Untersuchung (Greifenhagen et al. 1994) versuchten wir über einen Zeitraum von mehreren Monaten bei Patienten mit AD in frühen Stadien, durch Einsatz externer Gedächtnishilfen und Umgehungsstrategien beim Üben von alltagsrelevanten Aufgaben die Alltagskompetenz zu verbessern. Während sich die Gedächtnisleistung nicht veränderte, führte die systematische Benutzung eines Notizbuches mit den wichtigsten persönlichen Aufzeichnungen und Hilfestellungen zu einer deutlich verbesserten Bewältigung von alltäglichen Aufgabenstellungen. Dieser Effekt war auch für die Angehörigen erkennbar.

Ein weiteres Trainingskonzept, das zu den kognitiven Verfahren gerechnet werden kann, ist das **Realitäts-Orientierungs-Training** ROT (Folsom 1968). Es ist vor allem in Heimen und gerontopsychiatrischen Institutionen verbreitet. Das ursprüngliche Verfahren besteht aus zwei Komponenten, dem "24-Stunden"-ROT und dem "Classroom"- (Klassenzimmer-) ROT. Das "24-Stunden"-ROT ist auf den einzelnen Demenzkranken ausgerichtet; das bedeutet, daß bei jedem Kontakt der pflegenden Bezugsperson mit dem Kranken kognitive Inhalte über die Wiederholung von Informationen und über Ermunterung und Verstärkung von orientiertem Verhalten vermittelt werden. Beim "Classroom"-ROT werden die Demenzkranken in Gruppensitzungen wiederholt mit den wichtigsten Informationen über ihre Lebensumgebung versorgt, also mit Hinweisen über Zeit, Ort, Personen und Tagesablauf. Die Beurteilung der Wirksamkeit dieses Verfahrens wird durch die starke inhaltliche und methodische Heterogenität der Untersuchungen erschwert. Die Interventionstechniken des ROT sind unzureichend operationalisiert. Zudem sind sehr verschiedene Verfahrensinhalte, wie z.B. Impulskontrolle und Kontinenztraining unter dem Begriff des ROT subsumiert (Kaschel et al. 1992). Die zu Beginn durchgeführten Studien berichteten von einer guten Wirksamkeit des ROT. Mittlerweile läßt sich diese optimistische Sichtweise nicht mehr aufrechterhalten (Baines et al. 1987, Hanley et al. 1981). Der während des Trainings erreichte geringe Zugewinn kognitiver Leistungsfähigkeit geht nach Beendigung der Therapie rasch wieder verloren. Zudem tritt keine Generalisierung des Effektes auf andere kognitive Funktionen ein (Haag, Noll 1991). Auch lassen sich keine günstigen emotionalen oder sozialen Wirkungen nachweisen, etwa eine ausgeglichenere Stimmungslage oder eine verbesserte Alltagsaktivität. Ein positiver Nebeneffekt des ROT ist aber das vermehrte Engagement des Pflegepersonals für die Patienten, eine aktive Kommunikation auf den betreffenden Stationen und eine vermehrte, häufig als entlastend empfundene Einbindung von Angehörigen in die Pflege der Kranken.

Zu den kognitiven Interventionsverfahren bei Demenzkranken können im weitesten Sinne auch die **biographischen Methoden** gezählt werden, die die im Verlauf der Krankheit immer weiter verblassende Erinnerung zu stützen und den Verlust der personalen Identität des Kranken zu verhindern suchen. Ein Weg hierfür ist, die Erinnerung des Kranken an seine Lebengeschichte möglichst aufrechtzuerhalten. Die Methode unterscheidet sich jedoch von den aus der Depressionsbehandlung bekannten Techniken. Bei Demenzkranken kann es nicht darum gehen, eine Aussöhnung mit der eigenen Biographie zu erwirken oder eine Wiedergewinnung früher beherrschter Problembewältigungsstrategien zu erzielen. Allein die Wahrung der Erinnerung an die eigene Lebensgeschichte, die eine wesentliche Wurzel der individuellen Identität ist, stellt hingegen bei der Demenz den wichtigsten Bestandteil der Behandlung dar. Geeignete Materialien wie Bücher, Zeitungsausschnitte, Familienalben oder Musikstücke regen den Abruf der Erinnerungen an und erleichtern den Zugriff auf die eigenen Lebensdaten und -umstände (Coleman 1988, Haupt 1993). Die **Selbst-Erhaltungs-Therapie** (Romero, Eder 1992) ist diesem biographischen Ansatz sehr nahe. Durch Überlernen selbstbezogenen Wissens soll das Gefühl der Identität und der personalen Kontinuität erhalten werden. Dazu werden mit Hilfe der Familie vorbereitete gedächtnisstützende und reaktivierende Medien eingesetzt. Die genannten Interventionsformen werden von Demenzkranken mit leicht- bis mittelgradig eingeschränkter kognitiver Leistungsfähigkeit überwiegend als angenehm empfunden und auch von Angehörigen mehrheitlich angenommen, weil sie sich auf einen relativ gut erhaltenen psychischen Funktionsbereich beziehen, kaum den Kranken direkt mit seinen Leistungsgrenzen konfrontieren, wie etwa ein mnemotechnisches Training, und den pflegenden Angehörigen aktiv mit einbeziehen.

Die **Validations-Therapie** (Feil 1990) betrachtet grundsätzlich die Sichtweise des Demenzkranken als gültig ("valide"), ohne sie an der "gegebenen Realität" messen und berichtigen zu wollen. Hilfreiche Verhaltensmaßregeln im Umgang mit Demenzkranken hat die Validations-Therapie hervorgebracht. Mit dem biographischen Ansatz hat sie gemeinsam, daß sie im Kern die individuelle Welt des Kranken zu akzeptieren und zu verstehen sucht. Biographisches Wissen und die Identität des Kranken fließen in den Umgang ein. Problematisch erscheint allerdings das psychotherapeutische Bemühen, mit dem Demenzkranken in früheren Lebensabschnitten ungelöste Probleme bearbeiten zu wollen.

Kognitive Therapie

Verhaltenstherapeutische Interventionsverfahren sind in die psychotherapeutische Behandlung von Demenzkranken eingegangen. Eine modifizierte Form der aus der Depressionsbehandlung bekannten und bewährten Technik der kognitiven Therapie nach Beck wurde bei Demenzkranken erprobt (Teri, Gallagher-Thompson 1991).

Ausgangspunkt für diesen Interventionsversuch war die Tatsache, daß insbesondere bei leichtgradigen Demenzzuständen in rund einem Viertel der Fälle depressive Verstimmungszustände mit Freudlosigkeit, Hoffnungslosigkeit und Ängstlichkeit zu beobachten sind (Förstl et al. 1993). Diese psychopathologischen Störungen verhindern, daß der

Demenzkranke seine ihm noch verbliebene kognitive Leistungsfähigkeit optimal nutzen kann. Sie führen zudem zur Vermeidung von Tätigkeiten und zum Rückzug von sozialen Beziehungen und damit zur Verringerung von bestätigenden Erlebnissen. Diesen Einengungen versucht die Kognitive Therapie bei leichtgradig dementen Kranken entgegenzuwirken. Das Behandlungsziel ist eine realistischere Einschätzung der Krankheit, der verbliebenen Fähigkeiten und der Möglichkeiten ihrer Nutzung. Teri und Gallagher-Thompson (1991) berichten aus ersten Untersuchungen von einer deutlichen Reduktion der Intensität und Häufigkeit depressiver Verstimmungen bei Demenzkranken.

Milieutherapeutische und gestalterische Verfahren

Die konstante, einfühlsame Beziehung zu dem Demenzkranken, die die Persönlichkeit des Kranken respektiert, steht im Mittelpunkt der Milieutherapie bei Demenz. Die peristatischen Bedingungen des Demenzkranken, sein Tagesablauf, die Personen und die architektonischen Gegebenheiten werden überschaubar, nach Möglichkeit streßfrei und zudem konstant gehalten, ohne aber stimulations- oder anregungsarm strukturiert zu sein. Gestalterische Verfahren wie Musiktherapie, Ergotherapie und Kunsttherapie haben einen festen Platz in diesem Konzept. Sie sprechen vor allem emotionale und kreative Bereiche an. Musikhören, Singen und eher spielerisches Malen ist auch den Menschen noch möglich, deren intellektuelle Fähigkeiten durch die Krankheit schwer herabgesetzt sind. Insgesamt sollten diese Maßnahmen darauf ausgerichtet sein, daß Demenzkranke ihr Wohnumfeld als erhaltendes, förderndes und respektvolles Milieu erleben können (Wächtler 1990).

Empfehlungen für den täglichen Umgang mit Demenzkranken

Die vorangegangene Übersicht zeigt, daß nach bisher vorliegenden wissenschaftlichen Untersuchungen die Wirksamkeit psychotherapeutischer Strategien bei Demenz noch sehr begrenzt ist. Kognitive Verfahren zur direkten Verbesserung kognitiver Leistungsfähigkeit sind gegenwärtig nicht in der Lage, den progredienten Demenzprozeß aufzuhalten oder auch nur einzelne kognitive Einbußen nachhaltiger zu mildern.

Diejenigen Verfahren, die alltagsrelevante Aufgaben üben oder einen biographisch zentrierten Ansatz verfolgen, ermöglichen aber immerhin, daß der Demenzkranke sich angenommen fühlt und im Alltag ausgeglichener ist und daß pflegende Bezugspersonen teilweise eine Verbesserung bei der Alltagsbewältigung beobachten und sich dadurch weniger belastet fühlen. Auch bei diesen Verfahren ist jedoch eine Anhebung des kognitiven Leistungsniveaus nicht festzustellen. Diese Ergebnisse weisen daraufhin, wie wichtig es im täglichen Leben mit Demenzkranken ist, den adäquaten Zugang zur Person des Kranken, zu seinen Eigenschaften und Wertvorstellungen zu finden. Zudem benötigt der Kranke Anregungen zu Tätigkeiten oder Beschäftigungen im Alltag, deren Ausführung von ihm als nützlich und sinnvoll erlebt werden kann. Die folgenden, beispielhaft aufgeführten praktischen Handlungsempfehlungen sollen Hilfestellungen im täglichen Umgang mit Demenzkranken geben.

Um dem Verlust der Orientiertheit des Demenzkranken im Alltag entgegenzuwirken, sollte ein durch Regelmäßigkeit und Überschaubarkeit geprägter Tagesablauf geschaffen werden. Tages- und auch jahreszeitlich gebundene Beschäftigungen gehören hierzu, z.B. Frühstücks- und Abendessenzubereitung, gemeinsame Festvorbereitung zu hohen Festtagen oder das Binden von Herbststräußen. Zudem kann die Erinnerung an die Vergangenheit angeregt werden durch Gespräche über das frühere Leben, Singen von Liedern aus der Jugendzeit oder gemeinsames Betrachten und Besprechen von Familienalben, in denen Photographien mit Veränderungen von nahestehenden Personen über längere Zeiträume hinweg enthalten sind. Die Orientierung im Alltag wird gefördert durch das Anbringen von Tafeln und Hinweisschildern mit den wichtigsten Informationen zum Tage, die Kennzeichnung von Räumen und die Ausstattung des Zimmers mit vertrauten Möbeln, Bildern und Gegenständen. Erhaltene Fähigkeiten des Kranken sollten so weit als möglich genutzt werden, um den Verlust seiner Alltagskompetenz gering zu halten.

Dem Demenzkranken sollte das Gefühl des "Nützlichseins" und "Gebrauchtwerdens" vermittelt werden. Es ist hierfür wichtig, Beschäftigungen anzubieten, die früher geübte Tätigkeiten aufgreifen oder für den Kranken eine Integration in seine Umgebung bedeuten, z. B. Zubereiten von Mahlzeiten, Abwaschen, Wäsche zusammenlegen, Singen, Tanzen. Im allgemeinen gilt, daß auch einfachste Aufgaben dem Demenzkranken Bestätigung vermitteln und seinen Platz in der Gemeinschaft stärken. Man sollte auch darauf verzichten, den oft unrichtigen Überzeugungen oder der Realität nicht angemessenen Befürchtungen des Kranken Argumente oder abstrakte Erklärungen im Sinne von Korrekturversuchen entgegenzuhalten. Solche "Richtigstellungen" bedeuten für den Kranken infolge seiner Denkstörungen eine Überforderung und führen leicht zu Beschämung oder auch aversiven Reaktionen. Mitunter lassen sich Fehleinschätzungen des Kranken als Folge von Situationsverkennungen aber auch im vorhinein vermeiden, z. B. durch das Entfernen des Spiegels, wenn das Spiegelbild zum feindlichen Aggressor wird, oder durch das Ausschalten des Fernsehers, wenn der gezeigte Kriminalfilm Anlaß zu Verfolgungsängsten gibt, oder durch das Zuziehen des Fenstervorhangs am Abend, wenn das Zimmerlicht die Person des Kranken vor dunklem Hintergrund im Fenster spiegelt und der Kranke sich fälschlicherweise von außen dadurch bedroht oder beobachtet glaubt.

Auch dem fortschreitenden Verlust der Kommunikationsfähigkeit kann man zu begegnen versuchen, indem im Gespräch mit dem Kranken kurze und einfache Sätze verwendet werden und bei pflegerischen Handlungen oder Anwendungen begleitend und erklärend gesprochen wird. Lautstärke und Tempo des Gesprochenen müssen den Fähigkeiten des Demenzkranken angepaßt werden. Hör- und Sehhilfen sollten regelmäßig auf ihre Abstimmung auf die individuelle sensorische Beeinträchtigung des Kranken überprüft werden. Ist der Kranke dennoch nicht mehr in der Lage, das gesprochene Wort zu verstehen, so können nichtsprachliche Mittel oft noch eine Verständigung ermöglichen. Bei Kontaktaufnahme sollte man immer von vorne an den Kranken herantreten, seinem Blick begegnen oder den Kranken gegebenenfalls auch behutsam am Arm nehmen und ruhig und eindeutig Gestik und Mimik zur Verdeutlichung des Gesprochenen einsetzen. Bei fortgeschrittener Demenz kann auch ein Streicheltier für den Kranken zum Weggefährten werden und ein Gefühl der Gemeinschaft und Nähe vermitteln helfen, was aber nicht zum Rückgang des Kontaktes durch die Bezugspersonen führen darf.

Einbeziehung der Angehörigen in die Behandlung

Wenn man sich die für einen Außenstehenden oft kaum vorstellbaren Schwierigkeiten vor Augen führt, die über einen Zeitraum von vielen Jahren jeden Tag im Zusammenleben mit einem demenzkranken Menschen entstehen, dann muß zunächst die Tatsache verwundern, daß rund vier Fünftel dieser Patienten nicht in Pflegeheimen oder Krankenhäusern leben, sondern entweder in der eigenen Wohnung oder im Kreis der Familie von Angehörigen versorgt werden (Presse- und Informationsdienst der Bundesregierung 1993). Die Familie stellt also das wichtigste stützende soziale System für diesen Personenkreis dar.

Eine Reihe von Faktoren sind bekannt, die aber die Stabilität der häuslichen Versorgung gefährden und zu ihrem vorzeitigen Zusammenbruch führen können, wie etwa das Auftreten von abnormen Verhaltensweisen, die Erkrankung der primären Bezugsperson, intrafamiliäre Konflikte oder eine defizitäre Unterstützung der Familie. Solche Faktoren müssen rechtzeitig erkannt und beseitigt werden. In besonderer Weise sind die Angehörigen Mitbetroffene der Demenzerkrankung (**Tab. 3.8.2**). Allein die praktisch-pflegerischen Aufgaben, die Unzahl der Hilfestellungen und Handreichungen, die ständig notwendige Beaufsichtigung und die häufig gestörte Nachtruhe bringen für die Angehörigen eine enorme physische, psychische und zeitliche Belastung mit sich. Oft sind sie gezwungen, ihre eigenen Lebensinteressen weit zurückzustellen oder ganz aufzugeben. Nicht selten gleiten sie in soziale Isolation ab (Huck-

Tab. 3.8.2 Angehörige als Mitbetroffene

physische, psychische, zeitliche Belastung
Zurückstellung eigener Lebensinteressen

Abgleiten in soziale Isolation

Auseinandersetzung mit abnormem Verhalten des Kranken

Erfolglosigkeit früherer Problemlösestrategien

unausweichlicher Beziehungswandel zum Kranken

langsames, trauervolles Abschiednehmen

erhöhtes Morbiditätsrisiko

---

le 1994). Die Kranken zeigen aber auch veränderte Verhaltensweisen, die nicht nur schwer zu ertragen sind, sondern auch mit den üblichen sozialen Normen kollidieren, etwa wenn der bisher konventionsbewußte und zurückhaltende demente Ehemann mehrfach spärlich bekleidet zu Nachbarn läuft und um Geld oder Brot bettelt oder ohne gegebenen Grund wiederholt im eigenen Vorgarten für alle Passanten hörbar laut um Hilfe ruft. Solche Enthemmungszeichen sind natürlich auch nicht mit dem früheren Bild vereinbar, das der Partner liebgewonnen hat. Sie rufen Entsetzen, Abscheu und Distanzierung hervor. Sie machen den Angehörigen aber zudem völlig hilflos, weil gewohnte frühere Lösungsstrategien den Kranken nicht mehr erreichen. Die zunehmende Unselbständigkeit des Kranken im Alltag führt zu einem unausweichlichen Beziehungswandel zwischen Kranken und Angehörigem. Die Rolle des verantwortlich Pflegenden muß immer mehr vom Angehörigen übernommen werden. Notgedrungen verletzen sie damit in Jahrzehnten sich behutsam entwickelte Normen des Miteinanders, was mehr oder weniger zwangsläufig von heftigen Schuldgefühlen begleitet ist.

Wir befragten pflegende Angehörige von rund 100 Patienten mit AD nach verschiedenen Aspekten der empfundenen Belastung durch die Pflege. Nahezu alle Angehörigen gaben an, daß sie in Sorge vor ihrer Zukunft und der des Kranken sind, drei Viertel fühlten sich unter Druck durch die Pflege und gleichzeitig isoliert im Familien- und Freundeskreis. Die Hälfte glaubte, daß sie den Bedürfnissen des Kranken in der Pflege nicht nachkommen könne und wollte die Pflege an jemand anderen abgeben.

Mit dem Schweregrad der Demenz waren die Belastungsmomente nicht verknüpft. Vermutlich wirken die Belastungen also unabhängig vom Demenzschweregrad im Verlauf der Krankheit kontinuierlich und gleich stark auf die Angehörigen ein. Derartige Belastungen führen bei den Angehörigen dazu, daß sie ein erhöhtes Risiko tragen, selbst psychisch zu erkranken. Depressive Störungen sind bei weiblichen Pflegepersonen häufiger; sie erreichen das Ausmaß der Behandlungsbedürftigkeit bei bis zu 40% (Huckle 1994, Morrissey et al. 1990). Auch körperliche Gesundheitsstörungen treten auf, wie chronische Erschöpfung und Wirbelsäulenerkrankungen bei rund einem Viertel der Pflegenden. Eine vor wenigen Jahren durchgeführte Untersuchung von 510 pflegenden Angehörigen unterstreicht diese Befunde. Sie zeigt, daß Angehörige von Demenzkranken eine Hochrisikogruppe für die vermehrte Einnahme von psychopharmakologischen Substanzen sind, die wegen Nervosität, Erschöpfung und Schlafstörungen eingenommen werden (Clipp, George 1990).

Angehörigenberatung

Angehörige benötigen ein ausreichendes Maß an Informationen über die vorliegende Krankheit, ihre typischen Merkmale und Begleiterscheinungen, über den zu erwartenden Verlauf und über die therapeutischen Aussichten (**Tab. 3.8.3**). Zu den allgemeinen Informationen gehört auch die Beratung über instrumentelle Hilfen wie ambulante Dienste, Tagespflegestätten und Kurzzeitpflege, die zur vorübergehenden Entlastung in Anspruch genommen werden können. Die Angehörigen

Tab. 3.8.3 Wesentliche Aspekte der Angehörigenberatung und -betreuung

ausreichendes Maß an Information über die Demenzerkrankung

Nennung instrumenteller Hilfen

praktische Hilfen zur Gestaltung des äußeren Lebensrahmens

Vermittlung von angemessenen Verhaltensregeln

Stützung des pflegenden Angehörigen bei der Lösung eigener Konflikte

benötigen auch praktische Hinweise und Leitlinien zur Gestaltung des äußeren Lebensrahmens und zur Ausrichtung des eigenen Verhaltens gegenüber dem Kranken, wie sie in den vorgenannten Handlungsempfehlungen aufgeführt wurden. Die Vermittlung von Wissen über die Krankheit und von praktischen Verhaltensregeln mit dem Ziel, die Lösungsstrategien der Angehörigen zu erweitern, findet mit Erfolg in sogenannten Angehörigengruppen statt. Zur Wirksamkeit solcher Gruppen untersuchten Toseland und Rossiter (1989) in einer Meta-Analyse der Literatur die Effektivität von 29 Angehörigengruppen. Nahezu alle verfolgten einen psychoedukativen Ansatz. Die meisten Gruppen waren auf 6 bis 8 Treffen limitiert und konzentrierten sich auf Information und Austausch zu folgenden Themen: Verlauf der AD, Rolle der Gruppe als gegenseitiges Unterstützungssystem auch außerhalb der Gruppentreffen, Schuldgefühle und andere emotionale Probleme, Sorge für die eigenen Bedürfnisse, problematische Beziehung zum Kranken und anderen Familienmitgliedern, Inanspruchnahme von Hilfen von außen und konkrete Tips für die Pflege. Die Wirksamkeit dieser Gruppen, gemessen an der Zufriedenheit der Teilnehmer, wurde anhand von Beobachtungen der Leiter und von Befragungen der Teilnehmer fast immer positiv beurteilt. Auch erste psychotherapeutisch orientierte, insbesondere familientherapeutische, Gruppen zeigen, wie lohnend und hilfreich es für pflegende Angehörige ist, gezielt auch nach Schwierigkeiten zu fahnden, die in der Beziehung zum Kranken und zur Außenwelt liegen (Bayer-Feldmann, Greifenhagen 1995). Denn ein wesentlicher Belastungsfaktor für die Angehörigen ist immer wieder die durch die Beanspruchung der Pflege entstehende soziale Isolierung.

Ein ganz wichtiges Ziel der Angehörigengruppen und Angehörigenberatung ist daher die Aufrechterhaltung von Außenbeziehungen für den Angehörigen. Sie helfen ihm nicht nur im entlastenden Gespräch Pflegeprobleme zu verarbeiten, sondern auch eigene belastende Erinnerungen und Begebenheiten außerhalb des Verhältnisses zum Kranken anzusprechen. In der Beziehung zwischen dem Kranken und dem pflegenden Angehörigen können vor allem dann massive und unter Umständen auch unlösbare Konflikte auftreten, wenn beim pflegenden Angehörigen eine eigene unerledigte Vergangenheit durch eine ohnehin kaum zu bewältigende Gegenwart überlagert wird. Ein besonderer Risikofaktor für eine solche Entwicklung scheint die mangelnde Qualität der früheren Beziehung zwischen dem Kranken und dem Angehörigen zu sein (Huckle 1994). In der Angehörigenberatung sollten daher immer auch frühere Beziehungsmuster und Gewohnheiten im täglichen Leben der Familie mitbehandelt werden.

Angesichts der allgemeinen Sensibilität der Öffentlichkeit gegenüber ethischen und rechtlichen Problemen in der gerontopsychiatrischen Forschung besteht gerade an Universitätskliniken eine zusätzliche Aufgabe der Angehörigenberatung und -zusammenarbeit darin, das Verständnis und die Unterstützung der betroffenen Familien für wissenschaftliche Untersuchungen bei Demenzkranken zu gewinnen. In einer nicht repräsentativen Fragebogenerhebung bei 52 Angehörigen von Demenzkranken und bei 42 Angehörigen von kognitiv nicht gestörten älteren Personen untersuchten wir kürzlich die Bereitschaft zur Teilnahme an zwei Forschungsvorhaben, von denen das eine mit einem potentiell individuellen Nutzen für den Betroffenen verbunden war, das andere hingegen nicht (Haupt, Lauter 1995). Die Untersuchung zeigte, daß die Bereitschaft zur Teilnahme an Demenzforschung bei allen Befragten außerordentlich hoch war. Die fast 100 Angehörigen hielten die nähere Erforschung der Demenz nicht nur für prinzipiell wünschenswert, sie waren auch in hohem Maße bereit, an einer solchen Forschung mitzuwirken, wenn sie für einen einwilligungsunfähigen dementen Angehörigen diese Entscheidung treffen sollten oder wenn sie selbst an einer Demenz litten und nur ein hierzu ermächtigter Angehöriger oder rechtlich befugter Dritter über ihre Teilnahme entscheiden könnte. Bei den Angehörigen von Demenzkranken hatten weder der Verwandtschaftsgrad noch das Verhältnis von zu Hause und im Pflegeheim betreuten Kranken noch die geleistete Pflegedauer einen signifikanten Einfluß auf die hohe Zustimmungsrate. Das Ergebnis dieser Befragung könnte als ein wichtiges Indiz dafür gewertet werden, daß in der Bevölkerung medizinische Forschung mit einwilligungsunfähigen dementen

Kranken nicht einfach abgelehnt, sondern unter ganz bestimmten Bedingungen sogar befürwortet wird. Die pflegenden Angehörigen wissen sehr wohl, daß eine Optimierung von medizinischen Behandlungsstrategien der Demenz, aber auch von Beratung und Betreuung für sie selbst im Verlauf des Demenzprozesses nur auf dem Boden gesicherter Erkenntnisse über die Demenz möglich ist, und unterstützen wohl vor allem aus diesem Grund sinnvolle wissenschaftliche Untersuchungen bei Demenzkranken.

Literatur

Baeckman L, Josephsson S, Herlitz A et al. (1991): The generalizability of training gains in dementia: effects of an Imagery-based mnemonic in face-name retention duration. Psychol and Aging 25: 489–492

Baines S, Saxby P, Ehlert K (1987): Reality orientation and reminiscence therapy. A controlled cross-over study of elderly confused people. Brit J Psychiat 151: 222–231

Bayer-Feldmann C, Greifenhagen A (1995): Gruppenarbeit mit Angehörigen von Alzheimerkranken – ein systematischer Ansatz. Psychother Psychosom Med Psychol 45: 1–7

Beck C, Heacock P, Mercer S et al. (1988): The impact of cognitive skills remediation training on persons with Alzheimer's disease and mixed dementia. J Geriat Psychiat 21: 73–88

Bourgeois MS (1990): Enhancing conversation skills in patients with Alzheimer's disease using a prosthetic memory aid. J Appl Behav Analysis 23: 29–42

Clipp EC, George LK (1990): Psychotropic drug use among caregivers of patients with dementia. J Amer Geriat Soc 38: 227–235

Coleman P (1988): Issues in the Therapeutic Use of Reminiscence with elderly People. In: Gearing B, Johnson M, Heller T (eds): Mental Health Problems in Old Age, pp 177–184. Wiley & Sons, New York–Chichester

Eagger SA, Richards M, Levy R (1994): Long-term effects of tacrine in Alzheimer's disease: an open study. Int J Geriat Psychiat 9: 643–647

Feil N (1990): Validation. Ein neuer Weg zum Verständnis alter Menschen. Delle Karth, Wien

Folsom J (1968): Reality orientation for the elderly mental patient. J Geriat Psychiat 1: 291–307

Förstl H, Sattel H, Bahro M (1993): Alzheimer's disease: clinical features. Int Rev Psychiat 5: 327–349

Greifenhagen A, Haupt M, Kurz A et al. (1994): Kognitive Therapieverfahren bei Demenzerkrankungen. Geriatrie Praxis 1–2: 40–44

Haag G, Noll P (1991): Das Realitätsorientierungstraining (ROT) – eine spezifische Intervention bei Verwirrtheit. In: Haag G, Brengelmann JC (Hrsg): Alte Menschen. Ansätze psychosozialer Hilfen, S 127–158. Röttger, München

Hanley IG, McGuire RJ, Boyd WD (1981): Reality orientation and dementia: a controlled trial of two approaches. Brit J Psychiat 138: 10–14

Haupt M (1993): Therapeutische Strategien gegen Angst und Aggression bei Demenz. Z Verhaltensmod Verhaltensmed 14: 325–339

Haupt M, Kurz A (1991): Behandlung von Verhaltensauffälligkeiten bei Demenzerkrankungen. Geriat Praxis 3: 50–58

Haupt M, Lauter H (1995): Die Bereitschaft zur Teilnahme an Forschung bei Demenz bei Angehörigen von Alzheimerkranken und bei Familienmitgliedern von kognitiv nicht gestörten älteren Menschen. Nervenarzt 9: 708–712

Hill RD, Scheikh J, Yesavage JA (1988): Three pretraining methods enhance mnemonic training in the elderly. Exp Aging Res 14: 207–211

Huckle PL (1994): Review: Families and dementia. Int J Geriat Psychiat 9: 735–741

Kaschel R, Zaiser-Kaschel H, Mayer K (1992): Realitätsorientierungstraining. Literaturüberblick und Implikationen für die neuropsychologische Gedächtnisrehabilitation. Z Gerontopsychol Gerontopsychiat 5: 223–235

Knapp MJ, Knopman DS, Solomon PR et al. (1994): A 30-week randomized controlled trial of high-dose tacrine in patients with Alzheimer's disease. J Amer Med Ass 271: 985–991

Morrissey E, Becker J, Rubert MP (1990): Coping resources and depression in the caregiving spouses of Alzheimer patients. Brit J Med Psychol 63: 161–171

Presse- und Informationsdienst der Bundesregierung (1993): Verbesserte Hilfe für Pflegebedürftige und ihre Angehörigen erforderlich – Studie zum Hilfe- und Pflegebedarf in privaten Haushalten. Sozialpolitische Umschau 150: 1–14

Romero B, Eder G (1992): Selbst-Erhaltungs-Therapie (SET): Konzept einer neuropsychologischen Therapie bei Alzheimerkranken. Z Gerontopsychol Gerontopsychiat 5: 267–282

Schneider LS, Pollock VE, Lyness SA (1990): A metaanalysis of controlled trials of neuroleptic treatment in dementia. J Amer Geriat Soc 38: 553–563

Teri L, Gallagher-Thompson D (1991): Cognitive-behavioural interventions for treatment of depression in Alzheimer patients. Gerontologist 31: 413–416

Toseland RW, Rossiter CM (1989): Group Interventions to support family caregivers: a review and analysis. Gerontologist 29: 438–448

Vernon MW, Sorkin EM (1991): Piracetam: an overview. Drugs and Ageing 1: 17–35

Wächtler C (1990): Psycho- und Soziotherapie der Alzheimerschen Krankheit. Geriat Praxis 2: 81–84

Yesavage JA (1982): Degree of dementia and improvement with memory training. Clin Gerontologist 1: 77–81

Yesavage JA, Westphal J, Rusk L (1981): Senile dementia: combined pharmacologic and psychologic treatment. J Amer Geriat Soc 29: 164–171

Zarit SH, Zarit JM, Reever KE (1982): Memory training for severe memory loss: effects for senile dementia patients and their families. Gerontologist 4: 373–377

3.9 Gerontopsychiatrische Versorgungsstrukturen

A. Kurz (München)

Psychische Alterskrankheiten gelten heute als Gesundheitsstörungen, die grundsätzlich durch dieselben Ursachen hervorgerufen werden wie die entsprechenden Störungen in früheren Lebensabschnitten und deshalb nach denselben Prinzipien zu behandeln sind. Allerdings erfordern die schwierigeren psychologischen, sozialen und somatischen Bedingungen des höheren Lebensalters sowie die größere Häufigkeit von irreversiblen organischen Hirnkrankheiten oftmals aufwendigere und längerdauernde therapeutische und rehabilitative Anstrengungen um die Krankheitssymptome so weit wie möglich zu beheben, einem Rückfall vorzubeugen, die Eigenständigkeit zu erhalten und die individuell vorhandenen Leistungspotentiale auszuschöpfen.

Diese Intentionen der modernen gerontopsychiatrischen Therapie und Rehabilitation lassen sich in den herkömmlichen Strukturen des psychiatrischen Großkrankenhauses und des Pflegeheims nur schwer verwirklichen, in denen noch immer ein großer Teil der psychisch kranken älteren Menschen unter oft unzureichenden personellen, räumlichen und finanziellen Bedingungen versorgt werden. Es sind aber große Anstrengungen unternommen worden, um geeignetere institutionelle Voraussetzungen für die Behandlung gerontopsychiatrischer Patienten zu schaffen. Man versucht, stationäre Krankenhausbehandlungen zeitlich zu begrenzen oder sogar ganz zu vermeiden und den Schwerpunkt der Therapie und Rehabilitation auf den ambulanten oder teilstationären Bereich zu verlagern. Es wird angestrebt, Heimunterbringungen hinauszuschieben und dies möglichst durch ein Netz von Versorgungsstrukturen in der unmittelbaren Wohnumgebung des Patienten zu erreichen. Innerhalb von psychiatrischen Krankenhäusern und Pflegeheimen sind gerontopsychiatrische Abteilungen entstanden, die auf die besonderen Erfordernisse dieser Patientengruppe zugeschnitten sind. Vielerorts greifen ambulante, teilstationäre und stationäre Einrichtungen der Gerontopsychiatrie zur Versorgung von Patienten mit psychischen Alterskrankheiten unterschiedlichster Art und verschiedensten Schweregrades ineinander (**Abb. 3.9.1**). Die einzelnen Versorgungsstrukturen sind auf eine enge Zusammenarbeit mit den Angehörigen, den Hausärzten und den niedergelassenen Nervenfachärzten angewiesen.

Durch die Bevorzugung einer gemeindenahen Versorgung von psychisch kranken alten Menschen werden den stationären Einrichtungen der Gerontopsychiatrie – Fachabteilungen und Pflegeheime – vermehrt Patienten mit schweren und irreversiblen psychischen Störungen zugewiesen. Unter diesen ungünstigen Bedingungen verfolgen diese Institutionen dennoch therapeutische und rehabilitative Zielsetzungen. Zu den möglichen Zielen gehört auch die Rückführung des Patienten in die Gemeinde.

Die individuellen Bedürfnissen und Fähigkeiten alter Patienten sollen bei der Gestaltung gerontopsychiatrischer Einrichtungen berücksichtigt werden. Wichtige Qualitätsmerkmale sind Respektierung der Person, Wahrung der Privatsphäre, Förderung der Eigenständigkeit, Vermittlung von Beschäftigungsimpulsen, Anregung der Kommunikation und Gewährleistung maximaler Bewegungsfreiheit.

Die Bedeutung von gerontopsychiatrischen Einrichtungen beschränkt sich nicht auf ihren Beitrag im Rahmen des Versorgungssystems. Viele von ihnen leisten Pionierarbeit und haben eine Vorbildfunktion für die Erprobung

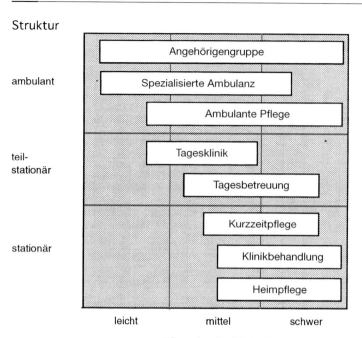

Abb. 3.9.1 Beziehung zwischen dem Grad der Pflegebedürftigkeit und den geeigneten Versorgungsstrukturen

und Verwirklichung von Pflege- und Behandlungskonzepten. Auch sind sie Kristallisationspunkte der spezifischen gerontopsychiatrischen Erfahrung vieler Berufsgruppen.

Ambulante Einrichtungen

Sozialstationen. Sie spielen in der Versorgung von körperlich kranken und behinderten älteren Menschen in der Gemeinde eine große Rolle, sind aber auf die Erfordernisse der Pflege bei psychischen Alterskrankheiten meist nicht eingerichtet. Insbesondere können aufwendige Leistungen wie Tag- oder Nachtwachen, aktivierende Pflege oder Selbständigkeitstraining nicht erbracht werden. Sozialstationen sind nicht geeignet, pflegende Angehörige vorübergehend zu vertreten.

Die Mitarbeiter von Sozialstationen kommen aber häufig mit psychisch kranken alten Menschen in Berührung – auch mit solchen, die den Kontakt zu medizinischen Einrichtungen nicht herstellen können oder vermeiden und deswegen keine ausreichende Behandlung erhalten. In Zusammenarbeit mit anderen medizinischen und sozialen Institutionen kann ein Zugang zu diesen Problempatienten gefunden werden.

Die Einführung der Pflegeversicherung hat zur Gründung von privaten ambulanten Diensten geführt, deren Leistungsspektrum breiter und flexibler ist als das der Sozialstationen. Auf Wunsch können sie zeitlich und personell anspruchsvolle Aufgaben erfüllen. Allerdings überschreiten die Kosten dafür sehr rasch den finanziellen Rahmen der Pflegeversicherung. Ein wichtiges Problem ist die Qualitätssicherung dieser ambulanten Dienste.

Sozialpsychiatrische Dienste. Die in mehreren Bundesländern eingeführten Sozial-psychiatrischen Dienste stellen therapeutische und rehabilitative Hilfen für Patienten mit schweren und chronischen psychischen Störungen bereit, die weder durch psychiatrische Fachkrankenhäuser noch durch niedergelassene Fachärzte abgedeckt werden können (Rössler et al. 1987). Vorrangige Ziele sind die stabile Eingliederung der Patienten in die Gemeinde und die Vermeidung von Rückfällen. Die Zielgruppe dieser Institutionsform sind vor allem jüngere Patienten mit schizophrenen Psychosen.

Zur Versorgung von psychisch kranken älteren Menschen bedarf es einer Struktur, die auch aktiv-nachgehende und langfristige Hilfe, aktivierende Pflege, Förderung der Eigenständigkeit, Tagesstrukturierung und Überwindung von sozialer Isolation erlaubt. Ausgestattet mit so intensiven und flexiblen Behandlungsmöglichkeiten kann eine ambulant tätige Institution Aufgaben erfüllen, die durch andere Einrichtungen nicht zu leisten sind. Hierzu gehört es, die in Kliniken oder Tageskliniken begonnenen aufwendigen Behandlungsmaßnahmen in der Wohnumgebung des Patienten weiterzuführen, die unterschiedlichen therapeutischen und rehabilitativen Maßnahmen miteinander zu koordinieren, aber auch in Krisensituationen als Anlaufstelle zur Verfügung zu stehen.

Spezialisierte Ambulanzen. In den deutschsprachigen Ländern sind in den letzten Jahren an psychiatrischen Universitätskliniken und psychiatrischen Fachkrankenhäusern rund 20 ambulante Einrichtungen entstanden, die sich auf die Diagnostik und Behandlung von Patienten mit kognitiven Störungen spezialisiert haben. Schwerpunkte ihrer Tätigkeit sind Früherkennung von kognitiven Störungen, Erprobung von pharmakologischen Behandlungsstrategien, Entwicklung von kognitiven Trainingsprogrammen, Unterstützung und Weiterbildung von Hausärzten und Nervenfachärzten, sowie Beratung der pflegenden Angehörigen und Vermittlung aller erforderlichen Hilfen (Kurz et al. 1991, Nehen 1995).

Teilstationäre Einrichtungen

Die Tagesbetreuung wurde konzipiert als Alternative zu Krankenhausbehandlung und Heimunterbringung. Ihre therapeutischen und rehabilitativen Zielsetzungen sind in der Regel bescheiden. Die Tagesklinik dagegen bietet weitgehend dieselben diagnostischen und therapeutischen Möglichkeiten wie die stationäre Krankenhausbehandlung. Der Vorteil einer tagesklinischen Behandlung von psychisch kranken älteren Menschen besteht vor allem darin, daß sie nicht aus ihrer gewohnten Wohnumgebung herausgelöst werden und daß der Kontakt mit den Anforderungen des täglichen Lebens aufrecht erhalten bleibt. Dies erleichtert die Formulierung realistischer Therapieziele und erlaubt die Überprüfung des Behandlungserfolgs unter Alltagsbedingungen.

Tagesbetreuung. Ursprünglich wurden Einrichtungen zur Tagesbetreuung für körperlich pflegebedürftige ältere Menschen als Strukturen zur Ergänzung von Altenheimen und Sozialstationen geschaffen. Ihre Zielsetzungen sind, unnötige Heim- oder Krankenhausaufenthalte zu vermeiden und die zu Hause pflegenden Angehörigen an Wochentagen zu entlasten. Heute betreuen viele Einrichtungen zur Tagesbetreuung auch Patienten mit Depressionen und Demenzzuständen, manche sogar zum überwiegenden Teil.

Die Einbeziehung von Patienten mit kognitiven Störungen wirft aber das Problem auf, daß therapeutische und rehabilitative Programme mit unterschiedlichen Anforderungsniveaus gleichzeitig durchgeführt werden müssen. Beispielsweise kann eine kognitive Gruppentherapie für depressive Patienten hilfreich sein, während sie schon leichtgradig demente Patienten überfordert. Andererseits sind Programme zur Realitätsorientierung nur für Demenzkranke, aber nicht für depressive Patienten angebracht.

Um Demenzkranken eine passende Umgebung zu bieten, sind für sie spezielle Tagesbetreuungen eingerichtet worden. Davon gibt es in Deutschland derzeit rund 60. Ihre vorrangigen Ziele sind es, in einer Atmosphäre der Sicherheit und Geborgenheit die Autonomie der Patienten zu fördern, ihre Orientierungsfähigkeit aufrecht zu erhalten oder sogar zu verbessern, Beschäftigungsimpulse zu geben und soziale Kontakte zu beleben.

Die Inanspruchnahme einer Tagesbetreuung verschafft den pflegenden Angehörigen einen zeitlichen Freiraum, den sie für ihre eigenen Interessen nutzen können (Cox, Reifler 1994). Zu einer spürbaren Entlastung der pflegenden Angehörigen kommt es aber offenbar nur dann, wenn die Tagesbetreuung einen wesentlichen Teil der aufzuwendenden Pflegezeit übernimmt (Wells et al. 1990).

Tageskliniken. Gegenwärtig gibt es in der Bundesrepublik rund 20 alterspsychiatrische Tageskliniken. Mit durchschnittlich 18 Behandlungsplätzen sind gerontopsychiatrische Tageskliniken etwas kleiner als allgemeinpsychiatrische. Das mittlere Alter der Patienten liegt bei 70 Jahren, die häufigsten Diagnosen sind Depressionen und leicht- bis mittelgradigen Demenzen, gefolgt von paranoiden Syndromen und Schizophrenien; die Verweildauer der Patienten liegt im Durchschnitt bei sechs bis acht Wochen (Wächtler et al. 1994). Wegen der erwähnten Schwierigkeit, demenzkranke Patienten zu integrieren, wäre es sinnvoll, für sie eigene Behandlungseinheiten zu schaffen (Wächtler, Herber 1993). Wenn eine Tagesklinik in der Lage ist, Demenzkranke aufzunehmen, kann ihr therapeutischer Beitrag weit über kustodiale Aufgaben und über die damit verbundene Entlastungsfunktion für die pflegenden Angehörigen hinausgehen. Die tagesklinische Struktur würde die Möglichkeit bieten, Erfahrungen über verhaltensmodifizierende Interventionen (Haupt 1993, Kurz 1991), über optimale Beschäftigungsformen und kognitive Trainingsverfahren (Greifenhagen et al. 1994), aber auch über pharmakologische Strategien gegen störende Verhaltensweisen zu gewinnen und unter Einbeziehung der Angehörigen in den Lebensalltag zu übertragen.

Tageskliniken mit dem Schwerpunkt der Depressionsbehandlung verwenden mit zunehmender Häufigkeit auch psychotherapeutische Verfahren in Einzel- und Gruppenform (Fuchs et al. 1993; Fuchs, Zimmer 1992). Sie tragen damit wesentlich dazu bei, daß die bei Ärzten und Psychologen weitverbreitete aber ungerechtfertigte Zurückhaltung gegenüber der psychotherapeutischen Behandlung älterer Patienten allmählich überwunden wird. Der Schwerpunkt der Behandlungstechniken hat sich in den letzten Jahren von der analytisch orientierten Psychotherapie zur Verhaltenstherapie und zur Kognitiven Therapie verschoben.

Stationäre Einrichtungen

Obwohl stationäre Versorgungseinrichtungen in zunehmendem Maß nur noch schwerkranke und chronische Patienten zugewiesen bekommen, vor allem Patienten mit fortgeschrittenen Demenzen (Wächtler et al. 1994), bemüht man sich auch hier darum, alle Möglichkeiten der Rehabilitation auszuschöpfen. Hierbei stehen die Aufrechterhaltung oder teilweise Wiederherstellung der Fähigkeit zur Selbstversorgung und die Förderung von sozialen Kontakten im Mittelpunkt.

Spezialisierte Krankenhausabteilungen. Gerontopsychiatrische Abteilungen gibt es an nahezu allen großen psychiatrischen Krankenhäusern. Ein großer Teil der Patienten leidet an Demenzzuständen. Häufigster Einweisungsgrund sind Verhaltensauffälligkeiten wie Unruhe und Aggression. Es hat sich bewährt, kleine Gruppen von Patienten zu bilden und für eine feste Zuordnung von Pflegekräften zu Patienten zu sorgen.

Neben ihren Aufgaben in der Versorgung chronisch und schwer kranker Patienten erfüllen die speziellen gerontopsychiatrischen Stationen eine wichtige Funktion als diagnostische Instanzen. Die diagnostische Abklärung erfordert bei multimorbiden älteren Patienten oft einen hohen personellen und instrumentellen Aufwand erfordern, der in der nervenärztlichen Praxis nicht geleistet werden kann und eigentlich nur von spezialisierten Ambulanzen oder Tageskliniken aufzubringen ist.

Darüber hinaus sind die gerontopsychiatrischen Stationen an psychiatrischen Krankenhäusern unentbehrlich für die Krisenintervention, etwa bei schweren und suizidalen Depressionen oder bei ausgeprägten Verhaltensstörungen auf der Grundlage kognitiver Störungen. Oft können derartige Krisensituationen im Rahmen eines kurzfristigen stationären Aufenthalts behoben werden.

Pflegeheime. An dem hohen Anteil von psychisch Kranken unter den Bewohnern von Alten- und Pflegeheimen – er liegt zwischen 40% und 60% (Brodaty, Gresham 1992; Cooper, Sosna 1983) – läßt sich ablesen, daß die Heime einen großen Teil der Versorgungsaufgaben für chronisch psychisch kranke alte Menschen übernommen haben. In vielen Einrichtungen sind Kommunikations- und Beschäftigungsprogramme als Grundbestandteil einer anregenden und stützenden Lebensumgebung eingeführt worden. Zudem hat sich die Förderung der Eigenständigkeit durch gut kontrolliertes Verhalten der Pflegepersonen bewährt, wie solche Programme auch die Aufmerksamkeit und die Motivation der Pflegekräfte steigern (Haugen 1985).

Spezialstationen für Demenzkranke. Die Pflege von Demenzkranken wird größtenteils außerhalb von Institutionen in der Familie geleistet (Preston et al. 1993), die Heimunterbringung erfolgt in der Regel erst in fortgeschrittenen Demenzstadien (Haupt, Kurz 1993; Kurz, Erdkönig, unveröffentlichter Befund). Mit der Einrichtung von speziellen Stationen für Demenzkranke zog man die Konsequenz aus der Erfahrung, daß diese Kranken leicht aus der Gemeinschaft kognitiv überlegener Bewohner ausgegrenzt werden und sich Pflegekräfte oft keinen hinreichenden Kompetenzgrad im Umgang mit diesen schwierigen Patienten aneignen (Maslow 1994).

In Spezialstationen lassen sich demenzbezogene therapeutische und rehabilitative Programme besser durchführen. Beispiele für solche Verfahren sind die kognitive Aktivierung (Quayhagen, Quayhagen 1989), die bereits erwähnte Realitätsorientierung (Baines et al. 1987) und die Erinnerungs-Therapie (Coleman 1988). Eine spezialisierte Pflege für Demenzkranke sollte aber auch Krankengymnastik, Kontinenztraining und individuell angepaßte Beschäftigungsmöglichkeiten umfassen. Der Erfolg einer solch spezialisierten Pflege äußert sich in einem Rückgang der Intensität von problematischen Verhaltensweisen der Patienten.

Die Heimunterbringung führt in der Regel zu einer wesentlichen Entlastung der pflegenden Angehörigen (Wells, Jorm 1987). Sie sollten aber eng mit den Pflegekräften zusammenarbeiten, um ihnen Informationen über die Person des Patienten und über seine Lebensgeschichte zu vermitteln.

Manche Heime bieten die Möglichkeit einer befristeten Aufnahme von Demenzpatienten zur vorübergehenden Entlastung der Angehörigen. Es gibt Anhaltspunkte dafür, daß der Umgebungswechsel für leichtergradig demente Patienten schwerer zu verkraften ist als für Patienten mit fortgeschrittenen kognitiven Einbußen. Die Sterblichkeit erhöht sich durch die Kurzzeitpflege nicht (Brodaty, Gresham 1992). Studien zur Evaluation der Kurzzeitpflege haben bisher nicht zweifelsfrei klären können, ob sie die pflegenden Angehörigen entlastet (Lawton et al. 1989) und die Häufigkeit von endgültigen Heimunterbringungen reduziert (Burdzet et al. 1988; Lawton et al. 1989). Überraschenderweise haben sich sogar Anhaltspunkte dafür ergeben, daß die Inanspruchnahme von Kurzzeitpflege das Vertrauen in die institutionelle Versorgung stärken und eine Heimunterbringung begünstigen kann, auch wenn es sich bei den pflegenden Angehörigen um Ehepartner handelt (Levin 1993; Montgomery, Borgatta 1989).

Selbsthilfeinitiativen

Auf dem Gebiet der Gerontopsychiatrie sind Selbsthilfeinitiativen vor allem durch Angehörige von Patienten mit einer Alzheimer-Demenz ins Leben gerufen worden. Die wichtigsten Ziele der Alzheimer-Gesellschaften sind einerseits, die Familien durch Beratung und Gruppengespräche bei der Bewältigung der Probleme zu unterstützen, die in der Pflege zu Hause auftreten, andererseits das Verständnis der Öffentlichkeit für die Schwierigkeiten im Zusammenleben mit Demenzkranken zu vertiefen. Die Angehörigengruppen ermöglichen den Austausch von Erfahrungen, eine gegenseitige Stützung und Ermutigung und die Bearbeitung emotionaler Probleme (Kurz et al. 1987). Zur Entlastung der pflegenden Angehörigen tragen solche Gruppen besonders dann bei, wenn sie von Ärzten, Psychologen oder Sozialpädagogen geleitet werden (Bayer-Feldmann, Greifenhagen 1995; Hébert et al. 1994; Kurz 1991; Robinson, Yates 1994; Whitlatch et al. 1991; Zarit 1990). Eine Auswirkung der Arbeit von Angehörigengruppen auf die Häufigkeit von Heimunterbringungen konnte bisher nur für sehr intensive Beratungsprogramme nachgewiesen werden (Brodaty, Gresham 1989; Brodaty, Peters 1991).

Architektonische Gestaltung von Einrichtungen für psychisch kranke ältere Menschen

Ein institutioneller Lebensraum für ältere Personen mit körperlichen und psychischen Behinderungen muß hohe Anforderungen erfüllen, die sich teilweise nur schwer miteinander vereinbaren lassen. Er soll alle notwendigen Hilfestellungen bereithalten, Unabhängigkeit und Eigenständigkeit fördern, Handicaps ausgleichen, gleichzeitig aber möglichst natürlich sein. Besonders hohe Anforderungen stellt die Gestaltung von stationären Einrichtungen für Demenzkranke. Die unmittelbar gegenwärtige dingliche Umgebung und die sozialen Abläufe, die darin geschehen, haben bei ihnen eine viel stärker verhaltensbestimmende Wirkung als bei psychisch Gesunden. Diese Patienten bedürfen ständiger Orientierungshilfen, sind aber gleichzeitig anfällig für verwirrende und ablenkende Einflüsse.

Eine wichtige Richtschnur bei der Planung von Einrichtungen für Demenzkranke ist die Erkenntnis, daß den demenzkranken Men-

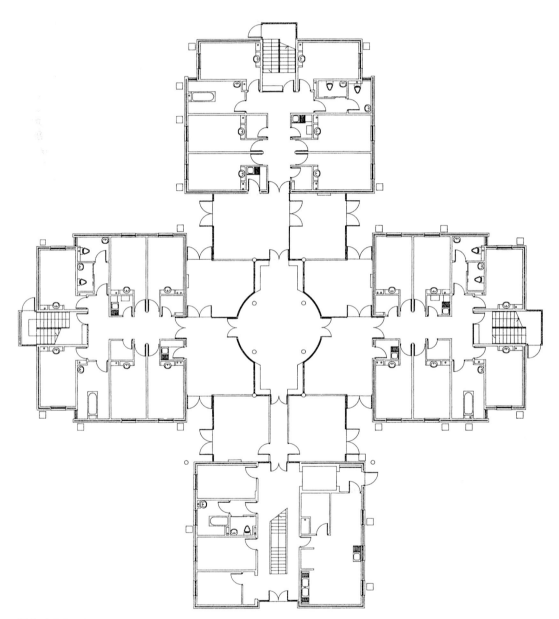

Abb. 3.9.2 Grundriß eines Heims für 30 pflegebedürftige Patienten mit Alzheimer-Demenz. Um einen zentralen, lichten Innenhof sind übersichtliche Wohneinheiten angeordnet (mit Genehmigung des Architekten Michael Manser, London)

schen die natürliche Empfänglichkeit für Licht, räumliche Proportionen sowie Farben und Materialien bis in fortgeschrittene Krankheitsstadien hinein erhalten bleibt und daß sie ein Bedürfnis nach sozialer Teilnahme, aber auch nach einer geschützten Privatsphäre haben (Conner, Growdon 1989; Manser 1989, 1991). Beide Prinzipien lassen sich am besten verwirklichen in Einrichtungen von kleinem Zuschnitt mit individuell ausgestatteten Schlafzimmern und hellen Aufenthaltsräumen. Die Ausstattung der Zimmer orientiert sich mit Vorteil am Lebensalter der Patienten (Marshall 1992).

Es hat sich bewährt, durch die bauliche Gestaltung die privaten und öffentlichen Bereiche übersichtlich voneinander zu trennen. Schmale und lange Korridore sowie Sackgassen sind nach Möglichkeit zu vermeiden. **Abb. 3.9.2** zeigt den Grundriß eines Heims für 30 Alzheimer-Kranke in einem südlichen Stadtteil Londons, das beispielhaft in seiner Anlage ist. Man erkennt den zweistöckigen zentral gelegenen Innenhof, der den sozialen Mittelpunkt des Gebäudes bildet. Um ihn herum sind im Erdgeschoß die Speiseräume angeordnet. **Abb. 3.9.3** zeigt den Blick durch die teilweise verglaste Balustrade der Galerie im Obergeschoß auf einen Wohnraum und hinunter zum Innenhof. Durch klare Raumaufteilung, viel Tageslicht und weite horizontale wie vertikale Blickperspektiven trotz geringer Abmessungen ist die architektonische Gestaltung darauf angelegt, die Aktivität und die Stimmung der Patienten zu fördern.

Technische Pflegehilfen

Die Anwendung von technischen Pflegehilfen ist in der Gerontopsychiatrie bisher wenig verbreitet (Blosser-Reisen 1990; Wild, Kirschner 1994). Sie könnten die Pflegenden von Routineverrichtungen entlasten und ihnen mehr Zeit für die psychologische Hilfen geben. Verbreitet sind technologische Hilfen bisher nur zum Ausgleich von sensorischen Funktionseinschränkungen, in der Form von Seh- und Hörhilfen, und zur Kompensation von motorischen Funktionsstörungen in der Form von Ankleidehilfen, Treppenlifts, Badelifts (Kruse 1994), es sind jedoch weitaus komplexere Einsatzmöglichkeiten denkbar.

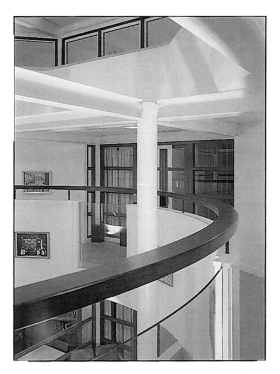

Abb. 3.9.3 Innenansicht des Pflegeheims für Demenzkranke (Architekt: Michael Manser)

Bei Demenzkranken könnten technische Pflegehilfen zur Aufrechterhaltung der Autonomie dienen, insbesondere bei leichtgradigen alleinlebenden Patienten, sie wären aber auch einsetzbar zur Entlastung der pflegenden Angehörigen. Beispiele sind elektronische Türschlösser mit Zifferncode, Vorrichtungen zum automatischen Schließen von Fenstern oder Türen, elektronische Sicherungseinrichtungen für Haushaltsgeräte, oder Personensuchanlagen.

Ökonomische Gesichtspunkte

Schätzungen der öffentlichen Aufwendungen für Demenzkranke in Großbritannien und in den Vereinigten Staaten haben ergeben, daß die Pflege in der Familie erheblich geringere Kosten verursacht als die Pflege in einer Institution. Dies trifft allerdings nur deshalb zu, weil die Betreuung durch die Angehörigen weitestgehend ohne Entgelt erfolgt, also die Pflegekosten nach professionellen Sätzen nicht erfaßt wurde (Gray, Fenn 1993; Hay, Ernst 1987; Huang 1986, 1988; Rice 1993; Wild, Kirschner 1994). Auch hat sich gezeigt, daß die Pflege durch die Familienmitglieder nicht untergraben, sondern gestärkt wird, wenn man sie durch ambulante oder teilstationäre Versorgungsstrukturen ergänzt. Im Hinblick auf die in den kommenden Jahrzehnten steigenden Zahlen von Patienten, die wegen kognitiver Einschränkungen pflegebedürftig werden, ist die Versorgung in der Familie, gestützt durch ein bedarfsgerechtes und leicht erreichbares Gefüge von ambulanten Diensten und teilstationären Einrichtungen vermutlich nicht nur die kostengünstigste Lösung, sondern auch das für die betroffenen Patienten am ehesten wünschbare Versorgungskonzept.

Eva Gratzl, Claus Wächtler und Jens Bruder danke ich sehr herzlich für wertvolle Anregungen.

Literatur

Baines S, Saxby P, Ehlert K (1987): Reality orientation and reminiscence therapy. A controlled cross-over study of elderly confused people. Brit J Psychiat 151: 222–231

Bayer-Feldmann C, Greifenhagen A (1995): Gruppenarbeit mit Angehörigen von Alzheimer-Kranken. Ein systemischer Ansatz. Psychother Psychosom med Psychol 45: 1–8

Blosser-Reisen L (1990): Selbständige Lebens- und Haushaltsführung bei Behinderungen im Alter mit Hilfe neuer Technologien. Z Gerontol 23: 3–11

Brodaty H, Gresham M (1989): Effect of a training program to reduce stress in carers of patients with dementia. Brit Med J 299: 1375–1379

Brodaty H, Peters KE (1991): Cost effectiveness of a training program for dementia carers. Int Psychogeriat 3: 11–22

Brodaty H, Gresham M (1992): Prescribing residential respite care for dementia – effects, side-effects, indications and dosage. Int J Geriat Psychiat 7: 357–362

Burdzet MP, Eaton WO, Bond JB (1988): Effects of respite care on dementia and non dementia patients and their caregivers. Psychol Aging 3: 38–42

Coleman P (1988): Issues in the Therapeutic use of reminiscence with elderly people. In: Gearing B, Johnson M, Heller T (Hrsg.): Mental Health Problems in Old Age, pp 177–184. Wiley & Sons, New York–Chichester

Conner L, Growdon J (1989): Blueprint for a specialized Alzheimer's disease nursing home. Recommendations for policy planning, patient care programs and architectural design. Massachusetts Alzheimer's Disease Research Center, Boston MA

Cooper B, Sosna U (1983): Psychische Erkrankung in der Altenbevölkerung. Eine epidemiologische Feldstudie in Mannheim. Nervenarzt 54: 239–249

Cox NJ, Reifler BV (1994): Dementia care and respite services program. Alzheimer Dis Ass Disord 8: 113–121

Fuchs T, Zimmer ET (1992): Verhaltenstherapeutische und psychodynamische Therapieansätze bei Altersdepressionen. Verhaltenstherapie 2: 244–250

Fuchs T, Buttner P, Kurz A (1993): Die Patienten der gerontopsychiatrischen Tagesklinik und ihre Behandlung – ein Erfahrungsbericht. Psychiat Prax 20: 25– 29

Gray A, Fenn, P (1993): Alzheimer's disease: the burden of illness in England. Health Trends 25: 31–37

Greifenhagen A, Haupt M, Kurz A, et al. (1994): Kognitive Therapieverfahren bei Demenzerkrankungen. Geriat Praxis 6: 40–44

Haugen PK (1985): Dementia in old age – treatment approaches. Norsk Gerontologisk Institutt, Oslo

Haupt M (1993): Therapeutische Strategien gegen Angst und Aggression bei Demenz. Z Verhaltensmod Verhaltensmedizin 4: 325–339

Haupt M, Kurz A (1993): Prädiktoren für die Heimunterbringung von Patienten mit Alzheimer-Krankheit. Geriat Forsch 3: 27–35

Hay JW, Ernst RL (1987): The economic costs of Alzheimer's disease. Amer J Publ Hlth 77: 1169–1175

Hébert R, Leclerc G, Bravo G et al. (1994): Efficacy of a support group programme for care-givers of demented patients in the community: a randomized controlled trial. Arch Gerontol Geriat 18: 1–14

Huang T (1986): Evaluation of the costs of caring for senile demented elderly: a pilot study. Gerontologist 26: 158–163

Huang T (1988): The economic cost of senile dementia in the United States 1985. Publ Hlth Rep 103: 3–7

Kruse A (1994): Altersfreundliche Umwelten: Der Beitrag der Technik. In: Baltes PB, Mittelstraß J (Hrsg): Zukunft des Alterns und gesellschaftliche Entwicklung, S 668–694 (Akademie der Wissenschaften zu Berlin, Forschungsbericht 5). de Gruyter, Berlin–New York

Kurz A, Feldmann R, Müllers-Stein M et al. (1987): Der demenzkranke ältere Mensch in der Familie: Grundzüge der Angehörigenberatung. Z Gerontol 20: 248–251

Kurz A (1991): Verhaltensmodifikation im natürlichen Umfeld. In: Möller H-J (Hrsg): Hirnleistungsstörungen im Alter. Pathobiochemie, Diagnose, therapeutische Ansatzpunkte, pp 127–131. Springer, Berlin–Heidelberg–New York

Kurz A, Haupt M, Müllers-Stein M et al. (1991): Alzheimer-Sprechstunde – Erfahrungen in der Diagnostik und Therapie von organisch bedingten psychischen Störungen. Psychiat Prax 18: 109–114

Kurz A, Erdkönig A (1995): Institutionalization and survival in Alzheimer's disease. A ten-year follow-up study. Alzheimer's Res (suppl 1) 1: 46

Lawton MP, Brody EM, Saperstein AP (1989): A controlled study of respite service for caregivers of Alzheimer's patients. Gerontologist 29: 8–16

Levin E (1993): Care for the carers: the role of respite services. In: Wilcock GK (Hrsg.): The Management of Alzheimer's Disease, S 119–132. Wrightson Biomedical Publishing, Petersfield–Bristol

Manser M (1989); The architecture of institutions for demented persons. In: Wertheimer J, Baumann P, Gaillard M, Schwed P (Hrsg.): Innovative Trends in Psychogeriatrics, pp 22–27. Interdisc Top Gerontol. Karger, Basel

Manser M (1991): Design of environments. In: Jacoby R, Oppenheimer C (Hrsg.): Psychiatry in the Elderly, pp 550–570. Oxford University Press, New York–Oxford

Marshall M (1992): Designing for confused Old People. In: Arie T (Hrsg.): Recent Advances in Psychogeriatrics, Number 2, pp 201–216. Churchill Livingstone, Edinburgh–New York

Maslow K (1994): Special care units for persons with dementia: expected and observed effects on behavioral symptoms. Alzheimer Dis Ass Disord 8: 122–137

Mittelman MS, Ferris SH, Steinberg G et al. (1993): An intervention that delays institutionalization of Alzheimer's disease patients: treatment of sponse-caregivers. Gerontologist 33: 730–740

Montgomery RJV, Borgatta EF (1989): The effects of alternative support strategies on family caregiving. Gerontologist 29: 457–464

Nehen HG (1995): Das geriatrische Team in der Memory-Clinic. Z Gerontol Geriat 28: 113–117

Preston GAN (1986): Dementia in elderly adults: prevalence and institutionalization. J Gerontol 41: 261–267

Quayhagen MP, Quayhagen M (1989): Differential effects of family-based strategies on Alzheimer's disease. Gerontologist 29: 150–155

Rice DP (1993): The economic burden of Alzheimer's disease. Hlth Affairs: 164–178

Robinson K, Yates K (1994): Effects of two caregiver-training programs on burden and attitude toward help. Arch Psychiat Nurs 8: 312–319

Rössler W, Häfner H, Martini H et al. (1987): Landesprogramm zur Weiterentwicklung der außerstationären Versorgung Baden-Württemberg – Analysen, Konzepte, Erfahrungen. Schlußbericht des Zentralinstituts für Seelische Gesundheit im Auftrag des Ministeriums für Arbeit, Gesundheit, Familie und Sozialordnung Baden-Württemberg. Deutscher Studien Verlag, Weinheim

Wächtler C, Herber U (1993): Gerontopsychiatrische Tageskliniken im Spannungsfeld von reversiblen psychischen Störungen und irreversiblen Demenzerkrankungen. In: Möller H-J, Rohde A (Hrsg): Psychische Krankheit im Alter. Springer, Berlin–Heidelberg–New York

Wächtler C, Fuchs G, Herber U (1994): 15 Jahre gerontopsychiatrische Tageskliniken in der Bundesrepublik Deutschland. Psychiat Prax 21: 139–142

Wächtler C, Jürgensen G, Maday A et al. (1994): Entwicklung eines therapeutischen Milieus für Demenzkranke. In: Hirsch R (Hrsg): Psychotherapie bei Demenzen. Steinkopff, Darmstadt

Wells Y, Jorm AF (1987): Evaluation of a special nursing home unit for dementia sufferers: A randomised controlled comparison with community care. Aust N Z J Psychiat 21: 524–531

Wells Y, Jorm AF, Jordan F et al. (1990): Effects on care-givers of special day care programmes for dementia sufferers. Aust N Z J Psychiat 24: 1–9

Whitlatch CJ, Zarit SH, Eye A v (1991): Efficacy of interventions with caregivers: a reanalysis. Gerontologist 31: 9–14

Wild C, Kirschner A (1994): Technology for the Elderly: Safety-Alarm Systems, Technical Aids and Smart Homes. Knegsel: Akontes

Zarit SH (1990): Interventions with frail elders and their families. Are they effective and why? In: Stephens MAP, Crowther JH, Hobfoll SE, Tennenbaum DL (Hrsg.): Stress and Coping in Later Life Families, pp 241–265. Hemisphere Pub, Washington

4 Ethische und juristische Aspekte

4.1 Ethische Aspekte der Gerontopsychiatrie

H. Lauter (München)

Sittliche Verhaltensregeln in der Gerontopsychiatrie und ihre ethische Begründung

Moralische Prinzipien des Arztes und deren Abwägung

Ärztliches Tun beruht in erster Linie auf der Kenntnis kausaler Gesetzmäßigkeiten und den hieraus abgeleiteten Handlungsregeln. Diese Regeln sind sachautonom und indifferent in bezug auf den sittlichen Wert der jeweiligen Handlung; sie können auch ohne Achtung vor der Person des Kranken und ohne Rücksicht auf seine Wünsche und sein Wohl angewandt werden. Deshalb bedürfen sie der Ergänzung durch moralische Maximen (Krings 1992). Diese leiten sich von hochrangigen sittlichen Normen – wie "Menschenwürde" oder "Freiheit" – ab und enthalten praxisnahe Bestimmungen dafür, in welchen Situationen die Regeln der ärztlichen Kunst in Gang gesetzt werden sollen und welchem Weg im Falle mehrerer fachlich gleichwertiger Alternativen der Vorzug zu geben ist. Einige dieser Prinzipien haben in der Heilkunde eine jahrtausendealte Tradition und regeln das Verhalten des Arztes gegenüber dem einzelnen Patienten. Hierzu gehören die Achtung vor der "salus aegroti" und "voluntas aegroti" sowie die Leitsätze des "utilis esse" und des "primum nil nocere". Bei anderen sittlichen Maximen – wie z. B. dem Prinzip der Gerechtigkeit – geht es um ärztliche Handlungsbereiche, die nicht nur den einzelnen Kranken, sondern auch andere Personen betreffen und daher die soziale Verantwortung des Arztes berühren.

Allerdings sind ärztliche Entscheidungen durch solche sittlichen Maximen nicht völlig normierbar. Aus der Formulierung dieser Gebote läßt sich daher noch keine konkrete, sittlich richtige Art des Tuns ableiten. Worin das Wohl eines Menschen besteht und was einem Patienten nützt oder schadet, wird von den Mitgliedern einer pluralistischen Gesellschaft unterschiedlich beurteilt. Außerdem können die sittlichen Wertmaßstäbe, die für das ärztliche Handeln bedeutsam sind, leicht in Widerstreit zueinander geraten. Ihre Gewichtung kann weder ausschließlich auf intuitiver Grundlage, noch mit Hilfe eines allgemeingültigen Standards erfolgen, sondern macht in jeder aktuellen Entscheidungssituation einen komplexen individuellen Abwägungsprozeß erforderlich.

Gerade in der Gerontopsychiatrie kann diese Güterabwägung besonders schwierig sein. Dies hängt damit zusammen, daß manche psychischen Krankheiten mit einem Verlust an Selbständigkeit und Entscheidungsfähigkeit einhergehen, so daß ein ärztlicher Wertkonflikt zwischen dem Respekt vor der noch verbliebenen Autonomie des Kranken und der Notwendigkeit einer am Wohl des Betroffenen orientierten fürsorglich-paternalistischen Einstellung unvermeidbar ist. Außerdem spielt sich psychogeriatrisches Handeln in einer Lebensphase des Kranken ab, die an den Tod grenzt. Damit werden Fragen berührt, die mit dem menschenwürdigen Sterben und mit verschiedenen Formen der Euthanasie zu tun haben und in der Öffentlichkeit heftig diskutiert werden. Völlig neuartige Probleme ergeben sich aus dem Anstieg der mittleren Lebenserwartung, dem Absinken der Geburtenraten und der hieraus resultierenden Veränderung der demographischen

Altersstruktur. Dies wirft die Frage auf, welche sozialen Rollen und Aufgaben dem Wohl des "dritten Alters" (Laslett 1989) am besten entsprechen und in welcher Weise medizinische und soziale Leistungen bei einer Verknappung öffentlicher Mittel gerecht auf die Angehörigen der älteren und jüngeren Generation verteilt werden sollen. Schließlich ist die moderne Medizin auf dem Gebiet der Lebensverlängerung, der Transplantationschirurgie oder der präsymptomatischen und pränatalen molekulargenetischen Diagnostik in Gebiete vorgestoßen, von denen viele ältere Menschen und Personen mit neurodegenerativen Krankheiten betroffen sind. Durch diese Erweiterung des medizinischen Handlungsspielraums ergeben sich neuartige und komplexe sittliche Probleme. In einem solchen moralischen Neuland stellen die tradierten ärztlichen Wertprinzipien, die sich an dem unmittelbaren Alltagsbereich gesundheitlicher Störungen und an dem Horizont des bisher Bekannten orientieren, keine verläßlichen Wegweiser mehr dar.

Die Last sittlicher Entscheidungen wird dem gerontopsychiatrisch tätigen Arzt durch die bestehenden gesetzlichen Bestimmungen nicht abgenommen. Manche Maximen der Heilkunde sind zwar durch allgemeine Rechtsgrundsätze geschützt, die in der Verfassung der Bundesrepublik oder im Straf-, Zivil- und Arzneimittelrecht niedergelegt sind. Besonders das neue Betreuungsgesetz hat zu einer Stärkung des Selbstbestimmungsrechts älterer Menschen geführt und eine Sensibilisierung und Humanisierung des ärztlichen und pflegerischen Umgangs mit diesem Personenkreis bewirkt. Die weitaus überwiegende Zahl sittlicher Handlungskonflikte in der Altersmedizin liegt jedoch außerhalb des Geltungsbereichs der Gesetzgebung. Außerdem haben rechtliche Normen vielfach den Charakter eines an Nützlichkeitserwägungen orientierten Regelwerks angenommen, welches auf die Erreichung gesellschaftlicher Konsensfähigkeit, Rechtssicherheit und inneren Frieden ausgerichtet ist und nicht mehr dazu dient, die Grenzen des unbedingt Achtenswerten und Tunlichen festzulegen sowie die Einhaltung dieses sittlich Gebotenen durchzusetzen (Ross 1995).

Eine bedeutsame ethische Entscheidungshilfe stellen die Erklärungen und Empfehlungen verschiedener Ärzteorganisationen dar. Auch solche öffentlichen Proklamationen decken aber natürlich nur einen Teilbereich ärztlichen Handelns ab. Angesichts der sittlichen Entscheidungskonflikte, die psychogeriatrisches Handeln zwangsläufig mit sich bringt, kann auch die medizinische Ethik dem Arzt keine Patentlösungen anbieten. Sie legt aber die Probleme offen, die ihm in ethischen Konfliktsituationen begegnen und deckt die Rechtfertigungsgründe auf, die ein bestimmtes moralisches Urteil in solchen Situationen legitimieren.

Betrachtungsweisen medizinischer Ethik

Prinzipiell kommen hierfür mehrere Betrachtungsweisen in Frage. Die eine Form der Ethik macht die Richtigkeit moralischen Handelns von dem angestrebten Zweck und den voraussichtlichen Folgen des jeweiligen Tuns abhängig. Als Begründung und letztes Ziel des Handelns gilt "das größte Glück der größten Zahl" (Mill 1968), das Interesse des Individuums an der Vermeidung von Schmerz und der Befriedigung von Bedürfnissen (Singer 1984) oder die Präferenz des betreffenden Menschen zugunsten eines persönlich bedeutsamen Nutzens (Hare 1981).

Dieser "konsequentialistisch", "utilitaristisch" oder auch "teleologisch" genannten Betrachtungsweise steht eine zweite ethische Richtung gegenüber. Die sogenannte "deontologische" Ethik hält daran fest, daß die sittliche Richtigkeit einer Handlung nicht nur an deren Folgen gemessen werden kann, sondern daß sie durch ein absolutes ethisches Gutes begründet ist und daß es daher Verhaltensweisen gibt, die unabhängig von ihren moralischen Folgen als moralisch unbedingt richtig oder falsch zu gelten haben. Daher können auch im Unterschied zur teleologischen Ethik absolute moralische Gesetze und Pflichten benannt werden, wie sie beispielsweise im Dekalog oder in der Forderung Kants zum Ausdruck kommen, daß Menschen niemals ausschließlich als Mittel zum Zweck benutzt werden dürfen, sondern immer zugleich einen "Zweck in sich selbst" darstellen sollen.

In der heutigen medizinischen Ethik werden zur sittlichen Begründung ärztlichen Handelns sowohl deontologische als auch konsequentialistische Gesichtspunkte herangezogen. Eine solche Synthese entspricht den vielfältigen Entscheidungssituationen, denen der Arzt gerade auf dem Gebiet der Alterspsychiatrie ausgesetzt ist. Einerseits verlangen gerade solche Wertkonflikte ein sorgfältiges Abwägen der jeweiligen Handlungsfolgen; andererseits kann eine ausschließlich teleologische Ethik solche Werte aus den Augen verlieren, die im Interesse kranker alter Menschen absolut schutzwürdig sind und keinen vom jeweiligen Zeitgeist diktierten Nützlichkeitserwägungen geopfert werden dürfen.

Eine dritte Variante ethischer Betrachtungsweisen – die sogenannte Diskursethik – versucht die Möglichkeiten des vernünftigen Mit-sich-zu-Rate-Gehens durch eine Diskussion mit allen denjenigen Personen zu erweitern, die von den Folgen der jeweiligen Entscheidung betroffen sind. Ein solcher Diskurs kann sicher dazu dienen, sittliche Normen deutlicher zu erkennen. Ob dagegen durch dieses Vorgehen auch neue ethische Normen hervorgebracht werden können, ist zweifelhaft.

Beachtung der Autonomie

Der Patientenwille als ethische Grundlage ärztlichen Handelns

Mit der raschen Ausbreitung neuer medizinischer Technologien war für viele Menschen die Angst verbunden, im Falle einer schweren Krankheit zum hilflosen Opfer einer Apparatemedizin zu werden und keinen ausreichenden Einfluß auf den Einsatz ärztlicher Maßnahmen ausüben zu können. Diese Befürchtungen haben dazu beigetragen, daß sich das bürgerliche Bewußtsein von der individuellen Freiheit und dem Selbstbestimmungsrecht des Menschen auch immer stärker auf das Verständnis der Arzt-Patienten-Beziehung ausgewirkt hat. Die Achtung vor dieser Freiheit des Denkens, Entscheidens und Handelns ist zu einem grundlegenden Gebot ärztlicher Ethik geworden und hat eine starke Stütze in Gesetzgebung und Rechtsprechung gefunden.

Auch in der Philosophie hat das Prinzip der Autonomie eine lange Tradition. Seine Bedeutung läßt sich aus teleologischer Sicht von der Tatsache herleiten, daß nach Mill größtmögliche persönliche Freiheit zu einer Maximierung des Allgemeinwohls führt und daß daher Autonomie respektiert und gefördert werden solle, solange sie von einigermaßen reifen und selbständigen Personen in Anspruch genommen wird und soweit dadurch nicht andere geschädigt werden. Diese Begründung enthält allerdings einige einschränkende Formulierungen, durch die der Geltungsbereich der persönlichen Freiheit eingeschränkt wird.

Nach Kant hängt dagegen die Gültigkeit des Autonomieprinzips nicht von dessen günstigen Folgen ab. Vielmehr enthält die Beachtung dieses Prinzips etwas an und für sich Gutes, da es bei seiner vernünftigen Anwendung zur Grundlage allgemein gültiger Sittengesetze werden kann. Dies setzt allerdings voraus, daß nicht nur die eigene Autonomie, sondern auch die des Nächsten geachtet wird.

Für den Arzt ergibt sich aus diesen Überlegungen, daß gerade durch sein Wissen um die freiheitliche Selbstbestimmung des Patienten und durch die erkennbare Achtung vor dieser Autonomie eine Atmosphäre hergestellt werden kann, in der eine vertrauensvolle Beziehung entsteht und der Patient aufgrund ärztlicher Informationen und Empfehlungen sowie eigener Einsichten und Überzeugungen zu vernünftigen Entscheidungen und eventuell auch zu einer längeren Zusammenarbeit mit dem Arzt motiviert wird. Gerade bei der medizinischen und pflegerischen Betreuung alter und höchstaltriger Patienten und beim Umgang mit Demenzkranken kann es aber schwierig sein, den Respekt vor der Autonomie der betroffenen Person mit der Pflicht zur Hilfeleistung und Gefahrenabwendung in Einklang zu bringen. Mit dem Fortschreiten dementieller Krankheitsprozesse wird mehr und mehr die Fähigkeit des Patienten eingeschränkt, zu einer realitätsgerechten Urteilsbildung zu gelangen und Willensentschlüsse zu treffen, die sowohl einer vernünftigen Situationseinschätzung als auch den individuellen Werten und Zielvorstellungen des jeweiligen Patienten entsprechen. Dies führt meist dazu, daß eine Fülle von Alltagsentscheidungen aber auch von Maßnahmen, die in folgenschwerer Weise die persönliche Freiheit des betreffenden Kranken berühren, über seinen Kopf hinweg gefällt werden und sich an dessen vermeintlichem Wohl und an dem Wunsch nach Verringerung des Betreuungsaufwandes orientieren, den Patientenwillen aber nicht in ihre Rechnung einbeziehen. Der

Wertkonflikt zwischen dem Respekt vor der Autonomie des Patienten und seinem tatsächlichen oder vermeintlichen Wohl wird also zugunsten eines paternalistisch-kustodialen Betreuungsstils entschieden, was einen Verlust an noch verbliebener Freiheit und Selbstverfügbarkeit zur Folge hat.

Das Vorliegen eines Demenzprozesses bedeutet aber ebensowenig wie das Vorhandensein irgend einer anderen geistigen oder seelischen Erkrankung einen vollständigen Ausschluß der individuellen Entscheidungs- und Handlungsfreiheit. Die Autonomie geht ja durch eine solche Krankheit nicht völlig verloren; es kommt vielmehr zu einer Kompetenzbeeinträchtigung in bezug auf bestimmte einzelne Sachverhalte und auf spezifische Aufgaben. Der Patient kann also hinsichtlich eines konkreten Bereichs seines Urteilens, Entscheidens und Handelns bereits inkompetent sein, während er auf anderen Gebieten noch durchaus autonom ist. So ist beispielsweise ein bestimmter Demenzkranker infolge einer räumlichen Desorientiertheit nicht mehr dazu in der Lage, allein außer Haus zu gehen, kann aber wohl noch seine Angehörigen anrufen, eine ihm angebotene Schlafmedikation ablehnen oder Entscheidungen über die Wahl der Kleidung oder des Essens treffen; eine andere Patientin kann eine bestimmte Vermögensangelegenheit zwar nicht mehr selbständig regeln, wohl aber noch entscheiden, daß sie sich hierbei von ihrer Tochter, nicht aber von ihrem Schwiegersohn beraten lassen möchte. Die Wahrnehmung und Respektierung erhaltener Kompetenzbereiche ist eine wichtige ethische Forderung für den Umgang mit Demenzkranken. Sie kann nur erfüllt werden, wenn den betreuenden Personen die Auffassungen des Patienten über viele kleine Alltagsprobleme, seine Einstellung zu bedeutsamen Lebensfragen, seine Vorlieben, Wünsche und Abneigungen bekannt sind. Dies setzt ein hohes Maß an psychiatrischer Sachaufklärung voraus, die sich auf Informationen zur Persönlichkeit, Biographie und allgemeinen Lebenssituation des Betreffenden erstrecken sollte.

Der "informed consent"

Die Bedeutung des Patientenwillens für die Legitimation ärztlichen Handelns hat in den letzten Jahrzehnten ihren Niederschlag in der ärztlichen und juristischen Doktrin des "informed consent" gefunden. Voraussetzung für die rechtswirksame Zustimmung des Patienten zu einer medizinischen Intervention oder zu deren Ablehnung ist demnach die ausreichende ärztliche Aufklärung, das Fehlen äußeren Drucks, das mündlich oder schriftlich erklärte Einverständnis des Betroffenen oder dessen Ablehnung sowie seine Einwilligungsfähigkeit bzw. bei ihrem Nichtvorhandensein der Ersatz durch andere in Betracht kommende Rechtsinstrumente. Auf einige dieser Voraussetzungen wird in den folgenden Abschnitten dieses Kapitels eingegangen.

Diagnostische und therapeutische Informationen

Was zunächst die Aufklärung des Patienten über den in Frage stehenden medizinischen Sachverhalt betrifft, so sollte diese Information verständlich formuliert und ausführlich genug sein, um eine vernünftige Entscheidung zu ermöglichen. Dabei ist dem individuell unterschiedlichen Informationsbedürfnis des betreffenden Menschen und seiner Angehörigen Rechnung zu tragen. Die Achtung vor der freien Selbstbestimmung des Kranken macht es im allgemeinen erforderlich, daß ihm die vom Arzt vermutete oder festgestellte Krankheitsdiagnose mitgeteilt wird. Allerdings ist der Begriff der Alzheimer-Demenz heute in der Öffentlichkeit bereits mit mindestens den gleichen Schreckensvorstellungen verknüpft wie etwa die Diagnose einer Krebserkrankung. Daher läßt es sich rechtfertigen, mit der Nennung eines solchen diagnostischen Terminus dem Patienten gegenüber zumindest so lange abzuwarten, bis er eine größere Chance hatte, sich mit der Krankheit auseinanderzusetzen. Eine solche Zurückhaltung ist um so mehr vertretbar, als sich aus dieser diagnostischen Information gegenwärtig keine spezifischen Konsequenzen ergeben, die im Falle einer Nichtaufklärung versäumt werden könnten. Die Angehörigen sollten jedoch frühzeitig, ausführlich und im Laufe wiederholter Gespräche über die medizinischen, sozialen und praktischen Aspekte der Alzheimer-Demenz und anderer Demenzprozesse unterrichtet werden.

Prädiktive Informationen

Durch die heutigen Möglichkeiten der präsymptomatischen molekulargenetischen Diagnostik verschiedener neurodegenerativer Erkrankungen sind neue ethische Probleme hinsichtlich der Information betroffener Personen entstanden. So hat sich beispielsweise eine bestimmte Konfiguration der Apolipoprotein E-Allele als Risikofaktor für die Manifestation der häufigen Spätform der Alzheimer-Demenz herausgestellt. Es fragt sich daher, ob es ethisch vertretbar ist, die blutsverwandten Familienangehörigen eines Erkrankten hinsichtlich dieses Risikofaktors zu untersuchen und ihnen von dem Befund Mitteilung zu machen, obwohl dies zwar unter Umständen zu einer Beunruhigung führt, aber keine prophylaktischen Konsequenzen nach sich zieht. Noch gravierender sind diese Probleme bei den Angehörigen von Huntington-Kranken und in einigen Familien mit dominant autosomaler Vererbung der Alzheimer-Demenz, bei denen der genaue Genort bereits feststeht. In diesen Fällen läßt sich bei den nicht erkrankten Familienmitgliedern mit einer einfachen Methode feststellen, ob das Krankheitsgen vorhanden ist und sich die Demenzsymptomatik mit hoher Wahrscheinlichkeit während des weiteren Lebens manifestieren wird. Die Untersuchung kann auch bereits pränatal vorgenommen werden. Es ist heute sicher noch nicht ausreichend beurteilbar, ob man diesen von einer Demenzkrankheit bedrohten Familienmitgliedern Aufschluß über ihr künftiges Schicksal verschaffen darf, wenn sie dies wünschen, wenngleich eine wirksame Prävention und Behandlung derzeit nicht verfügbar ist. Oft läuft ein solches Wissen wohl auf die Klage des Tiresias hinaus: "Weh! Schrecklich ist es, weise sein, wo's keinen Lohn dem Weisen bringt!" Mit Sicherheit ist eine derartige prädiktive Aufklärung ethisch nur dann vertretbar, wenn fachkundige psychotherapeutische Begleitmaßnahmen gewährleistet sind und damit die Chance besteht, daß das Wissen um ein hohes Krankheitsrisiko (wie auch um das Fehlen eines solchen bisher erwarteten Risikos) bewältigt und in das eigene Lebenskonzept integriert werden kann. Offen bleibt aber, wie man das Recht eines Angehörigen auf Nicht-Information schützt, wenn ihm durch die Untersuchung eines anderen Familienmitglieds zwangsläufig auch seine eigene Krankheitswahrscheinlichkeit bekannt wird. Ebenso wird es schwierig sein, erzwungene oder heimliche Tests, unzulässige Weitergabe von Untersuchungsergebnissen oder genetische Testangebote durch private Laboratorien ohne vorherige gründliche Beratung und begleitende psychotherapeutische Unterstützung zu verhindern. Man kann nur hoffen, daß diese ethischen Probleme der präsymptomatischen Diagnostik rechtzeitig erkannt und gemeistert werden und daß sich der potentielle Nutzen dieser prädiktiven Informationen nicht durch eine vorschnelle und leichtfertige Praxis in ihr Gegenteil verkehrt.

Prüfung der Einwilligungsfähigkeit

Die Einwilligungsfähigkeit eines Patienten in bezug auf eine medizinische Maßnahme setzt voraus, daß er die diesbezügliche ärztliche Information verstehen, in ihrer Bedeutung erfassen und in ihrer individuellen Tragweite bewerten kann und in der Lage ist, sich ein beständiges Urteil zu bilden und dieses zum Ausdruck zu bringen. Natürlich hängt das Erhaltensein oder das Fehlen dieser Fähigkeit von der Schwierigkeit und Komplexität der jeweiligen Entscheidung ab: die Zustimmung zu einer dringend erforderlichen und risikoarmen diagnostischen oder therapeutischen Routinemaßnahme stellt geringere Anforderungen an das Einwilligungsvermögen als das Einverständnis zur Teilnahme an einem Forschungsvorhaben, das dem Betreffenden voraussichtlich keinen unmittelbaren Nutzen bringt, wohl aber mit gewissen Risiken verbunden ist. Die Schwelle der Kompetenzeinbuße, oberhalb derer der Arzt vom Vorliegen einer Einwilligungsunfähigkeit ausgeht, sollte vom Zustimmungs- bzw. Ablehnungsverhalten des Patienten und von dem Nutzen-Risikoverhältnis der in Aussicht genommenen medizinischen Maßnahme abhängig gemacht werden. Stimmt also der Patient einem risikoarmen, für ihn vorteilhaften Eingriff zu oder lehnt er eine gefährliche Maßnahme mit zweifelhaftem Nutzen ab, so kann die Schwelle für die Annahme einer Einwilligungsunfähigkeit sehr hoch liegen; diese muß aber niedrig sein, wenn einer risikoreichen Maßnahme zugestimmt oder ein medizinisch vorteilhafter, notwendiger und ungefährlicher Eingriff abgelehnt wird. Die Festlegung derartiger Schwellendifferenzen bei der Prüfung der Einwilligungsfähigkeit ist ethisch bedeutsam, weil hierdurch der größtmögliche Respekt von Autonomie und Entscheidungsfreiheit mit dem größtmöglichen Schutz des Patienten gegenüber irrationalen Entscheidungen verbunden wird.

Ersatz fehlender Einwilligungsfähigkeit

Wenn ein Mensch infolge schwerer Krankheit seine Einwilligungsfähigkeit eingebüßt hat, so können bedeutsame medizinische Entscheidungen erheblich erleichtert werden, sofern er zu einem früheren Zeitpunkt ein sogenanntes Patiententestament errichtet hat. Es handelt sich hierbei um ein schriftliches Dokument, in welchem eine Person im Hinblick auf künftige Krankheit die Zustimmung zu bestimmten medizinischen Maßnahmen oder deren Ablehnung bekundet für den Fall, daß sie beim Eintreten einer derartigen Situation zur Ausübung des Selbstbestimmungsrechts nicht mehr in der Lage sein sollte. Derartige antizipierte Einwilligungen sind zwangsläufig sehr allgemein formuliert und daher nicht konkret genug an die im Ernstfall vorhandene Krankheitssituation oder an die sich rasch wandelnden therapeutischen Möglichkeiten angepaßt. Sie stellen daher nicht immer eine ausreichende Entscheidungsgrundlage dar. Außerdem beruhen Entscheidungen zum Verzicht auf lebenserhaltende Maßnahmen oder deren Abbruch normalerweise auf diagnostischen und prognostischen Informationen und begegnen Einwänden und Vorbehalten von Angehörigen und Ärzten, die solche Entschlüsse gegen Voreiligkeit und Unüberlegtheit absichern; dies ist bei einer antizipierten Willenserklärung nicht der Fall. Schließlich ändern sich persönliche Einstellungen, Werthaltungen oder Motive eines Menschen erfahrungsgemäß im Laufe seines Lebens und namentlich unter dem Einfluß einer schweren Krankheit, während antizipierte Verfügungen zwangsläufig unabänderlich sind. In den letzten Jahren wurden auch von Patienten mit rezidivierenden psychiatrischen Krankheiten Bestimmungen darüber getroffen, daß sie im Falle eines Wiederauftretens der Psychose auch dann eine medikamentöse Behandlung wünschen, wenn dies aufgrund einer schweren Beeinträchtigung ihres Einwilligungsvermögens von ihnen abgelehnt werden sollte. Aus solchen Erklärungen läßt sich der Schluß ziehen, daß menschliche Wünsche und Entscheidungen unter Umständen nur von begrenzter zeitlicher Beständigkeit sind. Wenngleich also antizipierte Willenserklärungen im Einzelfall ein wesentliches Indiz für den Willen eines Patienten sein können und vom Arzt mit Respekt behandelt werden sollen, dürfen sie diesen doch juristisch nicht binden.

Eine andere Form der vorauslaufenden Willenserklärung, nämlich die Beauftragung eines Bevollmächtigten, hat gegenüber dem Patiententestament den Vorteil der größeren Flexibilität. Eine solche Vollmacht kann aber den Beauftragten in erhebliche Konfliktsituationen bringen, wenn die bestmögliche Erfüllung des Patientenwillens nicht mit den eigenen – möglicherweise ambivalenten – Wünschen oder den Intentionen anderer Familienmitglieder übereinstimmt.

Liegen weder eine antizipierte Willeserklärung noch eindeutige persönliche Bekundungen eines Menschen aus früherer Zeit vor, so müssen schwerwiegende medizinische Entscheidungen – z. B. über Durchführung oder Unterlassung lebensverlängernder Maßnahmen – von Dritten getroffen werden, und zwar entweder aufgrund eines "stellvertretenden Urteils" über die mutmaßlichen Präferenzen des Betroffenen oder mit Hilfe einer bestmöglichen objektiven Interessenabwägung.

Wohlwollen

Förderung des Patientenwohls

Die Moral verlangt nicht nur, daß der Arzt seine Patienten als autonome Individuen behandelt. Er soll auch ihr Wohl fördern. Dies setzt eine Haltung des Wohlwollens voraus, die auf etwas gerichtet ist, das für den anderen zuträglich, gut und wohltuend sein soll. Aus dieser Einstellung heraus soll der Arzt gesundheitlichen Schaden von dem Patienten fernhalten, Krankheiten verhüten oder beseitigen, Beschwerden lindern, den Gesundheitszustand verbessern oder zum körperlichen und seelischen Wohlbefinden derjenigen Personen beitragen, die sich mit der Bitte um Hilfe an ihn wenden. Diese Motivation ärztlichen

Wohlwollens steht in unmittelbarem Zusammenhang mit der Bejahung des Menschen als Ziel und Zweck sittlichen Handelns. Das Wohl des Patienten zu fördern ist also ein grundlegendes ethisches Handlungsprinzip des Arztes, während der Respekt vor der Autonomie – ebenso wie die Maximen von Gerechtigkeit, Nutzen oder Unterlassung schädlichen Tuns – die sittlich gebotenen Grenzen festlegen, innerhalb derer das Ziel der Wahrnehmung von gesundheitlichen Patienteninteressen moralisch legitimiert ist.

In der überwiegenden Mehrzahl der Fälle kann die Förderung des Patientenwohls im Bereich der Gerontopsychiatrie mit dem Selbstbestimmungsrecht des Kranken in Einklang gebracht werden. Dies gilt sowohl für die Veranlassung diagnostischer Maßnahmen und für die Durchführung verschiedener Behandlungsverfahren als auch für die Hilfe bei der Bewältigung zwischenmenschlicher Probleme, der Überwindung seelischer Krisen und der Beseitigung oder Milderung ungünstiger sozialer Lebensumstände sowie für die Beratung in bezug auf eine gesundheitlich vernünftige Lebensführung. Zwar steht die ärztliche Auffassung vom Wohl des Patienten nicht immer von vorneherein in Übereinstimmung mit dessen eigenen Vorstellungen und Wünschen. Aber menschliche Absichten, Entscheidungen und Handlungen sind ja normalerweise nicht absolut autonom. Wenn wir beispielsweise Geld anlegen, ein Haus kaufen oder einen neuen Mitarbeiter einstellen, fällen wir unser Urteil meist nicht völlig unabhängig von der Meinung anderer Menschen. Auch die Entscheidungen eines Patienten über medizinische Maßnahmen werden daher im allgemeinen durch das Vertrauen in die Sachkompetenz eines Arztes mitbestimmt und sind durch dessen Rat beeinflußbar. Dieser darf sich deshalb nicht auf eine falschverstandene Neutralität zurückziehen. Er muß vielmehr seine persönliche und fachliche Autorität einsetzen, auf Bedenken und Einwände des Patienten eingehen und den Versuch machen, ihn von der Richtigkeit und der Notwendigkeit einer bestimmten Maßnahme zu überzeugen. Auch bei schwierigen und unliebsamen Entscheidungen, wie sie etwa mit einer medikamentösen Behandlung unter Inkaufnahme der hiermit verbundenen Nebenwirkungen, mit der Krankenhausaufnahme oder mit der Heimunterbringung eines alten Menschen verbunden sind, werden solche Überzeugungsversuche schließlich meist doch zum Erfolg führen.

Paternalismus

Allerdings gibt es gerade bei psychischen Störungen im Alter nicht selten Situationen, in denen sich der Arzt über das Selbstbestimmungsrecht des Patienten hinwegsetzen muß, weil das gesundheitliche Wohl des Betroffenen dies erforderlich macht oder konkrete Gefahren von ihm oder von Dritten abgewendet werden müssen. Unter derartigen Umständen greift der Arzt auf paternalistische Verhaltensweisen zurück, die einerseits in bestimmten Täuschungsmanövern – z. B. Unwahrheiten, unvollständigen oder unrichtigen Informationen – andererseits in der Ausübung von Zwangsmaßnahmen bestehen. So kann es beispielsweise ethisch gerechtfertigt sein, einen Patienten mit einer paranoid-halluzinatorischen Psychose gegen seinen Willen in einem psychiatrischen Krankenhaus unterzubringen und damit die Einleitung einer erfolgversprechenden Behandlung zu ermöglichen oder einen deliranten, desorientierten und unruhigen Patienten vorübergehend zu fixieren, wenn gefährliche Folgen eines solchen Verwirrtheitszustands nicht durch weniger eingreifende Mittel verhütet werden können. Ebenso wie es notwendig sein kann, sich aus erzieherischen Gründen über den Willen der eigenen Kinder hinwegzusetzen, wenn dessen Durchsetzung ihrem Wohl zuwiderläuft, ist auch das wohlverstandene gesundheitliche Interesse eines Kranken und die damit verbundene Gefahrenabwendung eine ausreichende ethische Legitimation für ärztlichen Paternalismus. Durch einen solchen Konfliktfall wird aber der Geltungsgrund für die Anerkennung der Autonomie des Patienten nicht außer Kraft gesetzt. Paternalistische Verhaltensweisen sind also nur dann zulässig, wenn der Patient aus Krankheitsgründen nicht mehr über den notwendigen Grad der Einsichts- und Willensfähigkeit verfügt, um seine gesundheitlichen Interessen selbst wahrzunehmen und solange hierdurch seine verbliebene Autonomie nicht stärker eingeengt wird, als dies zu seinem Wohl unbedingt erforderlich ist.

Ärztliche Interventionen nach einem Suizidversuch

Konflikte zwischen dem Wohl des Patienten und seiner individuellen Entscheidungsfreiheit treten auch regelmäßig bei ärztlichen Interventionen auf, die durch einen Suizidversuch veranlaßt werden. Sicher kann es gerade im Alter Entscheidungen zur vorzeitigen Beendigung des Lebens geben, die aus der Erfahrung einer unerträglichen Leidenssituation resultieren und nach reiflicher Überlegung freiverantwortlich getroffen werden. Für die Mehrzahl der Suizidversuche trifft dies aber nicht zu. Sie erfolgen im Zustand tiefer Verzweiflung, die ein klares Urteil nicht mehr gestattet und für einen rationalen Abwägungsprozeß keinen ausreichenden Raum mehr läßt. Außerdem sind bekanntlich viele menschliche Handlungen nicht durch autonome Entscheidungen eindeutiger Art bedingt, sondern durch vielfältige, teilweise unbewußte Motive mitbestimmt. Für das Zustandekommen eines Suizidversuchs kann der Wunsch nach mitmenschlicher Zuwendung verantwortlich sein, oder das Bedürfnis eine Rolle spielen, der Konfrontation mit den aktuellen Schwierigkeiten eine Zeitlang zu entrinnen. Da die Freiheitlichkeit der Willensentscheidung nach erfolgter Suizidhandlung in der Kürze der verfügbaren Zeit vom Arzt nicht beurteilt werden kann, ergibt sich für ihn die ethische Verpflichtung, zunächst einmal die erforderlichen Maßnahmen zur Lebensrettung durchzuführen, und zwar unabhängig davon, ob auch eine entsprechende Rechtspflicht besteht. Eine solche ärztliche Intervention verstößt zwar gegen den mutmaßlichen Wunsch oder sogar gegen den ausdrücklichen Willen des Patienten, wird aber durch die Tatsache legitimiert, daß die meisten Menschen nach einem solchen Eingriff mit psychiatrischer, psychotherapeutischer oder sozialer Unterstützung zu einer lebensbejahenden Einstellung zurückfinden und einen Suizidversuch nicht wiederholen.

Behandlungsverzicht im Interesse des Patienten

In bestimmten Situationen kann im Hinblick auf das Patientenwohl auch der Verzicht auf ein wirksames Behandlungsverfahren gerechtfertigt sein, wenn bei einem schwer Demenzkranken eine behandlungsbedürftige Zweitkrankheit auftritt, die eine antibiotische Therapie, einen chirurgischen Eingriff oder eine andere Intervention erforderlich macht. Es ist dann ethisch vertretbar, von einer Behandlung abzusehen, wenn die Demenz bei dem Patienten zu einem Zustand schweren subjektiven Leidens geführt hat und dieser durch die Therapie der Zweitkrankheit unnötig verlängert würde. Eine solche Therapie wäre hingegen erforderlich, wenn sie der Vermeidung von Schmerzen, Beschwerden oder Komplikationen dient und nicht mit zusätzlichen Belastungen und Risiken verbunden ist. Ob ein Mehr an medizinischen Maßnahmen für den Betroffenen eine Leidensminderung oder eine unzumutbare Belastung bedeutet, kann zwar nicht immer eindeutig beurteilt werden. Der Arzt sollte sich aber bei solchen Entscheidungen von der bestmöglichen Berücksichtigung des Patientenwohls leiten lassen und auch etwaige frühere Meinungsäußerungen des Betroffenen sowie das Urteil der Angehörigen und des Pflegepersonals berücksichtigen.

Nutzen

Abwägung von Vorteilen und Risiken einer medizinischen Maßnahme

Neben dem Wohl und dem Willen des Patienten ist auch der voraussichtliche Nutzen einer medizinischen Maßnahme für die Legitimation ärztlichen Handelns von Bedeutung. Die Erhaltung und Wiederherstellung der Gesundheit und die Beseitigung und Linderung von Krankheiten bedeutet für den Betroffenen zwar einen Vorteil, der jedoch fast ausnahmslos mit Nachteilen verbunden ist und durch die Kosten, Nebenwirkungen und Risiken einer medizinischen Maßnahme erkauft werden muß. Der Nutzen einer medizinischen Maßnahme ergibt sich aus der Abwägung dieser Vor- und Nachteile und wird aufgrund einer Kosten-Nutzen-Analyse oder einer Nutzen-Risiko-Bilanz beurteilt. Dabei werden Aussagen über Wahrscheinlichkeit und Größe des erwarteten Nutzens – z. B. des Behandlungserfolges – sowie über die Wahrscheinlichkeit einer aus der medizinischen Intervention resultierenden Schädigung getroffen.

Als Maß einer eventuell eintretenden Schädigung finden häufig die Abstufungen Verwendung, die von einem "minimalen" über ein "mehr als minimales" und "mittleres" bis zu einem "schweren" Risiko reichen. Für die Beurteilung des Behandlungserfolges wird neben vielen anderen Kriterien auch die "Lebensqualität" des Patienten herangezogen. Hierfür sind viele brauchbare Skalen entwickelt worden. Es muß aber berücksichtigt werden, daß der Beurteilung der Lebensqualität durch Dritte besonders bei psychischen Krankheiten erhebliche methodische Schwierigkeiten entgegenstehen und daß Selbst- und Fremdbeurteilung hierbei oft wenig übereinstimmen. Außerdem erlaubt die Beurteilung der Lebensqualität selbstverständlich keine Aussage über den Wert des jeweiligen Lebens. Ob eine bestimmte Behandlung dem Patienten zu erhöhter Lebensqualität verhilft und daher als nützlich angesehen werden kann, ist etwas ganz anderes als die Frage, ob das Leben dieses Patienten noch als nützlich zu betrachten ist. Das ethisch erlaubte Urteil über das "Wie" eines Lebens darf nicht mit dem ethisch unzulässigen Urteil über das "Ob" dieses Lebens verwechselt werden.

Erhebliche ethische Bedenken bestehen auch gegen den Versuch, den Nutzen einer bestimmten Behandlungsmaßnahme aufgrund der Zahl der zu erwartenden Lebensjahre und den Grad der Lebenszufriedenheit zu beurteilen, die durch dieses Therapieverfahren zu erzielen sind. Angestrebt wird hierbei eine möglichst hohe Zahl von "Qualy"s ("quality adjusted life years") bei möglichst niedrigen Kosten. Maßstab für den Nutzen einer Behandlung ist also die statistische Summe von gewonnenen Lebensjahren bei einem Kollektiv zahlreicher Patienten, nicht aber der ethisch allein entscheidende individuelle Gewinn für das Leben des einzelnen Menschen.

Gewinnung neuer medizinischer Erkenntnisse

Die Beurteilung von Nutzen und Risiken einer medizinischen Maßnahme spielt auch bei wissenschaftlichen Forschungsvorhaben eine große Rolle. Dabei geht es sowohl um die Frage, welche Vor- und Nachteile der einzelne Patient bei einer Teilnahme an dem Forschungsvorhaben erwarten kann, als auch um die Abwägung des individuellen Patientennutzens gegenüber dem allgemeinen wissenschaftlichen Interesse an dem Gewinn neuer Erkenntnisse.

Viele psychiatrische Untersuchungs- und Behandlungsverfahren bedürfen dringend der Verbesserung. Der hierfür erforderliche Erkenntniszuwachs kann nicht ohne Patienten gewonnen werden, da an Gesunden nur sehr spezielle Fragen beantwortet werden können und keine adäquaten Tiermodelle zur Verfügung stehen. Die ethischen und rechtlichen Voraussetzungen einer solchen klinischen Forschung, insbesondere die Durchführung von Arzneimittelprüfungen, sind durch Deklarationen des Weltärztebundes von Helsinki 1964 und Tokyo 1975 (Deutsch 1991) festgelegt. Sie werden in der Bundesrepublik durch das Arzneimittelgesetz (Helmchen, Lauter 1995) geregelt.

Die Mitarbeit an einer wissenschaftlich fundierten Weiterentwicklung von Therapieverfahren gehört zu den Verpflichtungen jedes Arztes. Dies kann aber zu einem Spannungsfeld zwischen ärztlichem Hilfeleistungsbedürfnis und wissenschaftlichem Erkenntnisdrang führen. Der ausschließlich am Wohl des Patienten orientierte Arzt wird seine Therapie möglichst eng an die individuellen Bedürfnisse des jeweiligen Kranken anpassen, während der nicht nur an der Gesundung des einzelnen Patienten, sondern auch am wissenschaftlichen Erkenntnisfortschritt interessierte Psychiater aufgrund des letzteren Gesichtspunkts eine Standardisierung der Therapie anstrebt und dazu bereit sein muß, dem Patienten zugunsten einer möglicherweise größeren Behandlungschance auch eine gewisse Entindividualisierung der therapeutischen Bedingungen sowie eine größere Unsicherheit in bezug auf etwaige Unannehmlichkeiten oder Risiken zuzumuten. Die ärztlich-ethische Norm des Wissenwollens und die sozial-ethische Norm des Helfenwollens lassen sich nicht immer ideal miteinander und mit der wissenschaftlichen Wertvorstellung der Forschungsfreiheit verbinden. Das jeweilige Gewicht der genannten konkurrierenden Motivationen bestimmt aber sehr stark die moralische Grundhaltung des Arztes und die Atmosphäre einer psychiatrischen Institution.

Zu diesem allgemeinen ethischen Konflikt gesellt sich bei Forschungsvorhaben auf dem

Gebiet der Demenz noch ein Problem besonderer Art. Gerade auf diesem Gebiet ist der Forschungsbedarf besonders hoch. Andererseits wird die Einwilligungsfähigkeit für Forschungseingriffe durch die Demenzkrankheit beeinträchtigt und geht schließlich völlig verloren. Eine Forschung mit einwilligungsunfähigen Patienten ist aber im Rahmen des geltenden Rechts nur ausnahmsweise möglich und darf nur dann durchgeführt wenden, wenn sie einen individuellen Nutzen für den Patienten erwarten läßt. Dies setzt in der Regel voraus, daß eine Betreuung für den jeweiligen Patienten eingerichtet ist und der Betreuer in die Teilnahme des Patienten an dem Forschungsprojekt einwilligt. Selbst dieses Instrument greift aber nicht bei dem erheblichen Teil von Demenzkranken, die auf richterliche Anordnung in Institutionen "verwahrt" sind, weil das Arzneimittelgesetz diesen Personenkreis völlig aus Forschungsvorhaben ausschließt.

Daraus ergibt sich, daß Fortschritte in der Milderung des individuellen Leidens des Kranken ausbleiben oder nur in Teilbereichen verzögert zu erreichen sind und daß klinische Forschungsstudien, die eine Verfeinerung der Diagnostik oder eine bessere Erkennung der Krankheitsursachen zum Ziel haben, überhaupt nicht möglich sind. Zur Veränderung dieser Situation wurde von einem aus Medizinern, Juristen, Ethikern und Laien bestehenden Arbeitskreis (Helmchen, Lauter 1995) neben einer besseren Ausschöpfung des geltenden Rechts auch eine maßvolle und kurzfristig realisierbare Änderung des Arzneimittelgesetzes vorgeschlagen. Darüber hinaus wurden von der Arbeitsgruppe auch einige weiterreichende Voraussetzungen angesprochen, unter denen auch nichttherapeutische Forschung mit einwilligungsunfähigen Demenzkranken ohne die Preisgabe von berechtigten Schutzinteressen der Patienten ethisch und rechtlich legitimiert werden könnte.

Solche Überlegungen, die auch in dem Entwurf einer Bioethikkonvention des Europarates zum Ausdruck kommen, haben in der Öffentlichkeit eine heftige, kontrovers geführte Diskussion ausgelöst. Es besteht die Sorge, daß das unveräußerliche Selbstbestimmungsrecht nicht einwilligungsfähiger Patienten wissenschaftlichen Interessen geopfert werden könnte. Angesichts verbrecherischer Menschenversuche in der nationalsozialistischen Ära und mancher Forschungsergebnisse aus früherer Zeit, die aus heutiger Sicht auf einer ethisch fragwürdigen Grundlage erzielt wurden, ist eine kritische Einstellung der Öffentlichkeit gegenüber der Forschung mit einwilligungsunfähigen Patienten sehr verständlich. Andererseits zeigt aber die psychiatrische Erfahrung, daß viele Demenzkranke und ihre Angehörigen zu einer Solidarität mit anderen, vom gleichen Leiden betroffenen Menschen bereit sind. Dieses soziale Verpflichtungsgefühl darf natürlich keinesfalls einen Aufopferungsanspruch nicht einwilligungsfähiger Kranker nach sich ziehen. Es kann jedoch von einer großen Bereitschaft zur Teilnahme an wissenschaftlicher Forschung auch bei solchen Personen ausgegangen werden, bei denen wegen des fortgeschrittenen Grades ihrer psychischen Krankheit eine rechtlich einwandfreie Aufklärung und Einwilligung nicht mehr erfolgen kann. Die Einbeziehung solcher Patienten in Forschungsvorhaben, die für sie selbst nicht mit unmittelbarem Nutzen verbunden sind, sollte allerdings nur dann erwogen werden, wenn hierbei Erkenntnisfortschritte wesentlicher Art zu erwarten sind, die sich nicht auf andere Weise erzielen lassen und wenn von den Kranken keine unbilligen Risiken in Kauf genommen werden müssen.

Gerechtigkeit

Verteilungskonkurrenz zwischen den Generationen

Die Entdeckung und Verbreitung neuer medizinischer Technologien und die damit verbundene Expansion gesundheitlicher Bedürfnisse hat dazu geführt, daß ein immer höherer Prozentsatz des Bruttosozialprodukts zur Finanzierung medizinischer Leistungen aufgewendet werden muß. Da die Morbidität im Alter zunimmt und der Anteil älterer Menschen an der Gesamtbevölkerung in den letzten Jahrzehnten ständig anwächst, sind es vor allem die Alten und Höchstaltrigen, denen in den westlichen Industrieländern die öffentlichen Ausgaben für das Gesundheitswesen überwiegend zugute kommen. So entfallen beispielsweise durch die medizinische Versorgung der 65jährigen und älteren in Belgien 1,7mal und in Finnland sogar 5,5mal höhere Kosten als durch die Versorgung der gesamten übrigen Population. Diese Entwicklung kann zu Spannungen zwischen den Generationen beitragen, einem Konkurrenzdenken Vorschub leisten und sogar in einen massiven "ageism" münden, wie er gelegentlich in einigen öffentlichen Medien zum Ausdruck kommt. Sie hat aber ferner zur Folge, daß unter dem Druck notwendiger Rationierungsmaßnahmen auch das Lebensalter als Selektionskriterium für die Bereitstellung ärztlicher Leistungen herangezogen wird. So werden in Großbritannien Patienten oberhalb einer Altersgrenze von 50 bis 60 Jahren nicht mehr in ein Dialyseprogramm einbezogen, ohne daß ihnen oder ihren Angehörigen der wahre Grund für diesen erzwungenen Therapieverzicht dargelegt wird. Auch in der Bundesrepublik haben alte und höchstaltrige Personen größere Probleme als jüngere, in ein Akutkrankenhaus aufgenommen zu werden und einen Platz auf einer Intensivstation, in einem herzchirurgischen Zentrum oder gar in einem Transplantationsprogramm zu bekommen. Mit der Einführung von Fallpauschalen für bestimmte Krankheiten wird für die Krankenhausleitungen ein zusätzlicher Anreiz geschaffen, nach Möglichkeit "kostengünstigen" Patienten bei der stationären Behandlung den Vorzug zu geben. Hohes Alter macht jeden Kranken zu einem schwierigen Sonderfall, der wegen Multimorbidität und aufgrund des verzögerten Ansprechens auf Therapie und Rehabilitation negativ vom Durchschnitt der Berechnungen abweicht (Kanowski, pers. Mitt.). Auch bei der ambulanten nervenärztlichen Behandlung sind ähnliche Tendenzen zu erkennen: antidepressive Medikamente neuerer Art zeichnen sich durch ihre bessere Verträglichkeit aus und sind daher gerade bei älteren Patienten oft den traditionellen Psychopharmaka vorzuziehen Sie belasten aber das begrenzte ärztliche Budget, so daß die Verordnung derartiger Substanzen auf längere Sicht zu Regreßforderungen und damit zu erheblichen finanziellen Verlusten für den niedergelassenen Arzt führen kann. Solche Maßnahmen der Kostenendämmung sind ungerechtfertigt und willkürlich. Sie sind mit den ärztlichen Pflichten nicht vereinbar, verstoßen gegen die berechtigten Interessen älterer Patienten und bieten keinerlei Garantie dafür, daß die eingesparten Mittel zugunsten einer möglicherweise gerechteren Verteilung knapper Ressourcen verwendet werden.

Ressourcenallokation auf der gesellschaftlichen "Makroebene"

Sofern eine Rationierung von gesundheitlichen Dienstleistungen unvermeidlich ist, könnten natürlich die erforderlichen Selektionsentscheidungen von der "operativen" Mikroebene auf höhere gesellschaftliche Makroebenen verlagert werden. Auf solchen "konstitutiven" Ebenen werden Entscheidungen über die Finanzierung alternativer Forschungsprogramme, über die allgemeine Vorhaltung kostspieliger neuer Behandlungsverfahren oder über den Leistungskatalog der Krankenversicherung getroffen. Damit würde die tragische Komponente der Ressourcenallokation beseitigt, und bei der Rationierung stünden nur statistische, nicht aber individuelle Menschenschicksale auf dem Spiel. Ein Beispiel hierfür ist der – vorerst abgewendete – Vorschlag, die Nootropika aus der Kostenerstattungspflicht der gesetzlichen Krankenkassen herauszunehmen. Dies träfe wiederum ausschließlich alte und demenzkranke Personen.

Angesichts solcher Entwicklungen stellt sich die Frage, ob altersbezogene Rationierungsmaßnahmen überhaupt mit der ärztlichen Maxime der Gerechtigkeit vereinbar sind. Zur Beantwortung dieser Frage stellen teleologische und deontologische Ethik zwei verschiedene Ansätze bereit. Nach der teleologischen Interpretation verlangt das Prinzip der Gerechtigkeit die Herstellung einer größtmöglichen Menge von Glück, gleichgültig ob dieses Glück von den gleichen oder verschiedenen Menschen erlebt wird. Eine Gesellschaft kann also dann als gerecht bezeichnet werden, wenn die über alle ihre Mitglieder verteilte Summe des Wohlbefindens einen Maximalwert erreicht. Wie diese Summe zustandekommt, ist gleichgültig; die Verletzung der Rechte einer bestimmten Personengruppe kann durch das größere Wohl anderer Menschen wettgemacht werden. Die Verteilungsgerechtigkeit gesundheitlicher Ressourcen hängt nach dieser Betrachtungsweise davon ab, daß ihr Nutzen möglichst groß ist. Gegenstand der Gerechtigkeit ist nicht ein konkretes individuelles oder kollektives Gegenüber, sondern immer das Ganze des Optimierungsnutzens, unabhängig von dessen einzelnem Empfänger. In der Sichtweise des Konsequentialismus kann demnach eine Rationierung medizinischer Leistungen aufgrund des kalendarischen Alters gerechtfertigt sein, wenn die Nachteile für die ältere Generation durch den größeren gesundheitlichen Nutzen der jüngeren Generation ausgeglichen werden. Ein solcher Standpunkt läßt sich jedoch aus dem Blickwinkel des Gerontopsychiaters nicht vertreten, da diese Sichtweise das Wohl des älteren Menschen zu einem manipulierbaren Faktor des imaginären Gesamtwohls herabsetzt.

Im Gegensatz dazu geht der deontologische Gerechtigkeitsansatz davon aus, daß jedes Mitglied der Gesellschaft einen unverletzbaren Anspruch auf Gerechtigkeit hat, der nicht durch das Wohl eines anderen Menschen außer Kraft gesetzt werden kann. Gewinne und Verluste verschiedener Personen lassen sich also nicht in einer Weise gegeneinander aufrechnen, als ob sie ein und dieselbe Person beträfen. In einer gerechten Gesellschaft können die Grundrechte eines Menschen nie zum Kalkül eines sozialen Interessenausgleichs gemacht werden. In seinem deontologischen Ansatz schlägt Rawls (1973) vor, daß auf der Grundlage einer fiktiven Vereinbarung bestimmte allgemeine Regeln und Prinzipien gefunden werden können, die für eine gerechte Gesellschaft kennzeichnend sind; allerdings dürften sich die Vertragspartner bei einer solchen Vereinbarung nicht von der Kenntnis ihres eigenen Naturells und ihrer Stellung in der Gesellschaft leiten lassen, und ihre persönlichen Lebensumstände müßten ihnen hinter einem "Schleier der Unkenntnis" verborgen bleiben.

Aus dieser Sicht könnte eine Altersrationierung mit der gerechten Verteilung von Chancen innerhalb der Gesellschaft vereinbar sein, wenn Alter und Jugend nicht analog zur Rassenzugehörigkeit als striktes Gegensatzpaar, sondern als Phasen der Entwicklung angesehen werden, die jeder Mensch durchläuft. Eine Person, die nicht weiß, an welcher Stelle dieser Entwicklung sie sich gerade befindet, würde sicher daran interessiert sein, beschränkte gesundheitliche und soziale Mittel vernünftig auf verschiedene Abschnitte ihres Lebens zu verteilen. Dies würde wahrscheinlich bedeuten, daß sie solchen Leistungen die Priorität einräumt, welche die Erhaltung oder Wiederherstellung der Gesundheit in der Jugend und im Erwachsenenalter gewährleisten und das Erreichen einer normalen Lebensspanne ermöglichen, daß sie aber auf kostspielige lebensverlängernde Maßnahmen im Alter verzichten würde, damit die knappen Mittel für eine ausreichende Betreuung und Pflege im Falle von körperlichen und geistigen Behinderungen in dieser späten Lebensphase verwendet werden können. Aus diesem Grund wäre eine Altersrationierung bestimmter medizinischer Leistungen bei nachweisbarer Verknappung der verfügbaren Mittel als ein "prudential life span account" (Daniels 1985, 1988) anzusehen und stünde in Einklang mit einer gerechten Verteilung der gesundheitlichen Versorgung über die verschiedenen Lebensabschnitte. Mit ähnlichen Argumenten tritt Veatch (1979) dafür ein, jüngeren Menschen eine höhere Priorität bei der Durchführung lebensverlängernder ärztlicher Behandlungsmaßnahmen zuzubilligen als älteren. Callahan (1987) spricht sich dafür aus, daß nach Erreichen einer natürlichen Lebensspanne um das 75. oder 80. Lebensjahr herum der Schwerpunkt ärztlicher Maßnahmen auf der Leidenserleichterung und auf Langzeitpflege oder soziale Hilfsmaßnahmen gelegt werden sollten, während aufwendige lebensverlängernde Maßnahmen in diesem Alter nicht mehr angebracht seien. Dabei geht es ihm vor allem um die Überlegung, daß es nicht ausschließlicher Sinn geriatrischen Handelns sein könne, die Grenzen des menschlichen Daseins immer weiter hinauszuschieben, sondern daß die Auseinandersetzung mit Leiden, Niedergang und Tod zum Leben des alten Menschen gehört und ihren Platz im gesellschaftlichen Bewußtsein finden sollte.

Aufgabenverteilung zwischen Staat und Familie

Zum Thema der Gerechtigkeit gehört auch die Frage einer fairen Verteilung von sozialen und pflegerischen Betreuungsmaßnahmen für alte Menschen auf Familie und Staat. Um die sozialen Sicherungssysteme nicht zu überfordern, glauben viele Politiker, auf die Erbringung dieser Betreuungsleistung durch die Angehörigen nicht verzichten zu können. Dabei wird gern auf traditionelle Formen familiären Zusammenhalts in der Vergangenheit verwiesen, die aber nur einem nostalgischen Klischee und nicht den tatsächlichen historischen Gegebenheiten entsprechen. Derartige verpflichtende Forderungen können angesichts des erheblichen Anstiegs der Betreuungsbedürftigkeit im Alter und der veränderten Sozialstruktur unserer Gesellschaft nicht mehr erhoben werden, ohne das vorhandene Hilfspotential moderner Familien erheblich zu belasten und die Gesundheit der betroffenen Angehörigen zu gefährden. Ein solcher Anspruch läßt sich auch nicht aus dem ethischen Gebot filialer Pietät zwingend herleiten. Dem Gesichtspunkt der Gerechtigkeit entspricht ein Hilfesystem, in dem der Staat die Verantwortung für die Erhaltung der Selbständigkeit im Alter übernimmt, die Bereitstellung angemessener Betreuungsangebote und deren Akzeptanz fördert und die Angehörigen nicht als Leistungsquelle heranzieht. Durch ein solches Konzept werden freiwillige Leistungen der Familie gefördert und wird einer Erschöpfung familialer Ressourcen vorgebeugt.

Unterlassen einer Schädigung

Verzicht auf lebenserhaltende Maßnahmen

Das Prinzip "primum non nocere" betont die Vorrangigkeit der Verpflichtung, Schädigungen des Patienten durch ärztliches Handeln zu unterlassen. Es liegt nahe, daß diese Maxime besonders bei der medikamentösen Behandlung älterer Menschen zu beachten ist, weil die Häufigkeit unerwünschter Nebenwirkungen und schwerwiegender Komplikationen im Alter ansteigt.

Noch bedeutsamer sind aber die Belastungen, die ein Patient auf sich nehmen muß, wenn er noch angesichts des nahenden Todes sämtlichen Techniken der modernen Maximalmedizin unterworfen wird, die keine realistischen Chancen der Wiederherstellung seiner Gesundheit mehr bieten, sondern nur das Sterben unnötig in die Länge ziehen. Angesichts eines solchen gnadenlosen Zuviels fühlen sich immer mehr Menschen um ihren natürlichen Tod betrogen. Die meist sinnvolle Regel, alles zu tun, um das Leben eines Menschen zu erhalten, kann daher bei Schwerstkranken und Sterbenden keine verpflichtende Norm mehr darstellen. Das gleiche gilt für Personen mit schweren irreversiblen Hirnschädigungen, bei denen sich ein chronisch vegetativer Zustand eingestellt hat. Hiervon ist dann auszugehen, wenn es nach mehrmonatiger Beobachtung zu einem wiederholt bestätigten irreversiblen Verlust der kognitiven Fähigkeiten, der Willensäußerungen und der Kommunikation gekommen ist. Dieses Syndrom kann nicht nur nach Schädelhirntraumen, Hirnblutungen, bei entzündlichen Hirnerkrankungen, infolge eines Tumors oder einer Anoxie auftreten; es wird auch in fortgeschrittenen Verlaufsstadien eines Demenzprozesses beobachtet. In derartigen Fällen müssen Intensität und Schwere der dem Patienten zugemuteten Eingriffe und Anstrengungen in einem medizinisch sinnvollen Verhältnis zum mutmaßlichen Behandlungserfolg und zur Lebenserwartung des Betroffenen stehen.

Daher ist es nicht nur bei dem Tode unmittelbar nahen Sterbenden, sondern auch bei Patienten, die sich monatelang im Zustand praktischer Bewußtlosigkeit befinden, ethisch gerechtfertigt, technische Maßnahmen zur Lebenserhaltung zu beenden oder gar nicht erst zu beginnen. Die Entscheidung zum Behandlungsverzicht muß vom Arzt getroffen werden. Das von ihm beabsichtigte Vorgehen soll aber mit Angehörigen und Pflegepersonal besprochen und von diesen gebilligt werden und bedarf der Zustimmung durch den gesetzlichen Vertreter des Patienten. Solange der Zustand des Kranken nach allgemeiner Erfahrung eine Wiederkehr der zwischenmenschlichen Kommunikation und das Wiedererstarken des Lebenswillens erwarten läßt, bleibt der Abbruch lebenserhaltender Maßnahmen ethisch unzulässig.

Der Arzt soll dem Patienten nicht "zum Sterben verhelfen", sondern ihm bis zu dem ärztlich nicht verfügbaren Zeitpunkt des Todeseintritts durch palliative Maßnahmen und persönlichen Beistand Hilfe leisten und ihm hierdurch ein Lebensende in Würde ermöglichen. Er soll dem Schmerz, der Atemnot, der Angst und Verwirrung entgegenwirken, selbst wenn dies mit dem Risiko einer Lebensverkürzung verbunden ist.

Als lebenserhaltende Maßnahmen gelten nicht nur Medikation, künstliche Beatmung, Sauerstoffzufuhr, Dialyse und Bluttransfusionen, sondern auch die "künstliche Ernährung" mittels Infusionen oder Sonden. Bei einem Verzicht auf künstliche Flüssigkeitszufuhr muß allerdings bedacht werden, daß die Qual des Verdurstens möglicherweise auch von dem praktisch Bewußtlosen noch in irgendeiner Form erlitten wird, so daß die Verhütung einer derartigen Folge nicht als lebenserhaltende Intervention, sondern als eine leidlindernde Palliativmaßnahme zu betrachten wäre, die sich eines technischen Mittels bedient. Außerdem bedeuten Unterlassung oder vorzeitige Beendigung eines intensivmedizinischen Eingriffs etwas prinzipiell anderes als das bewußte Vorenthalten von Nahrung. Eine solche Unterlassung wird oft als ein Widerspruch zu der moralischen Pflicht bewertet, den Hungernden zu füttern und dem Durstigen Wasser zu geben. Sie ist schwer vereinbar mit der ärztlichen Tradition, die optimale Pflege eines Patienten zu gewährleisten, wenn eine medizinische Behandlung nicht zur Verfügung steht. Der Verzicht auf künstliche Ernährung verstößt daher gegen tief verwurzelte ärztliche und moralische Instinkte, die einen wichtigen symbolischen Gehalt aufweisen (Callahan 1987) und ein mächtiges und verläßliches Bollwerk gegen die menschliche Neigung bilden, machtlose, lästige oder unbequeme Personen zu vernachlässigen, abzuschieben oder gar zu töten. Gerade bei den heutigen Tendenzen zur Einsparung von Gesundheits- und Pflegekosten bedürfen hirngeschädigte und ältere demente Mitglieder unserer Gesellschaft eines besonderen Schutzes. Deshalb kann man auch den Standpunkt einnehmen, die Nahrungs- und Flüssigkeitszufuhr sei bei diesen Patienten ein unerläßlicher Bestandteil der normalen Grundpflege. Der Verzicht hierauf darf nach dieser Ansicht nicht als eine Routinemaßnahme zur vorzeitigen Lebensbeendigung gelten, auch wenn von dieser Regel in begründeten Ausnahmefällen abgewichen wird, weil zum Beispiel die künstliche Ernährung mit Schmerzen oder anderen Beschwerden verbunden ist.

Aktive Sterbehilfe

Die verständliche Angst vieler Menschen vor den medizinischen Möglichkeiten der Lebensverlängerung über ein sinnvolles Maß hinaus hat eine gegenläufige Bewegung ausgelöst und zu dem Ruf nach aktiver Sterbehilfe geführt. Die Befürworter einer solchen Forderung berufen sich auf das Selbstbestimmungsrecht des Menschen, der die Möglichkeit haben müsse, den selbstgewählten Tod einem als menschenunwürdig empfundenen Sterben vorzuziehen. Falls sich aber aus dem Selbstbestimmungsrecht des Menschen tatsächlich der Anspruch auf ein Getötetwerden ableiten läßt, so würde dies das Recht eines anderen Menschen und insbesondere das des Arztes voraussetzen, die Tötungshandlung zu vollziehen.

Tatsächlich wird der grundsätzliche moralische Unterschied zwischen passivem Behandlungsverzicht und aktiver Tötung eines Menschen heute vielfach geleugnet. Dennoch ist die Tötung eines Menschen durch eine zugeführte Noxe in ihrem Sinngehalt und auch nach dem natürlichen sittlichen Empfinden etwas völlig anderes als die Unterlassung eines lebenserhaltenden Eingriffs, das dem Sterben Raum gibt. Im letzteren Fall läßt der Arzt lediglich der Natur ihren Lauf. Der Tod ist also nicht auf den Behandlungsverzicht oder -abbruch zurückzuführen, sondern ist die unmittelbare Folge des zugrundeliegenden Krankheitsprozesses, bei dessen Behandlung dem Arzt Grenzen gesetzt sind. Nur dem Kranken, nicht aber dem Gesunden wird durch eine solche Unterlassung geschadet. Die tödliche Spritze hingegen verursacht den Tod des Betroffenen, sei er nun gesund oder krank.

Eine moralische Gleichsetzung von passiven Unterlassungs- und aktiven Tötungshandlungen ergibt sich zwar aus der konsequentialistischen Ethik, da die Handlungsfolgen für den Betroffenen in beiden Fällen identisch sind. Eine solche Gleichsetzung hätte aber eine Nivellierung des sittlichen Empfindens zur Folge und würde einer Verbreitung einer neuen Form gesellschaftlich legitimierten Tötens den Weg bereiten. Außerdem beruht das Vertrauen eines Patienten zum Arzt gerade darauf, daß dieser unter allen denkbaren Umständen ausschließlich auf die Förderung des gesundheitlichen Wohls bedacht ist. Tritt er dem Patienten jedoch nicht mehr nur in seiner traditionellen Rolle als Helfender und Heilender gegenüber und ist er dazu bereit, die Tötung eines Menschen als eine normale Variante seines Pflichtenkreises zu akzeptieren, so unterhöhlt er damit das öffentliche Vertrauen in die Medizin als Heilberuf (Deutscher Ärztetag 1995).

Man kann dagegen einwenden, die Zurückweisung aktiver Sterbehilfe sei eine Herzlosigkeit gegenüber dem unheilbar kranken Menschen. Ärztliches Mitleid sollte aber vor allem in der Bereitschaft zum Ausdruck kommen, besseren Gebrauch von den Möglichkeiten der medizinischen Schmerzbekämpfung und der palliativen Therapie zu machen, wie dies heute in der Hospizbewegung geschieht. Außerdem kann man sich fragen, ob Fremdmitleid nicht oft eher ein Selbstmitleid darstellt, welches auf den unerwünschten Folgen fremden Leidens für das eigene Wohlbefinden oder für das Glück der Gesellschaft beruht. Es ist zumindest bemerkenswert, wie häufig das Mitleid als entschuldigendes Tatmotiv angeführt wird, wenn es zu Gewaltanwendungen gegen alte, kranke und behinderte Menschen gekommen ist. Offenbar soll mit solchen kriminellen Handlungen das Leid – im Sinne der "Vernichtung des Unerträglichen" (Heinrich 1991) – um jeden Preis beseitigt werden. Ein derartiges "tödliches Mitleid" (Dörner 1988) ist also gar nicht auf die Erlösung des anderen gerichtet, sondern strebt die Erlösung vom anderen an.

Die ethischen Bedenken gegen eine aktive Euthanasie gründen sich aber vor allem auf die Befürchtung, daß mit der Zulässigkeit der freiwilligen Sterbehilfe bereits eine schiefe Ebene betreten wird, auf der das Abgleiten in unfreiwillige und nicht-freiwillige Tötungsformen voraussehbar und unvermeidlich ist. Wenn die Leidbeseitigung ein grundlegendes ethisches Motiv der Sterbehilfe darstellt, so kann sie einem Leidenden ja nicht nur deshalb verwehrt werden, weil er die Fähigkeit zur Selbstbestimmung eingebüßt hat. Kein öffentliches Kontrollsystem kann verhindern, daß sich Personen mit einer Behinderung, "unproduktive" pflegebedürftige Menschen und Demenzkranke mit erhaltenem Krankheitsbewußtsein dazu genötigt fühlen werden, freiwillig eine Euthanasie zu beantragen, um ihren Angehörigen finanzielle Opfer und emotionale Belastungen zu ersparen. Angesichts des wachsenden öffentlichen Kostendrucks wird auch die Gesellschaft an einer solchen ökonomischen Entlastung interessiert sein. Wenn durch die Einführung der freiwilligen Sterbehilfe erst einmal eine allgemeine öffentliche Akzeptanz der Euthanasie erreicht ist, so können über die schiefe Bahn des Sterbehilfeprinzips allmählich auch nicht-einwilligungsfähige Personen in die aktive Euthanasie einbezogen werden. Zu einer solchen Entwicklung kann auch die Doktrin der praktischen Ethik von Singer (1984) und Kuhse 1987 (Kuhse, Singer 1985) beitragen, wonach dem Leben solcher Patienten, die durch schwere Hirnschädigungen oder Geistesstörungen im Alter ihre personalen Eigenschaften für immer verloren haben, keine Schutzwürdigkeit zukommt, ihr Dasein also einem "lebensunwerten Leben" im Sinne von Binding und Hoche (1920) entspricht.

Daß solche Befürchtungen nicht unbegründet sind, zeigt auch die geschichtliche Erfahrung des Nationalsozialismus. Zwar lagen den Massentötungen des Holokaust nicht die heutigen Motive individueller Selbstbestimmung oder sozialen Mitleids zugrunde. Aber auch die damalige Tötungswelle hat sich aus kleinen Anfängen heraus entwickelt, und die freiwillige Sterbehilfe wurde zur öffentlichen Legitimation der bereits in Gang befindlichen Ermordung Geisteskranker herangezogen.

Beihilfe zum Suizid

Auch die Beihilfe zum Suizid ist kein ethisch vertretbarer Bestandteil ärztlicher Tätigkeit. Die Ankündigung einer Selbsttötung muß als verschlüsselte Bitte um mitmenschlichen Beistand angesehen werden. Die angemessene Antwort hierauf ist nicht die Mittäterschaft bei der Herbeiführung des Todes, sondern die ärztliche Hilfe zur Bewältigung eines angefochtenen, leidvollen und problemreichen Lebens. Was nach außen hin als freiwillige Entscheidung zur vorzeitigen Beendigung des eigenen Lebens erscheint, kann auch aus dem starken Erwartungsdruck einer Gesellschaft resultieren, die den alten Menschen in vielfältiger Weise aus der gemeinsamen Lebenswelt ausschließt und ein soziales Todesurteil über ihn verhängt. Das Bedürfnis vieler alter Menschen, den Angehörigen und der Gemeinschaft der Mitbürger die Belastungen und Kosten einer langen Pflege zu ersparen, kann leicht gesellschaftlich manipuliert und in die moralische Aufforderung umgemünzt werden, sich beim Eintreten einer Demenz oder einer anderen chronischen Krankheit zur Selbsttötung zu entschließen. Aus dem Recht zum eigenen, frei gewählten Tod würde dann die Pflicht zur Vollstreckung eines fremdbestimmten und als würdigen Freitod gefeierten (Battin 1987) Suizids. In einem Meinungsklima, in dem aktive Euthanasie und Freitod im Alter von zahlreichen einflußreichen Persönlichkeiten des öffentlichen Lebens ständig propagiert, Selbstmordmaschinen erfunden und handliche Suizidanweisungen verbreitet werden, ist leider das Terrain für die Zunahme gesellschaftlich verhängter Alterssuizide gut vorbereitet.

Ein Arzt, der glaubt, sich aus besten Motiven zur Mitwirkung an einer Selbsttötung entschließen zu müssen, sollte daher bedenken, daß die ethischen Prinzipien, welche die Schädigung eines anderen Menschen durch ärztliche Handlungen und damit auch die aktive Herbeiführung des Todes untersagen, keine isolierten Fragmente einer ärztlichen Morallehre darstellen. Sie sind unerläßliche Bestandteile eines Regelwerks, das den Schutz menschlichen Lebens gewährleistet. Je mehr Fäden dieses Gewebes wir beseitigen, um so schwächer wird das System von gesellschaftlichen Werten, Einstellungen und Haltungen, die den Fortbestand einer menschenwürdigen Gesellschaft sichern.

Literatur

Battin MP (1987): Age rationing and the just distribution of health care: is there a duty to die? Ethics 97: 317–340

Beauchamp TL, Childress JF (1994): Principles of Biomedical Ethics. Oxford University Press, New York–Oxford

Binding K, Hoche A (1920): Die Freigabe der Vernichtung lebensunwerten Lebens. Meiner, Leipzig

Callahan D (1987): Setting Limits. Medical Goals in an Aging Society. A Touchstone Book. Simon & Schuster, New York

Callahan D (1992): When self-determination runs amok. Hastings Cent Rep, pp 52–55

Daniels N (1985): Just Health Care. Cambridge University Press, New York

Daniels N (1988): Am I My Parents' Keeper? Oxford University Press, New York–Oxford

Deutsch E (1991): Arztrecht und Arzneimittelrecht. Springer, Berlin–Heidelberg–New York

Deutscher Ärztetag (1995): Entschließung zur "aktiven Sterbehilfe". Dtsch Ärztebl 92: 1098–1099

Dörner K (1988): Tödliches Mitleid. Psychiatrie Verlag, Gütersloh 1988

Hare RM (1981): Moral Thinking: Its Levels, Method and Point. Oxford University Press, New York–Oxford

Heinrich K (1991): Alter und Krankheit – Die Vernichtung des Unerträglichen? Fortschr Neurol Psychiat 59: 151–154

Helmchen H, Lauter H (1995): Dürfen Ärzte mit Demenzkranken forschen? Thieme, Stuttgart–New York

Krings H (1992): Maximen und Gebote. Über die Mannigfaltigkeit der Regeln, die das menschliche Handeln bestimmen. In: Koslowski L (Hrsg): Maximen in der Medizin. Schattauer, Stuttgart–New York

Kuhse H, Singer P (1985): Should the Baby Live? The Problem of Handicapped Infants. Oxford University Press, New York–Oxford

Kuhse H (1987): The Sanctity-of-Life-doctrine in Medicine. Clarendon Press, Oxford

Laslett P (1989): A Fresh Map of Life. The Emergence of the Third Age. Weidenfeld & Nicolson, London

Mill JS (1968): Utilitarianism. In: Warnock M (ed): Utilitarianism. Fontana Library, Glasgow

Rawls J (1973): A Theory of Justice. Oxford University Press, New York–Oxford

Ross J (1995): Leben gegen Leben. Frankfurter Allg Zeitung, 29. 6. 1995

Singer P (1984): Praktische Ethik. Reclam jun.: Stuttgart

Singleton J, McLaren S (1995): Ethical Foundations of Health Care. Mosby, St. Louis

Veatch RM (1979): Life Span: Values and Life-extending Technologies. Harper & Row, New York

4.2 Rechtliche Aspekte in der Gerontopsychiatrie

T. Wetterling (Lübeck), H. Neubauer (Hamburg), W. Neubauer (Hamburg)

Viele alte Patienten mit psychischen Erkrankungen können auf Grund ihrer kognitiven und intellektuellen Beeinträchtigungen einige Bereiche des täglichen Lebens (z. B. Regelung finanzieller Belange) nicht mehr selbstständig bewältigen. Diese Einschränkungen führen zu vielfältigen rechtlichen Problemen. Dabei stellt sich vor allem die Frage, in welchen Fällen ein Eingreifen Dritter rechtlich zulässig ist. Es geht also um die Problematik der Einrichtung, Ausgestaltung und Führung einer Betreuung bei diesen Patienten. Weiter ergibt sich die Frage, welche Auswirkungen die Erkrankung auf die rechtgeschäftlichen und tatsächlichen Handlungen des Betroffenen hat. Hier ist vor allem an die Geschäftsfähigkeit, die Einwilligungsfähigkeit bei ärztlicher Behandlung, die Testierfähigkeit sowie die Fahrtüchtigkeit und nicht zuletzt auch die strafrechtliche Schuldfähigkeit zu denken.

Im folgenden sollen diese Fragen überblicksmäßig behandelt werden. In einem weiteren Teil werden Anhaltspunkte zur Beurteilung der Störungen bei gerontopsychiatrischen Patienten bezüglich der erwähnten Fragestellungen aufgezeigt.

Häufige rechtliche Fragestellungen in der Gerontopsychiatrie

Einrichtung einer Betreuung

Mit der Einrichtung des Betreuungsrechtes am 1.1.1992, dessen Rechtsvorschriften in das BGB eingegliedert wurden (§§ 1896–1908 BGB), wurde für Volljährige die Pflegschaft und Vormundschaft abgeschafft. An deren Stelle ist die Betreuung getreten, die stets einen bestimmten Aufgabenkreis betrifft.

Eine Betreuung kann umfassen:
– Sorge um das persönliche Wohl (z. B. Organisation von ambulanter Hilfe, etc.) (§ 1901, Abs. 1 BGB)
– Sicherstellung der ärztlichen Heilbehandlung (§ 1901, Abs. 3 BGB)
– Vertretung gegenüber Behörden, Gerichten, Heimleitung etc. (§ 1902 BGB)
– Vermögen (§ 1903, Abs. 1 BGB)
– Aufenthaltsbestimmung (Unterbringung nach § 1906 BGB)
– Wohnungsauflösung (§ 1907 BGB).

Der Umfang und der Grad der Beeinträchtigungen und der daraus resultierende Aufgabenkreis, in dem die Unterstützung durch einen Betreuer erfolgen soll, ist genau zu definieren (s. u.). Ein Einwilligungsvorbehalt, z. B. in Vermögensangelegenheiten, muß vom Vormundschaftsgericht gesondert angeordnet werden. Ein Einwilligungsvorbehalt des Betreuers besteht nicht bei Eheschließung und Abfassung eines Testaments (§ 1903, Abs. 2 BGB). Eine Betreuung darf grundsätzlich nur zur Abwendung einer erheblichen Gefahr für die betreffende Person (z. B. schwere Gesundheitsgefährdung) und das Vermögen des Betreffenden vom Vormundschaftsgericht angeordnet werden (§ 1903 BGB).

Einen Antrag auf Betreuung kann nur der Betreffende selbst stellen. Angehörige, Bekannte bzw. behandelnde Ärzte können die Einleitung einer Betreuung bei der zuständigen Betreuungsbehörde oder dem Vormundschaftsgericht **nur** anregen. Diese werden dann von Amts wegen tätig. Das Verfahren zur Anordnung der Betreuung ist im allgemeinen relativ kompliziert und langwierig (Rink 1991), da zunächst für das Vormundschaftsgericht ein Sozialbericht erstellt werden muß, aus dem hervorgeht, auf welchen Aufgabenkreis sich die Betreuung erstrecken soll (§ 8 Betreuungsbehördengesetz). Meist ist bzw. sind auch noch ein oder mehrere Gutachter hinzuzuziehen, wobei der Erstgutachter im Normalfall ein Nervenarzt bzw. Psychiater ist (§ 68b FGG). Ferner muß eine Anhörung des Betroffenen mit einer Erörterung der Betreuungsmaßnahme durch das Gericht stattfinden (§ 68 FGG), sofern dieser hierdurch nicht einen schwerwiegenden (meist psychischen) Schaden erleiden würde. Erst nach Abschluß dieses Verfahrens wird vom Vormundschaftsgericht ein Betreuer bzw. ein Betreuungsverein bestimmt (Einzelheiten zum Verfahren s. Ditschler 1991, von Oefele 1992). Eine eingerichtete Betreuung ist zeitlich befristet und es muß spätestens nach 5 Jahren gerichtlich überprüft werden, ob die Gründe zur Einrichtung einer Betreuung fortbestehen.

In einem Gutachten zu der Frage, ob eine Betreuung eingerichtet werden soll, ist v. a. der Umfang und der Grad der Beeinträchtigungen des Patienten (z.B. kognitive Defizite bei Demenz) und der sich daraus ergebende Aufgabenbereich des Betreuers (s.o) genau darzustellen. Auch ist zu begründen, warum die Hilfe nicht durch Angehörige oder andere möglich ist, sondern ein Betreuer notwendig ist. Hierzu dient auch der Sozialbericht.

Geschäftsfähigkeit

Auch wenn eine Betreuung eingerichtet ist, und zwar selbst dann, wenn der Aufgabenkreis die Vermögenssorge betrifft, bedeutet dieses nicht automatisch, daß der Betreute geschäftsunfähig ist. Vielmehr richtet sich die Geschäftsfähigkeit von Betreuten und allen anderen volljährigen Patienten nach den allgemeinen Vorschriften: Nicht unerwähnt soll in diesem Zusammenhang bleiben, daß für Betreute ein sogenannter Einwilligungsvorbehalt zur Abwendung einer erheblichen Gefahr für Person oder das Vermögen des Betreuten gemäß § 1903 BGB angeordnet werden kann, der dazu führt, daß zum Schutz des Betroffenen vor ihn selbst schädigenden Rechtsgeschäften der Betreute zu einer Willenserklärung, die den Aufgabenkreis des Betreuers, z.B. Vermögenssorge betrifft, dessen Einwilligung bedarf. Höchstpersönliche Willenserklärungen, wie die auf Eingehung einer Ehe gerichtete sowie testamentarische Verfügungen, unterliegen keinem Einwilligungsvorbehalt.

In der Rechtssprechung der BRD wird bei Volljährigen von dem Bestehen einer Geschäftsfähigkeit, d. h. der Fähigkeit, Rechtsgeschäfte selbst voll wirksam vornehmen zu können, ausgegangen. Da also das Bestehen der Geschäftsfähigkeit die Regel und ihr Fehlen die Ausnahme ist, hat derjenige, der sich auf Geschäftsunfähigkeit beruft, ihr Vorliegen auch zu beweisen (Palandt 1995). Die Voraussetzungen sind in § 104 Abs. 2 BGB geregelt:

Geschäftsunfähig ist, wer sich in einem die freie Willensbestimmung ausschließenden Zustand krankhafter Störung der Geistestätigkeit befindet, sofern nicht der Zustand der Natur nach ein vorübergehender ist.

In einem Gutachten zur Geschäftsfähigkeit ist vor allem die Frage zu beantworten, ob der Betreffende bei Geschäftsabschluß ein chronisches organisches Psychosyndrom mit schweren kognitiven Beeinträchtigungen und Störungen der Urteilsfähigkeit hatte.

Testierfähigkeit

In der Gerontopsychiatrie taucht häufig die Frage auf, ob die Patienten bei Abfassung eines Testaments testierfähig waren. Eine besondere Schwierigkeit besteht darin, daß in der Regel ein Gutachten meist längere Zeit nach der Abfassung des Testaments angefordert wird und der Erblasser oft schon verstorben ist.

Die rechtlichen Voraussetzungen der Testierfähigkeit werden in § 2229 BGB geregelt, dabei wird von dem Grundsatz ausgegangen, daß jeder Mensch mit Vollendung des 16. Lebensjahr testierfähig ist. Nicht testierfähig ist nach § 2229 Abs. 4 BGB:

wer wegen krankhafter Störung der Geistestätigkeit, wegen Geistesschwäche oder wegen Bewußtseinsstörung nicht in der Lage ist, die Bedeutung einer von ihm abgegebenen Willenserklärung einzusehen und nach dieser Einsicht zu handeln.

Die Beweislast trägt derjenige, der die Testierfähigkeit anzweifelt. Nach der Rechtsprechung liegt eine Testierfähigkeit nur dann vor, wenn der Erblasser in der Lage war, sich über die Tragweite seiner Anordnungen ein klares

Urteil zu bilden und nach diesem Urteil frei von den Einflüssen etwaiger Dritter zu handeln (BayOLG 1991, OLG Köln 1991). Dazu gehört insbesondere auch, daß der Erblasser urteilsfähig war in Bezug auf die Auswirkungen der testamentarischen Anordnungen auf die persönlichen und wirtschaftlichen Verhältnisse der Betroffenen sowie über die Gründe, die für und gegen ihre sittliche Berechtigung sprechen (BayOLG 1991, OLG Köln 1991). Die gleichen Grundsätze gelten auch bei Beurteilung der Testierfähigkeit von unter Betreuung stehenden Personen.

Bei der Begutachtung der Frage, ob eine Testierfähigkeit vorgelegen hat, ist vor allem zu überprüfen (Wetterling et al. 1995b), ob der Testator bei Testamentserrichtung an einer psychischen Erkrankung litt, durch die seine Entscheidungs- und Urteilsfähigkeit eingeschränkt war. Weiter ist (nach Möglichkeit) zu klären, ob seine Willenserklärung unbeeinflußt von Dritten war. In einem Gutachten muß eine Testierunfähigkeit nicht nur wahrscheinlich gemacht, sondern nachgewiesen werden. Im Zweifelsfall ist von einer Testierfähigkeit auszugehen.

Aufklärung und Einwilligung in ärztliche Maßnahmen

Aus dem grundgesetzlich garantierten Selbstbestimmungsrecht des Patienten folgert die Rechtsprechung für eine rechtmäßige Behandlung, daß der Patient vor der ärztlichen Behandlung aufzuklären ist. Die erforderliche Aufklärung ist Grundlage einer wirksamen Einwilligung in eine ärztliche Behandlungsmaßnahme. Die Einwilligung des Patienten rechtfertigt die Behandlungsmaßnahme aber nur dann, wenn er selbst einwilligungsfähig ist. Gesetzliche Bestimmungen über die Aufklärung über bzw. die Einwilligung in ärztliche Maßnahmen gibt es in der BRD nicht. Vielmehr sind die Anforderungen der Aufklärung durch die Rechtsprechung ausgeformt worden. Daher sind höchstrichterliche Entscheidungen als Anhaltspunkte für das Vorgehen heranzuziehen. Voraussetzung für ein Aufklärungsgespräch ist, daß der Patient nicht schwerwiegend hinsichtlich seiner Auffassung und seiner natürlichen Einsicht- und Urteilsfähigkeit gestört ist (BGH 1956, BGHZ 29/46). Falls die kognitive und/oder die intellektuelle Leistungsfähigkeit desjenigen, der aufgeklärt werden soll, eingeschränkt oder aufgehoben ist, ist nach § 1896 BGB eine Betreuung mit dem Aufgabenkreis Sicherstellung der ärztlichen Heilbehandlung oder Einwilligung in die ärztliche Heilbehandlung (§ 1901 Abs. 3 BGB) beim Gericht anzuregen. Es ist immer derjenige aufzuklären, der die Einwilligung in die ärztliche Maßnahme gibt – also in einem solchen Fall der Betreuer. Dennoch sollte **jeder** Patient im Rahmen seiner Verständnismöglichkeiten aufgeklärt werden (Deutsch 1991). Nach § 1904 BGB sind die Möglichkeiten eines Betreuers zur Einwilligung in schwerwiegende ärztliche Eingriffe mit hohem Risiko begrenzt. Die Einwilligung des Betreuers bedarf der Genehmigung des Vormundschaftsgerichtes, wenn die begründete Gefahr besteht, daß der Betreute auf Grund der Maßnahme stirbt oder einen schweren und länger dauernden gesundheitlichen Schaden erleidet. Ohne die Genehmigung darf die Maßnahme nur durchgeführt werden, wenn mit dem Aufschub Gefahr verbunden ist.

Die Aufklärung soll zwischen dem Arzt und dem Kranken in einem vertrauensvollen Gespräch erfolgen, um den Patienten in die Lage zu versetzen, eine wirksame Einwilligungserklärung für den Eingriff abzugeben bzw. sich gegen ihn zu entscheiden. Sie hat daher auf das Informationsbedürfnis und die Verständnismöglichkeiten des Patienten Rücksicht zu nehmen (Deutsch 1991). Der Umfang der Aufklärung richtet sich nach der Dringlichkeit des Eingriffes. Je dringlicher ein Eingriff ist, desto geringer sind die Anforderungen an den Umfang der Aufklärung und umgekehrt (Gross 1982). Eine Aufklärung sollte enthalten:

- Erläuterung des Befundes und der Diagnose
- Erörterung des Wesens und Umfangs des Eingriffs
- Darstellung von alternativen Behandlungsverfahren und deren Vor- und Nachteile
- Erläuterung des Risikos bei Nichtdurchführung der ärztlichen Maßnahme.

Der Zeitpunkt der Aufklärung sollte so gewählt sein, daß der Patient genügend Zeit hat, über den Eingriff zu entscheiden. Eine ausreichende Dokumentation über die Aufklärung und Einwilligung ist zu empfehlen, da der Arzt bei etwaigen Rechtsstreitigkeiten die Beweislast für eine ordnungsgemäße Aufklärung trägt.

In Kliniken wird dem psychiatrischen Konsiliar häufig die Frage gestellt, ob alte Patienten noch in der Lage sind, den Inhalt der Aufklärung zu verstehen oder/und intellektuell adäquat zu verarbeiten, so daß sie daraus eine Willensentscheidung – nämlich die Einwilligung in die ärztliche Maßnahme – herleiten können. Meist wird der Psychiater nur gerufen, wenn der Patient die geplante Maßnahme ablehnt, sich also in den Augen der Behandler nicht "normal" verhält. Bei einer Einwilligung wird die Einwilligungsfähigkeit häufig nicht hinterfragt. Bei Nicht-Einwilligung können sich ethische Probleme ergeben (Wetterling et al. 1994a).

Zur Abschätzung, ob der Patient zu einer Einwilligung noch in der Lage ist, sollte untersucht werden (Neubauer 1993, Neubauer et al. 1994, Wetterling et al. 1994a), ob der Patient zum Zeitpunkt der Einwilligung an einer psychischen oder einer Intelligenzstörung leidet und über eine Krankheitseinsicht verfügt. Auch sollte sich der Behandler ein genaues Bild darüber machen, inwieweit der Patient gegebene Informationen (Aufklärung) verstanden hat und darauf achten, ob er während des gesamten Aufklärungsgespräches in der Lage war, diesem zu folgen.

Fahrtüchtigkeit

Ältere Menschen haben häufig den Wunsch, sich eine hohe Mobilität zu erhalten und machen daher von ihrer Fahrerlaubnis Gebrauch. Verkehrsstatistiken zeigen, daß das Unfallrisiko ab etwa dem 70. Lebensjahr ansteigt. Daher wurde auch schon in der Öffentlichkeit diskutiert, ob und wann die Fahrtüchtigkeit älterer Autofahrer überprüft werden soll.

Eine Fahrerlaubnis kann im Rahmen eines Strafverfahrens nach § 69 StGB u. a. bei Gefährdung des Straßenverkehrs (§ 315c StGB) oder nach § 111a StPO entzogen werden. Auch kann die Verwaltungsbehörde ein Entziehungsverfahren betreiben, ohne daß ein Verkehrsverstoß vorgelegen hat, wenn nämlich beim Fahrerlaubnisinhaber körperliche oder geistige Mängel vorliegen (§ 4 StVG, § 15 StVZO). Die Fahrtüchtigkeit beruht auf drei Voraussetzungen, die je für sich gestört sein können:
– Fahrfertigkeit (Fähigkeit, ein Fahrzeug im Verkehr sicher zu führen. Diese Fähigkeit wird in der Fahrschule erworben)
– Fahreignung (Fahrtauglichkeit). (Ausreichende Fähigkeit, ein Fahrzeug auf Dauer auch unter Belastung im Verkehr sicher zu führen)
– Fahrzuverlässigkeit (charakteriliche Qualitäten im Verkehr).

Ein von dem Gemeinsamen Beirat für Verkehrsmedizin beim Bundesminister für Verkehr und beim Bundesminister für Jugend, Familie und Gesundheit herausgegebenes Gutachten über "Krankheit und Kraftverkehr" schließt eine Fahreignung für einige psychische Alterserkrankungen, wie z. B. eine Demenz oder ein Delir aus (Lewrenz et al. 1992). Die Frage, ob eine Verkehrstüchtigkeit bei einem beginnenden dementiellen Abbau noch besteht und damit die Fahrerlaubnis nicht entzogen werden soll, ist nicht einfach zu entscheiden (Wetterling et al. 1994b, 1995a, c). Da schwierig festzulegen ist, wann ein dementieller Abbau beginnt und was noch als altersentsprechende Leistungseinbuße anzusehen ist, ist die konkrete Entscheidung in jedem Einzelfall problematisch. In Zweifelsfällen sollte eine Beurteilung anhand testpsychologischer Untersuchungen vorgenommen werden (Wetterling et al. 1994b).

Bei der Begutachtung der Fahrtüchtigkeit alter Patienten sollten folgende Gesichtspunkte berücksichtigt werden (Wetterling et al. 1994b, 1995a, c): bisheriges Verhalten im Verkehr (häufiger Beinahe-Unfälle, Mißachten von Verkehrszeichen, etc.), Vorliegen von Auffassungs-, Konzentrations- oder Orientierungsstörungen, Auftreten von nächtlichen Verwirrtheitszuständen, Synkopen, transitorischen ischämischen Attacken etc. Weiter sollte Hinweisen auf apraktische Störungen sowie auf körperliche Störungen, die den Bewegungsablauf beeinträchtigen, nachgegangen werden. Psychiatrische Erkrankungen wie z. B. ein Wahn oder eine schwere depressive Verstimmung und auch die Gabe von sedierenden Medikamenten oder Psychopharmaka sollten in die Beurteilung einfließen.

Schuldfähigkeit

Ältere Menschen begehen kaum Straftaten. Alte psychisch Kranke sind eher Opfer als Täter. In seltenen Fällen, vor allem bei Sexualdelikten (z. B. Exhibitionismus) von Patienten mit einem organischen Psychosyndrom, ist der Frage nachzugehen, inwieweit die Betreffenden bei der Begehung einer Straftat schuldfähig waren, so daß eine psychiatrische Begutachtung veranlaßt wird.

Rechtliche Grundlagen:
§ 20 StGB Schuldunfähigkeit wegen seelischer Störungen: Ohne Schuld handelt, wer bei Begehung der Tat wegen einer krankhaften seelischen Störung, wegen einer tiefgreifenden Bewußtseinsstörung oder wegen Schwachsinns oder einer schweren anderen seelischen Abartigkeit unfähig ist, das Unrecht der Tat einzusehen oder nach dieser Einsicht zu handeln.

§ 21 StGB Verminderte Schuldfähigkeit: Ist die Fähigkeit des Täters, das Unrecht der Tat einzusehen oder nach dieser Einsicht zu handeln, aus einem der in § 20 bezeichneten Gründe bei der Begehung der Tat erheblich vermindert, so kann die Strafe nach § 49 Abs. 1 gemildert werden.

Entscheidend ist, daß die psychische und/oder kognitive Störung so schwerwiegend war, daß sie die Fähigkeit, die Unrechtmäßigkeit der Tat einzusehen bzw. falls die Einsicht bestand, die Fähigkeit nach dieser Einsicht zu handeln, erheblich vermindert war. Bei der Begutachtung alter Patienten ist zu überprüfen, ob zum Tatzeitpunkt ein organisches Psychosyndrom mit Einschränkung der Einsichts- bzw. Urteilsfähigkeit oder ein Altersparanoid bestand. Insbesondere ist zu klären, ob bei Begehung der Tat eine Bewußtseinstrübung oder -einengung vorlag oder ob die Steuerungsfähigkeit erheblich vermindert oder aufgehoben war. In diesem Zusammenhang ist darauf hinzuweisen, daß der juristische Begriff tiefgreifende Bewußtseinsstörung nicht identisch mit dem medizinischen, sondern auch Zustände abnormer Affekte einschließen kann.

Anhaltspunkte zur Beurteilung einiger der oben erwähnten Störungen

Anhaltspunkte zur Abschätzung des Schweregrades einiger der oben erwähnten Störungen, die bei einer Beurteilung berücksichtigt werden müssen, sollen im folgenden näher erläutert werden:

Auffassungsstörungen

Bei der Untersuchung des Probanden sollten Störungen der Wahrnehmung (Sehen oder Hören) besonders beachtet werden. Die Aufnahme von Umweltreizen kann auch durch eine Bewußtseinstrübung (Delir), eine Demenz oder/und Halluzinationen beeinträchtigt sein. Ferner kann die primäre Verarbeitung so schwer gestört sein (z. B. bei einer sensorischen Aphasie), daß eine regelrechte Kommunikation mit dem Betreffenden nicht mehr möglich ist, da dieser den Gesprächsinhalt nicht hinreichend sicher erfaßt. Wenn sich bei der Untersuchung Auffassungsstörungen nachweisen lassen, ist davon auszugehen, daß keine Geschäfts-, Einwilligungs- oder Testierfähigkeit bzw. Fahrtüchtigkeit mehr besteht, da der Betreffende nicht in der Lage ist, wichtige Informationen aus seiner Umwelt aufzunehmen und damit auch in seiner Willensbildung bzw. Entscheidungsfindung wesentlich eingeschränkt ist.

Kognitive Beeinträchtigungen

Kognitive Beeinträchtigungen treten vor allem bei einer Demenz oder einem Delir (Wetterling 1994a, b) auf. Aber auch bei einer Altersdepression kann es zu kognitiven Leistungseinschränkungen kommen (Wetterling 1994a). Eine Abschätzung des Schweregrades der kognitiven Störungen kann anhand einfacher Tests, z. B. Mini-Mental-Test (Folstein et al. 1975) oder der Blessed-Demenz-Skala (Blessed et al. 1969) vorgenommen werden. In Zweifelsfällen, z. B. bei der Frage der Fahrtauglichkeit, sollten differenzierte Tests herangezogen werden (Wetterling et al. 1994b). Bei einer mittelschweren Demenz nach den Kriterien der ICD-10 (Dilling et al. 1994) ist davon auszugehen, daß keine Geschäfts-, Einwilligungs- und Testierfähigkeit sowie keine Fahrtüchtigkeit mehr bestehen (Wetterling et al. 1994, 1995a–c). Die wenigen vorliegenden Untersuchungen (Wetterling et al. 1994b) weisen darauf hin, daß Patienten mit einem Wert im Mini-Mental-Test unter 20 ein erhebliches Unfallrisiko haben. (Differenziertere Kriterien zur Fahrtauglichkeit bei älteren Menschen s. Wetterling et al. 1994b, 1995a, c.) Auch ist bei mittelschwer Dementen wie auch bei Deliranten eine Schuldunfähigkeit nach § 20 StGB anzunehmen und bei einer leichten

Demenz zumindest eine verminderte Schuldfähigkeit nach § 21 StGB zu diskutieren.

Störungen der Einsichtsfähigkeit

Die Frage nach der Einsichtsfähigkeit stellt sich vor allem bei Patienten, die ihre Einwilligung zu einem ärztlichen Eingriff abgeben sollen. Hierbei ist das Wissen um den eigenen aktuellen (kranken) Zustand gemeint. Allgemein akzeptierte Kriterien, wann eine Krankheitseinsicht besteht, existieren nicht. Da alte psychische Kranke mitunter von ihren Angehörigen unter der Vorspiegelung fragwürdiger Gründe zu einem Arztbesuch veranlaßt werden, sollte der Patient selbst nach den Gründen des Arztbesuches bzw. der Krankenhausaufnahme gefragt werden. Insbesondere ist zu klären, ob er sich krank fühlt und eine ärztliche Therapiemaßnahme für erforderlich hält.

Patienten mit einer wahnhaften Störung zeigen häufig keine Krankheitseinsicht und Behandlungsbereitschaft. Wenn keine Krankheitseinsicht besteht, kann sich ein Aufklärungsgespräch über die Diagnose und eine etwaige Behandlung (z. B. bei Patienten mit einer wahnhaften Störung) äußerst schwierig gestalten und sogar zur Verschlechterung der Erkrankung (z. B. Ausweitung des Wahnsystems mit Einbeziehung des Arztes) führen. Wenn der Wahn auch die Erkrankung einschließt (z. B. sie als Strafe für frühere Sünden angesehen wird, etc.) ist eine Einwilligungsfähigkeit nicht mehr gegeben (Neubauer 1993).

Die Einsichtsfähigkeit im strafrechtlichen Sinn (Wissen darum, daß eine Handlung strafbar ist) ist bei einer Demenz erheblich vermindert und bei schweren Formen vollständig aufgehoben. Ebenso ist bei einer Wahnsymptomatik, die mit der Tat in Beziehung steht, von einer erheblichen Verminderung der Einsichtsfähigkeit auszugehen.

Störungen der Urteilsfähigkeit

Voraussetzung für eine bestehende Urteilsfähigkeit ist die Fähigkeit, aufgrund vorliegender Informationen und des Erfahrungsschatzes zwischen mehreren Möglichkeiten abwägen zu können. Dies ist eine entscheidende Voraussetzung, um eine fundierte Entscheidung (betreffend der Lösung eines Problems) treffen zu können.

Bei der Einschätzung der Urteilsfähigkeit sind Veränderungen der Persönlichkeit, insbesondere der Grad der Selbstbezogenheit, d. h. die Zentrierung auf Ich-nahe Bedürfnisse und Lebensbereiche, zu berücksichtigen. So sollte die Urteilsfähigkeit anhand des Ausmaßes des intakten Orientierungsraums abgeschätzt werden: je eingeengter und je fixierter (thematisch und zeitlich) der Patient auf seinen engsten Lebensraum ist, desto eher ist davon auszugehen, daß auch die Urteilsfähigkeit eingeschränkt ist. Wenn ein Wahn besteht, der sich auch auf den Gegenstand bezieht, über den eine Entscheidung gefällt werden soll, so ist von einer Unfähigkeit zur Urteilsbildung auszugehen, da ein Wahn definitionsgemäß eine a priori feststehende, nicht zu korrigierende Überzeugung ist. Also findet keine Abwägung der verschiedenen Möglichkeiten statt. Auch bei einer Demenz oder bei einem Delir ist die Urteilsfähigkeit schwerwiegend gestört.

Störungen der Entscheidungsfähigkeit

Eine natürliche Entscheidungsfähigkeit wird von der Rechtsprechung als Voraussetzung für das Bestehen einer Einwilligungs- und Testierfähigkeit gefordert. Bei der Überprüfung der Entscheidungsfähigkeit ist vor allem zu fragen, in welchem Umfang der Betreffende Wahlmöglichkeiten nutzen kann. Es muß festgestellt werden, ob der Betreffende gegebene Informationen verstanden hat und ob er die Folgen der verschiedenen Wahlmöglichkeiten abschätzen kann, um eine auf dieser Abschätzung basierende Willensentscheidung treffen zu können.

Auch wenn der Betreffende eine aus Sicht anderer (Verwandter oder des Gutachters) unvernünftige Entscheidung trifft, kann nicht ohne weiteres auf eine Entscheidungsunfähigkeit geschlossen werden. Nach höchstrichterlicher Auffassung ist es nach dem Recht auf Selbstbestimmung geboten, eine getroffene Willensentscheidung zu respektieren, auch wenn sie inhaltlich (nach allgemeiner Auffassung) unvernünftig erscheint, sofern keine Urteils- oder Entscheidungsunfähigkeit vorliegt (BGH 1958, BGH 1985) (Anhaltspunkte für die Einschätzung der Entscheidungsfähigkeit s. Wetterling et al. 1995b).

Störung der Steuerungsfähigkeit

Eine Störung der Steuerungsfähigkeit ist oft von strafrechtlicher Relevanz, wenn das Unrechtsbewußtsein (Einsicht in die Strafbarkeit des Handelns) noch vorhanden ist, aber der Betreffende aufgrund seiner psychischen Störungen nicht in der Lage ist, sich entsprechend dieser Einsicht zu verhalten. Bei alten psychisch Kranken stellt sich selten die Frage nach der Steuerungsfähigkeit, da meist schon die Einsichtsfähigkeit auf Grund der psychischen Erkrankung (Demenz, Wahn etc.) erheblich vermindert ist.

Besondere Schwierigkeiten bei Gutachten

Bei der Erstellung von Testierfähigkeitsgutachten besteht häufig eine besondere Schwierigkeit darin, daß der zu Begutachtende schon verstorben ist. In einem solchen Fall ist oft eine exakte Einschätzung des Schweregrads der kognitiven und intellektuellen Beeinträchtigung aufgrund divergenter Zeugenaussagen kaum möglich. In Fällen (z.B. bei einer posthumen Begutachtung), in denen die Unterlagen und Befunde nicht zu einer Beurteilung ausreichen, sollte der Beweisnotstand benannt werden und die Grenzen der gutachtlichen Aussage aufgezeigt werden.

Häufig wird angeführt, daß der zu Begutachtende sich zum Zeitpunkt der Aufklärung und Einwilligung, Testamentserrichtung etc. kurzzeitig in einem Zustand befunden habe, in dem er urteils- und entscheidungsfähig gewesen sei ("luzides Intervall"). Bei der Annahme von "luziden" Intervallen ist nachzuweisen, daß bei bestehender Urteils- und Entscheidungsunfähigkeit – z.B. bei einer mittelschweren Demenz – ein Intervall **verbesserter** intellektueller Leistungsfähigkeit bestand. Die Frage nach einem "luziden Intervall" wird immer bei vaskulären Prozessen diskutiert. Zwar sind bei Behandlung der zerebrovaskulären Risikofaktoren Verbesserungen möglich, aber diese erfolgen langsam (über einige Monate) (Meyer et al. 1986), so daß diese nicht als "luzides Intervall" anzusehen sind, sondern ein fluktuierender Verlauf vorliegt (vgl. Wetterling et al. 1995b). Die Bedeutung und Häufigkeit von "luziden" Intervallen wird meist überschätzt (Rasch et al. 1985).

Ein wichtiger Punkt bei der Beurteilung ist die Frage, ob die Erkrankung, die zur Einwilligungs- oder Testierunfähigkeit bzw. Fahruntüchtigkeit führt, sich unter einer medikamentösen Therapie zurückbilden kann und in welcher Zeit dies möglich ist. Wenn eine Verbesserung möglich ist, so kann eine Verschiebung des Aufklärungsgesprächs oder der Testamentserrichtung sinnvoll sein.

Häufig wird nach einer Straftat von dem Täter eine Amnesie für das Ereignis angegeben. Bei älteren Straftätern ergibt sich dann die Notwendigkeit, eine organisch bedingte Amnesie von einer psychogen bedingten abzugrenzen (Kriterien für diese schwierige Differentialdiagnose s. Wetterling 1995).

Eine gutachtliche Beurteilung sollte unter eingehender Berücksichtigung der oben genannten Gesichtspunkte erfolgen. Schwierigkeiten treten bei der Beurteilung von Personen mit einer leichten Demenz auf. Hier ist, wenn keine zusätzlichen Störungen (wie eine Depression oder ein Wahn) bestehen, zunächst von einer Testier- und Einwilligungsfähigkeit auszugehen.

Offene Fragen

Im Zusammenhang mit juristischen Aspekten bei gerontopsychiatrischen Patienten ergeben sich auch Fragen mit erheblicher ethischer Bedeutung, wie z.B.:

● wann ist ein sogenanntes "Patienten-Testament", in dem ein Patient schon vor einer Erkrankung festgelegt hat, wie er behandelt werden möchte (z.B. keine Intensivbehandlung) gültig?
● wann und wie soll die Aufklärung über eine chronisch verlaufende Erkrankung erfolgen, insbesondere wenn deren Verlauf nach dem jetzigen Stand der Wissenschaft mit einem langem Siechtum verbunden ist, wie z.B. die Alzheimer-Demenz?

Diese Fragen sind bisher in der Literatur nur andiskutiert worden (Wetterling et al. 1994a und Kap. 4.1).

Literatur

BayOLG, FamRZ (1991) 990–991

BGH, NJW (1956) 1106–1108

BGH, NJW (1958) 267–268

BGH, MedR (1985) 40–43

BGHZ 29/46

Blessed G, Tomlinson BE, Roth M (1968): The association between quantitative measures of dementia and senile change in the cerebral grey matter of elderly subjects. Br J Psychiat 114: 797–811

Deutsch E (1991): Arzt- und Arzneimittelrecht, S 50–80, 242–243. Springer, Berlin–Heidelberg–New York

Dilling et al. 1994 siehe Weltgesundheitsorganisation

Ditschler K (1991): Arbeitsmappe zum Betreuungsgesetz. Hrsg. DPWV, Verlag C. Ditschler, Eppertshausen

Folstein M, Folstein S, Mc Hugh PR (1975): Mini-Mental State: A practical for grading the cognitive state of patients for the clinican. J Psychiat Res 12: 189–192

Gross R (1982): Medizinische Probleme der Selbstbestimmung des Patienten. In: Doerr W, Jakob W, Laufs A (Hrsg): Recht und Ethik in der Medizin, S 41–48. Springer, Berlin–Heidelberg–New York

Lewrenz H, Friedel B (1992): Krankheit und Kraftverkehr. Gutachten des Gemeinsamen Beirats für Verkehrsmedizin beim Bundesminister für Verkehr und beim Bundesminister für Jugend, Familie und Gesundheit. Schriftenreihe des Bundesministers für Verkehr, Heft 71. Köllen, Bonn

Meyer JS, Judd BW, Tawaklna T et al. (1986): Improved cognition after control of risk factors for multi-infarct dementia. J Amer Med Ass 256: 2203–2209

Neubauer H (1993): Kriterien für die Beurteilung der Einwilligungsfähigkeit bei psychisch Kranken. Psychiat Prax 20: 166–171

Neubauer H, Wetterling T, Neubauer W (1994): Einwilligungsfähigkeit bei dementen und verwirrten (deliranten) älteren Patienten. Fortschr Neurol Psychiat 62: 306–312

OLG Köln, FamRZ (1991) 1356–1358

Palandt (1995): Bürgerliches Gesetzbuch, § 104 Rn 8. C. H. Beck'sche Verlagsbuchhandlung, München

Rasch W, Bayert R (1985): Der Mythos vom luziden Intervall – Zur Begutachtung der Testierfähigkeit. Lebensversicherungsmedizin 37: 2–8

Rink J (1991): Kritische Anmerkungen zum Verfahren in Betreuungs- und Unterbringungssachen. Recht und Psychiatrie 9: 148–162

Oefele K v (1992): Forensisch-psychiatrische Gesichtspunkte des neuen Betreuungsrechts. Tilia-Verlag, Klingenmünster

Weltgesundheitsorganisation (1994): Internationale Klassifikation psychischer Störungen. ICD 10 Kap. V (F): Klinisch-diagnostische Leitlinien, hrsg. von Dilling H, Mombour W, Schmidt MH. Huber, Bern–Göttingen–Toronto-Seattle

Wetterling T (1994a): Differentialdiagnose dementieller Abbauprozesse. Thieme, Stuttgart–New York

Wetterling T (1994b): Delir – Stand der Forschung. Fortschr Neurol Psychiat 62: 289

Wetterling T, Neubauer H, Neubauer W (1994a): Aufklärung über ärztliche Maßnahmen bei älteren Patienten. Z Gerontol 27: 299–305

Wetterling T, Veltrup C (1994b):Untersuchungen zur Überprüfung der Fahrtüchtigkeit älterer Autofahrer. Z Gerontopsychol Gerontopsychiat 7: 75–83

Wetterling T (1995): Amnestisches Syndrom. Fortschr Neurol Psychiat 63: 402–410

Wetterling T, Neubauer H (1995a): Fahrtüchtigkeit bei älteren Personen mit Demenz und/oder Bewegungsstörungen. Dtsch med Wschr 120: 309–314

Wetterling T, Neubauer H, Neubauer W (1995b): Testierfähigkeit bei Dementen – Psychiatrische Gesichtspunkte. Z Erbrecht Vermögensnachfolge 2: 46–50

Wetterling T, Neubauer H, Neubauer W (1995c): Fahrtauglichkeit bei älteren Autofahrern. Neuropsychiatrische Gesichtspunkte. Z Schadensrecht 5: 161–164

Spezielle Gerontopsychiatrie

5 Demenzen und Delir

5.1 Grundzüge des diagnostischen Vorgehens bei Demenzverdacht

R. Zerfass, S. Daniel (Mannheim), H. Förstl (Perth)

Die Definition eines Demenzsyndroms nach dem ICD-10 ist in **Tab. 5.1.1** wiedergegeben. Während der Begriff früher weitgehend für umfassende, schwerwiegende, progrediente und damit irreversible kognitive Defizite bei degenerativen Hirnerkrankungen reserviert war, basiert die Feststellung einer Demenz nach ICD-10 allein auf dem Nachweis der Abnahme mnestischer (Kriterium A1) plus anderer kognitiver Leistungen (A2). Als Schwellenwert wird die Beeinträchtigung der Alltagskompetenz beschrieben und es wird eine dreistufige Schweregradseinteilung vorgeschlagen. Damit umfaßt dieses Demenzkonzept einen großen Teil jener behandelbarer, reversibler oder stationärer Zustände, die bisher mit dem unscharfen Begriff "hirnorganisches Psychosyndrom" beschrieben wurden. Durch die geforderte Kombination mit anderen intellektuellen Einbußen (A2) ist die Demenz gegen das reine amnestische Syndrom abgegrenzt. Andererseits wird zur Unterscheidung von einem Delir eine weitgehend intakte Umgebungswahrnehmung bzw. Bewußtseinsklarheit gefordert (B) sowie eine Mindestdauer von sechs Monaten (D). Zusätzlich soll mindestens eine "nicht-kognitive" Störung auf den Ebenen Affekt, Antrieb und Sozialverhalten nachzuweisen sein (C).

Dieser Beitrag gibt einige kurze Hinweise zum praktischen diagnostischen Vorgehen und zu differentialdiagnostischen Überlegungen bei Verdacht auf Demenz.

Hinweise zur Untersuchung

Grundlegende Schritte und Ziele der Untersuchung sind in **Tab. 5.1.2** dargestellt.

Die **Anamnese** ist von entscheidender Bedeutung. Zunächst muß geklärt werden, ob tatsächlich eine Verschlechterung der intellektuellen Leistung und keine bereits bestehende Minderbegabung bzw. ein niedriges Bildungsniveau vorliegen. Die Umstände des ersten Auftretens, die potentiellen Auslöser und die Art der ersten Symptome sollten erfragt werden. Die Verlaufsdynamik kann erste Hinweise auf die Ätiologie geben. Ein akutes Auftreten spricht für Infarkt, Infekt, metabolische, medikamentöse oder psychogene Ursachen. Eine subakute Entwicklung ist typisch für eine intrakraniale Raumforderung, eine Liquorzirkulationsstörung, Creutzfeldt-Jakob-Erkrankung oder Meningitis. Ein fluktuierender Verlauf wäre vereinbar mit einem Verwirrtheitszustand oder möglicherweise mit einer Lewy-Körperchen-Demenz. Eine stufenweise Verschlechterung gilt als Hinweis auf eine "Multiinfarktdemenz", ist aber keineswegs obligat für alle Formen der vasku-

Tab. 5.1.1 Definition der Demenz nach ICD-10 (Forschungskriterien)

A Nachweis aller folgenden Bedingungen:

1. Eine **Abnahme des Gedächtnisses**, die am deutlichsten beim Lernen neuer Information und in besonders schweren Fällen auch bei der Erinnerung früher erlernter Informationen auffällt. Die Beeinträchtigung betrifft verbales und nonverbales Material. Die Abnahme sollte objektiv verifiziert werden durch eine Fremdanamnese sowie möglichst durch eine neuropsychologische Untersuchung oder quantifizierte kognitive Verfahren. Der Schweregrad sollte folgendermaßen abgeschätzt werden (die leichte Beeinträchtigung gilt dabei als "Schwellenwert" für die Diagnose):

Leichte Beeinträchtigung: ein Grad des Gedächtnisverlustes, der die täglichen Aktivitäten zwar beeinträchtigt, aber nicht so schwerwiegend ist, daß ein unabhängiges Leben unmöglich wird. In der Hauptsache ist das Lernen neuen Materials betroffen. Zum Beispiel haben die Betroffenen Schwierigkeiten bei der Aufnahme, dem Speichern und Wiedergeben von alltäglichen Dingen, z. B. wo etwas hingelegt wurde, soziale Verabredungen oder kürzlich von Familienmitgliedern mitgeteilte Informationen.

Mittelgradige Beeinträchtigung: ein Ausmaß an Gedächtnisstörung, das eine ernste Behinderung für ein unabhängiges Leben darstellt. Nur gut gelerntes oder sehr vertrautes Material wird behalten. Die Betroffenen sind nicht in der Lage, grundlegende Informationen darüber, wo sie leben, was sie vor kurzem getan haben oder sich an Namen vertrauter Personen zu erinnern.

Schwere Beeinträchtigung: schwerer Gedächtnisverlust mit vollständiger Unfähigkeit, neue Informationen zu behalten. Nur Fragmente von früher Gelerntem bleiben übrig. Die Betroffenen erkennen nicht einmal mehr enge Verwandte.

2. Eine **Abnahme anderer kognitiver Fähigkeiten**, charakterisiert durch eine Verminderung der Urteilsfähigkeit und des Denkvermögens, wie z. B. der Fähigkeit zu planen und zu organisieren und der Informationsverarbeitung. Dies ist, wenn möglich, durch eine Fremdanamnese und eine neuropsychologische Untersuchung oder durch quantifizierte objektive Verfahren nachzuweisen. Die Verminderung der früher höheren Leistungsfähigkeit sollte nachgewiesen werden. Der Schweregrad der intellektuellen Beeinträchtigung sollte folgendermaßen abgeschätzt werden (die leichte Beeinträchtigung gilt dabei als "Schwellenwert" für die Diagnose):

Leichte Beeinträchtigung: die Abnahme kognitiver Fähigkeiten beeinträchtigt die Leistungsfähigkeit im täglichen Leben, macht die Betroffenen aber nicht von anderen abhängig. Komplizierte tägliche Aufgaben oder Freizeitbeschäftigungen können nicht ausgeführt werden.

Mittelgradige Beeinträchtigung: die Abnahme der kognitiven Fähigkeiten führt dazu, daß die Betroffenen nicht ohne Hilfe im täglichen Leben, wie z. B. mit dem Einkaufen oder im Umgang mit Geld, zurechtkommen. Die Tätigkeiten werden zunehmend eingeschränkt und kaum durchgehalten.

Schwere Beeinträchtigung: der kognitive Abbau ist durch das Fehlen nachvollziehbarer Gedankengänge charakterisiert.

- Der Gesamtschweregrad der Demenz wird am besten bestimmt durch das Ausmaß der Gedächtnis- **oder** der anderen kognitiven Leistungseinbußen, je nachdem welche Beeinträchtigung schwerer wiegt.

B Um A eindeutig nachweisen zu können, muß die Wahrnehmung der Umgebung ausreichend lange erhalten geblieben sein (d. h. **Fehlen einer Bewußtseinstrübung**). Bestehen gleichzeitig delirante Episoden, sollte die Diagnose Demenz aufgeschoben werden.

C Die Verminderung der Affektkontrolle, des Antriebs oder des Sozialverhaltens manifestiert sich in mindestens einem der folgenden Merkmale:
- emotionale Labilität
- Reizbarkeit
- Apathie
- Vergröberung des Sozialverhaltens

D Für eine sichere klinische Diagnose sollte **A mindestens 6 Monate** vorhanden sein. Wenn der Verlauf seit dem manifesten Krankheitsbeginn kürzer ist, kann die Diagnose nur vorläufig gestellt werden.

---

lären Demenzen. Eine chronische Progredienz mit oder ohne Plateaus wird meist bei einer Alzheimer-Demenz (AD) beobachtet.

Die Art und Intensität der Beschwerden sollte stets genau eruiert werden. Besonders differenzierte Klagen werden häufig von Personen mit leichten Defiziten, hohem Bildungsniveau, hohen Ansprüchen an sich selbst und ängstlich-depressiver Verstimmung geäußert. Oft ist bei diesen Patienten (noch) kein eindeutiges kognitives Defizit zu verifizieren. Patienten mit einer AD neigen im Verlauf der Erkrankung eher zu einer Bagatellisierung der Beschwerden und verlieren die Krankheitseinsicht. Die Faustregel, daß Patienten, die in Eigeninitiative zur Untersuchung kommen, keine Demenz und jene, die von An-

Tab. 5.1.2 Diagnostisches Vorgehen bei Demenzverdacht (Basisprogramm)

	Hinweise auf:	Verdacht auf z. B.
Anamnese	Beginn, Art, Entwicklung der Beschwerden? frühere Erkrankungen?	▶ reaktive psychogene Störung
	Alkohol, Medikamente, Drogen?	▶ Intoxikation, Folgeerkrankung
	familiäre Belastung?	▶ "familiäre" AD, Chorea Huntington
Psychopathologie	Bewußtseinsstörungen?	▶ Verwirrtheitszustand
	frühe Störungen von Verhalten/Persönlichkeit?	▶ Frontallappendegeneration
	depressive Symptomatik?	▶ depressive Pseudodemenz
Kognitive Testung	keine Defizite? leichte Defizite?	▶ subjektive Störungen/ altersassoziierte Defizite
	spezifische Defizite?	▶ Aphasie, Apraxie
Neurologische Untersuchung	Herdsymptome und -zeichen?	▶ Vaskuläre Demenz
	Extrapyramidalmotorische Störungen?	▶ Subkortikale Demenz
	Myoklonus?	▶ Creutzfeldt-Jakob-Erkrankung
Neuroradiologie (CT oder MRT)	Raumforderung?	▶ Blutung, Neoplasie, Abszeß
	Infarkte? Ausgeprägte Leukoaraiose?	▶ Vaskuläre/gemischte Demenz
	Liquorabflußstörung?	▶ Normaldruckhydrozephalus
Labormedizin	BKS, Differentialblutbild, TPHA, Urinstatus	▶ infektiös-entzündliche,
	Glukose, Elektrolyte, Transaminasen, Kreatinin	▶ metabolisch-endokrinologische,
	Vitamin B_{12}, Folsäure	▶ nutritive Genese

gehörigen gebracht oder von Ärzten zugewiesen werden, meist eine Demenz haben, trifft aus offensichtlichen Gründen häufig zu, sollte aber weder dazu verleiten, die übertrieben wirkenden Klagen eines "memory complainers" unachtsam abzutun, noch dazu, ausschließlich die Angaben der Angehörigen zu würdigen.

Die **Fremdanamnese** von Familienmitgliedern oder anderen Kontaktpersonen ist unverzichtbar. Bei der Einschätzung dieser Fremdangaben sollte nach Möglichkeit die Einstellung der Informanten zum Patienten bedacht werden. In der Anamnese muß immer nach dementiellen Erkrankungen anderer Familienmitglieder, nach einer Trisomie 21 und nach anderen psychischen und neurologischen Erkrankungen gefragt werden. Fehlende familienanamnestische Hinweise schließen eine genetisch (mit)bestimmte Erkrankung nicht aus. Nach Möglichkeit sollten ältere Arztbriefe herangezogen werden, um möglichst vollständige Hinweise auf Risikofaktoren und Vorerkrankungen zu gewinnen: psychische Störungen, Minderbegabung, somatische Morbidität, Operationen, Hirntraumata, Ernährung, Alkohol, Lösungsmittel- und Schwermetallexposition, Drogen- und Medikamenteneinnahme. Frühere extrapyramidalmotorische Störungen, Sedierung, Hypotonie und Stürze können Hinweise auf Arzneimittelnebenwirkungen darstellen.

Die kognitiven Funktionen stehen bei einem Demenzsyndrom im Mittelpunkt des **psychopathologischen Befundes**, daher ist ein zumindest kurzer **kognitiver Leistungstest** unverzichtbar. Der Test darf aber nicht den gesamten psychopathologischen Befund ersetzen. Depressive und produktiv-psychotische Symptome sind häufige, einer Behandlung zugängliche Begleiterscheinungen der Demenzen. Die Beobachtung von Störungen des Affektes und des Verhaltens kann wichtige differentialdiagnostische Indizien etwa für das Vorliegen einer Frontallappenschädigung geben. Hinweise auf eine depressive oder dissoziative Erkrankung, eventuell sogar auf eine Schizophrenie, dürfen nicht übersehen werden, um eine Fehlinterpretation von Testergebnissen zu verhindern. Diese Störungen können die Motivation und Konzentration und damit die Testleistung beeinträchtigen, ohne Ausdruck einer Demenz zu sein. Im Gespräch kann ein Patient mit "intakter Fassade" viele Defizite überspielen. Ein Test dient erstens zur Abschätzung der Schwere, zweitens der Art der kognitiven Beeinträchtigung sowie drittens der Verlaufskontrolle. Bei der Interpretation des Testergebnisses sind der Bildungsstand, die Motivation, die Begleitumstände der Testung einschließlich nicht behebbarer Hör- und Sehstörungen zu berücksichtigen. Sobald ein Demenzsyndrom durch Anamnese, Befund und Testung nachgewiesen ist, nützt es häufig nichts mehr, Feinheiten der aktuellen kognitiven Defizite mit extensiven neuropsychologischen Batterien herauszuarbeiten, da die Ergebnisse aufgrund der Krankheitsprogredienz oft nur kurzen Bestand haben und häufig ohne großen heuristischen Wert oder therapeutische Konsequenz bleiben. "Overtesting" ohne geeignete Indikation und ohne Stützung des Patienten kann einen nebenwirkungsreichen und demütigenden Eingriff darstellen. Eine differenzierte neuropsychologische Untersuchung ist jedoch angebracht bei grenzwertigen Befunden, vor allem bei hochgebildeten Personen; bei Rechtsfragen in frühen Demenzstadien (Testierfähigkeit, Schuldfähigkeit); bei der Differentialdiagnose von Depression und Demenz; bei einer Aphasie, die eine Demenz vortäuschen kann (z. B. Gyrus angularis-Syndrom); und bei (multi)fokalen Läsionen (AAN 1994).

Isolierte **körperliche Untersuchungsbefunde**, die im Präsenium als Hinweise auf pathologische Zustände zu werten wären, müssen im Senium zurückhaltend beurteilt und im Kontext anderer Befunde gesehen werden. Eine schlechter wahrnehmbare Pupillenreaktion, eine Einschränkung der vertikalen Blickbewegung, eine Abnahme des Vibrationsempfindens und der Bauchhautreflexe sind häufig. Bedeutsam sind fokale Störungen (Gesichtsfelddefekte, sensorische oder motorische Hemiparesen, Asymmetrien der Muskeleigenreflexe, einseitiger Babinski-Reflex), oder bestimmte Symptomkombinationen, etwa Rigor, Tremor, Hypokinese (z. B. Morbus Parkinson), Demenz, Inkontinenz, Gangstörungen (z. B. Normaldruckhydrozephalus) oder rasche Progredienz, Myoklonus, Ataxie, pyramidal- und extrapyramidalmotorische Symptome sowie steile Abläufe im EEG (z. B. Creutzfeldt-Jakob-Erkrankung).

Computer- oder Magnetresonanztomographie sind unabdingbare Elemente der Demenzdiagnostik. Eine einmalige Untersuchung ist obligat, bei leichten und diagnostisch unklaren Demenzen ist eine Verlaufsuntersuchung angebracht. Sind aufgrund von Anamnese und Befund Veränderungen im Bereich des Hirnstamms zu vermuten, so ist ein MRT vorzuziehen. Die Untersuchungen sind besonders geeignet zum Nachweis

• von spezifischen Demenzursachen mit charakteristischen morphologischen Veränderungen (z. B. vaskuläre Veränderungen, intrakraniale Raumforderungen, Herpesenzephalitis, Normaldruckhydrozephalus)
• des Verteilungsmusters der Hirnatrophie (z. B. Hippokampusatrophie bei AD; Frontallappendegeneration; kortikobasale Degeneration; olivopontozerebelläre Atrophie)
• von Liquoraufstau vor einer geplanten Lumbalpunktion (z. B. durch Tumor, Blutung).

Eine Funktionsuntersuchung mit SPECT und PET kann selten einmal bei Verdacht auf eine vaskuläre Demenz oder fokale Hirnatrophie indiziert sein, falls sich im CT oder MRT keine ausreichenden Anhaltspunkte für entsprechende strukturelle Hirnveränderungen ergeben.

Aufgrund der niedrigen Belastung der Patienten und der breiten Verfügbarkeit darf die Indikation zum **EEG** liberal gestellt werden. Besonders nützlich ist das konventionelle EEG zur Abgrenzung von

• zerebralen Anfällen (steile Abläufe je nach Anfallstyp)
• Enzephalitiden, metabolischen Enzephalopathien und anderen Delirien (Allgemeinveränderung, triphasische Wellen).

Eine ausgeprägte Allgemeinveränderung bei leichter Demenz spricht gegen eine primär degenerative Demenz und für das Vorliegen einer behandelbaren Ursache. Mit modernen quantitativen Verfahren der EEG-Analyse ist ein Beitrag zur Diskrimination zwischen normalem Altern und AD schon vor dem Eintritt späterer Stadien mit deutlicher Allgemeinveränderung möglich.

Die **klinisch-chemischen Laboruntersuchungen** zielen nicht nur auf den Nachweis der alleinigen Demenzursachen, sondern auch auf behandelbare Teilursachen oder Begleiterkrankungen, z. B. Diabetes mellitus, Hyperlipidämien (Larson et al. 1984). Neue molekulargenetische Risiko- und Diagnosemarker für die AD und anderer genetisch determinierter Demenzen werden künftig bei einem Teil der Patienten zu differentialdiagnostischen Entscheidungen beitragen. Ihr praktischer Einsatz ohne Zustimmung der Patienten bzw. Angehörigen und ohne entsprechende Beratung ist unverantwortlich.

Alle bisher genannten Untersuchungen sind in kurzer Zeit ambulant durchzuführen (**Tab. 5.1.3**). Oft bitten Angehörige zu ihrer Entlastung um eine stationäre Aufnahme der Patienten und erhoffen sich davon eine "medikamentöse Einstellung". Eine stationäre Aufnahme führt häufig zu einer initialen Verschlechterung des Zustandsbildes, aber zu keiner anhaltenden Besserung. Daher ist sie bei degenerativen Demenzen nur unter bestimmten Bedingungen vertretbar. Sie kann erfolgen, um ein Zusammenbrechen der häuslichen Versorgung zu verhindern, bei akuter Suizidalität des Patienten oder bei einer akuten Verschlechterung ohne offensichtlichen Grund. Mit der Notwendigkeit bestimmter diagnostischer Maßnahmen ist die Aufnahme ansonsten nur selten zu rechtfertigen.

Die gleichen Gründe, die in seltenen Fällen eine stationäre Aufnahme medizinisch notwendig machen, stellen auch die Indikation für eine **Lumbalpunktion** dar, nämlich
• ein atypisches dementielles Syndrom mit rascher Progredienz
• Hinweise auf Entzündungen, Infektionen und Neoplasien (Cave! Hirndruck) oder
• die präoperative Diagnostik bei einem Normaldruckhydrozephalus ("fluid tap test").

Eine **Hirnbiopsie** muß Ausnahmefällen vorbehalten bleiben, deren atypische Symptomatik einerseits weder den bekannten Varianten häufiger Demenzformen, noch andererseits den Erscheinungsbildern bestimmter seltener degenerativer Demenzen entspricht. Hinweise auf vaskuläre Ursachen, auf extrapyramidalmotorische oder Motoneuronenerkrankungen sprechen gegen das Vorliegen einer Hirnveränderung, die durch eine Hirnbiopsie geklärt werden muß (Hulette et al. 1992). Die Diagnostik von Neoplasien, Gliosen, Prionen- und Speicherkrankheiten kann möglicherweise durch eine Hirnbiopsie verbessert werden. Haut- und Nasenschleimhautbiopsien haben sich zum Nachweis von β-Amyloid-Ablagerungen bei der AD nicht bewährt (Heinonen et al. 1994, Kishikawa et al. 1994). Organbiopsien können bei bestimmten Speicherkrankheiten vor allem jüngerer Patienten sinnvoll sein (s. u.).

Der **Krankheitsverlauf** erlaubt in diagnostisch unklaren Fällen die Differenzierung von einem Delir und ist in frühen Phasen einer Demenz von entscheidender Bedeutung. Falls testpsychologisch innerhalb eines Jahres keine Progredienz leichter kognitiver Defizite zu verifizieren ist, kann der Verdacht auf eine degenerative Hirnerkrankung zunächst nicht aufrechterhalten werden. Andererseits ist zu keinem Zeitpunkt und mit keiner Methode

Tab. 5.1.3 Praktischer Untersuchungsablauf einer "Gedächtnissprechstunde" (CAMDEX nach Roth et al. 1986, SIDAM nach Zaudig et al. 1990)

Zeit	Patient	Begleitperson
8.30	Blutentnahme	
	strukturierte Anamnese, Befunderhebung und kognitive Testung nach CAMDEX/SIDAM	
10.30	EEG	strukturierte Fremdanamnese nach CAMDEX
11.00	CT oder MRT	
13.00	Abschlußgespräch mit Patient und Begleitperson	

definitiv auszuschließen, daß aktuelle, subjektiv wahrgenommene und objektiv nur unscharf faßbare Defizite Ausdruck einer beginnenden Hirnerkrankung sind.

Differentialdiagnostische Überlegungen

In die Differentialdiagnose müssen auch Wahrscheinlichkeitsüberlegungen mit einbezogen werden. Dies darf jedoch nicht dazu führen, daß – unter der Annahme, es handle sich sowieso um eine der häufigen degenerativen oder vaskulären Demenzformen – jeder Versuch aufgegeben wird, nach selteneren, behandelbaren oder vermeidbaren Demenzursachen zu suchen. Daher wird in diesem Abschnitt die plausible Reihenfolge von den häufigen zu den seltenen Demenzformen nicht eingehalten. Die gezeigten Tabellen sollen zu differentialdiagnostischen Überlegungen anregen und können nicht über die einzelnen Erkrankungen genau informieren.

Die klinische Demenzdiagnostik sollte drei Grundgedanken folgen:

• Zunächst müssen behandelbare Grund- oder Begleiterkrankungen erkannt werden, um irreversible Schäden möglichst gering zu halten
• seltene Demenzformen sollten nicht übersehen werden
• häufige Demenzformen sind häufig.

Die Häufigkeit, mit der unterschiedliche Demenzen festgestellt werden, hängt wesentlich von der Situation ab, unter der die Patienten zur Untersuchung gelangen. Dies ist unter anderem bei einem Diagnosevergleich zwischen epidemiologischen und klinischen Studien erkennbar (**Tab. 5.1.4**). Die AD, gefolgt von den vaskulären Demenzen, repräsentiert die häufigste Demenzform. Vaskuläre Demenzen, Morbus Parkinson und Chorea Huntington, wurden dabei in neurologischen Kliniken und

Tab. 5.1.4 Häufigkeit und Verteilung einzelner Demenzformen in epidemiologischen Studien, an psychiatrischen, neurologischen und Allgemeinkrankenhäusern (Reanalyse der Daten von Clarfield 1988)

	Bevölkerungsstichproben	Psychiatrische Kliniken	Neurologische Kliniken	Allgemeinkrankenhäuser	Insgesamt
% (n)	100% (365)	100% (441)	100% (497)	100% (862)	100% (2165)
Alzheimer-Demenz	64%	78%	45%	47%	56%
Vaskuläre Demenz	13%	7%	15%	20%	15%
gemischt	4%	—	1%	—	1%
Depression	—	4%	6%	4%	4%
Alkohol	1%	4%	2%	5%	4%
Morbus Parkinson	2%	1%	3%	3%	2%
Medikamente/Drogen	2%	—	1%	3%	2%
metabolisch	<1%	1%	1%	3%	2%
neoplastisch	1%	<1%	4%	1%	2%
Normaldruckhydrozephalus	—	<1%	3%	2%	2%
infektiös[1]	<1%	1%	2%	<1%	<1%
Chorea Huntington	<1%	—	1%	1%	<1%
Subduralhämatom	<1%	<1%	1%	<1%	<1%
anoxisch	—	—	1%	<1%	<1%
posttraumatisch	<1%	—	1%	<1%	<1%
Verschiedene	11%	2%	7%	6%	6%
nicht dement	—	2%	9%	4%	4%
davon potentiell reversibel	4%	7%	19%	15%	12%

[1] Die Angaben beziehen sich ausschließlich auf Publikationen bis 1988, also auf den Zeitraum vor Anwachsen der HIV-Enzephalopathien

Tab. 5.1.5 Einteilung und Beispiele häufiger und seltener Demenzformen

Häufig (≥1% der Fälle)	Selten (<1% der Fälle)
• Degenerative Demenzen	
Alzheimer-Demenz	amyotrophe Lateralsklerose mit Demenz
fokal beginnende Hirnatrophie	Chorea Huntington
Morbus Parkinson	kortikobasale Degeneration
Lewy-Körperchen-Demenz (?)	Multisystematrophie
	Progressive supranukleäre Parese
	Spinozerebelläre Ataxien
	...
• Vaskuläre Demenzen	
gemischte Demenz (mit AD)	arteriovenöse Mißbildungen
Multiinfarktdemenz	hypoxische Demenz
"Small vessel disease"	Subarachnoidalblutungen
	...
• Nutritiv-toxisch verursachte Demenzen	
Alkoholdemenz	Hypovitaminosen
Drogen	Mangelernährung
Medikamente	Kohlenmonoxidvergiftung
	Lösungsmittel
	Schwermetalle
	...
• Metabolisch-endokrinologisch verursachte Demenzen	
	Elektrolyt- und Hydratationsstörungen
	Hyperlipidämien
	Hypoglykämien
	Hypo-/Hyperthyreose
	Hypo-/Hyperparathyreoidismus
	Hypophyseninsuffizienz
	Nebennierenrinden-Unter-/Überfunktion
	...
• Infektiös-entzündlich verursachte Demenzen (einschl. Prionkrankheiten)	
	Creutzfeldt-Jakob-Erkrankung
	Gerstmann-Sträußler-Erkrankung
	Herpes simplex
	Hirnabszesse
	HIV-Enzephalopathie
	multiple Sklerose
	Neurosyphilis
	Neuroborreliose
	progressive multifokale Leukenzephalopathie
	Whipple-Erkrankung
	...
• Neoplastisch verursachte Demenzen (insgesamt >1%)	
	Filiae
	Hirntumoren
	limbische Enzephalitis
	...
• Andere Demenzformen	
Hydrozephalus	Ganser-Syndrom, Simulation
depressive Pseudodemenz	Schädelhirntrauma, Dementia pugilistica
	...

Tab. 5.1.6 Seltene, genetisch verursachte Erkrankungen, die im Erwachsenenalter zu einer Demenz führen können (erweitert nach Friedland 1993, La Spada et al. 1994, Witkowski et al. 1995)

Erkrankung	Modus	Genlokus	Beginn	EPMS	Zereb.	MNS	PNP	Okulo mot.	Auge	Epilepsie	Myoklon.
Adrenoleukodystrophie	r	Xq28	A							+	
Amyloidose, Typ VI, holländisch	d	21q21, 11q23–25	B				+				+
Amyloidose, Typ VI, isländisch	d	20q13.3, 20q	A, B								
Angiokeratoma corporis diffusum (Fabry-Syndrom)	mA	X, z. B. Xq22	A				+			+	+
Ataxia teleangiectatica (Louis-Bar)	r	Brüche 2, 7, 11, 22, X	A					+	+		
Ataxie, spinozerebelläre I (OPCA)	d	6p24.2–23.05, CAG	(A) B	+	+	+		+	+		
Ataxie, spinozerebelläre III (Machado-Joseph)	d	14q32.1, CAG, CAA, AAG	A, B	+	+	+		+			
Ataxien, (spino)zerebelläre (z. B. Friedreich)	r	9q12–21.1	A, B	+	+						
Atrophie dentatorubropallidoluysische	d	12pter–p12, CAG	A, B, C	+	+					+	+
CADASIL[1]	d	19q12	B, C	+	+						
Chorea Huntington	d	4p16.3, CAG	A, B	+	+						
Degeneration, hepatolentikuläre (Wilson)	r	13q14.3	A	+	+			+	+		
Dystrophie, myotonische (Curschmann-Steinert)	d	19q13.3, CTG	A, B						+		
Enzephalopathie, subakut spongiforme (Creutzfeld-Jakob und Gerstmann-Sträußler)	d	20p12	A		+						
Fragile-X-Syndrom (Martin-Bell)	r/d	X, GCC	A								
Galaktosämie I	r	17q21–22									
Galaktosämie II	r	9p13; mA									
Gangliosidose $G_{M1/2}$	r	3p21.33/22q13qter	A	+	+	+			+	+	+
Histiozytose, Sea-blue (Niemann-Pick Type E)	r	11p15	A, B		+					+	
Homozystinurie	r	21q22/1p36.3	A						+		
Lateralsklerose, amyotrophische, mit Demenz	d	17q21–22	(A) B (C)	+		+	+	+			
Leukodystrophie = Sklerose, familiäre diffuse I/II (Schilder)	d	Xq21–22; u. a.	A (B)	+	+					+	
Leukodystrophie, adulte metachromatische	r	22q13.31qter, mA	A, B	+		+				+	
Mukopolysaccharidose I (Hurler-Scheie)	r	4p16.3	A								
Mukopolysaccharidose II (Hunter)		Xq27–28 u. a.	A								
Mukopolysaccharidose III Typ B (Sanfilippo)	r	12p14 u. a.	A								
Muskeldystrophie (Becker-Kiener)	r	Xp21.2; mA	A								
Muskeldystrophie (Duchenne)	r	Xp21.2	A								
Muskeldystrophie (Emery-Dreifuss)	r/d	Xq28	A								
Myoklonusepilepsie, progressive (Unverricht-Lundborg)	r	21q22.3	A		+					+	+
Neurofibromatose I (Recklinghausen)	d	17q11.2; mA	A			+				+	

Erkrankung	Vererbung	Locus	Beginn						
Phenylketonurie	r	12q22–q24.1; u. a.	A					+	
Porphyrien	d	heterogen; 11q23.1– 11qter	A, B			+	+	+	+
Sialidose I	r	6p21.3	A						+
Sklerose, familiäre diffuse (Pelizaeus-Merzbacher)	d	Xq21–22	A, B		+			+	+
Sklerose, tuberöse (Bourneville-Pringle)	d	heterogen	A	+		+		+	
Sphingomyelinose (Niemann-Pick)	r	11p15; mA; u. a.	A			+	+		
Sphingolipidose (Gaucher Typ III = Norbotten)	r	1q21; mA	A		+	+	+		
Xanthomatose, zerebrotendinöse	r	2q33qter/5q12?	A			+	+		
Zeroid-Lipofuszinose (Kufs)	r (d)	16?	A (B)		+	+			

[1] (cerebral autosomal dominant arteriopathy with subcortical infarcts and leukencephalopathy)
Vererbungsmodus: d = dominant; r = rezessiv; mA = multiple Allelie
Beginn: A <35; B 35–65; C >65 Jahre
EPMS: extrapyramidalmotorische Bewegungsstörungen
Zereb.: zerebelläre Bewegungsstörungen
MNS: Störungen des 1. oder 2. Motoneurons bzw. des Muskels
PNP: Polyneuropathie
AAG, CAA, CAG, CTG: triplet repeats

Allgemeinkrankenhäusern wesentlich häufiger gefunden als in psychiatrischen Kliniken. Behandelbare reversible Demenzformen aufgrund innerer Erkrankungen sind insgesamt weit seltener und waren in Feldstudien und in psychiatrischen Kliniken besonders selten nachzuweisen.

Reversible Demenzen. Bei der Erstuntersuchung sollte immer vom Vorliegen einer behandelbaren Erkrankung ausgegangen werden (Biedert et al. 1987). Grundsätzlich kann jede Erkrankung, die zu einer zerebralen Minderversorgung mit Substrat oder Sauerstoff führt, auch eine Demenz verursachen. Damit kann der insgesamt kleine Anteil behandelbarer Demenzen von weniger als 20% durch eine Vielzahl unterschiedlicher Erkrankungen bedingt sein (**Tab. 5.1.4**). Dem Pädiater, dem praktischen Arzt, Internisten und Neurochirurgen sind diese Erkrankungen häufig unter vollkommen anderen Vorzeichen bekannt. Sie können so gut behandelbar sein, daß die Entwicklung einer Demenz bereits im Vorstadium abgewendet werden kann. Entsteht dennoch ein Demenzsyndrom, so sind häufig gleichzeitig Züge eines Delirs vorhanden. Merkmale sind (Larson et al. 1984):

- akuter Beginn
- fluktuierender Verlauf
- vergleichsweise geringe Defizite
- schwerwiegende internistische Erkrankungen und
- eine höhere Medikamenteneinnahme als bei den unbehandelbaren Demenzen.

Ein Teil der in **Tab. 5.1.5** aufgelisteten vaskulären, nutritiv-toxisch-, metabolisch-endokrinologisch-, infektiös-entzündlich-, und neoplastisch verursachten sowie der psychogenen Demenzformen ist behandelbar und zumindest teilweise reversibel. Zahlenmäßig bedeutungsvoll sind neben den vaskulären Demenzen vor allem die

- Alkohol-, Drogen- und Medikamenten-induzierten Demenzen
- der obstruktive und nicht-obstruktive Hydrozephalus und
- das Demenzsyndrom der Depression (depressive Pseudodemenz).

Seltene, genetisch bedingte Demenzformen. Die meisten der tabellarisch aufgelisteten Demenzformen (**Tab. 5.1.6**)

- folgen einem autosomal rezessiven Vererbungsmodus
- manifestieren sich bevorzugt im Kindes-, seltener im frühen oder mittleren Erwachsenenalter
- gehen einher mit motorischen Störungen oder zerebralen Anfällen
- sind verbunden mit der Ablagerung pathologischer Stoffwechselprodukte im Gehirn und anderen Körperorganen sowie
- mit daraus resultierenden Anomalien und Fehlbildungen.

Die Erstmanifestation mitigierter Verlaufsformen im Senium ist denkbar, ihre zahlenmäßige Bedeutung für die Gerontopsychiatrie ist recht gering. Gelegentlich werden jedoch jüngere Patienten in Demenzambulanzen vorgestellt (Eggers, Bilke 1995). Bei einigen dieser Erkrankungen ist eine Therapie möglich. Von großer Bedeutung ist die genetische Beratung.

Häufige Demenzen. Die häufigsten Demenzformen sind in den nachfolgenden Beiträgen in Anlehnung an das ICD-10 ausführlich dargestellt. Auch bei Patienten, die Kriterien für die Diagnose einer dieser häufigen Demenzformen erfüllen, soll die Diagnose im Verlauf der Erkrankung überprüft und es sollte nach behandelbaren Zweiterkrankungen gesucht werden.

Literatur

AAN · American Academy of Neurology (1994): Practice parameter: diagnosis and evaluation of dementia – report of the quality standards subcommittee. Neurology 44: 2203–2206

Biedert S, Schreiter U, Alm B (1987): Behandelbare dementielle Syndrome. Nervenarzt 58: 137–149

Clarfield AM (1988): The reversible dementias: do they reverse? Ann Intern Med 109: 476–486

Eggers C, Bilke O (1995): Oligophrenien und Demenzprozesse im Kindes- und Jugendalter. Thieme, Stuttgart–New York

Friedland RP (1993): Alzheimer's disease: Clinical features and differential diagnosis. Neurology 43: 45–51

Heinonen O, Soininen H, Syrjänen S et al. (1994): β-amyloid protein immunoreactivity in skin is not a reliable marker of Alzheimer's disease. Arch Neurol 51: 799–804

Hulette CM, Earl NL, Crain BJ (1992): Evaluation of cerebral biopsies for the diagnosis of dementia. Arch Neurol 49: 28–31

Kishikawa M, Iseki M, Sakae M et al. (1994): Early diagnosis of Alzheimer's? Nature 369: 365–366

Larson EB, Reifler BV, Featherstone HJ et al. (1984): Dementia in elderly outpatients: a prospective study. Ann Intern Med 100: 417–423

La Spada AR, Paulson HL, Fischbeck KH (1994): Trinucleotide repeat expansion in neurological disease. Ann Neurol 36: 814–822

Roth M, Huppert F, Tym E et al. (1994): CAMDEX – The Cambridge Examination for Mental Disorders of the Elderly (deutsch von A. Hillig). Dexter Verlag, Heidelberg

Witkowski R, Prokop O, Ulrich E (1995): Lexikon der Syndrome und Fehlbildungen: Ursachen, Genetik, Risiken. Springer, Berlin–Heidelberg–New York

Zaudig M, Mittelhammer J, Hiller W (1989): Strukturiertes Interview für die Diagnose der Demenz vom Alzheimer-Typ, der Multiinfarktdemenz und Demenzen anderer Ätiologien nach DSM-III-R und ICD-10: SIDAM. Logomed Verlag, München

5.2 Alzheimer-Demenz – Diagnose, Symptome und Verlauf

A. Burns (Manchester), H. Förstl (Perth), H. Sattel (Mannheim)

Von der Alzheimer-Demenz (AD) ist in vielen Beiträgen dieses Buches die Rede. In den Grundlagenkapiteln werden die Epidemiologie dieser zahlenmäßig bedeutendsten Demenzform, die Genetik, die Molekularbiologie, Neurochemie, Neuropathologie und die Neuropsychologie dargestellt. Ein großer Teil der aufgeführten klinisch-gerontopsychiatrischen, neuroradiologischen und elektrophysiologischen Untersuchungsverfahren zielt auf die Diagnostik der AD. Einige der kausal oder symptomatisch ausgerichteten medikamentösen Therapieansätze sowie der nichtpharmakologischen Maßnahmen aus dem Abschnitt Behandlungsprinzipien finden bei der AD ihre hauptsächliche Anwendung. Die am Ende des Grundlagenteils angesprochenen ethischen und juristischen Aspekte sind von unmittelbarer Relevanz für die Patienten mit AD (Kap. 4.1, 4.2). Es kann nicht das Ziel dieses Kapitels sein, alle für die AD wichtigen Aspekte der vorangegangenen und nachfolgenden Beiträge aufzugreifen und zusammenzufassen. Statt dessen beschäftigt sich dieser Beitrag ausschließlich mit Diagnostik, Symptomatik und Verlauf der AD.

Vor- und Frühsymptome. Die ersten Anzeichen der AD sind vieldeutig und schwer faßbar. Der genaue Beginn der Erkrankung ist daher kaum festzulegen. Angeblich entspricht die Primärpersönlichkeit der Patienten mit AD häufig einem "Typ A"; die Patienten seien vor der Erkrankung schon angespannt und immer unter Druck gewesen, hätten frühere depressive Episoden und "Nervenzusammenbrüche" gezeigt (Baker et al. 1993, Henderson et al. 1992). In prospektiven Untersuchungen an repräsentativen Stichproben war nachzuweisen, daß vor der Diagnosestellung bereits leichte mnestische Störungen vorlagen (Linn et al. 1995, Masur et al. 1994).

Dies ist nicht verwunderlich, da die AD im allgemeinen schleichend beginnt und initial eine Phase mit leichten kognitiven, typischerweise mnestischen Störungen durchlaufen wird und es widerspricht keineswegs der Beobachtung, daß sich diese grundsätzlich langsame Entwicklung unter Streßbedingungen (z. B. Krankenhausaufnahme/Operation, Urlaub, Verlust eines Partners) plötzlich zu erkennen geben kann. Leichte extrapyramidalmotorische Störungen, wie Haltungsveränderungen, Hypomimie, monotones Sprechen, Tremor, Rigor und Bradykinesie, können die Entwicklung einer Demenz ankündigen (Richards et al. 1993). Bereits prämorbid ist im CT eine stärkere Hirnatrophie nachzuweisen als bei Personen, die im Vergleichszeitraum keine Demenz entwickeln (Schofield et al. 1995). Diese Befunde sind unspezifisch und ihr prädiktiver Wert läßt sich zwar in statistischen Gruppenvergleichen absichern, nicht aber zur zuverlässigen Vorhersage einer Demenz im Einzelfall einsetzen.

Vergeßlichkeit ist die mit Abstand häufigste Erstmanifestation der AD. Verwirrtheitszustände, Verlaufen, Agitation, Apathie, Aufmerksamkeits-, Konzentrations-, Wortfindungsstörungen und Depression werden seltener als Erstsymptome genannt (Haupt et al. 1992, La Rue et al. 1993). Depressive Störungen sind häufig von leichten kognitiven Defiziten überlagert. Bei genauer Betrachtung ist bereits eine Reihe leichter Einschränkungen der Alltagsfunktionen nachzuweisen. Beruf oder Haushalt werden nicht mehr in gewohnter Weise bewältigt. Spezifische neuropsychologische Defizite, etwa die Anomie, treten nur sehr selten längere Zeit vollkommen isoliert auf. Die Patienten können müde oder mißtrauisch wirken und ziehen sich häufig zurück. Bei oberflächlicher Betrachtung er-

Tab. 5.2.1 NINCDS-ADRDA-Kriterien für die klinische Diagnose der Alzheimer-Demenz (McKhann et al. 1984)

- Die klinischen Kriterien für die Diagnose einer **wahrscheinlichen AD** umfassen:
  - Nachweis der Demenz durch klinische Untersuchung und dokumentiert durch den Mini-Mental-Test, die Blessed-Demenz-Skala oder eine ähnliche Untersuchung und Bestätigung durch neuropsychologische Tests
  - Defizite in zwei oder mehr Bereichen der Kognition
  - fortschreitende Verschlechterung des Gedächtnisses und anderer kognitiver Funktionen
  - keine Störung des Bewußtseins
  - Beginn zwischen 40 und 90 Jahren, meist im Alter über 65 und
  - Fehlen von systemischen Erkrankungen oder anderen Hirnkrankheiten, die selbst für die fortschreitenden Defizite des Gedächtnisses und der Kognition verantwortlich sein könnten.
- Die Diagnose einer **wahrscheinlichen AD** wird unterstützt durch:
  - eine fortschreitende Verschlechterung spezifischer kognitiver Funktionen wie etwa der Sprache (Aphasie), der motorischen Fertigkeiten (Apraxie) und der Wahrnehmung (Agnosie)
  - beeinträchtigte Funktionen im Alltagsleben (activities of daily living) und veränderte Verhaltensmuster
  - eine Familienanamnese ähnlicher Erkrankungen, insbesondere in neuropathologisch bestätigten Fällen
  - folgende Laborbefunde:
    - normale Liquorbefunde bei Routineuntersuchungen
    - normale Befunde oder unspezifische EEG-Veränderungen, wie etwa vermehrte Aktivität im Bereich langsamer Wellen
    - Hinweise auf eine Hirnatrophie im CT mit Zunahme bei der Längsschnittuntersuchung.
- Nach Ausschluß anderer Demenzursachen sind die folgenden klinischen Befunde mit der Diagnose einer **wahrscheinlichen AD** vereinbar:
  - Plateaus im Krankheitsverlauf
  - assoziierte Symptome von Depression, Insomnie, Inkontinenz, Wahn, Illusionen, Halluzinationen, plötzliche verbale, emotionale oder physische Ausbrüche, sexuelle Störungen und Gewichtsverlust
  - andere neurologisch abnorme Befunde bei einigen Patienten, v. a. in fortgeschrittenen Krankheitsstadien umfassen motorische Störungen, wie etwa gesteigerter Muskeltonus, Myoklonus oder Gangstörungen
  - Anfälle bei fortgeschrittener Erkrankung und
  - altersentsprechender CT-Befund.
- Folgende Befunde machen die Diagnose einer **wahrscheinlichen AD** unsicher oder unwahrscheinlich:
  - plötzlicher, "apoplektischer" Beginn
  - fokale neurologische Befunde wie Hemiparese, Sensibilitätsverlust, Gesichtsfelddefekte, Koordinationsstörungen in den Frühstadien der Erkrankung und
  - Anfälle oder Gangstörungen am Beginn oder sehr früh im Verlauf der Erkrankung.
- Die klinische Diagnose der **möglichen AD**:
  - kann erfolgen auf der Basis des Demenzsyndroms, in Abwesenheit anderer neurologischer, psychiatrischer oder systemischer Erkrankungen, die hinreichend wären, um die Demenz zu verursachen und in der Gegenwart von Variationen hinsichtlich Beginn, Erscheinungsbild oder klinischem Verlauf
  - kann erfolgen in Gegenwart einer weiteren systemischen oder Hirnerkrankung, welche ausreichend wäre, die Demenz zu verursachen, die jedoch nicht als die (alleinige; – Einf. des Übers.) Ursache der Demenz angesehen wird und
  - sollte in Forschungsprojekten verwendet werden, wenn in Abwesenheit anderer identifizierbarer Ursachen nur ein einziges, graduell zunehmendes schweres kognitives Defizit erkennbar ist.
- Kriterien zur Diagnose der **definitiven AD** sind:
  - die klinischen Kriterien der AD und
  - der histopathologische Nachweis durch Biopsie oder Autopsie.
- Die folgenden Befunde sind möglicherweise geeignet, Subtypen der AD zu unterscheiden, und sollten für Forschungszwecke spezifiziert werden:
  - familiäres Vorkommen
  - Beginn vor dem 65. Lebensjahr
  - Trisomie 21
  - gleichzeitiges Vorhandensein anderer relevanter Erkrankungen wie etwa der Morbus Parkinson

scheint die Fassade noch normal, und bei besonderen Anlässen, bei Freude oder Ärger, kehrt die normale Leistungs- und Schwingungsfähigkeit zeitweise zurück.

Diagnose der Alzheimer-Demenz

Mit der Einführung operationalisierter klinischer Kriterien für die AD wurde ein notwendiger Schritt zur verbesserten Qualität und Vergleichbarkeit der Diagnosen vollzogen. In **Tab. 5.2.1** sind die ausführlichen Diagnosekriterien nach McKhann et al. (1984) aufgeführt. In einem ersten Schritt muß nach diesen Kriterien ein Demenzsyndrom nachgewiesen werden. Im zweiten Schritt ist eine systemische oder Hirnerkrankung auszuschließen, die ebenfalls eine Demenz bedingen kann. Gelingt dieser Ausschluß, so erfüllt der Patient die Kriterien einer "wahrscheinlichen" AD. Gelingt dieser Ausschluß nicht vollständig oder liegt ein untypisches klinisches Bild vor, kann eine "mögliche" AD diagnostiziert werden. Nach McKhann et al. (1984) kann die AD nur durch die neuropathologische Untersuchung "definitiv" bestätigt werden.

Nach diesen Kriterien wird nicht kategorial zwischen Patienten mit Erkrankungsbeginn im Präsenium und Senium differenziert. Psychometrisch nachweisbare Merkfähigkeitsstörungen werden – im Gegensatz zu anderen Diagnosekriterien – nicht als notwendige Merkmale einer AD gefordert. Die Gemeinsamkeiten der McKhann-, der DSM-IV- und der ICD-10-Kriterien werden in **Tab. 5.2.2** zusammengefaßt. DSM-IV und ICD-10 fordern den Nachweis mehrerer kognitiver Defizite einschließlich des Gedächtnisses. Alle Kriterien setzen eine eingeschränkte Alltagskompetenz und eine stetige Verschlechterung voraus. Die Ausschlußkriterien zielen vor allem gegen vaskuläre Hirnerkrankungen und andere neurodegenerative oder systemische Erkrankungen, Delirien sowie – im DSM-IV – gegen funktionelle Psychosen.

Die Inter-Rater Reliabilität für den Nachweis einer AD mit den McKhann-Kriterien ist hoch (z. B. kappa = 0,64) und ihre Sensitivität ist weit höher als ihre Spezifität (Kukull et al. 1990a, b). Die Reliabilität und Spezifität werden erwartungsgemäß verbessert, wenn man sich auf Patienten mit "wahrscheinlicher" AD beschränkt. Frühe Persönlichkeits- und Verhaltensänderungen sowie eine frühe Aphasie beeinträchtigen die Diagnosesicherheit (Blacker et al. 1994, Farrer et al. 1994).

Die Notwendigkeit zu einer derart umständlichen Ausschlußdiagnostik ergibt sich durch das Fehlen zuverlässiger diagnostischer Marker für die Gesamtheit der Patienten mit AD. Die AD ist eine heterogene Erkrankung und es ist anzunehmen, daß bei Patienten mit präsenilem Krankheitsbeginn und familiärer Belastung künftig häufiger nach autosomal dominanten Mutationen gesucht und daß dieser Gennachweis direkt zur Diagnose verwendet wird. Ob der Apolipoprotein-E-Polymorphismus sinnvoll in diagnostische Wahrscheinlichkeitsüberlegungen einbezogen werden kann, muß erst prospektiv untersucht werden. Apolipoprotein E4 eignet sich möglicherweise als Risikomarker für ein früheres kognitives Altern (Reed et al. 1994). Eine Revision der Diagnosekriterien entsprechend neuer Erkenntnisse ist nach McKhann et al. (1984) ausdrücklich vorgesehen.

Kognition. Voraussetzung zur Diagnose ist der Nachweis von kognitiven Defiziten in zwei oder mehr Leistungsbereichen. Daher ist es nicht erstaunlich, daß selbst mit einfachen Testinstrumenten, wie etwa dem Mini-Mental-State-Test bereits im Stadium einer leichten Demenz signifikante Leistungsunterschiede nachzuweisen sind und damit eine recht zuverlässige statistische Diskrimination gegenüber einer Kontrollgruppe möglich ist (Petersen et al. 1994, Sattel et al. 1994). Nahezu alle kognitiven Funktionen können beeinträchtigt sein, am häufigsten – bei mehr als 80% der Patienten – finden sich Gedächtnisstörungen, etwas weniger häufig zeigen sich Störungen der Orientierung, der Konzentration und Aufmerksamkeit, des Sprachverständnisses und der Sprachproduktion, der Praxie, der visuellen Wahrnehmung und des problemlösenden Denkens (Huff et al. 1987; Morris, Rubin 1991). Einen Überblick über die Beeinträchtigungen kognitiver Leistungsbereiche zu verschiedenen Schweregraden der AD gibt **Abb. 5.2.1**. Das Kurzzeit- und intermediäre Gedächtnis (Markowitsch, s. Kap. 1.6) scheinen selbst bei relativ gut erhaltenem ikonischen Gedächtnis stärker betroffen als das Langzeitgedächtnis. Stark überlernte Gedächtnisinhalte können häufig noch lange erhalten bleiben; Patienten erinnern sich meist an ihr Geburtsdatum, nicht aber an ihr aktuelles Alter (Cossa et al. 1995). Diese Phänomene hängen auch mit einer Reduktion der Aufmerksamkeits- und Konzentrationsleistungen zusammen, im Sinne einer mangel-

Tab. 5.2.2 Vergleich der klinischen Diagnosekriterien der Alzheimer-Demenz gekürzt nach dem Diagnostic and Statistical Manual of Mental Disorders, vierte Ausgabe (DSM-IV), der Internationalen Klassifikation psychischer Störungen, 10. Revision (ICD-10) und McKhann et al. 1984 (NINCDS-ADRA)

(Differential-diagnose z. B.)	NINCDS-ADRDA "wahrscheinliche AD"	DSM-IV	ICD-10
Einschlußkriterien: Demenzsyndrom			
Kognitive Defizite isolierte neuropsychologische Defizite	Defizite in zwei oder mehr Bereichen der Kognition	A. (a) Gedächtnisstörung (Lernen und Erinnern) (b) mindestens eines der folgenden: Aphasie, Agnosie, Apraxie, gestörtes planvolles Handeln	Beeinträchtigung vieler höherer kortikaler Funktionen inkl. Gedächtnis, Denkens, Orientierung, Verstehen, Rechnen, Lernen, Sprache und Urteilsfähigkeit
Ausprägung benigne "altersassoziierte" Defizite	eingeschränkte Alltagskompetenz	B. signifikante Beeinträchtigung der sozialen und beruflichen Leistungen; signifikante Verschlechterung gegenüber dem früheren Leistungsniveau	Beeinträchtigung in den persönlichen Aktivitäten des täglichen Lebens, wie Waschen, Ankleiden, Essen, Hygiene
Verlauf reversible/stationäre Defizite, z. B. nach Infarkt, Delir	zunehmende Verschlechterung von Gedächtnis und anderen kognitiven Funktionen. Beginn zwischen 40 und 90, meist nach 65 Jahren	C. schleichender Beginn und stetige kognitive Verschlechterung	schleichender Beginn mit langsamer Verschlechterung. Irreversibilität. Dauer mindestens 6 Monate
Ausschlußkriterien: spezifische (andere) Ursachen			
Beginn vaskuläre Genese	plötzlicher apoplektischer Beginn, motorische oder sensible Herdzeichen, Gesichtsfelddefekt, Koordinations-, Gangstörung früh im Krankheitsverlauf		plötzlicher, apoplektischer Beginn
Andere somatische Störungen andere systemische oder Hirnerkrankungen	systemische oder Hirnerkrankung, die für die kognitiven Defizite verantwortlich sein könnte	D. (a) andere ZNS-Erkrankungen, z. B. vaskulär, Morbus Parkinson, Chorea Huntington, Subduralhämatom, Normaldruckhydrozephalus, Hirntumor (b) systemische Erkrankungen, z. B. Hypothyreose, B_{12}-, Folsäure-, Niazinmangel, Hyperkalzämie, Neurosyphilis, HIV-Infektion (c) drogeninduzierte Störungen	neurologische Zeichen einer fokalen Läsion, z. B. motorische oder sensible Halbseitensymptomatik, Gesichtsfelddefekt früh im Krankheitsverlauf neurologische Zeichen einer fokalen Läsion, z. B. Hypothyreose, Hyperkalzämie, B_{12}- oder Niazinmangel, Neurosyphilis, Normaldruckhydrozelus, subdurales Hämatom
Bewußtsein Delir	keine Bewußtseinsstörung	E. Defizite treten nicht ausschließlich im Verlauf eines Delirs auf	bewußtseinsklar
psychische Erkrankung funktionelle Psychosen		F. die Störungen sind nicht besser erklärt durch eine Psychose, z. B. Depression, Schizophrenie	

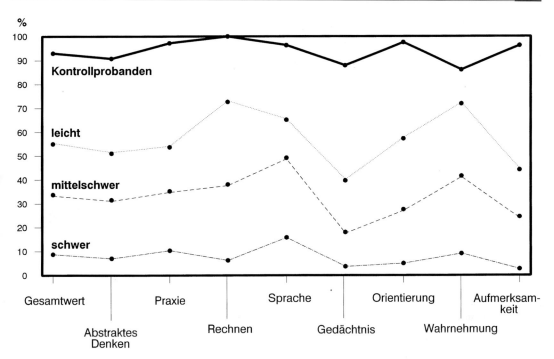

5.2.1 Kognitive Testleistungen im CAMCOG bei Kontrollpersonen und altersgleicher Patientengruppe mit leichter, mittelschwerer und schwerer Demenz. Mit diesem Instrument sind bereits im Stadium leichter Demenz deutliche Gedächtnis- und Aufmerksamkeitsstörungen nachzuweisen. Im Mittel erscheinen alle Teilleistungen mit zunehmender Schwere der Demenz stärker beeinträchtigt (Angaben in % des Optimalwertes)

haften Fähigkeit zur Steuerung und Aufrechterhaltung kognitiver Prozesse. Baddeley et al. (1991) formulierten den Terminus eines zentralen exekutiven Systems, eines Arbeitsgedächtnisses, welches bei der AD früh gestört zu sein scheint und Fähigkeiten wie das Rechnen oder das problemlösende Denken beeinflußt. Fokussierte Aufmerksamkeitsleistungen werden meist noch besser bewältigt als Leistungen, die eine geteilte Aufmerksamkeit erfordern (Nebes et al. 1989).

Sowohl das Sprachverständnis als auch produktive Komponenten sprachlicher Leistungen sind häufig beeinträchtigt. Zu Wortfindungsstörungen tritt eine generelle Reduktion der Sprachproduktion, der verbalen Flüssigkeit (verbal fluency) und eine Verminderung des Informationsgehaltes hinzu. Symptome der Apraxie betreffen den Verlust visuokonstruktiver Fähigkeiten, beispielsweise das Zeichnen, und ideomotorischer Leistungen wie die Handhabung von Gegenständen. Die Handlungsplanung ist früher gestört als die Durchführung konkreter einfacher Verrichtungen (Lucchelli et al. 1993).

Gedächtnisstörungen sind ein Leitsymptom der AD. Daneben können einzelne, sehr individuelle Fähigkeiten lange Zeit erhalten bleiben. Umgekehrt ist es je nach Schwerpunkt der neuropathologischen Veränderungen möglich, daß Symptome wie Aphasie, Apraxie, Agnosie, andere neurologische Störungen oder Störungen des Verhaltens auch einmal längere Zeit vor der Entwicklung von nachweisbaren Gedächtnisbeeinträchtigungen auftreten. Die individuellen Leistungsprofile zeigen initial eine gewisse Heterogenität (Christensen, McKinnon 1992)

Die Aussagekraft, aber auch die Problematik neuropsychologischer Testverfahren illustriert **Abb. 5.2.2**. Es handelt sich um Zeichnungen eines Zifferblatts (engl.: clock face) durch eine englische Patientin in drei aufeinanderfolgenden Testungen im Jahresabstand. Nach der ersten unauffälligen Zeichnung fallen nach einem Jahr die fehlerhafte räumliche

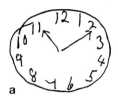
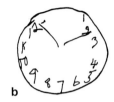

a   b   c

Abb. 5.2.2a–c Vermischung der kognitiven Teilleistungen im Verlauf der AD – die englische Patientin versucht, das Zifferblatt (clock-face) einer Uhr zu zeichnen. **a** Bei der Erstuntersuchung ergeben sich keine Hinweise auf eine konstruktive Apraxie. **b** Nach einem Jahr werden Ziffern und Zeiger nicht mehr ganz korrekt eingesetzt. **c** Nach einem weiteren Jahr versteht die Patientin die Aufforderung nicht mehr richtig und zeichnet ein Gesicht (sensorische Aphasie)

Plazierung der Ziffern auf, nach zwei Jahren ist die Patientin nicht mehr in der Lage, die Aufgabenstellung zu verstehen und zeichnet ein Gesicht. Bei der Mehrzahl der Patienten werden im Verlauf der AD alle neuropsychologischen Teilleistungen der kortikalen Assoziationsareale und des limbischen Systems zunehmend beeinträchtigt, wobei die Differenzierung und unabhängige Messung dieser Bereiche immer schwieriger zu bewerkstelligen ist. Diese kognitiven Defizite begünstigen die Entwicklung einiger "nicht-kognitiver" Symptome, die für die Patienten selbst und für die Angehörigen oft eine noch größere Belastung darstellen.

Halluzinationen, Wahn, wahnhafte Mißidentifikationen

Die Bedeutung derartiger Störungen wurde bis vor einiger Zeit aufgrund des vorherrschenden "kognitiven Paradigmas" der Demenzen nur von wenigen Autoren ausreichend gewürdigt (Burns et al. 1990, Kurz et al. 1991, Lauter 1968). Daß es sich tatsächlich um Symptome der AD handelt und nicht um Störungen anderer Genese, wurde in Studien an neuropathologisch verifizierten Erkrankungsfällen belegt (**Tab. 5.2.3**).

Die Patienten sollten offen und direkt nach einschlägigen Störungen befragt werden, wobei die Aussagen jedoch häufig nicht unmittelbar zu verwerten sind und der Untersucher auf Fremdangaben bzw. die Verhaltensbeobachtung angewiesen bleibt. Falls der Patient keine verwertbaren Auskünfte über akustische oder visuelle Wahrnehmungen bei fehlenden äußeren Reizen gibt, muß zur Annahme akustischer Halluzinationen etwa die Beobachtung einer Zwiesprache mit einem imaginären Partner, zur Beobachtung visueller Halluzinationen etwa die ängstliche oder freudige Reaktion auf nicht vorhandene Gegenstände oder Personen ausreichen. Mißtrauisches Verhalten kann den Verdacht auf Wahnideen nahelegen. Geäußert werden häufig Bestehlungs- und Eifersuchtsideen, die im Widerspruch zur Realität stehen und durch Einwände nicht korrigierbar sind. Diese Ideen sind aber meist weniger elaboriert und weniger stabil als bei schizophrenen oder paranoiden Psychosen. Oft handelt es sich eher um unzutreffende, wiederkehrende Verlegenheitserklärungen für Fehlwahrnehmungen, für Verlorenes, Verlegtes oder Vergessenes. Vernünftige Erklärungs- und Belehrungsversuche sind kaum imstande, Positives zu bewirken. Verständnisvolle Zuwendung kann aus Langeweile und Einsamkeit entstandene Wahnideen am ehesten vergessen oder zumindest zeitweise verschwinden lassen.

Die wahnhaften Mißidentifikationen repräsentieren eine Sonderform psychotischer Störungen. Beim Capgras-Symptom werden andere Personen verkannt, z.B. wird die Ehefrau für die Mutter gehalten, die Tochter für die Ehefrau, etc. Beim Spiegelzeichen verkennt der Patient sein eigenes Spiegelbild und erregt sich über die Anwesenheit eines Fremden. Beim Fernsehzeichen wird das Fernsehbild als Realität verkannt. Gelegentlich sind Patienten wahnhaft von der Anwesenheit imaginärer, ungebetener Gäste in ihrem Haus überzeugt (phantom boarders), oder sie sind der festen Überzeugung, ihr eigenes Haus, ihre Wohnung sei nicht ihr wirkliches Zuhause. Das Bekanntheitsgefühl (feeling of knowing) stellt sich nicht ein. Diese Störungen kön-

5 Demenzen und Delir **269**

Tab. 5.2.3 Häufigkeit "nicht-kognitiver" Störungen bei Patienten mit neuropathologisch verifizierter Alzheimer-Demenz

Referenz	n; Design	Halluzinationen	Wahn, wahnhafte Mißidentifikation	Depression	Störungen des Verhaltens	extrapyramidalmotorische Störungen	andere neurologische Störungen
Sim, Sussmann (1962)	22; p	23% "Psychose"		55%	36% Agitation	18% Paratonie	5% zer. Anfälle
Lauter (1968)	203; r präsenil	10%	19% insgesamt 7% Verfolgungswahn	11%	39% Apathie 39% Aggressivität 32% Schlaf-Wach-Rhythmus	24% insgesamt	9% zer. Anfälle 2% Myoklonus
Lauter (1970)	52; r senil	15%	25%	6%	15% Apathie 37% Aggressivität 46% Schlaf-Wach-Rhythmus		15% zer. Anfälle
Rosen, Zubenko (1991)	32; p	31% insgesamt 22% optisch 16% akustisch 13% olfaktorisch	34%				
Förstl et al. (1992, 1994)	56; p	23% insgesamt 18% optisch 13% akustisch	16% paranoid 16% Capgras 9% "phantom boarder" 4% Fernsehzeichen 4% Spiegelzeichen	25%		36% Rigor	45% Schnauzreflex 34% Greifreflex 21% Myoklonus 11% zer. Anfälle

r = retrospektiv, p = prospektiv

nen teilweise Folge einer fehlenden Aktualisierung des Gedächtnisses für das Aussehen der Partner, des eigenen Gesichts und der derzeitigen Wohnung aufgefaßt werden. Gelegentlich kann durch einfache Maßnahmen Abhilfe geschaffen werden (Fernseher abschalten, Spiegel verhängen). Derartige Verkennungen sind für die Partner äußerst entmutigend und werden meist nicht spontan angegeben.

Die Zahlenangaben über die Häufigkeit dieser Symptome bei der AD schwanken stark, da sie an sehr unterschiedlichen Patientengruppen mit abweichenden Instrumenten erhoben wurden. Bei bis zu 50% der Patienten sind ein oder mehrere Symptome nachzuweisen. Es besteht eine gewisse Einigkeit darüber, daß optische Halluzinationen häufiger sind als akustische, daß ältere Patienten etwas häufiger betroffen werden als jüngere und daß diese Störungen in den leichten und sehr späten Demenzstadien seltener zu beobachten sind als bei mittelschwerer und schwerer Demenz (Förstl et al. 1993, Sattel et al. 1993).

Diese Symptome entwickeln sich bei der AD in einem anderen kognitiven Kontext und sie stehen auf einer anderen organischen Basis als bei den funktionellen Psychosen (Förstl et al. 1994). Voraussetzung zur Entwicklung dieser Störungen ist vermutlich einerseits ein gewisser Verlust von Kritik und Einsichtsfähigkeit, andererseits aber eine so weitgehende zerebrale Intaktheit, um das Erleben und die Äußerung entsprechender Wahrnehmungen und Ideen zu gestatten (Cummings 1985).

Affekt und Angststörungen

Depressive Störungen können vor oder mit Beginn sowie im Verlauf einer AD auftreten. Frauen sind wesentlich häufiger betroffen als männliche Patienten. Eine familiäre Belastung und frühere depressive Episoden erhöhen das Risiko für die Entwicklung dieser Störungen bei der AD. Am Beginn der Erkrankung stehen häufig dysphorische Reaktionen auf die wahrnehmbar nachlassende Leistungsfähigkeit. Dieses Symptom ist – ähnlich wie der Wahn – an die Selbstwahrnehmung und Verbalisationsfähigkeit der Patienten gebunden. Bei einem Teil der Patienten persistieren äußere Zeichen einer Depression bis ins Spätstadium der Erkrankung. Die Angaben über die Häufigkeit depressiver Störungen schwanken methodenbedingt zwischen 0% und 90% und liegen im Mittel bei etwa 20%. Therapieversuche mit Trizyklika und Serotoninwiederaufnahmehemmern können erfolgreich sein, entscheidend scheint aber die Zuwendung zum Patienten (Reifler et al. 1989).

Manische und euphorische Bilder sind bei der AD selten und werden eher im Verlauf einer Frontallappendegeneration beobachtet.

Depression, Wahn und Halluzinationen können zu Angstzuständen mit vermehrter Reizbarkeit und Überaktivität führen. Typisch sind Katastrophenreaktionen in fremder Umgebung oder durch das Scheitern bei alltäglichen Aufgaben oder in einer Testsituation.

Störungen des Verhaltens

Mehrere Typen gestörten Verhaltens sind zu unterscheiden. Gesteigertes Aktivitätsniveau mit Wandern, Schreien, verbaler und physischer Aggressivität und anderen sozial störenden Verhaltensweisen; reduziertes Aktivitätsniveau mit Apathie und eingeschränkter Kommunikationsfähigkeit; neurovegetative Veränderungen mit gestörtem Schlaf-Wach-Rhythmus, verändertem Eßverhalten, Hypo- oder Hypersexualität. Unter etwas anderem Blickwinkel können manche Verhaltensstörungen auch als Veränderungen der Persönlichkeit aufgefaßt werden. Die Ausprägung der einzelnen Verhaltensstörungen zwischen den Patienten mit AD ist variabel und bei einzelnen Patienten im Krankheitsverlauf durchaus wechselhaft. Insgesamt nehmen diese Symptome im Verlauf der Erkrankung zu, wobei die Aktivitätssteigerung meist bei mittelschwerer Demenz, die Antriebsminderung eher in den spätesten Demenzstadien auftritt. Dennoch können bei einzelnen Patienten bestimmte repetitive Verhaltensweisen, wie ständiges Suchen oder Schreien über viele Jahre bestehen. Gelegentlich läßt sich ein Auslöser oder ein psychodynamischer Zusammenhang finden. So tritt aggressives Verhalten vor allem bei Männern auf und ist häufig mit Halluzinationen, Wahnideen und Schlafstörungen assoziiert, oder es wird in Situationen ausgelöst, die von den Patienten nicht mehr begriffen werden und in denen sie sich bedroht oder in ihrem Intimbereich verletzt fühlen. Typische Beispiele sind Rasieren, Waschen, Baden, körperliche Untersuchungen, EEG, CT und MRT.

Manche dieser Störungen können durch genaue Beobachtungen weiter differenziert werden. So lassen sich etwa verschieden Formen des Wanderns beschreiben: zielloses Herumwandern, zielgerichtetes Suchen, Kontrollieren, Fliehen, Kontaktsuche, ungerichtete Betriebsamkeit, einfache örtliche Desorientiertheit und "sundowning". Dies ist ein Herumirren bei einsetzender Dunkelheit, zunehmender Erschöpfung und leichter Verwirrtheit im Rahmen einer gestörten zirkadianen Rhythmik. Manche Verhaltensweisen treten in Kombination mit bestimmten neuropsychologischen Störungen auf und lassen ein spezifisches neurobiologisches Substrat vermuten. Dies ist der Fall beim Klüver-Bucy-Syndrom, das auch gelegentlich bei Patienten mit fortgeschrittener AD beobachtet wird (Hyperoralität mit unkontrolliertem Verschlingen, sexueller Enthemmung, Reizbarkeit bei gleichzeitiger emotionaler Abstumpfung, optischer Agnosie und Hypermetamorphose, also vermehrte Ablenkbarkeit und ungehemmte Reaktion auf visuelle Stimuli). Gemeinsame Eigenschaft der "Plus"-Symptome ist die ungebremste Benutzung irgendwelcher Gegenstände oder anderer Stimuli, das disinhibierte Abrufen noch verfügbarer Reaktionsmuster, ähnlich dem "utilisation behaviour" bei Frontallappenläsionen.

Zur Behandlung oder Vermeidung der sozial störenden Verhaltensweisen muß sehr genau auf die individuelle Situation der Patienten eingegangen werden. Mitunter lassen sich bestimmte Auslöser ganz vermeiden oder so modifizieren, daß die Patienten nicht mit Panik und Aggression reagieren. Eine potentielle Gefährdung des Partners durch einen aggressiven Patienten muß vermieden werden. Gelegentlich ist das gestörte Verhalten durch behandelbare Schmerzen oder Verwirrtheitszustände verursacht. Zuwendung, ein Haustier oder eine Stoffpuppe, angenehme Musik, das Beheben von Hör- oder Sehstörungen können deprivationsbedingte Verhaltensweisen beseitigen. Haloperidol, niederpotente Neuroleptika und Carbamazepin sind zur Dämpfung hyperaktiver und aggressiver Zustände geeignet. Das Wandern kann gelegentlich mit Propanolol günstig beeinflußt werden.

Neurologische Symptome

Diskrete Zeichen einer extrapyramidalmotorischen Störung sind häufig im Frühstadium der Erkrankung nachzuweisen, schwererwiegender Rigor und Gegenhalten (Paratonie) entwickeln sich meist erst im Spätstadium. Sowohl die Greifreflexe (Nachgreifen, Schnauzen), als auch die nozizeptiven Primitivschablonen (Schnauz-, Glabella-, Palmomentalreflex) sind Zeichen einer ausgedehnten, den Frontallappen einschließenden kortikalen Atrophie bei schwerer Demenz und sind in diesem Stadium – ebenso wie die extrapyramidalmotorischen Störungen – bei vielen Patienten nachzuweisen (**Tab. 5.2.3**). Myoklonien betreffen vorwiegend Patienten mit frühem Krankheitsbeginn und rascher Progression. Grand-mal-Anfälle treten vorwiegend im Spätstadium auf und werden häufig durch Neuroleptika begünstigt. Die Anfallshäufigkeit ist im allgemeinen gering und eine längerfristige medikamentöse Prophylaxe nur selten indiziert.

Somatische Erkrankungen

Systemische Krankheiten, die eine Demenz hervorrufen können, sind nicht mit der klinischen Diagnose einer wahrscheinlichen AD vereinbar (McKhann et al. 1984). Es wäre jedoch ein Fehlschluß anzunehmen, daß demente Patienten mit hohen Zahlen zerebraler Plaques und Neurofibrillen tatsächlich gegen somatische Erkrankungen gefeit seien (Förstl et al. 1991). Mit dem Apolipoprotein E4 ist ein pathogenetischer Faktor nachgewiesen worden, der sowohl die kardiovaskuläre Morbidität, als auch die zerebrale Plaquebildung steigert. Eine erhöhte Komorbidität ist jedoch wegen der höheren Mortalität der Genträger nur schwer nachzuweisen. Auch für andere somatische Erkrankungen konnte anhand epidemiologischer Studien bisher kein überzeugender tieferer Zusammenhang, insbesondere keine Rolle als Risikofaktor für die AD demonstriert werden.

Sensorische Defizite wie Katarakt, Glaukom oder Hörminderung sind möglicherweise bei dementen Patienten etwas häufiger als bei altersgleichen Kontrollpersonen. Es ist jedoch denkbar, daß sensorische Einschränkungen die frühere Manifestation einer Demenz begünstigen und konkret mit der Testleistung interferieren.

Die nutritiven Störungen bei vielen Patienten mit AD, das niedrigere Körpergewicht und der Gewichtsverlust trotz ausreichender Einfuhr sind bisher nur unzureichend erklärt. Die Patienten zeigen häufig eine gestörte Wundheilung, Cheilosis, oder dünnes Haar. Offensichtliche endokrinologische Veränderungen, Hinweise auf Vitaminmangelzustände oder ein eindeutiges Malabsorptionssyndrom bestehen meist nicht.

Schwer Demente leiden häufig unter trophischen Ulzera, Karies und Zahnfleischentzündungen, Infektionen der oberen Atemwege, der Harnblase und der Nieren. Dies ist teilweise auf Bettlägerigkeit, Thrombosen und Urinkatheter zurückzuführen. Wunden am Kopf, Körper und Extremitäten rühren meist von Stürzen und sollten immer Anlaß sein, die Medikation zu überprüfen, die Orthostasereaktion zu untersuchen, an zerebrale Anfälle und an einen Mißbrauch der Patienten durch Angehörige und Personal zu denken.

Heterogenität und Subtypen

Während kognitive Defizite obligat für die AD sind, zeigen "nicht-kognitive" Störungen einschließlich der neurologischen Symptome und der somatischen Morbidität ein erhebliches Maß an Variabilität und tragen damit wesentlich zur klinischen Heterogenität der AD bei. Bisher wurde kein überzeugender Beweis geführt, daß demographische, klinische, neuropathologische und neurochemische Merkmale zu einer klaren Abgrenzung bestimmter, einigermaßen zeitstabiler Subtypen der AD geeignet sind (Förstl, Fischer 1994). Die klinische Symptomatik wandelt sich meist stark im Krankheitsverlauf. Die kategoriale Unterscheidung zwischen einer präsenilen und senilen AD wurde weitgehend aufgegeben, da es zwischen Patienten mit frühem und spätem Krankheitsbeginn mehr Gemeinsamkeiten als Unterschiede gibt. Die neuropsychologischen Leistungsprofile ähneln sich stark, jedoch ist die Betonung temporo-parietaler Defizite bei präsenilem Beginn deutlicher; in höheren Jahren mischen sich frontale Defizite dazu, die durch alterskorrelierte zerebrovaskuläre Veränderungen erklärt werden können (Blennow, Wallin 1992). Bei Patienten mit frühem Krankheitsbeginn lassen sich leichter Hinweise auf weitere demenzkranke Blutsverwandte, also auf "Familiarität", finden als bei alten Patienten mit spätem Krankheitsbeginn, deren Stammbaum aus naheliegenden methodischen Gründen weit schwieriger zu untersuchen ist und die daher etwas häufiger als "sporadische" Fälle eingestuft werden müssen. Ob Patienten mit autosomal dominanten Formen der AD einen besonderen klinischen Phänotyp aufweisen, muß in den nächsten Jahren erst untersucht werden. Nach unseren bisherigen Erfahrungen können autosomal dominante Mutationen im Bereich der Präseniline mit untypischen klinischen Bildern assoziiert sein, bei denen die Diagnose einer "wahrscheinlichen" AD klinisch nicht zu stellen wäre.

Verlauf und Prädiktoren

Die AD führt typischerweise zu einer kontinuierlichen kognitiven Verschlechterung. Diese ist jedoch nicht streng linear, gelegentlich können Plateaus über einen bestimmten Zeitraum gehalten werden. Bei erfolgreicher Behandlung interkurrenter Verwirrtheitszustände, depressiver oder wahnhafter Symptomatik kann sich die kognitive Leistung zeitweise sogar wieder etwas bessern.

Im mittelschweren Demenzstadium beträgt die jährliche Verschlechterung im Durchschnitt 3 Punkte im Mini-Mental-State-Test (**Tab. 5.2.4**). Der Einfluß klinischer Merkmale auf die Progression in der AD ist umstritten. Wahn, Halluzinationen, Aggressivität und extrapyramidalmotorische Störungen wurden wiederholt als Indikatoren eines rascheren Krankheitsverlaufs bezeichnet, jedoch ließen sich diese Ergebnisse nicht eindeutig replizieren. Es ist anzunehmen, daß methodische Probleme zu diesen divergenten Ergebnissen beigetragen haben. Das Auftreten dieser Merkmale ist eng mit der Schwere der Demenz assoziiert, ein Umstand, der nicht immer hinreichend berücksichtigt worden ist.

Nach unseren eigenen Befunden und nach neueren Studien ist das aktuelle Ausmaß der kognitiven Defizite oder die Schwere der Demenz selbst ein wichtiger Prädiktor für die weitere Verschlechterung. Patienten mit initial höheren Testwerten können möglicherweise mehr kognitive Reserven oder Kompensationsmechanismen mobilisieren. Nach einem kompensatorischen Modell (Ritchie, Touchon 1992) führt dieser Umstand zu einer zunächst langsamen kognitiven Verschlechterung, bis erst bei mäßiger Demenz eine Beschleunigung des Prozesses eintritt. Bei schwerer Demenz schränkt ein vom Testinstrument abhängiger Bodeneffekt die meßbaren Veränderungen ein. Brooks et al. (1993) schlägt daher ein "Dreiphasenmodell" vor, das den kognitiven Verlauf einer Demenz unter Berücksichtigung der Eigenschaften psychometrischer Testinstrumente beschreibt. Diese Charakteristik sollte bei Verlaufsstudien nicht vernachlässigt werden (**Abb. 5.2.3**).

Weitere methodische Schwierigkeiten von Verlaufsuntersuchungen bestehen in der hohen Mortalität der Patienten, die verhindert, daß über längere Zeiträume zuverlässige und vergleichbare Daten erhoben werden können. Nur bei einem Teil der Patienten mit einem fraglichen oder leichten Demenzsyndrom ist in mehrjährigen Untersuchungsabständen tatsächlich eine kognitive Verschlechterung nachzuweisen. Neben der hohen Mortalitätsrate sind die Diagnoseunsicherheit im Frühstadium der Demenzen und eine initial langsamere Progression verantwortlich (Berg et al. 1988; O'Connor et al. 1990; Rubin, Kinsherf 1989).

Tab. 5.2.4 Ausgewählte prospektive Studien klinischer Veränderungen bei der Alzheimer-Demenz: Schwere der Erkrankung, Kognition und Verlaufsprädiktoren.

Autoren (Referenz)	n	Beob.-dauer	kognitive Leistung Ausgangswert	Prädiktoren
Becker et al. (1988)	44	12	MMSE 23,7 ± 4,2 ▲ 1,7	↓ syntaktische Defizite ↔ lexikalisch-semantische Defizite
Burns et al. (1991)	108	12	AMTS 3,1 ▲ 1,1 CAMCOG 33,1 ▲ 11,2 MMSE 9,9 ▲ 3,0	(↓) Familiarität, kürzere Dauer, mittleres Demenzstadium ↔ Beginn, Alter, Geschlecht, Aphasie
Förstl et al. (unpubl.)	30	24	MMSE 16,1 ± 7,3 ▲ 4,0 ± 1,9 (CAMCOG – siehe Abb. 3)	↔ Alter, Krankheitsbeginn, Apo-E4 ↓ Hirnatrophie, Allgemeinveränderung, kognitive Defizite
Haupt et al. (1992)	90	12	CAMCOG 48,4 ± 19,4 ▲ 11,2 ± 17,3	↔ senil/präsenil, sporadisch/familiär
Lopez et al. (1991)	34	12	MMSE 19 ± 4 ▲ 4	↓ Wahn, Halluzinationen, Aggressivität, höhere theta- und delta-Power, rezeptive Aphasie
Mielke et al. (1994)	25	13 (6–26)	MMSE 19,1 ± 5,4 ▲ 4,2 ± 3,6	↔ Beginn, Geschlecht, Familiarität, Dauer
Miller et al. (1991)	81	12	MMSE 18,6 ▲ 3,2	↓ EPMS
Morris et al. (1993)	373	≤48	MMSE 18,7 ± 4,5 ▲ 3,9 ± 3,7	↓ initial niedrigere Testscores
Mortimer et al. (1992)	65	≤48	MMSE 17,2 ± 4,8 ▲ 4,5	↓-kognitiv: initial niedrigere Testscores, Schlafstörungen, Aggressivität ↓-funktional: initial niedrige ADL, Wahn, Halluzinationen, EPMS
Teri et al. (1990)	106	≤36	MMSE 13,4 ± 1,0 ▲ 2,8 ± 4,6	↓ Agitation, Wandern

Beobachtungsdauer in Monaten ↓ ungünstiger Verlauf CAMCOG – Cambridge Cognitive Examination
▲ Veränderung pro 12 Monate ↔ kein signifikanter Effekt MMST – Mini-Mental-State-Test

Mortalität, Todesursachen, Neuropathologie

Bei Patienten mit AD ist die Mortalität gegenüber der Allgemeinbevölkerung signifikant erhöht (ca. 2,5- bis 3,5mal) (Burns et al. 1991b, Hogan et al. 1994). Die Lebenserwartung nach Diagnosestellung beträgt im Mittel 5 bis 8 Jahre, wesentlich kürzere und längere Verlaufsdauern wurden jedoch beobachtet. Prädiktoren der Mortalität sind lange Krankheitsdauer, schlechte kognitive Leistung und Alltagskompetenz, Aphasie, Apraxie, Halluzinationen, Aggressivität, Wandern, Stürze, verminderte Mobilität, Inkontinenz, Alkoholismus, somatische Erkrankungen, männliches Geschlecht und Institutionalisierung (Burns et al. 1991b, Jagger et al. 1995).

Es ist eine Einstellungsfrage, ob man die AD selbst als Todesursache gelten läßt, etwa unter der Vorstellung, daß eine schwerwiegende Beteiligung vegetativer Kerngebiete zum Tode führen kann oder ob man nur die unmittelbaren Todesursachen bzw. die Folgen und Komplikationen der AD betrachtet. Eß- und Schluckstörungen sowie eine verschlechterte Abwehrlage im Spätstadium der AD können

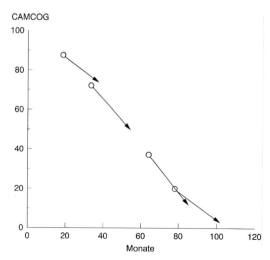

Abb. 5.2.3 Die kognitive Verschlechterung im Krankheitsverlauf stellt sich bei mittelschwerer Demenz meist deutlicher dar als in den Früh- und Spätstadien der Erkrankung. In dieser Abbildung ist die Verschlechterung von Patienten mit minimaler, leichter, mittelschwerer und schwerer Demenz im CAMCOG während eines zweijährigen Beobachtungszeitraums dargestellt

eine Pneumonie begünstigen, die bei etwa 70% der Patienten zum Todeszeitpunkt vorliegt (Förstl et al. 1991). Etwa 15% sterben an einem Myokardinfarkt, einer Lungenembolie oder anderen kardiozerebrovaskulären Ereignissen, ein geringerer Prozentsatz an einer Sepsis oder anderen unspezifischen Ursachen. "Spezifische" Todesursachen, etwa Neoplasien, sind bei der AD seltener als in der altersgleichen nicht-dementen Bevölkerung.

Die klinische Verdachtsdiagnose der AD kann nach gängigen Kriterien nur neuropathologisch gesichert werden (McKhann et al. 1984). Die neuropathologischen Kriterien variieren erheblich hinsichtlich der verwendeten histopathologischen Merkmale, deren Verteilung, Dichte und vorzunehmender Anpassungen an Alter und klinischen Zustand der Patienten. In **Tab. 5.2.5** sind die Kriterien nach Khachaturian (1985) aufgeführt. Sie erfordern den Nachweis einer ausreichenden Zahl von Plaques bzw. Plaques und Neurofibrillen. Die Grenzwerte zur Differenzierung von noch normalen Altersveränderungen bedürfen der Alterskorrektur und einer Einbeziehung des klinischen Befundes. Damit enthalten sie ein logisch unbefriedigendes, zirkuläres Element.

Die Kriterien nach Mirra et al. (1993) beruhen auf der Amyloidhypothese der AD und stützen sich ausschließlich auf zerebrale Plaquedichten (s. Kap. 1.5). Neuropathologisch kann beim Nachweis einer ausreichenden Plaquezahl auch dann eine mögliche AD diagnostiziert werden, wenn ein Patient (noch) gar nicht dement war oder wenn zusätzlich andere Hirnveränderungen vorliegen. Die Stadieneinteilung der AD nach Braak und Braak (1991) beruht auf dem Nachweis neurofibrillärer Veränderungen in der Regio transentorhinalis (Stadium I und II), Regio entorhinalis und Hippokampus (Stadium III und IV) und im Isokortex (Stadium V und VI). Die Bedeutung dieser Einteilung wurde nun auch in klinisch-neuropathologischen Studien prospektiv validiert (Gertz, Kap. 1.5; Bancher et al. 1996). Eindeutige klinische Defizite sind erst bei neokortikaler Beteiligung ab Stadium IV nachzuweisen.

Werden einschlägige Kriterien verwendet, so stimmen die klinischen und die neuropathologischen Diagnosen in den meisten Studien bei mehr als 80% der Patienten überein (z.B. Victoroff et al. 1995). Dabei bleibt kritisch anzumerken, daß bei derartigen Berechnungen die Zufallswahrscheinlichkeit einer Übereinstimmung im allgemeinen nicht eliminiert wird, daß aufgrund der Häufigkeit der AD die Bestätigungschancen von vornherein hoch sind, daß nur aufgrund dieser großen Häufigkeit klinische und neuropathologische Kriterien mit einer so hohen Sensitivität und so

Tab. 5.2.5 NIA (National Institute of Aging-Kriterien zur neuropathologischen Verifikation einer Alzheimer-Demenz. Die Plaque- und Neurofibrillenzahlen pro Gesichtsfeld (Vergrößerung × 200) müssen unter Berücksichtigung von Alter und klinischem Befund bewertet werden (nach Khachaturian 1985)

Alter (in Jahren)	Anamnese	Plaques	Neurofibrillen
< 50	—	> 2–5	—
≥ 50	(1)	> 8	einige
≥ 66	(1)	> 10	einige
≥ 76	(1)	> 15	—

(1) Bei klinischen Anhaltspunkten für eine AD können diese Richtzahlen nach unten angepaßt werden; wie weit, bedarf noch der Klärung. (Khachaturian, 1985)

niedrigen Spezifität zu einer Diagnose geeignet sind, daß es sich fast ausnahmslos um wissenschaftliche Studien mit stark ausgelesenen Patientengruppen handelte, und daß die Diagnose im Spätstadium einer Erkrankung wesentlich leichter fällt als zu Krankheitsbeginn. Diese hohen Übereinstimmungsraten dürfen also nicht zu einer falschen Sicherheit bei der Diagnose im Frühstadium verleiten.

Literatur

Baddeley AD, Bressi S, Della Sala S et al. (1991): The decline of working memory in Alzheimer's Disease. Brain 114: 2521–2542

Baker FM, Jordan B, Barclay L et al. (1993): Risk factors for clinically diagnosed Alzheimer's disease. Int J Geriat Psychiat 8: 379–385

Bancher C, Jellinger K, Lassmann H et al. (1996): Correlations between mental state and quantitative neuropathology in the Vienna longitudinal study. Europ Arch Psychiat Neurol Sci

Beatty WW, Winn P, Adams RL et al. (1994): Preserved cognitive skills in dementia of the Alzheimer type. Arch Neurol 51: 1040–1046

Becker JT, Huff J, Nebes RD et al. (1988): Neuropsychological function in Alzheimer's disease: pattern of impairment and rates of progression. Arch Neurol 45: 263–268

Berg L, Miller JP, Storandt M et al. (1988): Mild senile dementia of the Alzheimer type: 2. Longitudinal assessment. Neurology 23: 477–484

Blacker D, Albert MS, Bassett SS et al. (1994): Reliability and validity of NINCDS-ADRDA criteria for Alzheimer's disease. Arch Neurol 51: 1198–1204

Blennow K, Wallin A (1992): Clinical heterogeneity of probable Alzheimer's disease. J Geriat Psychiat 5: 106–113

Braak H, Braak H (1991): Neuropathological staging of Alzheimer-related changes. Acta Neuropathol 82: 239–259

Brooks JO III, Kraemer HC, Tanke ED et al. (1993): The methodology of studying decline in Alzheimer's Disease. J Amer Geriat Soc 141: 623–628

Burns A, Jacoby R, Revy R (1990): Psychiatric phenomena in Alzheimer's disease I–IV. Brit J Psychiat 157: 72–94

Burns A, Jacoby R, Levy R (1991a): Progression of cognitive impairment in Alzheimer's disease. J Amer Geriat Soc 39: 39–45

Burns A, Lewis G, Jacoby R et al. (1991b): Factors affecting survival in Alzheimer's disease. Psychol Med 21: 363–370

Christensen H, MacKinnon A (1992): Wechsler Intelligence Scale profiles in Alzheimer type dementia and healthy ageing. Internat J Geriat Psychiat 7: 241–246

Chui HC, Lyness SA, Sobel E et al. (1994): Extrapyramidal signs and psychiatric symptoms predict faster cognitive decline in Alzheimer's disease. Arch Neurol 51: 676–681

Cossa FM, Della Sala S, Spinnler H (1995): Alzheimer patients know their date of birth bot not their age: A study on disorientation. Int J Geriat Psychiat 10: 99–106

Cummings JL (1985): Organic delusions: phenomenology, anatomical correlates, and review. Brit J Psychiat 146: 184–197

Faber-Langendoen K, Morris JC, Knesevich JW et al. (1988): Aphasia in senile dementia of the Alzheimer type. Ann Neurol 23: 365–370

Farrer LA, Cupples LA, Blackburn S et al. (1994): Interrater agreement for diagnosis of Alzheimer's disease. The MIRAGE study. Neurology 44: 652–656

Förstl H, Burns A, Luthert P et al. (1991): Demenz und internistische Erkrankungen: die Häufigkeit innerer Krankheiten bei Alzheimer-Demenz, vaskulärer Demenz und anderen dementiellen Erkrankungen. Z Gerontol 24: 91–93

Förstl H, Burns A, Levy R et al. (1992): Neurologic signs in Alzheimer's disease: results of a prospective clinical and neuropathologic study. Arch Neurol 49: 1038–1042

Förstl H, Sattel H, Bahro M (1993): Clinical features of Alzheimer disease. Int Rev Psychiat 5: 327–349

Förstl H, Burns A, Levy R et al. (1994): Neuropathological correlates of psychotic phenomena in confirmed Alzheimer's disease. Brit J Psychiat 165: 53–59

Förstl H, Fischer P (1994): Diagnostic confirmation, severity and subtypes of Alzheimer's disease. Europ Arch Psychiat Neurol Sci 244: 252–260

Haupt M, Kurz A, Romero B et al. (1991): Symptomprogression bei Alzheimerscher Krankheit: Gibt es einen Zusammenhang mit dem Manifestationsalter oder der familiären Belastung? Z Gerontol Psychiat 4: 91–98

Haupt M, Kurz A, Pollmann St et al. (1992): Psychopathologische Störungen bei beginnender Alzheimerscher Krankheit. Fortschr Neurol Psychiat 60: 3–7

Henderson AS, Jorm AF, Korten AE et al. (1992): Environmental risk factors for Alzheimer's disease: their relationship to age and to familial and sporadic types. Psychol Med 22: 429–436

Hogan DB, Thierer DE, Ebly EM et al. (1994): Progression and outcome of patients in a Canadian dementia clinic. Canad J Neurol Sci 21: 331–338

Huff FJ, Becker JT, Belle SM et al. (1987): Cognitive deficits and clinical diagnosis of Alzheimer's disease. Neurology 37: 1119–1124

Jagger C, Clarke M, Stone A (1995): Predictors of survival with Alzheimer's disease: a community-based study. Psychol Med 25: 171–177

Khachaturian ZS (1985): Diagnosis of Alzheimer's disease. Arch Neurol 42: 1097–1105

Kukull WA, Larson EB, Reifler BV et al. (1990a): The validity of 3 clinical diagnostic criteria for Alzheimer's disease. Neurology 40: 1364–1369

Kukull WA, Larson EB, Reifler BV et al. (1990b): Inerrater reliability of Alzheimer's disease diagnosis. Neurology 40: 257–260

Kurz A, Haupt M, Hofmeister E-M et al. (1991): Das Erscheinungsbild der Alzheimer-Krankheit im täglichen Leben. Nervenarzt 62: 277–282

La Rue A, Watson J, Plotkin DA (1993): First symptoms of dementia: a study of relatives' reports. Int J Geriat Psychiat 8: 239–245

Lauter H (1968): Zur Klinik und Psychopathologie der Alzheimerschen Krankheit. Psychiat Clin 1: 85–108

Lauter H (1970): Über Spätformen der Alzheimerschen Krankheit und ihre Beziehung zur senilen Demenz. Psychiat Clin 3: 169–189

Li G, Silverman JM, Smith CJ et al. (1995): Age at onset and familial risk in Alzheimer's disease. Amer J Psychiat 152: 424–430

Linn RT, Wolf PA, Bachman DL et al. (1995): The 'preclinical phase' of probable Alzheimer's disease. Arch Neurol 52: 485–490

Lopez OL, Becker JT, Brenner RP et al. (1991): Alzheimer's disease with delusions and hallucinations: neuropsychological and electroencephalographic correlates. Neurology 41: 906–912

Lucchelli F, Lopez OL, Faglioni P et al. (1993): Ideomotor and ideational apraxia in Alzheimer's Disease. Int J Geriat Psychiat 8: 413–417

Masur DM, Siiwinski M, Lipton RB et al. (1994): Neuropsychological prediction of dementia and the absence of dementia in healthy elderly persons. Neurology 44: 1427–1432

McKhann G, Drachman D, Folstein M et al. (1984): Clinical diagnosis of Alzheimer's disease: Report of the NINCDS-ADRDA work group under the auspices of Department of Health and Human Services Task Force on Alzheimer's disease. Neurology 34: 939–944

Mielke R, Herholz K, Grond M et al. (1994): Clinical deterioration in probable Alzheimer's disease correlates with progressive metabolic impairment of association areas. Dementia 5: 36–41

Mirra SS, Hart MN, Terry RD (1993): Making the diagnosis of Alzheimer's disease – a primer for practicing pathologists. Arch Pathol Lab Med 117: 132–144

Morris JC, Rubin EG (1991): Clinical diagnosis and course of Alzheimer's disease. Psychiat Clin North Amer 14: 223–236

Mortimer JA, Ebbit B, Jun S et al. (1992): Predictors of cognitive and functional progression in patients with probable Alzheimer's disease. Neurology 42: 1689–1696

Nebes RD, Brady CB (1989): Focussed and divided attention in Alzheimer's disease. Cortex 25: 305–315

O'Connor DW, Pollitt PA, Hyde JB et al. (1990): A follow-up study of dementia diagnosed in the community using the Cambridge Mental Disorders of Elderly Examination. Acta Psychiat Scand 81: 78–82

Petersen RC, Smith GE, Ivnik TJ et al. (1994): Memory function in very early Alzheimer's disease. Neurology 44: 867–872

Reed T, Carmelli D, Swan GE et al. (1994): Lower cognitive performance in normal older adult male twins carrying the apolipoprotein E4 allele. Arch Neurol 51: 1189–1192

Reifler BV, Teri L, Raskind M et al. (1989): Double-blind trial of imipramine in Alzheimer's disease patients with and without depression. Amer J Psychiat 146: 45–49

Richards M, Stern Y, Mayeux R (1993): Subtle extrapyramidal signs can predict the development of dementia in elderly individuals. Neurology 43: 2184–2188

Ritchie K, Touchon J (1992): Heterogeneity in senile dementia of the Alzheimer Type: Individual differences, progressive Deterioration or clinical subtypes? J Clin Epidemiol 45: 1391–1398

Rosen J, Zubenko GS (1991): Emergence of psychosis and depression in the longitudinal evaluation of Alzheimer's disease. Biol Psychiat 29: 224–232

Rubin EH, Kinsherf D (1989): Psychopathology of very mild dementia of the Alzheimer type. Amer J Psychiat 146: 1017–1021

Sattel H, Geiger-Kabisch C, Schreiter-Gasser U et al. (1993): Häufigkeit und Bedeutung nicht-kognitiver Symptome bei der Alzheimer-Demenz: produktiv-psychotische Symptomatik, depressive Störungen und Störungen des Verhaltens. Z Gerontol 26: 275–279

Sattel H, Geiger-Kabisch C, Besthorn C et al. (1994): Kognitive Leistungsprofile bei wahrscheinlicher AD und bei Kontrollprobanden mit und ohne subjektive Gedächtnisstörungen. Z Gerontopsychol Gerontopsychiat 7: 17–28

Schofield PW, Mosesson RE, Stern Y et al. (1995): The age at onset of Alzheimer's disease and an intracranial area measurement. Arch Neurol 52: 95–98

Sim M, Sussman L (1962): Alzheimer's disease, its natural history and differential diagnosis. J Nerv Ment Dis 135: 489–499

Stern Y, Mayeux R, Sano M et al. (1987): Predictors of disease course in patients with probable Alzheimer's disease. Neurology 37: 1649–1653

Teri L, Hughes JP, Larson EB (1990): Cognitive deterioration in Alzheimer's disease: behavioural and health factors. J Gerontol 45: 58–63

Victoroff J, Mach WJ, Lyness SA et al. (1995): Multicenter clinicopathological correlation in dementia. Amer J Psychiat 152: 1476–1484

5.3 Fokal beginnende Hirnatrophie, "Morbus Pick"

L. Gustafson, A. Brun (Lund)

Das klinische Bild einer Demenz hängt vor allem von der Lokalisation des neurodegenerativen Prozesses ab. Arnold Pick (1892 und später) erkannte den Zusammenhang zwischen einer vorwiegend frontalen oder linkstemporalen Hirnatrophie und einer Frontalhirnsymptomatik oder besonders schwer ausgeprägten Aphasie bei degenerativen Hirnerkrankungen. Alzheimer (1911) beschrieb Nervenzellblähungen und argentophile Kugeln als histopathologische Substrate bestimmter fokal betonter Hirnatrophien. Onari und Spatz (1926) bezeichneten lobär betonte Hirnatrophien als "Picksche Krankheit". Carl Schneider (1927) beschrieb den typischen klinischen Verlauf einer frontal beginnenden Hirnatrophie mit einem ersten Stadium triebhafter Hemmungslosigkeit, einem zweiten Stadium fortschreitender klinischer Verschlechterung mit Handlungsstereotypien, fixierten, sogenannten "stehenden" Symptomen und schließlich einem Terminalstadium schwerer, globaler Demenz. Die gemeinsamen Eigenschaften der fokal beginnenden Hirnatrophien und die Bandbreite der klinischen und neuropathologischen Befunde wurden in einer Reihe ausführlicher Studien erarbeitet (Delay, Brion 1962; van Mansvelt 1954; Sjögren et al. 1952). Auf der Basis von Lokalisation oder Histopathologie wurden unterschiedliche Subtypen vorgeschlagen (Constantinidis et al. 1974; Munoz-Garcia, Ludwin 1984). Trotz der diagnostischen Uneinheitlichkeit und des selteneren Auftretens fokaler Hirnatrophien galt die Picksche Erkrankung lange Zeit als die am besten untersuchte degenerative Demenz neben der Alzheimer-Demenz (AD). Während des letzten Jahrzehnts beschrieben Forschergruppen in Lund (Brun 1987, Gustafson 1987), Manchester (Neary et al. 1988) und an einigen anderen Orten eine Gruppe von Patienten mit frontotemporal betonter Hirnatrophie, jedoch ohne ballonierte Nervenzellen und argentophile Kugeln. Ein Teil dieser Fälle wurde als Frontallappendegeneration vom Non-Alzheimer-Typ (**FLD**) bezeichnet (Brun, 1987) und gehört gemeinsam mit der Pick-Krankheit im engeren Sinn (mit Nervenzellblähungen und argentophilen Kugeln) und den Motoneuronenerkrankungen mit Demenz zu den frontotemporalen Demenzen (**FTD**). Die Ergebnisse einer Konsensuskonferenz über klinische und neuropathologische Kriterien der FTD wurden bereits publiziert (Brun et al. 1994). Viele demenzdiagnostischen Richtlinien zielen auf den Nachweis einer AD und den Ausschluß anderer Erkrankungen. Die Ausschlußkriterien sind jedoch nicht immer eindeutig zu formulieren. So können die NINCDS-ADRDA-Kriterien für die Diagnose einer wahrscheinlichen oder möglichen AD leicht zum Einschluß von Patienten mit FTD führen. Im DSM-III-R wird die Pick-Krankheit ohne Angabe besonderer Kriterien er-

---

Tab. 5.3.1 Diagnostische Leitlinien für die "Demenz bei Pick-Erkrankung" nach ICD-10. Diese weite Definition umfaßt offensichtlich verschiedene Formen der frontotemporal beginnenden Demenzen mit unterschiedlichen neuropathologischen Korrelaten

---

Folgende Merkmale sind erforderlich:
- Eine fortschreitende Demenz
- Überwiegend Frontalhirnsymptome mit Euphorie, emotionaler Verflachung und Vergröberung im sozialen Verhalten, Enthemmung und entweder Apathie oder Ruhelosigkeit
- Die Verhaltensstörungen gehen gewöhnlich offensichtlichen Gedächtnisstörungen voran. Im Gegensatz zur AD sind Frontalhirnsymptome ausgeprägter als Temporal- und Parietalhirnsymptome

wähnt. Die DSM-IV bezeichnet die Pick-Krankheit als eine der neuropathologisch abgrenzbaren Ätiologien mit frontotemporaler Hirnatrophie. Die diagnostischen Richtlinien nach ICD-10 sind in **Tab. 5.3.1** wiedergegeben. Der Morbus Pick wird als progressive Demenz mit Beginn im mittleren Lebensalter beschrieben, gekennzeichnet durch frühe Charakterveränderungen mit einem Verlust sozialer Fähigkeiten und mit umschriebener Atrophie der Frontal- und Temporallappen (F 02.0). In den ICD-10-Forschungskriterien wird erwähnt, daß ähnliche degenerative Demenzen auch unter diesem Begriff subsummiert werden können.

Epidemiologie

Die Informationen über die Inzidenz und Prävalenz der Erkrankungen aus der FTD-Gruppe sind spärlich. In Minnesota/USA wurde die Häufigkeit der Pick-Erkrankung mit 24 (Heston, Mastri 1982), in der Schweiz mit 30 bis 60 pro 100 000 Einwohner angenommen (Constantinidis et al. 1985). Das Verhältnis von Morbus Pick zu AD wurde in Minnesota auf 1:3, in Finnland auf 1:11 geschätzt (Sulkava et al. 1983). Abweichende Ergebnisse erklären sich vermutlich durch unterschiedliche Konzepte und Selektionskriterien sowie durch abweichende genetische und Umwelteinflüsse. Neary et al. (1988) vermuten, daß die FTD für 20% aller präsenilen Demenzen verantwortlich sei. Clark et al. (1986) berichteten über 22 Patienten mit frontaler und/oder temporaler kortikaler Atrophie ohne Alzheimer-Pathologie. Knopman et al. (1990) fanden 14 derartige Fälle unter 460 Patienten. Pasquier und Lebert (1995) stellten 49mal die Diagnose FTD und 324mal wahrscheinliche AD bei 1115 konsekutiven Patienten einer Gedächtnissprechstunde. In Lund lag bei 9% von 400 prospektiv untersuchten dementen Patienten postmortem eine FTD vor (Gustafson 1993). Eine FLD wurde dabei in 30 (7,5%), eine Pick-Erkrankung in 7 Fällen (1,5%) diagnostiziert. Von der FLD waren 15 Männer und 15 Frauen betroffen, von der Pick-Erkrankung 1 Mann und 7 Frauen. Dies steht im Gegensatz zu einer umfangreichen Übersicht, in der für die Pick-Krankheit ein Geschlechtsverhältnis von 5:6 gezeigt wurde (van Mansvelt 1954).

In den meisten Fällen beginnen Morbus Pick und FLD im Präsenium und nur sehr selten nach dem 70. Lebensjahr. In Lund war das mittlere Erkrankungsalter bei der FLD 54 ± 8 Jahre Standardabweichung (Bereich 35 bis 70) und 51 ± 11 (35 bis 65) Jahre bei der Pick-Erkrankung. Das Sterbealter war 61 ± 8 (41 bis 77) bei der FLD sowie 60 ± 13 (42 bis 72) Jahre bei der Pick-Erkrankung. Die Krankheitsdauer bei FLD betrug $7,6 \pm 3,6$ (3 bis 17) und $9,0 \pm 5,3$ (4 bis 17) Jahre bei der Pick-Erkrankung. Dies deckt sich mit früheren Studien und belegt die gesteigerte Mortalität bei beiden Erkrankungsformen (Neary et al. 1988).

Die Häufigkeit der Demenz bei Motoneuronenerkrankung wurde auf 5% geschätzt (Hudson 1981, Neary et al. 1990). Symptome einer frontotemporalen Störung waren am häufigsten. Der Krankheitsbeginn lag zwischen 38 und 75 Jahren, im Mittel bei 54 Jahren für Männer und 59 Jahren für Frauen (Mitsuyama 1993).

Klinisches Bild

Die ersten Symptome der FTD treten meist im Präsenium und nur sehr selten nach dem 70. Lebensjahr auf. Im frühen Stadium dominieren Veränderungen von Persönlichkeit, Verhalten und Affektivität. Der sprachliche Ausdruck verarmt zusehends. In dieser Phase ist die kognitive Beeinträchtigung weniger offensichtlich, wenngleich viele Patienten eine vermehrte Ablenkbarkeit und auch Gedächtnisstörungen zeigen können. Die Erinnerung für die Ereignisse des Tages, die räumliche Orientierung und die praktischen Fähigkeiten bleiben lange Zeit erhalten. Die entscheidenden diagnostischen Hinweise nach der Lund-Manchester Konsensus-Konferenz sind in **Tab. 5.3.2** aufgeführt (Brun et al. 1994). Es erscheint derzeit kaum gerechtfertigt und sinnvoll, klinische Unterschiede zwischen FLD und Pick-Erkrankung herauszuarbeiten, da diese Zuordnungen weitgehend neuropathologisch determiniert sind.

Die gewohnten Persönlichkeitszüge der Patienten und ihr Verhalten verändern sich bei der FTD sehr langsam, schleichend, und dies macht es auch nahestehenden Angehörigen schwer zu entscheiden, wann die ersten An-

Tab. 5.3.2 Diagnostische Kriterien der frontotemporalen Demenz (FTD) (Brun et al. 1994)

Kernsymptome

Schleichender Beginn und langsame Progredienz

- Veränderungen von Persönlichkeit und Verhalten
  - früher Verlust der Krankheitseinsicht und Selbstkontrolle
  - früher Verlust der Urteilsfähigkeit
  - frühe Zeichen der Enthemmung: Aggressivität, Rastlosigkeit, unangemessene Witzeleien und ungebremste Sexualität
  - Ablenkbarkeit und Impulsivität
  - psychische Rigidität
  - Stereotypes, perseverierendes Verhalten
  - Hyperoralität (verändertes Eßverhalten, Bulimie, exzessives Rauchen und Alkoholismus)
  - "Utilisationsverhalten" (ungebremste, automatische Benutzung aller erreichbaren Gegenstände)
  - Halluzinationen, Wahn
- Affektive Symptomatik
  - emotionale Stumpfheit und Desinteresse, Verlust der Empathie
  - Angst, Depression
  - emotionale Labilität exzessive Sentimentalität
  - bizarre Hypochondrie, überwertige, fixe Ideen
  - Amimie, Aspontaneität
- Störungen der Sprache
  - zunehmender Rückgang der sprachlichen Äußerungen
  - stereotype Phrasen, Palilalie, Echolalie, später Mutismus und Amimie (= PEMA-Syndrom)

Vergleichsweise gut erhaltene räumliche Orientierung und praktische Fähigkeiten

- Somatische Befunde
  - frühes Auftreten von Primitivreflexen
  - niedriger und labiler Blutdruck
  - selten epileptische Anfälle
- Untersuchungsbefunde
  - testpsychologisch schlechte Ergebnisse in "Frontallappentests" ohne entsprechende Hinweise auf eine schwere Amnesie, Aphasie oder visuell-räumliche Störung
  - normales EEG trotz manifester Demenz
  - Hinweise auf vorwiegend frontale und/oder anterior temporale Veränderungen durch die bildgebenden Verfahren

Supportive Merkmale

- Beginn vor dem 65. Lebensjahr
- ähnliche Erkrankungen bei nahen Verwandten

Diagnostische Ausschlußkriterien

- plötzlicher, "apoplektiformer" Beginn
- frühe, schwere Amnesie
- frühe räumliche Desorientierung
- frühe schwere Apraxie
- Logoklonie, Myoklonie
- kortikale, bulbäre, spinale und zerebelläre Symptome
- frühe, ausgeprägte EEG-Veränderungen
- Hinweise auf vorwiegend postzentrale Veränderungen in den bildgebenden Verfahren
- multifokale Hirnläsionen in CT oder MRT
- laborchemische Hinweise auf eine entzündliche Hirnerkrankung

---

zeichen einer Veränderung erstmals auftraten. Die Dauer der Erkrankung wird daher meist unterschätzt. Eine initiale Periode der Enthemmung und Rastlosigkeit, Reizbarkeit und ungezügelter Sexualität ist bei einem Teil der Patienten zu beobachten. Alle Patienten verlieren im Verlauf die Initiative und entwickeln Stereotypien, die schließlich in ein Stadium der Apathie, des Mutismus und der Amimie münden. Die Patienten werden egozentrisch, emotional indifferent, kümmern sich nicht um die Belange anderer und verlieren jede Einsicht in die eigene Störung.

Die Patienten können gelegentlich euphorisch wirken, konfabulieren und gesteigerten Rededrang zeigen. Eine Witzelsucht (Moria) im engeren Sinn ist selten. Diese Affektlage ist nur schwer von einer Hypomanie oder Manie abzugrenzen. Ähnliche Schwierigkeiten kann die Differentialdiagnose gegenüber depressiven Episoden bereiten, da ein erheblicher Teil der Patienten mit FTD depressive Störungen, gelegentlich mit Suizidgedanken entwickelt. Antriebsmangel, sozialer Rückzug, Hypomimie und reduzierter sprachlicher Ausdruck können als Zeichen einer nicht-organisch bedingten Depression fehlinterpretiert werden. Ebenso können die perseverierenden Verhaltensweisen, die Stereotypien gelegentlich als Ausdruck einer Zwangserkrankung verkannt werden.

Enthemmung und Verlust des Urteilsvermögens mit prekären finanziellen Transaktionen, pseudo-kriminellen Handlungen (Ladendiebstahl) und Gewalttätigkeit können zu erheblichen Belastungen in der Familie führen. Patienten mit FTD verursachen Gefahren im Straßenverkehr. Sie fahren rücksichtslos, kümmern sich nicht um Geschwindigkeitsbeschränkungen und Ampeln. Im Vergleich dazu sind Patienten mit AD typischerweise etwas weniger unbekümmert. Den Verwandten fällt es meist schwer, diese Probleme zu verstehen und damit umzugehen. Die Schwierigkeiten werden verschärft durch den Mangel an Krankheitseinsicht und die mangelnde Bereitschaft der Patienten, sich ärztlich untersuchen zu lassen. Mitunter entwickeln die Patienten aber auch bizarre hypochondrische Beschwerden, Schmerzen und Ängste, die zu umfangreichen medizinischen Untersuchungen führen.

Illusionen, Halluzinationen und Wahn, vor allem paranoide Wahngedanken, wurden bei der FTD beschrieben (Eiden, Lechner 1950; Gustafson, Risberg 1992). Einige der Patienten mit postmortal bestätigter FLD trugen in früheren Krankheitsstadien die Diagnose Schizophrenie.

Die Rastlosigkeit und ein unbezwingbarer Drang, die Dinge in der Umgebung zu berühren, zu untersuchen und zu benützen (utilisation behavior) sind häufige, meist frühe Zeichen der FTD, die auch bei anderen fokalen Frontallappenläsionen beschrieben wurden (Lhermitte et al. 1986). Hyperoralität zeigt sich oft in Eßattacken, exzessivem Trinken und Rauchen und kann zur Fehldiagnose "alkoholbedingte Demenz" führen (Groen, Endtz 1982; Gustafson 1987). Die Patienten essen und trinken weit größere Mengen und weit gieriger als bisher und bevorzugen dabei bestimmte Speisen, besonders häufig Süßigkeiten, aber auch mitunter ungenießbare Dinge. Dies kann im fortgeschritteneren Stadium zu Aspiration und anderen Komplikationen führen.

Die "Sprachverödung" (Schneider 1927) oder "Sprachauflösung" (Delay et al. 1944, Escourolle 1958) bei der FTD macht sich zunächst als Wortfindungsstörung, als verbale Aspontaneität bemerkbar. Dies kann zu einem gewissen Grad überdeckt werden durch stereotype Antworten und die Repetition einer begrenzten Zahl festgelegter, stehender Redewendungen. Etwa 50% der Patienten mit FLD (Gustafson 1993) und Pick-Krankheit (van Mansfelt 1954) zeigen eine Echolalie. Das Verständnis für Informationen und Instruktionen sowie das Schreiben können vergleichsweise lange erhalten bleiben. Im Verlauf wird die Kommunikation durch den Mutismus und den Verlust des mimischen Ausdrucksvermögens extrem erschwert. Die typische Konstellation von Palilalie (stereotype Wiederholung eigener Worte oder Silben), Echolalie (stereotypes Nachsprechen), Mutismus und Amimie wird unter dem Akronym PEMA zusammengefaßt. Es gibt enge Beziehungen zwischen einer frühen FTD und dem Spektrum der progredienten Aphasien (Mesulam 1982, Neary et al. 1993). Die progrediente Aphasie ist gekennzeichnet durch Sprachstörungen und weitgehend erhaltene Gedächtnis- und Handlungsfähigkeit. Im Endstadium münden auch viele dieser Fälle in eine globale Demenz (Green et al. 1990).

Die neurologische Untersuchung ergibt bei der FTD nur wenige pathologische Befunde (s. **Tab. 5.3.2**). Primitivreflexe können verhältnismäßig früh auftreten, während Akinesie, Rigor und Tremor späte Störungen sind. Epileptische Anfälle sind selten und das EEG ist in frühen Stadien meist normal (Förstl et al. 1994, Johannesson et al. 1977). Wenn Zeichen einer FTD früh mit Faszikulationen, Muskelatrophie, Dysarthrie und Dysphorie auftreten, weist dies auf eine Demenz bei Motoneuronenerkrankung hin. Dabei können die Zeichen eines Frontallappensyndroms den weiteren neurologischen Störungen vorausgehen. Die nosologische Stellung der Motoneuronenerkrankungen mit Demenz ist noch unklar. Klinisch und neuropathologisch können manche Patienten dem FTD-Spektrum zugeordnet werden (Mitsuyama 1993).

Andere somatische Veränderungen bei der FTD sind eher selten, wenngleich überraschend viele Patienten einen niedrigen oder labilen Blutdruck aufweisen und häufig unter orthostatischen Blutdruckabfällen und Synkopen leiden. Ähnliche Befunde sind jedoch auch bei der AD und bei vaskulären Demenzen nachzuweisen (Passant et al. 1993b).

Differentialdiagnose

Es gibt eine Reihe organischer Hirnerkrankungen mit "frontaler" Symptomatik (**Tab. 5.3.3**). Durch eine systematische Erhebung der Anamnese und der klinischen Befunde einschließlich neuropsychologischer Tests, bildgebender und anderer diagnostischer Ver-

Tab. 5.3.3 Demenzen mit Frontalhirnsymptomatik. Die einzelnen, von verschiedenen Autorengruppen anhand abweichender klinischer oder neuropathologischer Kriterien definierten Krankheitsgruppen können sich de facto stark überlappen

- **Degenerative Frontalhirnerkrankungen**
  – Frontallappendegeneration vom Non-Alzheimer-Typ (FLD)
  – Pick-Erkrankung
  – Motoneuronenerkrankung mit frontaler Demenz
  – langsam progrediente Aphasie
  – Demenz ohne bestimmte histologische Merkmale
  – Chorea Huntington
- **Phänotypisch ähnliche Erkrankungen**
  – Alzheimer-Demenz mit frontaler Betonung
  – Creutzfeldt-Jakob-Erkrankung mit frontaler Betonung
  – progressive supranukleäre Parese
  – subkortikale vaskuläre Enzephalopathie (SVE)
  – Binswangersche Erkrankung (Sonderform der SVE?)
  – selektive inkomplette Marklagerinfarkte
  – Multiinfarktdemenz mit frontaler Betonung
  – bilaterale Thalamus- und andere strategische Infarkte
  – alkoholbedingte Demenz (in Einzelfällen)
  – Neurosyphilis, progressive Paralyse

fahren, gelingt es jedoch meist anhand der Konsensus-Kriterien, eine FTD nachzuweisen (Brun et al. 1994). Die Kombination der folgenden drei klinischen Beurteilungsskalen hat sich bewährt (**Tab. 5.3.4**):

- Eine Skala zur Erfassung der FTD ("FTD-Score") und
- eine Skala zur Erfassung der AD (beide: Gustafson, Nilsson 1982; Brun, Gustafson 1993) sowie
- die Ischämie-Skala zur Erfassung einer zerebrovaskulär bedingten Symptomatik (Hachinski et al. 1985).

Die anhand der Skalenprofile gestellten Diagnosen wurden durch Untersuchungen des zerebralen Blutflusses (rCBF) und neuropathologisch validiert (Risberg, Gustafson 1988). Dabei fanden sich mehrere signifikante klinische Unterschiede zwischen FTD und AD, vor allem hinsichtlich der Symptomatik in den frühen Erkrankungsstadien (Gustafson 1987). Gedächtnisstörungen, räumliche Desorientierung und zu einem gewissen Grad auch Dyspraxie waren bei der AD häufiger, während ein Verlust von Einsicht, Disinhibition und Hyperoralität bei der FTD häufiger registriert wurden. Das PEMA-Syndrom ist typisch für die FTD, während globale Dysphasie, Logoklonie, Rigor und epileptische Anfälle auf eine AD hinweisen. Es ist dabei zu bedenken, daß auch 5% der Patienten mit AD klinische Hinweise auf eine frühe Beteiligung des Frontallappens aufweisen. Durch die temporo-parietal bedingte Symptomatik bei der AD ist jedoch im allgemeinen eine differentialdiagnostische Abgrenzung gegen die FTD zuverlässig möglich (Brun, Gustafson 1991).

Bestimmte Verlaufsformen vaskulärer Demenzen müssen gegen die FTD abgegrenzt werden. Patienten mit selektiven, inkompletten Marklagerinfarkten (selective incomplete white matter infarctions = SIWI) entwickeln häufig Symptome einer Frontallappenschädigung (Brun, Gustafson 1991; Englund et al. 1989). Bei langsam fortschreitender subkortikaler vaskulärer Enzephalopathie (SVE) kann das klinische Bild von emotionaler Labilität mit Perioden der Euphorie, Apathie oder Depression bestimmt sein. Dabei sind Disinhibition und ein Verlust der Einsicht jedoch sehr selten (Fredrikson et al. 1992). Ein Multiinfarktsyndrom mit frontalem Schwerpunkt und strategischen Infarkten, z.B. bilateral im Thalamus, kann ebenfalls zu einer Frontallappensymptomatik führen (Brun, Gustafson 1988). Die Differentialdiagnose gegenüber der Chorea Huntington und der Creutzfeldt-Jakob-Erkrankung kann in den Fällen Schwierigkeiten bereiten, in denen die subkortikalen neurologischen Zeichen weniger offensichtlich sind.

Diagnostische Methoden. Neuropsychologische Testung

Die kognitiven Defizite sind meist von emotionalen Störungen und Verhaltensänderungen überdeckt, aber auch sie entwickeln sich früh im Krankheitsverlauf und können zur Erfassung der FTD und zur Abgrenzung gegenüber anderen Demenzformen oder funktionellen Störungen sowie normalem Altern genutzt werden. Das frühe Leistungsprofil ist durch eine sprachliche, intellektuelle und motorische Verlangsamung gekennzeichnet, bei

Tab. 5.3.4 Beurteilungsskalen zur Differentialdiagnose von Alzheimer-Demenz, frontotemporalen Demenzen (FTD) und vaskulär bedingten Demenzen

AD-Skala		FTD-Skala		Ischämie-Skala	
langsame Verschlechterung	1	langsame Verschlechterung	1	abrupter Beginn	2
früher Verlust der Einsicht	1	früher Verlust der Einsicht	2	stufenweise Verschlechterung	1
frühe Amnesie für zurückliegende Ereignisse	2	frühe Zeichen der Enthemmung	2	fluktuierender Verlauf	2
frühe räumliche Desorientierung	2	Reizbarkeit, Dysphorie	1	nächtliche Verwirrtheit	1
Dyspraxie, Dysphasie, Dysgnosie (zumindest leichte Defizite in allen Bereichen)	2	spontane Konfabulation	1	relativ erhaltene Persönlichkeit	1
Logoklonie	2			Depression	1
Logorrhoe	1	Logorrhoe	1	somatische Beschwerden	1
zunehmende Sprachverarmung	1	zunehmende Sprachverarmung mit Stereotypien	1	emotionale Inkontinenz	1
epileptische Anfälle spät im Verlauf	1	Echolalie, Mutismus, Amimie	2	Hypertonie in der Anamnese	1
erhöhter Muskeltonus	2			Schlaganfälle in der Anamnese	2
Myoklonie	1			begleitende Arteriosklerose	1
Klüver-Bucy-Syndrom (Hyperoralität, Utilisationsverhalten)	1	Klüver-Bucy-Syndrom (Hyperoralität, Utilisationsverhalten)	1	fokale neurologische Beschwerden	2
				fokale neurologische Zeichen	2
Maximalwert = 17; Grenzwert > 4	Summe	Maximalwert = 12; Grenzwert > 4	Summe	Maximalwert = 18; Grenzwert > 6	Summe

relativ intaktem Denken und Gedächtnis (Johanson, Hagberg 1989). Im Gegensatz hierzu ist bei der frühen AD – bei gleichzeitiger Beeinträchtigung des Denkens, des verbalen und räumlichen Gedächtnisses und der Praxie – die Sprachfähigkeit meist erhalten. Sprachverständnisstörungen sind selten und nur bei einem kleinen Teil der Patienten des FTD-Spektrums nachzuweisen. Dabei scheint es sich neuropathologisch bevorzugt um Patienten mit Pickscher Erkrankung zu handeln (Johanson, Hagberg 1989). Lesen und Schreiben sind bis ins fortgeschrittene Stadium erhalten (Gustafson 1987). Dyskalkulie wird oft als Frühsymptom genannt. Bei gezielter Testung sind auch Schwächen im Kurzzeitgedächtnis und im geringeren Umfang selbst im Langzeitgedächtnis nachzuweisen, wobei das prozedurale Gedächtnis auffallend ausgespart erscheint (Gustafson 1987, Frisoni et al. 1994). Neary et al. (1988) konnten eine gut erhaltene räumliche und zeitliche Orientierung zeigen, wenngleich die Testleistung insgesamt durch einen Mangel an planvollem Handeln und an Selbstkritik beeinträchtigt wird. Die kognitiven Defizite bei der FTD und AD sind signifikant mit der Lokalisation und Schwere der kortikalen Minderperfusion korreliert (Elfgren et al. 1991). Die systematische Untersuchung von Verhaltenseigenschaften wie Kooperativität, Selbstkritik und strategischem Handeln in der Testsituation können entscheidende Hinweise auf die Frühdiagnose einer FTD liefern (Johanson et al. 1990).

EEG. Die Patienten mit FTD zeigen häufig ein normales oder nur wenig auffälliges EEG, selbst wenn bereits eine ausgeprägte Demenzsymptomatik vorliegt. Dies konnte in einer Longitudinaluntersuchung mit wiederholten EEG-Ableitungen bestätigt werden (Johannesson et al. 1977) und gilt sowohl für die Picksche Erkrankung (Delay et al. 1957), als auch für die Demenz bei Motoneuronenerkrankung und für andere Formen der frontal beginnenden Hirnatrophie (Knopman et al. 1990, Neary et al. 1988). Im Gegensatz hierzu finden sich bei der AD in einem früheren Krankheitsstadium EEG-Veränderungen. Quantitative EEG-Analysen können wesentlich zu einer frühen Differentialdiagnose zwischen FTD, AD und vaskulären Demenzen beitragen (Förstl et al. 1994, Rosén et al. 1993).

Bildgebende Verfahren. CT und MRT sind geeignet, um bei der Pick-Erkrankung, FLD und bei anderen Demenzformen eine fokal betonte Hirnatrophie zu demonstrieren, jedoch existiert ein breiter Überlappungsbereich zwischen den charakteristischen Befunden einerseits und den noch normalen Altersveränderungen andererseits. Das Verhältnis von prä- zu post-zentraler Hirnatrophie kann die Differenzierung von FTD und AD fördern (Förstl et al. 1994). Frontal betonte kortikal und subkortikal gelegene vaskuläre Veränderungen sowie strategische Infarkte als Ursache einer Frontalhirnsymptomatik sind mit diesen Methoden im allgemeinen zu erfassen (Brun, Gustafson 1991; Miller et al. 1991). Der Nachweis einer Atrophie im Bereich des Kaudatum-Kopfes erleichtert die Abgrenzung einer Chorea Huntington.

Messungen des regionalen kortikalen Blutflusses (rCBF) mit der Xenon-Inhalationsszintigraphie haben eine exzellente Übereinstimmung mit dem Verteilungsmuster der Neurodegeneration ergeben (Gustafson et al. 1977, Risberg et al. 1990). Die temporo-parietale Flußminderung bei der AD steht in deutlichem Kontrast zu den frontotemporalen Veränderungen bei FLD und Pick-Krankheit (Gustafson et al. 1985, Risberg 1987). Typisch für die vaskulären Demenzen sind multiple fokale und asymmetrische Flußveränderungen (**Abb. 5.3.1**).

Ein frontotemporaler Hypometabolismus ist nicht krankheitsspezifisch, sondern findet sich auch bei Fällen von AD mit früher Frontalhirnbeteiligung, bei vaskulären Prozessen und bei frontal betonter Creutzfeldt-Jakob-Erkrankung (Brun, Gustafson 1991). Die Ergebnisse der rCBF-Messungen wurden mit der SPECT- und PET-Technik im wesentlichen bestätigt. Bei allen untersuchten Patienten mit FTD war mittels SPECT eine frontale Minderbelegung nachzuweisen (Neary et al. 1988; Pasquier, Lebert 1995). Jagust et al. (1989) fanden bei der FLD im Vergleich zu Kontrollpersonen eine reduzierte Perfusion im Orbitofrontal- und Dorsofrontal- sowie Temporalkortex, während Patienten mit AD eine temporo-parietale Perfusionsminderung aufwiesen. Mit PET war bei der Pickschen Erkrankung (Kamo et al. 1987; Salmon, Franck 1989), bei der progressiven supranukleären Parese (D'Antona et al. 1985) und bei Motoneuronenerkrankungen (Ludolph et al. 1993) ein frontaler Hypometabolismus zu demonstrieren. Asymmetrische Veränderungen korrelieren häufig mit der klinischen Symptomatik (Miller et al. 1993). Bei der progredienten Aphasie waren mit SPECT fokale, links frontal betonte Veränderungen nachzuweisen (Neary et al. 1993).

Neuropathologie

Makroskopisch können die Gehirne bei der **FLD** unauffällig erscheinen oder eine leichte Furchenerweiterung über der frontalen Konvexität zeigen. Die Vorderhörner der Seitenventrikel sind gering aufgeweitet. Stammganglien und Hippokampus sind unauffällig. Das Hirngewicht ist normal oder leicht (um max. 150 g) reduziert.

Histologisch finden sich stets kortikale Veränderungen in der frontalen Konvexität, gelegentlich auch am Frontalpol des Temporallappens und dem vorderen Gyrus cinguli. Bei weit fortgeschrittenen Fällen kann der Parietalkortex leichtgradig mitbetroffen sein, Gyrus prae- und postcentralis bleiben ausgespart. Die Veränderungen sind im wesentlichen auf die Laminae I bis III beschränkt und bestehen in einer Astrozytose (Zunahme um 70% in Laminae I), Mikrovakuolisierung im Neuropil sowie einer Nervenzellschrumpfung und geringem Neuronenverlust (**Abb. 5.3.2**). Die Synapsendichte ist in den oberen Schichten des Präfrontalkortex (Brodmann Area 10) um 40% reduziert. Keine wesentlichen Veränderungen finden sich im Parietal- (Area 39) und Temporalkortex (Area 22). Die tieferen Schichten des Frontalkortex sind unverändert (Brun et al. 1995; Liu, Brun 1995).

Subkortikal besteht eine leichte Gliose im Marklager und eine leichte Reduktion der pigmentierten Neuronen in der Substantia nigra.

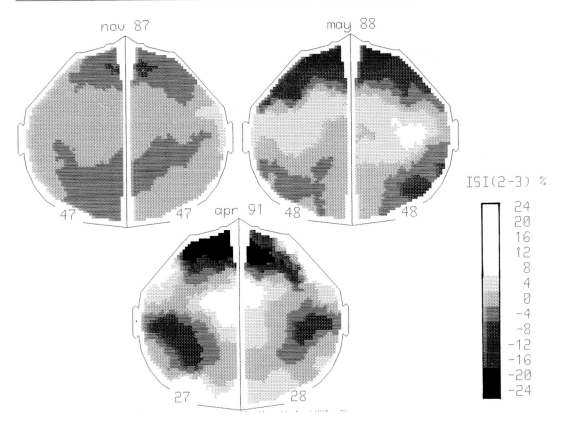

Abb. 5.3.1 Kortikaler Blutfluß bei degenerativer, frontotemporaler Demenz (FTD). Die Messungen erfolgen mit der Xenon-133-Inhalationsmethode und einer hochauflösenden Anlage mit stationären Detektoren (Cortexplorer). Die okzipital angegebenen Zahlen entsprechen den Mittelwerten über den Hemisphären. Die regionale Abweichung unter oder über diese Mittelwerte wird durch Graustufen dargestellt. Dunklere Töne bedeuten reduzierte Flußwerte.
Der Patient zeigte 1986 im Alter von 45 Jahren erste klinische Hinweise auf eine beginnende Frontallappendegeneration. Bis auf eine geringe frontale Minderperfusion war der Befund im November 1987 unauffällig. Sechs Monate später zeichnete sich eine weitere, nunmehr deutliche Verschlechterung der frontalen Perfusion ab. Im April 1991 war der Patient weitgehend mutistisch und apathisch. Wahrnehmung und räumliche Orientierung waren jedoch erhalten. Der Blutfluß war zu diesem Zeitpunkt insgesamt um 40% reduziert mit noch stärkerer Akzentuierung der frontalen und leichter postzentraler Perfusionsminderung. Diese nachweisbare Progredienz ist ein starkes Indiz für das Vorliegen einer FTD (CBF-Lab., Dept. of Psychogeriatrics, University Hospital Lund, Schweden)

Nur bei Patienten über 65 sind Plaques, Neurofibrillen und eine Amyloidangiopathie in geringen Ausmaßen nachzuweisen. Mit sensitiven Immunomethoden können diffuse β-Amyloidplaques gezeigt werden, und mit der Gallyas-Färbung sind einzelne dystrophe Neuriten zu erkennen. Pick-Körperchen und andere argyrophile Einschlußkörper, ballonierte Neuronen und Lewy-Körperchen finden sich nicht. Färbungen mit Prionen-Antikörpern sind negativ. Anoxisch-ischemische Läsionen (Sklerose im Sommer-Sektor des Hippokampus, laminäre kortikale oder zerebelläre Sklerose) sind nicht vorhanden (Brun et al. 1995; Neary et al. 1988, 1993). Ähnliche Befundkonstellationen wurden auch bei der langsam progredienten Aphasie (Green et al. 1990, Neary et al. 1993, Snowden et al. 1989, 1991) oder "Demenz ohne bestimmte histopathologische Merkmale" (dementia lacking distinctive histologic features) kortikaler Typ (Knopman et al. 1990), als "primär degenera-

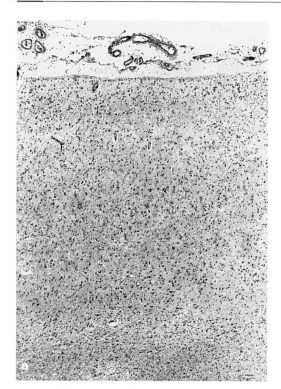 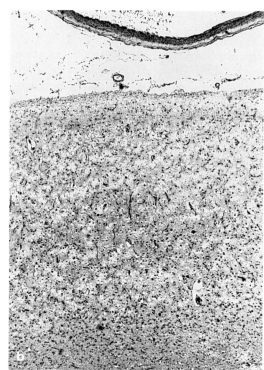

Abb. 5.3.2 a, b Frontallappendegeneration vom Non-Alzheimer-Typ (FLD): Frontalkortex (Brodmann Area 10) mit Gliose in der obersten Zellschicht (Lamina I) und einer Auflockerung der Gewebsstruktur mit Mikrovakuolisierung in Laminae II und III. Die tiefergelegenen Kortexschichten sind unauffällig (Hämatoxylin-Eosin; Vergrößerung 30mal), **b** Picksche Erkrankung: ausgeprägte kortikale Destruktion mit Zellverlust und Vakuolisierung aller Laminae

tive Demenz ohne Alzheimer-Pathologie" (Clark et al. 1986) und – in Kombination mit weiteren neurologischen Störungen – bei der Motoneuronenerkrankung mit Demenz beschrieben (Ferrer et al. 1993, Mitsuyama 1993, Neary et al. 1990).

Die Definition der **Pick**-Erkrankung war nie sehr präzise (Förstl, Baldwin 1994). Die gängigste Charakterisierung erfordert eine messerklingenartige Verschmächtigung der präfrontalen Gyri unter Einbeziehung aller kortikalen Schichten mit ballonierten Neuronen und argentophilen Einschlußkörperchen (Verity, Wechsler 1987). Die klinischen Ähnlichkeiten zwischen FLD und Morbus Pick können kaum zum Nachweis einer ätiopathogenetischen Verwandschaft herangezogen werden.

Bisher wurden FLD und Pick-Krankheit niemals in derselben Familie nachgewiesen. Die ballonierten Zellen bei der progredienten Aphasie können jedoch möglicherweise als Übergangsform und damit als Indiz für eine neuropathologische Beziehung zwischen den Erkrankungsformen des klinischen FTD-Spektrums herangezogen werden (Kertesz et al. 1994). Es gibt allerdings keine Anhaltspunkte dafür, daß sich die FLD zu einer Pick-Erkrankung entwickeln kann, da Verlaufsdauern bis zu 17 Jahren beobachtet wurden, und bei diesen Fällen weder ballonierte Zellen, argyrophile Einschlüsse oder messerklingenartige Atrophien beobachtet wurden.

Ätiologie, Pathogenese, Neurochemie

Die Ätiologie von FLD und Pick-Erkrankung ist unbekannt. Die Heredität weist jedoch auf einen genetischen Hintergrund, der allein oder in Kombination mit Umweltfaktoren wirksam werden kann. Die Analyse von 26 Patienten mit Pick-Erkrankung erbrachte Hinweise auf eine autosomal dominante Vererbung (Groen, Endtz 1982). Bei 60% unserer FLD-Fälle war eine genetische Belastung eruierbar. Passant et al. (1993a) beschrieben einen schwedischen Stammbaum, bei dem zehn von 21 Familienmitgliedern aus drei Generationen eine Demenz mit "frontalen" Merkmalen entwickelten. Bei drei konnte eine FLD neuropathologisch gesichert werden.

Die Suche nach den verantwortlichen Genen war bisher erfolglos. Es konnte noch kein genetischer Zusammenhang mit Prionenerkrankungen (Collinge, Palmer 1993; Owen et al. 1993), mit Alzheimer-relevanten Mutationen im Bereich des Amyloidvorläuferproteins auf Chromosom 21 und mit der Chorea Huntington hergestellt werden (Brown et al. 1993). Die Apolipoprotein-E4-Trägerrate bei der FTD wurde als nicht (Pickering-Brown et al. 1995) bzw. leicht erhöht beschrieben (Frisoni et al. 1994).

Der selektive Synapsenverlust in den oberen Schichten des Präfrontalkortex konnte angesichts des Fehlens weiterer histopathologischer Veränderungen einen primären pathogenetischen Schritt darstellen, der eine sekundäre Gliose und Mikrovakuolisierung nach sich zieht. Keine dieser Veränderungen ist jedoch spezifisch für die FLD, progrediente Aphasie und Demenz bei Motoneuronenerkrankung, denn eine reduzierte Synapsendichte findet sich auch bei AD, alkoholbedingter Enzephalopathie, Prionenerkrankung, AIDS und ebenfalls bei der Pickschen Erkrankung, wenn auch mit anderem topographischem und laminärem Schwerpunkt.

Die nigrostriatale Dopaminkonzentration ist bei der FLD (Gilbert et al. 1988) und der Pick-Krankheit vermindert (Kanazawa et al. 1988). Die Cholinazetyltransferase-Aktivität entspricht bei FLD, Pick-Erkrankung und Demenz bei Motoneuronenerkrankung den Befunden normaler Kontrollen und nicht den reduzierten Werten bei der AD (Clark et al. 1986, Francis et al. 1993, Hansen et al. 1988, Knopman et al. 1990). Die Somatostatinkonzentration im Liquor ist bei FTD und AD erniedrigt (Edvinsson et al. 1993).

Behandlung

FTD ist eine häufige, unterdiagnostizierte Demenzform. Die frühzeitige Diagnose ist wichtig, um die Patienten angemessen zu behandeln und um den Angehörigen ausreichende Information und Beratung anzubieten. Es gibt derzeit keine spezifische Therapie der zugrundeliegenden neurodegenerativen Prozesse. Symptomatische pharmakologische Therapieversuche gegen die Angst, Depression, Rastlosigkeit, Halluzinationen und Wahngedanken werden häufig unternommen. Nach unserer Erfahrung neigen Patienten mit FTD jedoch im besonderem Maße zur Entwicklung von Nebenwirkungen und paradoxen Reaktionen. Bei der Pflege der Patienten machen die Umtriebigkeit, die aggressiven Ausbrüche, die Hypersexualität, Hyperoralität und die Grenzen der verbalen und non-verbalen Kommunikationsfähigkeit besondere Probleme. Die meisten Patienten mit FTD haben ein starkes Bedürfnis nach körperlicher Aktivität, das – ebenso wie die erhaltenen praktischen Fähigkeiten – kanalisiert werden muß. Der Mangel an Eigeninitiative und Konzentration kann zum Teil kompensiert werden durch ein strukturiertes Tagesprogramm. Es sollte mit jemandes Hilfe durchgeführt werden, der die Schwierigkeiten der Patienten bei der Planung, Initiierung und Kontrolle von Verhalten und Emotionen versteht. Entscheidend für die Führung des Patienten sind dieses Verständnis und die Erfahrung des Pflegenden. Die oben angeführten Verhaltensprobleme bei der FTD und die häufig lange Verlaufsdauer belasten die Angehörigen enorm. Daher benötigen die Familien Aufklärung und unterstützende Beratung über mehrere Jahre. Eine Zwangseinweisung zur Minderung einer Selbst- und Fremdgefährdung der Patienten ist trotz optimaler häuslicher Pflege häufig unumgänglich.

Literatur

Alzheimer A (1911): Über eigenartige Krankheitsfälle des späteren Alters. Z ges Neurol Psychiat 4: 356–385

Brown J, Gydensen S, Sörensen SA et al. (1993): Genetic characterization of a familial non-specific dementia originating in Jutland, Denmark. J Neurol Sci 144: 138–143

Brun A (1987): Frontal lobe degeneration of non-Alzheimer type I. Neuropathology. Arch Gerontol Geriatr 6: 193–208

Brun A, Gustafson L (1988): Zerebrovaskuläre Erkrankungen. In: Kisker KP, Lauter H, Meyer J-E, Müller C, Strömgren E (Hrsg): Psychiatrie der Gegenwart. Band 6 Organische Psychosen, S 253–295. Springer, Berlin–Heidelberg–New York

Brun A, Gustafson L (1991): Incomplete Infarction is an Important Component in Cerebrovascular Dementia. In: Hartmann A, Kuschinsky W, Hoyer S (eds): Cerebral Ischemia and Dementia, pp 54–59. Springer, Berlin–Heidelberg–New York

Brun A (1993): Frontal lobe degeneration of non-Alzheimer type revisited. Dementia 4: 126–131

Brun A, Gustafson L (1993): I. The Lund longitudinal Dementia Study: A 25-year Perspective on Neuropathology, Differential Diagnosis and Treatment. In: Corain B, Nicolini M, Winblad B et al. (eds): Alzheimer's disease: Advances in clinical and basic Research, pp 4–18. Wiley & Sons, New York

Brun A, Englund B, Gustafson L et al. (1994): Clinical and neuropathological criteria for frontotemporal dementia. J Neurol Neurosurg Psychiat 57: 416–418

Brun A, Liu X, Erikson C (1995): Synapse loss and gliosis in the molecular layer of cerebral cortex in Alzheimers disease and frontal lobe degeneration. Neurodegeneration

Clark AW, White III CL, Manz HJ et al. (1986): Primary degenerative dementia without Alzheimer pathology. Canad J Neurol Sci 13: 462–470

Collinge J, Pahner MS (1993): Prion diseases in humans and their relevance to other neurodegenerative disease. Dementia 4: 178–185

Constantinidis J, Richard J, Tissot R (1974): Pick's disease. Histological and clinical correlations. Europ Neurol 11: 208–217

Constantinidis J, Richard J, Tissot R (1985): Pick dementia: anatomoclinical correlations and pathophysiological considerations. Interdisc Top Gerontol 19: 72–97

D'Antona R, Baron JC, Samson Y et al. (1985): Subcortical dementia. Brain 108: 785–799

Delay J, Neveu P, Desclaux P (1944): Les dissolutions du langage dans la maladie de Pick. Rev Neurol 76: 37–38

Delay J, Brion S, Escourolle R (1957): L'opposition anatomo-clinique des maladies de Pick et d'Alzheimer. Etude de 38 cas. Presse méd 65: 1495–1497

Delay J, Brion S (1962): Les Démences Tardives. Masson, Paris

Edvinsson L, Minthon L, Ekman R et al. (1993): Neuropeptides in cerebrospinal fluid of patients with Alzheimer's disease and dementia with frontotemporal lobe degeneration. Dementia 4: 167–171

Eiden H-F, Lechner H (1950): Über psychotische Zustandsbilder bei der Pickschen und Alzheimerschen Krankheit. Arch Psychiatr Nervenkr 184: 393–412

Elfgren C, Gustafson L, Johanson A et al. (1991): XI-II. Cognitive function in dementia of Alzheimer type and in frontal lobe dementia related to regional cerebral blood flow. J cerebr Blood Flow Metab (suppl 2) 11: 176

Elfgren C, Brun A, Gustafson L et al. (1994): Neuropsychological tests as discriminators between dementia of Alzheimer type and frontotemporal dementia. Int J Geriat Psychiat 9: 635–642

Englund E, Brun A, Gustafson L (1989): A white matter disease in dementia of Alzheimer's type – clinical and neuropathological correlates. Int J Geriat Psychiat 4: 87–102

Escourolle R (1958): La Maladie de Pick. Etude Critique d'Ensemble et Synthèse Anatomoclinique. Foulon, Paris

Ferrer I, Tuñón T, Serrano MT et al. (1993): Calbindin D-28k and paralbumin immunoreactivity in the frontal cortex in patients with frontal lobe dementia of non-Alzheimer type associated with amyotrophic lateral sclerosis. J Neurol Neurosurg Psychiat 56: 257–261

Förstl H, Baldwin B (1994): Pick und die fokale Hirnatrophie. Fortschr Neurol Psychiat 62: 345–355

Förstl H, Hentschel F, Besthorn C et al. (1994): Frontal und temporal beginnende Hirnatrophie: Klinische und apparative Befunde. Nervenarzt 65: 611–618

Francis PT, Holmes C, Webster M-T et al. (1993): Preliminary neurochemical findings in non-Alzheimer dementia due to lobar atrophy. Dementia 4: 172–177

Fredrikson K, Brun A, Gustafson L (1992): Pure subcortical arteriosclerotic encephalopathy (Binswanger's disease): A clinico-pathologic study. Part I: Clinical features. Cerebrovasc Bibliogr 2: 82–86

Frisoni GB, Calabresi L, Geroldi C et al. (1994): Apolipoprotein E4 Allele in Alzheimer's Disease and Vascular Dementia. Dementia 5: 240–242

Gilbert JJ, Kish SJ, Chan L-J et al. (1988): Dementia, Parkinsonism and motor neurone disease: neurochemical and neuropathological correlates. Neurology 24: 688–691

Green J, Morris JC, Sandson J et al. (1990): Progressive aphasia: A precursor of global dementia? Neurology 40: 423–429

Groen JJ, Endtz LJ (1982): Hereditary Pick's disease: second re-examination of a large family and discussion of other hereditary cases, with particular references to electroencephalography and computerized tomography. Brain 105: 443–459

Gustafson L, Brun A, Ingvar DH (1977): Clinical and neurocirculatory findings in presenile dementia, related to neuropathological changes. Activ nerv sup 19: 351–353

Gustafson L, Nilsson L (1982): Differential diagnosis of presenile dementia on clinical grounds. Acta psychiat scand 65: 194–209

Gustafson L, Brun A, Holmkvist FA et al. (1985): Regional cerebral blood flow in degenerative frontal lobe dementia of non-Alzheimer type. J cerebr Blood Flow Metab 5: 141–142

Gustafson L (1987): Frontal lobe degeneration of non-Alzheimer type. II. Clinical picture and differential diagnosis. Arch Gerontol Geriat 6: 209–233

Gustafson L, Risberg J (1992): Deceptions and Delusions in Alzheimer's Disease and Frontal Lobe Dementia. In: Katona C, Levy R (eds): Delusions and Hallucinations in Old Age, pp 218–229. Gaskell, London

Gustafson L (1993): Clinical picture of frontal lobe degeneration of non-Alzheimer type. Dementia 4: 143–148

Hachinski VC, Iliff LD, Zilka E et al. (1975): Cerebral blood flow in dementia. Arch Neurol 32: 632–637

Hansen LA, Deteresa R, Tobias H et al. (1988): Neocortical morphometry and cholinergic neurochemistry in Pick's disease. Amer J Pathol 131: 507–518

Heston LL, Mastri AR (1982): Age at onset of Pick's disease and Alzheimer's dementia: implications for diagnosis and research. J Gerontol 37: 422–424

Hudson AJ (1981): Amyotrophic lateral sclerosis and its association with dementia, parkinsonism and other neurological disorder: A review. Brain 104: 217–247

Jagust WJ, Reed BR, Seab JP et al. (1989): Clinical-physiologic correlates of Alzheimer's disease and frontal lobe dementia. Amer J Physiol Imag 4: 89–96

Johannesson G, Brun A, Gustafson L et al. (1977): EEG in presenile dementia related to cerebral blood flow and autopsy findings. Acta Neurol Scand 56: 89–103

Johanson A, Hagberg B (1989): Psychometric characteristics in patients with frontal lobe degeneration of non-Alzheimer type. Arch Gerontol Geriat 8: 129–137

Johanson A, Gustafson L, Smith GJW et al. (1990): Adaptation in different types of dementia and in normal elderly subjects. Dementia 1: 95–101

Kamo H, McGeer PL, Harrop R et al. (1987): Positron emission tomography and histopathology in Pick's disease. Neurology 37: 439–445

Kanazawa I, Kwak S, Sasaki H et al. (1988): Studies on neurotransmitter markers of the basal ganglia in Pick's disease, with special reference to dopamine reduction. J Neurol Sci 83: 63–74

Kertesz A, Hudson L, Mackenzie IRA et al. (1994): The pathology and nosology of primary progressive aphasia. Neurology 44: 2066–2072

Knopman DS, Mastri AR, Frey VM et al. (1990): Dementia lacking distinctive histologic features: A common non-Alzheimer degenerative dementia. Neurology 40: 251–256

Lhermitte F, Pillon B, Serdaru M (1986): Human autonomy and the frontal lobes. Part I: Imitation and utilization behaviour: A neuropsychological study of 75 patients. Ann Neurol 19: 326–334

Liu X, Brun A (1995): Regional and laminar synaptic pathology in frontal lobe degeneration of non-Alzheimer type. Int J Geriat Psychiat

Ludolph AC, Langen KJ, Regard M et al. (1993): Frontal lobe function in amyotrophic lateral sclerosis: A neuropsychologic and positron emission tomography study. Acta Neurol Scand 85: 81–89

Mesulam MM (1982): Slowly progressive aphasia without generalized dementia. Ann Neurol 11: 592–598

Miller BL, Cummings JL, Villanueva-Meyer J et al. (1991): Frontal lobe degeneration: Clinical, neuropsychologcal and SPECT characteristics. Neurology 42: 1374–1382

Miller BL, Chang L, Mena I et al. (1993): Progressive right frontotemporal degeneration: Clinical, neuropsychological and SPECT characteristics. Dementia 4: 204–213

Mitsuyama Y (1993): Presenile dementia with motoneuron disease. Dementia 4: 137–142

Munoz-Garcia D, Ludwin SK (1984): Classic and geralized variants of Pick's disease: A clinicopathological, ultrastructural and immunocytochemical comparative study. Ann Neurol 16: 467–480

Neary D, Snowden JS, Northen B et al. (1988): Dementia of frontal lobe type. J Neurol Neurosurg Psychiat 51: 353–361

Neary D, Snowden JS, Mann DMA (1990): Frontal lobe dementia and motoneuron disease. J Neurol Neurosurg Psychiat 53: 23–32

Neary D, Snowden JS, Mann DMA (1993): The clinical pathological correlates of lobar atrophy. Dementia 4: 154–159

Onari K, Spatz H (1926): Anatomische Beiträge zur Lehre von der Pickschen umschriebene-Großhirnrinden-Atrophie (Picksche Krankheit). Z ges Neurol Psychiat 101: 470–511

Owen F, Cooper PN, Pickering-Brown S et al. (1993): The lobar atrophies are not prion encephalopathies. Neurodegeneration 2: 195–199

Pasquier F, Lebert F (1995): Les démences frontotemporales. Masson, Paris

Passant U, Gustafson L, Brun A (1993a): Spectrum of Frontal Lobe Dementia in a Swedish Family. Dementia 4: 160–162

Passant U, Warkentin S, Karlson S et al. (1993b): Cortical blood flow changes related to othostatic hypotension. J Cerebr Blood Flow Metab 13: 388

Pick A (1892): Über die Beziehungen der senilen Hirnatrophie zur Aphasie. Prag med Wschr 17: 165–167

Pickering-Brown SM, Siddons M, Mann DMA et al. (1995): Apolipoprotein E allelic frequencies in patients with lobar atrophy. Neurosci Lett 188: 205–207

Risberg J (1987): Frontal lobe degeneration of non-Alzheimer type. III. Regional cerebral blood flow. Arch Gerontol Geriat 6: 225–233

Risberg J, Gustafson L (1988): Regional cerebral Blood Flow in Psychiatric Disorders. In: Knezevic S, Maximilian VA, Mubrin Z et al. (eds): Handbook of Regional Cerebral Blood Flow, pp 219–240. Erlbaum, Hillsdale

Risberg J, Gustafson L, Brun A (1990): High Resolution regional cerebral Blood Flow Measurements in Alzheimer's Disease and other Dementia Disorders. In: Maurer K, Riederer P, Beckmann H (eds): Alzheimer's Disease. Epidemiology, Neuropathology, Neurochemistry and Clinics, pp 509–516. Springer, Berlin–Heidelberg–New York

Rosén I, Gustafson L, Risberg J (1993): Multichannel EEG frequency analysis and somatosensory-evoked potentials in patients with different types of organic dementia. Dementia 4: 43–49

Salmon E, Franck G (1989): Positron emission tomographic study in Alzheimer's disease and Pick's disease. Arch Gerontol Geriat (suppl) 1: 241–247

Schneider C (1927): Über Picksche Krankheit. Mschr Psychiat Neurol 65: 230–275

Sjögren T, Sjögren H, Lindgren AGH (1952): Morbus Alzheimer and Morbus Pick: A genetic clinical and patho-anatomical study. Acta Psychiat Neurol Scand 82: 1–152

Sulkava R, Haltia M, Paeteau A et al. (1983): Accuracy of clinical diagnosis in primary degenerative dementia: correlation with neuropathological findings. J Neurol Neurosurg Psychiat 46: 9–13

van Mansvelt (1954): Pick's Disease. A Syndrome of Lobar, cerebral Atrophy; its clinico-anatomical and histopathological Types. Thesis, Enschede-Utrecht

Verity MA, Wechsler FV (1987): Progressive subcortical gliosis of Neuman, a clinico-pathologic study of two cases with a review. Arch Geront Geriat 6: 189–321

5.4 Morbus Parkinson

P. Fischer (Wien)

Epidemiologie

Begriffsbestimmung: Parkinson-Syndrom, Morbus Parkinson

Das Parkinson-Syndrom umfaßt die Symptome Rigor und Akinese, sowie das augenfällige, jedoch nicht obligate Symptom des Tremors. Ätiologisch liegt dem Parkinson-Syndrom in über 90% der Fälle die Degeneration pigmenthaltiger Nervenzellen des Hirnstamms zugrunde, wobei in einzelnen Nervenzellen sogenannte Lewy-Körperchen gefunden werden. Man spricht dann vom idiopathischen Parkinson-Syndrom bzw. vom Morbus Parkinson (MP). Entsprechend der ersten noch heute gültigen klinischen Beschreibung der Erkrankung durch James Parkinson (1817), die den Titel "Essay on the shaking palsy" trug, ist der Begriff der Schüttellähmung (Paralysis agitans) den Begriffen idiopathisches Parkinson-Syndrom bzw. MP synonym (ICD-10: G 20).

Epidemiologie des Morbus Parkinson

An MP leiden 1‰ bis 2‰ der Gesamtbevölkerung. Die Prävalenz des MP steigt mit zunehmenden Lebensalter an und beträgt bei den über 60jährigen etwas mehr als 1%, bei den über 80jährigen etwas über 2% (Schoenberg 1986). Nach dem 80. Lebensjahr kommt es wiederum zu einer Abnahme der Neuerkrankungen. Das durchschnittliche Alter bei Krankheitsbeginn liegt zwischen dem 60. und 65. Lebensjahr. Die Wahrscheinlichkeit für einen Westeuropäer, an einem MP zu erkranken ist etwa 2,5%. Die Krankheit ist bei beiden Geschlechtern gleich häufig. Die Mortalität der Patienten mit MP ist etwa um den Faktor 1,6 erhöht (Rajput 1984).

Etwas mehr als 5% der Parkinson-Syndrome älterer Menschen werden durch eine vaskuläre Enzephalopathie verursacht (Jellinger 1989) (ICD-10: Parkinsonismus bei andernorts klassifizierten Erkrankungen, G 22). Weitere seltene Ursachen des Parkinsonismus zeigt **Tab. 5.4.1**. Medikamente, welche die dopaminerge Erregungsübertragung blockieren (D2-Antagonisten, Neuroleptika), verursachen reversible Parkinson-Syndrome, ohne bleibende strukturelle Hirnveränderungen auszulösen (ICD-10: sekundärer Parkinsonismus durch andere äußere Substanzen, G 2.1.1).

Epidemiologie von kognitiven Störungen und Demenz bei Morbus Parkinson

Während Parkinson 1817 feststellte, daß die Sinne und die Geisteskraft der betroffenen Patienten nicht beeinträchtigt sind, steht heute fest, daß fast alle Patienten an kognitiven Störungen leiden, die psychometrisch nachgewiesen werden können. Solche umschriebenen kognitiven Störungen bei MP, also kognitive Störungen ohne Demenz, wurden auch bei weiterhin in leitenden Funktionen berufstätigen Patienten gefunden (Mohr et al. 1990). Des weiteren leiden überzufällig viele Patienten mit MP an Syndromen, die die Demenzkriterien des ICD-10 oder des DSM-IV erfüllen. Untersuchungen von Patienten mit gesichertem MP ohne Verwirrtheitszustand und Depression zeigten Demenzprävalenzen zwischen 25% und 30% (Brown, Marsden 1984). Das heißt, daß bei jedem vierten MP-Patienten auch eine Demenz diagnostiziert wird (Ebmaier et al. 1991). Das Risiko eines Patienten, im Verlauf seines MP an einer Demenz zu erkranken, beträgt somit fast 50% (Hughes et al. 1993). Viele Patienten mit Par-

Tab. 5.4.1 Krankheiten, die mit einem Parkinson-Syndrom (Parkinsonoid) einhergehen können und deren Behandelbarkeit in der Reihenfolge ihrer klinischen Bedeutung

	Symptomorientierte Anti-Parkinson-Therapie	Kausale Therapie (Heilung) möglich
(idiopathischer) Morbus Parkinson	+	–
vaskuläre Enzephalopathie	–	–
medikamentös induziertes Parkinsonoid	+	+
Alzheimer-Demenz	–	–
fokale Hirnatrophie (M. Pick)	–	–
progressive supranukleäre Blickparese	–	–
andere Multi-System-Atrophien	–	–
Morbus Creutzfeldt-Jakob	–	–
postenzephalitisches Parkinson-Syndrom	?	–
Hydrozephalus	–	+
Hirnstammtumor	–	–
Schädel-Hirn-Trauma	–	–
toxisch induziertes Parkinsonoid	–	–

kinson-Syndrom und dementiellem Syndrom leiden besonders im hohen Lebensalter nicht an einem MP, sondern an einer Alzheimer-Demenz (AD) mit Parkinson-Syndrom (ICD-10: G 22). Im Verlauf seiner Erkrankung entwickelt jeder vierte Patient mit AD auch ein Parkinson-Syndrom (Merello et al. 1994).

Epidemiologie von anderen psychischen Störungen bei Morbus Parkinson

Parkinson (1817) beschrieb die Depression als häufiges Symptom der Patienten mit MP. Die Prävalenz der Depression bei MP beträgt fast 50%, die jährliche Inzidenz des Neuauftretens depressiver Syndrome ist mit 2% deutlich höher als bei altersgleichen Kontrollen (Dooneief et al. 1992). Depressive Verstimmungen treten bei MP vermehrt schon vor Ausbruch der motorischen Symptomatik auf (Haltenhof, Schröter 1994). Bei längerem Verlauf des MP und besonders schwerer motorischer Behinderung sind depressive Syndrome nicht öfter dokumentiert, jedoch zeigen sie sich gehäuft bei Patienten mit raschem Krankheitsverlauf (Brown et al. 1988, Starkstein et al. 1992). Depressive Symptome sind bei Patienten mit frühem Krankheitsbeginn (vor dem 55. Lebensjahr) besonders häufig belegt (Kostic et al. 1994).

Im Verlauf der Behandlung des MP treten bei vielen Patienten pharmakotoxische psychotische Störungen auf. Etwa ein Drittel der Patienten einer Parkinson-Ambulanz leiden bzw. litten bereits an derartigen pharmakotoxischen Nebenwirkungen der dopaminergen und/oder anticholinergen Parkinson-Therapie (Tanner et al. 1983). Delirante Syndrome waren vor Einführung der dopaminergen Therapie bei MP selten und auf kognitiv beeinträchtigte Patienten beschränkt. Während in der ersten Therapiezeit mit L-Dopa höchstens 10% der Patienten – auch bei hoher Dosis – pharmakotoxische Nebenwirkungen zeigen, sind diese nach 6 Jahren Therapie bereits bei 50% der Patienten zu beobachten; dies betrifft nicht nur demente Patienten (Schneider et al. 1984). Hauptrisikofaktor dieser Psychosen ist die Dosis der Anti-Parkinson-Medikamente, das Alter der Patienten und die Komorbidität mit kognitiver Dysfunktion und Demenz (Danielczyk et al. 1988).

Klinik

Neurologie des Morbus Parkinson

Die typischen Symptome des MP sind in Patienten-Rating-Skalen zusammengefaßt (**Tab. 5.4.2**). Der Rigor ist eine Erhöhung des Muskeltonus. Der Untersucher fühlt einen zähen Widerstand bzw. das sogenannte Zahnradphänomen beim Versuch, Gelenke des Patienten zu bewegen. Der Verlust der automatischen Bewegungen und die Erschwerung der Initiierung von Willkürbewegungen wird Bradykinese (Akinese) genannt. Der typische Tremor bei MP ist ein niederfrequenter Ruhetremor, der bei Willkürbewegungen besser

Tab. 5.4.2 Die 10-Punkte-Parkinson-Rating-Skala nach Webster (1968): Ratings von 0 (keine Beeinträchtigung) bis 3 (schwere Beeinträchtigung) sind möglich. Beschreibung der entsprechenden Symptome in "deutlicher Ausprägung (Rating 2)".

1. Bradykinesie der Hände, inklusive des Schreibens
mäßige Verlangsamung der Supinations-Pronations-Rate auf zumindest einer Seite
mäßige Beeinträchtigung der Handfunktion
Schreiben stark beeinträchtigt (Mikrographie)
2. Rigor
mäßiger anhaltender Rigor im Nacken und in den Schultern
3. Haltung
beginnende Armflexion
Kopfbis zu 15 cm nach vorne gebeugt
zumindest ein Arm angewinkelt, jedoch die Hand noch unter der Hüfte
4. Mitschwingen der oberen Extremitäten
ein Arm schwingt nicht mit
5. Gang
Schrittweite auf 15–30 cm verkürzt
beide Fersen beginnen auf dem Boden aufzuschlagen
6. Tremor
maximale Tremoramplitude unter 10 cm
Tremor ist schwer, aber nicht konstant
7. Hypomimie
Emotionen äußern sich erst bei merklich erhöhter Schwelle
Lippen zeitweise offen
8. Seborrhoe
deutlich ölige Haut
Sekretion viel dicker
9. Sprache
mäßige Heiserkeit, Dysphonie, Dysarthrie
monotone Stimme, schwierig zu verstehen
10. Selbstständigkeit
benötigt Hilfe bei manchen kritischen Belangen, z. B. beim Sich-ins-Bett-legen oder beim Aufstehen vom Stuhl
sehr lange Anlaufzeit, bringt einiges zusammen, braucht aber sehr viel Zeit

Tab. 5.4.3 Die Krankheitsstadien des Morbus Parkinson (Hoehn, Yahr 1967)

Stadium I: Symptomatik einseitig; nur geringe funktionelle Beeinträchtigung
Stadium II: Symptomatik beidseitig; keine Gleichgewichtsstörungen
Stadium III: Unsicherheit beim Umdrehen; Patient verliert Gleichgewicht, wenn er bei geschlossenen Augen stehend angestoßen wird; funktionell eingeschränkt, aber eventuell noch arbeitsfähig; Leben allein noch möglich
Stadium IV: vollentwickelte, stark beeinträchtigende Symptomatik; kann noch gehen und stehen, ist aber stark behindert; hilfsbedürftig
Stadium V: ohne Hilfe an den Rollstuhl gefesselt oder bettlägerig; pflegebedürftig

wird. **Tab. 5.4.3** gibt die international übliche Einteilung der Krankheitsstadien nach Hoehn und Yahr (1967) wieder.

Kognitive Störungen bei Morbus Parkinson

Werden nicht-demente Patienten mit MP mittels ausgefeilter neuropsychologischer Methoden untersucht, zeigt fast jeder Patient umschriebene kognitive Störungen (Growdon, Corkin 1986).

Die häufigsten kognitiven Teilleistungsstörungen sind
– "frontale" neuropsychologische Auffälligkeiten, ähnlich denen von Patienten mit frontalen Hirnläsionen
– Störungen der Aufmerksamkeit
– Gedächtnisstörungen
– visuell-räumliche Störungen und
– die Bradyphrenie.

Störungen der Sprache treten bei MP nicht auf (Bayles 1990).

Frontale neuropsychologische Auffälligkeiten werden in Tests der Wortflüssigkeit (z. B. Bayles et al. 1993), der kognitiven Umstellungsfähigkeit, also der Bereitschaft in einem Test Strategien zu ändern, gemessen (Owen et al. 1993), ebenso in Tests des Reihenfolge-Gedächtnisses (Fischer et al. 1990, Sagar et al. 1988), mit Imagery-Aufgaben bzw. Aufgaben der kognitiven Planung (Taylor et al. 1986) sowie in Strategiespielen, wie dem "Tower of London" (Cronin-Golomb et al. 1994, Owen et al. 1992). Viele kognitive Störungen bei MP werden heute auf frontale Störungen der Aufmerksamkeit zurückgeführt, wobei das sogenannte Aufmerksamkeits-regulierende System (supervisory attentional system SAS) beeinträchtigt sein soll (Stam et al. 1993). Die Kapazität der Aufmerksamkeit wird gemessen, indem simultan verschiedene kognitive Aufgaben zu lösen sind, bzw. das Lösen einer kognitiven Aufgabe durch gleichzeitige motorische Aufgaben gestört wird. In solchen Tests zeigen auch schon Patienten im Frühstadium des MP Störungen ihrer Aufmerksamkeit, die auch abhängig von den On-off-Phasen sind (Malapini et al. 1994).

Weitere umschriebene kognitive Störungen, die bei MP gefunden werden, betreffen das verbale und non-verbale Gedächtnis bei visueller, akustischer und somatosensorischer Reizdarbietung, wobei insbesondere das Kurzzeitgedächtnis beeinträchtigt ist. Eine Störung des Langzeitgedächtnisses tritt erst bei längerem Krankheitsverlauf und fraglich beginnender Demenz auf. Während das automatische und das implizite Gedächtnis kaum beschädigt sind (Appollonio et al. 1994), zeigte sich, daß schwierige Gedächtnisaufgaben, die auch die Aufmerksamkeitsreserven der Patienten mit MP auslasten, Störungen anzeigen (Cooper, Sagar 1993), bzw. daß besonders "frontale" Störungen wie Mängel in den Lösungsstrategien und beim planmäßigen Handeln die Gedächtnisstörungen bei MP erklären. Es gibt also Zusammenhänge zwischen den Aufmerksamkeitsstörungen und den Gedächtnisstörungen bei MP.

Die Störungen der visuell-räumlichen Informationsverarbeitung wurden früher bei MP häufig beschrieben, werden heute jedoch als sekundäre Folge anderer kognitiver Störungen (Psychomotorik, Aufmerksamkeit, frontale Funktionen) interpretiert. Sicher ist, daß visuelle Funktionen wie z. B. die Kontrastsensitivität, die in der Flimmerverschmelzungsfrequenzanalyse gemessen werden kann, bei MP gestört sind, und daß die Schwere dieser Wahrnehmungsstörung parallel zu den On-off-Phasen schwankt (Bodis-Wollner et al. 1987). Andere visuell-räumliche Leistungen, wie das Gesichter-Erkennen, das Beurteilen räumlicher Orientierung bzw. geometrischer Richtungen und Entfernungen ist bei MP ohne Demenz nicht beeinträchtigt (Richards et al. 1993). Derartige visuell-räumliche Störungen im engeren Sinn weisen auf eine beginnende Demenzerkrankung hin (Levin et al. 1991).

Parkinsonpatienten zeigen schon im Frühstadium eine Denkverlangsamung (Bradyphrenie), die von psychomotorischer Verlangsamung und von depressiven Symptomen unabhängig ist und auch kein sicherer Hinweis auf eine spätere dementielle Entwicklung ist (Rogers 1986). Die Bradyphrenie als Verlangsamung des Denkens kann nur indirekt erschlossen werden, indem Tests mit verschieden langen kognitiven Anteilen bei gleichen Wahrnehmungs- und Reaktionsbedingungen miteinander verglichen werden. Depressive Patienten zeigen Verlangsamungen in kognitiven Tests, die jedoch ausschließlich auf die psychomotorische Verlangsamung zurückzuführen sind, während die Geschwindigkeit des Denkprozesses durch die Depression nicht beeinträchtigt ist (Hart, Kwentus 1987). Auch bei depressiven Patienten mit MP ist die Geschwindigkeit der Leistungen durch eine Verlangsamung der Psychomotorik zusätzlich herabgesetzt, während die bestehende Denkverlangsamung durch die Depression nicht weiter beeinflußt wird (Cooper et al. 1994).

Demenz bei Morbus Parkinson

Bei vielen Patienten mit MP bestehen schwere Teilleistungsstörungen und/oder Kombinationen der beschriebenen spezifischen kognitiven Störungen, welche die Diagnose einer Demenz nach ICD-10 erlauben. Bei diesen Patienten stellt sich meist kein Verlust der Kritik- und Reflexionsfähigkeit ein, dabei wird häufig zur Abgrenzung von progredienteren und schwereren dementiellen Syndromen und unter Hinweis auf die vorwiegend subkortikale Pathologie als Grundlage dieser Syndrome von subkortikaler Demenz gesprochen (Cummings 1986). Der Begriff der subkortikalen Demenz geht auf Wilson (1912) zurück. Er beschreibt ein klinisches Syndrom mit Gedächtnisstörung und Schwierigkeiten bei komplexen Intelligenzaufgaben wie Problemlösen, Strategiespielen und visuell-räumlichen Tests sowie eine im Vordergrund stehende Bradyphrenie. Das Syndrom ist auch mit Störungen der Affektivität und der Stimmung assoziiert.

Andere Patienten mit MP zeigen dementielle Syndrome mit deutlicher Progressionstendenz und folglich auch schweren Demenzgraden. Diese Demenzen unterscheiden sich klinisch nicht von der AD (Danielczyk, Fischer 1989).

Andere psychische Störungen bei Morbus Parkinson: Depression, Delir

Die Diagnose depressiver Syndrome bei MP wird durch die Überlappung der Symptome des Parkinson-Syndroms mit denen der Depression erschwert. So haben Patienten mit MP auch ohne Depression Schlafstörungen und vegetative Symptome bzw. werden solche durch die L-Dopa-Therapie begünstigt; es besteht verminderter Appetit und Gewichtsverlust bei MP auch ohne Depression. Recht häufig klagen Patienten mit MP ohne Depression über chronische Müdigkeit und Abgeschlagenheit (Friedman, Friedman 1993).

Depressive Patienten mit MP klagen selten über Schuldgefühle und sind in ihrem Selbstwertgefühl relativ wenig beeinträchtigt. Dies kann dadurch erklärt werden, daß die überwiegende Zahl der depressiven Syndrome bei MP als Dysthymie (F 34.1) oder leichte depressive Episode (F 32.0) nach ICD-10 diagnostiziert werden kann. Ausgeprägtere depressive Syndrome sind bei Patienten mit MP nicht signifikant häufiger als in altersgleichen Kontrollgruppen (Hantz et al. 1994). Auch kommen Suizide bei MP nicht überzufällig öfter vor (Stenager et al. 1994).

Patienten mit MP sind schon vor dem Einsetzen der motorischen Symptomatik in ihrer Persönlichkeit kontrollierender, introvertierter und rigider, sowie freudloser (Lees 1989, Ludin 1988). Diese typischen prämorbiden Persönlichkeitszüge werden als Frühsymptome der Grunderkrankung gesehen (Todes, Lees 1985), wobei die Ursache dieser Persönlichkeitsveränderungen in der Degeneration des dopaminergen meso-kortiko-limbischen Systems liegt (Menza et al. 1993). Die biologischen Ursachen wie auch die Symptome depressiver Störungen und prämorbider Persönlichkeitsauffälligkeiten bei MP überlappen einander (Hubble et al. 1993).

Die im Vorfeld der Parkinson-Symptomatik beschriebene Angstsymptomatik und gehäuft auftretende Panikattacken bei Patienten mit MP sind mit den depressiven Störungen der Patienten erklärbar. Von diesen depressionsbedingten Angstsymptomen sind solche Angstsyndrome abzugrenzen, die parallel zu den On-off-Perioden bei fortgeschrittenem MP bestehen und die als Reaktion auf das Erleben der "beklemmenden" Off-Phasen zu werten sind (Siemers et al. 1993).

Die pharmakotoxische Psychose bei MP wird je nach Schwere in verschiedene Stadien eingeteilt (Moskovitz et al. 1978). Die Psychose entwickelt sich über das präpsychotische Stadium I mit Unruhe, Schlaflosigkeit, Müdigkeit untertags und lebhaften besonders auch farbigen szenenhaften Träumen. Im Stadium II, dem Stadium der organischen Halluzinose (ICD-10: F 06.0), kommt es zu insbesondere optischen szenenhaften Halluzinationen, zu denen die Patienten oft erstaunliche Distanz haben bzw. zumindest nachträglich die Halluzination als solche erkennen. Nur wenige Patienten werden wegen der Halluzinationen auch von Angst geplagt bzw. interpretieren die Halluzinationen wahnhaft. Gerade die vorübergehenden pharmakotoxisch induzierten Halluzinationen treten oft zur gleichen Tageszeit in Abhängigkeit von der Medikamenteneinnahme auf. Das Stadium III der pharmakotoxischen Psychose ist dann von insbesondere zeitlicher, unter Umständen auch räumlicher und situativer Desorientiertheit und psychomotorischer Unruhe charakterisiert, also dem Verwirrtheitszustand (Delir) nach ICD-10 (F 05.0) (**Tab. 5.4.4**).

Tab. 5.4.4 Stadieneinteilung der pharmakotoxischen "dopaminergen" Psychose (nach Moskovitz et al. 1978)

Stadium I (präpsychotisches Stadium)	Unruhe, Schlaflosigkeit, lebhafte ev. farbige Träume, Müdigkeit untertags
Stadium II (Stadium der Halluzinose)	optische szenenhafte Halluzinationen oft ohne wahnhafte Verarbeitung
Stadium III (Verwirrtheitszustand, Delir)	zeitliche (ev. auch örtliche und situative) Desorientiertheit, motorische Unruhe

Apparative Befunde bei Morbus Parkinson

Die Diagnose des MP ergibt sich aus der typischen Klinik, wobei die Symptome Rigor, Akinese und Tremor auch mit apparativen Verfahren gemessen werden können. Hilfsuntersuchungen sind zur Abklärung eines MP nicht notwendig; weder eine Liquoruntersuchung noch das EEG oder CTCT sind zur Diagnose erforderlich. Bei Auftreten zusätzlicher neurologischer Symptome oder bei Demenzverdacht bei MP ist zur Abklärung zerebraler Komorbidität sowohl das EEG als auch die CTCT oder besser die MRT des Gehirns hilfreich.

Untersuchungen der Stoffwechselaktivität kortikaler Areale mit Hilfe der Positronenemissionstomographie (PET) oder der Xenon-Methode zeigen bei MP gleichmäßige Stoffwechselminderung in allen Hirnregionen ohne Betonung des Frontallappens (Growdon et al. 1990). Hingegen korreliert die frontale Stoffwechselminderung bei MP mit der depressiven Symptomatik (Jagust et al. 1992, Mayberg et al. 1990, Ring et al. 1994). Bislang konnten keine umschriebenen kognitiven Störungen bei MP mit neurophysiologischen oder bildgebenden Verfahren zuverlässig und wiederholbar korreliert werden. Dies gilt auch für die bei MP typisch veränderten evozierten Potentiale, in denen eine Verlängerung der Latenzen der P2, N2 und P300 gezeigt werden konnte (Ebmeier et al. 1992). Das Gleichspannungspotential vor Willkürbewegungen (Bereitschaftspotential) ist bei MP verändert, ohne daß dies in der Diagnostik des MP Bedeutung hätte. Diese Veränderung eines kortikal generierten Potentials deutet darauf hin, daß es schon früh im Verlauf des MP kortikale und nicht nur "subkortikale" Störungen gibt.

Ätiologie und Pathogenese

Bei MP findet sich neuropathologisch eine Pigmentierungsstörung der Substantia nigra im Hirnstamm. Histologisch entspricht dieser Entpigmentierung ein massiver Nervenzellverlust, betont in der Pars compacta der Substantia nigra. Nachgewiesene Untergänge dopaminerger Neurone finden sich aber auch in anderen Teilen des Hirnstamms, die in das meso-kortiko-limbische System projizieren. Nervenzellverluste bestehen des weiteren im Locus coeruleus (noradrenerge Neurone), in den Raphekernen (serotonerge Neurone) und in der Substantia innominata (Nucleus basalis Meynert; cholinerge Neurone). Nervenzelluntergänge in zahlreichen anderen subkortikalen Kerngebieten werden mit psychischen Symptomen bei MP nicht in Zusammenhang gebracht und bleiben hier unerwähnt (Jellinger 1989). In den genannten Regionen der Gehirne können die Lewy-Körperchen nachgewiesen werden. Diese findet man in bis zu 5% der Gehirne von über 60jährigen Gesunden, so daß in diesen Fällen ein subklinischer MP angenommen wird.

Die wesentliche behindernde Symptomatik bei MP, also der Rigor und die Akinese, hängen mit dem Untergang dopaminerger Nigraneurone zusammen. Diese Neurone projizieren in die Stammganglien. Bei Ausfall von mehr als 50% der Nigraneurone wird der Dopaminmangel klinisch manifest und Störungen der extrapyramidalen Motorik treten auf.

Da nicht nur dopaminerge Nervenzellen von der Lewy-Körperchen-Pathologie betroffen sind, kommt es auch in anderen Transmittersystemen, insbesondere im noradrenergen, im serotonergen und im cholinergen Nervensystem zu Transmitterdefiziten, deren klinische Bedeutung im Detail, auch wegen der Vernetzung dieser Neuronensysteme untereinander, unklar ist.

Pathogenese kognitiver Störungen bei Morbus Parkinson

Alle Tests umschriebener kognitiver Störungen bei MP messen verschiedenste Hirnfunktionen gleichzeitig; deshalb wurde es immer wieder versucht, diese unterschiedlichen Minderleistungen auf einen einzigen pathogenetischen Mechanismus, also z.B. auf die dopaminerge Defizienz im striatofrontalen System zurückzuführen. Nach heutiger Ansicht sind es diverse pathogenetische Mechanismen, die die spezifischen Störungen in den verschiedenen erwähnten Testsituationen in individueller Konstellation bedingen (**Tab. 5.4.5**). Die überwiegende Zahl der Patienten mit MP hat auf Grund der subkortikalen Degenerationen umschriebene kognitive Störungen, die nicht sicher den Schweregrad einer Demenz erreichen. Bei immerhin fast 50% der meist milderen dementiellen Syndrome bei MP findet sich neuropathologisch ausschließlich die, allerdings dann meist massiv ausgeprägte, subkortikale Lewy-Körperchen-Pathologie (Hughes et al. 1993). Kombinationen subkortikaler Nervenzelldegenerationen und/oder eine starke Ausprägung der cholinergen Degeneration verursacht in diesen Fällen kognitive Störungen vom Ausmaß einer Demenz (Chui et al. 1986). Der Nervenzellverlust im cholinergen Nucleus basalis Meynert ist weder mit dem Alter der Patienten noch mit der Dauer des MP korreliert, jedoch korreliert er hoch mit dem Vorliegen einer Demenz (Hornykiewicz, Kish 1984). Gedächtnisstörungen treten auch als Folge einer anticholinergen Therapie auf (Dubois et al. 1987) oder werden durch diese verstärkt (Sadeh et al. 1982).

Tab. 5.4.5 Umschriebene kognitive Störungen bei Morbus Parkinson und ihre prognostische Bedeutung bezüglich einer Demenzentwicklung

	Erklärungsmodelle	Demenzverdacht
"frontale" Störungen	Dopamin, (Azetylcholin)	
Aufmerksamkeitsstörung	Dopamin, (Noradrenalin)	
Gedächtnisstörungen	Dopamin, Azetylcholin	+
visuell-räumliche Störungen	(Dopamin)	+
Bradyphrenie	Dopamin	

Die weitaus überwiegende Zahl schwerer dementieller Syndrome bei MP ist durch die kortikale und limbische Komorbidität mit dem Alzheimer-Gewebesyndrom erklärt (Bancher et al. 1993; Braak, Braak 1990). Das Auftreten einer AD ist bei Patienten mit MP etwa sechsmal wahrscheinlicher (Jellinger 1989). Eine weitere Erklärung dementieller Syndrome bei MP liegt in der kortikalen Lewy-Körperchen-Pathologie. Lewy-Körperchen werden nicht nur im Hirnstamm, sondern bei fast jedem Patienten auch ganz vereinzelt in kortikalen Neuronen nachgewiesen (Hughes et al. 1992). Eine gewisse Gruppe von Patienten mit MP zeigt diese Lewy-Körperchen kortikal etwas häufiger; immer sind bei diesen (alten) Patienten auch senile Plaques im Kortex zu finden. Man diagnostiziert bei diesen Patienten eine senile Demenz vom Lewy-Körperchen-Typ (Hansen et al. 1990, Perry et al. 1990, s. auch Kap. 5.5), obwohl die eigenständige Bedeutung dieser Diagnose nicht allgemein anerkannt ist. Insbesondere fehlen typische klinische Unterschiede zur reinen AD. Die angeblich häufiger zu beobachtenden Halluzinationen und Wahnbildungen dieser Patienten konnten nicht bestätigt werden (Förstl et al. 1993). Tatsächlich dürfte sich beim individuellen Patienten mit MP die Pathologie in den dopaminergen, noradrenergen, serotonergen und cholinergen Hirnstammkernen mit der kortikalen Pathologie vom Alzheimer-Typ und der Lewy- Körperchen-Pathologie überlagern und wechselseitig beeinflussen (Gibb, Luthert 1994).

Ätiologie und Pathogenese der Depression bei Morbus Parkinson

Die relative Unabhängigkeit der Depression vom Stadium des MP bzw. die Abhängigkeit der depressiven Syndrome von der Geschwindigkeit der motorischen Verschlechterung des Patienten und vom Lebensalter weist auf eine reaktive Komponente im Ursachengefüge dieser depressiven Syndrome hin. Das häufigere Auftreten depressiver Syndrome bei Patienten mit MP wird aber auch mit degenerativen Veränderungen im serotonergen (McCance-Katz et al. 1993) und/oder noradrenergen (Chan-Palay 1993) und/oder dopaminergen Nervensystem in Zusammenhang gebracht (Cummings 1992).

Gesicherte Zusammenhänge bestehen zwischen Störungen des dopaminergen mesokortiko-limbischen Nervensystems und depressiven Syndromen. Nicht nur sind die depressiven Symptome in Off-Phasen deutlich ausgeprägter als in On-Phasen, sondern in vivo zeigt sich auch mit Hilfe der PET eine selektive Stoffwechselminderung im Frontallappen bei MP mit Depression. Auch neuropsychologische Untersuchungen konnten eine häufige Assoziation zwischen "frontalen" kognitiven Störungen und depressiven Symptomen nachweisen (Starkstein et al. 1989, Taylor et al. 1986). Ein dopaminerges Erklärungsmodell der Depressionshäufigkeit bei MP wurde schon 1984 von Fibiger gegeben. Das meso-kortiko-limbische System, das bei MP ebenfalls und auch schon früh im Verlauf Nervenzellverluste zeigt, ist das Belohnungssystem unseres Gehirns. Störungen oder Ausfall dieses Systems führen dazu, daß positive Erfahrungen aus Umwelt oder eigenem Erleben weniger angenehm-belohnende Wirkungen haben und es somit zu einem relativen Ausgeliefertsein an negative Erfahrungen und reaktiv bedingte depressive Verstimmungen kommt.

Pathogenese des Delirs bei Morbus Parkinson

Die pharmakotoxischen Psychosen bei MP werden mit etwa gleicher Wahrscheinlichkeit durch höhere Dosen von L-Dopa, Amantadin und/oder Dopaminagonisten ausgelöst (Fischer et al.1990). Anticholinergika, die ja auch bei anderen Patienten und beim Gesunden Halluzinosesyndrome und Verwirrtheitszustände auslösen können, verursachen dies auch bei MP. Das Auftreten pharmakotoxischer Psychosen im Rahmen von Exsikkose, interkurrenten Infekten oder psychischer Belastung ist möglich.

Therapie

Während anticholinerge Medikamente seit über 100 Jahren zur Therapie des MP verwendet werden, wurde in den 60er Jahren der Dopaminprekursor L-Dopa neu in die Therapie eingeführt (**Tab. 5.4.6**). In den 80er Jahren folgten die Dopaminagonisten (Bromocryptin, Lisurid, Pergolid). Nach heutigem Stand des Wissens wird mit der Behandlung des MP mit dopaminergen Substanzen (L-Dopa und/oder Dopaminagonisten) möglichst erst im Stadium III nach Hoehn und Yahr begonnen. Schon vor Einsatz von L-Dopa ist der selektive Hemmer der Monoaminoxidase Typ B (MAO-B Hemmer) Selegilin indiziert, da hierdurch die Krankheitsprogression abgeschwächt werden soll (The Parkinson's Study Group 1989). In späteren Krankheitsstadien kommen neben der Kombinationstherapie mit modernen Dopaminagonisten auch Kombinationstherapien mit den nicht kompetitiven NMDA-Rezeptor-Antagonisten Amantadin oder Memantin in Frage. In einigen Zentren werden auch stereotaktische chirurgische Interventionen durchgeführt.

Die Behandlung mit allen direkt oder indirekt dopaminerg wirkenden Medikamenten begünstigt das Auftreten von Halluzinationen, Verwirrtheitszuständen und deliranten Syndromen. Es gilt aber als gesichert, daß die dopaminerge Therapie keinen Einfluß auf die Entstehung von dementiellen Syndromen bei MP hat (Mortimer et al. 1985). Anticholinerge Medikamente können Halluzinationen, Verwirrtheitszustände und delirante Syndrome verursachen (De Smet et al. 1982).

Therapie kognitiver Störungen bei Morbus Parkinson

Bei Auftreten deutlicher kognitiver Störungen, insbesondere von Gedächtnisstörungen, sollten Anticholinergika nicht mehr zur Anwendung kommen. Kausale oder symptomatische Therapien kognitiver Störungen bei MP existieren nicht, jedoch muß immer an iatrogen verursachte Verwirrtheitszustände und behandlungswürdige depressive Syndrome gedacht werden. Die Therapie kognitiver Störungen bei MP durch Nootropika entspricht der Therapie bei AD. Manche kognitiven Störungen bessern sich schon durch die neurologische Therapie mit dopaminergen Medikamenten (Cooper et al. 1992).

Therapie der Depression bei Morbus Parkinson

Die Depression bei MP spricht auf antidepressive Pharmakotherapie gut an, wobei sich wegen der Schlafstörungen dieser Patienten eine abendliche Medikation mit einem nicht allzu hoch dosierten trizyklischen Antidepressivum (z.B. 50 mg Doxepin) bewährt hat. In letzter Zeit werden auch selektive Serotonin-Wiederaufnahmehemmer zur Therapie der Depression bei MP mit gutem Erfolg gegeben (Mayeux 1990). Hierbei kann es in Einzelfällen zu einer diskreten Verschlechterung des Parkinson-Syndroms kommen. Eine antidepressive Pharmakotherapie bei MP kann bei guter Verträglichkeit als Dauertherapie belassen werden und stört die Therapie der motorischen Symptome nicht.

Tab. 5.4.6 Anti-Parkinson-Medikamente: Wirkungen und psychische Nebenwirkungen

	Wirkung auf	psychische Nebenwirkungen
Anticholinergika	Tremor, (Rigor)	Gedächtnisstörungen, Delir
L-Dopa	Akinese, Rigor	Halluzinose, Delir, (Depression?)
Dopaminagonisten	Akinese, Rigor	Halluzinose, Delir
Amantadin, Memantin	Akinese, Rigor	Halluzinose, Delir
Selegilin	(Akinese, Rigor)	—

Obwohl die reaktive Komponente der Depression bei MP bekannt ist, gibt es keine publizierten Untersuchungen zu psychotherapeutischen Interventionen bei MP. Die zur Zeit wichtigste psychotherapeutische Hilfe für den Patienten mit MP ist die Selbsthilfebewegung. Das psychotherapeutische Arbeiten in Einzeltherapie, aber auch in Gruppentherapie ist wegen der psychomotorischen Verlangsamung der rigid und kontrollierend wirkenden Patienten mit MP keine dankbare Aufgabe.

Therapie des Delirs bei Morbus Parkinson

Therapie der Wahl bei Auftreten pharmakotoxischer Psychosen in der Behandlung des MP ist die Reduktion der Antiparkinsontherapie bzw. die Verabreichung kleinerer Dosen in kürzeren Abständen oder die Kombinationstherapie. Die Reduktion anticholinerger Medikamente genügt gewöhnlich nicht, die pharmakotoxische Psychose zu beenden. Versuche, die neurologische Therapie in gleicher Höhe beizubehalten und die Psychose mit klassischen Neuroleptika zu behandeln, scheitern an der motorischen Verschlechterung der neuroleptisch behandelten Patienten. Das atypische Neuroleptikum Clozapin verursacht beim psychiatrischen Patienten in der Regel kein Parkinson-Syndrom und auch keine anderen dopaminassoziierten extrapyramidalmotorischen Nebenwirkungen wie Akathisie, Früh- oder Spätdyskinesie. Es wurde daher versucht, Patienten mit pharmakotoxischen Psychosen bei MP mit Clozapin zu behandeln bzw. die dopaminerge Therapie unter Clozapinschutz zu erhöhen (Factor, Brown 1992; Friedman, Lannon 1989). Die Ergebnisse dieser Strategie sind teils widersprüchlich, insgesamt jedoch ermutigend (Pinter, Helscher 1993). Die optimale Dosis für einen Therapieerfolg liegt bei 25–75 mg Clozapin, später im Verlauf auch etwas höher (Wolk, Douglas 1992). Bei Verwendung noch höherer Clozapindosen kommt es meist zur deutlichen Sedierung des Patienten mit nachfolgender Verschlechterung der motorischen Fähigkeiten aber auch in Einzelfällen wegen der ausgeprägten anticholinergen Nebenwirkungen des Clozapin zu pharmakotoxischen Verwirrtheitszuständen durch Clozapin selbst (Wolters et al. 1990). Es ist zu erwarten, daß die in den nächsten Jahren zugelassenen modernen atypischen Neuroleptika, die weder sedierend noch anticholinerg sind, die Behandlung des MP gerade im Spätverlauf der Erkrankung verbessern werden.

Literatur

Appollonio I, Grafman J, Clark K et al. (1994): Implicit and explicit memory in patients with Parkinson's disease with and without dementia. Arch Neurol 51: 359–367

Bancher C, Braak H, Fischer P et al. (1993): Neuropathological staging of Alzheimer lesions and intellectual status in Alzheimer's and Parkinson's disease patients. Neurosci Letters 162: 179–182

Bayles KA (1990): Language and Parkinson's disease. Alzheimer Dis Ass Disord 4: 171–180

Bayles KA, Trosset MW, Tomoeda CK et al. (1993): Generative naming in Parkinson's disease patients. J Clin Exp Neuropsychol 15: 547–562

Bodis-Wollner I, Marx MS, Mitra S et al. (1987): Visual dysfunction in Parkinson's disease. Loss in spatiotemporal contrast sensitivity. Brain 110: 1675–1698

Braak H, Braak E (1990): Cognitive impairment in Parkinson's disease: amyloid plaques, neurofibrillary tangles, and neuropil threads in the cerebral cortex. J Neural Transmiss [P-D-Sect] 2: 45–57

Brown RG, MacCarthy B, Gotham AM et al. (1988): Depression and disability in Parkinson's disease: a follow-up of 132 cases. Psychol Med 18: 49–55

Brown RG, Marsden CD (1984): How common is dementia in Parkinson's disease? Lancet 1: 1262–1265

Chan-Palay V (1993): Depression and dementia in Parkinson's disease. Catecholamine changes in the locus ceruleus, a basis for therapy. Advanc Neurol 60: 438–446

Chui HC, Mortimer JA, Slager U et al. (1986): Pathologic correlates of dementia in Parkinson's disease. Arch Neurol 43: 991–995

Cooper JA, Sagar HJ, Doherty SM et al. (1992): Different effects of dopaminergic and anticholinergic therapies on cognitive and motor function in Parkinson's disease. A follow-up study of untreated patients. Brain 115: 1701–1725

Cooper JA, Sagar HJ (1993): Incidental and intentional recall in Parkinson's disease: an account based on diminished attentional resources. J Clin Exp Neuropsychol 15: 713–731

Cooper JA, Sagar HJ, Tidswell P et al. (1994): Slowed central processing in simple and go/no-go reaction time tasks in Parkinson's disease. Brain 117: 517–529

Cronin-Golomb A, Corkin S, Growdon JH (1994): Impaired problem solving in Parkinson's disease: impact of a set-shifting deficit. Neuropsychologia 32: 579–593

Cummings JL (1986): Subcortical dementia – neuropsychology, neuropsychiatry, and pathophysiology. Brit J Psychiat 149: 682–697

Cummings JL (1992): Depression and Parkinson's disease: a review. Amer J Psychiat 149: 443–454

Danielczyk W, Fischer P, Laussegger C (1988): Antiparkinson-Therapie und Psychopharmaka. Auslösung von Psychosen durch Dosissteigerungen und medikamentöse Wechselwirkungen. In: Fischer PA (Hrsg): Modifizierende Faktoren bei der Parkinson-Therapie, S 187–200. Editions Roche, Basel

Danielczyk W, Fischer P (1989): Parkinson's Disease: Development of Dementia in Aging. In: Przuntek H, Riederer P (eds): Early Diagnosis and Preventive Therapy in Parkinson's Disease, pp 9–17. Springer, Berlin–Heidelberg–New York

De Smet Y, Ruberg M, Serdau M et al. (1982): Confusion, dementia and anticholinergics in Parkinson's disease. J Neurol Neurosurg Psychiat 45: 1161–1164

Dooneief G, Mirabello E, Bell K et al. (1992): An estimate of the incidence of depression in idiopathic Parkinson's disease. Arch Neurol 49: 305–307

Dubois B, Danze F, Pillon B et al. (1987): Cholinergic-dependent cognitive deficits in Parkinson's disease. Ann Neurol 22: 26–30

Ebmaier KP, Calder SA, Crawford JR et al. (1991): Dementia in idiopathic Parkinson's disease: prevalence and relationship with symptoms and signs of parkinsonism. Psychol Med 21: 69–76

Ebmaier KP, Potter DD, Cochrane RH et al. (1992): Event related potentials, reaction time, and cognitive performance in idiopathic Parkinson's disease. Biol Psychol 33: 73–89

Factor SA, Brown D (1992): Clozapine prevents recurrence of psychosis in Parkinson's disease. Mov Disord 7: 125–131

Fibiger HC (1984): The neurobiological substrates of depression in Parkinson's disease: a hypothesis. Canad J Neurol Sci 11: 105–107

Fischer P, Kendler P, Goldenberg G (1990): Recency-primacy recognition in Parkinson's disease. J Neural Transmiss [P-D Sect] 2: 71–77

Fischer P, Danielczyk W, Simanyi M et al. (1990): Dopaminergic psychosis in advanced Parkinson's disease. Advanc Neurol 53: 391–397

Förstl H, Burns A, Luthert P et al. (1993): The Lewy-Body variant of Alzheimer's disease – clinical and pathological findings. Brit J Psychiat 162: 385–392

Friedman J, Friedman H (1993): Fatigue in Parkinson's disease. Neurology 43: 2016–2018

Friedman JH, Lannon MC (1989): Clozapine in the treatment of psychosis in Parkinson's disease. Neurology 39: 1219–1221

Gibb WRG, Luthert PJ (1994): Dementia in Parkinson's Disease and Lewy body disease. In: Burns AB, Levy R (eds): Dementia, pp 719–737. Chapman & Hall, London–Weinheim

Growdon JH, Corkin S (1986): Cognitive Impairments in Parkinson's disease. Advanc Neurol 45: 383–392

Growdon JH, Corkin S, Rosen TJ (1990): Distinctive aspects of cognitive dysfunction in Parkinson's disease. Advanc Neurol 53: 365–376

Haltenhof H, Schröter C (1994): Depression beim Parkinson-Syndrom – Eine Literaturübersicht. Fortschr Neurol Psychiat 62: 94–101

Hansen L, Salmon D, Galasko D et al. (1990): The Lewy body variant of Alzheimer's disease: a clinical and pathological entity. Neurology 40: 1–8

Hantz P, Caradoc-Davies G, Caradoc-Davies T et al. (1994): Depression in Parkinson's disease. Amer J Psychiatry 151: 1010–1014

Hart RP, Kwentus JA (1987): Psychomotor slowing and subcortical-type dysfunction in depression. J Neurol Neurosurg Psychiat 50: 1263–1266

Hoehn MM, Yahr MD (1967): Parkinsonism: onset, progression and mortality. Neurology 17: 427–442

Hornykiewicz O, Kish SJ (1984): Neurochemical basis of dementia in Parkinson's disease. Canad J Neurol Sci 11: 185–190

Hubble JP, Venkatesh R, Hassanein RE, Gray C, Koller WC (1993): Personality and depression in Parkinson's disease. J Nerv Ment Dis 181: 657–662

Hughes AJ, Daniel SE, Kilford L (1992): Accuracy of clinical diagnosis of idiopathic Parkinson's disease: a clinico-pathological study of 100 cases. J Neurol Neurosurg Psychiat 55: 181–184

Hughes AJ, Daniel SE, Blankson S et al. (1993): A clinicopathologic study of 100 cases of Parkinson's disease. Arch Neurol 50: 140–148

Jagust WJ, Reed BR, Martin EM et al. (1992): Cognitive function and regional cerebral blood flow in Parkinson's disease. Brain 115: 521–537

Jellinger K (1989): Pathology of Parkinson's Syndrome. In: Calne DB (ed): Handbook of Experimental Pharmacology, Vol. 88: Drugs for the Treatment of Parkinson's Disease, pp 47–112. Springer, Berlin–Heidelberg–New York

Kostic VS, Filipovic SR, Lesic D et al. (1994): Effect of age at onset on frequency of depression in Parkinson's disease. J Neurol Neurosurg Psychiat 57: 1265–1267

Lees AJ (1989): Neuropsychologische Störungen beim Morbus Parkinson – Beziehungen zur psychomotorischen Hemmung und zur Zwangskrankheit. Nervenarzt 60: 71–79

Levin BE, Llabre MM, Reisman S et al. (1991): Visuospatial impairment in Parkinson's disease. Neurology 41: 365–369

Ludin HP (1988): Das Parkinsonsyndrom. Kohlhammer, Stuttgart

Malapani C, Pillon B, Dubois B et al. (1994): Impaired simultaneous cognitive task performance in Parkinson's disease: a dopamine-related dysfunction. Neurology 44: 319–326

Mayberg HS, Starkstein SE, Sadzot B et al. (1990): Selective hypometabolism in the inferior frontal lobe in depressed patients with Parkinson's disease. Ann Neurol 28: 57–64

Mayeux R (1990): Depression in the patient with Parkinson's disease. J Clin Psychiat 51 [suppl]: 20–23

McCance-Katz EF, Marek KL, Price LH (1993): Serotonergic dysfunction in depression associated with Parkinson's disease. Neurology 42: 1813–1814

Menza MA, Golbe LI, Cody RA et al. (1993): Dopamine-related personality traits in Parkinson's disease. Neurology 43: 505–508

Merello M, Sabe L, Teson A et al. (1994): Extrapyramidalism in Alzheimer's disease: prevalence, psychiatric, and neuropsychological correlates. J Neurol Neurosurg Psychiat 57: 1503–1509

Mohr E, Juncos J, Cox C et al. (1990): Selective deficits in cognition and memory in high-functioning parkinsonian patients. J Neurol Neurosurg Psychiat 53: 603–606

Mortimer JA, Christensen KJ, Webster DD (1985): Parkinsonian Dementia. In: Frederiks JAM (ed): Handbook of Clinical Neurology, vol 2: Neurobehavioral Disorders, pp 371–384. Elsevier, New York

Moskovitz C, Moses H, Klawans HL (1978): Levodopa-induced psychosis: a kindling phenomenon. Amer J Psychiat 135: 669–675

Owen AM, James M, Leigh PN et al. (1992): Fronto-striatal cognitive deficits at different stages of Parkinson's disease. Brain 115: 1727–1751

Owen AM, Roberts AC, Hodges JR et al. (1993): Contrasting mechanisms of impaired attentional set-shifting in patients with frontal lobe damage or Parkinson's disease. Brain 116: 1159–1175

Parkinson J (1817): Essay on the shaking palsy. Whittingham & Rowland, London

Perry RH, Irving D, Blessed G et al. (1990): Senile dementia of Lewy body type. A clinically and neuropathologically distinct form of Lewy body dementia in the elderly. J Neurol Sci 95: 119–139

Pinter MM, Helscher RJ (1993): Therapeutic effect of clozapine in psychotic decompensation in idiopathic Parkinson's disease. J Neural Transmiss [P-D-Sect] 5: 135–146

Rajput AH (1984): Epidemiology of Parkinson's disease. Canad J Neurol Sci 11: 156–159

Richards M, Cote LJ, Stern Y (1993): The relationship between visuospatial ability and perceptual motor function in Parkinson's disease. J Neurol Neurosurg Psychiat 56: 400–406

Ring HA, Bench CJ, Trimble MR et al. (1994): Depression in Parkinson's disease. A positron emission study. Brit J Psychiat 165: 333–339

Rogers D (1986): Bradyphrenia in parkinsonism: a historical review. Psychol Med 16: 257–265

Sadeh M, Braham J, Modan M (1982): Effects of anticholinergic drugs on memory in Parkinson's disease. Arch Neurol 39: 666–667

Sagar HJ, Sullivan EV, Gabriele JDE et al. (1988): Temporal ordering and short-term memory deficits in Parkinson's disease. Brain 111: 525–539

Schneider E, Fischer PA, Jacobi P et al. (1984): Exogene Psychosen beim Parkinsonsyndrom. Häufigkeit und Entstehungsbedingungen. Fortschr Neurol Psychiat 52: 207–214

Schoenberg BS (1986): Descriptive epidemiology of Parkinson's disease: disease distribution and hypothesis formulation. Advanc Neurol 45: 277–283

Siemers ER, Shekhar A, Quaid K et al. (1993): Anxiety and motor performance in Parkinson's disease. Mov Disord 8: 501–506

Stam CJ, De Smet JS, Gielen G (1993): Disturbed frontal regulation of attention in Parkinson's disease. Brain 116: 1139–1158

Starkstein SE, Preziosis TJ, Berthier ML et al. (1989): Depression and cognitive impairment in Parkinson's disease. Brain 112: 1141–1153

Starkstein SE, Mayberg HS, Leiguarda R et al. (1992): A prospective longitudinal study of depression, cognitive decline, and physical impairments in patients with Parkinson's disease. J Neurol Neurosurg Psychiatry 55: 377–382

Stenager EN, Wermuth L, Stenager E et al. (1994): Suicide in patients with Parkinson's disease. An epidemiological study. Acta Psychiat Scand 90: 70–72

Tanner CM, Vogel C, Goetz CG et al. (1983): Hallucinations in Parkinson's disease: a population study. Ann Neurol 14: 136

Taylor AE, Saint-Cyr JA, Lang AE et al. (1986): Parkinson's disease and depression – a critical re-evaluation. Brain 109: 279–292

Taylor AE, Saint-Cyr A, Lang AE (1986): Frontal lobe dysfunction in Parkinson's disease. Brain 109: 845–883

The Parkinson's Study Group (1989): Effect of deprenyl on the progression of disability in early Parkinson's disease. New Engl J Med 321: 1364–1371

Todes CJ, Lees AJ (1985): The pre-morbid personality of patients with Parkinson's disease. J Neurol Neurosurg Psychiat 48: 97–100

Webster DD (1968): Clinical analysis of the disability in Parkinson's disease. Mod Treatm 5: 257–282

Wilson SAK (1912): Progressive lenticular degeneration: a familial nervous disease associated with cirrhosis of the liver. Brain 34: 295–509

Wolk SI, Douglas CJ (1992): Clozapine treatment of psychosis in Parkinson's disease: a report of five consecutive cases. J Clin Psychiat 53: 373–376

Wolters EC, Hurwitz TA, Mak E et al. (1990): Clozapine in the treatment of parkinsonian patients with dopaminomimetic psychosis. Neurology 40: 832–834

5.5 Lewy-Körperchen-Demenz

I. McKeith (Newcastle), J. Byrne (Manchester)

Kortikale Lewy-Körperchen (LK) sind neuropathologisch bei etwa 7% bis 20% aller dementen Patienten nachzuweisen (Lennox et al. 1989, Perry et al. 1990a). Kleine Zahlen "inzidentieller" LK können auch im Hirnstamm von alten Menschen ohne Hinweis auf eine neurologische oder psychische Erkrankung gefunden werden. Okazaki et al. (1961) beschrieben erstmals diffus im Kortex und Hirnstamm verteilte LK bei zwei dementen, tetraparetischen Patienten. Die Untersuchung kleiner Fallserien führte zur Unterscheidung einer diffusen, einer Hirnstamm- und einer Übergangsform der LK-Erkrankung (Kosaka et al. 1984, Yoshimura et al. 1983). LK sind auch bei einem Teil der Patienten nachzuweisen, die klinische und neuropathologische Kriterien einer Alzheimer-Demenz (AD) erfüllen (LK-Variante der AD) (Bergeron, Pollanen 1989; Förstl et al. 1993; Hansen et al. 1990). Es ist derzeit noch unklar, ob die LK-Demenz als eigenständige Erkrankung, Ausschnitt eines Spektrums neurodegenerativer Prozesse, oder Variante der AD betrachtet werden soll (Byrne 1992).

Diagnose

Trotz der nosologischen und terminologischen Differenzen scheint sich ein Konsensus über die klinische Diagnose der LK-Demenz zu entwickeln. Von zwei Autorengruppen wurden operationalisierte Diagnosekriterien vorgeschlagen und inzwischen neuropathologisch validiert (Byrne et al. 1991, 1995; McKeith et al. 1992a, 1994b).

Die **Nottingham-Kriterien** (**Tab. 5.5.1**) unterscheiden zwischen "wahrscheinlicher" mit eindeutiger Parkinson-Symptomatik und "möglicher" LK-Demenz mit leichter oder fraglicher Parkinson-Symptomatik im Verlauf der Erkrankung.

Die **Newcastle-Kriterien** (**Tab. 5.5.2**) erfordern den Nachweis von Fluktuationen der kognitiven Leistungsfähigkeit und mindestens eines der Nebenkriterien:

– optische oder akustische Halluzination
– leichte spontane extrapyramidalmotorische Symptomatik oder Überempfindlichkeit auf Neuroleptika oder
– wiederholte Stürze und/oder transiente Bewußtseinstrübung bzw. Verlust.

Durch die Nottingham- und Newcastle-Kriterien werden vermutlich verschiedene Segmente des klinischen LK-Spektrums erfaßt.

Etwa 25% aller klinisch untersuchten dementen Patienten erfüllen die Nottingham- oder die Newcastle-Kriterien (Ballard et al. 1993, Shergill et al. 1994). Größere populationsbezogene Studien sind noch nicht publiziert.

Das EEG erscheint früh im Verlauf der Erkrankung leicht allgemeinverändert und kann in 50% der Fälle kurze Strecken eingelagerter langsamer Wellen zeigen.

Klinische Symptomatik

Die Mehrzahl der Patienten mit diffus verteilten LK leidet unter einem Demenzsyndrom mit dominierenden Aufmerksamkeitsstörungen und frühen visuell-räumlichen Defiziten (Hansen et al. 1990, Perry et al. 1990a). Die stunden- oder tageweise Fluktuation der kognitiven Leistungsfähigkeit kann dramatisch sein und zur Verwechslung mit Verwirrtheitszuständen anderer Ursache führen (Byrne et al. 1989, McKeith et al. 1992a).

Tab. 5.5.1 Nottingham-Kriterien zur Diagnose einer "wahrscheinlichen" kortikalen Lewy-Körperchen-Demenz[1] (Byrne et al. 1991)

A, B, C und D sollten zur Diagnose einer "wahrscheinlichen" kortikalen Lewy Körperchen-Demenz erfüllt sein:

A mindestens eines der Kriterien A1, A2 oder A3 muß erfüllt sein:

   A1 Langsamer Beginn des Demenzsyndroms entsprechend DSM-III-R Kriterien entweder mit herausragenden Aufmerksamkeitsstörungen oder mit frühem Auftreten von akuten Verwirrtheitszuständen ohne erkennbare toxische, metabolische bzw. entzündlich-infektiöse Ursachen

   A2 initial "klassischer" Morbus Parkinson mit Ansprechen auf L-Dopa und nachfolgender Entwicklung eines Demenzsyndroms entsprechend A1

   A3 Gleichzeitige Entwicklung von Morbus Parkinson und Demenz entsprechend A1

B Kriterium B1 und B2 müssen erfüllt sein:

   B1 Eindeutige anamnestische Hinweise auf eine vaskuläre Hirnerkrankung

   Keine neurologischen Herdzeichen.

C Drei der folgenden Kriterien müssen erfüllt sein. Die Symptome können leicht ausgeprägt sein und sich erst spät im Verlauf der Erkrankung entwickeln:

   C1 Tremor
   C2 Rigor
   C3 Haltungsveränderung
   C4 Bradykinesie
   C5 Gangstörungen

D Ausschluß anderer Ursachen von Demenz und Parkinsonismus durch ausführliche klinische und apparative Untersuchungen

---

[1] Zur Diagnose einer "möglichen" kortikalen Lewy-Körperchen Demenz:
(1) kann die Erkrankung akut beginnen, rasch fortschreiten und Plateaus zeigen, mit depressiven oder wahnhaften Störungen assoziiert sein, oder
(2) erst spät im Verlauf ein oder zwei der Symptome C1 bis C5 zeigen.
Die Kriterien B und D müssen erfüllt sein.

Tab. 5.5.2 Newcastle-Kriterien zur Diagnose einer "Demenz vom Lewy-Körperchen-Typ" (McKeith et al. 1992a)

A Fluktuierende kognitive Defizite mit Beeinträchtigung von Gedächtnis und höheren kortikalen Funktionen (z. B. Sprache, visuell-räumliche Leistungen, Praxis und abstraktem Denken). Die Fluktuationen sind ausgeprägt und können sich entweder als episodische Verwirrtheit und luzide Intervalle manifestieren, wie bei einem Delir odei bei wiederholten Tests der intellektuellen Leistungsfähigkeit auffallen, oder durch eine sehr wechselhafte Alltagsbewältigung ("activities of daily living")

B Mindestens einer der folgenden Punkte muß erfüllt sein:

(1) visuelle und/oder akustische Halluzinationen, die meist von sekundärem paranoidem Wahn begleitet sind;

(2) leichte spontane extrapyramidalmotorische Störungen oder ein neuroleptisches Hypersensitivitätssyndrom, d. h. übersteigerte Nebenwirkungen nach normalen Neuroleptika-Dosen

(3) wiederholte unerklärte Stürze und/oder transiente Verwirrtheitszustände bzw. Bewußtseinsverluste

C Trotz des wechselnden Erscheinungsbildes persistieren die klinischen Störungen über einen langen Zeitraum (Wochen oder Monate) im Unterschied zu einem Delir mit meist kürzerer Dauer. Die Erkrankung schreitet fort, die Verschlechterung zu einem schweren Endstadium der Demenz kann sehr rasch erfolgen

D Ausschluß somatischer Ursachen der fluktuierenden kognitiven Defizite durch geeignete klinische und apparative Untersuchungen

E Ausschluß zerebrovaskulärer Läsionen durch Anamnese und bildgebende Verfahren

---

Halluzinationen (meist optisch) treten in bis zu 50% der Fälle auf. Depressive und wahnhafte Störungen sind häufig.

90% aller Patienten zeigen ein leichtes Parkinsonoid, bei etwa 50% sind Rigor und Gangstörungen, bei etwa 30% posturale Instabilität und Bradykinesie vorhanden. 20% bis 25% leiden unter klassischer, mit L-Dopa behandelbarer Parkinson-Symptomatik. Sie sind meist jünger als die Patienten ohne ausgeprägte extrapyramidalmotorische Störungen. Die Patienten stürzen häufig. Orthostatischer Hypotonus ist nicht selten. Myoklonus tritt in etwa 15% der Fälle auf. Gelegentlich kann das klinische Bild an eine progressive supranukleäre Parese erinnern (Fearnley et al. 1991). Auffallend ist die extreme Hypersensitivität gegenüber Neuroleptika, die zu deletären Nebenwirkungen führen können (McKeith et al. 1992b).

Genetik

Es gibt starke Hinweise auf einen gemeinsamen genetischen Risikofaktor für AD und LK-Demenz sowie fragliche Anhaltspunkte für einen gemeinsamen Risikofaktor für LK-Demenz und Morbus Parkinson. In einer Reihe von Studien war die Apolipoprotein-E4 (Apo-E4)-Allelfrequenz bei der LK-Demenz – ähnlich wie bei der AD – erhöht (**Tab. 5.5.3**). Bei Morbus Parkinson zeigte sich nur in der Patientengruppe eine erhöhte Frequenz, in der gleichzeitig eine AD diagnostiziert wurde (**Tab. 5.5.4**). Es erscheint denkbar, daß die β-Amyloidkaskade durch die LK-Pathologie angestoßen wird und das Vorhandensein von Apo-E4 die Aggregation der senilen Plaques und damit die neuropsychiatrischen Defizite begünstigt, während die LK-Pathologie bei Patienten ohne Apo-E4 vorwiegend extrapyramidalmotorische Störungen verursacht.

Bei 20% bis 40% der Patienten mit Morbus Parkinson und 10% der Allgemeinbevölkerung liegt möglicherweise als genetischer Suszeptibilitätsfaktor eine Abnormität des mitochondrialen Cytochrom P450 vor, durch die Entgiftungsreaktionen auf oxidativen Streß (z.B. durch MPTP-artige Umweltfaktoren) beeinträchtigt werden (Armstrong et al. 1992). Diese inaktive Form (CYPD 26B) des Debrisoquinoxidase-Gens ist möglicherweise auch bei der LK-Demenz gehäuft (McKeith, unveröffentl. Befund).

Neuropathologie

LK sind intrazytoplasmatische, eosinophile, hyaline Einschlußkörperchen, die im Hirn-

Tab. 5.5.3 Apolipoprotein E-Genotyp bei der Lewy-Körperchen-Demenz

Referenz	Fallzahl[1]	Alzheimer-Pathologie	Allelfrequenz (%)		
			ε2	ε3	ε4
Arai et al. (1994)	5	+	0	60,0	40,0
Arai et al. (1994)	5	0	0	50,0	50,0
Benjamin et al. (1994)	22	+	9,0	57,0	34,1[2]
Galasko et al. (1994)	40	+	2,5	68,5	29,0[3]
Galasko et al. (1994)	8	0	12,5	81,2	6,3
Pickering-Brown et al. (1994)	18	+	3,8	54,6	41,6[4]

[1] Alle Fälle waren neuropathologisch bestätigt (Ausnahme: in der Arbeit von Pickering-Brown et al. (1994) waren zwölf nur klinisch diagnostiziert)
Signifikanzniveau im Vergleich zu den Kontrollgruppen der jeweiligen Studien:
[2] $p < 0,05$
[3] $p < 0,01$
[4] $p < 0,001$

Tab. 5.5.4 Apolipoprotein E-Genotyp bei Morbus Parkinson mit und ohne Demenz

Referenz	Fallzahl	Diagnosen	Allelfrequenz (%)		
			ε2	ε3	ε4
Arai et al. (1994)	28	PD + AD, klinisch	0	68,0	32,0[1]
Arai et al. (1994)	98	PD (0 Demenz), klinisch	6,2	84,7	9,2
Benjamin et al. (1994)	23	PD (+ Demenz bei einem Teil der Patienten), neuropathologisch	11,0	70,0	19,0
Marder et al. (1994)	22	PD + Demenz, klinisch	4,5	88,7	6,8
Marder et al. (1994)	57	PD (0 Demenz), klinisch	12,4	74,6	13,2

Signifikanzniveau der Erhöhung im Vergleich zur Kontrollgruppe:
[1] $p < 0,01$

stamm aus einem dichten Kern mit einem filamentösem Randsaum bestehen (Gibb et al. 1987, Lowe 1994). Der Randsaum ist im Kortex weniger ausgeprägt. Immunozytochemisch lassen sich Neurofilament-Epitope nachweisen und das Eiweiß Ubiquitin.

Bei der diffusen LK-Erkrankung sind die LK – wie beim Morbus Parkinson – stets in der Substantia nigra vorhanden (Lennox et al. 1989). Kortikale LK finden sich vor allem in den kleinen und mittelgroßen Neuronen der Laminae V und VI, im parahippokampalen und entorhinalen Kortex sowie dem anterioren Gyrus cinguli. Spongiforme Veränderungen können im temporalen Neokortex, im entorhinalen Kortex, der hippokampalen Region CA2/CA3 und im Nucleus amygdalae auftreten (Lennox et al. 1989, Lippa et al. 1994).

Neurochemie

Die kortikale Cholinazetyltransferase-Aktivität ist bei der LK-Demenz zumindest so stark erniedrigt wie bei der AD (Perry et al. 1991).

Rezeptorbindungsstudien zeigen aber bei der LK-Demenz im Vergleich zur AD eine erhöhte Zahl vorwiegend postsynaptisch muskarinerger Rezeptoren mit niedriger Affinität; dies läßt vermuten, daß die kortikalen cholinozeptiven Neuronen die Defizite der cholinergen Projektion vom Nucleus basalis Meynert im stärkerem Maße kompensieren.

Die Dopaminkonzentration und die Zahl dopaminerger Neuronen sind erniedrigt. Die neuroleptische Hypersensitivität erscheint sowohl abhängig von der Reduktion der Neuronenzahl in der Substantia nigra als auch von der fehlenden postsynaptischen Hochregulation der Dopaminrezeptoren im Striatum (Piggott et al. 1994).

Bei halluzinierenden Patienten mit LK-Demenz ist die Cholinazetyltransferase-Aktivität im Temporalkortex stärker erniedrigt; die niederaffinen muskarinergen Rezeptoren sind bei halluzinierenden und nicht-halluzinierenden Patienten gleichermaßen erhöht, dagegen die Nikotin-Rezeptorbindung bei den halluzinierenden Patienten etwas stärker reduziert. Während bei der AD die Serotonin-Rezeptorbindung in allen kortikalen Schichten vermindert erscheint, findet sich bei der LK-Demenz nur bei den nicht halluzinierenden Patienten eine Abnahme in den tiefen kortikalen Schichten. In diesen Fällen sind das 5-Hydroxiindolazetat und die Homovanillinmandelsäurekonzentration im Vergleich zu Kontrollbefunden erniedrigt. Diese Befunde haben zur Hypothese einer monoaminergen/cholinergen Imbalanz als Ursache der Halluzinationen bei der LK-Demenz geführt (Perry et al. 1990b).

Therapie

Behandlung der Parkinson-Symptomatik

Etwa ein Viertel der Patienten mit LK-Demenz entwickelt frühzeitig ein ausgeprägtes Parkinson-Syndrom mit Rigor, Bradykinesie, Stand- und Ganginstabilität sowie gelegentlich Tremor (Morbus Parkinson plus LK-Demenz). Diese Gruppe kommt für eine Antiparkinsontherapie in Betracht. Die extrapyramidalmotorischen Symptome der LK-Demenz sind mit niedrigen Dosen von L-Dopa erfolgreich behandelbar (Williams et al. 1993). Mit Anticholinergika oder dem Monoaminooxidase-B-Hemmer Selegelin, der über Amphetamin-artige Eigenschaften verfügt, treten häufiger Nebenwirkungen auf. Kombinationstherapien, wie sie bei jüngeren Patienten häufig angewandt werden, sind bei der LK-Demenz besonders gefährlich.

Aufgrund des neurochemischen Profils der LK-Demenz sind die Patienten zur Entwicklung von Nebenwirkungen nach dopaminerger oder anticholinerger Therapie prädestiniert. Desorientierung, Verwirrtheit, Halluzinationen und Wahngedanken persistieren häufig nach dem Absetzen der Medikation und können auch danach im weiteren Verlauf zunehmen. Dies läßt darauf schließen, daß die Antiparkinsontherapie das Auftreten von Symptomen beschleunigt, die sich etwas später ohnehin manifestieren würden.

Antipsychotische Behandlung

Viele Patienten mit LK-Demenz leiden unter Wahn, Halluzinationen und Störungen des Verhaltens. 70% der Patienten aus einer eigenen Studie erhielten Neuroleptika und zwei

Drittel davon entwickelten schwere **Hypersensitivitätsreaktionen** mit zwei- bis dreifach erhöhter Mortalität (McKeith et al. 1992b). Diese Reaktionen entwickelten sich in den ersten Wochen der Neuroleptikaexposition oder kurz nach einer Dosissteigerung innerhalb des normalen therapeutischen Bereichs. Der plötzliche Beginn mit Rigor, Sedierung und Verwirrtheit führte meist zu reduzierter Mobilität, Stürzen, verminderter Flüssigkeits- und Nahrungsaufnahme. Dadurch waren sekundäre Komplikationen und die gesteigerte Mortalität bedingt. Besonders häufig trat diese Hypersensitivitätsreaktion nach intramuskulärer Injektion, vor allem von Depotpräparaten, auf. In einer Parallelgruppe von Patienten mit AD entwickelten sich trotz höherer Neuroleptikadosierung keine vergleichbaren Reaktionen.

Bei Neuroleptika-sensitiven Patienten mit einer LK-Demenz war die Zahl pigmentierter Neuronen in der Substantia nigra stark reduziert, ohne daß eine Hochregulation der postsynaptischen D2-Rezeptoren im Corpus striatum nachzuweisen war. Neuroleptika-tolerante Patienten mit LK-Demenz zeigten eine Hochregulation. Die Hypersensitivität könnte also das Ergebnis einer kritischen Abnahme der dopaminergen nigrostriatalen Efferenzen in Verbindung mit einer verminderten Ansprechbarkeit der striären D2-Rezeptoren darstellen (Piggott et al. 1994).

Aufgrund dieser Risiken müssen therapeutische Alternativen erwogen werden. Risperidon ist ein atypisches Neuroleptikum mit S2-antagonistischen Eigenschaften und verursacht seltener extrapyramidalmotorische Störungen. Clozapin besitzt eine höhere Affinität zu D3- und D4- als zu D2-Reptoren und ist theoretisch das Antipsychotikum der Wahl, wenngleich das Risiko der Agranulozytose bei einer älteren Patientengruppe erhöht sein kann.

Cholinerge Behandlung

Perry et al. (1991) vermuteten, daß Patienten mit einer LK-Demenz wegen der erhaltenen, hochregulierten, postsynaptischen Muskarinrezeptoren besonders gut auf Cholinesterasehemmer, wie etwa Tacrin, ansprächen. Nachgewiesen wurde dies an einer kleinen Zahl von Patienten, die Kriterien für die klinische Diagnose einer AD erfüllten, neuropathologisch jedoch kortikale LK zeigten (Lewy et al. 1994).

Literatur

Arai H, Muramatsu T, Higuchi S et al. (1994): Apolipoprotein E gene in Parkinson's disease with and without dementia. Lancet 344: 889

Armstrong M, Daly AK, Cholerton S et al. (1992): A clue to the aetiology of Parkinson's disease – elevated frequency of the CYP2D6B allele. Lancet 339: 1017–1018

Ballard CG, Mohan RNC, Patel A et al. (1993): Idiopathic clouding of consciousness – do the patients have cortical Lewy body disease? Int J Geriat Psychiat 8: 571–576

Benjamin R, Leake A, Edwardson JA et al. (1994): Apolipoprotein E genes in Lewy body and Parkinson's disease. Lancet 343: 1565

Bergeron C, Pollanen M (1989): Lewy bodies in Alzheimer's disease – one or two disease. Alzheimer's Dis Ass Disord 3: 198–204

Byrne EJ, Lennox G, Lowe J (1989): Diffuse Lewy body disease: clinical features in 15 cases. J Neurol Neurosurg Psychiat 52: 709–717

Byrne EJ, Lennox G, Godwin-Austen RB et al. (1991): The Nottingham group for the study of neurodegenerative disorders. Dementia associated with cortical Lewy bodies: proposed clinical diagnostic criteria. Dementia 2: 283–284

Byrne EJ (1992): Diffuse Lewy body disease, disease spectrum disorder or variety of Alzheimer's disease. Int J Geriat Psychiat 7: 229–234

Byrne EJ (1995): Cortical Lewy Body Disease: the Alternative View. In: Levy R, Howard R (eds): Developments in Dementia and Functional Disorders in the Elderly, pp 21–30. Wrightson Biomedical Publ., Petersfield, Great Britain

Fearnley JM, Revesz T, Brook DJ et al. (1991): Diffuse Lewy body disease presenting with a supranuclear gaze palsy. J Neurol Neurosurg Psychiat 54: 159–161

Förstl H, Burns A, Luthert P et al. (1993): The Lewy body – body variant of Alzheimer's disease. Clinical and pathological findings. Brit J Psychiat 162: 385–392

Galasko D, Saitoh T, Xia Y et al. (1994): The apolipoprotein E allele 4 is overrepresented in patients with the Lewy body variant of Alzheimer's disease. Neurology 44: 1950–1951

Gibb WRG, Esiri MM, Lees AJ (1987): Clinical and pathological features of diffuse cortical Lewy body disease (Lewy body dementia). Brain 110: 1131–1153

Golbe LI (1990): The genetics of Parkinson's disease – a reconsideration. Neurology (suppl 3) 40: 7–14

Hansen L, Salmon D, Galasko D et al. (1990): The Lewy body variant of Alzheimer's disease: A clinical and pathological entity. Neurology 40: 1–8

Kosaka K, Yoshimura M, Ikeda K et al. (1984): Diffuse type of Lewy body disease: Progressive dementia with abundant cortical Lewy bodies and senile changes of varying degree – a new disease? Clin Neuropathol 3: 185–192

Lennox G, Lowe J, Landon M et al. (1989): Diffuse Lewy body disease, correlative neuropathology using ante-ubiquitin immunocytochemistry. J Neurol Neurosurg Psychiat 52: 1236–1247

Levy R, Eagger S, Griffiths M et al. (1994): Lewy bodies and response to tacrine in Alzheimer's disease. Lancet 343: 176

Lippa CF, Smith TW, Swearer JM (1994): Alzheimer's disease and Lewy body disease: A comparative clinicopathological study. Ann Neurol 16: 17–25

Lowe J (1994): Lewy bodies. In: Calne DB (ed): Neurodegenerative Diseases, pp 51–69. Saunders, Philadelphia PA

Marder K, Maestre G, Cote L et al. (1994): The apolipoprotein E allele in Parkinson's disease with and without dementia. Neurology 44: 1330–1331

McKeith IG, Perry RH, Fairbairn AF et al. (1992a): Operational criteria for senile dementia of Lewy body type (SDLT). Psychol Med 22: 911–922

McKeith IG, Fairbairn AF, Perry R et al. (1992b): Neuroleptic sensitivity in patients with senile dementia of the Lewy body type. Brit Med J 305: 673–678

McKeith IG, Fairbairn AF, Perry RH et al. (1994a): The clinical diagnosis and misdiagnosis of senile dementia of the Lewy body type (SDLT). Brit J Psychiat 165: 324–332

McKeith IG, Fairbairn AF, Bothwell RA et al. (1994b): An evaluation of the predictive validity and inter-rater reliability of clinical diagnostic criteria for senile dementia of Lewy body type. Neurology 44: 872–877

Okazaki H, Lipkin LE, Aronson SM (1961): Diffuse intracytoplasmic ganglionic inclusions (Lewy type) associated with progressive dementia and quadriparesis in flexion. J Neuropathol Neurol 20: 237–244

Perry EK, McKeith IG, Thompson P et al. (1991): Topography, extent and relevance of neurochemical deficits in dementia of Lewy body, Parkinson and Alzheimer type. Ann NY Acad Sci 640: 197–202

Perry RH, Irving D, Blessed G et al. (1990a): Senile dementia of the Lewy body type. A clinically and neuropathologically distinct form of Lewy body dementia in the elderly. J Neurol Sci 95: 119–139

Perry EK, Marshall E, Kerwin J et al. (1990b): Evidence of a monoaminergic-cholinergic imbalance related to visual hallucinations in Lewy body dementia. J Neurochem 55: 1454–1456

Pickering-Brown SM, Mann DMA, Bourke JP et al. (1994): Apolipoprotein E4 and Alzheimer's disease pathology in Lewy body disease and in other beta-amyloid-forming diseases. Lancet 343: 1155

Piggott MA, Perry EK, McKeith IG et al. (1994): Dopamine D_2 receptors in demented patients with severe neuroleptic sensitivity. Lancet 343: 1044–1045

Shergill S, Mullan E, D'Ath P, Katona C (1994): What is the clinical prevalence of Lewy body dementia? Int J Geriat Psychiat 9: 907–912

Williams SW, Byrne EJ, Stokes P (1993): The treatment of diffuse Lewy body disease: A pilot study of five cases. Int J Geriat Psychiat 8: 731–739

Yoshimura M (1983): Cortical changes in the Parkinsonian brain: A contribution to the delineation of diffuse Lewy body disease. J Neurol 229: 17–31

5.6 Vaskuläre Demenzen

M. G. Hennerici (Mannheim)

Die traditionelle Vorstellung über die Ursache vaskulärer Demenzen ging von einer diffusen Arteriosklerose aller Hirnarterien mit konsekutiver Reduktion der Hirndurchblutung aus, die letztendlich zu Zelluntergang, Hirnatrophie und begleitendem dementativen Syndrom führt (Kloß et al. 1994). So gingen Tomlinson et al. (1970) davon aus, daß bei Verlust ab einer kritischen Schwelle von 50 ml bis 100 ml Hirnvolumen eine dementative Entwicklung nach einem Schlaganfall zu erwarten sei, obwohl zahlreiche klinische und neuropathologische Studien von Patienten mit Demenzen berichtet hatten, deren Hirninfarktvolumen < 50 ml war (Del Ser et al. 1990). Wenn in jüngster Zeit einige Aspekte dieser lange als wenig zutreffend angesehenen Auffassung erneut diskutiert werden, spielt dabei auch eine stärkere Klassifizierung der betroffenen Hirnregionen (z. B. werden "sprechende" von "stummen" Hirnregionen unterschieden) im Rahmen des Konzeptes sog. **strategischer Infarkte**, bei denen funktionell bedeutsame Zentren neuropsychologischer Leistungsbereiche betroffen sind, eine wesentliche Rolle. Darüber hinaus wird die Bedeutung deafferenzierter kortikaler Regionen bei der Entstehung dementieller Syndrome in diese Überlegungen einbezogen, nachdem sich bei positronen-emissionstomographischen Untersuchungen gezeigt hat, daß insbesondere frontale und temporo-parietale kortikale Assoziationsareale erhebliche Stoffwechselstörungen aufweisen, wenn bei Patienten nach einem subkortikalen Hirninfarkt kognitive Defizite auftreten (Hennerici et al. 1989, Mielke et al. 1992). Wenngleich also der strategischen Lokalisation eines Infarktes innerhalb der neuronalen Netzwerke eine weit größere Bedeutung zukommt als seiner rein volumetrischen Ausdehnung, sind doch die Kriterien, die das Bild eines Demenzsyndroms prägen, nicht genau bekannt: subkortikale, kortikale oder kombinierte subkortikal-kortikale Infarkte sind sämtlich in der Literatur in unterschiedlichen Topographien als von besonders prädiktivem Wert diskutiert worden. So haben Gorelick et al. (1992) bei CT-Untersuchungen von Patienten nach multiplen Hirninfarkten mit Demenz (n=58) bzw. ohne Demenz (n=74) insbesondere linkshemisphärische kortikal-subkortikale Infarktkombinationen im Zusammenhang mit einer größeren mittleren Ventrikelweite im Verhältnis zum mittleren Hirnvolumen, einer deutlichen Ausdehnung der Seitenventrikel und Vertiefung der kortikalen Sulci sowie vermehrte Ausprägung von Leukenzephalopathien beschrieben, ohne aber einzelne dieser Parameter dem klinischen Bild zuordnen zu können. Liu et al. (1992), die eine ähnliche Untersuchung mit vergleichbarem Ergebnis berichteten, wiesen einschränkend darauf hin, daß testpsychologisch und entsprechend der üblichen Definition einer Demenz kortikale Funktionsstörungen der dominanten Hemisphäre überrepräsentiert sind.

Die inzwischen zur Verfügung stehenden modernen Hirn- und Gefäß-abbildenden Untersuchungsverfahren haben neue Einblicke in das heterogene Muster der verschiedenen Demenzformen ermöglicht und eine differenzierte Sicht des **vaskulären Demenzsyndroms** (VD) mit jeweils verschiedenen Verlaufsformen und Ursachen in Abgrenzung zum normalen Alterungsprozeß begründet. Gegenüber früheren Einschätzungen einer auch zahlenmäßig überwiegenden Bedeutung vaskulärer Mechanismen bei der Demenzsyndromentwicklung, aber auch anders als nach dem sich anschließenden Meinungsumschwung, der ischämische Ursachen nur nach multiplen Infarkten als sog. "Multiinfarktdemenz" (Fisher 1968) als eher seltenes Ereignis gelten lassen wollte (10%–12% nach Brust 1988, 1993; Hachinski et al. 1974), dürften 20% aller Demenzen primär und weitere 20%–30% zumindest partiell vaskulär bedingt sein (O'Brien 1988, 1993). Inwieweit zusätzlich die im Rahmen von Perfusionsstörungen auftretenden Veränderungen der subkortikalen und periventrikulären weißen Substanz, die auch bei einem Drittel der Patienten mit Verlaufsformen einer Alzheimer-Demenz (AD) zu beobachten sind, zum klinischen Bild substantiell beitragen und den Anteil multipler Ursachen des Demenzsyndroms erhöhen (MxD = gemischte Demenzform), ist immer noch unklar. Da bislang keine spezifischen Marker für die AD existieren und strukturelle Veränderungen in individuellen Verlaufskontrollen erst jetzt zu beobachten sind, bleibt eine zuverlässige Differentialdiagnose der psychopathologischen Befunde auch weiterhin prospektiven Untersuchungen vorbehalten. Erst wenn vor und nach einem Hirninfarkt dokumentierte, topographisch strukturelle Veränderungen mit neuropsychologischen, verhaltensneurologischen Veränderungen im Einzelfall und in größeren Populationen korrelieren, ist eine eindeutige Kausalkette gegenüber einer Sammlung nur assoziierter Phänomene zu belegen.

Terminologie und Klassifikationsmöglichkeiten

Nach dem DSM-III-R wird unter Demenz eine fortschreitende Verschlechterung vorbestehender intellektueller Fähigkeiten definiert, die in erheblichem Maße zu sozialen und personalen Beeinträchtigungen führt. Der Begriff der vaskulären Demenz fehlt in diesem Register, obwohl Hachinskis "Multiinfarktdemenz" als Synonym auf der Grundlage des von ihm entworfenen Scores einer zerebralen Ischämie referiert wird (**Tab. 5.6.1**), der ausschließlich klinisch-anamnestische Aspekte berücksichtigt. Diese Konzeption einer wesentlich vom Volumen des infarzierten Hirngewebes und der Zahl der Infarkte bestimmten Ausmaßes der dementativen Entwicklung gilt heute als überholt (O'Brien 1993).

Tab. 5.6.1 Modifizierte Multiinfarktdemenz (MID) v.s. degenerative Demenz (AD) Skalen: Differenzierungskriterien nach Hachinski et al. 1975

Skalenparameter	Hachinski et al. 1975	Rosen et al. 1980	Fischer et al. 1991
1. abrupter Beginn	2	2	2
2. stufenweise Verschlechterung	1	2	1
3. fluktuierender Verlauf	2	—	2
4. nächtliche Verwirrtheit	1	—	1
5. erhaltene Persönlichkeit	1	—	1
6. Depression	1	—	1
7. somatische Beschwerden	1	1	1
8. emotionale Inkontinenz	1	1	1
9. Hypertonie	1	—	1
10. Schlaganfälle in der Anamnese	2	2	2
11. extrazerebrale Atherosklerose	1	0	1
12. anamn. neurolog. Herdsymptome	2	2	2
13. klinisch fokale neurolog. Herdsymptome	2	2	2
14. CT-Veränderungen (ein hypodenses Areal, multiple Herde, sichere Infarkte)			2
maximale Punktzahl	18	12	18
MID-Bereich	≥ 7	≥ 4	≥ 7
gemischte Demenzformen	5–6	3	
AD-Bereich	≤ 4	≤ 2	

In der ICD-10 wird neben der AD auch die VD aufgeführt, wobei Subkategorien (z. B. durch subkortikale und kortikale Infarktprozesse) unpräzise definiert werden. Erstmals wird der Nachweis infarzierter Hirnregionen im kranialen Computertomogramm zur Diagnose gefordert. Die Begriffsbestimmung der "gemischten vaskulären Demenz" ist aber verwirrend, weil damit im ICD-10 eine Kombination aus kortikaler und subkortikaler Infarktlokalisation gemeint ist, während üblicherweise in der Literatur unter MxD Kombinationen unterschiedlicher pathogenetischer Ursachen verstanden werden (z. B. der AD in Kombination mit vaskulären Demenzformen).

In Anlehnung an die NINCDS-ADRDA Kriterien zur klinischen Diagnose der AD haben Chui et al. (1992) Kriterien zur Diagnose einer VD erarbeitet (**ADDTC**, Alzheimer's Disease Diagnostic and Treatment Centers of the State of California) (**Tab. 5.6.2**). Sie berücksichtigten zum ersten Mal unterschiedliche Zuverlässigkeiten einer Syndromklassifikation (mögliche, wahrscheinliche und sichere Formen) anhand von klinisch-anamnestischen und hirnabbildenden apparativen Untersuchungsbefunden ähnlich der Vorgehensweise in der Diagnostik der multiplen Sklerose. Eine Klassifikation des vaskulären Demenzsyndroms hinsichtlich der zugrundeliegenden pathophysiologischen Mechanismen und pathologisch-anatomischen Befunde sowie eine Antwort auf die Frage nach deren unmittelbarer Bedeutung bei verhaltensneurologischen Auffälligkeiten fehlt aber ebenso wie eine kritische Gewichtung der strukturell topographischen Läsionen in Bezug auf die neuropsychologischen Krankheitsphänomene.

Epidemiologie und Risikofaktoren

Entsprechend der weitgehend unpräzisen Definition des vaskulären Demenzsyndroms kann eine Interpretation epidemiologischer Daten nur mit großer Zurückhaltung vorgenommen werden. Da die meisten zu einem dementativen Krankheitsbild führenden Erkrankungen vor der Ära der hirnabbildenden Untersuchungsverfahren in vivo nicht mit Zu-

Tab. 5.6.2 ADDTC-Kriterien für die Diagnose der ischämischen vaskulären Demenz (Chui et al. 1992)

- Mögliche Form
1. Demenz
2. lediglich ein Insult ohne sichere zeitliche Verbindung zur Demenz
3. Diagnose wird gestützt durch
– anamnestisch frühe Harninkontinenz und Gangstörungen
– vaskuläre Risikofaktoren
– den Nachweis ausgedehnter Marklagerveränderungen in bildgebenden Verfahren

- Wahrscheinliche Form
1. Demenz
2. mindestens zwei ischämische zerebrale Insulte (anamnestisch, klinisch oder neuroradiologisch) oder ein Hirninsult mit enger zeitlicher Bindung zur Demenz
3. mindestens ein Infarkt außerhalb des Kleinhirns im CT/MRT-T1 nachgewiesen
4. Diagnose wird gestützt durch
– multiple Infarkte in Hirnregionen mit Beziehung zu kognitiven Funktionen
– anamnestisch multiple TIA
– anamnestisch vaskuläre Risikofaktoren
– ein erhöhter Wert auf der Hachinski-Skala
– anamnestisch frühes Auftreten von Gangstörungen und Harninkontinenz
– periventrikuläre und Marklagerveränderungen im CT/MRT-T2
– lokale Veränderungen in EEG/evozierten Potentialen bzw. bei bildgebenden Funktionsuntersuchungen (z. B. SPECT, PET)
– langsam progrediente Perioden
– Psychosen
– zerebrale Anfälle
5. unwahrscheinlich machen die Diagnose
– eine transkortikale sensorische Aphasie bei fehlender Läsion in den bildgebenden Verfahren
– das Fehlen weiterer neurologischer Symptome und Zeichen neben kognitiven Störungen

- Sichere Form
1. Demenz
2. neuropathologischer Nachweis multipler supratentorieller Infarkte (unter Ausschluß von AD-Veränderungen)

- Forschungsklassifikationen
1. nach Infarktlokalisation (kortikal, subkortikal, periventrikulär, Basalganglien, Thalamus etc.)
2. nach Infarktgröße (Volumen)
3. nach vaskulärer Verteilung (große, kleine, sehr kleine Gefäße)
4. nach Schwere (chronische Ischämie versus Infarkte)
5. nach Ätiologie (Arteriosklerose, Embolie, Amyloidose, Mikroangiopathie, Hypoperfusion

verlässigkeit gegenüber anderen Hirnerkrankungen abgrenzbar waren, müssen Untersuchungen, die länger als 10 bis 15 Jahre zurückliegen, als veraltet unberücksichtigt bleiben. Übereinstimmend zeigen Untersuchungen aus Europa (Rocca et al. 1991) und den USA (Aronson et al. 1990, Kokmen et al. 1989, Schoenberg 1988) eine zweitrangige Häufigkeit der vaskulären Demenzformen nach der AD. Nur in einigen Teilen Japans (Homma, Niina 1988; Jorm 1991; Jorm et al. 1987; Tohgi 1985) oder in regionalen schwedischen Untersuchungen (Skoog et al. 1993) scheinen vaskuläre Demenzformen – z.T. vom Binswanger-Typ nach neuropathologischen Prävalenzuntersuchungen in ca. 3,8% auftretend – noch vor den degenerativen Krankheitsursachen zu rangieren. Tatemichi et al. (1992a) berichten aus einer New Yorker Prävalenzstudie von 251 Patienten (Alter >60 Jahre), die drei Monate nach einem ischämischen Schlaganfall untersucht wurden, daß Demenzen neunmal so oft (26,3%) gegenüber einer schlaganfallfreien Kontrollpopulation (3,2%) vorkamen. Dabei wurden Korrekturen entsprechend Lebensalter, Schule und Berufsausbildung und ethnischer Herkunft berücksichtigt (**Abb. 5.6.1**). Der Schlaganfall selbst war in über der Hälfte der Fälle als alleinige Ursache, und bei etwa einem Drittel als verstärkender Faktor einer bekannten AD beobachtet worden. Auch eine europäische Demenzstudie (Rocca et al. 1991), deren Interpretation allerdings aufgrund einer Reihe von methodologischen Problemen eingeschränkt ist, berichtete über eine mit dem Alter zunehmende Prävalenz vaskulärer oder gemischter Demenzformen, bevorzugt bei Männern zwischen 70 und 79 Jahren von 3,2% bis 4,8% (2,2% bis 2,9% bei Frauen) bzw. 3,5% bis 16,3% bei Männern zwischen 80 und 89 Jahren (2,8% bis 9,2% bei Frauen).

Das Alter ist der wichtigste Risikofaktor für die Demenzen insgesamt. Fast alle Untersuchungen zeigen, daß im Gegensatz zur AD Männer häufiger von der VD betroffen sind. Dies eröffnet therapeutische Möglichkeiten in

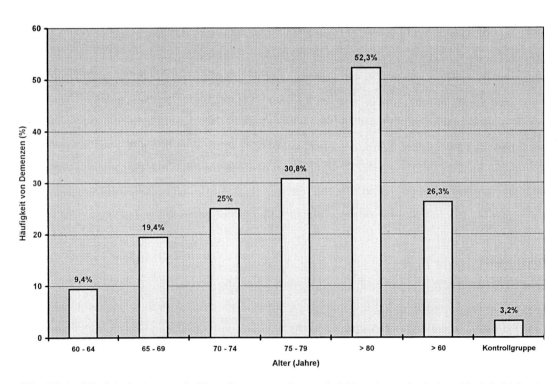

Abb. 5.6.1 Häufigkeit eines vaskulären Demenzsyndroms drei Monate nach akutem Hirninfarkt (nach Tatemichi et al. 1992a). Kontrollgruppe n=249, Infarktgruppe n=251; Darstellung ausgeglichen nach Altersgruppen

Fällen einer **geschlechtsspezifischen** Komponente (z. B. zur Hormontherapie). Allerdings sind eine Reihe von Studienartefakten, nicht zuletzt die Schwierigkeit der Abtrennung der verschiedenen Demenzursachen möglicherweise verantwortlich für diesen Geschlechtsunterschied.

Bildgebende Untersuchungen sind nur in einzelnen Studien berücksichtigt, ergeben aber Hinweise für eine große Bedeutung der vaskulären Ursachen: in der bereits genannten schwedischen Studie (Skoog 1993) wurden aus 494 >85jährigen Personen nach DSM-III-R-Kriterien in 29,8% eine Demenz diagnostiziert, davon unter CT-Analyse 46,9% vaskulär. Die **Letalität** der vaskulären Demenzformen lag mit 66,7% innerhalb von 3 Jahren deutlich höher als bei der AD (42,2%) und bei den nicht-dementen Patienten (23,1%). Im Zusammenhang mit vaskulären Krankheitsmechanismen ergibt sich eine der arteriellen zerebralen Makroangiopathie ähnliche **Risikofaktorkonstellation** für die VD: die arterielle Hypertonie ist am besten untersucht und zeigt eine Prävalenz von 75% bis 100% in neuropathologisch verifizierten Studien von Tohgi et al. (1985). Eigene Untersuchungen (Oster et al. 1995) unterstreichen dies durch den Nachweis deutlich zirkadianer Blutdruckschwankungen sowie hyper- und hypotoner Abschnitte selbst bei solchen Patienten, bei denen bislang keine Hypertonie bekannt war. Auch eine größere RR-Variabilität zur Nacht bzw. fehlende RR-Absenkungen (sog. "non-dipper") sind bei Patienten gegenüber Kontrollen häufiger anzutreffen (**Abb. 5.6.2**).

Genetische Faktoren spielen sowohl bei AD als auch bei den vaskulären Demenzformen insbesondere dann eine Rolle, wenn der Krankheitsbeginn in der 4. oder 5. Dekade liegt. Kurioserweise haben mehrere Untersuchungen dem Nikotinabusus einen protektiven Effekt bezüglich AD zugeschrieben, während Rauchen bei der VD überwiegend als Risikofaktor gilt.

Neuropathologie und Pathomechanismen

Obwohl Hirninfarkte das häufigste neuropathologische Substrat bei Patienten mit VD darstellen, können selbst mehrere Infarkte gefunden werden, ohne daß eine Demenzerkrankung vorgelegen hat. Bereits makroskopisch läßt sich ein kompletter Hirninfarkt durch den Verlust von Neuronen und Gliazellen erkennen, bisweilen liegen aber auch nur diskrete Zeichen vor, die in besonders ischämievulnerablen Strukturen auftreten, z. B.:

– isolierte neokortikale Zellschichtnekrosen,
– Verlust der Purkinje-Zellen im Kleinhirn,
– hippokampale Degeneration oder
– eine Demyelinisierung der weißen Substanz.

Der Nachweis solcher Charakteristika "inkompletter Infarkte" ist der histologischen Aufarbeitung vorbehalten (Brun 1994).

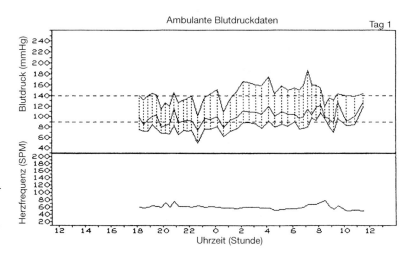

Abb. 5.6.2 Exemplarische Darstellung der Originaldaten des Blutdruckmonitorings mit nächtlichen Blutdruckspitzen einer vermeintlich normotonen Patientin

Die pathologisch-anatomische Klassifikation stimmt mit der in diesem Beitrag vorgeschlagenen, pathophysiologisch orientierten Klassifikation von VDS weitgehend überein: Ischämische Hirnläsionen mit ihren vielfältigen Ursachen stehen wenigen, relativ homogenen hämorrhagischen Ursachen gegenüber (**Tab. 5.6.3**).

Globale Perfusionsstörungen können zu ausgedehnten Demenzsyndromen führen, weil sowohl bilateral symmetrische Strukturen als auch besonders ischämievulnerable Regionen z. B. im Hippokampus, Kleinhirn oder im Linsenkern betroffen sind. Nach ihrer Entstehung sind Herz-Kreislauf-Störungen, die zur Reanimation führen und Erstickungsereignisse (z. B. Strangulation und CO-Intoxikationen) am häufigsten, insgesamt aber kommen globale Ischämien weit seltener als fokale Ischämien vor. In Einzelfällen können sie allerdings als fokale Läsionen maskiert sein, wenn nur die selektiv ischämievulnerablen Regionen einer Hirnhemisphäre betroffen sind – je nach Ausdehnung resultiert hier ein Demenzsyndrom nur selten.

Das inzwischen modifizierte Konzept der Multiinfarktdemenz berücksichtigt mehrere Hirninfarkte in verschiedenen, aber nicht definierten Territorien (Tomlinson et al. 1970), wobei Verschlüsse der großen extrakraniellen und intrakraniellen Gefäße als Ursache zerebraler Durchblutungsstörungen häufig sind. Da die meist arteriosklerotisch bedingte **Makroangiopathie** überwiegend das Karotisstromgebiet betrifft, sind auch Infarzierung im Territorium der A. cerebri media als größtem Endstromterritorium häufiger als in den kleineren Strömungsgebieten der A. cerebri anterior und der in der Regel aus der A. basilaris abzweigenden A. cerebri posterior. Seltenere Ursachen sind Dissektionen, fibromuskuläre Dysplasie, Vaskulitiden, das Moya-Moya-Syndrom oder auch das Sneddon-Syndrom, bei dem nicht-entzündliche Verdickungen der distalen Segmente der großen Hirnarterien und Arteriolen mit rezidivierenden Ischämieereignissen bei Patienten mit gleichzeitiger Livedo racemosa im Rahmen eines Antiphospholipidsyndroms auftreten – die Erkrankung betrifft häufig Frauen und führt im Verlauf zu einer VD (Rebollo et al. 1983) (**Abb. 5.6.3**).

Strategische Infarkte mit meist geringerem Volumen, die den Gyrus angularis, den Balken, das Knie der Capsula interna, den Thalamus oder basale Stirnhirnanteile betreffen, können bereits isoliert, besonders aber wenn sie bilateral als korrespondierende Infarzierungen auftreten, zu erheblichen Demenzsyndromen führen. Dabei fehlt meist die für andere Demenzformen charakteristische chronisch progrediente oder schubweise über einen bestimmten Zeitraum verlaufende Verschlechterung der intellektuellen Leistungsfähigkeit (Tatemichi 1990). Meist handelt es sich daher bei einem recht komplexen neuropsychologisch-psychopathologisch auffälli-

Tab. 5.6.3 Pathophysiologisch orientierte Klassifikation vaskulärer Demenzsyndrome

- Mögliche Ischämieformen

Akute Hypoxie durch globale Perfusionsstörung
- globale hypoxische Enzephalopathie (z. B. nach Reanimation, Strangulation)
- fokale Hypoxie bei selektiver Gewebsvulnerabilität (z. B. im Hippokampus, Purkinje-Zellen, Basalganglien etc. nach CO-Intoxikation)

Rezidivierende Hypoxien durch embolische Perfusionsstörung:
- komplette Infarkte im distalen Territorium hochgradiger Karotisstenosen (Multiinfarktdemenzsyndrom, strategische Infarkte)
- inkomplette Infarkte bei subkortikalen Infarkten mit reduzierter Kollateralperfusion bzw. Metabolismusreduktion oder Autodysregulation im darüberliegenden kortikalen Areal

Chronische Hypoxien bei hämodynamisch relevanten Gefäßobstruktionen mit oder ohne akut rezidivierende Ergebnisse:
- bei Makroangiopathie (früher sog. Grenzstrominfarkte)
- bei Mikroangiopathie (subkortikale infarkte und konfluierende Leukenzephalopathien, Morbus Binswanger, CADASIL)
- bei Kombinationen von Makro- und Mikroangiopathien (maligne hypertensive Enzephalopathie, Amyloid- und Kollagenangiopathien, Vaskulitiden)

- Hämorrhagieformen
- extrazerebrale Blutungen (Subdural-, Extraduralhämatom)
- intrazerebrale mikroaneurysmatische Blutungen
- parenchymatöse Hämorrhagien

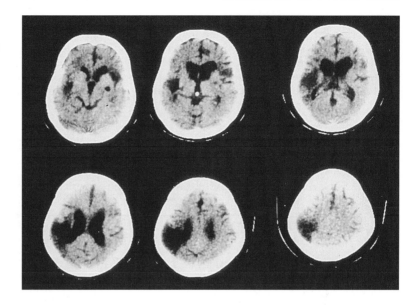

Abb. 5.6.3 Beispiel eines Multiinfarktbildes im Computertomogramm bei Sneddon-Syndrom

gen Krankheitsbild um eine akute Hirnfunktionsstörung, die gängigen Demenzkriterien nicht voll entspricht. Paramediane Thalamusinfarkte (Levasseur et al. 1992) und Infarkte im Bereich des Knies der Capsula interna (Tatemichi et al, 1992b) zeigen klinisch Verwirrtheitszustände, Einschränkungen der kognitiven Flexibilität und schwere Gedächtnisstörungen, die im PET mit einer signifikanten Reduktion des Sauerstoff- bzw. Glukosestoffwechsels im Frontal- und Temporalkortex korreliert sind.

Auch **inkomplette Infarkte** mit ihren charakteristischen histologischen Befunden im subkortikalen Marklager (>15 mm ⌀) (**Abb. 5.6.4**), den Stammganglien und im Hirnstamm sowie die im Rahmen der Mikroangiopathie als lakunäre subkortikale Infarkte bezeichneten kleineren Herde (<15 mm ⌀) führen zur Unterbrechung efferenter bzw. afferenter Informationstransmission. Dadurch kommt es gleichermaßen zu einer Störung der Aktivität kortikaler korrespondierender Neurone, die sich in einer Reduktion des Metabolismus dieser vom Infarktkern entfernt gelegenen Region in der Positronenemissionstomographie nachweisen lassen. Sie gelten als Ursache kortikaler Funktionsstörungen (sog. **Diaschisis-Konzept**) (Feeney, Baron 1986; Kuwert et al. 1991).

Chronische Hypoxien bei **hämodynamisch relevanten Gefäßobstruktionen** im Rahmen zerebraler Makroangiopathien finden sich weit seltener als früher angenommen: Das Konzept der Grenzstrominfarkte (Zülch 1953) hat insbesondere in letzter Zeit eine Korrektur erfahren, nachdem van der Zwan et al. (1993) zeigen konnten, daß die Variabilität der

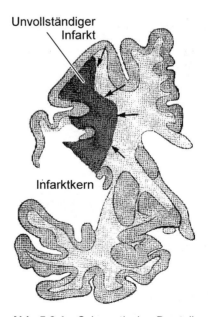

Abb. 5.6.4 Schematische Darstellung einer inkompletten Infarzierung der weißen Substanz nach Territorialinfarkt (modifiziert nach Escourelle, Poirer 1971)

großen Hirnstromterritorien (Aa. cerebri media/anterior versus Aa. cerebri media/posterior) individuell so erheblich ist, daß echte **kortikale Grenzstrominfarkte** – wenn sie denn überhaupt existieren – eine extreme Rarität darstellen (Lang et al. 1995). **Subkortikale**

Grenzstrominfarkte sind bei ausgedehnten extrakraniellen Karotisprozessen mit intermittierenden Episoden einer arteriellen Hypertonie aber häufiger (**Abb. 5.6.5**). Sie können als moderne Variante des traditionellen Konzepts einer chronisch-vaskulären Ischä-

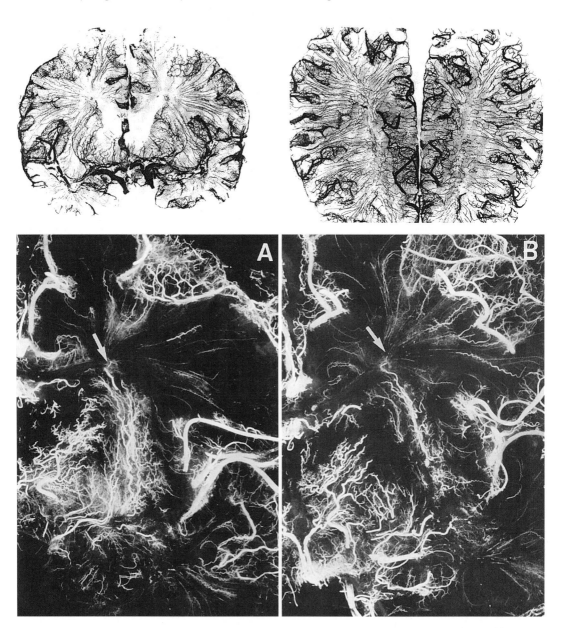

Abb. 5.6.5 Koronarschnitt der Hirnhemisphären (oben) mit Darstellung der Vaskularisation der Basalganglien und der weißen Fasersubstanzen verschiedener Hirnarterien (nach Salamon 1971). Unten: Vaskuläre subkortikale Grenzstromgebiete in Territorien (→) der kleinen perforierenden Hirnarterien (freundlicherweise zur Verfügung gestellt von de Reuck)

mie gelten und sind mit dementativen Krankheitsentwicklungen assoziiert, insbesondere wenn es zu ausgedehnten inkompletten Infarktbildungen unter partieller Schonung des Kortex, aber weitgehender Funktionseinbuße durch flächige Faserläsionen der großen Faserverbindungen von fronto-basal nach temporo-parietal und von der prämotorisch-supplementärmotorischen Region über das Centrum semiovale in die Capsula interna kommt. Leukenzephalopathien in diesem Bereich sind sehr häufig verantwortlich für die damit einhergehende Demenz. Dies gilt auch für die periventrikulär gelegenen Veränderungen der weißen Substanz im Territorium der A. choroidea und der striolentikulären Arterien (De Reuck 1971, 1991). Sie sind auch bei der echten Binswanger-Erkrankung mitbeteiligt, wenn die subkortikalen U-Fasern über die arterielle kortikale Vaskularisation als Charakteristikum ausgespart bleibt. Möglicherweise spielen auch venöse Abflußstörungen im periventrikulären Endstromterritorium eine Rolle (Mayer, Kier 1991; Moody et al. 1990; Nelson et al. 1991), wie einige neuere Untersuchungen gezeigt haben. Auch **zerebrale Autodysregulationen** distal einer obstruierenden Makroangiopathie (sog. **"low-flow"-Territorien**) können zu fokalen Ischämien führen, außerdem hyper-/hypotensive Perioden bei chronischer Hypertonie und diffusen Mikroangiopathien.

Multiple lakunäre Infarkte und Veränderungen der weißen Substanz bilden die Grundlage einer Subgruppe von pathogenetisch inzwischen recht gut definierten Krankheitserscheinungen, die als **subkortikale vaskuläre Enzephalopathie** (SVE) bezeichnet und als Modell eines vaskulären Demenzsyndroms intensiv untersucht wird. Dabei kommt es zu einer schrittweise progredienten, meist asymmetrischen und irregulär verteilten **Mikroangiopathie** durch arteriosklerotische bzw. lipohyalinotische Einlagerungen in die Gefäßwand der kleinen perforierenden Hirnarterien nach Abzweigung aus den größeren Hirnarterien (üblicherweise der A. cerebri media und A. basilaris) (**Abb. 5.6.6**), sicherlich auch Embolisation mit sekundären Okklusionen dieser Endarterien bei atheromatösen Plaquebildungen am Abgang der Perforansarterien (Caplan 1995; Fisher 1965, 1966). Besonders die langen striolentikulären Arterien haben neben multiplen Stenosen im Längsverlauf auch poststenotische Dilatationen an ihrem orthogonalen Abgang; inwieweit auch kardiogene oder arterio-arterielle Embolien der großen hirnversorgenden Arterien eine Rolle spielen, z.B. bei intermittierenden Ver-

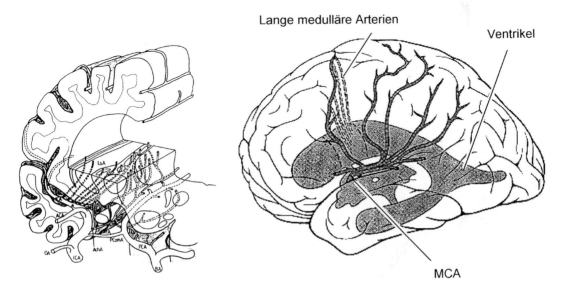

Abb. 5.6.6 Schematische Darstellung der Gefäßversorgung durch perforierende subkortikale (links) und kortikale (rechts) Hirnarterien (modifiziert nach Hennerici et al. 1988, Patten 1978, Roman 1994)

änderungen der Herzleistung bzw. bei Verlangsamung des zerebralen Blutflusses ist z.Zt. unklar (Hennerici 1995). Zusätzlich können auch hämodynamische Aspekte im Grenzstromgebiet von kortikalen zu subkortikalen Perforansarterien eine Rolle spielen (De Reuck, van der Ecken 1976). Dabei kommt es wahrscheinlich zur Einschränkung der kapillären Perfusion und im Verlauf der Erkrankung zu immer ausgeprägteren Autoregulationsstörungen mit Einschränkungen der Bluthirnschranke, so daß hier subkortikale Grenzstromläsionen ähnlich der Makroangiopathie entstehen können, wobei im Magnetresonanztomogramm progrediente Veränderungen der weißen Substanz in Longitudinaluntersuchungen nachweisbar werden. Alle diese Mechanismen führen zur Ausbildung umschriebener lakunärer Infarkte, diffuser Demyelinisierungen und zum Neuronenuntergang vornehmlich im Bereich des Frontalhirns, des Balkens, der Basalganglien und des Thalamus. Mit zunehmender Ausbildung der Demyelinisierung und der subkortikalen Infarktbildung können kortikale Funktionsstörungen i. S. eines Diskonnektionssyndroms entstehen, wenn Deafferenzierungen oder Einschränkungen des neuronalen Metabolismus in korrespondierenden kortikalen Hirnarealen zu den zerstörten subkortikalen Kernregionen auftreten. Als Folge der Veränderungen der weißen Substanz, die direkt zur Unterbrechung neuronaler Faserverbindungen führen, treten verschiedene Demyelinisierungsstadien auf, die zunächst klinisch stumm verlaufen können oder zu uncharakteristischen Beschwerden führen und deshalb auch im Rahmen von "normalen Alterungsprozessen" beschrieben wurden (**Abb. 5.6.7a, b**). Bedeutsamer als die Infarzierung der subkortikalen Kernstrukturen scheinen bei der Entwicklung eines echten vaskulären Demenzsyndroms gerade diese Veränderungen der weißen Substanz zu sein, die inzwischen entsprechend ihrer Ausdehnung und topographischen Prädilektion eindeutig als Korrelat neuropsychologischer und verhaltensneurologischer Auffälligkeiten interpretiert werden (Breteler et al. 1994, Cummings 1993, Hennerici et al. 1994, Leuchter et al. 1994) (**Tab. 5.6.4**).

Bei einer morphometrischen Untersuchung von 40 Gehirnen über 60 Jahre alter verstorbener Patienten haben van Swieten et al. (1991) besonders in den periventrikulären Veränderungen der weißen Substanz Demyelinisierung nachweisen können, wobei sich ein größeres Mißverhältnis zwischen Wanddicke und äußerem Durchmesser der Arteriolen gezeigt hat, so daß die Autoren der Arteriosklerose eine pathogenetisch bedeutsame Funktion in der Entstehung diffuser Leukenzephalopathien beim älteren Patienten zugesprochen haben. Auch Furata et al. (1992) haben Hyalinofibrosen der Gefäßwand in kleinen medullären Arteriolen, insbesondere im Bereich des Frontalhirns, im höheren Lebensalter beobachtet und eine Korrelation zwischen dem Ausmaß der ischämischen Veränderungen zum vorbestehenden Bluthochdruck beschrieben.

Analysiert man diese pathologisch-anatomischen Befunde im Zusammenhang mit den Ergebnissen klinischer und bildgebender Untersuchungen, so bleibt kein Zweifel an der Richtigkeit der Hypothese, daß ein kausaler Zusammenhang zwischen Veränderungen der Mikrozirkulationen durch Perfusionseinschränkungen in den arteriolären Gefäßen

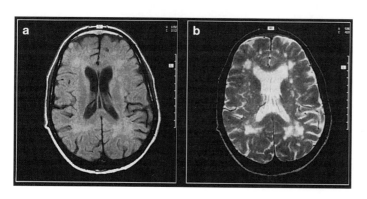

Abb. 5.6.7a, b Magnetresonanztomographie (T1- und T2-gewichtete Bilder): 70jähriger Patient mit frontalen und okzipitalen periventrikulären, diffusen Veränderungen der weißen Substanz (hyperintens in den T2-gewichteten und isodens oder nur leicht hyperdens in den T1-gewichteten Bildern) (nach Schreiner et al. 1995)

Tab. 5.6.4 Subkortikale Demenzformen

Hirnstrukturen	Funktionsbereiche	Testverfahren, z. B.
dorso-lateraler präfontaler Kortex — Nucleus caudatus (dorso-lateral) — Globus pallidus (dorso-lateral) — Thalamus (VA und MD)	Einschränkung der Lernfähigkeit	Wortliste (NAI) Wortliste (FLTS): mehrfacher unmittelbarer Recall (Lernkurve) und verzögerter Recall
	Programmierung komplexer Funktionen, z. B. Gang und alternierende Handbewegungen	Lurias Hand-Sequenz Trail Making Test
	Flexibilität, Kreativität, Spontaneität	Wisconsin Card Sorting Test Stroop-Test Turm von Hanoi Alternate Use Test Fünf-Punkte-Test Rückwärts buchstabieren Wochentage/Monate rückwärts abstraktes Denken
medio-lateraler, orbitaler Kortex — Nucleus caudatus (ventro-medial) — Globus pallidus (dorso-medial) — Thalamus (VA und MD)	Persönlichkeitsveränderungen Einschränkungen der Selbstkritik Irritabilität Distanzverlust	Brief Assessment Interview Nürnberger Selbstbeurteilungsskala Fremdanamnese
	Änderung der Interessensphäre	Depressionsskalen
vorderer Gyrus cinguli (Kortex) — Nucleus accumbens ventrales Striatum — Globus pallidus (rostro-lateral) — Thalamus (MD)	akinetisch-mutistisches Verhalten Aspontaneität verbale Monotonie	Verhalten, Spontansprache Fremdanamnese

– wahrscheinlich auf Grund verschiedener Ursachen – und einer zunehmenden Degeneration der weißen Substanz und damit der Einschränkung der höheren Hirnleistungen i. S. einer Demenz besteht (De Reuck et al. 1981). Dabei dürften kompensatorische Mechanismen, unterschiedliche Ausprägungen der Perfusionsstörungen sowie der pathologisch-anatomischen Veränderungen, topographische und metabolische Besonderheiten in komplexer Zusammensetzung darüber entscheiden, welche klinischen Veränderungen im einzelnen resultieren. Demzufolge sind durchaus eindrucksvolle Veränderungen der weißen Substanz im CT/MRT bei nur geringgradigen klinischen Auffälligkeiten bzw. umgekehrte Konstellationen zu erwarten. Gerade die Häufigkeit multipler Veränderungen führt allerdings zu einer sehr diffusen, topographisch kaum mehr zuzuordnenden Beeinträchtigung der primären oder sekundären kortikalen Funktionsstörungen, so daß eindeutige Korrelationen mit neuropsychologischen und verhaltensneurologischen Auffälligkeiten bislang aus Querschnittsuntersuchungen allein nicht beobachtet werden konnten.

Eine spezielle Kombination aus lakunären Infarkten und Demyelinisierung der weißen Substanz findet sich bei der **progressiven subkortikalen Enzephalopathie (Morbus Binswanger)** (Binswanger 1894, De Reuck et al. 1980, Fisher 1989). Dabei handelt es sich um eine Ischämie durch hypertensive Arteriolosklerose der intrazerebralen und leptomeningealen Gefäße, die den Kortex und seine U-Fasern ausspart, dementsprechend auch ohne wesentliche kortikale Atrophie, wohl aber mit einer Ventrikelerweiterung durch Atrophie der weißen Substanz einhergeht. Charakteristische klinische Zeichen sind neben einem meist chronischen Bluthochdruck die in der 5. bis 7. Dekade einsetzende progrediente, durch intermittierende Hirninfarkte fluktuierend sich verschlechternde geistige Entwicklung mit Vergeßlichkeit, Adynamie, Abulie, emotionaler Labilität und Einschränkungen höherer Hirnfunktionen; charakteristisch sind darüber hinaus pseudobulbäre Störungen sowie Gangstörungen, Urininkontinenz und zunehmende Immobilität. Während die nach Binswanger beschriebene Erkrankung neuropathologisch durch ein typisches histologisches Bild charakterisiert ist, entsprechen die heute meist nach den nichtinvasiven Untersuchungsverfahren in Zusammenhang mit ähnlichen klinischen Krankheitsbildern beobachteten dementativen Entwicklungen nicht der eigentlichen Binswanger-Krankheitsform und sollten neutraler als SVE bezeichnet werden. Ob die Binswangersche Form nur eine spezielle Ausprägung einer SVE ist, ist bislang nicht geklärt.

Ähnlich wie bei der AD die sporadischen Formen dominieren, in einzelnen Fällen aber bereits im mittleren Lebensalter hereditäre Krankheitsformen auftreten, wurden auch für die mikroangiopathisch bedingten vaskulären Demenzsyndrome kürzlich eine genetische Krankheitsform mit dem Akronym **CADASIL (cerebral autosomal dominant arteriopathy with subcortical infarcts and leukencephalopathy)** beschrieben (Mas et al. 1992; Tournier-Lasserve et al. 1991, 1993). Es handelt sich dabei um

– eine klinische Manifestation rezidivierender subkortikaler ischämischer Schlaganfälle im mittleren Lebensalter, die zu Pseudobulbärparalyse, schweren motorischen Ausfällen und einem subkortikalen Demenzsyndrom führen können
– migräneähnliche Kopfschmerzattacken und
– psychiatrische Auffälligkeiten i. S. manisch-depressiver Episoden
– Im MRT zeigen sich bereits vor klinischer Manifestation ausnahmslos bei allen Patienten und Familienmitgliedern Abnormitäten i. S. multipler kleiner subkortikaler Infarkte und einer diffusen Beeinträchtigung der weißen Substanz.
– Die Familienanamnese entspricht einem autonormal dominanten Erbgang (**Abb. 5.6.8**).

Pathologisch-anatomisch finden sich kleine Hirninfarkte mit diffusem Myelinabbau und Demyelinisierungen auf der Grundlage einer nicht-arteriosklerotischen konzentrischen Verdickung durch nicht-amyloide eosinophile Einlagerungen in die kleinen penetrierenden Hirnarterien mit einzelnen Hirnblutungen (Baudrimont et al. 1993). Inzwischen vorliegende Familienstudien haben ergeben, daß diese Erkrankung zumindest in Europa weit häufiger vorkommt als bislang vermutet. Ihre Ursache wird in einem Gendefekt auf dem Chromosom 19q12 vermutet. Während pathologisch-anatomisch bei der weit häufigeren sporadischen Mikroangiopathie (SVE), Lipohyalinose und segmentale fibrinoide Degeneration der Arterienwand ohne typische Atherombildungen an den abzweigenden perforierenden Hirnarterien gelegentlich mit konsekutiver Emboliebildung gesichert ist, blieb der genaue Mechanismus der hereditären Krankheitsform bislang unbekannt.

Diagnostik

Wegen der erheblichen Variabilität der verschiedenen pathogenetischen Mechanismen ist die Diagnose vaskulärer Demenzsyndrome

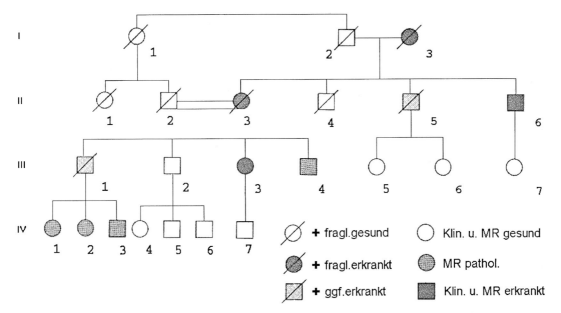

Abb. 5.6.8 Typischer Stammbaum einer Familie mit CADASIL (nach Mas et al. 1992)

nicht einfach, insbesondere wenn es um Erstsymptome und eine Abgrenzung gegenüber den Frühformen anderer dementativer Erkrankungen geht. Die von Chui et al. (s. **Tab. 5.6.2**) und Roman et al. (**Tab. 5.6.5**) vorgeschlagenen Einteilungen erlauben aber eine gute Klassifikation anhand der anamnestischen Daten sowie der im Rahmen der klinischen Untersuchung und der speziellen Zusatzdiagnostik zu erwartenden Hinweise für die Diagnose eines vaskulären Demenzsyndroms. Beide Vorschläge gehen über die eher traditionellen Vorstellungen der DSM-III-R oder der unzulänglichen Ischämie-Scores (s.

Tab. 5.6.5 Diagnostische Kriterien eines vaskulären ischämischen Demenzsyndroms (nach Roman 1994)

- Essentielle Kriterien

1. Demenzform mit Gedächtnisstörungen und kognitiven Funktionsstörungen, die nicht als isolierte Verhaltensstörungen angesehen werden und zur Beeinträchtigung im täglichen Leben führen

2. Nachweis einer zerebro-vaskulären Erkrankung durch Anamnese, klinische Untersuchung oder CT/MRT

3. Nachweis, daß (1) und (2) ursächlich miteinander verbunden sind; eine solche Annahme wird unterstützt durch
   - eine enge zeitliche Beziehung zwischen Hirninsult und Beginn des Demenzsyndroms
   - eine akute oder schrittweise Verschlechterung der Hirnfunktionen oder einen fluktuierenden Verlauf mit Schüben und Remission

- Nachweis spezifischer Veränderungen in den hirnabbildenden Untersuchungsverfahren, die bestimmte für einzelne höhere Hirnfunktionen wichtige Regionen betreffen

- Unterstützende Kriterien

1. Nachweis oder anamnestische Angaben über vorhandene Risikofaktoren einer Arteriosklerose (Hypertonie, Diabetes mellitus, koronare Herzkrankheit, periphere Gefäßerkrankung, Hyperlipidämie, Nikotinabusus)

2. relativ früh auftretende Gangstörungen (s. **Abb. 5.6.9**) oder anamnestische Angaben über häufige Stürze

3. frühzeitige Angaben über Harninkontinenz ohne Nachweis einer urologischen Erkrankung

4. Zeichen eines Frontalhirnsyndroms, von Störungen der Basalganglienfunktionen oder Diskonnektionssyndrome (s. **Tab. 5.6.4**)

5. Zeichen einer Pseudobulbärparese mit/ohne affektive Inkontinenz (z. B. Lachen oder Weinen)

Tab. 5.6.1) hinaus, stellen aber dennoch keine definitive Lösung, sondern eher eine Zwischenstufe in einem sich sehr rasch entwickelnden, forschungsaktiven Gebiet, wobei
- der Nachweis eines Demenzsyndroms
- die Identifizierung einer zerebrovaskulären Erkrankung
- die Möglichkeit oder Wahrscheinlichkeit eines kausalen Zusammenhanges zwischen beiden

essentiell für die Diagnose sind.

Neuropsychologische Untersuchungen im einzelnen sind notwendig, um das Demenzsyndrom zu verifizieren und insbesondere von einzelnen isolierten neuropsychologischen Ausfallerscheinungen zu differenzieren (z. B. eine Aphasie als Ursache verbaler Gedächtnis- und Konzentrationsstörungen). Dabei sollte ein strukturiertes Interview, das die täglichen Lebensumstände beleuchtet, in die Diagnostik einbezogen werden, am besten ergänzt durch eine entsprechende Fremdanamnese und unter Berücksichtigung der funktionellen Handlungsfähigkeiten des Patienten im häuslichen bzw. beruflichen Umfeld. Obwohl der Wunsch des Klinikers bei der Diagnose eines Demenzsyndroms nach einem einfachen Vorgehen und letztendlich einem Demenz-Score verständlich ist, haben doch umfangreiche Erfahrungen und Untersuchungen gezeigt, daß ein solches Vorgehen der Komplexität der Diagnose inadäquat ist. **Tab. 5.6.4** illustriert am Beispiel der subkortikalen vaskulären Demenz die verschiedenen im einzelnen zu untersuchenden Funktionsbereiche und die dabei zur Verfügung stehenden Instrumente, wie sie im Rahmen wissenschaftlicher Untersuchungen auch dem Umfang nach eingesetzt werden sollten. Für die Praxis genügt es, einzelne dieser Testverfahren herauszugreifen, mit denen der Untersucher vertraut ist (z. B. NAI, Trail Making Test, Wisconsin Card Sorting Test/Stroop-Test, Depressionsskala), um sich ein differenziertes Bild zu machen.

Neuropsychologische und verhaltensneurologische Störungen betreffen vornehmlich Konzentrations- und Aufmerksamkeitsfunktionen sowie Einschränkungen der geistigen Flexibilität bei Schädigung der fronto-subkortikalen Schaltsysteme (Alexander, Crutcher 1990; Alexander et al. 1990; Cummings 1990). Lernstrategisch verbal-mnestische und Aufmerksamkeitsfunktionen bleiben dabei in der Regel erhalten, während effektive emotionale Störungen mit Einschränkungen der Einsichts- und Kritikfähigkeit bei über zwei Drittel aller Patienten zusätzlich auftreten (Wallin et al. 1991). Gedächtnisstörungen betreffen insbesondere verbale und visuelle Informationen, die zwar – im Gegensatz zur AD – gespeichert aber nicht abgerufen werden können (Babikian et al. 1990): Patienten mit subkortikalen Demenzformen können nach einem Intervall aus einer Serie von Worten bzw. gezeigten Gegenständen spontan nur einzelne Begriffe wiedergeben, während zwischen präsentierten alternativen Erinnerungspaaren meist Korrektes erinnert wird. Heir et al. (1985) zeigten eine Einschränkung der Sprach- und Sprechleistung i. S. einer eingeschränkten Satzkomplexität, Dysarthrie sowie eines verminderten Verständnis insondere bei komplexen grammatikalischen Sprachzusammenhängen – ausgeprägte oder gar schwere aphasische Störungen kommen hingegen nur bei kortikalen Infarzierungen der entsprechenden Sprachregionen vor. Auch neuropsychiatrische Auffälligkeiten, die einer Therapie gut zugänglich sind, finden sich bei einer Mehrzahl von Patienten mit VD. Cummings et al. (1987) fanden bei 60% depressive Symptome und bei 25% schwere depressive Phasen. Paranoide Psychosen und Wahnvorstellungen – meist in geringerer Ausprägung – finden sich aber zumindestens intermittierend bei bis zur Hälfte aller Patienten mit progredienten Krankheitszeichen. Über zwei Drittel aller Patienten mit subkortikalen Läsionen zeigen Störungen der Affektivität und der Spontaneität (Wolfe et al. 1990).

Der Nachweis zerebrovaskulärer Erkrankungen geschieht durch anamnestische Hinweise in Verbindung mit entsprechenden klinischen Untersuchungsbefunden: Nach der Pathogenese zeigen nahezu alle Patienten mit einer vaskulären Demenz fokalneurologische Ausfallerscheinungen. Erkinjuntti (1987a, b) fand bei über 85% der Patienten Zeichen einer ein- oder beidseitigen Pyramidenbahnläsion, Gupta et al. (1988) bei über 90% der Patienten mit subkortikalen Infarkten. Insbesondere bei den häufig bilateralen Krankheitsformen finden sich pseudobulbäre Schluck- und Sprechstörungen sowie in der Mehrzahl der Fälle Gangstörungen (Sluss et al. 1982, Wallin et al. 1991): Charakteristisch ist der frühzeitige Verlust der Körperpositionskontrolle bei Änderungen der Gangrichtung und bei Wendemanövern, aber erhaltener Ganginitiierung und flüssigem Gangbild (locomotion) (Hennerici et al. 1995) (**Abb. 5.6.9a–f**). Fitzgerald und Jankovic (1988) beschrieben zehn Patienten, die unter der Verdachtsdiagnose einer dopaminresistenten Parkinson-Erkrankung zugewiesen wurden: alle hatten bei ungestörter Motilität der oberen Extremitäten deutliche Gangbeeinträchtigungen und eine ausgedehnte linkshemisphärische Leukenzephalopathie im CT oder MRT ohne Demenz, sowie motorische Funktionsstörungen oder Schlaganfälle in der Vorgeschichte. Eine Verwechslung mit Parkinson-Erkrankungen, bei der Starthemmung und eingeschränkte Flüssigkeit des Gangablaufes hinzugetreten ist, ist, wenn man die verschiedenen Gangphasen und ihre unterschiedliche Beeinträchtigung kennt, kaum möglich. Nicht selten bestehen Blaseninkontinenz und Primitivreflexe, ebenso treten wahrscheinlich häufiger als bislang

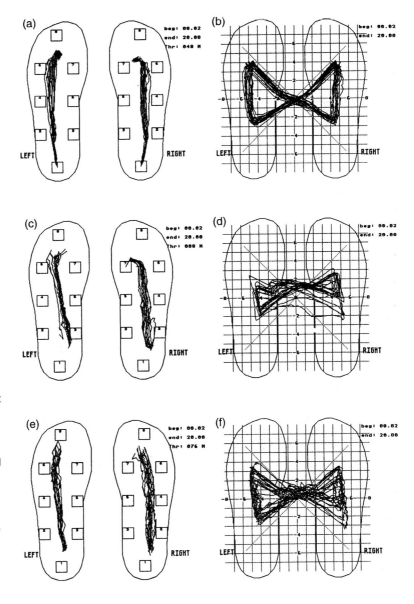

Abb. 5.6.9a–f Computerisierte Ganganalyse einer Normalperson (**a, b**), eines Patienten mit ausgedehnten Veränderungen der weißen Substanz (**c, d**) und mit multiplen lakunären Infarkten (**e, f**). Beachtenswert sind die Veränderungen im Zyklogramm mit Ausbildung einer schweren bipedalen Gangunsicherheit bei beiden Patienten, insbesondere aber bei dem Patienten mit einer ausgeprägten Leukenzephalopathie

nachgewiesen, epileptische Anfälle – meist generalisiert, seltener fokal – auf, werden aber in Zusammenhang mit der vaskulären Grunderkrankung bisweilen als transitorisch-ischämische Attacken fehlinterpretiert und bleiben dann auch unbehandelt (Erkinjuntti et al. 1988, Schreiner et al. 1995).

Schwieriger wird die Diagnose, wenn weder anamnestisch noch bei der klinischen Untersuchung neurologische Herdhinweise zu explorieren sind, was nicht als Ausschluß der Diagnose bei der bekanntermaßen guten Regeneration und Rehabilitation nach zerebralen Ischämien interpretiert werden darf. Auch sind transitorisch-ischämische Attacken retrospektiv nur in einem Drittel der Fälle zuverlässig zu explorieren bzw. werden von dem Patienten weitaus seltener erinnert als sie tatsächlich auftreten. Schließlich können Ischämien aber auch in klinisch stummen Hirnregionen stattfinden, also strategisch nicht mit Störungen der Hirnfunktion einhergehenden Symptomen assoziiert sein. In diesen, aber auch den eher typischen Fällen einer positiven Vorgeschichte bzw. sich ergänzender klinisch auffälliger Untersuchungsbefunde kommt den Befunden der Zusatzdiagnostik (CT oder MRT) eine große Bedeutung zu (**Tab. 5.6.6**).

Am schwierigsten ist die diagnostische Stufe der Bestätigung des kausalen Zusammenhanges zwischen Demenzsyndrom und zerebro-

Tab. 5.6.6 Zusammenstellung klinischer Symptome bei Infarktformen

Infarkttopographie in den hirnabbildenden Untersuchungen	Klinische Zeichen	Mögliche vaskuläre Grundlagen
Kortikale Syndrome		
• Einzelinfarkte		
Gyrus angularis (ACM)	Aphasie, Apraxie, Alexie, Anomie	arterio-arterielle Embolie, kardiale Embolie, intrakranielle Makroangiopathie
inferio-mesialer Temporallappen (ACP)	Amnesie, Anomie, Gesichtsfeldeinschränkung	
medialer Frontallappen (ACA)	Abulie, Amnesie, Hemiparese	
• Multifokale Infarkte		
multiple Lokalisationen	s. o., aber zusätzlich Pseudobulbärparalyse und bilaterale Gang- bzw. Bewegungsstörungen	kardiogene Embolien, arterio-arterielle Embolien
sog. Grenzstrominfarkte (selten!)	Aphasie, Apraxie, Agnosie, Abulie, Amnesie, Gesichtsfeldeinschränkung, Hemiparese	hochgradige Karotisstenose mit Herz-Kreislauf-Stillstand, Reanimation bzw. mit zerebraler Autodysregulation
Subkortikale Syndrome		
• Einzelinfarkte		
Thalamus (vorderer und paramedianer Anteil) Nucleus caudatus (dominante Hemisphäre) Knie oder vordere Capsula interna (dominante Hemisphäre)	Frontalhirnsyndrom mit Abulie, Hypokinesie, Amnesie, Aufmerksamkeitsstörungen (s. **Tab. 5.6.4**)	Intrakranielle Makro- und Mikroangiopathie, selten arterio-arterielle oder kardiogene Embolien
• Multifokale Infarkte		
multiple Lakunen diffuse Leukenzephalopathie mit oder ohne Lakunen	Amnesie, Gangstörungen, Inkontinenz, Pseudobulbärparese	Mikroangiopathie, thrombotische Gerinnungsstörung, familiäre oder hereditäre Erkrankungen

ACM = A. cerebri media   ACA = A. cerebri anterior   ACP = A. cerebri posterior

vaskulärer Erkrankung zu erklimmen, wenn der Zeitverlauf weder vom Patienten noch von seinen Angehörigen oder anhand der zur Verfügung stehenden Unterlagen genau nachvollzogen werden kann. Trotz aller Mängel sind die im Hachinski-Score und in den nachfolgend vorgeschlagenen Veränderungen enthaltenen Items für diese Arbeit nützlich. Die einzelnen Parameter können also bei dem Bemühen, eine Kausalkette zu knüpfen, in die individuellen Überlegungen einbezogen werden. Nur wenige Untersuchungen sind bislang dem Verlauf vaskulärer Demenzsyndrome gewidmet, keine einzige hat den schwierigen Versuch einer Korrelation von neuropsychologischen und verhaltensneurologischen Veränderungen zu neu auftretenden oder modifizierten strukturellen Hirnläsionen bislang prospektiv unternommen. Dies ist deshalb besonders schwierig, weil der Verlauf zum einen durch eigenständige zeitliche Dynamik der neu auftretenden Ischämien in nicht linearer Progredienz geprägt ist, zum anderen weil klinische Remissionen trotz Persistenz der Infarkte den Krankheitsverlauf auszeichnen, ja sogar neue stumme Läsionen einer klinischen Stabilisierung oder Rückbildung entgegenlaufen. Klinische Progredienz und Regredienz können also beide mit divergierenden Veränderungen der Befunde im CT oder MRT kontrastieren – dies mag bei subkortikalen Demenzformen anders sein, weshalb hier erste Untersuchungen vielversprechende Anhaltspunkte zur Klärung des Zusammenhangs bieten. Erkinjuntti (1987a) fand bei Patienten mit kortikalen Infarkten in 85% eine akute Verschlechterung, aber nur bei 64% seiner Patienten mit subkortikalen Infarkten; 86% bzw. 71% hatten eine diskontinuierliche Verschlechterung bzw. einen fluktuierenden Krankheitsverlauf, während die meisten Patienten mit AD eine kontinuierliche Progredienz ihrer Erkrankung zeigen. Der Beobachtungen des Krankheitsverlaufes kommt daher eine entscheidende Bedeutung bei der Zuordnung und insbesondere bei der Abgrenzung und Überlagerung der degenerativen VDS zu, sie sind aber naturgemäß wenig hilfreich im Frühstadium.

Neben der klinischen Untersuchung, anamnestischen Angaben und bildgebenden Verfahren sind eine ganze Serie von **Laboruntersuchungen** unverzichtbar, um behandelbare Ursachen eines Demenzsyndroms nicht zu übersehen (komplettes Blutbild, BSG, PT und PTT, Glukosestatus, Harnsäure, Harnstoff, Elektrolyte, Kalzium, Phosphate, Leber- und Schilddrüsenfunktionstest, Vitamin B_{12} und Folsäure, TSH, FTA-ABS, HIV, Gerinnungstests, Antiphospholipid-Antikörpersyndrome, Kupfer, Coeruloplasmin etc.). Daneben sind kardiovaskuläre Risikofaktoren sowie eine umfangreiche vaskuläre Diagnostik des Herzens und der großen hirnversorgenden Arterien ebenso wie EKG und Röntgen-Thoraxuntersuchung notwendig.

Therapie

Die Bedeutung der Frühdiagnose einer vaskulären Demenz liegt nicht zuletzt in der potentiellen Möglichkeit einer effektiven Primärprävention der mit verschiedenen pathophysiologischen Konstellationen zusammenhängenden Mechanismen, allen voran einer Modifizierung bestehender Risikofaktoren und insbesondere von Hypertonie und Diabetes mellitus (**Tab. 5.6.7**). Inwieweit spezielle Maßnahmen für die Sekundärprävention wie z. B. die Gabe von Thrombozytenaggregationshemmern (Krieglstein 1990), Kalziumantagonisten, NMDA-Antagonisten (**Abb. 5.6.10a, b**) oder die medikamentöse Behandlung von Fettstoffwechselstörungen, wie in einzelnen Studien postuliert, zusätzlich wirksam sind, ist offen. Neuere Behandlungsansätze favorisieren neben der Sekundärprävention, also nach bereits durchgemachten transitorischen Episoden bzw. vollendeten Insulten, auch die Primärprävention schon bei Manifestation der Arteriosklerose im nichtzerebralen Versorgungsgebiet (so z. B. im Bereich der Herzkranzarterien und der peripheren großen Körperarterien). Es sind dies eine über Normalwerte hinausgehende medikamentöse und diätetische Behandlung von Stoffwechselstörungen wie Diabetes mellitus und Hyperlipidämie; auch sollen z. B. subnormale Blutdruckwerte nach Absenkung des diastolischen Wertes um 5 mmHg und des systolischen Wertes um 5–10 mmHg eine weitere Reduktion von Insultrezidiven fördern bzw. einer Entwicklung des vaskulären Demenzsyndroms entgegenstehen. Auch eine in letzter Zeit in dieser Pathogenese zunehmend

Tab. 5.6.7 Medikamentöse Prinzipien zur Primär- und Sekundärprävention vaskulärer Demenzsyndrome

• Modulation bestehender Risikofaktoren	Ziel
Hypertonie	Normalisierung und Hypernormalisierung
Diabetes mellitus	Normalisierung und Hypernormalisierung
Hyperlipidämie	Normalisierung und Hypernormalisierung
Homozysteinstoffwechsel	Vitamin B_{12}-Gabe, Folsäure-Gabe
Antiphospholipid-Antikörper	Thrombozytenaggregationshemmer Antikoagulation
pathologische Gerinnungssituation (Protein C, Protein S, AT III)	Antikoagulation, Thrombozytenaggregationshemmer
kardiogene/arterielle Emboliequelle (HITS)	Thrombozytenaggregationshemmer Antikoagulation
• Neuroprotektion	
Kalziumantagonisten	z. B. Nimodipin, Flunarizin, Cinnarizin
NMDA-Antagonisten	z. B. MK-801 (nur experimentell), Ifenprodil, Emiprodil, Pentazocin
Sauerstoff-Radikalfänger	z. B. Vitamine E, C, Karotin
Eikosanoide	Azetylsalicylsäure, Ticlopidin
PAF-Antagonisten	Ginkgolid B, Kadsurenon

beobachtete, bei älteren Patienten insbesondere in entsprechenden Kontrolluntersuchungen häufiger durch abnorme Werte auffallende Stoffwechselstörung im Bereich des Vitamin B_{12}-Folsäure-Homozysteinmetabolismus wird in mehreren internationalen Untersuchungen auf ihre prophylaktische Beeinflußbarkeit hin untersucht.

Möglicherweise spielen darüber hinaus kontinuierliche Mikroembolien, die mit der transkraniellen Doppler-Sonographie als besonders signalintensive Frequenzbanden bisweilen nachgewiesen werden können (sog. HITS = high intensity transient signals) eine Rolle als individuelle Prädiktoren umschriebener lakunärer Insulte bzw. ischämischer Veränderungen der weißen Substanz. Da sie zum Teil unter einer medikamentösen Behandlung veränderbar sind, wird der Zusammenhang zwischen diesem Pathomechanismus und dem VDS prospektiv untersucht.

Vasodilatatoren und sog. Neurotropika haben keinen überzeugenden Wirksamkeitsnachweis erbringen können, operative Maßnahmen sind nicht angebracht.

Anmerkung: Teile dieser Arbeit wurden durch die Deutsche Forschungsgemeinschaft SFB 258, K4/5 gefördert.

Literatur

Alexander GE, Crutcher MD (1990): Functional architecture of basal ganglia circuits: neural substrates of parallel processing. Trends Neurosci 13: 266–271

Alexander GE, Crutcher MD, DeLong MR (1990): Basal ganglia-thalamocortical circuits: parallel substrates for motor, oculomotor, "prefrontal" and "limbic" functions. Progr Brain Res 85: 119–146

Aronson MK, Ooi WL, Morgenstern H (1990): Women, myocardial infarction and dementia in the very old. Neurology 40: 1102–1106

Babikian VL, Wolfe N, Linn R et al. (1990): Cognitive changes in patients with multiple cerebral infarcts. Stroke 21: 1013–1018

Baudrimont M, Dubas F, Tournier-Lasserve E et al. (1993): Autosomal dominant leukoencephalopathy and subcortical ischemic stroke: a clinicopathologic study. Stroke 24: 122–125

Binswanger O (1894): Die Abgrenzung der allgemeinen progressiven Paralyse (Referat, erstattet auf der Jahresversammlung des Vereins Deutscher Irrenärzte zu Dresden am 20. Sept. 1894). Berl klin Wschr 31: 1103–1105

Breteler MMB, van Amerongen NM, van Swieten JC et al. (1994): Cognitive correlates of ventricular enlargement and cerebral white matter lesions on magnetic resonance imaging. The Rotterdam study. Stroke 25: 1109–1115

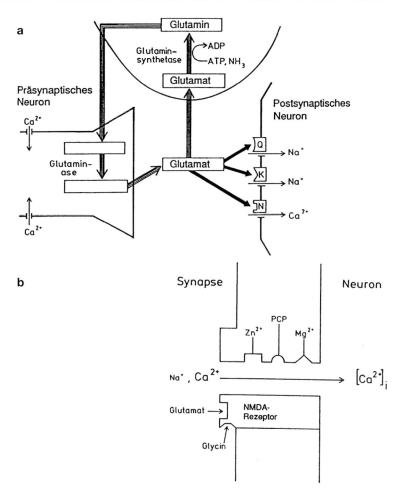

Abb. 5.6.10a, b **a** Schematische Darstellung des Glutamat-Transmittersystems und **b** des NMDA-Rezeptorkanalkomplexes.
a Glutamatrezeptoren sind der Quizqualat (Q)-, der Kainat (K)- und der N-Methyl-D-Aspartat (N)-Rezeptor in der Membran des postsynaptischen Neurons. Im Rahmen einer Ischämie vermehrt freigesetztes Glutamat führt zur Stimulation dieser Rezeptoren im postsynaptischen Neuron. Gliazellen nehmen Glutamat aus dem synaptischen Spalt auf und verwandeln es in Glutamin, von wo aus es in benachbarte Neurone zurücktransportiert und in aktives Glutamat umgewandelt werden kann.
b Unter den Glutamat-Rezeptoren ist der NMDA-Rezeptor wahrscheinlich der wichtigste, da er in den selektiv ischämievulnerablen Neuronen am dichtesten lokalisiert ist. Über eine vermehrte Freisetzung von Glutamat im synaptischen Spalt kommt es zur Stimulation der NMDA-Rezeptoren und zu einem vermehrten Eintritt von Kalzium in die Zelle, was letztendlich unter Bildung eines intrazellulären Ödems zur Apoptose führen kann.

Brun A (1994: Vascular Dementia: Pathological Findings. In: Burns A, Levy R (eds): Dementia, pp 653–663. Chapman & Hall, London–Weinheim

Brust JCM (1988): Vascular dementia is overdiagnosed. Arch Neurol (Chic) 45: 799–801

Brust JCM (1993): Vascular dementia reconsidered. Cerebrovasc Disease 3: 26

Caplan LR (1995): Clinical diagnosis of brain embolism. Cerebrovasc Disease 5: 79–88

Chui HC, Victoroff JI, Margolin D et al. (1992): Criteria for the diagnosis of ischemic vascular dementia proposed by the State of California Alzheimer's disease diagnostic and treatment centers. Neurology 42: 473–480

Cummings JL, Miller B, Hill MA et al. (1987): Neuropsychiatric aspects of multiinfarct dementia and dementia of the Alzheimer type. Arch Neurol 44: 389–393

Cummings JL (1990): Subcortical Dementia. Oxford University Press, New York

Cummings JL (1993): Frontal-subcortical circuits and human behavior. Arch Neurol 50: 873–880

De Reuck J (1971): The human periventricular arterial blood supply and the anatomy of cerebral infarctions. Europ Neurol 6: 321–334

De Reuck J, van der Eecken H (1976): The arterial angioarchitecture in lacunar state. Acta Neurol belg 76: 142–149

De Reuck J, Crevits L, De Coster W et al. (1980): Pathogenesis of Binswanger chronic progressive subcortical encephalopathy. Neurology 30: 920–928

De Reuck J, Sieben G, De Coster W et al. (1981): Stroke pattern and topography of cerebral infarcts. A clinicopathological study. Europ Neurol 20: 411–415

De Reuck J (1991): Neuropathology of cerebral ischemia: topography and angioarchitectural features. Cerebrovasc Disease (Suppl 1) 1: 69–72

Del Ser T, Bermejo F, Portera A et al. (1990): Vascular dementia: a clinicopathological study. J Neurol Sci 96: 1–17

Erkinjuntti T (1987a): Differential diagnosis between Alzheimer's disease and vascular dementia: evaluation of common clinical methods. Acta Neurol Scand 76: 433–442

Erkinjuntti T (1987b): Types of multi-infarct dementia. Acta Neurol Scand 75: 391–399

Erkinjuntti T, Larsen T, Sulkava R et al. (1988): EEG in the differential diagnosis between Alzheimer's disease and vascular dementia. Acta Neurol Scand 77: 36–43

Escourell A, Poirer J (1971): Manual of Basic Neuropathology, pp 96–97. Saunders, Philadelphia

Feeney DM, Baron JC (1986): Diaschisis. Stroke 17: 817–830

Fischer P, Jellinger K, Gatterer G et al. (1991): Prospective neuropathological validation of Hachinski's ischaemic score in dementias. J Neurol Neurosurg Psychiat 54: 580–583

Fisher CM (1965): Lacunes: small deep cerebral infarcts. Neurology 15: 774–784

Fisher CM (1968): Dementia in Cerebrovascular Disease. In: Toole JF, Seikert RG, Whisnant JP (eds): Cerebrovascular Disease, pp 232–236. Grune & Stratton, New York

Fisher CM (1969): The arterial lesions underlying lacunes. Acta Neuropathol 12: 1–15

Fisher CM (1989): Binswanger's encephalopathy: a review. J Neurol 236: 65–79

Fitzgerald PM, Jankovicz J (1989): Lower body parkinsonism: Evidence for vascular etiology. Mov Disord 4: 249–260

Furata A, Ishii N, Nishihara Y et al. (1992): Medullary arteries in aging and dementia. Stroke 22: 442–446

Gorelick PB, Chattedee A, Patel D et al. (1992): Cranial computed tomographic observations in multi-infarct dementia: a controlled study. Stroke 23: 804–811

Gupta S, Naheedy M, Young JC (1988): Periventricular white matter changes and dementia: Clinical, neurological, radiological and pathological correlation. Arch Neurol 45: 637–641

Hachinski VC, Lassen NA, Marshall J (1974): Multiinfarct dementia. Lancet 11: 201–210

Hachinski VC, Iliff LD, Zilhka E (1975): Cerebral blood flow in dementia. Arch Neurol 32: 632–637

Heir DB, Hagenlocker K, Shindler AG (1985): Language disintegration in dementia: Effects of etiology and severity. Brain and Language 25: 117–133

Hennerici M, Aulich A, Freund H-J (1988): Carotid system syndromes. In: Vinken PJ, Bruyn GW, Klawans HL (eds): Handbook of Clinical Neurology, pp 291–337. Elsevier, Amsterdam

Hennerici M, Halsband U, Kuwert T et al. (1989): PET and neuropsychology in thalamic infarction: evidence for associated cortical dysfunction. Psychiat Res 29: 363–365

Hennerici M, Oster M, Cohen S et al. (1994): Are Gait disorders and white matter degeneration early indicators of dementia? Dementia 5: 197–202

Hennerici M (1995): Vascular dementia: a changing concept. Arzneimittel-Forsch/Drug Research 45(I), 3a, 366–370

Hennerici M, Cohen SA, Diehl RR et al. (1995): Movement disorders and subcortical infarcts. In: Donnan GA et al. (eds): Lacunar and other subcortical infarctions. Oxford Medical Pub, Oxford–London

Homma A, Niina R (1988): International views: research on Alzheimer's disease in Japan. Alzheimer Dis Ass Disord 2: 366–374

Jorm AF, Korten AE, Henderson AS (1987): The prevalence of dementia: a quantitative integration of the literature. Acta Psychiat Scand 76: 465–479

Jorm AF (1991): Cross-national comparisons of the occurrence of Alzheimer's and vascular dementias. Europ Arch Psychiat Neurol Sci 240: 218–222

Kloß TM, Malessa R, Weiller C et al. (1994): Vaskuläre Demenz im Wandel – eine Übersicht zur vaskulären Demenz von zurückliegenden zu neuen Konzepten. Fortschr Neurol Psychiat 62: 197–219

Kokmen E, Beard M, Offord KP et al. (1989): Prevalence of medically diagnosed dementia in a defined United States population. Rochester MI, January 1, 1975. Neurology 39: 773–776

Krieglstein J (1990): Hirnleistungsstörungen. Wissenschaftl Verlagsgesellschaft, Stuttgart

Kuwert T, Hennerici M, Langen KJ et al. (1991): Regional cerebral glucose consumption measured by positron emission tomography in patients with unilateral thalamic infarction. Cerebrovasc Disease 1: 327–336

Lang EW, Daffertshofer M, Daffertshofer A et al. (1995): Variability of vascular territory in stroke: pitfalls and failure of stroke pattern interpretation. Stroke 26: 942–945

Leuchter AF, Dunkin JJ, Lufkin RB et al. (1994): Effect of white matter disease on functional connections in the aging brain. J Neurol Neurosurg Psychiat 57: 1347–1354

Levasseur M, Baron JC, Sette G et al. (1992): Brain energy metabolism in bilateral paramedian thalamic infarcts. A positron emission tomography study. Brain 115: 795–807

Liu CK, Miller BL, Cummings JL et al. (1992): A quantitative MRI study of vascular dementia. Neurology 42: 138–143

Mas JL, Dilouya A, De Recondo J (1992): A familial disorder with subcortical ischemic strokes, dementia and leukoencephalopathy. Neurology 42: 1015–1019

Mayer PL, Kier EL (1991): The controversy of the periventricular white matter circulation: A review of the anatomic literature. Amer J Neuroradiol 12: 223–228

Mielke R, Herholz K, Grond M et al. (1992): Severity of vascular dementia is related to volume of metabolically impaired tissue. Arch Neurol 49: 909–913

Moody DM, Bell MA, Challa VR (1990): Features of the cerebral vascular pattern that predict vulnerability to perfusion or oxygenation deficiency: an anatomic study. Amer J Neuroradiol 11: 431–439

Nelson MD, Gonzales-Gomez I, Gillis FH (1991): The search for human telencephalic ventriculofugal arteries. Amer J Neuroradiol 12: 215–222

O'Brien MD (1988): Vascular dementia is underdiagnosed. Arch Neurol 45: 797–799

O'Brien MD (1993): Vascular dementia reconsidered, Part I: Cerebrovasc Disease 3: 24–25

Oster M, Cohen SA, Schnülle P et al. (1995): Vascular Risk Factors in the Development of Subcortical Vascular Encephalopathy. Cerebrovasc Disease 5: 270

Patten J (1978): Neurological Differential Diagnosis. Springer, Berlin–Heidelberg–New York

Rebollo M, Val JF, Garijo F et al. (1983): Livedo reticularis and cerebrovascular lesions (Sneddon's syndrome): clinical, radiological and pathological features in eight cases. Brain 106: 965–980

Rocca WA, Hofman A, Brayne C et al. (1991): The prevalence of vascular dementia in Europe: facts and fragments from 1980–1990 studies. EURODEM-Prevalence Research Group. Ann Neurol 30: 817–824

Roman GC (1994): Vascular Dementia. In: Fisher M (ed): Clinical Atlas of Cerebrovascular Disorders. Wolfe, London

Rosen WG, Terry RD, Fuld PA et al. (1980): Pathological verification of ischemic score in differentiation of dementias. Ann Neurol 7: 486–488

Salamon G (1971): An Atlas of the Human Brain. Sandoz, Paris

Schoenberg BS (1988): Epidemiology of vascular dementia and multi-infarct dementia. In: Meyer JS, Lechner H, Marshall J, Toole JF (eds): Vascular and Multi-Infarct Dementia, pp 47–59. Futura Pub, Mount Kisco NY

Schreiner A, Pohlmann-Eden B, Schwartz A et al. (1995): Epileptic seizures in subcortical vascular encephalopathy. National Neurol 130: 171–177

Skoog I, Nilsson L, Palmertz B et al. (1993): A population-based study of dementia in 85-year-olds. New Engl J Med 328: 153–158

Sluss TK, Gruenberg EM, Rabins P et al. (1982): Distribution of focal signs in a group of demented men. Neuropsychobiology 8: 109–112

Tatemichi TK (1990): How acute brain failure becomes chronic: a view of the mechanisms of dementia related to stroke. Neurology 40: 1652–1659

Tatemichi TK, Desmond DW, Mayeux R et al. (1992a): Dementia after stroke: baseline frequency, risks and clinical features in a hospitalized cohort. Neurology 42: 1185–1193

Tatemichi TK, Desmond DW, Prohovnik I et al. (1992b): Confusion and memory loss from capsular genu infarction: a thalamocortical disconnection syndrome? Neurology 62: 1966–1972

Tohgi H (1985): Etiology and pathogenesis of dementia due to cerebrovascular disease. J Neurol (suppl) 232: 62

Tomlinson BE, Blessed G, Roth M (1970): Observations on the brains of demented old people. J Neurol Sci 11: 205–242

Tournier-Lasserve E, Iba-Zizen MT, Romero N et al. (1991): Autosomal dominant syndrome with strokelike episodes and leukoencephalopathy. Stroke 22: 1297–1302

Tournier-Lasserve E, Joutel A, Melki J et al. (1993): Cerebral autosomal dominant arteriopathy with subcortical infarcts and leukoencephalopathy maps to chromosome 19q12. Nature Genetics 3: 256–25

van der Zwan A, Hillen B, Tulleken CAF et al. (1993): A quantitative investigation of the variability of the major cerebral arterial territories. Stroke 24: 1951–1959

van Swieten JC, van den Hout JHW, van Ketel BA et al. (1991): Periventricular lesions in the white matter on magnetic resonance imaging in the elderly. Brain 114: 761–774

Wallin A, Belnnow K, Gottfries C-G (1991): Subcortical symptoms predominate in vascular dementia. Int J Geriat Psychiat 6: 137–145

Wolfe N, Linn R, Babikian VL et al. (1990): Frontal systems impairments following multiple lacunar infarcts. Arch Neurol 47: 129–132

Zülch KJ (1953): Neue Befunde und Deutungen aus der Gefäßpathologie des Hirn- und Rückenmarkes. Zbl allg Pathol pathol Anat 90: 402

5.7 Demenzen bei andernorts klassifizierten Erkrankungen

R. Heun (Mainz)

Zahlreiche infektiöse, entzündliche, neoplastische, metabolische, vaskuläre, degenerative, traumatische, kongenitale, iatrogene sowie idiopathische Erkrankungen können zu kognitiven Defiziten und in schweren Fällen zu Demenzen führen. Einige klinisch besonders relevante Erkrankungen werden im folgenden ausführlicher dargestellt. Andere Erkrankungen, die eine Demenz verursachen können, werden tabellarisch aufgelistet.

Neurosyphilis, progressive Paralyse (A 52.1)

Die Syphilis (Lues) wird durch die Infektion mit Spirochäten (Treponema pallidum) hervorgerufen. Obwohl die Neurolues heute seltener geworden ist, wird sie erwähnt, weil es sich um eine seit langem bekannte infektiöse Krankheit handelt, die zu einer Demenz führen kann, jedoch gut behandelbar ist. Zu einer Beteiligung des Nervensystems kommt es frühestens im Sekundärstadium nach einer unbehandelten Primärinfektion. Eine Jahre oder Jahrzehnte andauernde Persistenz des Erregers im ZNS führt erst zu neurologischen Störungen oder einem dementiellen Syndrom. Nach dieser Latenz kann sich eine meningovaskuläre Neurosyphilis, eine Tabes dorsalis oder eine progressive Paralyse entwickeln. Diese Spätformen der Lues treten in ca. 5–10% aller unbehandelten Infektionen auf. Der Erkrankungsgipfel liegt um das 50. Lebensjahr.

Die progressive Paralyse ist durch eine vorwiegend frontale Hirnatrophie mit Verminderung der Neuronenzahlen und Verdickungen der Meningen und perivaskuläre lymphozytäre Infiltrate gekennzeichnet. Als Symptome der Frontalhirnbeteiligung können Affektverflachung, rasche Ermüdbarkeit, Affektlabilität, Konzentrationsstörungen, Vergeßlichkeit und fehlende Krankheitseinsicht vorkommen. Teils entwickeln sich auch depressive oder manische Episoden. Klassisch – aber selten – ist der Größenwahn bei progressiver Paralyse.

Die Tabes dorsalis ist durch Infektionen und Degenerationen in den Hintersträngen und Hinterwurzeln des Rückenmarks gekennzeichnet. Zunächst treten einschießende Schmerzen in den Beinen, Parästhesien, später Ataxien, Seh- und Blasenstörungen auf. Eine Demenz entwickelt sich erst bei späterer zerebraler Beteiligung. Dasselbe gilt für die meningovaskuläre Form mit Affektionen basaler Hirnnerven, Hirninfarkten und somit variablen neurologischen Ausfällen.

Neuroradiologisch ist die Neurosyphilis durch eine globale Hirnatrophie gekennzeichnet, bei Patienten mit progressiver Paralyse ist diese eher frontal betont. Bei vaskulärer Beteiligung finden sich im Computertomogramm Hypodensitäten als Folge von zerebralen Ischämien. Dementsprechend gibt es besonders bei der meningovaskulären Form der Lues diffuse mittels SPECT nachweisbare Hypoperfusionen. Im Blut können erhöhte Antikörpertiter gegen Treponema pallidum durch TPHA- und FTA-ABS-Tests nachgewiesen werden. Aufgrund einer mäßigen Durchseuchung in der älteren Allgemeinbevölkerung, oft ohne Behandlungbedürftigkeit, ist ein erhöhter Antikörpertiter nicht beweisend für eine Neurosyphilis. Als Bestätigung der Diagnostik gilt allein eine Vermehrung der intrathekalen Antikörper gegen Treponema pallidum. Darüber hinaus finden sich im

Liquor eine mäßige Zellvermehrung, leichte Eiweißerhöhungen und teils oligoklonale Banden.

Die Therapie der Neurosyphilis erfolgt mit hochdosierten, parenteralen Gaben von Penicillin G (i.m. oder i.v.; cave! Herxheimer-Reaktion). Alternativ können z.B. bei Allergie Tetrazykline oder Erythromycin verordnet werden. Die antibakterielle Therapie kann die Progression der Erkrankung unterbrechen, führt jedoch im allgemeinen allenfalls zu einer geringen Besserung der klinischen Symptomatik (weitere bakterielle Erkrankungen s. **Tab. 5.7.1**).

Literatur

Jaffe HW, Robins SA (1982): Cerebrospinal fluid examinations in patients with syphilis. Rev Infect Dis 4: 842–847

Simon RP (1985): Neurosyphilis. Arch Neurol 42: 606–613

Tonelli L, Sintini M, Manetto V et al. (1989): Paretic neurosyphilis and cerebral gumma. Case report. J Neurol Sci 33: 319–322

Herpes-simplex-Enzephalitis (G 09)

Die zerebrale Infektion mit dem Herpes simplex-Virus kann nach einer akuten Erkrankung zu einem dementiellen Residuum führen. Insgesamt handelt es sich um eine Erkrankung mit einem meist akuten Verlauf und einer hohen Letalität. Sie tritt vorwiegend, aber nicht ausschließlich im frühen und mittleren Erwachsenenalter auf. Die ersten Symptome sind starke Kopfschmerzen und febrile Temperaturen. Die Enzephalitis ist durch Bewußtseins- und Sprachstörungen gekennzeichnet. Hinzu treten fokale neurologische Symptome oder auch zerebrale Anfälle, in Abhängigkeit vom Läsionsort. Andere neuropsychologische Defizite werden nach Besserung der Akutsymptomatik relevant. Da vorwiegend der Temporallappen betroffen ist, stehen Amnesien und Aphasien im Vordergrund. Hinzu kommen Konzentrationsstörungen. Selten führt die Erkrankung zu einem dementiellen Syndrom. Neurologische Folgeerscheinungen einer Akuterkrankung können Paresen- oder Pyramidenbahnzeichen sein.

Durch die hämorrhagische Entzündung mit Nekrosen fallen im CT und vor allem im MRT umschriebene Veränderungen der Temporallappen auf. Der Liquor zeigt entsprechend der Virusinfektion eine lymphozytäre Pleozytose. Das Virus läßt sich im Blut, im Liquor, aber auch aus dem Hirngewebe nachweisen, allerdings kommt der Virusnachweis wegen des oft fulminanten Erkrankungsverlaufes für eine rechtzeitige Therapie oft zu spät. Der frühe Nachweis viraler Nukleinsäuren ist mit der PCR (polymerase chain reaction) möglich. Aufgrund der schnellen Krankheitsentwicklung sollte eine antivirale Therapie schon im Verdachtsfall mit Aciclovir hochdosiert erfolgen. Die Indikation für die Hirnbiopsie ist umstritten, zumal eine wirksame und verträgliche Therapie existiert. Allerdings beträgt auch unter der frühen Behandlung die Letalität bis zu 20%. Chronisch progrediente Verläufe sind eher selten.

Literatur

Nahmias AJ, Whitley RJ, Visintine AN et al. (1982): Herpes simplex virus encephalitis: Laboratory evaluations and their diagnostic significance. J Infect Dis 145: 829–836

Rowley AH, Whitley RJ, Lakeman FD et al. (1990): Rapid detection of herpes-simplex-virus in cerebrospinal fluid from patients with herpes simplex encephalitis. Lancet 335: 440–441

Sawyer J, Ellner J, Ransohoff DF (1988): To biopsy or not to biopsy in suspected herpes simplex encephalitis. Med Decis Making 8: 95–101

AIDS-Enzephalitis (F 02.4)

Bei AIDS (Acquired Immune Deficiency Syndrome) handelt es sich um eine Retrovirusinfektion mit dem humanen Immundefizienz-Virus (HIV). Das HIV-Virus wird durch Körperflüssigkeiten übertragen. Hochrisikogruppen sind demnach Hämophile, Drogensüchtige, Homosexuelle und Prostituierte. Die Zahl der weltweit mit HIV Infizierten wird auf mehrere Millionen geschätzt, darunter zunehmend auch ältere Menschen. Bereits in einem frühen Stadium nach der Infektion kommt es zu einem Übertritt des HIV-Virus in das Gehirn. Nach einer längeren Latenzphase von einigen Jahren können eine Enzephalitis, eine Meningitis, eine Myelopathie auftreten. Es kommt zu Entmarkungen mit Axonzerfall und reaktiver Astrozytose, durch Zerfall von Neuronen in einem späteren Erkrankungsstadium zu einer Hirnatrophie. Die zerebrale Affektion wird als HIV-Enzephalopathie bezeichnet. Die Störung des Immunsystems kann begleitend zu opportunistischen Infektionen des ZNS führen. Typische Beispiele sind zerebrale Infektionen durch Toxoplasmose, Zytomegalie, Papovaviren, Herpes zoster, Herpes simplex, Tuberkulose, Pilze, insbesondere Kryptokokken (s. **Tab. 5.7.1**).

Die HIV-bedingte Enzephalopathie ist anfangs durch Affektlabilität, Antriebslosigkeit, Müdigkeit, Teilnahmslosigkeit, Adynamie gekennzeichnet. Es fallen Gedächtnis- und Konzentrationsstörungen, eine psychomotorische Verlangsamung und ein vermindertes Abstraktionsvermögen auf. Die Symptomatik der organisch bedingten affektiven Störungen überlagert sich häufig mit der subjektiven Krankheitsverarbeitung. Es ist zu betonen, daß kognitive Defizite eher mit dem Vollbild der AIDS-Infektion auftreten. Üblicherweise fallen vorher bzw. begleitend diffuse, neurologische Ausfälle auf. Im Blut findet sich eine Verminderung der CD4-positiven Lymphozyten. Die Diagnose beruht auf dem Nachweis von Antikörpern gegen Viruspartikel. Bei über der Hälfte der Patienten finden sich eine mononukläre Pleozytose und eine Vermehrung des Liquoreiweißes, teils mit oligoklonalen IgG-Antikörpern.

Im EEG können Allgemeinveränderungen, seltener Herdbefunde oder krampfspezifische Potentiale registriert werden. CT und MRT zeigen Atrophien, das T2-gewichtete Magnetresonanztomogramm teils Hyperintensitäten. Bei fokalen ringförmigen oder raumfordernden Strukturen muß an Abszesse, Superinfektionen oder zerebrale Tumoren (z. B. Lymphome) gedacht werden.

Die Therapie der HIV-Infektion zielt auf die Störung der Virusreplikation durch Gabe von Nukleotidanaloga, z. B. Didesoxi-Inosin und Acidothymidin. Bisher gibt es keine Therapie, die mehr als eine leichte Abnahme der Krankheitsprogression erreichen würde. Wesentliche Therapiemaßnahmen sind darüber hinaus jedoch die Bekämpfung von opportunistischen Infektionen durch Bakterien, Parasiten oder Viren, die als Folge der Immundefizienz auftreten (s. **Tab. 5.7.1**).

Literatur

Brew JB (1994): The clinical spectrum and pathogenesis of HIV encephalopathy, myelopathy, and peripheral neuropathy. Curr Opin Neurol 7: 209–216

Everall IP (1995): Neuropsychiatric aspects of HIV infection. J Neurol Neurosurg Psychiat 58: 399–402

Wiley CA, Achim C (1994): Human Immunodeficiency Virus Encephalitis Is the Pathological Correlate of Dementia in Acquired Immunodeficiency Syndrome. Ann Neurol 36: 673–676

Creutzfeldt-Jacob-Erkrankung (ICD F 02.1)

Die Creutzfeldt-Jacob-Erkrankung wurde erstmals 1920 beschrieben. Es handelt sich um eine Prionen-Erkrankung. Prionen (proteinaceus infectious agents) sind infektiöse, eiweißhaltige Partikel, die weder Desoxiribonukleinsäure noch Ribonukleinsäure enthalten. Es gibt sporadische, jedoch auch familiäre Fälle. Ein gesicherter Übertragungsmodus ist die iatrogene Infektion bei der Anwendung von aus menschlichem Material gewonnenen Präparaten, wie Wachstumshormon, Hornhaut- und anderen Transplantaten. Die Erkrankung ist selten, die Inzidenzrate beträgt ca. 1 pro 1 000 000 Personenjahre ohne relevante Geschlechtsunterschiede. Die Erkrankung tritt zwischen dem 2. und 9. Lebensjahrzehnt mit einer langen Latenz nach der Infektion auf, ein Erkrankungsgipfel bei sporadischen und familiären Erkrankungen liegt um das 60. Lebensjahr. Ca. 90% aller Patienten sterben innerhalb eines Jahres. Die Krankheit beginnt oft mit einer Neurasthenie, früh folgen Merk- und Konzentrationsstörungen, später Myoklonien, Pyramidenbahnzeichen und extrapyramidalmotorische Symptome. Dementielle Entwicklungen finden sich bei fast der Hälfte aller Patienten. Diese werden meist von verschiedenen neurologischen Symptomen begleitet.

Als kennzeichnend für die Erkrankung gelten Myoklonien. Im EEG sind typischerweise kurze Serien generalisierter steiler Abläufe in Form bilateraler bi- und triphasischer synchroner Abläufe nachzuweisen. Neuroradiologisch fällt im späteren Verlauf eine rasch progrediente innere und äußere Hirnatrophie

Tab. 5.7.1 Infektiöse Erkrankungen, die zu einer Demenz führen können

Erkrankung, Literaturhinweis	Ätiologie, Pathogenese, Epidemiologie	Anamnese, Symptome, Psychopathologie	Diagnostische Kriterien, Zusatzbefunde	Therapie
subakute sklerosierende Panenzephalitis Cape CA, Martinez AJ, Robertson JT et l. (1973): Adult onset of subacute sclerosing panencephalitis. Arch Neurol 28: 124–127	chronische Enzephalitis mit Masern-Viren, fehlerhafte Virusreplikation, sklerosierende Panenzephalitis, perivaskuläre und leptomeningeale, vorwiegend mononukleäre Infiltration, sehr selten, ca. 1 pro 1 Mill. Masernfälle, mehr Männer als Frauen	vorherige Masern-infektion, langsamer kognitiver Abbau, Myoklonien, zerebelläre und spinale Symptome	Anamnese, spezifisches EEG mit Burst-Suppression, erhöhte Antikörpertiter, Liquor mit oligoklonalen Banden, erhöhte Masern-Antikörpertiter	keine suffiziente Therapie bekannt, Versuche mit antiviralen Substanzen oder Interferon denkbar
progressive multifokale Leukenzephalopathie (G09) Richardson EP (1988): Progressive multifocal leukoencephalopathy 30 years later. New Engl J Med 318: 315–317	opportunistische Infektion mit Papovaviren (JC-Virus), insuffiziente Immunantwort, subkortikale Demyelinisierung, Auftreten bei immunsupprimierten Patienten, sonst sehr selten	vorherige Kortikosteroid- oder Immunsuppressivagabe, möglicherweise AIDS; Gedächtnis- und Konzentrationsstörungen, rasche Progredienz, multiple neurologische Symptome vor Entwicklung einer Demenz	Anamnese, abnormes EEG, im MRT subkortikale Hypodensitäten (Demyelinisierungen), Atrophie mit Betonung der weißen Substanz	keine sufflziente Therapie bekannt, Versuche rnit Virostatika wären theoretisch denkbar
Borreliose (Lyme disease) (G09) Fallon BA, Nields JA (1994): Lyme Disease: A Neuropsychiatric Illness. Amer J Psychiat 151l: 1571–1583	Infektion mit Borrelia burgdorferi, Übertragung durch Zeckenbisse; persistierende Infektion, teils Autoimmunprozeß, 15% aller unbehandelten Infektionen führen zu neurologischen Symptomen, Demenz allein selten	Zeckenbiß mit Erythema migrans; ggf. Kopfschmerzen und Meningitis, Arthritis; Gedächtnisstörungen, aber auch andere kognitive Störungen, Demenz selten	Anamnese, erhöhte Antikörpertiter im Serum und Liquor, positiver Western-Blot fur Borrelia burgdorferi, begleitende neurologische Ausfälle, MRT mit fokalen Signalintensitäten, Diagnose ggf. ex juvantibus	antibiotisch mit Penicillin, Tetrazyklinen oder Cephalosporinen mit guter Prognose
bakterieller oder durch Pilze bedingter Hirnabszeß (G09) Wispelwey B, Scheld WM (1987): Brain abscess. Clin Neuropharmacol 10 (6): 483–510	zerebrale Infektion per continuitatem, hämatogen, z.B. Nocardia, Actinomyces, selten, Schädigung durch Raumforderung, Ödem oder vaskuläre Affektion	chronische Infektionen z.B. Otitis media, Mastoiditis, aber auch andere Organe, Z.n. offenem Schädelhirntrauma; Progredienz über Wochen, Kopfschmerzen, psychomotorische Verlangsamung, Apathie, Sprachstörungen, sonst Symptome je nach Lokalisation	Anamnese, Fieber, Entzündungszeichen, im EEG fokale Zeichen, Erregernachweis lokal oder im Liquor, ringförmige Strukturen im CT/MRT mit Ödem oder Nekrosen, Hirndruckzeichen	antibiotisch oder chirurgisch, ggf. Kortikosteroide zur Ödemtherapie

Tab. 5.7.1 Fortsetzung

Erkrankung, Literaturhinweis	Ätiologie, Pathogenese, Epidemiologie	Anamnese, Symptome, Psychopathologie	Diagnostische Kriterien, Zusatzbefunde	Therapie
Kryptokokkenmeningitis (Pilzinfektion) (G09) Dewitt CN, Dickson PL, Wolt GW (1982): Cryptococcal meningitis: A review of 32 years' experience. J Neurol Sci 53: 283	Meningoenzephalitis, mit minimaler Begleitentzündung; Männer häufiger als Frauen; Begleitinfektion bei AIDS und Immunsuppression	HIV Infektion, Zytostase, langsam beginnende, unspezifische Symptomatik, subakuter Verlauf über mehrere Wochen, Lethargie, Demenz auch als Erstsymptom	keine richtungsweisenden Symptome; Isolation des Pilzes aus dem Liquor, Antigennachweis im Liquor, im Liquor lymphozytäre Pleozytose, Glukoseverminderung	Antibiose mit Amphotericin B ggf. mit Fluorcytosin
zerebrale Trypanosomenerkrankung (B56, B57) Spencer HC Jr, Gibson JJ Jr, Brodsky RE et al. (1975): Imported African trypanosomiasis in the United States. Ann Intern Med 82: 633–638	zerebrale Infektion mit Trypanosoma brucei gambiense, chronische Meningoenzephalitis; endemisch in Afrika zwischen 15. nördlichem und 15. südlichem Breitengrad	Aufenthalt in den Tropen, Mückenstich, frühere, lokale Infektion; Fieber, Schlafzunahme, Apathie, Lethargie, Affektlabilität	Anamnese und Antikörper ggf. Erregernachweis, Antikörpernachweis im Serum und Liquor, Pleozytose ggf. Erreger im Liquor	antibiotisch (z. B. mit Melarsoprol)
zerebrale Toxoplasmose (Protozoon) (G09) Farkash AE, MacCabe PJ, Sher JH et al. (1986): CNS toxoplasmosis in acquired immune deficiency syndrome: A clinical pathological radiological review of 12 cases. J Neurol Neurosurg Psych 49: 744–748	kongenitale oder erworbene zerebrale Infektion mit Toxoplasma gondii in Form subakuter Enzephalitis, Meningoenzephalitis oder fokale Infektion, gehäuft bei Patienten mit Immundefekten, AIDS oder Zytostase	häufiger Verzehr von rohem Fleisch, bekannte Immundefizienz, HIV; zunehmende Verwirrtheit, Desorientierung, Kopfschmerzen	Symptomatik mit Kopfschmerzen, ggf. Fieber, Antikörpervermehrung im Blut und Liquor, selten Erregernachweis im Liquor möglich, im CT/MRT multiple runde Herde mit perifokalem Ödem	Antibiose mit Pyrimethamin, Sulfadiazin
Neurozystizerkose Tavares jr AR (1993): Neurocysticerosis in the Elderly. J Amer Geriat Soc. 41 (7): 781	intrazerebrale Zystenbildung nach Infektion mit Taenia solium, Antigenfreisetzung mit Entzündung, Demenz als primäres Symptom in 3% aller zerebralen Infektionen	Infektionen in der Umgebung, Verzehr von rohem Fleisch; Krampfanfälle bei ca. 50% der Patienten, neurologische Symptome aufgrund von zerebralem Ödem oder Hydrozephalus	Anamnese, Zysten, Ödeme, Hirndruckzeichen; im Liquor 50% Normalbefunde, sonst Pleozytose, Eosinophilie, in CT/MRT, ggf. Antikörpernachweis im Liquor	je nach Pathologie, antibiotisch, chirurgische Zystenentfernung, Ventrikelshunt bei Hydrozephalus

auf. Im Magnetresonanztomogramm finden sich Hypo- und Hyperintensitäten. Im Liquor findet sich bei ca. einem Fünftel der Patienten eine unspezifische Erhöhung des Laktatspiegels und Zeichen einer unspezifischen Entzündung, d.h. oligoklonale Banden, eine γ-Globulinvermehrung und eine leichte Lymphozytose. Die Diagnose kann durch Hirnbiopsie bestätigt werden. Mikroskopisch zeigen sich spongiforme Gewebsveränderungen mit Neuronenverlust und Gliose. Aufgrund des schnellen Verlaufes der Erkrankung wird die Diagnose häufig erst postmortal gestellt.

Eine kausale Therapie steht nicht zur Verfügung. Die Behandlung der Myoklonien kann mit Antikonvulsiva, z.B. Clonazepam, erfolgen.

Zur Gerstmann-Sträussler-Erkrankung siehe **Tab. 5.7.3**.

Literatur

Hardy J (1989): 'Slow virus' dementias: prion gene holds the key. Trends Neurosci 12: 168–169

Harrison PJ, Roberts GW (1991): "Life, Jim, But Not as We Know It?" Transmissible Dementias and the Prion Protein. Brit J Psychiat 158: 457–470

Encephalomyelitis disseminata (G 35)

Bei der multiplen Sklerose bzw. Encephalomyelitis disseminata (E.d.) handelt es sich wahrscheinlich um eine Autoimmunerkrankung, die üblicherweise erst in späten Erkrankungsstadien zu einer Demenz führen kann. Aufgrund der unbekannten Ätiologie setzt die Diagnose den Ausschluß anderer entzündlicher und infektiöser Erkrankungen des ZNS voraus. Die Erkrankung verläuft entweder chronisch progredient oder in Schüben. Nach gängigen Diagnosekriterien müssen die neurologischen Symptome zeitlich sowie örtlich disseminiert aufgetreten sein. Die Erkrankung zeigt eine durchschnittliche Prävalenz von ca. 20 pro 100 000 Einwohner in Europa; Frauen sind etwas häufiger als Männer betroffen. Die E.d. beginnt vorwiegend mit einzelnen Schüben im 3. und 4. Lebensjahrzehnt. Die Erkrankungsdauer beträgt oft zwischen 10 und 30 Jahren. Bei geringerer Krankheitsintensität bzw. wenigen Schüben ist die E.d. jedoch nicht lebenszeitverkürzend. Die E.d. wird aufgrund besserer diagnostischer Möglichkeiten (MRT) zunehmend im Alter diagnostiziert, allerdings bereitet die Zuordnung von MRT-Befunden zur Klinik und deren Wertung große Probleme. Pathomorphologisch ist die E.d. durch multiple, fokale Demyelisierungen mit perivaskulärer Betonung gekennzeichnet. Frische Läsionen zeigen einen Zerfall der Myelinscheiden und eine Vermehrung der Mikroglia. Später kommt es zu einer Astrogliose, die in Hirnschnitten makroskopisch als Sklerose imponiert. Die Nervenzellen werden erst in späteren Erkrankungsstadien sekundär betroffen und nehmen dann in ihrer Zahl ab. Im früheren Verlauf der Erkrankungen fallen diffuse neurologische Symptome auf. Typisch sind eine Retrobulbärneuritis, eine zerebelläre Ataxie, eine Para- oder Tetraspastik sowie diffuse Sensibilitätsstörungen. Psychopathologisch fallen die Patienten anfangs eher durch Reizbarkeit, Ängstlichkeit und Affektlabilität, später durch Depressionen, seltener Euphorien, Zwangslachen oder Zwangsweinen auf. Kognitive Einbußen zeigen sich durch eine Störung des Kurz- und Langzeitgedächtnisses und durch eine Minderung der Urteilsfähigkeit im späten Stadium. Die Demenz ist oft eine Spätsymptomatik. Bei der Prüfung der kognitiven Fähigkeit muß jedoch berücksichtigt werden, daß der erst im späten Stadium beginnende Abbau durch multiple neurologische Defizite überlagert ist. Aufgrund der häufigen Visusstörungen sowie der motorischen Störungen der Patienten ist eine ausführliche neuropsychologische Untersuchung oft kaum durchführbar.

Im Computertomogramm finden sich vorwiegend periventrikuläre Hypodensitäten und eine mäßige Atrophie. Sensitiver ist die Magnetresonanztomographie, bei der sich in T2-gewichteten Bildern multiple Hypointensitäten im Marklager zeigen. Die zusätzliche Gabe von Gadolinium im T1-gewichteten MRT-Bild ist in der Lage, akute Bluthirnschrankenstörungen aufzuzeigen. Typisch für die E.d. sind Störungen der visuell, somatosensorisch und auch motorisch evozierten Potentiale (Latenzverzögerungen, Amplitudenreduktionen). Der Liquor zeigt eine mäßige lymphozytäre Pleozytose mit oligoklonalen Banden und einer Erhöhung der γ-Globulinfraktion als Zeichen der intrathekalen IgG-Bildung. Die medikamentöse Therapie der E. d. besteht klassischerweise aus einer Immunsuppression in Form von hochdosierten Kortisongaben. Langfristige immunsuppressive Therapien wurden mit Azathioprin und Methotrexat, in schweren Fällen auch mit Endoxan durchgeführt. Neuere Therapieansätze benutzen β-Interferone. Insgesamt handelt es sich bei der Therapie der multiplen Sklerose um ein aktiv untersuchtes Gebiet, aus dem jedoch allgemeingültige Therapievorschläge, die auch für spätere Erkrankungsphasen gelten, noch nicht hervorgegangen sind.

Andere Autoimmunerkrankungen, die ebenso zu zerebralen Entmarkungen und im späteren Verlauf zu einer Demenz führen können, sind der Morbus Behçet und der Lupus erythematodes.

Literatur

Fontaine B, Seilhean D, Tourbah A et al. (1994): Dementia in two histologically confirmed cases of multiple sclerosis: one case with isolated dementia and one case associated with psychiatric symptoms. J Neurol Neurosurg Psychiat 57: 353–359

Petersen RB, Kokmen E (1989): Cognitive and psychiatric abnormalities in multiple sclerosis. Mayo Clin Proc 64: 657–663

Hypothyreose (E01, E03)

Aufgrund der leichten Verfügbarkeit einer Substitutionstherapie mit Schilddrüsenhormonen ist die Hypothyreose heute nur noch selten Ursache einer Demenz. Wegen effizienter Präventions- und Therapiemöglichkeiten sollte eine Hypothyreose auch im Alter nicht als Ursache kognitiver Defizite übersehen werden. Psychische Symptome sind Apathie, psychomotorische Verlangsamung, vermehrte Ermüdbarkeit. Darüber hinaus können auch Desorientierung und affektive Störungen hinzutreten. Im Spätstadium finden sich eine Polyneuropathie, gelegentlich Hirnnervenausfälle und Kleinhirnsyndrome. Die internistischen Zeichen des Myxödems können den psychischen Auffälligkeiten folgen.

Im EEG zeigen sich leichte oder schwere Allgemeinveränderungen. Diagnostisch entscheidend sind Verminderungen der Schilddrüsenhormone Trijodthyronin und Thyroxin im Blut (gesamtes und freies T3 und T4). Das Thyrotropin (TSH) und das Thyrotropin Releasing Hormone (TRH) sind meistens kompensatorisch erhöht (anders bei hypophysärer oder hypothalamischer Genese der Erkrankung). Die kognitiven Defizite sind bei einer suffizienten Therapie mit L-Thyroxin häufig rückläufig (andere endokrinologische und metabolische Demenzursachen s. **Tab. 5.7.2**).

Literatur

Haupt M, Kurz A (1993): Reversibility of dementia in hypothyroidism. J Neurol 240: 333–335

Hobik E, Ihl R, Kretschmar C (1994): Demenz und Schilddrüsenstörungen. Fortschr Neurol Psychiat 62: 330–336

Tab. 5.7.2 Endokrinologische und metabolische Erkrankungen, die zu einer Demenz führen können

Erkrankung, Literaturhinweis	Ätiologie, Pathogenese, Epidemiologie	Anamnese, Symptome, Psychopathologie	Diagnostische Kriterien, Zusatzbefunde	Therapie
Cushing-Syndrom (E24) Starkman MN, Steingart DE (1981): Neuropsychiatric manifestations of patients with Cushing's syndrome. Arch Intern Med 141: 215–219	chronische Steroidgabe oder endogene Überproduktion, kognitive Defizite bei 40% aller Erkrankten, teils auch vor Auftreten körperlicher Symptome	chronische Steroidgabe; bekannte Grunderkrankungen; Müdigkeit, Konzentrationsstörungen, Gedächtnisstörungen, Delir, Wahn	Anamnese, erhöhter Blutkortisolspiegel, fehlende Suppression nach Dexamethasongabe, Fettsucht (Morbus Cushing)	wenn möglich Reduktion externer Kortikosteroide, symptomatisch

Tab. 5.7.2 Fortsetzung

Erkrankung, Literaturhinweis	Ätiologie, Pathogenese, Epidemiologie	Anamnese, Symptome, Psychopathologie	Diagnostische Kriterien, Zusatzbefunde	Therapie
Morbus Addison (E27) Wiegand C, Soyka M (1990): Paranoid-halluzinatorische Psychose bei Morbus Addison. Nervenarzt 61: 312–314	Nebennierenausfall nach Infektionen, Tumoren, idiopathische Nebennierenatrophie, Störung der intrazellulären Natriumkonzentration, Demenz nur bei lange unbehandelten Patienten	Infektionen, Tumoren in der Vorgeschichte; leichte, chronische, kognitive Defizite, Apathie, Wahn, Desorientierung, affektive Störungen	Anamnese, niedriges Morgenkortisol, abnorme Reaktion auf Stimulation, niedriger Blutdruck, Bradykardie, Hyperpigmentation, EEG-Verlangsamung	Substitution mit Gluko- und Mineralo-Kortikoiden und guten Besserungsaussichten
Hypophysendysfunktion (E23) Hanna SM (1970): Hypopituitarism (Sheehan's syndrome) presenting with organic psychosis. J Neurol Neurosurg Psychiat 33: 192–193	meist kombinierter Ausfall der Schilddrüsen-, Nebennieren- und gonadalen Funktionen, kognitive Defizite häufig, aber nach Therapie reversibel	frühere zerebrale Infektion oder Tumoren, Sinus cavernosus-Thrombose; Apathie, Konzentrations- und Gedächtnisstörungen	niedrige Hormonspiegel (s. Morbus Addison, Hypothyreose), zusätzlich Impotenz, EEG-Verlangsamung	Substitution verschiedener Hormone mit guter Prognose
Hyperkalzämie (E83.5) Nicolai A, Lazzarino LG (1994): Dementia. Syndrome in patients with postsurgical hypoparathyroidism and extensive brain calcifications. Europ Neurol 34: 230–235	bei Hyperparathyreodismus, Sarkoidose, Vitamin D, Vergiftung etc., teils paraneoplastisch; Demenz selten	bestehende Grunderkrankungen; langsame chronische Progredienz von Erregbarkeit, Gedächtnis- und Konzentrationsstörungen	bekannte Grunderkrankung, erhöhtes Serumkalzium, Phosphaterniedrigung, Hyperkalziurie, zerebrale Kalzifizierung, Anorexie, Übelkeit, Erbrechen; EEG teils verlangsamt	Therapie der Grunderkrankung
urämische Enzephalopathie (N17–19) Raskin NH, Fishman RA (1976): Neurologic disorders in renal failure. New Engl J Med 294: 143–148, 204–210	Folge eines langjährigen Nierenversagens, Harnstoff- und Kreatininerhöhung, Störung der postsynaptischen Hemmung, der Bluthirnschranke und der Astrozytenfunktion	frühere Glomerulonephritiden, Nierenerkrankungen oder Diabetes mellitus, Müdigkeit, Gedächtnis- und Konzentrationsstörungen	Anamnese, Zeichen der Nierendysfunktion (Harnstoff, Kreatinin und Harnsäure), Hypertonus, Myoklonien, im CT/MRT Atrophie, EEG: Verlangsamung, bilaterale synchrone Wellen	Behandlung der Grunderkrankung, ggf. Dialyse

Tab. 5.7.2 Fortsetzung

Erkrankung, Literaturhinweis	Ätiologie, Pathogenese, Epidemiologie	Anamnese, Symptome, Psychopathologie	Diagnostische Kriterien, Zusatzbefunde	Therapie
Hyponatriämie (E87.1) Pentimone F, Del Corso L (1992): Iponatremia, causa di demenza reversibile nell'anziano. Minerva Psichiat 33: 165–167	Folge inadäquater ADH-Sekretion, chronisches Nierenversagen, Leberzirrhose, schwere Herzinsuffizienz oder medikamentös induziert	bekannte Vorerkrankungen, z. B. Morbus Addison, Leberzirrhose, Nierenerkrankung; anfangs Neurasthenie, Unruhe, später delirante Symptome und Bewußtseinstrübung	Erniedrigung des Serumnatrium ≤130 mval/l; EEG: Allgemeinveränderung; bei akuter Symptomatik im CT Hirnödemzeichen	langsame Natrium-Substitution, cave! zentrale pontine Myelinolyse, ggf. ADH-Gabe
dialysebedingte Enzephalopathie Mach jr JR, Korchik WP, Mahowald MW (1988): Dialysis Dementia. Clin Geriat Med 4: 853–867	möglicherweise Aluminium als pathogenes Agens, Neuropathologie unspezifisch, Auftreten erst nach langjähriger Dialyse	oft akutes Auftreten nach Dialyse mit späterer Besserung, aber Zunahme mit jeder weiteren Dialyse, Dysarthrie, Sprachstörungen, Gedächtnis- und Konzentrationsstörungen	Anamnese, Verlauf, teils Myoklonien, zerebrale Anfälle EEG: Verlangsamung mit steilen Wellen, Liquor: leichte Proteinvermehrung, CT: Atrophie oder normal, Aluminiumspiegel ≥50 µg/l	Chelat-bildende Medikamente zur Aluminiumreduktion, Diazepamgabe, ggf. Absetzen Aluminium-haltiger Medikation
hepatische Enzephalopathie (K70–77) Mendez MF (1989): Hepatic Dementia or Acquired Hepatocerebral Degeneration. J Amer Geriat Soc 37: 259–260	Hyperammonämie und Vermehrung anderer Stoffwechselprodukte, Hyperplasie von Astrozyten, Auftreten kognitiver Defizite, nach längeren Leberfunktionsstörungen bei ca. 5% aller alkoholbedingten Leberzirrhotiker	chronischer Alkoholabusus, Leberzirrhose, portosystemischer Shunt, Gedächtnis- und Konzentrationsstörungen, wechselnde Stimmungs- und Bewußtseinslage	Anamnese, erhöhter Blutammoniakspiegel, Hypertonus, Hyperreflexie, Asterixis, Gangataxie, EEG: Allgemeinveränderungen, teils steile Abläufe	Verminderung der Proteinaufnahme z. B. durch Lactulosegabe, Benzodiazepinantagonist Flumazenil, gute Besserungsaussichten
akute und chronische Hypoxien und Hyperkapnien, inklusive Kohlenmonoxid-Vergiftungen Lane RJM (1991): Cardiogenic dementia revisited. J Roy Soc Med 84: 577–579	als Folge der Hypoxie, Zellnekrose, Störung des intrazellulären Stoffwechsels der Neurotransmitter; häufiger bei chronischen obstruktiven Lungenerkrankungen und anderen schweren kardiopulmunalen Erkrankungen, Begünstigung durch begleitende Infekte	bekannte Grunderkrankung, frühere Bewußtlosigkeit (Koma), Unaufmerksamkeit, Vergeßlichkeit, gestörtes Kurzzeitgedächtnis	Laktatvermehrung, pH-Erniedrigung, $PO_2 \leq 55$ mmHg, Anamnese und Verlauf, Besserung nach Therapie der Grunderkrankungen, begleitend Kopfschmerzen, Asterixis, Myoklonien, Symptome der Grunderkrankung	Therapie der Grunderkrankung mit günstiger Prognose bezüglich kognitiver Funktionen

Tab. 5.7.2 Fortsetzung

Erkrankung, Literaturhinweis	Ätiologie, Pathogenese, Epidemiologie	Anamnese, Symptome, Psychopathologie	Diagnostische Kriterien, Zusatzbefunde	Therapie
Cobalamin (Vitamin-B_{12})-Mangel (perniziöse Anämie) (E53.8/E64) Martin DC (1988): B_{12} and folate deficiency dementia. Clin Geriat Med 4: 841–852	Mangel an intrinsischem Faktor, bei atrophischer Gastritis, chronische Mangelernährung, intestinale Resorptionsstörung bei intestinalen Tumoren, etc., selten kommt eine Demenz als Erstsymptom vor	Gastrektomie, diverse Magenerkrankungen; Gedächtnis- und Konzentrationsstörungen, Unruhe, Wahn, Depressivität	Anamnese; megaloblastische Anämie, niedriger B_{12}-Spiegel, positiver Schilling-Test, Hinterstrangsymptomatik, periphere Neuropathie, Gangataxie, EEG mit Verlangsamung	Ausgleich des Defizites mit guter Prognose, anfangs Zyanocobalamin i.v. oder i.m., später oral
Niazin-(Vitamin-B2)-Mangel, Pellagra (E52/E64.8) Victor M, Banker BQ (1987): Alcohol and dementia. In: Katzman R, Terry RD, Bick KL (eds): Alzheimer's Disease: Senile dementia and related disorders. pp 149–170. Raven Press, New York	chronische Mangelernährung, intestinale Resorptionsstörung, Chromatolyse der Betz-Zellen, Erkrankung und Auftreten eines dementiellen Syndroms selten	chron. Alkoholismus, Desorientierung, Gedächtnisstörungen, paranoide Symptome Dermatitis, Durchfall	Anamnese; Hautveränderungen, Erniedrigung des N-Methyl-nicotinamid-Spiegels im Urin, Gangataxie, Inkontinenz, Gingivitis, Diagnose ex juvantibus	Ausgleich des Vitamin-Defizites mit guter Besserungsmöglichkeit
Folsäuremangel (E53.8/E64.8) Martin DC (1988): B_{12} and folate deficiency dementia. Clin Geriat Med 4: 841–852	chronische Mangelernährung, Malabsorption, häufig mit anderen Mangelsyndromen assoziiert, Phenytoin- und Primidontherapie	chronische Phenytoin- oder Primidonbehandlung; Konzentrationsstörungen, Unruhe, Verursachung einer Demenz durch alleinigen Folatmangel allenfalls sehr selten	niedrige Folatspiegel, möglicherweise megaloblastische Anämie, EEG-Verlangsamung	Ausgleich des Defizits in Kombination mit Vitamin B_{12}
Medikamentenintoxikation (T36–50) Larson EB, Kukull WA, Buchner D et al. (1987): Adverse drug reactions associated with global cognitive impairment in elderly persons. Ann Intern Med 107: 169–173	Überdosierung oder Intoxikationen mit Sedativa, psychotropen Substanzen, Antihypertensiva, Glykosiden, Zytostatika, Lithium, etc.; häufigste metabolisch bedingte Ursache eines reversiblen dementiellen Syndroms	Bestehen verschiedener therapiepflichtiger Grunderkrankungen, Konzentrationsstörungen, psychomotorische Verlangsamung, bei höherer Dosis Delir und Demenz	Medikamentenanamnese, Medikamentenspiegel, Besserung nach Reduktion, im EEG üblicherweise Verlangsamung, Allgemeinveränderung, CT/MRT meist normal	Reduktion, Absetzen oder Umsetzen zerebral wirksamer Substanzen

Tab. 5.7.2 Fortsetzung

Erkrankung, Literaturhinweis	Ätiologie, Pathogenese, Epidemiologie	Anamnese, Symptome, Psychopathologie	Diagnostische Kriterien, Zusatzbefunde	Therapie
Schwermetallintoxikationen (G92) Whitehouse PJ (ed) (1993): Dementia. Davis, Philadelphia	chronische Vergiftung mit Arsen, Wismut, Gold, Blei, Mangan, Quecksilber, Thallium, selten	berufliche Exposition oder als Therapie, unterschiedlich je nach Agens, zumeist Gedächtnisstörungen, Konzentrationsstörungen	erhöhte Blut- oder Urinspiegel, unterschiedliche, hämatologische und neurologische Begleitsymptome	Chelat-bildende Substanzen, z.B. EDTA, D-Penicillamin, Vermeidung der Exposition

Hirntumoren (C 71)

Sämtliche intrakraniale Raumforderungen können im frühen oder späten Verlauf zu einem dementiellen Syndrom führen. Kognitive Defizite können sich einerseits durch eine direkte Infiltration der grauen Substanz, andererseits durch eine sekundäre Schädigung von Nervenzellgewebe aufgrund von Hirndruck oder Schädigung von zuführenden Gefäßen ausbilden. Auch arteriovenöse Aneurysmen oder Hämangiome des Gehirns können im Rahmen einer Minderversorgung des übrigen Hirngewebes intellektuelle Einbußen verursachen. Insgesamt sind zerebrale Tumoren, die einen kognitiven Abbau ohne vorherige neurologische Symptomatik bedingen, eher selten. Aufgrund der unterschiedlichen Arten von Tumoren sind allgemeine Angaben zur Häufigkeit, zu Geschlechtsverteilungen und zum Verlauf nicht möglich. Hirntumoren lassen sich von degenerativen Abbauprozessen oft durch die schnellere Entwicklung klinischer Symptome unterscheiden. Die Symptomatik hängt von der Lokalisation des Hirntumors ab: bei frontalen Prozessen sind Antriebsstörungen, Apathie und Enthemmung typisch. Tumoren in anderen Hirnarealen zeichnen sich eher durch neurologische Störungen oder Symptome des Hirndrucks aus. Temporale Prozesse führen oft zu Sprach- oder Gedächtnisstörungen. Der begleitende Hirndruck als Folge der Raumforderung kann symptomatisch durch Gabe von Kortikoiden behandelt werden. Die Indikation für neurochirurgische oder strahlentherapeutische Maßnahmen hängt von der Art und Lokalisation des Primärtumors ab.

Literatur

O'Mahony D, Walsh JB, Coakley D (1992): Pseudo-Alzheimer's and primary brain tumour. Postgrad Med J 68: 673–676

Zarabi CM, Parker jr JC, Wasylenko M (1992): Primary cerebral lymphoma manifested by dementia. Southern Med J 85(12): 1249–1251

Limbische Enzephalitis (C 79.4 /G 09)

Bei der limbischen Enzephalitis handelt es sich um ein paraneoplastisches Syndrom, das bei verschiedenen extrazerebralen Tumoren auftritt. Im Vordergrund steht das kleinzellige Bronchialkarzinom, aber auch Malignome des Lymph- oder Urogenitalsystems, des Magens und der Ovarien können eine limbische Enzephalitis verursachen. Teilweise tritt die Enzephalitis auch vor der Erkennung und Diagnose des Primärtumors auf. Die Erkrankung beginnt vorwiegend im 5. bis 7. Lebensjahrzehnt. Männer sind häufiger als Frauen betroffen, da bei ihnen Lungentumoren häufiger auftreten. Der Verlauf der Erkrankung dauert bis zu zwei Jahren, die Mortalität ist hoch. Hierzu trägt die Malignität der Primärtumoren bei. Die Enzephalitis betrifft vorwiegend das limbische System. Häufig sind neurologische Ausfälle, aber auch Myopathien und Myeloradikulopathien. Der pathophysiologische Mechanismus des paraneoplastischen Syndroms ist nicht geklärt. Aufgrund der Beteiligung des limbischen Systems haben die Patienten vorwiegend Störungen im Kurzzeit-, als auch im Langzeitgedächtnis. Zusätzlich treten Bewußtseinstörungen, Unruhe, affektive Störungen, epileptische Anfälle und Halluzinationen auf. Das CT zeigt eine geringe Hirnatrophie auf, das MRT unspezifische, periventrikuläre Dichteminderungen. Das EEG kann allgemeinverändert sein, gelegentlich treten auch steile Abläufe auf. Der Liquor zeigt teilweise eine mäßige Pleozytose und einen vermehrten Eiweißgehalt. Die Behandlung zielt auf die Suche und, wenn möglich, Behandlung des Primärtumors. Unter Entfernung des Primärtumors kann sich die Enzephalitis bessern. Da jedoch vorwiegend hochmaligne Tumoren mit Metastasen zu diesem paraneoplastischen Syndrom führen, ist die Besserung oft nur vorübergehend.

Literatur

Glaser GH, Pincus JH (1969): Limbic encephalitis. J Nerv Ment Dis 149: 59–67

Newman NJ, Bell IR, McKee AC (1990): Paraneoplastic limbic encephalitis: neuropsychiatric presentation. Biol Psychiat 27: 529–542

Schädelhirntraumata (T 90)

Schädelhirntraumata führen nur bei ausgeprägter oder rezidivierender Schädigung zu einer dementiellen Symptomatik. Das Auftreten hängt nicht nur von der Häufigkeit schwerer Schädelhirntraumen ab, die im früheren Erwachsenenalter zahlreicher als später sind, sondern auch von der Adaptationsfähigkeit bzw. den Vorschäden, so daß sich die Altersverteilung der klinischen Symptomatik in das spätere Erwachsenenalter verschiebt. Pathophysiologisch kommt es aufgrund der starken Akzelerationen und Dezelerationen im Gehirn zu Schädigungen der Axone und Neurone und darüber hinaus zu Schädigungen von Gefäßen, somit bilden sich sekundär Rhexisblutungen mit Gewebsnekrosen und hypoxischen Schäden. Als Folge einer ausgeprägten Contusio cerebri treten Konzentrations-, Aufmerksamkeits- und Gedächtnisstörungen auf. Schädigungen bestimmter Hirnareale können unterschiedliche neurologische Ausfälle verursachen. Neuroradiologische Befunde hängen von der Schwere der Schädigung wie auch von den begleitenden biochemischen und hypoxischen Folgeschäden ab. Das EEG ist meist fokal verlangsamt oder aber diffus allgemeinverändert. Diese Auffälligkeiten können nach dem akuten Trauma schwer sein und sich im weiteren Verlauf zurückbilden. Spezifische Laborbefunde gibt es nicht. Bei schweren Schädelhirntraumen kann es in den Liquor bluten. Bei einmaligen Schädelhirntraumen ist die Entwicklung einer Demenz nur nach einem längeren Koma zu erwarten. Medikamentöse Therapieformen gibt es nicht, die beste Prophylaxe von späteren Hirnschäden ist die frühzeitige und suffiziente Therapie einer akuten Contusio mit Vermeidung von Hirnödemen und zerebralen Ischämien. Kognitive Trainingsmaßnahmen nach Schädelhirntraumen zielen darauf, vorhandene Leistungsreserven zu stärken. Neben diesem Training sollen Aufenthalte in Rehabilitationseinrichtungen der seelischen Verarbeitung der Traumafolgen dienen.

Eine Sonderform ist die Demenz bei Boxern (Dementia pugilistica), die nach chronischen Hirnschädigungen üblicherweise erst ab dem 40. Lebensjahr bzw. nach langjähriger Kampfpraxis mit einem Parkinsonoid beginnt. Es treten Gangstörungen, Ataxie und Pyramidenbahnzeichen hinzu. Anfangs finden sich Kurzzeit- später Langzeitgedächtnisstörungen, später ein kognitiver Abbau mit psychomotorischer Verlangsamung sowie eine Persönlichkeitveränderung. Affektive Störungen können folgen. Eine Progredienz der Symptomatik nach Beendigung weiterer Exposition ist möglich. Der pathophysiologische Mechanismus ist jedoch unklar. Das CT zeigt üblicherweise eine deutliche Hirnatrophie. Bei ausgeprägten Schädigungen können im MRT Hypointensitäten als Folge vaskulärer Läsionen nachweisbar sein. Das EEG zeigt diffuse, teils auch fokale Verlangsamungen. Neuropathologisch findet sich ein diffuser Verlust von Neuronen, teils mit Betonung im Hirnstamm oder auch frontal in Abhängigkeit von Art und Intensität der Schädigung. Eine Häufung von Neurofibrillen hat zu Spekulationen Anlaß gegeben, daß im Spätstadium ähnliche Mechanismen wie bei der AD beteiligt sein können. Eine spezifische Therapie der Spätfolgen ist nicht bekannt, die medikamentöse Behandlung des Parkinson-Syndroms erfolgt wie üblich. Weitere mögliche Demenzursachen siehe **Tab. 5.7.3**.

Literatur

Gualtieri T, Cox DR (1991): The delayed neurobehavioural sequelae of traumatic brain injury. Brain Injury 5: 219–232

Hof PR, Bouras C, Buee L et al. (1992): Differential distribution of neurofibrillary tangles in the cerebral cortex of dementia pugilistica and Alzheimer's disease cases. Acta Neuropathol 5: 23–30

Tab. 5.7.3 Sonstige Erkrankungen, die zu einer Demenz führen können

Erkrankung, Literaturhinweis	Ätiologie, Pathogenese, Epidemiologie	Anamnese, Psychopatholoige	Diagnostische Kriterien, Zusatzbefunde	Therapie
Gerstmann-Sträussler-Scheinker-Erkrankung (A81.8) Farlow MR, Yee RD, Dlouhy SR et al. (1989): Gerstmann-Sträussler-Scheinker disease. I. Extending the clinical spectrum. Neurology 39: 1446–1452 Weber et al. (1994): Prionkrankheiten. Dtsch Ärztebl 91: 3021–3030	vorwiegend familiär auftretende Prionenerkrankung, nicht entzündliche Degeneration von Nervenzellen, subakute spongiforme Enzephalopathie; Inzidenz 0,1–1 pro 1 000 000 Einwohner/Jahr, Männer und Frauen gleichermaßen betroffen, Risikoalter 20–65 Jahre	positive Familienanamnese, möglicherweise autosomal dominante Vererbung, schnelle Progredienz mit letalem Ausgang innerhalb von fünf Jahren; anfangs unspezifische kognitive Defizite, seltener langsame Progredienz mit Aphasien, zusätzlich Zeichen der spinozerebellären Degeneration	im Vordergrund zerebelläre und motorische Störungen, Pyramidenbahnzeichen, Sehstörungen, Myoklonien, EEG: triphasische steile Wellen oder Burst-Suppression, in MRT Atrophie mit zerebellärer Betonung; teils Nachweis von Mutationen im Prionprotein durch Polymerasekettenreaktion möglich	keine bekannt, supportive und symptomatische Maßnahmen bei neurologischer Symptomatik
Zustand nach zerebraler Radiatio (G93.8) Rubin P, Gash DM, Hansen JT et al. (1994): Disruption of the blood-brain barrier as the primary effect of CNS irradiation. Radiother and Oncol 31: 51–60	Störung der Bluthirnschranke Demyelinisierung nach Radiatio mit >20 Gray; Auftreten einer Demenz insbesondere bei Kombination von Chemotherapie und Radiatio	Hirntumor mit Therapie, unspezifische kognitive Defizite, oft kombiniert mit Symptomen der Primärerkrankung	Anamnese, im MRT unabhängig von Primärtumor Hypointensitäten als Zeichen der Demyelisierung	keine spezifische Therapie, Behandlung des Primärtumors
subdurales Hämatom (S06.5) Black DW (1984): Mental changes resulting from subdural hematoma. Brit J Psychiat 145: 200–203	Verletzung von Brückenvenen, subdurale Blutansammlung, bevorzugt ältere Patienten mit Gerinnungsstörungen	Stürze mehrere Wochen vor Auftreten von Blutansammlung, Alkoholismus; psychomotorische Verlangsamung, Schwindel	Anamnese, subdurale Hyperdensität im CT, Symptomatik, teils Hirndruck und Mittellinienverlagerung	chirurgische Entlastung

Tab. 5.7.3 Fortsetzung

Erkrankung, Literaturhinweis	Ätiologie, Pathogenese, Epidemiologie	Anamnese, Symptome, Psychopathologie	Diagnostische Kriterien, Zusatzbefunde	Therapie
obstruktiver-Hydrozephalus, Normaldruckhydrozephalus (G91) Dauch WA, Zimmermann R (1990): Der Normaldruck-Hydrozephalus. Eine Bilanz 25 Jahre nach der Erstbeschreibung. Fortschr Neurol Psychiat 58: 178–190	Liquorabfluß- oder Resorptionsstörung, ca. 2–5% aller Demenzen, 25% der reversiblen Demenzen; Erkrankungsalter meist über 60 Jahre	frühere subarachnoidale Blutung, früheres SHT, verminderte Aufmerksamkeit, vermehrte Ablenkbarkeit, psychosomatische Verlangsamung	Trias: Demenz, Gangstörungen, Urininkontinenz; im CT/MRT Ventrikelaufweitung	Shuntoperation oder medikamentös (z. B. Karboanhydrasehemmung)
Epilepsie (G40) Fiordelli E, Beghi E, Bogliun G, Crespi V (1993): Epilepsy and psychiatric disturbance. A cross-sectional study. Brit J Psychiat 163: 446–450	verschiedene Epilepsie-Ursachen (idiopathisch, traumatisch, genetisch) Lebenszeitrisiko 1–2%; Demenz besonders bei genetisch bedingter Epilepsie unld bei temporalen Foci	bekannte Epilepsie, Einnahme von Antiepileptika; Gedächtnisstörungen, Verlangsamung	Epilepsieanamnese, Abgrenzung vor Medikamentennebenwirkungen incl. Folatmangel, EEG und neuroradiologische Befunde je nach Ursache und Symptomatik der Epilepsie	symptomatisch, Reduktion oder Umsetzen der Antiepileptika

5.8 Alkoholismus und Alkoholfolgekrankheiten

K. Mann, G. Mundle (Tübingen)

Die Bedeutung der Alkoholkrankheit reicht über das psychiatrisch-psychotherapeutische Fachgebiet hinaus. Angesichts der hohen Zahlen alkoholabhängiger Patienten haben die meisten Ärzte Menschen mit einer Alkoholkrankheit unter ihrer Klientel.

Dieser Bedeutung steht ein Defizit im Lehrangebot gegenüber (Mann, Kapp 1995). Die Folge sind speziell bei älteren Patienten häufig Schwierigkeiten mit der Diagnosestellung, Unsicherheit im Umgang mit den Patienten und eine fatalistische Haltung bezüglich der Behandlungsmöglichkeiten und -chancen.

In diesem Kapitel soll aufgezeigt werden, daß eine Alkoholabhängigkeit auch im Alter in der Regel einfach zu diagnostizieren ist und daß die Erfolgschancen bei adäquater Behandlung größer sind als allgemein vermutet wird.

Definitionen

Alkoholabhängig bzw. **alkoholkrank** sind ältere wie jüngere Menschen, wenn sie eine Reihe typischer Symptome aufweisen. Am wichtigsten hierbei sind Toleranzentwicklung, Kontrollverlust und Entzugserscheinungen bei gleichzeitiger Unfähigkeit zu dauerhafter Abstinenz.

Als **Alkoholmißbrauch** wird Alkoholkonsum bezeichnet, der ohne Zeichen einer Abhängigkeit zu körperlichen und/oder sozialen Schäden führt. Aus diesem Grund wird in der ICD-10 von "schädlichem Gebrauch" gesprochen. Der Begriff Alkoholmißbrauch oder **Alkoholabusus** wurde im DSM-IV jedoch beibehalten. Beide werden im folgenden synonym verwendet.

Diagnostik

Die valide und reliable Diagnosestellung der Alkoholabhängigkeit ruht auf zwei wesentlichen Säulen: Leitsymptomen und Laborwerten. Je früher eine drohende oder manifeste Abhängigkeit diagnostiziert wird, desto erfolgreicher kann mit einfachen Mitteln Abhilfe geschaffen werden.

Diagnostische Leitsymptome (nach ICD-10)

Mit Hilfe operationalisierter Kriterien lassen sich auch im Alter zuverlässige Diagnosen stellen (**Tab. 5.8.1**). Sie gelten für Abhängig-

Tab. 5.8.1 Diagnostische Leitlinien für das Abhängigkeitssyndrom (ICD-10: F1x.2)

Starker Wunsch (Zwang), Substanzen (Alkohol) zu konsumieren
Verminderte Kontrollfähigkeit bezüglich Beginn, Beendigung und Menge des Konsums
Erneuter Substanzgebrauch lindert Entzugssymptome
Entzugssyndrom
Toleranz: ursprünglich durch niedrige Dosen hervorgerufene Wirkungen erfordern im weiteren Verlauf zunehmend höhere Dosen
Eingeengtes Verhaltensmuster im Umgang mit der Substanz
Fortschreitende Vernachlässigung anderer Vergnügen oder Interessen zugunsten des Substanzkonsums
Anhaltender Substanzkonsum trotz Nachweis eindeutig schädlicher Folgen (körperlich, sozial, psychisch)
Mindestens drei von acht Kriterien müssen zur Diagnosestellung irgendwann während des letzten Jahres vorhanden gewesen sein

keiten von allen psychotropen Substanzen. Insofern kann jeweils das Wort "Substanz" durch Alkohol, bzw. Heroin, Kokain, aber auch Tabak ersetzt werden (Dilling 1993).

Schwierigkeiten in der Diagnostik treten bei älteren Patienten aufgrund der unterschiedlichen Intensität einzelner Symptome auf. Das Entzugssyndrom ist häufig stärker ausgeprägt. Eine Toleranzentwicklung kann physiologische Veränderungen (s. a. unten, Allgemeine Befunde) schon bei niedrigen Alkoholmengen und einer geringen Dosissteigerung auftreten. Eine fortschreitende Vernachlässigung anderer Interessen ist oft schwer von einem altersentsprechenden Rückzug zu trennen. Schädliche Folgen betreffen vorwiegend körperliche Folgekrankheiten.

Neben den Kriterien der ICD-10 gibt es sehr ähnlich lautende Kriterien im DSM-IV, die überwiegend in den USA Beachtung finden. Beide Diagnosesysteme haben einen sehr hohen Überlappungsbereich, so daß den Unterschieden keine klinische Bedeutung zukommt.

Fragebogen:
Neben den obengenannten Kriterien wurden für die Diagnosestellung der Abhängigkeit Fragebogenverfahren entwickelt. Am bekanntesten im deutschsprachigen Raum ist der Münchner Alkoholismustest (MALT) (Feuerlein et al. 1977, Speckens et al. 1991). International wird häufig der Michigan Alcoholism Screening Test (MAST) verwandt. Das kürzeste Verfahren, das lediglich vier Items enthält, ist der CAGE, in seiner deutschen Version VÄSE. Die Buchstaben des Kürzels stehen jeweils für eine Frage: 1. Haben Sie einmal das Gefühl gehabt, daß Sie Ihren Alkoholkonsum **V**erringern sollten? 2. Hat jemand durch Kritisieren Ihres Trinkens Sie **Ä**rgerlich gemacht? 3. "Haben Sie sich einmal schlecht oder **S**chuldig wegen Ihres Trinkens gefühlt? 4. Haben Sie einmal morgens als **E**rstes Alkohol getrunken, um sich nervlich wieder ins Gleichgewicht zu bringen oder einen Kater loszuwerden?

Bei zwei positiv beantworteten Fragen ist von einem Alkoholproblem auszugehen und eine weitere Diagnostik zu veranlassen (John 1995).

Zum Screening geriatrischer Patienten wurde in den letzten Jahren eine spezifische Version, der MAST G, entwickelt. Erste positive Ergebnisse liegen vor. Die Überprüfung der Validität und der Reliabilität ist noch nicht abgeschlossen (Blow et al 1992).

Klinisch chemische Laborwerte

Auch ältere Patienten zeigen bei einem erhöhten Alkoholkonsum die typischen pathologischen Veränderungen der Laborwerte. Abhängiges Trinken kann damit jedoch nicht von Mißbrauch unterschieden werden. Am bekanntesten und am leichtesten in der Praxis zu erheben ist die Erhöhung der γ-Glutamyltransferase (γ-GT). In längeren Trinkphasen ist sie bei 70–80% der Alkoholabhängigen erhöht, sinkt jedoch bei Abstinenzphasen innerhalb von einigen Wochen wieder ab und erreicht dann häufig Normwerte. Auch bei fortgeschrittenen Stadien chronischer Lebererkrankungen kann eine Erhöhung der γ-GT fehlen. Eine geringere diagnostische Trennschärfe liegt bei Erhöhung der Leberenzyme GOT und GPT vor. Da aufgrund von Lebererkrankungen anderer Genese die genannten Enzyme erhöht sein können, hat sich die Hinzunahme einer laborchemischen Meßgröße aus einem anderen Organsystem bewährt. Es handelt sich um das mittlere Erythrozytenvolumen (MCV), das ebenfalls bei mehr als zwei Dritteln der Alkoholabhängigen bzw. der regelmäßig und viel Trinkenden erhöht ist. Die Erhöhung des MCV ist zeitlich stabiler, so daß es noch Wochen nach dem Beginn einer Abstinenzphase erhöht sein kann.

Neuerdings sind weitere "biologische Marker" zur Diagnostik von erhöhtem Alkoholkonsum hinzugekommen. Es handelt sich um das "Carbohydrate-deficient-transferrin" (CDT) und das 5-Hydroxitryptophol. Während beide in Studien bereits erfolgreich als diagnostische Hilfsmittel benutzt werden konnten, muß ihre Brauchbarkeit im klinischen Alltag bei geriatrischen Patienten noch erwiesen werden.

Abschließend sei hervorgehoben, daß die Diagnose "Alkoholabhängigkeit" nicht primär von der Menge des konsumierten Alkohols abhängt. Vielmehr spielen die individuelle Disposition, soziale Faktoren und körperliche Veränderungen eine wichtige Rolle für die Ausprägung eines Abhängigkeitssyndroms beim Einzelnen.

Zusatzdiagnosen bei Alkoholabhängigen (Komorbidität)

Bis zu 50% aller alkoholabhängigen Patienten weisen eine psychiatrische Zusatzdiagnose auf. Neben den klassischen Begleitdiagnosen der Angststörungen und der depressiven Symptome (Merikangas, Gelernter 1990) kommen im Alter dementielle Prozesse wie z. B. die Alzheimer-Demenz oder eine vaskuläre Demenz hinzu, die teilweise schwer von alkoholspezifischen Veränderungen unterschieden werden können (Cutting 1988).

Kritisch muß zum Konzept der Komorbidität allerdings eingewandt werden, daß Alkoholabhängige gerade nach längerfristig erhöhtem Alkoholkonsum, aber auch im und kurz nach dem Entzug, Angst- und Depressionssymptome sowie kognitive Defizite aufweisen können. Diese Störungen bilden sich meist im weiteren Verlauf unter Abstinenzbedingungen zurück. Vor diesem Hintergrund müssen die oben genannten Prävalenzzahlen möglicherweise nach unten korrigiert werden (Schuckit 1990). Die Komorbidität macht eine intensivere Behandlung notwendig, die Prognose ist insgesamt schlechter.

Typologie

Immer wieder wurde versucht, die Gesamtgruppe der Alkoholabhängigen in verschiedene "Typen" zu untergliedern. Die größte klinische Bedeutung hat die Einteilung von Jellinek. Er unterscheidet "Gamma-Alkoholiker" (variables Trinkmuster mit häufigen Räuschen und kurzen Abstinenzzeiten) von "Delta-Alkoholikern" (konstant hoher Konsum, meist nicht bis zum Rausch). Als "Epsilon-Typ" bezeichnet er den sogenannten "Quartalstrinker".

Zusätzlich wird bei älteren Patienten zwischen einem frühen Erkrankungsbeginn vor dem 60. Lebensjahr – "early onset" und einem späten Erkrankungsbeginn ab dem 60. Lebensjahr – "late onset" unterschieden. Das Verhältnis beider Untergruppen liegt bei 2:1 (Zimberg 1974) (**Tab. 5.8.2**).

Patienten mit frühem Krankheitsbeginn haben häufig einen schwereren Krankheitsverlauf mit mehreren Vorbehandlungen, sozialen und familiären Problemen, einen höheren Alkoholkonsum und gehäuft Intoxikationszustände. Die Familienanamnese für Alkohol ist positiv. Patienten mit spätem Krankheitsbeginn zeigen im sozialen und familiären Bereich sowie in der Persönlichkeitsstruktur eine größere Stabilität. Behandlungen werden häufiger angetreten und abgeschlossen. Die Prognose ist insgesamt günstiger (Mulford, Fitzgerald 1992; Österling, Berglund 1994; Schonfeld, Dupree 1991).

Tab. 5.8.2 Untergruppen der Alkoholabhängigkeit im Alter

Krankheitsbeginn	früh early onset	spät late onset
Alter	< 60	≥ 60
Häufigkeit	2/3	1/3
Persönlichkeit	instabil	stabil
Wohnsitz	häufig wechselnd	konstant
Familienanamnese	positiv	negativ
Intoxikationstage	häufig	selten
Therapiechancen	mäßig	gut

Epidemiologie

Rund 2–3% der Männer über 60 Jahre und 0,5–1% der Frauen über 60 Jahre sind alkoholabhängig (Holzer et al. 1984). Von einem regelmäßigen Alkoholkonsum muß bei mindestens 50% der über 60jährigen ausgegangen werden. Ein Alkoholmißbrauch liegt bei 10–20% der über 60jährigen Männer und 1–10% der über 60jährigen Frauen vor (Atkinson 1990). Im Vergleich zur übrigen Bevölkerung liegen diese Zahlen etwas niedriger und weisen auf eine leichte Abnahme, aber auf keinen Fall, wie früher oft postuliert wurde, auf ein Verschwinden der Alkoholabhängigkeit im Alter hin (Miller et al. 1991). Insgesamt ist in den letzten Jahren sogar eine leichte Zunahme der Alkoholabhängigkeit im Alter zu verzeichnen (Beresford et al. 1990). Zurückzuführen ist dies zum einen auf eine Zunahme des Anteils der älteren Menschen an der Gesamtbevölkerung, zum anderen auf eine kontinuierliche Zunahme des Konsums alkoholischer Getränke seit dem Zweiten Weltkrieg. Deutschland liegt mittlerweile in der Spitzengruppe aller Länder, was unmittelbare gesundheitspolitische Konsequenzen hat (DHS 1994).

Der Anteil von alkoholabhängigen älteren Patienten in Allgemeinkrankenhäusern wird unterschätzt. Bei bis zu 50% aller geriatrischen Patienten in internistischen und chirurgischen Abteilungen liegt eine Alkoholproblematik vor. In psychiatrischen Kliniken ist bei bis zu 45% von einem überhöhten Alkoholkonsum auszugehen (Schmitz-Moormann 1992).

Alkoholprobleme werden bei älteren Patienten im Krankenhaus nur zu knapp 20%, beim Hausarzt nur zu rund 40% richtig diagnostiziert. Selbst bei richtiger Diagnosestellung wird nur wenigen Patienten eine Therapie angeraten oder eine Suchtberatungsstelle oder eine suchtspezifische Einrichtung genannt. Der Besuch einer Selbsthilfegruppe wird fast niemandem empfohlen (Curtis et al. 1989).

Es muß angenommen werden, daß die Unsicherheit in der Diagnosestellung und die Zurückhaltung bei Therapieempfehlungen nicht nur ein eklatantes Lehr- und Ausbildungsdefizit widerspiegeln, sondern auch Ausdruck einer fatalistischen Haltung bezüglich der Therapieaussichten, insbesondere älterer Patienten, sind. Den meisten Ärzten ist nicht bekannt, daß schon minimale Interventionen im Sinne einer richtigen Diagnosestellung und eines Beratungsgespräches zu nachweisbaren Verhaltensänderungen führen können.

Ätiologie

Zur Entstehung der Alkoholabhängigkeit gibt es viele Annahmen und Vermutungen, aber wenig gesichertes Wissen. Übereinstimmung besteht dahingehend, daß es eine zur Entwicklung von süchtigem Verhalten prädisponierende "Alkoholikerpersönlichkeit" oder "Suchtpersönlichkeit" nicht gibt. Eine Alkoholabhängigkeit kann bei den unterschiedlichsten Persönlichkeitstypen auftreten.

Die Ausbildung einer Abhängigkeit wird durch ein Bedingungsgefüge erklärt, bei dem individuelle Faktoren ebenso eine Rolle spielen wie Umweltbedingungen und die spezifische Wirkung der Droge Alkohol (**Abb. 5.8.1**).

Ein besonderes Gewicht bei geriatrischen Patienten haben die veränderte Reaktionsweise des Körpers auf die Droge Alkohol und spe-

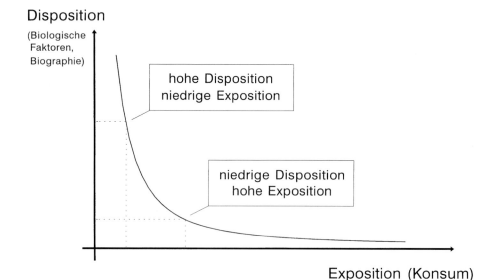

Abb. 5.8.1 Dispositions-Expositionsmodell zur Suchtentstehung

zifische Veränderungen im sozialen Bereich. Insbesondere bei Patienten mit einem späten Krankheitsbeginn spielen soziale Faktoren, wie das Ausscheiden aus dem Arbeitsleben, ein möglicher Verlust eines langjährigen Lebenspartners oder eines gewachsenen Freundeskreises, eine wesentliche Rolle.

Klinische Befunde und Folgekrankheiten

Allgemeine Befunde

Grundsätzlich sind bei älteren Alkoholabhängigen ähnliche klinische Symptome wie bei jüngeren Patienten zu erwarten (**Tab. 5.8.3**). Aufgrund veränderter physiologischer Prozesse treten die Symptome häufig schon bei niedrigen Trinkmengen und einer geringen Trinkdauer ein. Ältere Patienten weisen bei der Zufuhr der gleichen Alkoholmenge höhere Blutalkoholspiegel auf. Dies liegt wahrscheinlich an einer verminderten Aktivität der Alkoholdehydrogenase im Magen und an einem verminderten Wasserverteilungsvolumen im Körper (Seitz et al. 1995).

Akute Alkoholintoxikation

Aufgrund der o. g. physiologischen Veränderungen und einer erhöhten Sensibilität des ZNS ist bei älteren Patienten schon bei einer geringen Zufuhr von Alkohol eine Alkoholintoxikation zu erwarten. In der subjektiven Wahrnehmung der Patienten besteht rasch das Gefühl des Betrunkenseins. Folgende Symptome werden hierbei beobachtet: Gehobene Stimmung, Abbau von Ängsten und Hemmungen und eine Steigerung des Antriebes und der Motorik. Bei zunehmenden Dosen treten Dysphorie, Gereiztheit sowie Ermüdung bis zu Benommenheit und Koma ein. Im mittleren Dosisbereich beginnen Dysarthrie, Störungen der Aufmerksamkeit, Wahrnehmung, Urteilskraft und Koordination.

Das Entzugssyndrom

Im Alter sind Entzugssymptome häufig schwerwiegender und länger andauernd. Verläufe von 1–2 Wochen sind nicht selten. Zusätzlich bestehen vermehrt kognitive Defizite. Über die Zunahme der Häufigkeit einer deliranten Symptomatik wird diskutiert. Als möglicher Hintergrund der verstärkten Entzugssyndrome werden Auswirkungen eines lebenslangen Alkoholkonsums, eine erhöhte Sensibilität des Nervensystems im Alter und wiederholte Entzugsepisoden im Sinne eines Kindlingmechanismus diskutiert (Brower et al. 1994).

Das vegetative Syndrom ("Prädelir")

Reduzieren Alkoholabhängige gewollt oder ungewollt Alkohol oder setzen ihn ab (z.B. bei Krankenhausaufenthalten), entwickeln sich in der Regel charakteristische Entzugssymptome. Diese können nach den betroffenen Organsystemen unterteilt werden (**Tab. 5.8.4**).

Bei der medikamentösen Behandlung ist im deutschsprachigen Raum die Gabe von Clomethiazol (Distraneurin) am weitesten verbreitet. Insbesondere in Nordamerika wird auch mit Benzodiazepinen, eventuell in Kombination mit Haloperidol behandelt. Carbamazepin zeigte ebenfalls positive Effekte. Der Beginn einer medikamentösen Behandlung

Tab. 5.8.3 Allgemein klinische Symptomatik der Alkoholabhängigkeit

Allgemein körperliche Befunde	Allgemein psychische Befunde
reduzierter Allgemeinzustand mit Inappetenz, Gewichtsverlust, Muskelatrophie (primär der Waden)	Angstneigung
gerötete Gesichtshaut mit Teleangiektasien	dysphorische und depressive Verstimmungen
Spider naevi	innere Unruhe
Gastroduodenitiden mit Erbrechen und Durchfällen	kognitive Defizite
vegetative Störungen: vermehrte Schweißneigung, feuchte, kühle Akren, Schlaf- und Potenzstörungen	

Tab. 5.8.4 Alkoholentzugssymptome

Magen-Darm	Kreislauf	Vegetativum	ZNS	
Inappetenz Brecheiz Durchfälle	Tachykardie Hypertonie	erhöhte Schweiß- neigung Schlafstörungen feuchte, kühle Akren	generalisiert zere- bralorganischer An- fall (Grand mal) Tremor Dysarthrie Ataxie	innere Unruhe, Antriebs- steigerung, ängstliche, dysphorische, depressive Verstimmung, kognitive Defizite, Halluzinationen (vorwiegend visuell)

ist von einem Blutdruck- und Pulsanstieg (Puls > 120/min, RR > 160 mmHg) und von vegetativen Entzugssymptomen wie Schwitzen, Zittern und innere Unruhe abhängig zu machen. Bei der Dosierung sollte die erhöhte Empfindlichkeit des Gehirns im Alter berücksichtigt werden. Einzelne Autoren empfehlen die Reduktion der Standarddosis um 50–70% (Miller et al. 1991).

Delirium tremens

Als wesentliches neues Element kommt zu den vorher genannten Symptomen die Störung der Orientierung hinzu. Die Patienten sind zeitlich, örtlich und situativ, manchmal auch zur Person desorientiert. Eine Bewußtseinsminderung kann zusätzlich auftreten. Optische Halluzinationen (Insekten, kleine Tiere usw.) sind häufig zu beobachten. Etwa die Hälfte aller Delirien beginnt mit einem zerebralen Krampfanfall.

Eine sofortige Krankenhauseinweisung zur intensivmedizinischen Überwachung und medikamentösen Behandlung ist dringend erforderlich.

Alkoholhalluzinose

Die Alkoholhalluzinose ist bei älteren Patienten sehr selten beschrieben. Ihr Verlauf kann chronisch sein. Manchmal bestehen differentialdiagnostische Schwierigkeiten in der Abgrenzung zum Delirium tremens. Während eine Reihe von Symptomen ähnlich ausgeprägt ist wie dort (z. B. Angstgefühle, psychomotorische Erregtheit und lebhafte Halluzinationen – bei der Alkoholhalluzinose vorwiegend akustisch), fehlen die vegetativen Erscheinungen und die Orientierungsstörung vollständig. Die beiden letztgenannten Punkte stellen die entscheidenden differentialdiagnostischen Unterschiede zum Delirium tremens dar.

Funktionsdefizite des ZNS

Neuropsychologische Befunde

Die Sensitivität des Gehirns gegenüber Alkohol ist im Alter erhöht. Ältere Alkoholabhängige weisen selbst bei sinkenden Trinkmengen eine erhöhte Rate an Schäden des zentralen Nervensystems auf. Die Frage, ob Alkoholmißbrauch den normalen Alterungsprozeß beschleunigt, oder ob Alkohol eine spezifische, altersunabhängige Wirkung auf das Gehirn hat, wird kontrovers diskutiert.

Einige Untersuchungen kommen zu dem Schluß, daß es umschriebene alkoholspezifische, altersunabhängige Veränderungen gibt. Dies gilt vor allem für neuropathologische Untersuchungen, wo Neuronenverluste im frontalen und motorischen Kortex beschrieben wurden (Harper et al. 1987). Im Bereich der kognitiven Störungen sprechen neuere Befunde für die Hypothese einer "leichten generalisierten Funktionseinbuße" (Mann 1992, Tivis et al. 1995).

Wernicke-Enzephalopathie

Ein zwar seltenes, dann aber akut behandlungsbedürftiges Syndrom bei Alkoholabhängigen, das in jedem Alter auftreten kann, stellt die Wernicke-Enzephalopathie (WE) dar. Sie beruht auf einem Thiaminmangel, wie ihn Alkoholabhängige häufig aufweisen. Sie kann jedoch auch auf Thiaminmangelzustände anderer Genese zurückgeführt werden. Leitsymptome sind: Bewußtseinstrübung, Ataxie, Pupillenstörungen, Augenmuskellähmung und Nystagmus. Neuropathologisch finden sich charakteristische Veränderungen in Hirnarealen um den 3. Ventrikel und im Bereich der Corpora mamillaria.

Beim Vorliegen der WE muß sofort Vitamin B_1 parenteral verabreicht werden, mit anschließender Klinikeinweisung.

Das Korsakow-Syndrom
beginnt häufig mit einer WE, manchmal auch mit einem globalen Verwirrtheitszustand ohne weitere Symptome einer WE. Leitsymptome sind Störungen des Alt- und Neugedächtnisses (mit Konfabulationen), der Konzentrationsfähigkeit und der Orientierung. Bei alten Patienten kann die Differentialdiagnose zwischen einem Korsakow-Syndrom und einer Alzheimer-Demenz gelegentlich Schwierigkeiten bereiten. Alkoholtypische Folgekrankheiten wie eine Polyneuropathie, Augenmuskel- und Pupillenstörungen, Leber- und Blutbildveränderungen, eine positive Alkoholanamnese oder spezifische Störungen des Gedächtnisses ohne weitere wesentliche kognitive Defizite geben diagnostische Hinweise. Die Prognose des Korsakow-Syndromes ist insgesamt schlecht.

Polyneuropathie

Eine häufige Folgeerscheinung eines überhöhten Alkoholkonsums stellt die Polyneuropathie dar. Zwischen 20% und 40% der Alkoholabhängigen entwickeln Symptome einer Polyneuropathie mit motorischen, sensiblen und autonomen Störungen.

Die Polyneuropathie beginnt zunächst distal, so daß eine sockenförmig begrenzte Hypästhesie und Hypalgesie im Fußbereich zu konstatieren ist. Diese Symptomatik ist häufig aszendierend und greift auf die obere Extremität über. Hinzu kommt eine Reflexabschwächung, beginnend mit dem Achillessehnenreflex. Muskelatrophien, beginnend mit den kleinen Zehen- und Fußmuskeln und der Wadenmuskulatur, sind ebenfalls zu beobachten. Parästhesien und Muskelkrämpfe werden berichtet. Oberflächen- und Tiefensensibilität sind gestört. Trophische Veränderungen, Störungen der Schweißproduktion und Potenzstörungen kommen hinzu.

Interaktionen von Arzneimitteln und Alkohol beim älteren Menschen

Im Alter werden wesentlich mehr Medikamente verbraucht; gleichzeitig ist die Nebenwirkungsrate und die Arzneimitteltoxizität wesentlich häufiger. Hintergrund ist zum einen ein generell verminderter Arzneimittelstoffwechsel und insbesondere eine verminderte Kapazität der Leber zur Detoxifikation. Wichtige Interaktionen zwischen Medikamenten und Alkohol beim älteren Menschen sind in **Tab. 5.8.5** dargestellt.

Soziale Folgeschäden

Im Alter treten typische soziale Auswirkungen der Alkoholabhängigkeit, wie z.B. Kündigung des Arbeitsplatzes oder Scheidung vom Ehepartner als Folge der Erkrankung in den Hintergrund. Insbesondere bei Patienten mit einem "late onset" sind sie eher Auslöser als Folge einer Abhängigkeitserkrankung (s. oben, Ätiologie).

Dennoch erleben auch viele ältere Alkoholabhängige bei Fortschreiten ihrer Erkrankung einen sozialen Abstieg. Zunächst kommt es zu familiären Auseinandersetzungen wegen der zunehmenden Bedeutung des Alkoholkonsums und der Beschaffung von Alkoholika. Verlust von Freunden und Bekannten und gelegentlich auch Ehescheidungen sind die Folgen. Falls noch eine Berufstätigkeit besteht, so kommt es zu Leistungsabfall, zunehmenden Fehlzeiten und schließlich zum Arbeitsplatzverlust.

Straftaten und Trunkenheitsfahrten mit resultierendem Führerscheinverlust sind bei älteren Menschen eher die Ausnahme.

Therapie

Frühinterventionen

Die Behandlung des älteren alkoholabhängigen Patienten muß individuell je nach dem erreichten Krankheitsstadium geplant werden. Bei "schädlichem Gebrauch" ist eine "Frühintervention" notwendig. Sie kann in einem aufklärenden ärztlichen Gespräch bestehen, in dem auf die bereits vorliegenden Warnsymptome hingewiesen wird. Bereits dieser einfache ärztliche Rat (evtl. unter Hinzuziehung von Angehörigen) kann zu signifikanten Verringerungen der Trinkmengen und damit zu einer Reduktion des Abhängigkeitsrisikos führen.

Ist Alkoholabhängigkeit eingetreten, sollte auch hier ein aufklärendes und konfrontierendes Gespräch stattfinden, in dem Punkt für Punkt die im Kapitel "Diagnostik" aufgeführ-

Tab. 5.8.5 Alters- und Alkoholeffekte auf Arzneimittel mit Leberstoffwechsel (modifiziert nach Seitz et al. 1995)

Arzneimittel	Alterseffekt	Alkoholeffekt
Aspirin	normal oder verminderte Clearance	verlängerte Blutungszeit
	gesteigerte Mukosasensitivität	verstärkt chronischer gastrointestinaler Blutverlust
orale Antikoagulantien	normale Pharmakokinetik	potenzierte Akuteffekte
	gesteigerter Effekt auf alternde Leber	
Heparin	gesteigerte Blutung (besonders bei älteren Frauen)	akut: verlängerte Blutungszeit
Antidepressiva	erhöhte Blutspiegel (Imipramin)	akute Potenzierung des Effektes
	generell gesteigerte ZNS-Effekte	gesteigertes Risiko von Hypothermie
Benzodiazepine	Diazepam und Chlordiazepoxid: normale bis verminderte Clearance	Diazepam: akut: verminderte Clearance
	erhöhte Halbwertszeit	Lorazepam: normale Pharmakokinetik
	erhöhte Plasmaspiegel	generell erhöhte Sedierung und Muskelrelaxierung (erhöhte Sturzgefahr)
	gesteigerte Sedierung	
	Lorazepam und Oxazepam: keine Effekte	
Chloralhydrat	gesteigerte Sedierung	verminderte Clearance
		verstärkte ZNS-Effekte
Barbiturate	verstärkt ZNS-Effekte	akut: erhöhte Halbwertszeit
	Halbwertszeit erhöht	chronisch: gesteigerte Clearance
Antihistaminika	erhöhte Sedierung	Potenzierung
Phenothiazin	erhöhte Blutspiegel	gesteigerte extrapyramidale Effekte
		verminderter Alkoholstoffwechsel
Cimetidin	verminderte renale Clearance	erhöhte Blutalkoholspiegel
	zentralnervöse Konfusionen häufiger	
Propranolol	normale bis verminderte Clearance	akut: verminderte Clearance
	verminderte Herzfrequenzantwort	
Phenytoin	gesteigerte Clearance	akut: verminderte Clearance
	verminderte Hydroxilierungsrate	chronisch: gesteigerte Clearance
Opiate	verminderte Plasmabindung erhöht Blutspiegel	akut: verminderte Clearance
		chronisch: gesteigerte Clearance

ten Diagnosekriterien und Laboruntersuchungen durchgegangen werden. In diesem Motivationsprozeß ist die Einbeziehung der Angehörigen sehr wichtig, da hier bereits von vielen Abhängigen ein charakteristisches Abwehrverhalten mit Bagatellisierungstendenzen gezeigt wird. Weitere mögliche Maßnahmen sind die Überweisung in eine Fachambulanz bzw. Suchtberatungsstelle. Dort können Beratungs- und Motivationsgespräche geführt und ambulante Behandlungsangebote gemacht werden.

Entgiftung

Sie erfolgt in den medizinischen Abteilungen der Allgemeinkrankenhäuser oder in psychiatrischen Kliniken, die seit einigen Jahren fast ausnahmslos spezialisierte Suchtbereiche eingerichtet haben. Die Spezialisierung der Entgiftungsbehandlung hat zu enormen Fortschritten geführt (Mann et al. 1995).

Ziele der Entgiftungsmaßnahmen können sein (je nach Schwere):
1. die Vermittlung in Selbsthilfegruppen,
2. eine ambulante Behandlung oder
3. eine stationäre Entwöhnungstherapie.

Während die spezialisierten Entgiftungsstationen bisher fast ausschließlich auf psychiatrische Krankenhäuser beschränkt sind, arbeiten die internistischen Stationen von Allgemeinkrankenhäusern meist noch nach dem Modell einer Mischbelegung ohne die Möglichkeit einer gezielten Motivationsförderung. Hier besteht ein erheblicher gesundheitspolitischer Nachholbedarf.

Entwöhnung

Die Entwöhnungsbehandlung schließt möglichst eng an die vorausgehende Entgiftung an. Wichtigstes therapeutisches Ziel ist die Festigung des Abstinenzwunsches. Zu diesem Zweck hat sich ein breites Spektrum von psycho- und soziotherapeutischen Maßnahmen bewährt, ohne daß eine bestimmte Therapieform eindeutig überlegen wäre.

Während bei jüngeren alkoholabhängigen Patienten bis heute meist die längerfristigen Therapien in einer entsprechenden Suchtfachklinik empfohlen werden, ist die Durchführung dieser Therapiemaßnahmen bei älteren Patienten oft schwierig. Bis auf wenige Ausnahmen besteht in den Suchtfachkliniken eine Altersbegrenzung auf 60 oder 65 Jahre. Zusätzlich sind ältere Menschen in ihrem letzten Lebensabschnitt häufig schwer zu motivieren, längerfristig ihre gewohnte Umgebung zu verlassen und heimatfern eine Therapie durchzuführen. Aus diesen Gründen ist bei älteren Patienten eine sehr viel individuellere Therapieplanung erforderlich. Wünschenswert sind gemeindenahe Therapieangebote, entweder im Rahmen einer stationären Kurzzeittherapie oder einer teilstationären oder rein ambulanten Therapie. Ist ein älterer Patient nicht mehr in der Lage, diese gemeindenahen Therapieangebote wahrzunehmen, z.B. aufgrund mangelnder Mobilität oder schweren Begleiterkrankungen, so sollte über sozialpsychiatrische/suchtspezifische Dienste auch eine Betreuung zu Hause ermöglicht werden.

Inhaltlich ist bei der Therapie von älteren suchtkranken Patienten zu bedenken, daß das generelle Ziel einer möglichst umfassenden Autonomie häufig aufgrund altersentsprechender Einschränkungen nicht mehr erreicht werden kann. Die Akzeptanz und Bewältigung dieser Veränderungen und der Aufbau eines sozialen Netzwerkes zur Verhinderung einer sozialen Isolation sind wichtige altersspezifische Themen.

Ambulante Nachbetreuung und Selbsthilfe

Ältere Patienten, die von einem sozialen Netz, bestehend aus Fachambulanzen, Beratungsstellen und ambulanten sozialen Diensten, über längere Zeit weiterbetreut werden, haben eine deutlich bessere Prognose. Ähnliches gilt für die regelmäßige Teilnahme an Selbsthilfegruppen. Entgegen der früheren Lehrmeinung kann in einigen Fällen auch die Einleitung einer individuellen Therapie bei einem niedergelassenen Psychotherapeuten indiziert sein.

Pharmakotherapie zur Rezidivprophylaxe

Die therapeutischen Möglichkeiten zur Erhaltung der Abstinenz wurden in jüngster Zeit durch medikamentöse Rückfallprophylaxmaßnahmen ergänzt. Der Einsatz von "Anticravingsubstanzen" erweist sich als erfolgsversprechende Behandlungsmöglichkeit. Doppelblinde randomisierte und plazebokontrollierte Studien haben gezeigt, daß Medikamente mit unterschiedlichen Wirkmechanismen das Rückfallrisiko insbesondere in den ersten sechs bis zwölf Monaten nach einer Behandlung vermindern. Mit größtem Erfolg wurde bisher der Opiatantagonist Naltrexon und der Glutamatantagonist Acamprosat eingesetzt (O'Malley et al 1992, Sass et al. 1996, Volpicelli et al. 1992). Dopaminagonisten (z.B. Lisurid) und Dopaminantagonisten (z.B. Tiapridex) sowie Serotoninrückaufnahmehemmer wurden geprüft, wobei erste Studien keine oder nur geringfügige Effekte zeigten (Schmidt et al. 1995). Inwiefern diese Ergebnisse auf ältere Patienten übertragbar sind, harrt noch der wissenschaftfichen Bestätigung. Konsens besteht darüber, daß Anticravingsubstanzen nur eine adjuvante oder eine supportive Therapiekomponente darstellen können und ohne spezifische psychotherapeutische Maßnahmen und Begleittherapien nicht angewandt werden sollten (Mann, Mundle 1996).

Verlauf und Prognose

Zusammengefaßt kann von einer Kontakt-, einer Entgiftungs-, einer Entwöhnungs- und einer Nachsorgephase in der Behandlung von Alkoholabhängigen gesprochen werden. In jeder dieser Phasen wird es zu Rückfällen in das süchtige Verhalten kommen. Auch im Alter ist selbst bei häufigeren Rückfällen kein therapeutischer Nihilismus angebracht. Es gibt Verläufe von älteren Patienten, die nach zahlreichen Rückfällen bei entsprechender Beratung und Behandlung doch noch das Ziel einer Abstinenz erreichen konnten.

Dennoch sind die Erfolgsraten einer differenzierten und spezifischen Behandlung sehr viel besser als allgemein bekannt ist. Durch geeignete Motivationsmaßnahmen können bei der qualifizierten Entgiftung bis zu 50% der primär unmotivierten und nicht krankheitseinsichtigen Patienten zum Antreten des nächsten Behandlungsschrittes gebracht werden (Mann et al. 1995).

Die Erfolgsraten der stationären Entwöhnungsbehandlung sind bei älteren Patienten ähnlich günstig wie bei Jüngeren, tendenziell sogar geringfügig besser (Fitzgerald, Mulford 1992). Kurzfristig liegen die Erfolgsraten selbst unter Miteinbeziehung biologischer Marker bei 50–60% (Mann, Batra 1993; Mundle et al. 1995), mittel- und längerfristig ist eine stabile Besserung bei 40–50% der Patienten zu erreichen (Längle et al. 1993).

Eine besonders günstige Prognose haben Patienten mit spätem Erkrankungsbeginn (late onset). Aufgrund des kürzeren Krankheitsverlaufes und der geringeren Schwere der Erkrankung bestehen im Vergleich zu älteren Patienten mit einem frühen Erkrankungsbeginn eher noch soziale und finanzielle Ressourcen, was einen günstigen prognostischen Faktor darstellt (Schutte et al. 1994).

Bei der Patientengruppe mit frühem Erkrankungsbeginn ist die Motivation zur aktiven Inanspruchnahme von Hilfsangeboten wichtig. Die Frage, ob ältere Patienten in spezifischen Einrichtungen für diese Altersgruppe oder gemischt mit jüngeren Patienten behandelt werden sollen, ist ungeklärt. Wichtig bei dieser Fragestellung ist die Miteinbeziehung des Patienten. Allgemein ist bei älteren Patienten eine supportive, anfänglich nicht konfrontative, jedoch klar fokussierte Therapie zu empfehlen (Beresford 1993).

Literatur

Atkinson RM (1990): Aging and alcohol use disorders: Diagnostic issues in the elderly. Int Psychogeriatrics 2: 55–72

Beresford TP (1993): Alcoholism in the elderly. Int Rev Psychiat 5: 477–483

Beresford TP, Blow FC, Brower KJ (1990): Alcoholism in the elderly. Comprehens Ther 16: 38–43

Blow FC, Brower KJ, Schulenberg JE et al. (1992): The Michigan Alcoholism Screening Test – Geriatric Version (MAST-G): a new elderly specific screening instrument. Alcoholism: Clin Exp Res 16: 372

Brower KJ, Modd S, Blow FC et al. (1994): Severity and treatment of alcohol withdrawal in elderly versus younger patients. Alcoholism: Clin Exp Res 18: 196–201

Curtis JR, Geller G, Stokes EJ et al. (1989): Characteristics, diagnosis and treatment of alcoholism in elderly patients. J Amer Soc 37: 310–316

Cutting JC (1988): Alcohol cognitive impairment and aging: still an uncertain relationship. Brit J Addict 83: 995–997

Deutsche Hauptstelle gegen die Suchtgefahren (1994): Jahrbuch Sucht 1995. Neuland-Verlagsges. Geesthacht

Dilling H, Mombour W, Schmidt MH (Hrsg) (1993): Weltgesundheitsorganisation. Internationale Klassifikation psychischer Störungen. ICD-10 Kp. V (F). Klinisch-diagnostische Leitfaden. Huber, Bern–Göttingen–Toronto–Seattle

Feuerlein W, Ringer C, Kufner H et al. (1977): Diagnose des Alkoholismus: Der Münchner Alkoholismustest (MALT). Münch med Wschr 119: 1275–1282

Fitzgerald JL, Mulford HA (1992): Elderly versus younger problem drinker treatment and recovery experiences. Brit J Addict 87: 1281–1291

Harper C, Kril J, Daly J (1987): Are we drinking our neurons away? Brit Med J 294: 534–536

Holzer CE, Robins LN, Myers JK et al. (1984): Antecedents and correlates of alcohol abuse and dependence in the elderly. In: Maddox G, Robins LN, Rosenberg N (Hrsg.): Nature and Extent of Alcohol

Problems among the Elderly. Research Monograph 14. National Institute on Drug abuse. DHHS U.S. Government Printing Office, Rockville MD

John U (1995): Screening der Alkoholabhängigkeit im Allgemeinkrankenhaus. Ein Beitrag zur klinischen Epidemiologie. In: Mann K, Buchkremer G (Hrsg): Suchtforschung und Suchttherapie in Deutschland, S 18–19. Neuland-Verlagsges., Geesthacht

Längle G, Mann K, Mundle G et al. (1993): Ten years after – The posttreatment course of alcoholism. Europ Psychiat 8: 95–100

Mann K (1992): Alkohol und Gehirn. Über strukturelle und funktionelle Veränderungen nach erfolgreicher Therapie. Monographien aus dem Gesamtgebiet der Psychiatrie, Band 71. Springer, Berlin–Heidelberg–New York

Mann K, Batra A (1993): Die gemeindenahe Versorgung von Alkoholabhängigen. Evaluation eines kombinierten stationären und ambulanten Behandlungsangebotes. Psychiat Prax 20: 102–105

Mann K, Kapp B (1995): Zur Lehre in Suchtmedizin. Eine Befragung von Studenten und Professoren. In: Mann K, Buchkremer G (Hrsg): Suchtforschung und Suchttherapie in Deutschland, S 38–40. Neuland Verlagsges., Geesthacht

Mann K, Stetter F, Günthner A et al. (1995): Qualitätsverbesserung in der Entzugsbehandlung von Alkoholabhängigen. Dtsch Ärztebl

Mann K, Mundle G (1996): Die pharmakologische Rückfallprophylaxe bei Alkoholabhängigen – Bedarf und Möglichkeiten. In: Mann K, Buchkremer G (Hrsg.): Sucht – Grundlagen, Diagnostik, Therapie. S. 317–321. Fischer, Stuttgart

Merikangas KR, Gelernter CS (1990): Comorbidity for alcoholism and depression. Psychiat Clin N Amer 13: 613–632

Miller NS, Belkin BM, Gold MS (1991): Alcohol and drug dependence among the elderly: Epidemiology, diagnosis and treatment. Comprehens Psychiat 32: 153–165

Mulford HA, Fitzgerald NM (1992): Elderly versus younger problem drinker profiles: do they indicate a need for special programs for the elderly? J Stud Alcohol 53: 601–610

Mundle G, Ackermann K, Günthner A et al. (1995): Der Behandlungserfolg bei Alkoholabhängigen. Ein Vergleich von Selbstaussagen und biologischen Markern. In: Mann K, Buchkremer G (Hrsg): Suchtforschung und Suchttherapie in Deutschland, S 90–92. Neuland Verlagsges., Geesthacht

Österling A, Berglund M (1994): Elderly first admitted alcoholics: a descriptive study on gender differences in a clinical population. Alcoholism: Clin Exp Res 18: 1317–1321

O'Malley SS, Jaffe AJ, Chang G et al. (1992): Naltrexone and coping skills therapy for alcohol dependence. A controlled study. Arch gen Psychiat 49: 881–887

Sass H, Soyka M, Mann K et al. (1996): Relapse prevention by acamprosate: results from a placebo controlled study in alcohol dependence. Arch Gen Psychiat

Schmidt LG, Dufeu P, Kuhn S et al. (1995): Perspektiven einer Pharmakotherapie der Alkoholabhängigkeit. Nervenarzt 66: 323–330

Schmitz-Moormann K (1992): Alkoholgebrauch und Alkoholismusgefährdung bei alten Menschen. Neuland Verlagsges., Geesthacht

Schonfeld L, Dupree LW (1991): Antecedents of drinking for early- and late-onset elderly alcohol abusers. J Stud Alcohol 52: 587–592

Schuckit NM (1990): Assessment and treatment strategies with the late life alcoholic. Introduction. J Geriat Psychiat 23: 83–89

Schutte KK, Brennan PL, Moos RH (1994): Remission of late-life drinking problems: A 4-year follow-up. Alcoholism: Clin Exp Res 18: 835–844

Seitz H, Lieber S, Simanowski U (Hrsg) (1995): Handbuch Alkohol – Alkoholismus – alkoholbedingte Organschäden. J. Ambrosius Barth, Heidelberg–Leipzig

Speckens AE, Heeren TJ, Rooijmans HG (1991): Alcohol abuse among elderly patients in a general hospital as identified by the Munich alcoholism test. Acta Psychiat Scand 83: 460–462

Tivis R, Beatty WW, Nixon SJ et al. (1995): Patterns of cognitive impairment among alcoholics: are there subtypes? Alcoholism: Clin Exp Res 19: 496–500

Volpicelli JR, Alterman AI, Hayashida M (1992): Naltrexone in the treatment of alcohol dependence. Arch Gen Psychiat 49: 876–880

Zimberg S (1974): Two types of problem drinkers: both can be managed. Geriatrics 14: 221–224

5.9 Delir bei älteren Patienten

T. Wetterling (Lübeck)

Terminologie

Der Terminus Delir wurde in der Vergangenheit sehr unterschiedlich gebraucht. In der Literatur wurden bis in die jüngste Zeit hinein zahlreiche Synonyme benutzt (Wise, Brandt 1992). Im deutschen Sprachraum wurde besonders der Begriff Verwirrtheitszustand häufig synonym mit Delir benutzt (Österreich 1988). Bereits im Altertum verwendete man Delir zur Beschreibung von psychischen Veränderungen bei körperlichen Erkrankungen z. B. für Fieber. Bonhoeffer (1910, 1917) zählte das Delir zu den akuten exogenen Reaktionstypen. Darunter verstand er charakteristische psychopathologische Symptomkomplexe, die durch unterschiedliche Schädigungen des Gehirns verursacht werden können. Nach dem Konzept eines Delirs im DSM-IV (APA 1994) und in der ICD-10 (Dilling et al. 1993) werden mit dem Terminus Delir alle akuten psychischen Störungen bezeichnet, die eine organische Ursache haben oder mit einer Bewußtseinstrübung und kognitiven Störungen einhergehen.

Diagnostische Kriterien

Zur Diagnose können die Kriterien der ICD-10 (Dilling et al. 1993, 1994) oder des DSM-IV (APA 1994) für ein Delir herangezogen werden (s. **Tab. 5.9.1**). Sie unterscheiden sich durch die Bewertung der einzelnen Symptome (als essentiell bzw. nur fakultativ für die Diagnose) (Hewer, Förstl 1994). Ein weiterer Unterschied ist die Angabe in der ICD-10 über die mögliche Dauer (bis zu einem halben Jahr). Allgemein ist die Dauer eines Delirs jedoch mit unter 14 Tagen, meist mit wenigen Tagen, angegeben. Im deutschsprachigen Raum wurde der Begriff Delir meist nur gebraucht, wenn Halluzinationen oder/und Wahngedanken bestehen. Unter dem Einfluß der amerikanischen Psychiatrie, besonders des DSM-III (APA 1980) und des DSM-III-R (APA 1987) hat eine Ausweitung des Begriffs Delir stattgefunden. So stellen Halluzinationen in der ICD-10 und im DSM-IV nur fakultative Symptome eines Delirs dar. Ein Wahn ist nach dem DSM-IV kein typisches Symptom für ein Delir. Im deutschen Sprachgebiet wurde und wird meist die Bezeichnung Verwirrtheitszustand gebraucht, wenn keine Halluzinationen oder kein Wahn bestehen.

Entscheidendes Kriterium für das Vorliegen eines Delirs ist eine Einschränkung der kognitiven Fähigkeiten, insbesondere der Aufmerksamkeit. Ob eine Bewußtseinsstörung ein Leitsymptom (ICD-10) oder nur ein fakultatives Symptom eines Delirs (DSM-IV) darstellt, ist umstritten, denn Bewußtsein ist ein komplexer Begriff, der unterschiedlich definiert werden kann (Scharfetter 1991, Spittler 1992) und auch verschieden in der Umgangssprache gebraucht wird. Wesentliche Grundbedingungen für ein ungestörtes Bewußtsein sind (Wetterling 1994):

- Wachheit, die Fähigkeit zur Aufnahme von Umweltreizen und zur Reaktion darauf (Kommunikation mit der Außenwelt);
- Fähigkeit, die Aufmerksamkeit auf ein bestimmtes Objekt richten und zu halten;
- Selbstwahrnehmung (das Erkennen der eigenen Existenz und des eigenen Verhaltens als "Selbst"-Ich-Bewußtsein);
- Fähigkeit zur Reflexion (das Erarbeiten von Konzepten zur Verhaltensänderung z. B. auf bestimmte Außenreize hin).

Eine Bewußtseinsstörung kann als eine Beeinträchtigung der bewußten Aufnahme von Außenreizen und die Reaktion darauf angesehen werden. Sie muß von anderen Formen einer gestörten Reaktion auf Außenreize (Kommunikationsstörung wie z.B. die sensorische Aphasie oder der Stupor) abgegrenzt werden.

Operationalisierte Kriterien für einen **Verwirrtheitszustand** existieren nicht. Im deutschsprachigen Raum wird der Terminus vorwiegend gebraucht, wenn vor allem Orientierungsstörungen und nur gering ausgeprägte Wahrnehmungsstörungen (Verkennungen) bestehen, aber Halluzinationen, ein Wahn, eine inkohärente Sprache oder Erregung **nicht** auftreten. Der Begriff Verwirrtheitszustand wird vor allem für kurzzeitig (vorwiegend nachts) auftretende Phasen von Desorientiertheit und Bettflüchtigkeit benutzt, so z.B. bei atherosklerotischen Gefäßerkrankungen oder auch nach Operationen. Die Kriterien des DSM-IV für ein Delir (führendes Symptom: Aufmerksamkeitsstörung) kommen dem nahe, was in Deutschland unter Verwirrtheitszustand verstanden wird (**Tab. 5.9.1**).

Tab. 5.9.1 Klinische Symptome eines Delirs (modifiziert nach ICD-10 Forschungskriterien) + Begriffe sind auch im DSM-IV als Kriterium für ein Delir angegeben

A. Bewußtseinsstörung mit	+
– verminderter Aufmerksamkeit	+
– Orientierungsstörungen	+
– Wahrnehmungsstörungen	+
– Unfähigkeit, die Aufmerksamkeit zu richten, zu halten etc.	+
B. Globale Störung der Kognition mit	
– Fehlwahrnehmungen wie Illusionen und Halluzinationen (meist optisch)	+
– Beeinträchtigung des abstrakten Denkens und der Einsicht mit oder ohne Wahn (wenig systematisiert) und inkohärenter Sprache	+
– Merkfähigkeitsstörungen bei weitgehend erhaltenem Altgedächtnis	+
– Desorientiertheit hinsichtlich Zeit, in schweren Fällen auch für Ort und zur Person	+
C. Psychomotorische Störungen (mindestens eine der vier folgenden)	
– abrupter Wechsel zwischen erhöhter oder verringerter psychomotorischer Aktivität	
– verlängerte Reaktionszeit	
– vermehrter oder verminderter Redefluß	
– verstärkte Schreckreaktion	
D. Störung des Schlaf-Wach-Rhythmus (mindestens eine der drei folgenden)	
– Schlafstörung, in schweren Fällen; Schlaflosigkeit mit Störung des Schlaf-/Wachrhythmus	
– nächtliche Verschlechterung der Symptome	
– Alpträume, die nach Erwachen als Halluzinationen oder Illusionen fortbestehen können	
E. Verlauf	
– alle Symptome können im Verlauf eines Delirs stark wechseln oder verschwinden	
– plötzlicher Beginn und Tagesschwankungen der Symptomatik	+
– Gesamtdauer bis zu sechs Monaten, typischerweise Dauer von einigen Tagen bis zu vier Wochen	
F. Nachweis einer zugrundeliegenden zerebralen oder systemischen Erkrankung	

Epidemiologie

Die Angaben zur Häufigkeit von Delirien sind stark abhängig von der verwendeten Definition eines Delirs (Liptzin et al. 1991) und der Stichprobe (Levkoff et al. 1991a, Wetterling 1994). So wird oft nicht zwischen Verwirrtheitszustand und Delir unterschieden. In allen Studien ist der Anteil der Deliranten bei über 65jährigen besonders groß. Die Angaben zur Häufigkeit eines Delirs bei geriatrischen Patienten schwanken stark, von 0,8% bis 16% (Wetterling 1994). Demente Patienten sind häufiger von einem Delir betroffen als nichtdemente Alterskontrollen (Koponen et al. 1989b). In einer finnischen Studie waren 41,4% der Dementen delirant und umgekehrt 24,9% der Deliranten dement (Erkinjuntti et al. 1986). Ein Delir kann eine Demenz verschleiern, da beide Syndrome durch zum Teil identische Symptome definiert sind. Daher wird in der ICD-10 ein Delir bei Demenz von einem ohne Demenz abgegrenzt.

Klinische Symptomatik

Ein Delir entwickelt sich meist innerhalb weniger Stunden. Frühsymptome für ein Delir sind häufig psychomotorische Unruhe, Angst, Schlafstörungen und erhöhte Reiz- und Erregbarkeit. Das Vollbild ist meist schon in den ersten Tagen erreicht. Falls keine Komplikationen auftreten bzw. die Grunderkrankung unverändert bleibt, klingt ein Delir innerhalb einer bis zwei Wochen ab. Danach bestehen meist noch kognitive Ausfälle, die sich dann langsam zurückbilden. Eine Restschädigung kann bleiben. In ungünstigen Fällen (bei z. B. nicht behandelbarer Grunderkrankung) stellt ein Delir oft den Übergang in ein Finalstadium dar (Francis et al. 1990). Die Mortalität deliranter älterer Patienten ist gegenüber nicht-deliranten Gleichaltrigen deutlich erhöht (Wetterling 1994). Auch benötigen delirante Patienten intensivere Pflege und verursachen durch eine längere Verweildauer im Krankenhaus hohe Kosten (Francis et al. 1990, Levkoff et al. 1988, Thomas et al. 1988). Ein Delir kann bei älteren Menschen auch zu länger andauernden Beeinträchtigungen im Alltag führen (Murray et al. 1993).

In der Literatur besteht keine Einigkeit darüber, ob eine Differenzierung des Delirs in hyperaktives (z. B. Delirium tremens) und hypoaktives Delir sowie eine Abgrenzung von einem Verwirrtheitszustand sinnvoll ist. Das **hypoaktive Delir** ist gekennzeichnet durch:

- "scheinbare" Bewegungsarmut
- Patient nimmt keinen Kontakt zu Untersucher auf
- Halluzinationen und Desorientiertheit werden erst durch genaue Befragung deutlich
- wenig vegetative Zeichen.

Das **hyperaktive Delir** zeichnet sich vor allem aus durch:

- psychomotorische Unruhe (bis zum Erregungszustand)
- erhöhte Irritierbarkeit (durch leichte Reize)
- Halluzinieren (häufig Sprechen mit Nicht-Anwesenden)
- Angst
- starke vegatative Zeichen (Schwitzen, Zittern, Tachykardie, Hypertonus).

Eine Unterscheidung ist klinisch häufig nicht möglich, denn ein Kennzeichen des vollausgebildeten Delirs ist gerade der rasche Wechsel von der Symptomatik, von einem "hyperaktiven" zu einem "hypoaktiven" Bild und umgekehrt. In einer Studie mit älteren Deliranten waren 15% nur hyperaktiv und 24% nur hypoaktiv, während 52% ein Mischbild aus beiden Formen zeigten und 14% nicht eingeordnet werden konnten (Liptzin, Levkoff 1992). "Hypoaktiv" verlaufende Delire treten besonders bei Medikamentenüberdosierungen auf. Sie werden häufig nicht erkannt und nicht therapiert.

Die Angaben über die Häufigkeit verschiedener Symptome beim Delir schwanken stark je nach Stichprobe und Untersuchungsmethode, insbesondere hinsichtlich des Auftretens von (meist paranoiden) Wahnvorstellungen (19–100%) und (meist optischen) Halluzinationen (35–75%) (Wetterling 1994). Oft sind Delirante psychomotorisch agitiert (55%) und zeigen affektive Auffälligkeiten (43%) (Sirois 1988). Ausgeprägte Angstzustände treten bei Patienten mit kardiopulmonalen Störungen auf (Smith, Dimsdale 1989).

Vorkommen

Bei älteren Patienten können einem Delir eine Vielzahl von Erkrankungen zugrunde liegen (**Tab. 5.9.2**), besonders oft treten Delire im Rahmen einer dementiellen Entwicklung auf. Daneben sind bei geriatrischen Pa-

Tab. 5.9.2 Vorkommen eines Delirs bei älteren Patienten (in Anlehnung an Wetterling 1994)

	hypo-aktiv	hyper-aktiv
Alzheimer-Demenz	+ +	+
Exsikkose (Elektrolytstörungen)	+ +	+
zerebrale Hypoxie (z. B. kardial bedingt)	+ +	+
Infekte (z. B. Harnweginfekte etc., Sepsis)	+ +	+
Medikamenten-induziert		
– anticholinerge Substanzen	+ + +	+
– dopaminerge Substanzen	+	+ + +
metabolische Störungen (z. B. Hyper-/Hypoglykämie, hepatische und urämische Enzephalopathie)	+ +	+ +
akute vaskuläre Erkrankungen (hypertensive Enzephalopathie, Vaskulitis)	+	+
Alkohol-/Medikamenten-Entzug	+	+ + +
Schädel-Hirn-Trauma	+ +	+ +
ZNS-Infektionen	+ +	+ +
Wernicke-Enzephalopathie	+ +	+ +
Intoxikationen	+ +	+ +
postoperativ	+	+ +

+ selten, + + häufig, + + + sehr häufig

tienten aufgrund der erhöhten Empfindlichkeit medikamentös induzierte sowie durch Infekte – vor allem Harnweginfekte – verursachte Delire häufig. Ältere Patienten können auch durch eine Krankenhaus- oder Heimaufnahme so stark psychisch belastet werden, daß sie bei entsprechender Vorschädigung dekompensieren und ein Delir ausbilden können (Francis et al. 1990, Johnson et al. 1990). Zahlreiche Medikamente können zu einem Delir führen (**Tab. 5.9.3**), besonders anticholinerg oder dopaminerg wirksame Medikamente, wie z. B. niedrigpotente Neuroleptika, trizyklische Antidepressiva und Parkinsonmittel. Ein Delir kann bei älteren Menschen schon in therapeutischen Dosen auftreten.

Pathogenese

Mit wenigen Ausnahmen (z. B. intrazerebrale Blutung, Wernicke-Enzephalopathie, Infarkten in Hippokampus und Gyrus cinguli) findet man keine neuropathologisch faßbaren Veränderungen bei Patienten mit einem Delir. Dies ist nicht überraschend, da es sich definitionsgemäß um einen reversiblen Zustand von kurzer Dauer handelt. Ferner ist davon auszugehen, daß die dem Delir zugrundeliegenden Störungen nur diffus in Hirnarealen repräsentiert sind (Lipowski 1990; Taylor, Lewis 1993). Daher ist zu erwarten, daß meist nur ausgedehntere Schädigungen zu einem Delir führen.

Die klassischen Arbeiten von Romano und Engel (1944) zeigten, daß einem Delir eine (generalisierte) zerebrale Stoffwechselstörung zugrunde liegt. Diese kann z. B. durch eine Exsikkose (Elektrolytverschiebung) durch Medikamente oder Drogen induziert werden. Die Hypothesen zur Delirentstehung (Wetterling 1994) basieren vor allem auf:

- biochemischen Veränderungen
- neurophysiologischen Veränderungen (v. a. bei alkohol- oder Sedativa-induzierten Delirien).

Biochemische Veränderungen

Verringerter oxidativer Metabolismus
Engel und Romano (1959) nahmen eine Reduktion des zerebralen oxidativen Metabolismus als Ursache eines Delirs an. Eine Abnahme der zerebralen Durchblutung und Sauerstoffextraktion (unabhängig von der Ursache) führt zu Verwirrtheitszuständen und bei ausgeprägter Reduktion sogar zum Koma (Sokoloff 1981).

Cholinerge/noradrenerge Dysbalance
Eine noradrenerg-cholinerge Dysbalance gilt als wesentliche dem Delir zugrundeliegende Störung (Ackenheil et al. 1978). Da die Synthese von Azetylcholin besonders Hypoxie-

Tab. 5.9.3 Medikamente, die ein Delir auslösen können

- Antibiotika, Tuberkulostatika, Virostatika, Fungizide etc.
  Aciclovir
  Amphotericin B
  Chloroquin
  Gyrasehemmer
  Isoniazid
  Rifampicin

- anticholinerg wirksame Medikamente
  Antihistaminika
  Anti-Parkinson-Mittel
      (Biperiden, Trihexyphenidyl, etc.)
  Belladonna-Alkaloide
      (Atropin, etc.)
  Phenothiazine, auch Clozapin
  trizyklische Antidepressiva

- Antikonvulsiva
  Phenobarbital (Entzug)
  Phenytoin
  Valproinat

- Anti-Parkinson-Medikamente
  – Amantadin
  – Biperiden etc.
  – Bromocriptin
  – L-DOPA

- Sedativa
  – Barbiturate (Entzug)
  – Benzodiazepine (Entzug)
  – Bromide (Entzug/Überdosierung)

- Verschiedene
  – Aminophyllin/Theophyllin
  – Cimetidin
  – Cortikosteroide und ACTH
  – Digitalis-Derivate
  – Lithium
  – Lidocain/Procain
  – Mexiletin

empfindlich ist (Gibson, Duffy 1981), kann es unter entsprechenden Bedingungen zu einer Verminderung an Azetylcholin kommen. Auch Medikamente mit anticholinerger Wirkung, die älteren Patienten häufig verordnet werden, können schon in therapeutischer Dosierung, besonders aber bei Überdosierung ein Delir induzieren. Erhöhte Noradrenalinwerte fanden sich in einigen Hirnarealen bei Parkinson-Patienten, die unter L-DOPA-Behandlung delirant wurden (Birkmayer 1978).

Streßhormone (Kortisol und Endorphine)
Eine wichtige Rolle in der Genese eines Delirs könnte auch dem durch Streß vermehrt ausgeschütteten Kortisol und β-Endorphin zukommen, denn mit steigenden Dosen an verabreichtem Kortisol tritt gehäuft ein Delir auf (Rogers 1985). Auch wurden bei Patienten mit einem postoperativen Delir erhöhte Plasmaspiegel von β-Endorphin und Kortisol sowie eine schwere Störung des zirkadianen Ausschüttungsrhythmus dieser Hormone gefunden (McIntosh et al. 1985). Die Befunde sind aber nicht unumstritten, denn auch erniedrigte β-Endorphinspiegel im Liquor und niedrige Kortisolspiegel werden als Ursache für ein Delir diskutiert (Basavaraju et al. 1989, Koponen et al. 1989a).

Elektrolytstörungen/Exsikkose
Eine sehr wichtige Rolle bei der Pathogenese des Delirs kommt Elektrolytstörungen zu (Seymour et al. 1980, Wetterling et al. 1994). Diese können bei älteren Menschen besonders bei einer Exsikkose auftreten, denn diese Patienten vernachlässigen oft eine ausreichende regelmäßige Flüssigkeitszufuhr (Seymour et al. 1980). Im Vordergrund stehen dabei Hypokali- und Hyponatriämien (Francis et al. 1990, Koizumi et al. 1988).

Medikamente/Alkohol/Drogen
Ein substanzinduziertes Delir kann prinzipiell auf zwei Wegen entstehen:
- durch eine direkte Wirkung der Substanz auf das Gehirn
(z.B. anticholinerge oder dopaminerge Medikamentenwirkung), d.h. das Delir tritt während der Einnahme des Medikaments auf. Hieraus folgt für die Behandlung des Delirs, daß ein Absetzen des Medikamentes sinnvoll ist.
- bei oder nach dem Entzug einer längere Zeit konsumierten Droge

(z.B. Alkoholentzugsdelir), d.h. das Delir tritt nach Unterbrechung der Einnahme auf. Eine mögliche Erklärung hierfür sind überschießende gegenregulatorische Vorgänge beim Absetzen.

Neurophysiologische Phänomene

Kindling-Phänomen
Das Kindling-Phänomen (Reizschwellenerniedrigung bei häufiger unterschwelliger Reizung) wird v.a. für die Auslösung eines Alkoholentzugsdelirs diskutiert (Ballenger, Post 1978). Eventuell ist dieses Phänomen auch für die Entstehung von nächtlichen Verwirrtheitszuständen bei chronischen kardialen oder pulmonalen Prozessen (rezidivierender Sauerstoffmangel) verantwortlich.

REM-Rebound
Im REM (Rapid-eye-movement)-Schlaf kommt es vermehrt zu Träumen. Einige Medikamente (z.B. Sedativa, anticholinerge Medikamente (Gillin, Sitaram 1984)) und Alkohol unterdrücken bei chronischem Konsum den REM-Schlaf. Nach Absetzen es zum REM-Rebound, d.h. im Entzug treten vermehrt REM-Phasen auf. Im Delir erfolgt eine hochgradige Fragmentierung des Schlafs und oft eine Desynchronisierung des EEG-Grundrhythmus (Pro, Wells 1977) (=hyperaktives Delir?).

Vermindertes Arousal
EEG-Untersuchungen bei Deliranten zeigen häufig eine deutliche Abnahme des Grundrhythmus und das vermehrte Auftreten langsamer Theta- und auch Deltawellen (Wetterling 1994). Diese Veränderungen des Grundrhythmus korrelieren in gewissem Rahmen mit den psychopathologischen Veränderungen. Diese Verlangsamung des EEGs wird auf ein vermindertes Arousal, d.h. auf eine verringerte Aktivierung des Gehirns zurückgeführt. Ursache für eine Verlangsamung des EEG-Rhythmus, die mit der Schwere der Bewußtseinstrübung korreliert, ist eine Verminderung der Sauerstoffaufnahme in das Gehirn (Sokoloff 1981). Aber auch zahlreiche Medikamente, insbesondere Psychopharmaka (Neundörfer 1994) können zu einer Verlangsamung des EEG-Rhythmus zu einem gehäuften Auftreten von Thetawellen führen.

Vermehrtes Arousal
Aber oft zeigen die EEG-Ableitungen bei Deliranten auch ein flaches, schnelles, irre-

guläres EEG (Pro und Wells 1977). Dies wird auf ein erhöhtes Arousal zurückgeführt (= hyperaktives Delir?).

Die EEG-Veränderungen können sich im Verlauf des Delirs ändern, daher werden serielle Ableitungen zur Verlaufsbeobachtung empfohlen (Jacobsen et al. 1993).

Diagnostik

Es wurden verschiedene Skalen zur Erfassung des psychopathologischen Befundes und zur Abschätzung des Schweregrades eines Delirs/Verwirrtheitszustandes vorgeschlagen (Albert et al. 1992, Folstein et al. 1975, Inouye et al. 1990, Levkoff et al. 1991b, Trzepacz et al. 1988). Solche Skalen sollten eine Differenzierung des Delirs von einer Demenz sowie Normalpersonen gestatten. Nach den wenigen bisher vorliegenden Studien (Anthony et al. 1982, Roca 1987, Trzepacz et al. 1988) eignet sich hierzu die Skala von Trzepacz et al. (1988) besser als der gebräuchliche Mini-Mental-State-Test (Folstein et al. 1975).

Als Risikofaktoren für ein Delir bei älteren Menschen wurden ermittelt (Inouye et al. 1993, Marcantonio et al. 1994, Schor et al. 1992), z. B.:

- hohes Alter (besonders > 80 Jahre)
- schon vor der Erkrankung bzw. Krankenhausaufnahme bestehenden kognitiven Störungen
- Sehstörungen
- schwere körperliche Erkrankungen, insbesondere Infektionen und Knochenbrüche

- männliches Geschlecht
- Vorbehandlung mit Neuroleptika
- Narkose
- Elektrolytstörungen
- Blutzuckerentgleisungen.

Desweiteren gelten als mögliche Risikofaktoren für ein Delir:

- anticholinerg wirksame Medikamente
- dopaminerg wirksame Medikamente
- hypoxische Zustände (z. B. kardiales Low-output syndrome)
- schwerwiegende metabolische Störungen (Urämie etc.)
- Herzoperationen
- Alkoholabhängigkeit (plötzlicher Entzug)
- Benzodiazepinabhängigkeit.

Differentialdiagnose

Psychopathologisch muß das Delir außer von einem Verwirrtheitszustand von anderen organischen Psychosyndromen abgegrenzt werden. Besonders schwierig kann die Differenzierung zu einer Demenz sein (Lipowski 1989). Anhaltspunkte zur Differentialdiagnose finden sich in **Tab. 5.9.4**. Verglichen mit Dementen weisen delirante Patienten häufiger vegetative Symptome wie Tachykardie, Hyperthermie und erniedrigte Blutdruckwerte auf (Rabins, Folstein 1982).

Ein Delir ist psychopathologisch auch von anderen Bewußtseinsstörungen abzugrenzen, von den quantitativen Bewußtseinsstörungen (Störungen der Vigilanz): Benommenheit, Somnolenz und Sopor sowie von den qualita-

Tab. 5.9.4 Differenzierung Delir-Demenz-Amnesie

	Delir	Demenz	Amnesie
Beginn	**plötzlich**	**schleichend**	**plötzlich/schleichend**
Bewußtsein	**getrübt**	**klar**	**klar**
Aufmerksamkeit	reduziert	normal → reduziert[1]	normal/reduziert
Auffassung	reduziert	reduziert	reduziert
Orientierung	gestört v. a. Zeit	oft beeinträchtigt	beeinträchtigt
Halluzinationen	optisch + akustisch	meist keine	keine
Wahn	häufig	meist kein	kein
Psychomotorik	verringert/gesteigert	meist normal	verringert/gesteigert
Sprache	**inkohärent**	**Wortfindungsstörungen**	**normal**
unwillkürliche Bewegungen	Tremor	häufig keine	keine
körperliche Symptome	meist vorhanden	meist keine	keine

[1] in späteren Krankheitsphasen bzw. bei schwerer Ausprägung

tiven Bewußtseinsstörungen (Bewußtseinstrübung): Dämmerzustand und Stupor. Bei den quantitativen Bewußtseinsstörungen steht eine Störung der Vigilanz, also der Wachheit im Vordergrund. Die Patienten sind, wenn mitunter auch nur kurzzeitig, erweckbar. Die Übergänge zum Delir sind oft fließend, da häufig eine Reorientierungsphase nach dem Erwecken auftritt, in der die Orientierung kurz gestört sein kann. Weitere Symptome wie Halluzinationen etc. fehlen im allgemeinen.

Außerdem ist ein Delir von einem amnestischen Syndrom abzugrenzen, da die Patienten aufgrund ihrer Gedächtnisstörung oft desorientiert wirken. Insbesondere wenn Konfabulationen auftreten, kann die Differentialdiagnose Schwierigkeiten bereiten. Die Differenzierung einer akut auftretenden transitorischen globalen Amnesie von einem Delir gelingt nur bei genauer Befunderhebung. Eine transitorisch globale Amnesie ist wahrscheinlich durch eine kurzzeitige Durchblutungsstörung im Basilarisstromgebiet bedingt

Tab. 5.9.5 Differentialdiagnostisch zu erwägende Erkrankungen beim Delir

Verdacht auf	Weiterführende Untersuchung
1. Demenz	Anamnese, psychopathologischer Befund
2. Metabolische Störungen	Notfall-Labor (Serum)
Exsikkose	Hämatokrit ↑
Elektrolytstörungen	Na ↓ K ↓
Hyperglykämie	Glukose ↑
Hypoglykämie	Glukose ↓
hepatische Enzephalopathie	Ammoniak ↑
Urämie/Niereninsuffizienz	Kreatinin ↑
Hyperthyreose	TSH ↓
3. Hypoxie (nach Herzstillstand, -arrhythmie etc.)	
chronische Lungenerkrankung	Anamnese, Blutgase, (pO_2), EKG, RR
hypoxischer Hirnschaden	
Fettembolie	
4. Induktion durch Medikamente	
dopaminerge Medikamente (z. B. L-DOPA, Bromocriptin)	Anamnese

Anticholinerge Medikamente (z. B. Biperiden, trizyklische Antidepressiva, Phenothiazine, Atropin, etc.)	Anamnese
	klinische Zeichen:
	    weite Pupillen
	    Mundtrockenheit, warme Haut

Digitalis	Serum-Spiegel
Alkohol (Entzug)	Alkoholspiegel, Leberenzyme
Benzodiazepine (Entzug)	Urin-Schnelltest +
Barbiturate (Entzug)	EEG: hohe Betawellen
5. Sepsis/schwere Allgemeininfektionen	Blutkultur, Urinkultur Fieber?, Leukozytose, CRP Exsikkose? → Elektrolyte
6. ZNS-Infektionen/Wernicke-Enzephalopathie	Neurostats, EEG, CT + Lumbalpunktion EEG: Herd + Allgemeinveränderung Meningismus
7. Schädel-Hirntrauma:	Neurostatus, CT
Intrakranielle Blutungen (z. B. subdurales Hämatom)	Herdsymptome

(Wetterling 1995a). Sie dauert in der Regel weniger als 24 Stunden und bildet sich langsam zurück.

Bei einem psychopathologisch gesicherten Delir sollte immer versucht werden, die Ursache zu ermitteln, da es sich hier um einen lebensbedrohlichen Zustand handelt. Leider gelingt es in etwa 20% der Fälle nicht, einen Grund für das Delir zu ermitteln (Lipowski 1990). Differentialdiagnostisch wichtige Hinweise aus Anamnese, neurologischer, internistischer und laborchemischer Untersuchung sind in **Tab. 5.9.4** zusammengestellt. Eine Vielzahl von Medikamenten kann ein Delir induzieren, daher sollte die Medikamentenanamnese sehr sorgfältig erhoben werden.

Therapie

Eine spezifische Therapie für ein Delir gibt es nicht. Zunächst ist – wenn möglich – die Ursache zu ermitteln und eine somatische Grunderkrankung vorrangig zu behandeln. Anticholinerg oder dopaminerg wirksame Medikamente sollten, da sie ein Delir verursachen oder verstärken können, wenn möglich sofort abgesetzt werden. Gleiches gilt für die anderen oben genannten Medikamente.

Verhaltensregeln
Die Umgebung ist so zu gestalten, daß der delirante Patient viele Orientierungshilfen (z.B. große Uhr, Fenster) hat. Es sollten möglichst immer die gleichen Bezugs- und Pflegepersonen zugegen sein und orientierende Fragen (z.B. Wo bin ich?) sind, auch bei ständiger Wiederholung, geduldig zu beantworten. Auch sollte versucht werden, verbal beruhigend auf den Patienten einzuwirken. Plötzliche und laute Geräusche sind möglichst zu vermeiden. Die betreuenden Personen müssen stets auf eventuell plötzlich auftretende Erregungszustände vorbereitet sein.

Medikamentöse Therapie
Grundsätzlich empfiehlt es sich bei jedem ätiologisch nicht geklärten Delir Vitamin B_1 (100 mg/Tag im) zu geben, um eine eventuell zugrundeliegende Wernicke-Enzephalopathie nicht unbehandelt zu lassen. Außerdem ist immer ein Ausgleich evtl. bestehender Elektrolytstörungen vorzunehmen (Wetterling 1995b). Bei Hyponatriämie: langsame Aufsättigung, da eine zu schnelle Normalisierung eine pontine Myelinolyse induzieren kann. Bei Hypokaliämie: langsame Aufsättigung wegen der Gefahr kardialer Komplikationen.

Bei ungeklärter Ursache ist eine Behandlung mit einem stark antipsychotisch, aber nicht anticholinerg oder kardial bzw. pulmonal wirkenden Medikament sinnvoll. Dem geforderten Profil kommt Haloperidol am nähesten; dieses hat sich in der Behandlung deliranter Zustände gut bewährt (Wise, Brandt 1992). Bei älteren Patienten sollte einschleichend aufdosiert werden, da häufiger paradoxe Wirkung und v. a. extrapyramidale Nebenwirkungen auftreten, beginnend mit

3–4 × 5 Tropfen (=0,5 mg) Haldol/Tag oral (max. Dosis 10 mg/Tag i.-v.-Gabe nur in akuten Fällen).

Ist eher ein sedierender Effekt gewünscht, können bei älteren Patienten die atypischen Neuroleptika Melperon oder Pipamperon verordnet werden. Dabei treten nur selten extrapyramidale Nebenwirkungen auf. Allerdings ist die antipsychotische Wirkung wesentlich geringer als bei Haloperidol. Daher ist auch eine Kombination von Haloperidol und Melperon bzw. Pipamperon zu erwägen.

Pipamperon (Dipiperon-Saft) 3 × 10 ml/Tag oral (=3 × 44 mg)

(einschleichen! max. 360 mg/Tag) oder

Melperon (Eunerpan-Liquidum) 3 × 5 ml/Tag oral (=3 × 25 mg)

(einschleichen! max. 300 mg/Tag) oder

(Eunerpan®) 3 × 1 Amp./Tag im (=3 × 50 mg).

Nach Ausschluß einer pulmonalen bzw. kardialen Erkrankung (mit verringertem zerebralen Sauerstoffangebot) kann bei starker Unruhe auch Clomethiazol (Saft oder Kapseln) gegeben werden. Dies wird vor allem für das Alkoholentzugsdelir empfohlen, das bei alten Patienten selten ist:

4 × 10ml/Tag Clomethiazol (Distraneurin Mixtur) oral

cave! Atemdepression, erhöhte Bronchialsekretproduktion.

Bei einem anticholinerg induziertem Delir wird von verschiedenen Autoren (z.B. Puchstein et al. 1982) als Antidot Physostigmin empfohlen. Allerdings können schwerwiegende Nebenwirkungen wie bradykarde Herzrhythmusstörungen, Asthma bronchiale, zerebrale Krampfanfälle, Schwitzen und Hypersalivation auftreten, so daß diese Therapie bei älteren Patienten nur als Ultima ratio gelten kann.

Literatur

Ackenheil M, Athen D, Beckmann H (1978): Pathophysiology of delirious states. J Neural Transmiss (suppl 14): 167–175

Albert MS, Levkoff SE, Reilly C et al. (1992): The delirium symptom interview: an interview for the detection of delirium in hospitalized patients. J Geriat Psychiat Neurol 5: 14–21

Anthony JC, LeResche L, Niaz U et al. (1982): Limits of the "Mini-Mental-State" as a screening test for dementia and delirium among hospital patients. Psychol Med 12: 397–408

APA · American Psychiatric Association (1980): Diagnostic and Statistical Manual of Mental Disorders (DSM III), pp 103–123. American Psychiatric Press, Washington DC

APA · American Psychiatric Association (1987): Diagnostic and Statistical Manual of Mental Disorders (DSM III-R), pp 94–137. American Psychiatric Press, Washington DC

APA · American Psychiatric Association (1994): Diagnostic and Statistical Manual of Mental Disorders (DSM IV), pp 94–137. American Psychiatric Press, Washington DC

Ballenger JC, Post RM (1978): Kindling as a model for alcohol withdrawal syndromes. 133: 1–14

Basavaraju N, Phillips SL (1989): Cortisol deficient state. A cause of reversible cognitive impairment and delirium in the elderly. J Amer Geriatr Soc 37: 49–51

Birkmayer W (1978): Toxic delirium after L-dopa medication. J Neural Transmiss (suppl 14): 163–166

Bonhoeffer K (1910): Die symptomatischen Psychosen im Gefolge von akuten Infektionen und inneren Erkrankungen. In: Aschaffenburg G (Hrsg): Handbuch der Psychiatrie, Band III. Deuticke, Leipzig

Bonhoeffer K (1917): Die exogenen Reaktionstypen. Arch Psychiat Nervenkr 58: 58–70

Dilling H, Mombour W, Schmidt MH (Hrsg) (1993): Weltgesundheitsorganisation: Internationale Klassifikation psychischer Störungen. ICD-10 Kp. V (F). Klinisch-diagnostische Leitlinien. Huber, Bern–Göttingen–Toronto–Seattle

Engel GL, Romano J (1959): Delirium, a syndrome of cerebral insufficiency. J Chron Dis 4: 260–277

Erkinjuntti T, Wikström J, Palo J et al. (1986): Dementia among medical inpatients. Evaluation of 2000 consecutive cases. Arch Int Med 146: 1923–1926

Folstein M, Folstein S, McHugh PR (1975): Mini-Mental-State: A practical guide for grading the cognitive state of patients for a clinician. J Psychiat Res 12: 189–192

Francis J, Martin D, Kapoor WN (1990): A prospective study of delirium in hospitalized elderly. J Amer Med Ass 263: 1097–1101

Gibson GA, Duffy TE (1981): Impaired synthesis of acetylcholine by mild hypoxia and nitrous oxide. J Neurochem 36: 28–37

Gillin JC, Sitaram N (1984): Rapid eye movement (REM) sleep: cholinergic mechanisms. Psychol Med 14: 501–506

Hewer W, Förstl H (1994): Verwirrtheitszustände im höheren Lebensalter– eine aktuelle Literaturübersicht. Psychiat Prax 21: 131–138

Inouye SK, van Dyck CH, Alessi CA et al. (1990): Clarifying confusion: The confusion assessment method. Ann Intern Med 113: 941–948

Inouye SK, Viscoli CM, Horwitz RI et al. (1993): A predictive model for delirium in hospitalized elderly medical patients based on admission characteristics. Ann Intern Med 119: 474–481

Jacobson SA, Leuchtner AF, Walter DO (1993): Conventional and quantitative EEG in the diagnosis of delirium among the elderly. J Neurol Neurosurg Psychiat 56: 153–158

Johnson JC, Gottlieb GL, Sullivan E et al. (1990): Using DSM III-R criteria to diagnose delirium in elderly general medical patients. J Gerontol 45: 113–119

Koizumi J, Shirabhi H, Ofuku K et al. (1988): Duration of delirium shortened by correction of electrolyte imbalance. Jap J Psychiat Neurol 42: 81–88

Koponen H, Stenbäck U, Mattila E et al. (1989a): CSF beta-endorphin-like immunoreactivity in delirium. Biol Psychiat 25: 938–944

Koponen H, Stenbäck U, Mattila E et al. (1989b): Delirium among elderly persons admitted to a psychiatric hospital: clinical course during the acute stage and one-year follow-up. Acta Psychiat Scand 79: 579–585

Levkoff SE, Safran C, Cleary PD et al. (1988): Identification of factors associated with the diagnosis of delirium in elderly hospitalized patients. J Amer Geriat Soc 36: 1099–1104

Levkoff S, Cleary P, Liptzin B et al. (1991a): Epidemiology of delirium: an overview of research issues and findings. Int Psychogeriatrics 3: 149–167

Levkoff S, Liptzin B, Cleary P et al. (1991b): Review of research instruments and techniques used to detect delirium. Int Psychogeriatrics 3: 253–271

Lipowski ZJ (1989): Delirium in the elderly patient. New Engl J Med 320: 578–582

Lipowski ZJ (1990): Delirium: Acute Confusional States, pp 175–188. Oxford University Press, Oxford

Liptzin B, Levkoff SE, Cleary PD et al. (1991): An empirical study of diagnostic criteria for delirium. Amer J Psychiat 148: 454–457

Liptzin B, Levkoff SE (1992): An empirical study of delirium subtypes. Brit J Psychiat 161: 843–845

McIntosh TK, Bush HL, Yeston NS et al. (1985): Beta-Endorphin, cortisol and postoperative delirium: a preliminary report. Psychoendocrinol 10: 303–313

Marcantonio ER, Goldman L, Mangione CM et al. (1994): A clinical prediction rule for delirium after elective noncardiac surgery. J Amer Med Ass 271: 134–139

Murray AM, Levkoff SE, Wetle TT et al. (1993): Acute delirium and functional decline in the hospitalized elderly patient. J Gerontol 48: M181–M186

Neundörfer B (1994): Das EEG bei Medikamenteneinnahme und Intoxikation. In: Neundörfer B: EEG-Fibel. Fischer, Stuttgart–Jena–New York

Österreich K (1988): Verwirrtheitszustände. In: Kisker KP, Lauter H, Meyer J-E, Müller C, Strömgren E (Hrsg): Psychiatrie der Gegenwart, Band 6: Organische Psychosen, S 201–225. Springer, Berlin–Heidelberg–New York

Pro JD, Wells CE (1977): The use of the electroencephalogram in the diagnosis of delirium. Dis Nerv Syst 38: 804–808

Puchstein C, van Aken H, Schneider U (1982): Intoxikationen durch anticholinerg wirkende Arzneimittel mit Physostigmin behandeln. Klinikarzt 11: 1022–1026

Rabins PV, Folstein MF (1982): Delirium and dementia: diagnostic criteria and fatality rates. Brit J Psychiat 140: 149–153

Roca RP (1987): Bedside cognitive examination. Psychosomatics 28: 71–76

Rogers MP (1985): Rheumatoid arthritis: psychiatric aspects and use of psychotropics. Psychosomatics 26: 769–778

Romano J, Engel GL (1944): Delirium, I: electroencephalographic data. Arch Neurol Psychiat 51: 356–377

Scharfetter C (1991): Bewußtsein. In: Scharfetter C: Allgemeine Psychopathologie, S 49–59. Thieme, Stuttgart–New york

Schor JD, Levkoff SE, Lipsitz LA et al. (1992): Risk factors for delirium in hospitalized elderly. J Amer Med Ass 267: 827–831

Seymour DG, Henschke PJ, Cape RDT (1980): Acute confusional states and dementia in the elderly: the role of dehydration/volume depletion, physical illness and age. Age Aging 9: 137–146

Sirois F (1988): Delirium: 100 cases. Canad J Psychiat 33: 375–378

Smith LW, Dimsdale JE (1989): Postcardiotomy delirium: conclusions after 25 years? Amer J Psychiat 146: 452–458

Sokoloff L (1981): Circulation and energy metabolism of the brain. In: Siegel GJ, Albers RW, Agranoff BW, Katzman R (Hrsg.): Basic Neurochemistry, pp 471–495. Little, Brown & Co, Boston MA

Spittler JF (1992): Der Bewußtseinsbegriff aus neuropsychiatrischer und in interdisziplinärer Sicht. Fortschr Neurol Psychiat 60: 54–65

Taylor D, Lewis S (1993): Delirium. J Neurol Neurosurg Psychiat 56: 742–751

Thomas RI, Cameron DJ, Fahs MC (1988): A prospective study of delirium and prolonged hospital stay. Arch Gen Psychiat 45: 937–940

Trzepacz PT, Teague GB, Lipowski ZJ (1985): Delirium and other organic mental disorders in a general hospital. Gen Hosp Psychiat 7: 101–107

Trzepacz PT, Baker RW, Greenhouse J (1988): A symptom rating scale for delirium. Psychiat Res 23: 89–97

Wetterling T (1994): Delir – Stand der Forschung. Fortschr Neurol Psychiat 62: 280–289

Wetterling T, Kanitz R-D, Veltrup C et al. (1994): Clinical predictors of alcohol withdrawal delirium. Alcohol: Clin Exp Res 18: 1100–1102

Wetterling T (1995a): Amnestisches Syndrom – Stand der Forschung. Fortschr Neurol Psychiat 63: 402–410

Wetterling T (1995b): Psychiatrische Notfälle. In: Braun J, Preuß R (Hrsg): Klinikleitfaden Intensivmedizin. Jungjohann, Neckarsulm–Lübeck–Ulm

Wise MG, Brandt GT (1992): Delirium. In: Hales RE, Yudofsky SC (eds): Textbook of Neuropsychiatry, pp 291–310. American Psychiatric Press, Washington DC

5.10 Normales Altern und leichte Demenz:
Auswirkungen normalen Alterns auf kognitive Leistungen und die Differenzierung von der leichten Demenz

F. M. Reischies (Berlin)

Die Grauzone zwischen Demenz und normalem kognitivem Altern

Normales Altern geht mit der Beeinträchtigung der geistigen Leistungsfähigkeit einher, so daß es manchmal schwer ist, den altersgemäßen Abbau der kognitiven Leistungen von dem bei einer Demenzerkrankung zu unterscheiden. Damit entsteht das Problem einer Grauzone zwischen Demenz und normalem kognitivem Altern. Begonnen werden soll dieses Kapitel mit einer kurzen Darstellung der Begriffe, die sich auf die Abgrenzung der leichten Demenz von kognitiven Alterserscheinungen beziehen.

Die für die Diagnostik verwendeten Tests helfen wenig bei der Unterscheidung der leichten Demenz von normalen Alterserscheinungen auf dem Gebiet der kognitiven Leistungen. Das hängt aber nicht damit zusammen, daß die Gütekriterien der heute verwendeten Tests nicht zufriedenstellend wären. Es liegen jetzt auch Normierungen bis ins hohe Alter vor, so z. B. für die Mini-Mental-State-Examination (MMSE) (Crum et al. 1993, Folstein et al. 1975, Reischies et al. 1995).

Ein Grund für die Existenz der kognitiven "Grauzone" ist die sehr hohe interindividuelle Varianz neuropsychologischer Leistungen in der Bevölkerung. Dazu kommt noch der Altersabbau, der Personen unterschiedlich deutlich betrifft.

Betrachten wir auf einem Test wie der MMSE das Problem einer Zone unsicherer diagnostischer Zuordnung: Weissmann et al. (1985) setzten einen Grauzonenbereich auf der Mini-Mental-State-Examination mit einem Wertebereich von 0 bis max. 30 an: Bei 18–23 Punkten sprachen sie von "Mild Cognitive Impairment", einer leichten kognitiven Störung. Von vielen Untersuchern wird jedoch der Grenzwert 23/24 als Schwelle für eine Demenz (Folstein et al. 1975) benutzt. Daraus wird ersichtlich, daß es auf diesem Gebiet z. Zt. noch eine deutliche Unsicherheit gibt.

In **Tab. 5.10.1** wird eine Übersicht über die verschiedenen Konzepte und Kriterien der kognitiven Grauzone gegeben.

Die aufgelisteten Konzepte unterscheiden sich in vielerlei Hinsicht.

• Welches Limit wird beschrieben?
Die benigne seneszente Vergeßlichkeit definiert eine Grenze zwischen der leichten Beeinträchtigung und den kognitiven Störungen, die eine Demenzerkrankung mit Progression erwarten lassen. Dieses Konzept betont also den Übergang der Grauzone zur Demenz. Im Gegensatz dazu definiert die altersassoziierte Gedächtnisbeeinträchtigung (AAMI) (Crook et al. 1986) die Unterscheidung von gesundem Altern und der leichten kognitiven Beeinträchtigung. Dieses Konzept versucht also den Übergang von Gesund zur Grauzone zu beleuchten. Der obengenannte Grenzwert für Demenz auf der MMSE wird zusätzlich angegeben.

Die Einschätzungsskalen, wie die Global Deterioration Scale (GDS) (Reisberg et al. 1982) verzichten auf Limits, sie sehen Kategorien vor für die Zustände "sehr leichte kognitive Verschlechterung" (mit subjektiven Beschwerden) oder "leichte kognitive Lei-

Tab. 5.10.1 Begriffe und Konzepte für die Grauzone zwischen Demenz und normalem kognitiven Altern

- Eigenständige Konzepte
  - benigne seneszente Vergeßlichkeit – gutartige Altersvergeßlichkeit (Kral 1962)
  - Age Associated Memory Impairment (AAMI) – altersassoziierte Gedächtnisbeeinträchtigung (Crook et al. 1986)
  - Mild Dementia – leichte Demenz (Henderson et al. 1984)
- Skalen
  - Very mild Cognitive Decline – sehr milde kognitive Verschlechterung – Global Deterioration Scale (GDS) (Reisberg et al. 1982)
  - Questionable Dementia – fragliche Demenz – Clinical Dementia Rating (Hughes et al. 1982)
- Diagnostische Systeme
  - Minimal Dementia – minimale Demenz – CAMDEX (Roth et al. 1986)
  - leichte kognitive Beeinträchtigung – SIDAM (Zaudig 1992)
  - Organic Subcase Level – unterschwellige hirnorganische Beeinträchtigung – GMS (Copeland et al. 1992)
  - Limited Dementia – begrenztes Demenzsyndrom – CARE (Gurland 1983)
- Diagnose-Klassifikationssysteme
  - Age Related Cognitive Decline – altersbezogene kognitive Verschlechterung – DSM-IV
  - mild neurocognitive disorder – leichte Neurokognitive Störung – DSM-IV
  - leichte kognitive Störung – ICD-10

stungsminderung" und "dement", die jeweils für die klinische Beurteilung beschrieben sind. Danach lassen sich die Patienten so einstufen, wie es ihrer Psychopathologie und neuropsychologischen Beeinträchtigung am ehesten entspricht.

● Welche Dimensionen der Psychopathologie organischer Psychosen sind in der Definition enthalten?

Viele der Konzepte beschränken sich auf das Gebiet des Gedächtnisses. Die fragliche Demenz (Hughes et al. 1982) und die minimale Demenz (Roth et al. 1986) beziehen darüber hinaus die Fähigkeit zum Problemlösen mit ein und die minimale Demenz auch noch die sprachliche Auffassungsgabe.

Dazu kommt ein Unterschied in der Behandlung der subjektiven kognitiven Beeinträchtigung und der Bewußtheit der Defizite. Die fragliche Demenz (Hughes et al. 1982) und die minimale Demenz (Roth et al. 1986) verlassen sich auf objektive Beeinträchtigungen. Dagegen berücksichtigen die anderen Konzepte die Klagen des Patienten über eine Beeinträchtigung, bzw. den Umstand, daß sich der Patient der Beeinträchtigung bewußt ist.

● Wie ausgearbeitet sind die Definitionen, bzw. die Kriterien?

Für die benigne seneszente Vergeßlichkeit (Kral 1962) gibt es nur eine vage Beschreibung, welche die Detailgenauigkeit der Erinnerung an Ereignisse betrifft. Ebenso ist die Beschreibung der Stufen der GDS (Reisberg et al. 1982) nur holzschnittartig. Dagegen sind die Kriterien für die AAMI (Crook et al. 1986) ausgefeilt mit Grenzwerten für spezielle Tests als Ein- und Ausschlußkriterien.

● Wird eine Verschlechterung der kognitiven Leistungen verlangt?

Das ist nicht immer der Fall, denn zwei Konzepte, sowohl die benigne seneszente Vergeßlichkeit (Kral 1962) als auch die AAMI (Crook et al. 1986) versuchen, relativ stabile Syndrome alter Menschen zu beschreiben, die eben nicht den rapiden Verfall von Demenzkranken zeigen. Einige Kriterien verlangen den Bericht einer Verschlechterung der Gedächtnisleistung, so z.B. das begrenzte Demenzsyndrom (Gurland et al. 1983).

● Womit werden die Leistungen der Patienten verglichen?

Hier nimmt die altersassoziierte Gedächtnisbeeinträchtigung (Crook et al. 1986) eine Sonderstellung ein, weil sie explizit einen Vergleich mit etwa 50jährigen Erwachsenen verlangt. In der GDS (Reisberg et al. 1982) soll dagegen die Leistung auf gleichaltrige gesunde Kontrollpersonen bezogen werden.

Letztlich ist noch darauf hinzuweisen, daß einigen Definitionen die Ansicht zugrunde liegt, Altersveränderungen kognitiver Leistungen seien qualitativ und quantitativ von der Demenz unterscheidbar (altersassoziierte Gedächtnisbeeinträchtigung, Crook et al. 1986). Andere verfolgen die Hypothese eines Kontinuums von Übergangsformen vom gesunden Altern über altersbedingte Einbußen bis hin zur Demenz (leichte Demenz, Henderson et al. 1984; s.a. unten: Unterschiede zwischen Alters- und Demenzeffekt auf kognitive Leistungen; **Abb. 5.10.1**).

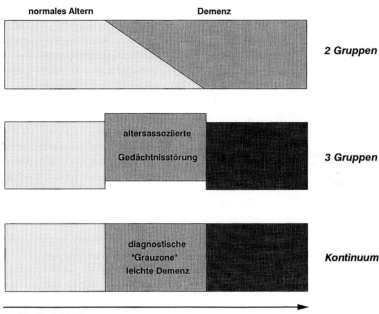

Abb. 5.10.1 Normales Altern und Demenz auf einer Dimension kognitiver Beeinträchtigung gegenübergestellt: Es gibt zwei Konzepte, die Diskontinuität annehmen: zwei unterschiedliche Gruppen mit einer Überlappungszone und drei Gruppen mit einer speziellen Gruppe altersassoziierter kognitiver Beeinträchtigung, bzw. altersassoziierte Gedächtnisstörung. Demgegenüber nimmt das Kontinuitätskonzept an, daß es nur eine altersassoziierte Störung gibt, die in einer Grauzone nicht weiter diagnostisch abklärbar ist.

Gemeinsam ist allen Definitionen im wesentlichen nur die leichte kognitive Störung. Eingeschlossen ist Vergeßlichkeit im Alltag mit allenfalls geringfügigen Fehlern bei der Orientierung. Dazu können geringe Schwierigkeiten beim Problemlösen oder mit dem Sprachverständnis kommen.

Ein dynamischer Aspekt der Grauzone zwischen Demenz und kognitivem Altern ist außerdem zu betonen. Wie schnell verändern sich die kognitiven Leistungen? Ein Extrem ist der langsame Fortgang kognitiven Alterns. Er mag allerdings diejenigen, die niedrige Begabung aufweisen, allmählich in die Grauzone zur Demenz bringen. Andererseits kann jemand plötzlich, z. B. nach einem Schlaganfall, in die Grauzone vorrücken und dort für lange Zeit verbleiben.

Die schnellere Progression der kognitiven Störungen von Patienten mit degenerativen Demenzen wie z.B. der Alzheimer-Demenz (AD) steht im Kontrast zum langsamen Fortschreiten der Altersveränderungen. Bei diesen Demenzkrankheiten gibt es eine Anfangsphase von beginnenden pathologischen Veränderungen. Die Demenzkrankheit ist dann nur sehr beschränkt diagnostizierbar, weil die Leistungen sich noch im Normbereich befinden. In der Phase des schnellen Durchschreitens der Grauzone ist die Demenzkrankheit durch Verlaufsuntersuchungen diagnostizierbar.

Noch schneller verläuft der kognitive Verfall bei einigen besonderen Demenzerkrankungen wie der Creutzfeldt-Jakob-Krankheit. In Frühstadien ist differentialdiagnostisch immer an die rasch eintretende, aber reversible Beeinträchtigung kognitiver Leistungen bei akuten metabolischen Hirnstörungen, im Sinne eines Delirs, zu denken. Die Geschwindigkeit, mit der Patienten in die Grauzone zwischen Demenz und kognitiven Alterserscheinungen eintreten und wie sich ihr Zustand weiter verschlechtert, ist also ein wichtiger Hinweis auf die zugrundeliegende Ursache der Störung bzw. Erkrankung. Aus dem eben angeführten wird zugleich deutlich, daß streng zwischen einem klinisches Demenzsyndrom (DSM-III-R, DSM-IV) und einer Demenzerkrankung wie der AD begrifflich unterschieden werden muß. **Abb. 5.10.1** zeigt schematisch unterschiedliche Auffassungen der Grauzone zwischen normalem Altern und Demenz.

Auswirkungen normalen Alterns auf kognitive Leistungen

Unzweifelhaft lassen die Leistungen in kognitiven Tests mit höherem Alter nach (s. a. Kap.

1.6). Dies ist sowohl in Längsschnittstudien, im Verlauf, als auch in Querschnittsstudien, also im Vergleich von Gruppen verschieden alter Personen, nachgewiesen worden (Salthouse 1985, Schaie 1989). Keine kognitive Leistung scheint von diesem Alterseffekt ausgeschlossen zu sein, aber stärker ausgeprägt ist er für die geschwindigkeitsabhängigen Leistungen. Es wurde sogar vermutet, daß kognitive Alterseffekte weitgehend über die Verlangsamung vermittelt seien (Salthouse 1985, Lindenberger et al. 1993).

Das Konzept der benignen seneszenten Vergeßlichkeit beschränkt – wie oben bereits angedeutet – die benigne Form von Gedächtnisstörung auf zeitweilige Schwierigkeiten, sich früher verfügbarer Namen und Daten zu erinnern und auf geringe und variable Orientierungsstörung. Besonders in der Wiedergabe von gelerntem Material sind deutliche Alterseffekte zu beobachten; aber zu einer bedeutenden Beeinträchtigung im Alltag müssen diese selbst im höchsten Alter nicht zwangsläufig führen (Reischies, Lindenberger 1996).

Unter den sprachlichen Leistungen ist die Wortfindung im hohen Alter verschlechtert, sowohl beim Benennen als auch bei "Fluency"-Aufgaben; bei diesen sind möglichst schnell verschiedene Wörter einer Kategorie (z.B. Tiere) zu nennen (Kempler, Zelinski 1994). Vermutlich ist im Alter nicht die Struktur des semantischen Wissens verändert, sondern vielmehr der Abruf aus dem sprachlichen Wissensschatz (Light 1988), der verlangsamt und unsicherer abläuft.

Testleistungen, die auf visospatialen Fähigkeiten beruhen – also z.B. Zeichnen, das Zusammenlegen von Teilfiguren – sind ebenfalls deutlichen Alterseffekten unterworfen (Koss et al. 1991).

Der Alterseffekt verhält sich im hohen Alter, 70 bis 100 Jahre, vermutlich linear (Lindenberger, Baltes 1995); er flacht weder ab, noch zeigt er eine Beschleunigung. In praktisch allen getesteten Leistungen fand man einen Abfall der kognitiven Leistung gesunder 70- bis 74jähriger bis zu den über 95jährigen im Ausmaß von einer bis zwei Standardabweichungen, verglichen mit der Ausgangsstichprobe der 70- bis 74jährigen (Reischies, Lindenberger 1996).

Zusammengefaßt zeigen die Studien zur kognitiven Leistung gesunder alter Menschen, daß praktisch kein Leistungsbereich von der Altersbeeinträchtigung ausgespart bleibt. Es kann, mit anderen Worten, zur Frühdiagnose der Demenz und Abgrenzung gegenüber dem normalen Altern nicht einfach ein Test herangezogen werden, der gar keinen Alterseffekt zeigt. Damit ergibt sich die Frage nach dem Ausmaß des "normalen" Alterseffekts im Vergleich zum pathologischen Altern, der Demenz.

Unterschiede zwischen Alters- und Demenzeffekt auf kognitive Leistungen

Gibt es zwei altersabhängige Prozesse, nämlich einmal die normalen kognitiven Alterseffekte und zum zweiten die Demenz? Existiert also ein prinzipieller Unterschied zwischen den altersbedingten und demenzbedingten kognitiven Störungen? Oder läßt sich nur ein einziger Prozeß nachweisen, dessen stärkere Ausprägung wir als Demenz bezeichnen? (s. **Abb. 5.10.1**). Die Beantwortung dieser Frage beeinflußt wesentlich unsere Bemühungen um die Diagnostik in dem besagten Grauzonenbereich. Einige Wissenschaftler sehen die Demenz als eine "Voralterung" des Gehirns an. Normales Altern des Gehirns betrifft die vielfältigen Subsysteme des Zentralnervensystems unterschiedlich, wie auch die anderen Gewebe des menschlichen Körpers. Zusätzlich gibt es interindividuelle Unterschiede im Ausmaß der Gewebealterung.

Fest steht, daß die Prävalenz und Inzidenz der AD im hohen Alter steil ansteigt. Unter Prävalenz versteht man die Häufigkeit der Krankheit in der Bevölkerung, unter Inzidenz die Häufigkeit des Neuauftretens pro Zeiteinheit. Es wurde diskutiert, ob schließlich alle Menschen eine Demenz entwickeln würden, wenn sie lange genug lebten (Drachman 1994). Nach dieser These könnte man alle altersbedingten kognitiven Beeinträchtigungen auch als Vorpostensymptome einer späteren Demenz werten und es ist plausibel gemacht worden, daß der pathologische Prozeß der AD sehr lange dauert. Unklar ist nun, ob sich diese Veränderungen bei allen Menschen einstellen. Bestimmt nur die Variation in dem Startpunkt und eine interindividuelle Differenz in der Progressionsgeschwindigkeit, ob jemand in einem bestimmten Alter eine Demenz aufweist? Feine "Spuren" des Demenzprozesses könnten demnach eventuell bereits sehr früh neuropsychologisch nachweisbar sein.

Als weiteres Argument für eine Kontinuität zwischen normalem Altern und Demenz wird angeführt, daß es keine exakte quantitative Abgrenzung einer Demenz in kognitiven Leistungen gibt. Die Verteilung der Testwerte ist kontinuierlich (Brayne, Calloway 1988) und weist keine Zweigipfligkeit auf. Einen Grenzwert festzulegen sei willkürlich. Dagegen haben statistische Analysen erwiesen, daß besonders bei sehr alten Personen eine bimodale Verteilung aufgedeckt werden kann – mit einem Gipfel für normales Altern und einen für Demenz (Reischies et al. 1996). Auf ein weiteres Charakteristikum der Demenz, eine schnellere Progression des kognitiven Verfalls, wird unten eingegangen.

Wenn jedoch zwei verschiedene Prozesse vorliegen, dann könnten sie sich z. B. im Muster der kognitiven Beeinträchtigung unterscheiden. Zwar ist im normalen Altern die Geschwindigkeit mentaler Abläufe deutlich vermindert, wie oben beschrieben wurde. Bei der Demenzentwicklung ist aber zuerst und besonders stark das Gedächtnis betroffen. Dieses zeigen Verlaufsuntersuchungen von Personen, die später eine Demenz entwickelten. Defizite in Gedächtnistests, speziell die gestörte Wiedergabe nach einer kurzen Ablenkung, haben eine große prognostische Bedeutung für die spätere Demenzentwicklung (Huppert 1994, Linn et al. 1995). Eine typische Aufgabe ist, eine Wortliste zu lernen. Nach Ablenkung z. B. durch Subtraktionsaufgaben ist die Wiedergabe erniedrigt. Die Wiedererkennung aus Auswahlwörtern ist aber längere Zeit noch ungestört, d. h. die Patienten haben die Wörter gelernt und noch eine Spur der gelernten Wörter zur Verfügung. In der Differentialdiagnose von kognitiv gestörten älteren Personen mit der Frage, ob eine Demenz oder eine rein altersbedingte Störung vorliegt, erwies sich das Gedächtnis als entscheidende Dimension (Reischies, Lindenberger 1996).

Obwohl noch keine endgültige Beantwortung der Frage nach einem oder zwei altersassoziierten Prozessen möglich zu sein scheint, gelingt die Differenzierung von normalen kognitiven Alternsprozessen und der Entwicklung eines typischen Demenzsyndroms zumindest in einigen Bereichen.

Das leichte Demenzsyndrom: Die individuelle Differentialdiagnose von normalem Altern und beginnender Demenz

Störung kognitiver Leistungen in der Querschnittsuntersuchung

Während bisher allgemeine Alters- und Demenzcharakteristika besprochen wurden, also im wesentlichen Gruppenunterschiede von dementen und nicht-dementen Personen im Altersverlauf, soll in diesem Abschnitt auf die individuelle Diagnose eingegangen werden. Liegt bei einer Person normales Altern oder die leichteste Form dementieller (pathologischer) Beeinträchtigung vor?

Die klinische Frühdiagnose der Demenz ist aus vielfältigen Gründen, auf die hier nicht näher eingegangen werden kann, für den Einzelfall relevant. Zunächst wird die Querschnittsuntersuchung betrachtet – d. h. die einmalige Untersuchung eines Patienten mit fraglicher Demenzsymptomatik. Welche Verfahren können herangezogen werden? Grenzwerte für die Demenzdiagnose wurden zuerst für eine Reihe von neurospychologischen Screening-Instrumenten etabliert, wie z. B. für die Mini-Mental-State-Examination (MMSE) (Folstein et al. 1975). Kritik an einer derartigen Checklisten-Testung wurde oft geübt. Sie sei vor allem unzureichend im Umfang der erfaßten kognitiven Bereiche und zu heterogen in der Art der Aufgaben. Im Zusammenhang mit der klinischen Diagnostik kann die MMSE jedoch als zusätzliche Objektivierung von gravierenden neuropsychologischen Störungen dienen, wie sie auch von einigen Demenzkriterien gefordert wird.

Die Hoffnung auf valide Kriterien für eine klinische Frühdiagnose beruht vor allem darauf, daß die altersassoziierte kognitive Beeinträchtigung normierbar ist und dadurch alterskorrigierte Grenzwerte verfügbar werden. Dazu kommt eine Normierung für unterschiedliche Bildungsgruppen. Verlaufsuntersuchungen können feststellen, welche Grenzwerte spezifischer kognitiver Parameter eine

Demenzdiagnose nahelegen, bzw. die weitere schnelle Progression einer Demenz vorhersagen (s. **Tab. 5.10.2**). Für das Nürnberger Alters-Inventar (Oswald, Fleischmann 1995) existieren bereits diagnostische Grenzwerte, jedoch muß noch die Validität für die eigentliche Frühdiagnose und besonders für das höhere Alter belegt werden. Ebenso gibt es für den Enhanced-Cued-Recall-Test (Grober et al. 1988), einen Grenzwert, der in der Berliner Altersstudie bestätigt werden konnte (Reischies, Lindenberger 1996).

Im allgemeinen unterscheiden viele Tests sehr gut mittelschwer und schwer Demente von gesunden gleichaltrigen Personen. Wenn also die Unterscheidung mit hoher Trennschärfe berichtet wird, liegt oft ein Vergleich von gesunden und mittelschwer dementen Personen vor. Aber ganz allgemein gilt, daß die Trennschärfe dramatisch abnimmt, wenn bereits leicht demente Personen identifiziert werden sollen.

Einige Forscher nehmen an, daß die klinische Frühdiagnose im Querschnitt nicht möglich ist. Um dies zu verdeutlichen, werden einmal zwei Patienten mit gleicher Ausprägung einer Demenzerkrankung angenommen, der eine 50, der andere 85 Jahre alt: Die Demenz ist bei dem jüngeren Menschen leichter zu diagnostizieren. Ein Grund ist, daß beim älteren Patienten die Varianz altersassoziierter kognitiver Beeinträchtigung zur Varianz des kognitiven Ausgangsniveaus hinzukommt. Im Nürnberger Alters-Inventar (Oswald, Fleischmann (1995) ist durch den Gedächtnisgrenzwert nur in der Altersgruppe von 55 bis 69 Jahren eine ausreichende Trennschärfe für Demenz – auch leichtere Formen – zu erreichen. Daraus wird deutlich, daß erst Erfahrungen mit Normierungen weiterer Tests im hohen Alter gesammelt werden müssen.

Ein anderer Punkt ist hier noch zu ergänzen. Allgemein wird angenommen, daß das Alter an sich schon an die Demenzschwelle heranführt. Viele Demenzfälle im hohen Alter könnten Personen sein, bei denen zwar in einer Testung eine gravierende kognitive Störung gefunden wurde. Jedoch war die kognitive Leistungsfähigkeit immer schon niedrig. Durch die normale altersassoziierte kognitive Beeinträchtigung rutschen diese Personen unter eine Demenzschwelle. Erst Verlaufsuntersuchungen könnten belegen, daß der kognitive Abbau nicht schneller als altersgemäß stattfindet, ob sie weniger psychopathologische Begleitsymptomatik, und ob sie nicht möglicherweise bedeutend bessere Alltagskompetenzen aufweisen als die Patienten mit spezifischen Demenzkrankheiten. Patienten mit einem derartigen "langsam-progredienten-Demenzsyndrom" verdienen also besondere Aufmerksamkeit.

Zusammenfassend muß festgestellt werden, daß Kriterien für eine frühere Demenzdiagnose, bzw. Prognoseindikatorenwahl prinzipiell entwickelbar sind. Noch liegen allerdings nur wenige Daten vor.

Diagnose nach dem Verlauf

Es ist deutlich geworden, daß viel spezifischer als Querschnittsdaten eine Verlaufsuntersuchung des individuellen Patienten die Frühdiagnose unterstützen kann. ICD-10 fordert für die Demenzdiagnose eine auffällige Verschlechterung kognitiver Leistungen. Es handelt sich um ein Demenzkonzept, das deutlich von dem Demenzsyndrom, das nur den Querschnittsbefund berücksichtigt (wie z.B. DSM-III-R) verschieden ist und zu Veränderungen in der Diagnostik der Demenz führen wird (Henderson et al. 1994). Demenz wird hiernach als Zustands-Verlaufseinheit – entsprechend dem psychiatrischen Nosologiekonzept – aufgefaßt.

Anamnestische Daten zum Verlauf kognitiver Leistungsfähigkeit sind oft nicht verläßlich, naturgemäß nicht von Patienten selbst, aber häufig auch nicht von vertrauten Personen. Gleichaltrige Bezugspersonen sind eventuell selbst kognitiv abgebaut. Andererseits kennen die Bezugspersonen den Patienten oft nicht lange genug oder können wegen der engen emotionalen Beziehungen keine verläßliche Beurteilung abgeben. Inzwischen existieren Fragebogen, die versuchen, möglichst valide Informationen von Verwandten und Betreuern zu erhalten (Jorm et al. 1988).

Aus dem bereits genannten Grund ist die Verlaufsuntersuchung besser zur Frühdiagnose von Demenzkrankheiten geeignet. Startet nämlich der Demenzprozeß bei einer hochbegabten Person, wird erst nach einem Verlauf von mehreren Jahren ein, an der Bevölkerungsnorm gemessen, pathologischer Leistungswert zu erheben sein. Im Gegensatz dazu kann eine Verlaufsuntersuchung einen gravierenden Abfall der Leistung z.B. in einem Jahr nachweisen und zur früheren Diagnose beitragen.

Allerdings wird auch für die Verlaufsuntersuchung ein Grenzwert benötigt, der normale Altersveränderung von progredienten Demenzprozessen unterscheidet (Schmand et al. 1995). Es wird eingewandt, Verlaufsparameter seien nicht reliabel genug zu messen – es gibt Trainingseffekte, zufällige Schwankungen und Besserung der Leistung wegen Verlust der Testangst etc. Zudem werden in den Veränderungsmaßen qualitativ unterschiedliche Verschlechterungen der verschiedenen Demenzstadien gleichgesetzt. Ein weiterer Einwand ist, daß bestimmte Demenzsyndrome statisch sind, so z.B. nach einer oder mehreren Hirnschädigungen – etwa auf zerebrovaskulärer Grundlage.

Daten von Studien, die den Verlauf von Personen mit benigner seneszenter Vergeßlichkeit bzw. von Patienten mit leichter oder fraglicher Demenz verfolgt haben, sind in **Tab. 5.10.2** aufgeführt.

Die Studien zum Verlauf von Patienten mit leichter kognitiver Beeinträchtigung lassen den Schluß zu, daß zwar eine allgemein erhöhte Wahrscheinlichkeit des Übergangs in eine Demenz festzustellen ist. Aber ein großer Teil der Patienten bleibt noch für Jahre konstant ohne Demenz, bzw. verbessert oder normalisiert sich sogar in den kognitiven Leistungen.

In Verlaufsuntersuchungen mit initialer neuropsychologischer Testung (**Tab. 5.10.3**) zeigte sich, daß neben den Gedächtnisdefiziten auch die Verminderung der Benennleistung, als Zeichen einer progredienten Aphasieent-

Tab. 5.10.2 Leichte kognitive Beeinträchtigung, Abgrenzung von der Demenz

Autor	n	Katamnese. Zeitraum (J.)	Kommentar
Kral 1962	162	4	benigne seneszente Vergeßlichkeit mit Mortalität 38% vs. 62% der Dementen
Reisberg 1986	106	3,6	Verschlechterung in 2/40 der Personen mit subjektiven bzw. leichten – aber 26/34 mit objektiven schwereren Gedächtnis- und Orientierungsstörungen
Katzman et al. 1987	434	5	32 Personen mit Demenzentwicklung: leichte kognitive Beeinträchtigung (mehr als drei Fehler in Blessed-Demenz-Test) bei Ersttestung sind prädiktiv
Rubin et al. 1989	24	ca. 4	Einschluß: Minimal Dementia, 12/24 Progression
O'Connor et al. 1990	29	1	Mild Dementia 6/29 Progression, 13/29 Verbesserung
Copeland et al. 1992	23	3	Organic Subcase.Level 2/23 dement, 18/23 gebessert
O'Brien et al. 1992	68	3	Einschluß: benigne seneszente Vergeßlichkeit nur bei 3/68 Demenzentwicklung

Tab. 5.10.3 Prospektive Studien: Prädiktoren für Demenz

Autor	n	Katamnese-Zeitraum (J.)	Kommentar
LaRue et al. 1987	64	ca. 20	später Demente bereits in den meisten Tests schlechter
Storandt et al. 1992	43 Dem. 43 Kont	10	Leistungsabfall: am besten unterscheidet der Boston-Naming-Test
Linn et al. 1995	55	13	Einschluß in Analyse: später Demente im Paarassoziationslernen und Behalten von Details initial schlechter

wicklung, offenbar diagnostisch wertvoll ist (Storandt et al. 1992).

Der Leistungsabfall ist bei Dementen ausgeprägter. Aus Querschnittsuntersuchungen ist der Alterseffekt auf Demenzscores abzuschätzen: Crum et al.(1993) fanden einen Abfall der Mini-Mental-State(MMSE)-Leistungen um ca. 1,3 Punkte pro 10 Jahre. Bleeker et al. (1985) kamen auf 0,8 pro 10 Jahre. Eigene Daten aus der Berliner Altersstudie ergaben einen Altersabfall von ca. 1,6 Punkten pro 10 Jahre (Reischies, Lindenberger 1996). In Längsschnittuntersuchungen ergab sich häufiger gar kein erheblicher Abfall der Leistungen in der MMSE. Die Verschlechterung von dementen Personen erfolgt jedoch wesentlich rascher, so fand z. B. Burns et al. (1990) ca. 3,5 Punkte Verschlechterung pro Jahr. Dies entspricht einem 5- bis 10jährigen Verlauf einer AD, wenn berücksichtigt wird, daß die MMSE 30 Punkte hat und normalerweise kein Fehler auftreten sollte. Wenige Studien haben sich bislang der Verläßlichkeit der Veränderungsmessung mit der MMSE gewidmet. Schmand et al. (1995) kamen zu dem Schluß, daß eine Verschlechterung von 4 bis 6 Punkten in der MMSE nach einem Jahr einen validen diagnostischen Beitrag zu leisten vermag.

Zusammenfassend kann gesagt werden, daß die Verlaufsuntersuchung bei der Diagnose von Personen in der Grauzone zwischen normalem Altern und Demenz eine Hilfe ist.

Spezielle progrediente Demenzkrankheiten versus Demenz als multifaktorieller Krankheitsprozeß

Das Bestreben vieler Untersuchungen, besonders der Therapiestudien, ist es, ätiologisch homogene Gruppen zu haben, d. h. nur Patienten mit z. B. reiner AD einzuschließen. Spezielle Kriterien sind dafür entwickelt worden. Dagegen ist in den Augen vieler Untersucher die senile Demenz eine multikausale Erkrankung, die nicht immer die prototypische Ausformung einer AD oder einer der vaskulären Demenzformen annimmt. Dafür verantwortlich sind auch unspezifische Einflußfaktoren. Zu den nicht spezifischen Einflüssen, die die senile Demenz betreffen, zählt die somatische Multimorbidität. Zum einen können – damit zusammenhängend – unerwünschte Arzneimittelwirkungen von den meist zahlreich genommenen Medikamenten die kognitive Leistung beeinträchtigen. Aber auch die sensorische Beeinträchtigung im Alter beeinflußt die Testleistung. Die unspezifischen Einflußfaktoren bewirken eine zusätzliche Schwierigkeit bei der Frühdiagnose der Demenz und müssen berücksichtigt werden.

Nicht-demenztypische kognitive Beeinträchtigung

Persistent unterschwellige und nicht-demenztypische kognitive Beeinträchtigung

Seit der Einführung der formalisierten Diagnosekriterien nach DSM und speziell ICD-10 kommt es häufig vor, daß eine Person zwar krank ist und die sogenannten Fallkriterien erfüllt. Aber die Ausprägung ist so leicht, daß sie eben gerade nicht die Kriterien erfüllt, die für eine spezifische Diagnose gelten. Unterhalb der Schwelle der operationalisierten Diagnosen existiert also zweifellos psychiatrische Morbidität mit einer Beeinträchtigung des alltäglichen Lebens. Oft handelt es sich bei einem subliminalen Syndrom um eine Diagnose "NNB" – nicht näher bezeichnet. Auf kognitivem Gebiet sieht ICD-10 eine Diagnose "leichte kognitive Störung" vor, die aber noch als vorläufige Diagnosekategorie verstanden werden muß und sich in der wissenschaftlichen Überprüfung in der Praxis bewähren muß. DSM-IV hat eine provisorische Kategorie "Age Related Cognitive Decline" vorgesehen.

Daneben existiert atypische Morbidität mit durchaus schwereren Krankheitsbildern: Diese Syndrome entsprechen qualitativ nur nicht dem Befundmuster, das durch die Diagnosekriterien festgelegt ist. Sie sind nicht zu leicht sondern atypisch. An dieser Stelle sei noch an die Möglichkeit der Verwechslung der Demenz mit einer der weiteren organisch bedingten psychischen Störungen erinnert. Häufig wird ein amnestisches Syndrom und eine Aphasie als Demenz verkannt. Speziell bei der Aphasie ist die Frage nach der begleitenden Störung nicht-verbaler Intelligenzleistungen schwer zu beantworten. In verbalen Gedächtnistests versagen die Patienten. Die weiteren organischen Psychosen und neuropsychologischen Syndrome gibt es jeweils auch noch in geringer Ausprägung. Dann bereitet es besondere Schwierigkeiten, eine beginnende Demenz davon abzugrenzen. Ein leichtes amnestisches Syndrom z. B. könnte entweder zu einer Demenz fortschreiten oder als reines amnestisches Syndrom weiterbestehen.

Gewisse Hirnschädigungen können zwar zu einem mehr oder weniger typischen Demenzsyndrom führen, sind aber nicht notwendigerweise progredient, wie eine Demenz bei multiplen Infarkten bei einer Emboliequelle, die behandelt werden kann. Es kommt zu einem Plateau in dem Verlauf kognitiver Leistungen, d. h. die Leistung bleibt auf einem niedrigen Niveau konstant. Nach langjährigem Alkoholmißbrauch ist mit einer leichtgradigen kognitiven Beeinträchtigung zu rechnen – wenn nicht z. B. ein Wernicke-Korsakow-Syndrom aufgetreten ist. Diese diffuse kognitive Beeinträchtigung kann als leichte Alkoholdemenz erscheinen und im Schweregrad nicht fortschreiten.

Altersassoziierte kognitive Beeinträchtigung als eigenständige Einheit

Ist eine altersassoziierte kognitive Beeinträchtigung vom normalen Altern unterscheidbar? Eine Arbeitsgruppe entwickelte Kriterien für altersassoziierte Gedächtnisbeeinträchtigung (AAMI) (Crook et al. 1986). Für über 50jährige Personen wurde ein Grenzwert in Gedächtnistests festgelegt, eine Standardabweichung unterhalb der Norm für junge Erwachsene. Dieses Limit bezieht sich auf die untere Grenze der benignen seneszenten Vergeßlichkeit: Es stellt den Versuch dar, erfolgreiches Altern ohne wesentliche Beeinträchtigung in kognitiven Funktionen von kognitiven Alterseffekten zu trennen, die nicht gleich auch eine Demenz bedeuten. Die Kriterien wurden nicht allgemein akzeptiert. Diesen Kriterien zufolge werden nämlich praktisch alle 90jährigen als AAMI eingeschlossen, z. T. wegen des normalen Alterseffektes auf das Gedächtnis zusätzlich zu vorbestehend niedriger Leistung.

Während es noch mit weniger Problemen zu gelingen scheint, normales Altern von dementiellen Prozessen zu unterscheiden, dürfte es jedoch schwierig bzw. wohl unmöglich sein, auf der anderen Seite ein kognitives Altern von kognitiv gesundem Altern abzugrenzen. Es gibt keine überzeugenden Befunde, die eine derartige Differenzierbarkeit belegen. Dies mag damit zusammenhängen, daß es sich um ein Kontinuum von altersassoziierten Beeinträchtigungen handelt. Mit anderen Worten, es ist zweifelhaft, ob es gelingt, die Grauzone zwischen normalem Alter und Demenz auf beiden Seiten abzugrenzen – eher gelingt noch die Abgrenzung zur Demenz hin als die zwischen normalem Alter und der Grauzone.

Subjektive kognitive Beeinträchtigung

In der Psychiatrie erhält naturgemäß die Äußerung der Patienten über ihr Erleben und ihre subjektive Bewertung einen hohen Stellenwert. Für kognitive Leistungen gibt es jedoch Einschränkungen ihrer Wertigkeit. Die subjektive Einschätzung kann direkt mit den objektiven Leistungen in Tests verglichen werden. Die Korrelation der subjektiven und objektiven Störung kognitiver Leistungen fiel aber durchweg sehr niedrig aus (Feehan et al. 1991, O'Connor et al. 1990).

Dafür mag es viele Gründe geben: Die kognitive Leistungsfähigkeit muß vom Patienten beobachtet werden – es fehlt ihm oft jedoch der Vergleichsmaßstab und wohl auch die Urteilskraft, sich angemessen einzuschätzen. Demente bagatellisieren häufig, bzw. es besteht eine Anosognosie. Weiterhin hängt die Äußerung vom Selbstbild ab, sowohl von dem, das die Person hat, als auch von dem Bild, das sie bei anderen erzeugen will. Demnach sind Erwartungen an soziale Auswirkungen der Äußerung zu beachten. Hier ist auch eine bewußte Aggravationstendenz zu nennen.

Von einigen Autoren und auch von der ICD-10-Klassifikation (leichte kognitive Beeinträchtigung) werden subjektive Beeinträchtigungen allein schon als eine Störung angenommen. Sicherlich ist ja auch ein rein subjektives Leiden unter einer kognitiven Leistungsunfähigkeit und Hilflosigkeit in manchen Situationen ein wichtiges Symptom. Ob es gerechtfertigt ist, die rein subjektive kognitive Beeinträchtigung als eigenständige Störung anzusprechen, ist jedoch fraglich.

Depression

In einer deprimierten Stimmung erreicht eine Person bei kognitiven Aufgaben nicht das Leistungsoptimum. Aber der Depressionseffekt auf die Testleistung ist nur mäßig stark ausgeprägt. Untersuchungen der letzten Jahre haben dieses gezeigt (Burt et al. 1995, Reischies et al. 1993, 1994).

Patienten mit einer Depressionserkrankung pflegen ihre Hemmung zu beklagen und ziehen den Vergleich zu Höchstleistungen, um ihr negatives Selbstbild zu demonstrieren. Im Gegensatz zur Anosognosie Dementer steht die Neigung deprimierter Patienten, sich mit "Besseren" zu vergleichen, um zu dem Schluß zu kommen, sie versagten auch im kognitiven Bereich (Forgas, Bower 1990). Bei der Objektivierung der Leistung im Test jedoch schneiden sie dann – im Kontrast dazu – überraschend gut ab (O'Connor et al. 1990). Also mehr subjektive als objektive Störung kognitiver Leistung charakterisiert eine Depressionserkrankung (Feehan et al. 1991). Dies macht eine Testung erforderlich. Sie sollte jedoch kurz sein und mit Rücksicht auf das geringe Selbstvertrauen der Patienten behutsam durchgeführt werden. Bei "weiß nicht"-Antwort sollte noch einmal nachgefragt werden.

Einige Patienten mit einer Depression haben Merkfähigkeitsstörungen, sind in der Orientierung leicht gestört und weisen eine deutliche Verlangsamung auf. Es wurde früher von einer **depressiven Pseudodemenz** gesprochen (Kiloh 1962, Lauter et al. 1991). Jedoch stellte sich vielfach im weiteren Verlauf dann doch eine beginnende Demenz heraus (Kral 1962, Sachdev et al. 1990). In Verlaufsuntersuchungen depressiver Patienten ergab sich keine durchgreifende Verbesserung oder Normalisierung der Leistung mit der Besserung der Stimmungslage (Abas et al. 1993, Reischies 1993).

Die Beziehungen von Depression und Demenz sind mehrschichtig:

- Ein erhöhtes Risiko von Depressionspatienten, später an einer Demenz zu erkranken, ist aus Ergebnissen epidemiologischer Studien heraus postuliert worden (Broe et al. 1994). In vielen Verlaufsstudien wurde allerdings eine reine Depression nicht sauber unterschieden von einer Depression in der Frühphase der Demenz.
- Viele Untersuchungen belegen eine Assoziation von Depression zum Frühstadium der Demenz. Dabei wird von manchen Autoren eine depressive Verstimmung bei leichter Demenz als Reaktion auf das zunehmende kognitive Versagen aufgefaßt.

Andere Autoren betonen eine höhere familiäre Belastung mit Depressionen bei Patienten mit Komorbidität der beiden Erkrankungen. Sie nehmen eine Depressionsauslösung bei disponierten Patienten an (Pearlson et al. 1990).

- In späteren Stadien der AD überwiegt das Bagatellisieren bzw. die Anosognosie und eine Depression wird eher seltener beobachtet.
- Im höheren Lebensalter sind Depression und Demenz häufige Erkrankungen und so kommt es zufälligerweise zum Zusammentreffen (zufallsbedingte Komorbidität).

Die Diagnose des beginnenden Demenzsyndroms

Zusammenfassend muß betont werden, daß Normen für altersassoziierte kognitive Beeinträchtigung mit der Etablierung von Grenzwerten, die alters- und bildungskorrigiert sind, für die Frühdiagnose benötigt werden und in Zukunft wohl auch zur Verfügung stehen werden. Für die klinische Diagnose sind diese Grenzwerte besonders für die Tests zu fordern, die einen hohen prädiktiven Wert für die progrediente Demenzentwicklung haben, wie der Abruf aus dem Gedächtnis nach Ablenkung und offenbar auch die Benennleistung (**Tab. 5.10.4**).

Die vermutlich wichtigste Rolle wird dem Kurzzeitverlauf von ca. 1 Jahr zukommen, bei dem in einer Verlaufstestung eine kritische Verschlechterung überschritten wird. Diese Methodik erlaubt zudem auch die Differenzierung früher Demenz bei hochbegabten Personen und den Ausschluß von primär niedrig begabten, die nur infolge der altersbedingten kognitiven Beeinträchtigung ein kognitives Demenzsyndrom aufweisen.

Apparative Zusatzuntersuchungen können in der Zukunft bei der Frühdiagnose helfen. Hier ist zum einen die strukturelle bildgeben-

Tab. 5.10.4 Leichte kognitive Beeinträchtigung im Verlauf

Verlaufstyp	Anamnese	Beispiele
Verbesserung (reversibel)	oft kürzerer Verlauf	kurzfristig: z. B. abortives Delir längerfristig: reversible, therapierbare Demenzformen (leicht); Depression
Konstant, bzw. nur altersgemäße weitere Verschlechterung	seit Kindheit pathologisch	Minderbegabung
	Plateau, z. B. nach Hirnschädigung	nicht-progrediente Erkrankung, die nicht bis zum voll ausgebildeten Demenzsyndrom geführt hat
Verschlechterung	oft seit Jahren Vorzeichen bekannt	sicher erkennbare Demenzerkrankung

de Hirndiagnostik zu nennen. Die frühe Erfassung mediotemporaler Atrophie scheint prognostisch wertvoll zu sein (DeLeon et al. 1993). Inwieweit Parameter funktioneller bildgebender Hirndiagnostik – PET, SPECT und Magnetresonanztomographie – zur Frühdiagnose beitragen können, muß abgewartet werden. Klinische Untersuchung, Anamnese und Beurteilung im Zusammenhang mit Verlaufstestung, bildgebender Diagnostik, Laborparametern und EEG könnten in Zukunft eine frühe Diagnose der Demenz ermöglichen.

Literatur

Abas MA, Levy R, Sahakian BJ (1990): Neuropsychological deficits and CT scan changes in elderly depressives. Psychol Med 20: 507–520

Almkvist O, Bäckman L (1993): Progression in Alzheimer's disease: sequencing of neuropsychological decline. Int J Geriat Psychiat 8: 755–763

Burt DB, Zembar MJ, Niederehe G (1995): Depression and memory impairment: A meta-analysis of the association, its pattern, and specificity. Psychol Bull 117: 285–305

Copeland JRM, Davidson IA, Dewey ME et al. (1992): Alzheimer's disease, other dementias, depression and pseudodementia: prevalence, incidence and three-year outcome in Liverpool. Brit J Psychiat 161: 230–239

Crook T, Bartus RT, Ferris SH et al. (1986): Age-associated memory impairment: proposed diagnostic criteria and measures of clinical change – Report of a National Institute of Mental Health work group. Develop Neuropsychol 2: 261–276

Crum RM, Anthony JC, Bassett SS et al. (1993): Population-based norms for the mini-mental state examination by age and educational level. J Amer Med Ass 269: 2386–2391

DeLeon MJ, Golomb J, George AE et al. (1993): The radiologic prediction of Alzheimers disease: the atrophic hippocampal formation. Amer J Neuroradiol 14: 897–906

Feehan M, Knight RG, Partridge FM (1991): Cognitive complaint and test performance in elderly patients suffering depression or dementia. Int J Geriat Psychiat 6: 287–293

Folstein MF, Folstein SH, McHugh PR (1975) Minimental State: A practical methods for grading the cognitive state of patients for the clinician. J Psychiat Res 12: 189–198

Forgas JP, Bower GH (1990): Praise or blame? Affective influences on attributions for achievement. J Person Soc Psychol 59: 809–819

Gurland BJ, Wilder DE (1984): The CARE interview revisited: Development of an efficient differential diagnosis. J Gerontol 39: 129–137

Henderson AS, Huppert FA (1984): The problem of mild dementia. Psychol Med 14: 5–11

Henderson AS, Jorm AF, MacKinnon A et al. (1994): A survey of dementia in the Canberra population: experience with ICD-10 and DSM-III-R criteria. Psychol Med 24: 473–482

Hughes CP, Berg L, Danziger WL (1982): A new scale for the staging of dementia. Brit J Psychiat 140: 566–572

Jorm AF, Korten AE (1988): Assessment of cognitive decline in the elderly by informant interview. Brit J Psychiat 152: 209–213

Katzman R, Bick KL (eds) (1987): Alzheimer Disease. Raven Press, New York

Kiloh LG (1962): Pseudo-dementia. Acta Psychiat Scand 37: 336–351

Koss E, Haxby JV, DeCarli C et al. (1991): Patterns of performance preservation and loss in healthy aging. Develop Neuropsychol 7: 99–113

Kral VA (1962): Senescent forgetfulness: benign and malignant. Canad Med Ass J 86: 257–260

Lauter H, Dame S (1991): Depressive disorders and dementia: the clinical view. Acta psychiat scand (suppl) 366: 40–46

Light LL (1988): Language and aging: competence versus performance. In: Birren JE, Bengtson (Hrsg.): Emergent Theories of Aging, pp 177–213. Springer, Berlin–Heidelberg–New York

Lindenberger U, Baltes PB (1995): Kognitive Leistungsfähigkeit im hohen Alter: Erste Ergebnisse aus der Berliner Altersstudie. Z Psychol 203: 283–317

Lindenberger U, Mayr U, Kliegl R (1993): Speed and intelligence in old age. Psychol Aging 8: 156–164

Linn RT, Wolf PA, Bachman DL et al. (1995): The 'preclinical phase' of probable Alzheimer's disease; a 13-year prospective study of the Framingham cohort. Arch Neurol 52: 485–490

O'Brien JT, Levy R, Beats B et al. (1992): Do subjective memory complaints precede dementia? A three-year follow-up of patients with supposed 'benign senescent forgetfulness'. Int J Geriat Psychiat 7: 481–486

O'Connor DW, Pollitt PA, Hyde JB et al. (1990): A follow-up study of dementia diagnosed in the community using the Cambridge mental disorders of the elderly examination. Acta Psychiat Scand 81: 78–82

Oswald WD, Fleischmann UM (1995): Nürnberger-Alters-Inventar (NAI). Hogrefe, Göttingen–Bern–Toronto–Seattle

Pearlson GD, Ross CA, Lohr WD et al. (1990): Association between family history of affective disorder and the depressive syndrome of Alzheimer's disease. Amer J Psychiat 147: 452–456

Reisberg B, Ferris SH, De Leon MJ, Crook T (1982): The global deterioration scale (GDS) an instrument for the assessment of primary degenerative dementia (PDD). Amer J Psychiat 139: 1136–1139

Reisberg B, Ferris SH, DeLeon MJ (1985) Senile dementia of the Alzheimer type: diagnostic and differential diagnostic features with special reference to functional assessment staging. In: Traber J, Gispen WH (Hrsg.): Advances in Applied Neurological Sciences, vol 2, pp 99, 18–37. Springer, Berlin–Heidelberg–New York

Reischies FM (1993): Heterogeneity of the time course of cognitive performance of depressed patients. In: Bergener M, Belmaker RH, Tropper MS (Hrsg.): Psychopharmacotherapy for the Elderly – Research and Clinical Implications, pp 318–327. Springer, Berlin–Heidelberg–New York

Reischies FM, Lindenberger U (1996): Grenzen und Potentiale kognitiver Leistungen im hohen Alter. In: Mayer KU, Baltes PB (Hrsg): Die Berliner Altersstudie: Von 70 bis 100. Akademie-Verlag, Berlin

Reischies FM, Schaub RT, Schlattmann P (1996): Normal ageing, impaired cognitive functioning, and senile dementia – a mixture distribution analysis. Psychol Med (im Druck)

Roth M, Thym E, Mountjoy CQ (1986): CAMDEX. A standardized instrument for the diagnosis of mental disorders in the elderly with special reference to the early detection of dementia. Brit J Psychiat 149: 698–709

Rubin EH, Morris JC, Grant EA et al. (1989): Very mild senile dementia of the Alzheimer type. 1. Clinical assessment. Arch Neurol 46: 379–382

Sachdev PS, Smith JS, Angus-Lepan H et al. (1990): Pseudodementia twelve years on. J Neurol Neurosurg Psychiat 53: 254–259

Salthouse TA (1985): A Theory of Cognitive Aging. Elsevier, Amsterdam

Schaie KW (1989): Perceptual speed in adulthood: Cross-sectional and longitudinal studies. Psychol Aging 4: 443–453

Schmand B, Lindeboom J, Launer L et al. (1995): What is a significant score change on the Mini-mental-state-examination. Int J Geriat Psychiat 10: 411–414

Storandt M, Hill RD (1989): Very mild dementia of the Alzheimer type II. Psychometric test performance. Arch Neurol 46: 379–382

Storandt M, Morris JC, Rubin EH et al. (1992): Progression of senile dementia of the Alzheimer type on a battery of psychometric tests. In: Baeckman L (Hrsg.): Memory Function in Dementia, pp 207–226. Elsevier, Amsterdam

Weissmann MN, Myers JK, Tischler GL et al. (1985): Psychiatric disorders (DSM-III) and cognitive impairment among the elderly in an U.S. urban community. Acta Psychiat Scand 71: 366–379

Zaudig M (1992): A new systematic method of measurement and diagnosis of mild cognitive impairment and dementia according to ICD-10 and DSM-III-R criteria. Int Psychogeriatrics 4 (suppl): 203–219

6 Schizophrenie und verwandte Störungen

6.1 Chronische Schizophrenie und Residualzustände im Alter

M. Hambrecht (Mannheim)

Definitionen

In der Akutphase schizophrener Psychosen dominiert die produktiv-psychotische Symptomatik mit Wahn, Halluzinationen, Ich- und formalen Denkstörungen. Bei etwa zwei Drittel der Patienten bestehen nach der akuten Episode mehr oder weniger gravierende **Residualzustände**, die vor allem durch Negativsymptomatik geprägt sind, d. h. durch Antriebsverlust, sozialen Rückzug, kognitive und andere Defizite. Produktive Symptomatik tritt im folgenden schubförmig als Exazerbation auf oder besteht bei einem kleineren Teil der Patienten **chronisch** fort. Trotz einer erhöhten Mortalität aufgrund der schizophrenen Erkrankung (bei 5% bis 10% aller Patienten durch Suizid) erreicht die Mehrzahl dieser Personen mit einer chronischen oder Residualsymptomatik das Senium. Langzeitstudien belegen, daß sich die Symptomatik auch nach Jahrzehnten noch verändern kann und die Krankheit keineswegs so deletär verläuft, wie seit Kraepelins Beschreibung der Schizophrenie als "Dementia praecox" angenommen. Derartige Ergebnisse intensivieren therapeutisches Engagement und wissenschaftliches Interesse für diese Patientengruppe (Übersichten bei Campbell 1992, Miller 1994).

Diagnostik

Die Diagnose eines schizophrenen Residuums stützt sich in erster Linie auf die Vorgeschichte mindestens einer akuten schizophrenen Episode, in deren Anschluß Störungen des Antriebs, Affekts, Sozialverhaltens oder der Informationsverarbeitung fortbestehen. Persistieren Wahnsymptome oder Halluzinationen, wird von "chronischer Schizophrenie" gesprochen. Eine Beurteilung der Negativsymptomatik wird beispielsweise durch die "Scale for the Assessment of Negative Symptoms" (SANS) (Andreasen 1982) erleichtert. Dennoch ist die Residualsymptomatik oft so uncharakteristisch, daß erst anamnestische Informationen eine diagnostische Zuordnung erlauben. Differentialdiagnostisch kommen chronische paranoide Psychosen, wahnhafte affektive Psychosen sowie organische Erkrankungen (z. B. Demenz, Hirninfarkte) in Betracht, die ebenfalls mit produktiv-psychotischen Symptomen oder Negativsymptomatik einhergehen können.

Verbreitung

Schizophrene Psychosen sind mit einem Lebenszeitrisiko von ca. 0,5% (weite Definition) relativ häufige psychische Erkrankungen. Die Mehrzahl der Patienten erkrankt erstmals im jungen Erwachsenenalter, Männer in der Regel früher als Frauen, wobei das Erkrankungsrisiko für Schizophrenie über die gesamte Lebenszeit für beide Geschlechter gleich hoch ist (Häfner et al. 1993). Nach dem 65. Lebensjahr sind schizophrene Neuerkrankungen extrem selten, wenn die in diesem Lebensalter häufigen organischen Psychosen, die paranoiden und anderen wahnhaften Störungen ohne Erstrangsymptome sorgfältig ausgeschlossen werden.

In Bevölkerungsstudien fand sich eine Prävalenz der chronischen Schizophrenie und schizophrener Residualzustände von 0,1% bis 2,2% (Krauss 1989, Neugebauer 1980). Die wahre Prävalenz dürfte jedoch höher liegen, da viele Patienten mit blanden Residualzuständen unauffällig in der Gemeinde leben. In psychiatrischen Krankenhäusern ist der Anteil chronisch-schizophrener Erkrankungen unter den über 60jährigen Patienten in den letzten Jahrzehnten stark gesunken, dürfte je nach Zuweisungs- und Versorgungsbedingungen aber immer noch bis zu 35% betragen. Meist finden sich diese Patienten im Langzeit- oder Pflegebereich oder in angeschlossenen betreuten Wohnformen.

Vermutlich aufgrund enger und hygienisch schlechter Unterbringung wiesen psychiatrische Langzeitpatienten bis in die 50er Jahre eine erhöhte Mortalität durch Tuberkulose auf. Heute tragen vor allem Suizide und "ungeklärte Todesfälle" (meist Unfälle, vermutlich Suizide) zu einer erhöhten Sterblichkeit schizophrener Patienten bei, nach an der Heiden et al. (1995) im Langzeitverlauf bis zu 10%. Suizide ereignen sich auch noch bei älteren Patienten. Dagegen stellen letal verlaufende Katatonien eine sehr seltene Todesursache dar.

Klinisches Bild

Die Symptomatik chronischer und residueller Formen der Schizophrenie ist auch im Alter sehr heterogen. Die klassischen Subtypen der Schizophrenie, nämlich paranoid-halluzinatorischer, katatoner und hebephrener Typus, können nach langjährigem Verlauf kaum noch differenziert werden. Altern führt in der Regel zu einer Beruhigung oder gar Besserung der Symptomatik. So ergab die Lausanner Studie (Ciompi, Müller 1976) an 289 über 65jährigen Patienten mit einer Schizophrenieanamnese, daß bei 62% die Initialsymptome remittiert, bei 11% gebessert und nur bei 20% unverändert oder verschlechtert waren (7% nicht beurteilbar).

Residualsyndrome sind in erster Linie durch Negativsymptomatik wie Indifferenz, Willensschwäche, Anhedonie, Apathie, Sprachverarmung oder Kontaktarmut gekennzeichnet. Typisch sind ferner motorische oder sprachliche Manierismen und Stereotypien. Die Negativsymptomatik ist relativ schizophreniespezifisch und kann sowohl von dementiellen als auch von normalen Alternsprozessen differenziert werden (Meeks, Walker, 1990). Treten im Verlauf neue Negativsymptome auf, so bleiben diese fast immer im Rahmen der vorbestehenden Symptomatik.

Wahn und Halluzinationen haben bei Residualzuständen eine geringere Bedeutung. Diese Symptome sind spezifisch, im Alter meist sehr stabil und wenig beeinflußbar, zugleich aber auch weniger handlungsbestimmend und interferieren immer weniger mit dem Alltag. Zusammen mit einer geringeren emotionalen Anspannung der Patienten führt dies zu einer besseren sozialen Anpassung. Viele Patienten lernen, nicht über Wahn oder Halluzinationen zu sprechen. Einige Patienten bewältigen die nun seltener werdenden psychotischen Rezidive, indem sie diese "vergessen". Neuartige Produktivsymptome treten praktisch nicht mehr auf. Impulsdurchbrüche werden selten. Zunehmende sensorische und kognitive Defizite können paranoide Symptome allerdings fördern.

Die Negativsymptomatik hat erheblichen Einfluß auf die soziale Prognose der Schizophrenie. Im mittleren und höheren Lebensalter verstärkt sich die Abhängigkeit von anderen, und der soziale Rückzug fördert die ohnehin im Senium drohende Vereinsamung und Isolation. Diese Umstände beeinträchtigen die Lebensqualität der Patienten erheblich. Diese wurde z.B. in der Lausanner Studie bei zwei Drittel der Patienten als mäßig oder schlecht eingeschätzt (Ciompi, Müller 1976).

Verlauf

Die Langzeitstudien zum Verlauf der Schizophrenie über 20 bis 40 Jahre (Bleuler 1972; Ciompi, Müller 1976; Harding et al. 1987; Huber et al. 1979; Tsuang et al. 1979) kamen im Grunde zu ähnlichen Ergebnissen. Natürlich sind die Resultate von den jeweiligen lokalen Lebens- und Versorgungsbedingungen mit beeinflußt, doch findet sich eine Konvergenz in wesentlichen Punkten: Trotz einiger methodischer Schwächen zeigen die Untersuchungen überzeugend, daß die Schizophrenie keineswegs immer den von Kraepelin beschriebenen progressiven "dementiellen" Abbau zeigt. Mehr als die Hälfte der Patienten remittieren oder leiden an einer nur leichten Residualsymptomatik. Da nur Ciompi und Müller ausschließlich Senioren untersuchten, wurden einige Hauptergebnisse dieser Studie exemplarisch für die anderen in **Tab. 6.1.1** zusammengestellt. Offensichtlich stellt sich bei der Mehrzahl der Patienten etwa 5 Jahre nach der ersten Episode (meist also noch im jüngeren Erwachsenenalter) ein weitgehend stabiler Zustand ein (an der Heiden et al. 1995). Erst nach dem 50. Lebensjahr wirkt das Lebensalter selbst stabilisierend auf den Verlauf. Aber auch sehr chronische Verläufe können fluktuieren, und überraschende Besserungen der Psychopathologie werden auch nach langjähriger Erkrankung noch beobachtet, ohne daß hierfür eine Ursache erkennbar wäre (Janzarik 1968). Günstig dürften sich in vielen Fällen ein Milieuwechsel und ein aktiveres therapeutisches Angebot ausgewirkt haben. Im Gegensatz etwa zu affektiven Erkrankungen können allerdings rund ein Drittel der Patienten mit Schizophrenie selbst nicht für ihren Lebensunterhalt sorgen.

Bricht die Schizophrenie erst nach dem 40. Lebensjahr aus, wird häufig ein chronischer Verlauf beobachtet. Frauen sind häufiger betroffen. Es dominiert paranoide Symptomatik, die oft kaum beeinflußbar ist. Oft besteht eine schizoide oder paranoide Primärpersönlichkeit. Bei schlechter prämorbider sozialer Anpassung, schleichendem Krankheitsbeginn und schlechter Remission der Initialsymptomatik ist ein ungünstiger sozialer Verlauf zu erwarten. Allerdings haben Patienten mit spätem Erkrankungsbeginn bis dahin bereits einen stabilen sozialen Status und gefestigte familiäre und berufliche Lebensbedingungen erreicht, so daß die sozialen Folgen der Schizophrenie weniger gravierend sind als bei jungen Ersterkrankten, die diese sozialen Rollenerwartungen noch nicht erfüllt haben (Nowotny et al. 1996).

Körperliche Störungen wirken sich auf den Verlauf der Schizophrenie im Alter unterschiedlich aus. Sensorische Defizite, insbesondere Hörminderung, fördern Isolation und Mißtrauen, erhöhen das Risiko für neuauftretende paranoide Syndrome, können aber auch zu einer Exazerbation produktiver Symptomatik führen (Cooper, Curry 1976). Andere schwere körperliche Erkrankungen können dagegen den Verlauf der Schizophrenie mildern und mitunter sogar eine Besserung bewirken (Bleuler 1972; Ciompi, Müller 1976). Symptome einer Demenz sind bei Patienten mit chronischer Schizophrenie schwer zu diagnostizieren, da meist schon aufgrund der Schizophrenie kognitive Störungen vorliegen (z. B. formale Denkstörungen, bestimmte Negativsymptome). Kognitive Defizite älterer Patienten mit Schizophrenie scheinen vor allem Initiation, Flexibilität und Gedächtnis zu betreffen, während Aufmerksamkeit, konstruktives Denken und Konzeptbildung weitgehend ungestört sind (Cohen et al. 1988).

Die üblichen Testverfahren für Demenz können bei schizophrenen Patienten falsch-positive Resultate liefern. Fallbeispiele zeigen außerdem, daß nicht nur bei Depressionen, sondern auch bei Schizophrenie gelegentlich Pseudodemenzen vorkommen. Das Ergebnis der Lausanner Studie, bei der 25% der Patienten mit anamnestischer Schizophrenie als mittelschwer oder schwer dement eingeschätzt wurden (Ciompi, Müller 1976), muß erst noch bestätigt werden, wobei insbesondere der Einfluß der schizophrenen Symptomatik auf die Hirnleistung zu kontrollieren ist.

Tab. 6.1.1 Psychischer, körperlicher und sozialer Zustand bei alten Menschen mit anamnestischer Schizophrenie (n = 289; mittleres Alter 75,5 J.; zusammengefaßt nach Ciompi, Müller 1976)

Psychopathologisches Residuum	Allgemeine Gesundheit	Demenz (klinisch)	Soziale Anpassung
27% kein	12% gut	23% keine	15% gut
22% leichtes	19% befriedigend	35% leichte	17% befriedigend
24% mittelschweres	37% mittelmäßig	17% mittelschwere	35% mittelmäßig
18% schwerstes	32% schlecht	8% schwere	31% schlecht
9% unklar	1% unklar	17% unklar	2% unklar

Unklar ist bisher, ob das dementielle Syndrom eine direkte Folge der Psychose ist, aufgrund krankheitsabhängiger psychosozialer Faktoren (Isolation, mangelnde kognitive Stimulierung) entsteht oder aber auf eine von der Schizophrenie unabhängige dementielle Erkrankung zurückgeht.

Neurobiologische Befunde

Alzheimer-typische neuropathologische Veränderungen werden bei älteren schizophrenen Patienten mit dementiellem Abbau nicht gefunden (Arnold et al. 1994). Doch zeigen die Gehirne älterer schizophrener Patienten post mortem im Vergleich zu Kontrollen mehr Hirnatrophie, vergrößerte Ventrikel, mehr unspezifische fokale Läsionen und mehr Gliose (Bruton et al. 1990). Ob es sich dabei um eine Ursache, Folge oder ein Epiphänomen der Schizophrenie handelt, bleibt derzeit offen. Neuroradiologische Befunde an Ersterkrankten sprechen dafür, daß strukturelle Auffälligkeiten des Gehirns (z.B. eine Aufweitung der Seitenventrikel) in vielen Fällen bereits bei Erkrankungsbeginn bestehen. Möglicherweise im Zusammenhang damit scheinen schizophrene Patienten eine geringe Fähigkeit zu besitzen, altersbedingte hirnatrophische Prozesse zu kompensieren (Weinberger et al. 1987). Überlegungen zur Veränderung von Neurotransmittersystemen mit dem Altern bei schizophrenen Patienten sind derzeit noch spekulativ (Miller 1994).

Ätiologie und Verlaufsdeterminanten

Schizophrenie wird zunehmend als eine in sich heterogene Gruppe von Krankheiten aufgefaßt, worauf auch die extrem unterschiedlichen Verläufe hindeuten. Statt einer einzigen Krankheitseinheit dürfte es sich um ein Syndrom handeln, welches lediglich die gemeinsame Endstrecke verschiedener Ursachenketten (genetische Disposition, Hirnreifungsstörung, prä- oder perinatale Schädigung) darstellt. Auch die Pathogenese chronischer Verläufe und residualer Zustände scheint entsprechend heterogen. Neben einer ausgeprägten Disposition (Vulnerabilität) spielen chronische Belastungen, Substanzmißbrauch, Hospitalisierungseffekte, sekundäre Behinderungen und psychosoziale Faktoren (z.B. eine feindselig-kritische oder überfürsorgliche Haltung der Familie) eine Rolle, die nachweislich das Risiko psychotischer Rezidive erhöhen (Hogarty 1993). Bei chronischen Patienten können unangemessen aktive psycho- und soziotherapeutische Maßnahmen, ein forcierter Milieuwechsel u.a. eine Verschlechterung der Symptomatik auslösen.

Therapie

Neuroleptika haben sich bei Patienten jeden Alters als wirksam zur Behandlung produktiv-psychotischer Symptomatik erwiesen. Erregung, Wahn und Halluzinationen sprechen hierauf in der Regel gut an, während die Pharmakotherapie von Negativ- und Residualsymptomatik sowie von chronischen wahnhaften Störungen trotz einiger Neuentwicklungen noch unbefriedigend ist (**Tab. 6.1.2**).

In der Erhaltungstherapie werden älteren Patienten häufig höhere Neuroleptikadosen verordnet als nötig, obwohl diese Medikamente gerade bei Älteren Probleme aufwerfen können. Zum einen ist die Symptomatik häufiger therapieresistent als bei jüngeren Patienten, insbesondere wenn zugleich eine Demenz besteht. Zum anderen leiden ältere Patienten selbst bei niedrigen Dosen häufiger an Nebenwirkungen: übermäßige Sedierung, orthostatische Probleme und Synkopen, Harnverhalt, Obstipation und Ileus, Akkommodationsstörungen, Desorientiertheit und vereinzelt Medikamentendelirien sowie vor allem Spätdyskinesien (Rosen et al. 1990).

Das Risiko von Spätdyskinesien, meist orofazialen unwillkürlichen Bewegungen, steigt mit dem Lebensalter steil von 5% bei den unter 40jährigen auf 35% bei den über 60jährigen an (Kane, Smith 1982). Ähnliches gilt für die Akathisie (Sandyk, Kay 1990). Weibliches Geschlecht, längere Behandlungsdauer, kognitive Defizite und Negativsymptome bilden zusätzliche Risikofaktoren für Spätdyskinesien. Wegen dieser Risiken sollten antipsychotische Medikamente bei älteren Patienten zunächst niedrig dosiert und dann vorsichtig dem Bedarf unter Berücksichtigung möglicher Nebenwirkungen angepaßt werden.

Tab. 6.1.2 Therapieleitlinien schizophrener Symptomatik

Zielsymptomatik	Positivsymptome	Schlafstörungen, Unruhe o. ä.	Negativsymptome, Depression
1. Wahl	klassische hochpotente Neuroleptika (z. B. Haloperidol)	niederpotente Neuroleptika (z. B. Pipamperon)	Dosisreduktion oder Umstellung der hochpotenten Neuroleptika (z. B. auf Flupentixol) und psychosoziale Interventionen
Cave	extrapyramidalmotorische und anticholinerge Nebenwirkungen	Übersedierung, orthostatische und anticholinerge Nebenwirkungen	Rezidiv der Positivsymptomatik, Überforderung durch forcierte Aktivierung
2. Wahl	atypische Neuroleptika (Clozapin, Sulpirid, Zotepin, Risperidon)	Benzodiazepine (cave! Gewöhnung und Entzug)	atypische Neuroleptika (Clozapin, Sulpirid); Antidepressiva

Gerade bei älteren Patienten: Immer einschleichend dosieren! EKG kontrollieren!

Neben der medikamentösen Therapie, die vor allem der Behandlung produktiver Symptomatik und der Rückfallprophylaxe dient, zielen psychosoziale Interventionen auf eine Verbesserung der Negativsymptomatik und hier beim älteren Patienten vor allem auf soziale Fähigkeiten, Kontaktaufnahme und Festigung von Beziehungen. Die Situation vieler Patienten ist bereits im Frühverlauf der Schizophrenie durch sozialen Rückzug, Vereinzelung, Arbeitslosigkeit und geringes Einkommen geprägt – Lebensbedingungen, von denen auch viele ältere Menschen ohne psychiatrische Auffälligkeiten betroffen sind. Die soziale Situation älterer Patienten mit schizophrenem Residuum ist also aufgrund einer Doppelbelastung durch Alter und Erkrankung besonders schwierig. Wie sich diese im Einzelfall auswirken, hängt vom sozialen Netz, von kulturellen Normen und den individuellen, familiären und öffentlichen Ressourcen ab.

Im Sozialverhalten zeigen sich die Defizite schizophrener Patienten oft viel deutlicher als in der Psychopathologie im engeren Sinne. In der Lausanner Studie (Ciompi, Müller 1976) lebten zwar 57% der alten Patienten unter konfliktarmen Bedingungen, aber 72% waren dennoch sozial zurückgezogen und 65% von der Hilfe anderer abhängig. Soziale Rehabilitation kann diese Situation wesentlich verbessern (Campbell 1992, Harding et al. 1987): Individuelle Alltagsgestaltung, Treffen mit Freunden und Bekannten, Selbstversorgung sind dabei wichtige Ziele. Ältere Patienten benötigen hier meist mehr Unterstützung, persönliche Zuwendung, Zeit und Geduld als jüngere. Dies kann im Rahmen von Wohnprojekten, verhaltenstherapeutisch orientiertem sozialem Training, pflegerischer Betreuung, sozialarbeiterischer Einzelfallhilfe, aber auch in Beschäftigungstherapie und Freizeitangeboten geschehen. Die Angebote dürfen den Patienten insbesondere emotional nicht überfordern. Vordringlich sind Hilfen zur Bewältigung lebenspraktischer Schwierigkeiten.

Literatur

an der Heiden W, Krumm B, Müller S et al. (1995): Mannheimer Langzeitstudie der Schizophrenie. Nervenarzt 66: 820–827

Andreasen NC (1982): Negative symptoms in schizophrenia. Definition and reliability. Arch Gen Psychiat 39: 784–788

Arnold SE, Franz BR, Trojanowski JQ (1994): Elderly patients with schizophrenia exhibit infrequent neurodegenerative lesions. Neurobiol of Aging 15: 299–303

Bleuler M (1972): Die schizophrenen Geistesstörungen im Lichte langjähriger Kranken- und Familiengeschichten. Thieme, Stuttgart

Bruton CJ, Crow TJ, Frith CD et al. (1990): Schizophrenia and the brain: a prospective clinico-neuropathological study. Psychol Med 20: 285–304

Campbell PG (1992): Graduates. In: Jacoby R, Oppenheimer C (eds): Psychiatry in the Elderly, pp 779–818. Oxford University Press, New York-Oxford

Ciompi L, Müller C (1976): Lebensweg und Alter der Schizophrenen. Eine katamnestische Langzeitstudie bis ins Senium. Monographien aus dem Gesamtgebiete der Psychiatrie, Band 12. Springer, Berlin–Heidelberg–New York

Cohen CI, Stastny P, Perlick D et al. (1988): Cognitive deficits among aging schizophrenic patients residing in the community. Hosp Community Psychiat 39: 557–559

Cooper AF, Curry AR (1976): The pathology of deafness in the paranoid and affective psychoses of later life. J Psychosom Res 20: 97–105

Häfner H, Maurer K, Löffler W et al. (1993): The influence of age and sex on the onset and early course of schizophrenia. Brit J Psychiat 162: 80–86

Harding CM, Brooks GW, Ashikaga T et al. (1987): The Vermont longitudinal study: II. Long-term outcome of subjects who once met the criteria for DSM-III schizophrenia. Amer J Psychiat 144: 718–727

Hogarty GE (1993): Prevention of relapse in chronic schizophrenic patients. J Clin Psychiat 54 (suppl): 18–23

Huber G, Gross G, Schüttler R (1979): Schizophrenie. Verlaufs- und sozialpsychiatrische Langzeituntersuchungen an den 1945–1959 in Bonn hospitalisierten schizophrenen Kranken. Springer, Berlin–Heidelberg–New York

Janzarik W (1968): Schizophrene Verläufe. Eine strukturdynamische Interpretation. Monographien aus dem Gesamtgebiete der Neurologie und Psychiatrie; Heft 126. Springer, Berlin–Heidelberg–New York

Kane JM, Smith JM (1982): Tardive dyskinesia. Prevalence and risk factors 1959–1979. Arch Gen Psychiat 39: 473–481

Krauss B (1989): Epidemiologie. In: Kisker KP, Lauter H, Meyer J-E, Müller C, Strömgren E (Hrsg): Psychiatrie der Gegenwart, Band 8: Alterspsychiatrie, S 59–84. Springer, Berlin–Heidelberg–New York

Meeks S, Walker JS (1990): Blunted affect, blunted lives? Negative symptoms, ADL functioning, and mental health among older adults. Int J Geriat Psychiat 5: 233–238

Miller NE (1994): The fate of schizophrenia with advancing age: research findings and implications for clinical care. In: Copeland JRM, Abou-Saleh MT, Blazer DG (Hrsg.): Principles and Practice of Geriatric Psychiatry, pp 671–684. Wiley & Sons, Chichester, Sussex

Neugebauer R (1980): Formation of hypotheses about the true prevalence of functional and organic psychiatric disorders among the elderly in the United States. In: Dohrenwend BP, Dohrenwend BS, Gould MS et al. (Hrsg.): Mental Illness in the United States, pp 95–113. Praeger, New York

Nowotny B, Häfner H, Löffler W (1996): Die beginnende Schizophrenie als Einbruch in die soziale Biographie – Folgen für soziale Behinderung versus soziale Wiederanpassung. Z klin Psychol 25: 208–220

Rosen J, Bohon S, Gershon S (1990): Antipsychotics in the elderly. Acta psychiat scand 82 (suppl 358): 170–175

Sandyk R, Kay SR (1990): Relationship of neuroleptic-induced akathisia to drug-induced parkinsonism. Ital J Neurol Sci 11: 439–442

Tsuang MT, Woolson RF, Fleming JA (1979): Long-term outcome of major psychoses. I. schizophrenia and affective disorders compared with psychiatrically symptom-free surgical conditions. Arch Gen Psychiat 36: 1295–1301

Weinberger DR, Jeste DV, Wyatt RJ et al. (1987): Cerebral atrophy in elderly schizophrenic patients: Effects of aging and of long-term institutionalization and neuroleptic therapy. In: Miller NE, Cohen GD (eds): Schizophrenia and Aging: Schizophrenia, Paranoia and Schizophreniform Disorders in Later Life, pp 109–118. Guilford Press, New York

6.2 Spät beginnende schizophrene und paranoide Psychosen

A. Riecher-Rössler (Mannheim)

Definitionen

Bei den schizophrenen und paranoiden Psychosen, die erst in höherem Lebensalter beginnen, handelt es sich um eine heterogene Gruppe von Störungen, deren Ätiologie bisher weitgehend unbekannt ist. Sie zählen zu den sogenannten "endogenen" oder "funktionellen" Psychosen. Schizophrene und paranoide Symptome können auch bei organischen Psychosen auftreten – die Diagnose einer schizophrenen oder paranoiden Psychose darf nur nach Ausschluß organischer Ursachen gestellt werden.

Die "International Classification of Diseases", "ICD", unterscheidet in ihrer aktuellen 10. Version (WHO 1991) zwischen "Schizophrenie" (F 20) und "anhaltenden wahnhaften Störungen" (F 22) (Dilling et al. 1991).

Die **schizophrenen Störungen** sind gekennzeichnet durch grundlegende und charakteristische Störungen von Denken und Wahrnehmung sowie inadäquate, verflachte Affektivität. Die Klarheit des Bewußtseins und die intellektuellen Fähigkeiten sind in der Regel nicht beeinträchtigt, im Laufe der Zeit können sich jedoch gewisse kognitive Defizite entwickeln.

Die **anhaltenden wahnhaften Störungen** dagegen stellen eine Krankheitsgruppe dar, bei denen ein langdauernder Wahn das einzige oder das auffälligste klinische Charakteristikum ist und die nicht als organisch, schizophren oder affektiv klassifiziert werden können.

Klassifikation, Terminologie und Zuverlässigkeit der Befunde

Bevor auf die Gruppe der spät beginnenden schizophrenen und paranoiden Psychosen näher eingegangen werden kann, ist es notwendig, einige klärende Anmerkungen vorauszuschicken. Diese betreffen zum einen die konzeptuelle und begriffliche Verwirrung, die sich international bezüglich dieser Krankheitsbilder entwickelt hat, zum anderen die methodischen Grenzen der empirischen Studien, die bisher zu diesem Thema vorliegen. Beide Problembereiche schränken die Validität der bisher so häufig zitierten Befunde bezüglich dieser Krankheitsbilder nämlich erheblich ein.

Was die **Terminologie** betrifft, so hat unter anderem Post daraufhingewiesen, daß bei den spät beginnenden Erkrankungen dieser Gruppe "Gebrauch und Bedeutung der Begriffe schizophren, paraphren und paranoid oft konfus und verwirrend ist" (Post 1984). In der deutschen Tradition finden sich Begriffe wie Spätschizophrenie, Altersschizophrenie, späte Paraphrenie, Involutionsparaphrenie, senile Paraphrenie, Involutionsparanoia; in der englischsprachigen Literatur Bezeichnungen wie Late onset schizophrenia, Late paraphrenia, Senile schizophrenia, Persistent persecutory states of late life, Involutional paranoid states, Involutional paraphrenia oder auch nur Paraphrenia. Verwirrend ist dabei, daß die genannten Begriffe z. T. als Synonyma, aber auch zur Beschreibung unterschiedlicher Krankheitsbilder gebraucht werden. Insbesondere im internationalen Vergleich ist eine erhebliche konzeptuelle und terminologische Verwirrung zu beobachten (Riecher-Rössler et al. 1995a).

So werden etwa unter "Spätschizophrenie" in der deutschsprachigen Tradition nur solche Krankheitsbilder verstanden, die der klassischen Schizophrenie mit Beginn im jüngeren Erwachsenenalter ähneln, aber erst in höherem Lebensalter beginnen. Der Begriff geht auf Manfred Bleuler (1943) zurück, der darunter eine erst nach dem 40. und überwiegend vor dem 60. Lebensjahr auftretende Form der Schizophrenie verstand. Anglo-amerikanische Autoren dagegen subsumieren unter "late onset schizophrenia" auch paranoide Psychosen des höheren Lebensalters mit Beginn nach dem 60. Lebensjahr, insbesondere auch solche, die sich von der Schizophrenie durch ein "ausgebautes Wahnsystem bei gut erhaltener Persönlichkeit und ungestörtem Affekt" unterscheiden. Diese Krankheitsbilder werden in der britischen Tradition auch als "late paraphrenia" bezeichnet, wobei es aber zu einer zunehmenden Konfusion von "late paraphrenia" und "late onset schizophrenia" gekommen ist (Riecher-Rössler et al. 1995a). Die Folgen sind erheblich: der Umstand, daß verschiedene Forscher ganz unterschiedliche Fälle mit demselben Label versahen und vice versa, verhinderte nicht nur eine reliable Beschreibung dieser spät beginnenden Krankheitsbilder, sondern auch eine klare Klassifikation und Abgrenzung voneinander. Entsprechend inkonsistent und widersprüchlich sind die Befunde zu Epidemiologie, Symptomathologie und Verlauf dieser Erkrankungen. Die Notwendigkeit einer klaren Abgrenzung wurde insbesondere in den letzten Jahren immer deutlicher, seit sich mit den neueren bildgebenden und neurophysiologischen Verfahren gezeigt hat, daß bei den meisten Fällen von late paraphrenia wahrscheinlich ein organisches Substrat vorhanden ist, während bei der "echten" Spätschizophrenie allenfalls minimale Hirnveränderungen, ähnlich denjenigen bei frühererkrankten Schizophrenen, gefunden werden.

Darüber hinaus wird die Interpretierbarkeit und Generalisierbarkeit bisheriger Befunde zu den Spätererkrankungen aus diesem Formenkreis dadurch erschwert, daß viele zum Thema vorliegende Studien unter deutlichen methodischen Mängeln leiden. So wurden häufig keine standardisierten Diagnosesysteme zugrunde gelegt. Viele Studien basieren auch nur auf retrospektiven Aktenanalysen. Die meisten direkten Untersuchungen wurden an selektierten Patientengruppen durchgeführt, z.B. an Patienten eines bestimmten Krankenhauses, so daß die Ergebnisse in der Regel nicht verallgemeinerungsfähig sind. Auch handelte es sich bei den Untersuchten kaum einmal um Ersterkrankte, d.h., das klinische Bild war zum Zeitpunkt der Untersuchung oft schon von Behandlung, Chronifizierung und Langzeithospitalisation geprägt. Schließlich gibt es kaum direkt vergleichende, empirische Untersuchungen zwischen spät und früh erkrankten Patienten. Vielmehr wurden Vergleiche meist nur auf der Basis der Literatur angestellt. Eindeutige Aussagen, inwieweit sich die spät von den früher beginnenden Psychosen tatsächlich unterscheiden, lassen sich also kaum machen (Riecher-Rössler 1994, 1996a).

Trotz der genannten Einschränkungen gibt es aber einige Befunde, die nach vorliegendem Erkenntnisstand einigermaßen zuverlässig erscheinen und die im folgenden referiert werden sollen.

Häufigkeit, Alters- und Geschlechtsverteilung

Obwohl es schon immer Kontroversen darüber gab, ob die Schizophrenie überhaupt im höheren Lebensalter beginnen kann, oder ob diese Erkrankung nicht auf das jüngere Lebensalter beschränkt ist, wird inzwischen allgemein anerkannt, daß schizophrene Erkrankungen auch nach dem 40. Lebensjahr, in Ausnahmefällen sogar nach dem 60. Lebensjahr beginnen können.

Manfred Bleuler, der 1943 die erste umfassende Studie zur Spätschizophrenie vorlegte, kam zu dem Schluß, daß etwa 15% aller schizophrenen Erkrankungen noch zwischen dem 40. und 60. Lebensjahr beginnen. In neueren Arbeiten schwanken die Häufigkeitsangaben – was den Anteil von Patienten mit Erkrankungsbeginn nach dem 40. Lebensjahr unter den jeweils untersuchten Schizophrenen betrifft – überwiegend zwischen 7% (Huber et al. 1979) und 25% (Hinterhuber 1973). Diese starke Schwankungsbreite ist darauf zurückzuführen, daß meist Klinikpopulationen untersucht wurden, die nur Aussagen über die Krankenhausprävalenz von oft hochselektierten Populationen zulassen.

Um zu einer realistischeren Beurteilung der Häufigkeit spätschizophrener Krankheitsbilder im Vergleich zur früh beginnenden Schizophrenie zu gelangen, müßten **Inzidenzstudien** herangezogen werden, die auf **allen** Ersterkrankungen bzw. Erstaufnahmen aus einem **definierten Erhebungsgebiet** und **definiertem Zeitraum** basieren und alle Altersgruppen umfassen. Sie gäben ein wahres Abbild des Erkrankungsrisikos der Bevölkerung in den verschiedenen Altersklassen. Solche Studien zur Spätschizophrenie liegen bisher aber nicht vor. Eigene Berechnungen auf der Basis eines repräsentativen Erstaufnahmesamples (Häfner et al. 1991) zeigen, daß das Erkrankungsrisiko für Schizophrenie vor dem 40. Lebensjahr drei bis vier mal so hoch ist wie zwischen dem 40. und 60. Lebensjahr; nach dem 60. Lebensjahr scheint es äußerst gering zu sein (Riecher-Rössler 1994).

Deutlich wurde inzwischen auch, daß das Erkrankungsrisiko mit zunehmendem Alter nicht einfach kontinuierlich sinkt – zumindest nicht bei Frauen (Häfner et al. 1991). Vielmehr haben Frauen nach dem 45. Lebensjahr noch einen zweiten, wenn auch weniger ausgeprägten Erkrankungsgipfel. Im Gegensatz zu den schizophrenen Ersterkrankungen jüngerer Jahre, bei denen die Männer überwiegen (Häfner et al. 1991, Riecher-Rössler et al. 1991), sind Spätererkrankungen also bei Frauen häufiger. Das Geschlechterverhältnis Frauen:Männer liegt in den meisten Studien zwischen 2:1 und 4:1. Die gesamte Spannbreite reicht von 1,3:1 (Shepherd et al. 1989) bis zu 6,7:1 (Pearlson et al. 1989), wobei allerdings nur Shepherds Studie auf einer repräsentativen Erstaufnahmepopulation beruht.

In anderen Studien wurde die Häufigkeit der Spätschizophrenie mit der Häufigkeit anderer erst in höherem Lebensalter auftretenden Psychosen verglichen.

So untersuchten Jørgensen und Munk-Jørgensen (1985) den Anteil Schizophrener unter allen erstaufgenommenen über 60jährigen einer bestimmten Klinik. Bei 106 Patienten mit der Diagnose einer nicht-affektiven, nicht-organischen, paranoiden Erkrankung fanden sie nur sieben Schizophrene, wenn nach ICD-8 diagnostiziert wurde, und zehn bei Diagnose nach DSM-III. 50 (ICD-8)- bzw. 63 (DSM-III)-Patienten erhielten die Diagnose einer paranoiden Psychose, 39 bzw. 31 die einer reaktiven und zehn bzw. zwei die einer anderen Psychose.

Holden (1987) untersuchte retrospektiv alle Patienten aus einem definierten Erhebungsgebiet, bei denen erstmals nach dem 60. Lebensjahr die Diagnose einer funktionellen paranoiden Psychose, einer sog. "late paraphrenia", gestellt worden war. Von den ursprünglich 47 Patienten erwiesen sich bei genauerer Analyse aber fünf als depressiv mit paranoidem Wahn und fünf als symptomatisch bei schweren organischen Grundleiden. Weitere 13 Patienten entwickelten innerhalb von drei Jahren eine Demenz. Auch von den schließlich verbliebenen 24 Fällen bestätigte sich im Zehnjahresverlauf nur bei zehn Patienten eine "schizophreniforme Erkrankung mit Erstrangsymptomen", bei neun war lediglich eine paranoide Psychose (ohne Erstrangsymptome), bei fünf eine schizo-affektive Psychose zu diagnostizieren.

Auch diese Studien weisen also darauf hin, daß die Häufigkeit **echter** Schizophrenien nach dem 60. Lebensjahr äußerst gering ist. Die nach dem 60. Lebensjahr im angloamerikanischen Sprachraum häufig diagnostizierte "late paraphrenia" scheint in der Tat ein Sammelbecken der verschiedensten Erkrankungen darzustellen, mit einem nur geringen Anteil Schizophrener.

Mortalität

Die Sterblichkeit Schizophrener ist generell deutlich höher als diejenige der Allgemeinbevölkerung vergleichbaren Alters. Dies ist vor allem auf das erhöhte Suizidrisiko Schizophrener zurückzuführen, aber auch auf eine Häufung von Unfällen sowie von Erkrankungen des kardiovaskulären Systems, des Verdauungs- und des Respirationstraktes (Mortensen, Juel 1993). Wie Mortensen und Juel zeigen konnten, spielt die erhöhte Mortalität mit zunehmendem Alter eine geringere Rolle. Allerdings ist offensichtlich auch nach dem 50. Lebensjahr die Mortalität Schizophrenie-Kranker noch etwa doppelt so hoch wie in der gleichen Altersgruppe in der Allgemeinbevölkerung.

Symptomatik und Verlauf

Schizophrene Psychosen

Schizophrene Ersterkrankungen werden zwar mit zunehmendem Lebensalter immer seltener, sind aber die schwersten Erkrankungen dieser Gruppe. Sie zeigen kein einheitliches Krankheitsbild und sind wahrscheinlich auch ätiologisch heterogen. Gemeinsame psychopathologische Merkmale sind – wie schon erwähnt – charakteristische Störungen des Denkens, der Wahrnehmung und des Affekts bei klarem Bewußtsein.

Der Krankheitsbeginn kann akut und von schwerwiegend gestörtem Verhalten geprägt sein oder auch schleichend mit allmählicher Entwicklung "seltsamer" Gedanken und Verhaltensweisen.

Im Akutstadium sind schizophrene Patienten oft mißtrauisch, angstgetrieben und können in ihrer Angst auch aggressiv, feindselig, ja bedrohlich agitiert wirken. Manche Patienten zeigen auf Grund ihres Wahns und/oder ihrer Halluzinationen ein bizarres Verhalten. Andere wirken zunächst relativ unauffällig und können Wahn und Halluzinationen recht gut verbergen.

Tab. 6.2.1 zeigt die Symptome, die nach der International Classification of Diseases, ICD-10 (Dilling et al. 1991, WHO 1991), als charakteristisch für schizophrene Störungen gelten, wobei die Diagnose einer Schizophrenie nur gestellt werden darf, wenn
● diese Symptomatik über eine bestimmte Zeit besteht und vor allem auch erst, wenn
● organische oder exogene Ursachen der Symptomatik (z.B. Gehirnerkrankung, Intoxikation, Entzug) ausgeschlossen werden können.

Was die Symptomatik **Spätschizophrener** betrifft, so fand die überwiegende Zahl aller früheren und auch zeitgenössischen Forscher keine oder nur geringfügige Unterschiede im Vergleich zu den früh auftretenden schizophrenen Erkrankungen (Bleuler 1943; Huber et al. 1975; Mayer et al. 1993; Siegel, Rollberg 1970; Riecher-Rössler 1994).

Einige Autoren berichten in Übereinstimmung mit Kraepelin (1912), der unter Spätererkrankten gehäuft Patienten mit paraphrener Symptomatik gefunden hatte, daß Spätschizophrenien häufiger als Früherkrankungen mit **paranoider Symptomatik** einhergehen (Huber et al. 1975). Pearlson et al. (1989) fanden bei Spätschizophrenen häufiger Verfolgungswahn, konnten aber nachweisen, daß die Häufigkeit nicht nur durch das Erstmanifestationsalter, sondern auch durch das Lebensalter selbst

Tab. 6.2.1 Leitlinen der Schizophrenie-Diagnose nach ICD-10 (Dilling et al. 1991)

Eindeutige Symptome:

● Gedankenlautwerden, Gedankeneingebung oder Gedankenentzug, Gedankenausbreitung
● Kontrollwahn; Beeinflussungswahn; Gefühl des Gemachten deutlich bezogen auf Körper- oder Gliederbewegungen oder bestimmte Gedanken, Tätigkeiten oder Empfindungen; Wahnwahrnehmungen
● Kommentierende oder dialogische Stimmen, die über den Patienten und sein Verhalten sprechen oder andere Stimmen, die aus einem Körperteil kommen
● Anhaltender, kulturell unangemessener oder völlig unrealistischer Wahn, wie der, eine religiöse oder politische Persönlichkeit zu sein, übermenschliche Kräfte und Möglichkeiten zu besitzen

Weniger eindeutige Symptome:

● Anhaltende Halluzinationen jeder Sinnesmodalität
– begleitet entweder von flüchtigen oder undeutlich ausgebildeten Wahngedanken ohne deutliche affektive Beteiligung
– oder begleitet von anhaltenden überwertigen Ideen
– oder täglich für Wochen oder Monate auftretend
● Gedankenabreißen oder Einschiebungen in den Gedankenfluß, was zu Zerfahrenheit, Danebenreden oder Neologismen führt
● Katatone Symptome wie Erregung, Haltungsstereotypien oder wächserne Biegsamkeit (Flexibilitas cerea), Negativismus, Mutismus und Stupor
● "Negative" Symptome wie auffällige Apathie, Sprachverarmung, verflachte oder inadäquate Affekte (dies hat zumeist sozialen Rückzug und Nachlassen der sozialen Leistungsfähigkeit zur Folge). Es muß sichergestellt sein, daß diese Symptome nicht durch eine Depression oder neuroleptische Medikation verursacht werden

beeinflußt wird, indem sie zeigten, daß auch bei früherkrankten Schizophrenen im Alter Verfolgungswahn häufiger wird.

Pearlson et al. (1989) fanden bei Schizophrenen mit spätem Erkrankungsbeginn auch ein bunteres Bild von **Halluzinationen**, d.h. neben akustischen häufig auch optische, olfaktorische und taktile Halluzinationen.

Einige Autoren haben über **depressive Vorstadien** bei Spätererkrankten berichtet (z.B. Siegel, Rollberg 1970), wobei aber nicht untersucht wurde, inwieweit ein solches Vorstadium auch bei Früherkrankten zu beobachten ist. Was die Symptomatik der eigentlichen Erkrankung betrifft, so wird eher auf eine vergleichsweise gut erhaltene **Affektivität** bei Späterkrankten hingewiesen. Manfred Bleuler (1943), ebenso wie Pearlson et al. (1989) fanden im Vergleich zu Früherkrankten weniger Affektverflachung, Huber et al. (1975) sowie Jeste et al. (1988) weniger depressive Verstimmung – erstere aber nur bei Erkrankungsbeginn, nicht mehr im Verlauf.

Der Langzeitverlauf schizophrener Psychosen ist überwiegend episodisch, d. h. nach einer akuten Krankheitsphase mit produktiv-psychotischer Symptomatik (Wahn, Halluzinationen, Ichstörungen) kommt es bei rechtzeitiger Therapie zu einer mehr oder weniger vollständigen Remission. Manche Patienten können mit einer vollständigen Heilung rechnen. Bei anderen bleibt ein sogenanntes Residualsyndrom mit überwiegender Negativ- oder Minussymptomatik (vgl. **Tab. 6.2.1**) zurück. Bei vielen Patienten treten – insbesondere bei ungenügender Nachbetreuung bzw. prophylaktischer Medikation – immer wieder neue, akut psychotische Krankheitsepisoden auf. In Einzelfällen nimmt die Erkrankung auch einen chronisch kontinuierlichen Verlauf, wobei Plus- und Minussymptomatik mehr oder weniger gleichzeitig bestehen können. Über die Häufigkeit und Ursachen dieser verschiedenen Verlaufsformen gibt es nur wenig empirisch gut fundiertes Wissen (Riecher-Rössler et al. 1995b).

Größere Untersuchungen zum Verlauf der **späterkrankten** Schizophrenen gab es fast nur im deutschsprachigen Raum. Der Verlauf Spätschizophrener wurde in diesen Studien überwiegend als milder im Vergleich zu demjenigen Früherkrankter beschrieben – meist aber ohne direkte Untersuchung einer Kontrollgruppe Früherkrankter. Die wenigen Studien, in denen ein solcher direkter empirischer Vergleich erfolgte (Hinterhuber 1973, Huber et al. 1975) kamen diesbezüglich zu widersprüchlichen Ergebnissen.

Wahnerkrankungen

Das klinische Bild dieser Gruppe von Störungen ist von einem langdauernden Wahn geprägt, der das einzige oder auffälligste Symptom darstellt. Oft handelt es sich um einen Verfolgungswahn, einen hypochondrischen Wahn, einen Größenwahn, einen Querulantenwahn, einen Eifersuchtswahn oder z. B. den Wahn, daß man einen unangenehmen Geruch ausströme. Depressive Symptome können zeitweilig auftreten. Manchmal entwickeln sich olfaktorische und taktile Halluzinationen. Auch gelegentliche oder vorübergehende akustische Halluzinationen können vorkommen. Diese sind aber nicht typisch schizophren und machen nur einen kleinen Teil des klinischen Bildes aus. Insgesamt reicht die Symptomatik nicht aus, eine Schizophrenie zu diagnostizieren.

Die wahnhaften Störungen beginnen im allgemeinen in mittlerem oder höherem Lebensalter. Der Inhalt des Wahns oder der Zeitpunkt seines Auftretens können häufig mit der Lebenssituation des Betreffenden in Beziehung gesetzt werden. Abgesehen von Handlungen und Einstellungen, die sich direkt auf den Wahn oder das Wahnsystem beziehen, sind Affekt, Sprache und Verhalten normal.

Nicht vereinbar mit der Diagnose sind eine zerebrale Erkrankung, ständiges Stimmenhören und schizophrene Symptome (Kontrollwahn, Gedankenausbreitung, etc.) in der Vorgeschichte.

Als zugehörige Begriffe führt die ICD-10 auf: Späte Paraphrenie, Paranoia, paranoides Zustandsbild, nicht näher bezeichnete paranoide Psychose und sensitiver Beziehungswahn.

Ätiologie und Risikofaktoren

Schizophrene Psychosen zählen immer noch zu den Erkrankungen mit unbekannter Ätiologie. Eine weitgehende Akzeptanz zur Erklärung der Pathogenese schizophrener Störungen finden deshalb derzeit lediglich recht allgemein gehaltene, sogenannte Vulnerabilitätsmodelle, die die Schizophrenie als Dispositions-Streß-Paradigma beschreiben, z. B. das Modell von Zubin und Spring (1977). Nach diesen Modellen besteht eine – nach derzeitigem Stand des Wissens überwiegend genetisch bedingte – "Vulnerabilität" oder "Disposition" für eine schizophrene Störung. Durch Einwirken von bestimmten "Stressoren" (psychosozialen oder auch biologischen Belastungen), aber auch durch den Verlust bestimmter protektiver Faktoren kann es bei prädisponierten Individuen zum Ausbruch der Erkrankung kommen – und zwar in Abhängigkeit von der Ausprägung der Vulnerabilität.

Über eine **genetische** (Mit-)Ursache der Schizophrenie – zumindest bei vielen erkrankten Individuen – gibt es inzwischen aufgrund zahlreicher Familien-, Zwillings- und Adoptionsstudien keinen Zweifel.

Familienstudien über die genetische Belastung **Spätschizophrener** gibt es allerdings nur wenige. Diese lassen vermuten, daß das Schizophrenierisiko bei den Verwandten Spätschizophrener zwar höher ist als in der Allgemeinbevölkerung, aber niedriger als bei den Verwandten früherkrankter Schizophrener (Übersichten bei Harris, Jeste 1988; Castle, Howard 1992; Riecher-Rössler 1994). Das könnte bedeuten, daß der spätere Ausbruch der Erkrankung z.T. durch eine geringere genetische Belastung bedingt ist.

Von pathogenetischer Bedeutung sind möglicherweise auch verschiedene **strukturelle, histopathologische und funktionelle Hirnanomalien sowie neurochemische Auffälligkeiten**, die zumindest bei Teilgruppen von schizophrenen Patienten gefunden wurden. Allerdings ist bisher weitgehend unklar, inwieweit diese Auffälligkeiten als primär bzw. kausal oder als sekundär bzw. Folge der Erkrankung und/oder Hospitalisierung/Therapie zu betrachten sind.

Computertomographie- und Magnetresonanztomographie-Studien liegen bisher überwiegend zur Gruppe der late paraphrenia vor. Diese bestätigen, daß ein beträchtlicher Teil dieser erst nach dem 60. Lebensjahr beginnenden Erkrankungen ein hirnorganisches Substrat aufweist (Förstl et al. 1991, Howard et al. 1992). Die Arbeitsgruppe um Levy (Förstl et al. 1991, Howard et al. 1992) schloß aus Studien an insgesamt 48 Patienten mit Late paraphrenia auf der Basis von CT-Befunden und kognitiven Testungen, daß es sich wahrscheinlich nur bei den Patienten mit Symptomen ersten Ranges nach K. Schneider (1957) um Schizophrene handelt, während die übrigen eine heterogene Gruppe mit z.T. organischer Grundlage darstellen. Ähnliches zeigte sich bei 81 über 50jährigen Patienten mit paranoider Psychose (Förstl et al. 1994).

Sehr selten wurden jüngere, d.h. über 45jährige Patienten untersucht (Miller et al. 1991). Sofern hier unspezifische zerebrale Anomalien gefunden wurden, waren diese ganz ähnlich denjenigen, die auch bei früher beginnenden Schizophrenien beschrieben wurden: vor allem Vergrößerungen der lateralen und des dritten Ventrikels bzw. der VBR (ventricle to brain ratio) sowie Vergrößerungen der kortikalen Sulci bzw. Hirnatrophie (Übersicht bei Lesser et al. 1993).

Auch Untersuchungen zur Hirnfunktion wurden bei **Spätschizophrenen** bisher kaum durchgeführt. Vereinzelte Befunde weisen aber darauf hin, daß Spätschizophrene im Vergleich zu alters- und bildungsgleichen Kontrollpersonen leichte bis mäßige kognitive Defizite aufweisen, wobei diese mehr den Defiziten junger Schizophrener als denen dementer Patienten zu ähneln scheinen (Cullum et al. 1988). Miller et al. (1991) fanden ihre Patienten insbesondere in denjenigen neuropsychologischen Tests beeinträchtigt, die Frontalhirnfunktion und Gedächtnisleistungen prüfen.

Als Risiko- bzw. Auslösefaktoren für spät auftretende paranoide Psychosen werden z.T. auch **sensorische Behinderungen** betrachtet (Cooper et al. 1974; Corbin, Eastwood 1986). Angenommen wird, daß eine sensorische Behinderung über sensorische Deprivation zu sozialer Isolation, psychosozialer Behinderung und Persönlichkeitsveränderungen mit Neigung zu paranoiden Mißinterpretationen der Realität führen kann. Letzteres könne die soziale Isolation weiter verstärken und insgesamt – in einem Circulus vitiosus – zum Ausbruch einer Psychose mit paranoider Symptomatik führen. So zumindest sind die Interpretationen verschiedener Autoren zusammenzufassen. Allerdings leiden viele bisherige Studien zu diesem Thema an erheblichen methodischen Mängeln.

Eine methodisch anspruchsvollere Studie ist diejenige von Prager und Jeste (1993). Diese Autoren fanden sowohl bei Spätschizophrenen als auch bei gealterten Schizophrenen und bei älteren Patienten mit affektiven Erkrankungen zwar einen schlechteren **korrigierten** Visus und ein schlechteres **subjektives** Hörvermögen als bei altersparallelisierten gesunden Kontrollpersonen – unkorrigierter Visus und objektives Hörvermögen aber waren altersentsprechend. Sie schlossen daraus, daß die bisher gefundenen Zusammenhänge zwischen sensorischer Behinderung und Psychosen des höheren Lebensalters – zumindest zum Teil – auf eine suboptimale Korrektur der sensorischen Defizite bei älteren psychiatrischen Patienten zurückzuführen seien.

Jones und White (1990) stellten in einem Übersichtsartikel fest, daß auch in der Allgemeinbevölkerung die Prävalenz von Hörstörungen sehr viel höher sei als bisher vermutet. Auch sie kamen zu dem Schluß, die Beziehung zwischen Hörminderung und paranoider Erkrankung sei, obwohl über Jahrzehnte akzeptiert, keineswegs bewiesen.

Verschiedene Autoren haben bei spät auftretenden paranoiden und schizophrenen Psychosen – ähnlich wie auch bei den früher beginnenden Erkrankungen – **prämorbid auffällige Persönlichkeiten** mit schizoiden und paranoiden Zügen beschrieben (Castle, Howard 1992; Übersichten bei Gurland 1988). Allerdings ist es schwierig, bei den in jedem Fall nur retrospektiv durchgeführten Analysen zwischen tatsächlich **prämorbiden** Auffälligkeiten einerseits und Frühzeichen der beginnenden Erkrankung andererseits zu trennen.

Ähnliches gilt für bestimmte psychosoziale Faktoren wie soziale Isolation und Vereinsamung, die z.T. als Risikofaktoren und/oder Auslöser spät beginnender schizophrener und vor allem paranoider Psychosen genannt werden. Dies im Zusammenhang mit der Beobachtung, daß die Patienten häufig unverheiratet, alleinlebend, kinderlos und in ihren Kontakten verarmt seien (Castle, Howard 1992; Übersichten bei Gurland 1988). Auch hier ist bisher keineswegs geklärt, inwieweit diese Phänomene, die bei Früherkrankten **noch** häufiger zu beobachten sind, tatsächlich als vorbestehende Risikofaktoren zu betrachten sind. Wahrscheinlich stellen sie zumindest z.T. auch (frühe) Krankheitsfolgen dar.

Einen der stärksten "Risikofaktoren" für einen späten Erkrankungsbeginn schließlich scheint das weibliche Geschlecht darzustellen. Frauen haben im Vergleich zu Männern nicht nur im Mittel einen etwa drei bis vier Jahre späteren Erkrankungsbeginn, sondern auch einen zweiten Erkrankungsgipfel nach dem 45. Lebensjahr (Häfner et al. 1991). Interessant ist, daß dieser zweite Erkrankungsgipfel in der Zeit des beginnenden Klimakteriums liegt, was im Rahmen der sogenannten Östrogenhypothese erklärt werden könnte. Diese besagt, daß Östrogene durch ihre aus Tierversuchen und aus der Grundlagenforschung zu vermutenden antidopaminergen Eigenschaften die Vulnerabilitätsschwelle für den Ausbruch einer schizophrenen Erkrankung erhöhen können (Häfner et al. 1991; Riecher-Rössler, Häfner 1993). Sollte diese Hypothese zutreffen, so hätten Frauen von der Pubertät bis zur (Prä-) Menopause durch ihre in dieser Zeit relativ hohe physiologische Östradiolproduktion einen gewissen Schutz vor dem Ausbruch der Schizophrenie. Erst wenn im Klimakterium die Östradiolproduktion nachläßt, würde dieser Schutzfaktor langsam wegfallen und die Frauen würden mit ihrer Erkrankungshäufigkeit "aufholen".

Medikamentöse Therapie

Neuroleptika sind bei schizophrenen und paranoiden Psychosen die Medikamente der Wahl. In der Phase der akuten Psychose hat eine konsequente neuroleptische Behandlung das Ziel, die produktive Symptomatik schnell zurückzudrängen und die psychotische Angst und Erregung zu beruhigen. Dadurch können die Kranken für weitere therapeutische Möglichkeiten wie Psycho- und Soziotherapie oft überhaupt erst zugänglich gemacht werden.

Wahn und Halluzinationen sind Indikationen für eine Behandlung mit hochpotenten Neuroleptika wie Haloperidol. Ist der Patient stark erregt, kann die gleichzeitige Gabe eines niederpotenten Neuroleptikums mit sedierender Komponente (wie Chlorprothixen oder Pipamperon) erforderlich sein.

Auf die sogenannte Minussymptomatik haben Neuroleptika dagegen weniger Einfluß. Hier kommt psychosozialen Interventionen (s. u.) eine weitaus größere Bedeutung zu. Ähnliches gilt z.T. auch für chronische oder isolierte Formen des Wahns.

Paranoide Patienten sind häufig mißtrauisch und verweigern die Medikation. Es sollte deshalb alles vermieden werden, was zu weiterem Mißtrauen beitragen oder die Erregung steigern kann (Riecher-Rössler, Rössler 1996). Ein erfahrener Arzt tritt dem Kranken deshalb ruhig und bestimmt gegenüber. Ist der Patient krankheitsuneinsichtig, sollte die Medikation einfühlsam begründet werden. Dies kann häufig nur geschehen, indem man nicht versucht, dem Kranken seinen Wahn "auszureden", sondern indem man zuhört und ihm das Gefühl vermittelt, ihn in seinen Ängsten ernst zu nehmen. Die Medikation können viele Patienten nur mit einer Begründung wie "zum Schutze der Nerven in einer schwierigen Situation" akzeptieren.

Bei der neuroleptischen Therapie älterer Patienten sind einige Besonderheiten zu beachten, die in Kap. 3.4 "Neuroleptikatherapie" ausführlicher beschrieben sind. Wichtig ist v. a., daß ältere Patienten aufgrund einer veränderten Pharmakokinetik oft schon bei relativ niedrig dosierter Neuroleptikagabe an deutlichen Nebenwirkungen leiden. Mit zunehmendem Alter muß deshalb auch entsprechend niedriger dosiert werden. Der Wirkspiegel sollte langsam einschleichend aufgebaut werden, unter ständiger Beobachtung der Nebenwirkungen. Auf Dosisangaben soll verzichtet werden, da diese individuell vom tatsächlichen Alter, therapeutischen Ansprechen und der Entwicklung von Nebenwirkungen abhängig gemacht werden sollte. Oft wird man aber mit einem Drittel oder einer noch geringeren Dosis als der für Erwachsene empfohlenen auskommen.

Mit der Verordnung niederpotenter, stark dämpfender Neuroleptika sollte besonders vorsichtig umgegangen werden, da diese bei älteren Menschen leicht zu Hypotonie, Tachykardie, Kreislaufkollaps und Dyspnoe führen können. Auf eine parenterale Gabe niederpotenter Neuroleptika sollte aus diesem Grunde in höherem Alter möglichst ganz verzichtet werden, insbesondere wenn gleichzeitig eine Herzerkrankung oder Multimorbidität besteht. Viele niederpotente Neuroleptika, so auch Thioridazin oder Pimozid, sollten wegen ihrer Kardiotoxizität möglichst ganz vermieden werden.

Bei älteren Patienten kommt es oft auch zu einer vergleichsweise starken Sedierung, was z. B. zu Stürzen und/oder Bettlägerigkeit mit all ihren alterstypischen Sekundärfolgen wie Pneumonie, Thrombose, Embolie, etc. führen kann. Vorsicht ist auch geboten, wenn eine zerebrale Vorschädigung besteht und/oder eine organische Psychose nicht sicher auszuschließen ist. Durch Neuroleptika können hier leicht Verwirrtheitszustände und Desorientiertheit provoziert werden. Diese verleiten dann – in Verkennung der Ursachen – u. U. zu noch stärkerer Dosiserhöhung, womit ein fataler Circulus vitiosus entstehen kann.

Bei hochpotenten Neuroleptika sind vor allem die extrapyramidal-motorischen Nebenwirkungen zu beachten. So kommt es bei älteren Patienten gehäuft zum Parkinsonoid mit (zusätzlicher) Bewegungseinschränkung der in ihrer Mobilität oft ohnehin eingeschränkten Menschen und zu Sturzgefahr. Auch Spätdyskinesien scheinen sich im Alter häufiger zu entwickeln und eine höhere Persistenz als bei Jüngeren zu zeigen.

Weitere Nebenwirkungen, die im Alter aufgrund organischer Vorschädigungen eine größere Rolle spielen, sind z. B. Akkommodationsstörungen mit (zusätzlicher) Visusverschlechterung, Harnverhalt, Obstipation und Ileus, zerebrale Krampfanfälle, Thromboseneigung, Verschlechterung der Glukosetoleranz. Bezüglich dieser und weiterer wichtiger Nebenwirkungen wie Frühdyskinesien incl. der akuten Zungenschlundkrämpfe, malignem neuroleptischen Syndrom, Blutbildveränderungen, etc. sei auf Kap. 3.4 verwiesen.

Zu beachten ist auch, daß ältere Menschen häufig gleichzeitig andere Medikamente einnehmen, mit denen Neuroleptika in Wechselwirkung treten können. Insbesondere bei gleichzeitiger Gabe mehrerer Psychopharmaka und/oder zusätzlicher Verwendung anticholinerg wirkender Anti-Parkinsonmittel besteht bei älteren Menschen, insbesondere wenn eine zerebrale Vorschädigung besteht, ein hohes Delirrisiko.

Eng damit verbunden ist das Problem der mangelnden Compliance: Wenn zu dem psychotischen Mißtrauen noch eine altersbedingte Vergeßlichkeit hinzukommt, kann die Medikamenteneinnahme sehr unzuverlässig werden, wobei die Medikamente oft gehortet und dann u. U. im Rahmen eines Verwirrtheitszustandes oder aber auch in suizidaler Absicht in zu großen Mengen eingenommen werden.

Auch nach Besserung der akuten Symptomatik sollte erwogen werden, das Neuroleptikum noch über mindestens ein Jahr weiter zu verordnen, um Rezidive zu verhüten (Benkert, Hippius 1995). Sind schon Rezidive aufgetreten, so ist eine langjährige Prophylaxe zu erwägen. Die Langzeitmedikation sollte möglichst niedrigdosiert und mit nur **einem**, individuell wirksamen Neuroleptikum erfolgen (Benkert, Hippius 1995).

Eine Gabe in Depotform sollte erwogen werden, vor allem wenn Compliance-Probleme bestehen. Allerdings kann es auch hier altersspezifische Probleme geben, so etwa die schlechter vorhersagbare Resorption.

Nicht-medikamentöse Maßnahmen

Bei einer akuten schizophrenen Ersterkrankung ist üblicherweise eine stationäre Aufnahme notwendig. Eine ambulante Therapie ist aber möglich, wenn der Patient weder eigen- noch fremdgefährdend ist, gut betreut wird, eine gute Compliance zeigt, etc. Ähnliches gilt für weniger akute paranoide Psychosen oder isolierte Formen des Wahns. Besteht aber ein Anhalt für akute Suizidalität oder fremdgefährdendes Verhalten, so ist in jedem Fall eine stationäre Aufnahme indiziert. Verweigert der Patient diese trotz geduldiger therapeutischer Zuwendung, ist eine zwangsweise Zurückhaltung vorzunehmen. Zunächst kann der Arzt hier selbst handeln, wenn notwendig mit Hilfe von Bezugspersonen, Pflegern oder im Notfall auch der Polizei. Im weiteren Verlauf ist dann – sollte sich die Situation nicht entspannen – eine behördlich-richterliche Einweisung einzuleiten (s. a. Kap. 4.2).

Die Behandlung schizophrener Psychosen basiert generell auf der Vorstellung, daß es sich um eine Erkrankungsgruppe handle, bei der eine erhöhte Vulnerabilität gegenüber Stressoren der verschiedensten Art besteht (s. o.). Behandlung und Rückfallprophylaxe bestehen deshalb in dem Versuch

- die Vulnerabilität direkt zu senken und zwar vor allem durch Langzeitgabe von Neuroleptika
- akut oder chronisch einwirkende psychosoziale Stressoren zu reduzieren
- das Bewältigungsvermögen der Patienten im Umgang mit unvermeidlichen Stressoren zu verbessern und zu stärken sowie schließlich
- dem Patienten psychologische und soziale Unterstützung durch professionelle Helfer und sein soziales Netzwerk zukommen zu lassen.

Gerade ältere Menschen leiden häufig unter sozialer Isolierung und haben Schwierigkeiten bei der Bewältigung ihres Alltags und ihrer Selbstversorgung – Probleme, die sich durch die Erkrankung noch verstärken. Hinzu kommen oft Einschränkungen aufgrund von Multimorbidität und körperlichen Behinderungen, aber auch durch finanzielle oder Wohnraumprobleme. Neben der Medikation nehmen deshalb psychosoziale, aber auch organmedizinische Maßnahmen einen besonders wichtigen Stellenwert in der Behandlung und Rehabilitation älterer Psychosekranker ein. Im einzelnen können dabei unter anderem folgende Maßnahmen zur Anwendung kommen (**Tab. 6.2.2**):

Tab. 6.2.2 Therapie und Rückfallprophylaxe

Akute Psychose:
– Neuroleptika
– stützende Gespräche

Nach Abklingen der akuten Psychose
(zur Behandlung der verbleibenden Symptomatik und/oder zur Rückfallprophylaxe):
– Fortführung der Neuroleptikagabe, evtl. langfristig
– supportive Psychotherapie
– Aufklärung und psychoedukative Maßnahmen
– Behandlung organischer Erkrankungen und Korrektur sensorischer Behinderungen
– rehabilitative Maßnahmen
– sozialarbeiterische Maßnahmen
– Abbau der sozialen Isolation und Angehörigenarbeit
– gemeindenahe Versorgung

● **Psychotherapie:** Diese beinhaltet zunächst den Aufbau einer tragfähigen, vertrauensvollen therapeutischen Beziehung. Indiziert ist eine stützende Therapie in einer langfristigen, von Klarheit und Offenheit geprägten therapeutischen Beziehung. Therapieformen, die intensive emotionale Prozesse freisetzen, sind zu vermeiden, da eine emotionale Überstimulation als Stressor wirken und damit Rückfälle provozieren kann. Aus dem gleichen Grunde sollte der Therapeut alles vermeiden, was die Kranken beunruhigen könnte. Unklarheiten, Widersprüchlichkeiten oder Zweideutigkeiten können Menschen, die durch ihre Psychose ohnehin Schwierigkeiten haben, Informationen aufzunehmen und zu verarbeiten, zusätzlich verwirren und ihr Mißtrauen schüren.

Insbesondere bei chronischen und isolierten Formen des Wahns, die häufig nur schlecht auf Neuroleptika ansprechen, ist es entscheidend, eine vertrauensvolle Beziehung aufzubauen und die Patienten zu einer längerfristigen Behandlung zu motivieren. Im Akutstadium ist es oft notwendig, den Wahn zunächst als subjektive Realität der Patienten zu akzeptieren und ihnen das Gefühl zu geben, daß sie in ihren Ängsten ernst genommen werden. Im Rahmen einer tragfähigen therapeutischen Beziehung kann dann versucht werden, eine Reduktion der Wahnsymptomatik, zumindest aber eine Verringerung des Leidensdrucks zu erreichen.

- **Aufklärung und psycho-edukative Maßnahmen:** Sofern die Patienten im Laufe der Therapie Krankheitseinsicht gewinnen, sollten sie über die Erkrankung, ihren Verlauf und ihre Prognose, sowie über die verschiedenen Behandlungsmöglichkeiten und Arten der Rezidivprophylaxe (Medikation, Psycho- und Soziotherapie, rehabilitative Maßnahmen, etc.) informiert werden. Das beinhaltet auch Aufklärung über die möglichen Nachteile der einzelnen Therapieformen, insbesondere über mögliche Medikamentennebenwirkungen. Durch das gemeinsame Abwägen von Vor- und Nachteilen können die Patienten eine Langzeitbehandlung im allgemeinen besser akzeptieren und finden zu einer für sie geeigneten Langzeittherapie bzw. -prophylaxe und auch zu einer besseren Compliance.

- **Behandlung organischer Begleiterkrankungen und Korrektur sensorischer Behinderungen:** Einige Befunde sprechen dafür, daß Compliance und Verlauf der psychischen Störungen durch solche Maßnahmen verbessert werden können (Post 1992). In jedem Fall ist eine Verbesserung der Lebensqualität für die insgesamt oft schwer eingeschränkten und behinderten alten Menschen zu erzielen.

- **Rehabilitative Maßnahmen:** Diese sollten nach Besserung der akut-produktiven Symptomatik möglichst rasch begonnen werden, mit dem Ziel, Unterforderung, die die Entwicklung von Defiziten verstärken können, zu vermeiden, auf Gebieten bereits bestehender Defizite zu trainieren, erhalten gebliebene Fähigkeiten zu fördern und Bewältigungsstrategien zu vermitteln bzw. zu trainieren. Eingesetzt werden können z.B. Beschäftigungstherapie oder lerntheoretische Trainingsprogramme, die den Patienten erlauben, ihre kognitiven und instrumentellen Fähigkeiten, ihre Konzentrationsfähigkeit, Ausdauer und Belastbarkeit zu testen und zu üben. Auch lebenspraktische Fähigkeiten können in speziellen Programmen trainiert werden.

- **Abbau der sozialen Isolation:** Auch eine "hinreichend gute Beziehung zwischen Patient und nahen Bezugspersonen" scheint einen positiven Einfluß auf den Verlauf zu haben (Post 1992). Dies weist auf die große Bedeutung der **Angehörigenarbeit** gerade auch bei älteren psychisch Kranken hin. Zur Durchbrechung der sozialen Isolation können auch aufsuchende Betreuungsformen, z.B. durch die Gemeindeschwester oder den sozialpsychiatrischen Dienst, oder eine Anbindung an Tagesstätten oder Seniorenclubs hilfreich sein (Riecher-Rössler, Rössler 1990; Rössler et al. 1987).

Vor der Entlassung aus stationärer Behandlung sollten mit den Patienten ihre soziale, finanzielle und Wohnsituation geklärt und vor allem eine weitere ambulante Behandlung eingeleitet werden.

Im ambulanten Bereich hat der niedergelassene Arzt in Zusammenarbeit mit sozialpsychiatrischen und anderen Diensten die Aufgabe, die "gemeindenahe" Versorgung der Patienten auf den verschiedensten Ebenen zu koordinieren: psychiatrische Behandlung, (beschütztes) Wohnen, Beschäftigung, Hilfe bei der sozialen Integration, Gestaltung der Freizeit u.a. Hierfür stehen verschiedene medizinische Einrichtungen und Dienste, soziale und Beratungsdienste sowie Bürger- und Selbsthilfegruppen zur Verfügung. Alle Maßnahmen sollten darauf abzielen, den psychisch kranken alten Menschen solange und soweit wie möglich ihre Selbständigkeit zu belassen und eine Langzeitunterbringung im psychiatrischen Krankenhaus oder Heim mit all ihren nachteiligen Folgen zu vermeiden.

Was für die Behandlung und Rehabilitation von Menschen mit schizophrenen und paranoiden Psychosen generell gilt, scheint im Alter besonders wichtig: nur durch Berücksichtigung der medizinischen, psychologischen und sozialen Komponenten des Krankheitsgeschehens kann ein optimaler Behandlungserfolg mit Verbesserung des Langzeitverlaufs der Erkrankung und der Lebensqualität der Betroffenen erzielt werden.

Literatur

APA · American Psychiatric Association (1980): DSM-III: Diagnostic and Statistical Manual of Mental Disorders. American Psychiatric Association, Washington DC

Benkert O, Hippius H (1995): Psychiatrische Pharmakotherapie. Springer, Berlin–Heidelberg–New York

Bleuler M (1943): Die spätschizophrenen Krankheitsbilder. Fortschr Neurol Psychiat 15: 259–290

Castle DJ, Howard R (1992): What do we know about the aetiology of late-onset schizophrenia? Europ Psychiat 7: 99–108

Cooper A, Kay D, Curry A et al. (1974): Hearing loss in the paranoid and affective psychoses of the elderly. Lancet 10: 851–854

Corbin SL, Eastwood MR (1986): Sensory deficits and mental disorders of old age: Causal or coincidental associations? Psychol Med 16: 261–256

Cullum CM, Heaton RK, Nemiroff B (1988): Neuropsychology of Late-life Psychoses. In: Jeste DV, Zisook S (eds): Psychosis and Depression in the Elderly, pp 47–59. W. B. Saunders, Philadelphia

Dilling H, Mombour W, Schmidt MH (Hrsg.) (1991): Weltgesundheitsorganisation: Internationale Klassifikation psychischer Störungen. ICD-10 Kp. V (F). Klinisch-diagnostische Leitlinien. Huber, Bern– Göttingen–Toronto–Seattle

Förstl H, Howard R, Almeida O et al. (1991): Altersparaphrenie. Psychopathologische und computertomographische Hinweise auf zwei Subtypen. Nervenarzt 62: 274–276

Förstl H, Dalgalarrondo P, Riecher-Rössler A et al. (1994): Organic factors and the clinical features of late paranoid psychosis: a comparison with Alzheimer's disease and normal aging. Acta Pychiat Scand 89: 335–340

Gurland BJ (1988): Schizophrenia in the elderly. In: Tsuang MT, Simpson JC (eds): Handbook of Schischizophrenia: Nosology, Epidemiology and Genetics, pp 299–317. Elsevier, Amsterdam–New York

Häfner H, Riecher-Rössler A, Maurer K et al. (1991): Geschlechtsunterschiede bei schizophrenen Erkrankungen. Fortschr Neurol Psychiat 59: 343–360

Harris MJ, Jeste DV (1988): Late-onset schizophrenia: An overview. Schizoph Bull 14: 39–55

Hinterhuber H (1973): Zur Katamnese der Schizophrenien. Fortschr Neurol Psychiat 41: 527–558

Holden NL (1987): Late paraphrenia or the paraphrenias? Brit J Psychiat 150: 635–639

Howard RJ, Förstl H, Almeida O et al. (1992): Computer-assisted CT measurements in late paraphrenics with and without Schneideran first-rank symptoms: a preliminary report. Int J Geriat Psychiat 7: 35–38

Huber G, Gross R, Schüttler R (1975): Spätschizophrenie. Arch Psychiat Nervenkr 221: 53–66

Huber G, Gross R, Schüttler R (1979): Schizophrenie: Verlaufs- und sozialpsychiatrische Langzeituntersuchung an den 1945–1959 in Bonn hospitalisierten schizophrenen Kranken. Springer, Berlin–Heidelberg–New York

Jeste DV, Harris MJ, Pearlson GD et al. (1988): Late-onset schizophrenia. Studying clinical validity. Psychiat Clin North Amer 11: 1–13

Jørgensen P, Munk-Jørgensen P (1985): Paranoid psychosis in the elderly. Acta Psychiat Scand 62: 358–363

Jones EM, White AJ (1990): Mental health and acquired hearing impairment: a review. Brit J Audiol 24: 3–9

Kraepelin E (1893–1915): Psychiatrie, ein Lehrbuch für Studierende und Ärzte. 4.–8. Auflage. J. Ambrosius Barth, Leipzig

Lesser IM, Miller BL, Swark R et al. (1993): Brain imaging in late life schizophrenia and related psychoses. Schizoph Bull 19: 773–782

Mayer C, Kelterborn G, Naber D (1993): Age of onset in schizophrenia: relations to psychopathology and gender. Brit J Psychiat 162: 665–671

Miller BL, Lesser IM, Boone KB et al. (1991): Brain lesions and cognitive function in late-life psychosis. Brit J Psychiat 158: 76–82

Mortensen PB, Juel K (1993): Mortality and Death in First Admitted Schizophrenic Patients. Brit J Psychiat 163: 183–189

Pearlson GD, Kreger L, Rabins PV et al. (1989): A chart review study of late-onset and early-onset schizophrenia. Amer J Psychiat 146: 1568–1574

Post F (1984): Schizophrenic and Paranoid Psychoses. In: Kay DWK, Burrows GD (eds): Handbook of Studies on Psychiatry and Old Age, pp 291–302. Elsevier, Amsterdam–New York

Post F (1992): Paranoid, Schizophrenic-like, and Schizophrenic States in the Aged. In: Birren JE, Sloane RB (eds): Handbook of Mental Health and Aging, pp 591–615. Prentice-Hall Inc., Englewood Cliffs

Prager S, Jeste DV (1993): Sensory impairment in late-life schizophrenia. Schizoph Bull 19: 755–772

Riecher-Rössler A, Rössler W (1990): Psychische Krankheiten im Alter. In: Kommunikation zwischen Partnern. (Hrsg. Bundesarbeitsgemeinschaft Hilfe für Behinderte e. V.) Schriftenreihe Band X, Heft 37

Riecher-Rössler A, Maurer K, Löffler W et al. (1991): Gender Differences in Age at Onset and Course of Schizophrenic Disorders – a Contribution to the Understanding of the Disease? In: Häfner H, Gattaz WF (eds): Search for the Causes of Schizophrenia, Vol. 2, pp 14–33. Springer, Berlin–Heidelberg–New York

Riecher-Rössler A, Häfner H (1993): Schizophrenia and estrogens – is there an association? Europ Arch Psychiat Neurol Sci 242: 323–238

Riecher-Rössler A (1994): Die Spätschizophrenie – eine valide Entität? Eine empirische Studie zu Risikofaktoren, Krankheitsbild und Verlauf. Habilitationsschrift, Fakultät für klinische Medizin Mannheim der Universität Heidelberg

Riecher-Rössler A, Rössler W, Förstl H et al. (1995a): Late onset schizophrenia and late paraphrenia – a history of confusion about terms and concepts. Schizoph Bull 21: 345–354

Riecher-Rössler A, Rössler W, Meise U (1995b): Der Verlauf schizophrener Psychosen – was wissen wir 100 Jahre nach Kraepelin? In: Hinterhuber H,. Fleischhacker W (Hrsg): Die Behandlung der Schizophrenien: State of the Art. Verlag Integrative Psychiatrie, Innsbruck

Riecher-Rössler A (1996a): 50 Jahre nach Manfred bleuler: Was wissen wir heute über die Spätschizophrenie(n)? Übersichtsartikel. Nervenarzt (zur Veröffentlichung angenommen)

Riecher-Rössler A, Rössler W (1996b): Schizophrenie und verwandte Erkrankungen. In: Hewer W, Rössler W (Hrsg): Notfallsituationen in Psychiatrie und Psychotherapie. Urban & Schwarzenberg, München

Rössler W, Häfner H, Martini H (1987): Landesprogramm zur Weiterentwicklung der außerstationären Versorgung in Baden-Württemberg – Analysen, Konzepte, Erfahrungen. Deutscher Studien Verlag, Weinheim

Schneider K (1957): Primäre und sekundäre Symptome bei Schizophrenie. Fortschr Neurol Psychiat 25: 487

Shepherd M, Watt D, Falloon I et al. (1989): The natural history of schizophrenia. A five-year follow up study of outcome and prediction in a representative sample of schizophrenics. Psychol Med Monogr (suppl) 15: 1–46

Siegel E, Rollberg I (1970): Über Spätschizophrenien. Wien Z Nervenheilk 28: 145–151

World Health Organization (1991): Tenth Revision of the International Classification of Diseases, Chapter V (F): Mental and Behavioural Disorders (including disorders of psychological development). Clinical Description and Diagnostic Guidelines. World Health Organization, Geneva

Zubin J, Spring B (1977): Vulnerability – a new view of schizophrenia. J Abnorm Psychol 86: 103–126

6.3 Isolierte Wahnformen und Halluzinosen

T. Fuchs (München)

Besondere Wahnformen

Die im folgenden dargestellten Wahnsyndrome sind zwar nicht an das höhere Lebensalter gebunden, treten hier aber gehäuft auf; dies ist zum einen mit alterstypischen Belastungs- und Auslösefaktoren (etwa soziale Isolation, körperliche und sensorische Beeinträchtigungen), zum anderen durch das Hinzutreten ursächlich wirksamer organischer ZNS-Störungen zu erklären. Es handelt sich um aufgrund ihres markanten Inhalts deutlich hervortretende Wahnformen, die als monosymptomatische Psychosen, aber auch auf der Grundlage organischer, affektiver oder schizophrener Störungen auftreten können. Im ersten Fall sind sie nach ICD-10 unter F22 (wahnhafte Störung, Paranoia) zu klassifizieren, sonst unter F06.2 (organische wahnhafte Störung) oder den Diagnoseschlüsseln für dementielle, affektive bzw. schizophrene Erkrankungen. Obgleich es sich also eigentlich nicht um einheitliche Krankheitsentitäten handelt, gestaltet sich die weitere differentialdiagnostische Einordnung gerade im Alter häufig schwierig. Daher haben sich die phänomenologisch orientierten Krankheitsbezeichnungen trotz immer wieder geäußerter Kritik im klinischen Sprachgebrauch erhalten. Das isolierte Auftreten der Syndrome und der häufig enge Zusammenhang von Wahninhalt, -entstehung und Lebenssituation rechtfertigen eine gesonderte Darstellung.

Hypochondrischer Wahn

Unter dem Begriff der **monosymptomatischen hypochondrischen Psychose** werden in der Literatur verschiedene körperbezogene Wahnsyndrome als eine Sonderform der Paranoia zusammengefaßt, v.a. die Eigengeruchshalluzinose, der Dermatozoenwahn und die wahnhafte Dysmorphophobie (Munro 1988). Die Sammelbezeichnung wird vor allem mit dem gleichermaßen guten Ansprechen der Wahnformen auf die Therapie mit Pimozid begründet (s.u.). Seit der französischen Konzeption der "Paranoia hypochondriaca" (Sérieux und Capgras 1909) wurden auch isolierte hypochondrische Wahnformen im engeren Sinn beschrieben, bei denen die Patienten an einer unheilbaren oder tödlichen körperlichen Erkrankung zu leiden glauben (Hansen 1967; Scarone, Gambini 1991). Allerdings legen diese auf das Körperinnere und nicht eigenbezüglich auf die Umgebung des Patienten gerichteten Befürchtungen eher eine depressive Grunderkrankung nahe (Fuchs 1992). Die diagnostische Zuordnung dieses Wahntyps fällt daher häufig nicht leicht, besonders wenn hypochondrische Überzeugungen von wahnhaftem Charakter über affektive Episoden hinaus persistieren.

Die hypochondrischen Psychosen sind gekennzeichnet durch chronische, oft langjährige Verläufe. Primärpersönlich finden sich bei den Patienten häufig paranoide oder anankastische Züge, ebenso bereits prämorbide Somatisierungstendenzen, die im Alter gehäuft in eine hypochondrische Wahnthematik münden (Munro 1988, Musalek et al. 1989). Die Patienten suchen dann zahlreiche Ärzte auf, um sich diversen Untersuchungen und Behandlungen zu unterziehen, lehnen aber psychiatrische Kontakte grundsätzlich ab. Dabei gestalten sich die Arzt-Patienten-Beziehungen zunehmend problematisch; mißtrauische Feindseligkeit kann sich ebenso entwickeln wie sekundäre depressive Verstimmungen, die mit einem ernstzunehmenden Suizidrisiko verbunden sind (Opjordsmoen, Retterstoel 1987).

Zur Therapie wird am Ende des Abschnitts zusammenfassend Stellung genommen.

Cotard-Syndrom (nihilistischer Wahn)

Der nihilistische Wahn wurde zwar von Cotard (1882) als eigene Krankheitsentität konzipiert, im Gegensatz zu den anderen Wahnformen dieses Abschnitts tritt er jedoch nicht als isolierte Störung auf, sondern im Rahmen vor allem einer endogenen Depression, als organisches Wahnsyndrom bei Demenz und Parietallappenläsionen, oder aber selten bei Schizophrenien (Enoch, Trethowan 1991). Luque und Berrios (1994) konnten anhand einer Analyse von 100 Fällen zeigen, daß das vollständige Cotard-Syndrom bevorzugt im Alter über 65 Jahren beobachtet wird. In 89% der Fälle ging die Erkrankung mit depressiver Symptomatik einher, was nach Ansicht der Autoren eine Zugehörigkeit zur agitierten Altersdepression nahelegt.

Die Patienten verneinen in unterschiedlichem Maß ihre persönliche Wirklichkeit: sie haben keinen Körper, keine Organe mehr, sie sind gestorben oder verfault und müssen begraben werden; oder sie leben nicht mehr und können doch nicht sterben, sind somit zur Unsterblichkeit einer Nicht-Existenz verdammt. Die Menschen und Dinge ihrer Umgebung sind hohl und unwirklich, die ganze Welt ist leer oder existiert nicht mehr. Die phantastischen Wahninhalte stehen dem Größenwahn nahe und gehen nicht selten in ihn über (Enoch, Trethowan 1991): dann berichten die Patienten von einer massiven Vergrößerung und Entgrenzung ihres Körpers, der den Himmel erreiche, sich auf das Universum ausdehne. Analgesie, akustische und visuelle Halluzinationen, Mutismus und Suizidimpulse sind akzessorische Symptome.

Dem Cotard-Syndrom liegt am ehesten ein wahnhaft verarbeitetes Depersonalisations- bzw. Derealisationserleben zugrunde, entweder im Rahmen der depressiven oder einer organischen Erkrankung, insbesondere einer Parietallappenläsion mit konsekutiver Störung des Körperschemas. Die Ich-Zugehörigkeit bzw. Lebendigkeit des Leiberlebens geht verloren, und die Grenzen zwischen "Innen" und "Außen" lösen sich auf.

Mit der zugrundeliegenden Derealisation erklärt sich auch die nicht seltene Kombination des nihilistischen Wahns mit dem **Capgras-Syndrom**, bei dem nahestehende Personen durch Schauspieler ersetzt zu sein scheinen: Aus dem Vertrautheitsverlust der Realität resultieren Fehlidentifikationen, die wahnhaft interpretiert werden (Enoch, Trethowan 1991; Young et al. 1994).

Aufgrund der häufigen Assoziation mit einer depressiven Erkrankung ist die Behandlung mit Antidepressiva in Kombination mit hochpotenten Neuroleptika, bei Nichtansprechen frühzeitige Elektrokonvulsionstherapie in jedem Fall aussichtsreich. Auch bei klinischer Besserung persistiert allerdings nicht selten ein Wahn mit geringer Dynamik und "doppelter Buchführung", der die Diagnose untergelagerter depressiver Phasen erschweren kann. Fortgesetzte antidepressive Medikation in Verbindung mit einer stützenden Psychotherapie kann zu einer allmählichen "Einklammerung" des Wahns führen, der dann die Alltagsbewältigung nicht mehr beeinträchtigt.

Eifersuchtswahn (Othello-Syndrom)

Der Eifersuchtswahn, die wahnhafte Überzeugung von der sexuellen Untreue des Ehepartners, tritt in etwa gleicher Häufigkeit im Rahmen von organischen Psychosen (Demenz, Epilepsie, Intoxikationen), paranoiden Störungen und Alkoholpsychosen auf; Männer sind häufiger betroffen, mit einem Gipfel im höheren Lebensalter (Musalek et al. 1989). Neben organischen können psychodynamische Faktoren die Entstehung dieser Wahnform im höheren Lebensalter erklären: Scham und Versagenserleben aufgrund sexueller Funktionsstörungen, seien sie alters- oder alkoholbedingt, aber auch allgemeine Insuffizienzgefühle infolge nachlassender Vitalität und Attraktivität werden bei entsprechender Persönlichkeitsdisposition projektiv abgewehrt; die im Alter zunehmende Fixierung auf den Lebenspartner und die Häufung von Konflikten im täglichen Zusammenleben begünstigen eine solche Entwicklung (Soyka 1992). Die Wahndynamik insbesondere bei den rein paranoiden Erkrankungsformen kann dramatische Ausmaße annehmen; gerade beim Eifersuchtswahn darf die Gefahr gewaltsamer Eskalationen bis hin zur Ermordung des Partners oder zum erweiterten Suizid nicht unterschätzt werden (Enoch, Trethowan 1991) – auch die klassischen Darstellungen krankhafter Eifersucht in Shakespeares "Othello" und Tolstojs "Kreuzersonate" führen zu diesem

Ende. Daher wird die Einbeziehung des meist massiv belasteten Ehepartners, unter Umständen aber auch die zeitweise oder dauernde Trennung vom Erkrankten, ein notwendiger Bestandteil der Behandlung sein, auch wenn sich die ohnehin nicht günstige Prognose im letzteren Fall sicher verschlechtert.

Liebeswahn (Clérambault-Syndrom)

Kretschmer (1918) beschrieb erstmals den "erotischen Beziehungswahn alter Mädchen", der nach einer späteren klinischen Darstellung de Clérambaults auch den Namen "Clérambault-Syndrom" erhielt. In der Mehrzahl handelt es sich um symptomatische Wahnbildungen im Rahmen schizophrener oder affektiver (häufig maniformer) Störungen, seltener um isolierten Wahn. Die Patienten, überwiegend Frauen, glauben, von einer meist höherstehenden, öffentlich bekannten oder angesehenen Person geliebt zu werden, die ihre Leidenschaft aber nur durch geheime Signale und Botschaften zu erkennen gebe. Sie belästigen ihre Opfer durch zahllose Briefe, Telefonanrufe, Bitten und Drohungen oder Szenen in der Öffentlichkeit. Mitunter führen juristische Maßnahmen der von den Patienten mit Zudringlichkeiten verfolgten Personen zu Zwangseinweisungen. Die Erkrankung beginnt in der Regel im 4. bis 6. Lebensjahrzehnt, vereinzelt aber auch im höheren Lebensalter (Chiu 1994). Betroffen sind vor allem sozial isolierte Personen mit paranoiden oder selbstunsicheren Persönlichkeitszügen. Der Wahn persistiert oft über Jahre, Neuroleptika können meist nur eine Milderung der Wahndynamik bewirken (Rudden et al. 1990).

Induzierter Wahn (folie à deux)

Lasègue und Falret (1877) beschrieben erstmals die **folie à deux**, bei welcher der gleiche Wahninhalt – meist ein hypochondrischer oder Verfolgungswahn – von zwei oder mehreren Personen geteilt wird. Betroffen sind vor allem nahe Verwandte (besonders Schwestern), die seit langem in enger und nach außen hin isolierter Gemeinschaft miteinander leben. In der Regel entwickelt sich der Wahn bei der dominierenden der beiden Personen im Rahmen einer schizophrenen, affektiven, dementiellen oder wahnhaften Störung; der meist dependente, suggestible oder selbst psychisch kranke Partner übernimmt im Laufe der Zeit die Wahnüberzeugungen (Enoch, Trethowan 1991).

Der induzierte Wahn im Alter ist beim "Empfänger" in bis zu einem Drittel der Fälle mit hirnorganischen Störungen assoziiert, die eine interpersonelle Abhängigkeit und verringerte Kritikfähigkeit zur Folge haben können (McNeil et al. 1972). Bei der Mehrzahl der Betroffenen liegt hingegen eine Persönlichkeitsstörung mit dependenten, histrionischen oder depressiven Zügen, oder aber eine eigenständige paranoide Erkrankungsdisposition vor.

Die Behandlung erfordert meist die Separierung der beiden Beteiligten; während der dominante Partner einer neuroleptischen Therapie bedarf, genügt beim abhängigen mitunter bereits die vorübergehende Trennung, um die wahnhaft geteilten Überzeugungen rasch abklingen zu lassen. Andernfalls wird das Vorliegen einer eigenständigen Psychose auch des zweiten Partners wahrscheinlich.

Organisch bedingte Wahnsyndrome

Unter diese Kategorie (F 06.2 nach ICD-10) fallen Wahnstörungen, die in nachweisbarem zeitlichen und ätiologischen Zusammenhang mit bestimmten zerebralen oder systemischen körperlichen Erkrankungen auftreten, jedoch nicht im Rahmen eines dementiellen oder deliranten Syndroms. Inhaltlich handelt es sich zumeist um Verfolgungs- oder Größenwahnideen; doch können auch alle hier beschriebenen Sonderformen organisch verursacht sein. In den wenigen bislang vorliegenden Studien zeigte sich die organische Wahnstörung als eine Diagnose des höheren Lebensalters, mit einem durchschnittlichen Manifestationsalter jenseits des 60. Lebensjahrs (Cornelius et al. 1991, Cummings 1985).

Als Grunderkrankungen kommen vorwiegend toxisch-metabolische Prozesse und Störungen des limbischen Systems sowie der Basalganglien in Frage – im einzelnen etwa Chorea Huntington, Morbus Wilson, Morbus Parkinson und idiopathische Basalganglienkalzifizierung (Cummings 1985). Auch Temporallappenläsionen infolge Trauma, Tumor oder Infarkt sind häufig mit anhaltenden Wahnstörungen assoziiert, und zwar häufiger bei links- als bei rechtsseitiger Lokalisation. Rechtsseitige parieto-temporale Läsionen führen hingegen eher zu kurzdauernden halluzinatorisch-wahnhaften Episoden (Cummings 1985). Entsprechend der Lokalisation ist die Kombination organischer Wahnpsychosen mit fokalen oder generalisierten Anfällen häufig anzutreffen, nach einer Untersuchung von Feinstein und Ron (1990) in bis zur Hälfte der Fälle. Verglichen mit Schizophrenen weisen Patienten mit organischen Wahnstörungen ferner vermehrt kognitive Beeinträchtigungen, sensorische Störungen und gustatorische oder taktile Halluzinationen auf (Cornelius et al. 1991). – Therapeutisch ist neben der Behandlung der Grunderkrankung der Einsatz neuroleptischer Medikation auch bei den organischen Wahnstörungen aussichtsreich.

Wahnsyndrome bei sensorischer Beeinträchtigung

Kraepelin beschrieb 1915 den "Verfolgungswahn der Schwerhörigen" als eine psychogene Wahnform, die meist bei älteren Frauen nach langjährigem Hörverlust auftrete und vor allem aus der "Unterbindung der wichtigsten seelischen Beziehungen zur Außenwelt" resultiere. Seit Kraepelins Darstellung ist der Zusammenhang von Sinnesstörungen und paranoiden Alterspsychosen wiederholt bestätigt worden: mit einem Anteil von 30–50% lag die Prävalenz von Hörverlusten bei diesen Erkrankungen deutlich höher als bei Vergleichsgruppen (Cooper et al. 1974, Fuchs 1993). Nach meist jahrelang bestehender Schwerhörigkeit kommt es aufgrund von Insuffizienzerleben, Verständnisstörungen und sozialer Isolation zu Mißtrauen, illusionären Verkennungen und eigenbezüglichen Fehlinterpretationen, die schleichend in Wahn übergehen. Visusstörungen können als erschwerender Faktor hinzutreten, eine eigenständige Rolle für die Wahngenese ist jedoch bislang nicht gesichert.

Parallelen bestehen etwa zum Verfolgungswahn in sprachfremder Umgebung und zu Wahnentwicklungen bei sensorischen Aphasikern, die gleichfalls auf Kommunikationsstörungen beruhen (Fuchs 1993). Sind keine anderen organischen Ursachen für die Wahngenese zu finden, so sind die Wahnsyndrome bei Schwerhörigkeit unter den Wahnhaften Störungen (Paranoia) zu subsumieren.

Allgemeines zur Therapie der Wahnstörungen

Neuroleptika sind die Mittel der Wahl. Pimozid erwies sich in einigen Studien als besonders wirksam in der Behandlung monosymptomatischer Wahnpsychosen (Munro 1984, 1988); aufgrund geringer Fallzahlen und mangelnder Vergleichsuntersuchungen ist die Überlegenheit gegenüber anderen Neuroleptika jedoch nicht gesichert. Auch treten in therapeutischen Dosierungen mitunter kardiotoxische Effekte auf, die die Indikation für ältere Patienten limitieren können. Auch bei Wirksamkeit der neuroleptischen Therapie wird eine Krankheitseinsicht nur in wenigen Fällen erreichbar sein. Die Mehrzahl der Patienten benötigt eine Erhaltungsdosis auf Dauer (Munro 1988). Daher ist eine konstante ärztliche Betreuung in Verbindung mit supportiver Psychotherapie am ehesten anzustreben, wenn auch aufgrund des Mißtrauens und der fehlenden Krankheitseinsicht der Patienten häufig nicht zu verwirklichen.

Besondere Halluzinosen

Das Auftreten halluzinatorischer Syndrome im höheren Lebensalter legt grundsätzlich eine organische Genese im Rahmen von Delir, Demenz oder sonstigen organischen Störungen (entsprechend F 06.0 nach ICD-10) nahe. Dennoch finden sich auch im Alter Halluzinoseformen, die nicht notwendig an eine ZNS-Störung geknüpft sind; zu ihnen gehören die Taktile Halluzinose, die Halluzinationen bei Visusverlust und bei Schwerhörigkeit.

Taktile Halluzinose (Dermatozoenwahn)

Seit Ekboms (1938) Veröffentlichung über den "präsenilen Dermatozoenwahn" (Ekbom-Syndrom) blieb seine nosologische Einordnung als affektive, organische oder paranoide Störung ebenso umstritten wie die Frage, ob es sich dabei um eine primäre Wahnerkrankung oder um eine Halluzinose mit sekundärer Wahnbildung handele (Berrios 1982). Nach der ICD-10 erfolgt nun die Klassifizierung unter den "organischen Halluzinosen" (F 06.0), obgleich sich organische Läsionen keineswegs in jedem Fall nachweisen lassen.

Die Erkrankung betrifft Frauen etwa 2- bis 4mal häufiger als Männer, in etwa der Hälfte der Fälle liegt der Beginn über dem 60. Lebensjahr (Marneros et al. 1988, Morris 1991).

Die Patienten empfinden juckende oder kribbelnde Sensationen auf bzw. unter der Haut, die sie auf den Befall durch Parasiten, Insekten oder Würmer zurückführen. Sie unterziehen sich ausgedehnten Reinigungsritualen, führen Entwesungskuren durch und suchen häufig dermatologische Kliniken oder Gesundheitsämter auf, um in Schachteln mitgeführte Hautbestandteile oder vermeintliche Parasiten untersuchen zu lassen. Eine psychiatrische Behandlung wird in aller Regel mit Entrüstung abgewiesen. Die taktile Halluzinose ist ungewöhnlich häufig mit einem induzierten Wahn (**folie à deux**) assoziiert, nach einigen Untersuchungen in einem Fünftel bis zu einem Drittel der Fälle (Reilly 1988).

Ätiologisch kommt neben schizophrenen und depressiven Grundkrankheiten häufiger als bei den anderen oben behandelten Wahnformen eine organische ZNS-Erkrankung in Betracht – so ordneten Maneros et al. (1988) 70% von 20 Patienten den organischen Wahnstörungen zu. Demenz, langjähriger Alkoholmißbrauch, Hirntumor oder -infarkt, Kokain- oder Amphetamin-Psychosen wurden als Ursachen gefunden. Als Auslöser der Mißempfindungen finden sich andererseits nicht selten primäre Hautkrankheiten, ferner körperliche Erkrankungen wie B_{12}-Hypovitaminosen, Lymphome, endokrine und metabolische Störungen etwa infolge von Nierenversagen, Hypothyreose oder Diabetes mellitus, die mit Pruritus oder Parästhesien einhergehen können. Dennoch findet sich eine größere Gruppe von Patienten ohne körperliche oder psychische Grunderkrankung mit vorwiegend zwanghafter oder paranoider Primärpersönlichkeit, die am ehesten den monosymptomatischen hypochondrischen Psychosen (s. o.) zuzuordnen sind.

Die Therapie richtet sich nach der Grundkrankheit. Die Prognose ist generell etwas günstiger als bei anderen Wahnstörungen im Alter; bei der isolierten taktilen Halluzinose erwiesen sich sowohl Pimozid als auch andere hochpotente Neuroleptika wie Flupentixol und Fluphenazin in mehreren Studien (mit allerdings geringen Fallzahlen) als wirksame Behandlung (Morris 1991, Reilly 1988). Wegen der mangelnden Kooperation der Patienten könnten interdisziplinäre Therapieansätze mit dermatologisch-psychiatrischen Spezialambulanzen zu einer Verbesserung der Behandlungsmöglichkeiten führen.

Charles Bonnet-Syndrom

Als Charles Bonnet-Syndrom werden in der Literatur komplexe, lebhafte visuelle Halluzinationen bezeichnet, die bei sonst psychisch gesunden älteren Personen mit reduziertem Visus auftreten. Der Genfer Naturforscher Charles Bonnet beschrieb diese Phänomene erstmals bei seinem Großvater und erlebte sie selbst im höheren Alter (Bonnet 1760). Die Patienten sehen bei normalem Wachbewußtsein ständig oder wiederkehrend Szenerien von menschlichen Gestalten, häufig Kinder oder Zwerge, Tiere, Pflanzen oder Landschaften von meist angenehmem, zumindest aber neutralem Charakter. Das Realitätsurteil ist erhalten, d.h. es handelt sich um Pseudohalluzinationen. Meist tritt die Halluzinose erst bei ausgeprägtem und doppelseitigem Visusverlust auf; die Inzidenz nimmt mit steigendem Alter zu, was auf die Häufung von senilen Katarakten zurückzuführen sein dürfte (Teunisse et al. 1995).

Visuelle Halluzinationen, die sich phänomenologisch nicht voneinander abgrenzen lassen, können bei verschiedensten lokalen oder generalisierten ZNS-Störungen auftreten, insbesondere bei Läsionen der Sehbahn und -rinde. Nachdem das Eponym "Charles Bonnet-Syndrom" unterschiedliche Definitionen und Ausweitungen erfahren hatte, besteht inzwischen weitgehend Einigkeit darüber, das Syndrom auf visuelle Halluzinosen ohne gleichzeitige delirante, dementielle, psychotische, affektive oder neurologische Erkrankung mit Läsion der Sehbahnen zu begrenzen (Fuchs, Lauter 1992; Podoll 1989).

Reihenuntersuchungen zur Häufigkeit des Syndroms ergaben eine nur geringe Inzidenz in gerontopsychiatrischen Einrichtungen (Berrios, Brook 1984), jedoch einen Anteil von 10–15% bei älteren Patienten einer Augenklinik (Olbrich 1987, Teunisse et al. 1995). Es ist daher anzunehmen, daß die Erkrankung deutlich häufiger ist als ihr Bekanntheitsgrad erwarten ließe; aus Furcht vor einer Stigmatisierung behalten die Patienten ihre Erlebnisse jedoch meist für sich.

Für die Pathogenese der Erkrankung wird in der Regel die Reduktion der visuellen Afferenzen und die daraus resultierende Disinhibition gespeicherter Gedächtnisbilder verantwortlich gemacht – in Analogie zu den Ergebnissen der sensorischen Deprivationsforschung. Allerdings kann die Visusminderung nicht die einzige Ursache des Charles Bonnet-Syndroms sein, da es sonst ungleich häufiger auftreten müßte. Deshalb werden zusätzlich altersbedingte zerebrale Funktionsstörungen mit temporär reduzierter Vigilanz postuliert, deren genauere Erforschung nicht zuletzt aufgrund unterschiedlicher Definitionen und Einschlußkriterien für das Syndrom bislang noch aussteht. Schließlich scheint das Syndrom auch mit sozialer Isolation und Verwitwung assoziiert zu sein (Holroyd et al. 1992).

Eine wirksame Pharmakotherapie der Halluzinationen ist nicht bekannt; Neuroleptika und Benzodiazepine blieben ohne dauerhaften Erfolg. Nur in einzelnen Fällen ließ sich mit Carbamazepin eine Linderung erreichen (Hosty 1990). Hingegen wurden die Sinnestäuschungen in sechs von sieben berichteten Fällen durch eine erfolgreiche Kataraktoperation behoben, was die pathogenetische Rolle der sensorischen Deprivation unterstützt (Fuchs, Lauter 1992). Daher kann auch sensorische und soziale Stimulation, d. h. veränderte Umgebung und vermehrte Kontakte eine positive Wirkung ausüben (Podoll et al. 1989, Hosty 1990).

Musikalische Halluzinose

Das akustische Pendant zum Charles Bonnet-Syndrom stellen die musikalischen Pseudohalluzinationen bei Schwerhörigkeit dar. Patienten mit meist jahrelang vorbestehender Presbyakusis berichten dabei vom fortgesetzten Hören instrumentaler oder vokaler Musik, die sie so deutlich wahrnehmen, daß sie zunächst eine reale Schallquelle vermuten. Auch hier kommt es jedoch bald zu einem korrekten Realitätsurteil. Die Halluzinationen entwickeln sich nicht selten allmählich aus einem Tinnitus heraus, treten aber auch plötzlich auf. Meist handelt es sich um vertraute Kinder- oder Volksliedmelodien, die sich bald in stereotyper Form wiederholen, so daß sie zunehmend als lästig und quälend empfunden werden. Zusätzliche verbale Halluzinationen sind selten (Berrios 1991), können dann allerdings auch als paranoid-halluzinatorische Psychose fehlinterpretiert werden.

Musikalische Halluzinationen werden ebenso wie die visuellen bei verschiedenen ZNS-Erkrankungen beobachtet, insbesondere bei Läsionen des rechten Temporallappens, bei Temporallappen-Epilepsien oder vaskulär bedingten Demenzen (Berrios 1991). Ferner treten sie auch in Verbindung mit depressiven Episoden auf, wobei allerdings ein toxischer Einfluß der antidepressiven Medikation nicht ausgeschlossen werden kann (Aizenberg et al. 1986). Pathogenetisch sind diese symptomatischen Trugwahrnehmungen von der reinen Musikhalluzinose bei Hypakusis abzugrenzen.

Bei depressiver oder epileptischer Grunderkrankung ist die entsprechende Therapie auch symptomatisch wirksam. Bei der isolierten Musikhalluzinose hingegen wurden Antikonvulsiva ebenso wie Neuroleptika meist ohne Erfolg angewandt. In Analogie zur Kataraktoperation beim Charles Bonnet-Syndrom ist am ehesten von einer operativen Wiederherstellung der Hörfähigkeit, wie sie bei Otosklerose möglich ist, ein Erfolg zu erwarten (Klostermann et al. 1992). Bei der Presbyakusis konnte in Einzelfällen die Benutzung eines Hörgerätes die Halluzinationen zum Verschwinden bringen oder wenigstens ihre Lautstärke vermindern (Fenton, McRae 1989).

Literatur

Aizenberg D, Schwartz B, Modai I (1986): Musical hallucinations, acquired deafness, and depression. J Nerv Ment Dis 174: 309–311

Beck J, Harris MJ (1994): Visual hallucinosis in non-delusional elderly. Int J Geriat Psychiat 9: 531–536

Berrios GE (1982): Tactile hallucinations: conceptual and historical aspects. J Neurol Neurosurg Psychiat 45: 285–293

Berrios GE, Brook P (1984): Visual hallucinations and sensory delusions in the elderly. Brit J Psychiat 144: 662–664

Berrios GE (1991): Musical hallucinations: a statistical analysis of 46 cases. Psychopathology 24: 356–360

Bonnet C (1760): Essai analytique sur les facultés de l'âme. Philbert, Kopenhagen–Genf

Chiu HFK (1994): Erotomania in the elderly. Int J Geriat Psychiat 9: 673–674

Cooper AF, Kay DWK, Curry AR et al. (1974): Hearing loss in paranoid and affective psychoses of the elderly. Lancet II: 851–854

Cornelius JR, Nancy LD, Fabrega H et al. (1991): Characterizing organic delusional syndrome. Arch Gen Psychiat 48: 749–753

Cotard J (1882): Du délire des négations. Arch Neurol (Paris) 4: 152–170, 282–296

Cummings JL (1985): Organic delusions: phenomenology, anatomical correlations, and review. Brit J Psychiat 146: 184–197

Ekbom KA (1938): Der präsenile Dermatozoenwahn. Acta Psychiat Neurol Scand 13: 227–259

Enoch MD, Trethowan WH (1991): Uncommon Psychiatric Syndromes. John Wright, Bristol

Feinstein A, Ron MA (1990): Psychosis associated with demonstrable brain disease. Psychol Med 20: 793–803

Fenton GW, McRae DA (1989): Musical hallucinations in a deaf elderly woman. Brit J Psychiat 155: 401–403

Fuchs T (1992): Der hypochondrische Wahn. Z klin Psychol Psychopath Psychother 40: 396–410

Fuchs T, Lauter H (1992): Charles Bonnet syndrome and musical hallucinations in the elderly. In: Katona C, Levy R (Hrsg.): Delusions and Hallucinations in Old Age, pp 178–198. Gaskell, London

Fuchs T (1993): Wahnsyndrome bei sensorischer Beeinträchtigung – Überblick und Modellvorstellungen. Fortschr Neurol Psychiat 61: 257–266

Gold K, Rabins PV (1989): Isolated visual hallucinations and the Charles Bonnet syndrome. A review of the literature and presentation of six cases. Comprehens Psychiat 30: 90–98

Hansen EB (1967): Die hypochondrische Paranoia. Acta Psychiat Scand 203 (suppl): 33–37

Holroyd S, Rabins PV, Finkelstein D et al. (1992): Visual hallucinations in patients with macular degeneration. Amer J Psychiat 149: 1701–1706

Hosty G (1990): Charles Bonnet syndrome: a description of two cases. Acta Psychiat Scand 82: 316–317

Howard R, Levy R (1994): Charles Bonnet syndrome plus: complex visual hallucinations of Charles Bonnet syndrome type in late paraphrenia. Int J Geriat Psychiat 9: 399–404

Kelly C (1992): Status and investigation of body image delusions. In: Katona C, Levy R (Hrsg.): Delusions and Hallucinations in Old Age, pp 115–135. Gaskell, London

Klostermann W, Vieregge P, Kömpf D (1992): Musik-Pseudohalluzinose bei erworbener Schwerhörigkeit. Fortschr Neurol Psychiat 60: 262–273

Kraepelin E (1915): Der Verfolgungswahn der Schwerhörigen. In: Ders.: Psychiatrie (8. Aufl.), S 1441–1448. J. Ambrosius Barth, Leipzig

Kretschmer E (1918): Der sensitive Beziehungswahn. Springer, Berlin

Lasègue C, Falret J (1877): La folie à deux. Ann méd-psychol 18: 321

Luque R, Berrios GE (1994): Cotard's syndrome in the elderly: historical and clinical aspects. Int J Geriat Psychiat 9: 957–964

Marneros A, Deister A, Rohde A (1988): Delusional parasitosis. A comparative study of late-onset schizophrenia and organic mental disorders due to cerebral arteriosclerosis. Psychopathology 21: 267–274

McNeil JN, Verwoerdt A, Peak D (1972): Folie à deux in the aged: Review and case report of role reversal. J Amer Geriat Soc 20: 316–323

Morris M (1991): Delusional infestation. Brit J Psychiat 159 (suppl): 83–87

Munro A (1984): Excellent response of pathologic jealousy to pimozide. Canad Med Ass J 131: 852–853

Munro A (1988): Monosymptomatic hypochondriacal psychosis. Brit J Psychiat 153 (suppl 2): 37–40

Musalek M, Berner P, Katschnig H (1989): Delusional theme, sex and age. Psychopathology 22: 260–267

Olbrich HM (1987): Optische Halluzinationen bei älteren Menschen mit Erkrankungen des Auges (Charles Bonnet-Syndrom). In: Olbricht HM (Hrsg): Halluzination und Wahn, S 33–41. Springer, Berlin–Heidelberg–New York

Opjordsmoen S, Retterstoel N (1987): Hypochondriacal delusions in paranoid psychoses. Course and outcome compared with other types of delusions. Psychopathology 20: 272–284

Podoll K, Osterheider M, Noth J (1989): Das Charles Bonnet-Syndrom. Fortschr Neurol Psychiat 57: 43–60

Reilly TM (1988): Delusional infestation. Brit J Psychiat 153: 44–46

Rudden M, Sweeney J, Frances A (1990): Diagnosis and clinical outcome of erotomanic and other delusional patients. Amer J Psychiat 147: 625–628

Scarone S, Gambini O (1991): Delusional hypochondriasis: Nosographic evaluation, clinical course and therapeutic outcome of 5 cases. Psychopathology 24: 179–184

Sérieux P, Capgras J (1909): Les folies raisonnantes. Paris

Soyka M (1992): Delusional jealousy in psychiatric disorders of later life. Int J Geriat Psychiat 7: 539–542

Teunisse RJ, Cruysberg JRM, Verbeek K et al. (1995): The Charles Bonnet syndrome: a large prospective study in the Netherlands. Brit J Psychiat 166: 254–257

Young AW, Leafhead KM, Szulecka TK (1994): The Capgras and Cotard Delusions. Psychopathology 27: 226–231

7 Affektive Erkrankungen und Suizidalität

7.1 Manie

R. Jacoby (Oxford)

Definition und Diagnosekriterien

Nach ICD-10 werden die Hypomanie und die Manie im Abschnitt manische Episoden abgehandelt (F 30), die bipolaren affektiven Störungen in einem eigenen Abschnitt (F 31), die Zyklothymia bei den anhaltenden affektiven Störungen (F 34) getrennt von den gemischten affektiven Psychosen (F 38). Nur ein kleiner Teil der Patienten mit affektiven Psychosen entwickelt ausschließlich eine manische Episode und ist damit diagnostisch unter F 30 einzuordnen. Wegen der Ähnlichkeiten von Familienanamnese, prämorbider Persönlichkeit, Krankheitsbeginn und langfristiger Prognose, sollen nach ICD-10 auch Patienten mit rezidivierenden manischen Episoden den bipolaren affektiven Psychosen zugerechnet werden. Die notwendigen Kriterien, die sonst zur Diagnose einer bipolaren affektiven Psychose erfüllt sein müssen, werden im ICD-10 in den Abschnitten manische bzw. depressive Episoden beschrieben (**Tab. 7.1.1**). Ausführungen zu den depressiven Episoden finden sich im nächsten Kapitel.

Die Hauptsymptome der Hypomanie (F 30.0) nach ICD-10 sind eine über mehrere Tage gehobene Stimmung, eine Zunahme des allgemeinen und des sexuellen Antriebs, gesteigerte Geselligkeit, Gesprächigkeit und Vertraulichkeit, aber auch Reizbarkeit. Vermindert sind Schlaf, Aufmerksamkeit und Kon-

Tab. 7.1.1 Einteilung der affektiven Störungen mit manischer Symptomatik nach ICD-10

F 30	Manische Episode	
F 30.0	Hypomanie	
F 30.1	Manie ohne psychotische Symptome	= F 30.0, mit gestörter Funktionsfähigkeit
F 30.2	Manie mit psychotischen Symptomen	= F 30.1, mit Wahngedanken und Halluzinationen
F 31	Bipolare affektive Störung	
F 31.0	gegenwärtig hypomanische Episode	= F 30.0 mit mindestens einer früheren affektiven Episode
F 31.1	gegenwärtig manische Episode ohne psychotische Symptome	= F 30.1 mit mindestens einer früheren Episode affektiver Störungen
F 31.2	gegenwärtig manische Episode mit psychotischen Symptomen	= F 30.2 mit mindestens einer früheren Episode
F 31.6	gegenwärtig gemischte Episode	= F 31.0, mit depressiven Beimischungen F 31.1, oder F 31.2,
F 34	Anhaltende affektive Störungen	
F 34.0	Zyklothymia	anhaltende Stimmungsinstabilität mit zahlreichen Episoden leichter Depression und leicht gehobener Stimmung
F 38	Andere affektive Störungen	
F 38.00	gemischte affektive Episode	= F 31.6 ohne frühere Episode

zentrationsfähigkeit. Bei der Manie (F 30.1) ohne psychotische Symptome liegen die gleichen Merkmale vor. Gesprächigkeit weicht jedoch einem gesteigerten Rededrang. Größenideen treten auf, soziale Hemmungen werden fallengelassen. Der entscheidende Unterschied zwischen Hypomanie und Manie ist die Unterbrechung der beruflichen und sozialen Funktionsfähigkeit. Wahngedanken und Halluzinationen charakterisieren die Manie mit psychotischen Symptomen (F 30.2), letztlich entspricht sie jedoch im allgemeinen einer schwereren Form der Manie (**Tab. 7.1.1**).

Epidemiologie

Daten über die **Prävalenz** manischer Störungen im Alter basieren in erster Linie auf Untersuchungen von Inanspruchnahmepopulationen aus Krankenhäusern und Ambulanzen. Gezielte Untersuchungen an repräsentativen Bevölkerungsstichproben gibt es nicht. Fogarty et al. (1994) fanden in einer Feldstudie, daß 95% aller Patienten mit bipolaren Störungen ihre erste manische Episode bis zum 26. Lebensjahr entwickelten. Es gab keinen einzigen Fall, der nach dem 64. Lebensjahr begonnen hatte. Bis zu 10% aller alten Patienten, die zur Behandlung affektiver Störungen zugewiesen werden, leiden unter einer (Hypo-)Manie (Yassa et al. 1988; Young, Klerman 1992). Dies entspricht etwa 5% aller psychiatrischen Aufnahmen im Alter von über 65 (Glasser, Rabins 1984; Yassa et al. 1988).

Die **Inzidenz** wird meist anhand von Erstaufnahmedaten oder von anamnestischen Angaben geschätzt. In zwei Studien aus Großbritannien wurde nachgewiesen, daß die Erstaufnahmeraten wegen manischer Störungen mit höherem Alter ansteigen (Eagles, Whalley 1985; Spicer et al. 1973). Dies steht im Gegensatz zu US-amerikanischen Studien, in denen eine steile Abnahme der Inzidenzraten mit zunehmendem Alter festgestellt wurde. Untersuchungen an allen Altersgruppen zeigen im allgemeinen, daß die Mehrzahl der Patienten vor dem 35. Lebensjahr eine erste manische Episode entwickelt (Loranger, Levine 1978; Wertham 1929; Winokur et al. 1969). Derartige Studien verschleiern meist kleine Zuwächse im höheren Alter (Angst 1978, Zis et al. 1979). Untersuchungen, die gezielt auf alte Patienten gerichtet waren, ergaben, daß die meisten Patienten mit einer hypomanen Episode im Alter früher schon einmal eine depressive, seltener eine hypomane Episode hatten. Es gibt jedoch eine nennenswerte Minderheit von Patienten, die eine allererste (hypo-)mane Episode nach dem 60., 70. oder sogar 80. Lebensjahr erleben (Glasser, Rabins 1984; Shulman, Post 1980; Young, Klerman 1992). In einer prospektiven Untersuchung fanden Broadhead und Jacoby (1990) eine bimodale Verteilung der ersten manischen Episoden mit einem ersten Gipfel bei 37 Jahren und einem zweitem bei 73 Jahren.

Genetik

Bei Verwandten ersten Grades wird häufiger eine bipolare affektive Störung nachgewiesen, wenn die Erkrankung des Indexpatienten vor dem 65. Lebensjahr beginnt (Baron et al. 1981; Stone 1989; Taylor, Abrams 1973). Bei manischen Patienten wurde ein ähnlicher Trend gezeigt. Nur 36% der Maniker mit spätem Beginn, aber 58% der Maniker mit früherem Beginn hatten Verwandte ersten Grades mit einer affektiven Erkrankung (Tohen et al. 1994).

Klinisches Bild

Die Diagnosekriterien der Manie nach ICD-10 und auch nach DSM-IV beruhen vor allem auf der Beobachtung jüngerer Patienten. Es wurde immer wieder behauptet, es gäbe wichtige Unterschiede zwischen der klinischen Symptomatik jüngerer und älterer Patienten mit manischen Episoden (Langley 1975, Post 1965). So seien "depressive Beimischungen im späteren Leben immer augenscheinlicher" (Post 1972). Dies läßt sich nicht zweifelsfrei bestätigen. Mit Ausnahme einer größeren Religiosität und einer allgemein schwereren Ausprägung der manischen Episoden bei jüngeren Patienten waren zwischen einer Gruppe unter 45 und einer über 65 Jahren keine wesentlichen psychopathologischen Unterschiede nachzuweisen. Ältere Patienten zeigten jedoch häufiger eine leichte depressive Nachschwankung nach Abklingen der manischen Episode (Broadhead, Jacoby 1990).

Beziehung zur Depression im Senium

Die Mehrzahl der alten Patienten mit manischen Episoden leidet unter einer bipolaren Erkrankung (Young, Klerman 1992). In der retrospektiven Studie von Snowdon (1991) waren von 75 alten Patienten mit manischen Episoden 88% erstmals vor dem 65. Lebensjahr an einer affektiven Psychose erkrankt. 61% hatten zuerst eine depressive Episode entwickelt. 31% entwickelten ihre erste manische Episode erst im Senium. Diese Zahlen decken sich weitgehend mit den Ergebnissen unserer prospektiven Untersuchung, in der bei vier von 35 Patienten manische Episoden erstmals nach dem 80. Lebensjahr auftraten (Broadhead, Jacoby 1990). Im Mittel betrug der zeitliche Abstand zwischen der ersten depressiven und der ersten manischen Episode 14 (Snowdon 1991), 15 (Shulman et al. 1992) bzw. 17 Jahre (Broadhead, Jacoby 1990). Etwa ein Drittel der Patienten weist eine Latenz von über 20 Jahren bis zur ersten manischen Episode auf.

Aus diesen Daten läßt sich bereits ableiten, daß eine unipolare Manie im Senium eher die Ausnahme als die Regel darstellt. Nur 12% (Shulman, Tohen 1994) bzw. 14% (Broadhead, Jacoby 1990) der alten Patienten hatten ausschließlich eine oder mehrere manische Episoden.

Shulman et al. (1992) verglichen parallelisierte Gruppen von alten Patienten mit manischen Episoden und unipolarer Depression. Die Maniker waren bei Erstaufnahme jünger, hatten 4,5mal häufiger neurologische Störungen (vor allem vaskuläre in Hirnveränderungen und Alkoholfolgekrankheiten) und eine um 28% niedrigere Chance, nach der Indexaufnahme noch 10 Jahre zu leben.

Symptomatische maniforme Syndrome

Die sekundäre Manie tritt in enger zeitlicher Beziehung zu einer körperlichen Erkrankung oder medikamentösen Behandlung, ohne daß Hinweise auf eine frühere affektive Erkrankung bestehen (Krauthammer, Klerman 1978). Das gilt für alle Altersgruppen, hat für alte Patienten wegen der Polymorbidität und Polytherapie jedoch vermutlich besondere Bedeutung. Dies ist allerdings bisher nur ansatzweise durch systematische Untersuchungen belegt. Tohen et al. (1994) konnten eine höhere Rate neurologischer Erkrankungen bei spät als bei früh beginnender Manie zeigen. Stone (1989) wies bei drei von 92 und Broadhead, Jacoby (1990) wiesen bei zwei von 35 alten Patienten eine sekundäre Manie nach. In der letztgenannten Studie gab es zwei weitere Patienten mit früheren depressiven Episoden, bei denen vermutlich eine somatische Erkrankung eine manische Episode auslöste. In Abhängigkeit von der individuellen Disposition können nahezu jede körperliche Erkrankung, jeder chirurgische Eingriff mit Narkose sowie zahlreiche Medikamente eine manische Episode herbeiführen.

Behandlung und Prophylaxe

In der Akutphase ist bei den meisten alten Patienten mit einer Manie eine Krankenhausaufnahme unumgänglich. Falls Angehörige die Sicherheit des Patienten und die geregelte Medikamenteneinnahme garantieren, ist im Fall einer Hypomanie eine ambulante Behandlung denkbar.

Ein gestuftes Vorgehen wird in **Tab. 7.1.2** dargestellt. Neuroleptika sind die Basis der pharmakologischen Maniebehandlung. Haloperidol ist im allgemeinen rasch wirksam, wegen der langen Halbwertszeit besteht jedoch ein Akkumulationsrisiko mit der Folge extrapyramidalmotorischer Nebenwirkungen. Aus diesem Grund werden Thioridazin und Promazin mit schwächer antidopaminerger Wirkung gelegentlich vorgezogen. Auch Lithium kann zur Akuttherapie eingesetzt werden, wenngleich die Wirkung etwas langsamer eintritt und obwohl hohes Alter gelegentlich als relative Kontraindikation angesehen wird (Foster et al. 1990). Carbamazepin und Valproat erwiesen sich in den letzten zehn Jahren als effiziente, in allen Altersgruppen anwendbare antimanische Substanzen (Chou 1991; Gerner, Stanton 1992).

Die Elektrokrampftherapie (EKT) kann bei schweren manischen Episoden, vor allem in den seltenen medikamentenrefraktären Fällen, mit Erfolg angewendet werden. Eine Meta-Analyse an 589 manischen Patienten ergab in 80% eine Besserung nach EKT (Mukherjee et al. 1994). Vermutlich handelte es sich dabei zum kleineren Teil um alte Patienten. Es gibt jedoch keinen Grund anzuneh-

Tab. 7.1.2 Richtlinien zur Therapie manischer Erkrankungen bei alten Patienten

Indikation	empfohlene **Tages**dosis (muß aufgeteilt werden)
unkomplizierte Hypomanie	Haloperidol 0,5–5 mg **oder** Thioridazin 30–100 mg
unkomplizierte Manie	Haloperidol 5–20 mg **oder** Thioridazin 50–200 mg
schwer zu kontrollierende Manie	Haloperidol 5–30 mg **mit** Lithiumcarbonat 100–200 mg
	initiale Tagesdosis zum Erreichen eines Serumspiegels von 0,4–0,8 mmol/l
Hypomanie oder Manie bei Kontraindikation gegen Neuroleptika, z. B. allergische Reaktion, malignes Neuroleptika-induziertes Syndrom, Morbus Parkinson, oder Therapieversagen	Carbamazepin 200 mg oder Valproat 200–400 mg initiale Tagesdosis, Dosisanpassung; Kontrolle des Serumspiegels
Schwere Manie ohne Ansprechen auf medikamentöse Behandlungsversuche	EKT

men, daß die EKT im Senium schlechtere Erfolge hat.

Lithium hat sich zur **Prophylaxe** affektiver Erkrankung in allen Altersgruppen bewährt. Da die Ausscheidung in erster Linie über die Niere erfolgt und die Clearance im Alter häufig reduziert ist, sollten kleinere Dosen zur Aufrechterhaltung eines niedrigen Serumspiegels – z. B. 0,4 bis 0,6 Millimol pro Liter – verwendet werden (Hewick et al. 1977). Manche ältere Patienten entwickeln Nebenwirkungen bei noch normalen, hohen Serumkonzentrationen. Für die Zeitdauer der Lithiumeinnahme müssen das klinische Befinden der Patienten, ebenso wie Serumspiegel, Nieren- und Schilddrüsenfunktion kontrolliert werden. Carbamazepin und Valproat können eingesetzt werden, wenn Kontraindikationen gegen Lithium bestehen. Ihre prophylaktische Wirksamkeit ist jedoch noch nicht ausreichend belegt.

Literatur

Angst J (1978): The course of affective disorders. II. Typology of bipolar MD illness. Arch Psychiat Nervenkr 226: 65–73

Baron M, Mendelwicz J, Klotz J (1981): Age of onset and genetic transmission in affective disorders. Acta Psychiat Scand 64: 373–380

Broadhead J, Jacoby RJ (1990): Mania in old age: a first prospective study. Int J Geriat Psychiat 5: 215–222

Chou JCY (1991): Recent advances in the treatment of acute mania. J Clin Psychopharmacol 11: 3–21

Eagles JM, Whalley LJ (1985): Ageing and affective disorders: the age at first onset of affective disorders in Scotland, 1969–1978. Brit J Psychiat 147: 180–187

Fogarty F, Russell JM, Newman SC et al. (1994): Epidemiology of psychiatric disorders in Edmonton: mania. Acta Psychiat Scand (suppl) 376: 16–23

Foster JR, Silver M, Boksay IJE (1990): Lithium in the elderly: a review with special focus on the use of intra-erythrocyte (RBC) levels in detecting serious impending neurotoxicity. Int J Geriat Psychiat 5: 1–7

Gerner RH, Stanton A (1992): Algorithm for patient management of acute manic states: lithium, valproate, or carbamazepine? J Clin Psychopharmacol (suppl) 12: 57–63

Glasser M, Rabins P (1984): Mania in the elderly. Age and Ageing 13: 210–213

Hewick D, Newbury P, Hopwood S et al. (1977): Age as a factor affecting lithium therapy. Brit J Clin Pharmacol 4: 201

Krauthammer C, Klerman GL (1978): Secondary mania. Arch Gen Psychiat 35: 1333–1339

Langley GE (1975): Functional psychoses. In: Howells JG (Hrsg.): Modern Perspectives in the Psychiatry of Old Age, pp 326–355. Brunner-Mazel, New York

Loranger AW, Levine PM (1978): Age at onset of bipolar affective disorders. Arch Gen Psychiat 35: 1345–1348

Mukherjee S, Sackheim HA, Schnur DB (1994): Electroconvulsive therapy of acute manic episodes: a review of 50 years experience. Amer J Psychiat 151: 169–176

Post F (1965): The Clinical Psychiatry of Late Life, pp 77–105. Pergamon Press, Elmsford NY–Oxford

Post F (1972): Spezielle Alterspsychiatrie. In: Kisker KP, Lauter H, Meyer J-E, Müller C, Strömgren

E (Hrsg): Psychiatrie der Gegenwart, Band 2, S 1084–1085. Springer, Berlin–Heidelberg–New York

Shulman K, Post F (1980): Bipolar affective disorder in old age. Brit J Psychiat 136: 26–32

Shulman KI, Tohen M, Satlin A et al. (1992): Mania compared with unipolar depression in old age. Amer J Psychiat 149: 341–345

Shulman KI, Tohen M (1994): Unipolar mania reconsidered: evidence from an elderly cohort. Brit J Psychiat 164: 547–549

Snowdon J (1991): A retrospective case-note study of bipolar disorder in old age. Brit J Psychiat 158: 485–490

Spicer CC, Hare EH, Slater E (1973): Neurotic and psychotic forms of depressive illness: evidence from age-incidence in a national sample. Brit J Psychiat 123: 535–541

Stone K (1989): Mania in the elderly. Brit J Psychiat 155: 220–224

Taylor M, Abrams R (1973): Manic states, a genetic study of early and late onset affective disorders. Arch Gen Psychiat 28: 656–658

Tohen M, Shulman KI, Satlin A (1994): First-episode mania in late life. Amer J Psychiat 151: 130–132

Wertham FL (1929): A group of benign chronic psychoses: prolonged manic excitements. Amer J Psychiat 86: 17–78

Winokur G, Clayton P, Reich T (1969): Manic Depressive Illness. Mosby, St. Louis MO

Yassa R, Nair V, Nastase C et al. (1988): Prevalence of bipolar disorder in a psychogeriatric population. J Affect Disord 14: 197–201

Young RC, Klerman GL (1992): Mania in late life: focus on age at onset. Amer J Psychiat 149: 867–876

Zis AP, Grof P, Goodwin FK (1979): The Natural course of affective disorders: implications for lithium prophylaxis. In: Cooper J (Hrsg.): Lithium: Controversies and Unresolved Issues. Excerpta Medica, Amsterdam

7.2 Depressive Erkrankungen

B. Baldwin (Manchester)

Definition

Der Begriff Depression kann ein Syndrom oder eine Krankheit bezeichnen und wird in diesem Abschnitt meist syndromal verwendet. Im ICD-10 werden leichte (F 32.0), mittelgradige (F 32.1) und schwere depressive Episoden (F 32.2) unterschieden. Die Patienten leiden unter gedrückter Stimmung, einem Verlust von Interesse und Freude sowie einer Verminderung des Antriebs mit erhöhter Ermüdbarkeit und Einschränkung der Aktivitäten. Die Diagnoserichtlinien nach den ICD-10-Forschungskriterien sind in **Tab. 7.2.1** aufgelistet.

Mit einer zusätzlichen Stelle (z. B. F 32.01) kann ein sogenanntes "somatisches" Syndrom diagnostiziert werden (**Tab. 7.2.2**). Diese Kennzeichnung erfolgt fakultativ und erinnert an die Beschreibung der "endogenen Psychosen". Somatische Symptome können Indikatoren für ein günstiges Ansprechen auf somatische Therapieverfahren sein.

Als bipolare affektive Störung (F 31) sind Erkrankungen zu klassifizieren, wenn die Patienten Kriterien einer depressiven Episode erfüllen, aber anamnestische Hinweise auf eine frühere manische Episode bestehen (s. Kap. 7.1).

Weniger schwere, aber sehr häufige Depressionsformen, für die auch der Begriff "minor" oder "kleine" Depressionen vorgeschlagen wurde (Blazer 1989), sind im ICD-10 verschiedenen Diagnosen zuzuordnen, etwa

Tab. 7.2.1 Diagnosekriterien der leichten, mittelgradigen und schweren depressiven Episode (F32) nach ICD-10

A • Alle Kriterien müssen erfüllt sein:
1. Die depressive Episode sollte mindestens zwei Wochen dauern
2. In der Anamnese keine manischen oder hypomanischen Symptome, die schwer genug waren, die Kriterien für eine manische oder hypomanische Episode (F 30) zu erfüllen
3. **Häufigstes Außschlußkriterium:** Die Episode ist nicht auf einen Mißbrauch psychotroper Substanzen (F1) oder auf eine organische Störung (F0) zurückzuführen

B • mindestens 2 Kriterien müssen erfüllt sein:
1. depressive Stimmung mit einem für die Betroffenen deutlich ungewöhnlichen Ausmaß, die meiste Zeit des Tages, fast jeden Tag, im wesentlichen unbeeinflußt von den Umständen
2. Verlust von Interessen und Freude an Aktivitäten, die normalerweise angenehm waren
3. Verminderter Antrieb oder gesteigerte Müdigkeit

C • falls 1 bis 2 Kriterien erfüllt: **leichte** depressive Episode
• falls 3 bis 4 Kriterien erfüllt: **mittelgradige** depressive Episode
• falls mindestens 5 C-Kriterien und alle 3 B-Kriterien erfüllt: **schwere** depressive Episode
1. Verlust des Selbstvertrauens oder des Selbstwertgefühls
2. Unbegründete Selbstvorwürfe oder ausgeprägte, unangemessene Schuldgefühle
3. Wiederkehrende Gedanken an den Tod oder an Suizid, suizidales Verhalten
4. Klagen über oder Nachweis eines verminderten Denk- oder Konzentrationsvermögens, Unschlüssigkeit oder Unentschlossenheit
5. psychomotorische Agitiertheit oder Hemmung (subjektiv oder objektiv)
6. Schlafstörungen jeder Art
7. Appetitverlust oder gesteigerter Appetit mit entsprechender Gewichtsveränderung

Tab. 7.2.2 Beispiele somatischer Symptome einer depressiven Episode nach ICD-10. Ein somatisches Syndrom kann diagnostiziert werden, wenn mindestens vier der genannten Symptome eindeutig feststellbar sind

- Deutlicher Interessenverlust oder Verlust der Freude an normalerweise angenehmen Aktivitäten
- Mangelnde Fähigkeit, auf Ereignisse oder Aktivitäten emotional zu reagieren, auf die normalerweise reagiert wurde
- Früherwachen (zwei Stunden oder mehr, vor der gewohnten Zeit)
- Morgentief
- Objektivierter Befund einer ausgeprägten psychomotorischen Hemmung oder Agitiertheit (beobachtet oder von anderen berichtet)
- Deutlicher Appetitverlust
- Gewichtsverlust (5% oder mehr des Körpergewichts im vergangenen Monat)
- Deutlicher Libidoverlust

- der organischen Depression (F 06.32)
- der Dysthymie (F 34.1) als chronisch depressive Verstimmung und
- der Anpassungsstörung (F 43.2).

Epidemiologie

Während man lange davon ausgegangen war, daß depressive **Erkrankungen** im höheren Lebensalter häufiger als in jüngeren Jahren anzutreffen sind, weisen neue Ergebnisse auf niedrigere Prävalenzraten zwischen 1% und 4% hin (Copeland et al. 1987, Henderson et al. 1993). Im Gegensatz dazu finden sich in repräsentativen Bevölkerungsstichproben wesentlich mehr depressive **Symptome**, nämlich bei 11% bis 18% der Altenbevölkerung (Copeland et al. 1987, Livingston et al. 1990). Je rigider die Diagnosekriterien nach ICD oder DSM angewandt werden, desto niedriger erscheint die Prävalenz der Depression im Senium.

Die Prävalenz depressiver Erkrankungen in der Altenbevölkerung kann unterschätzt werden, da epidemiologische Studien vielfach gebrechliche Patienten in Pflegeheimen und anderen Einrichtungen unberücksichtigt lassen, da die Lebenserwartung durch eine höhere Mortalität (etwa aufgrund von Suiziden) reduziert sein kann und ältere Patienten depressive Beschwerden eher dissimulieren.

Krankheitsverlauf. Studien aus der ersten Hälfte unseres Jahrhunderts vor Einführung der Elektrokrampftherapie (EKT) erlauben die wohl genaueste Einschätzung des natürlichen Krankheitsverlaufs der sog. "Involutionsdepression". Etwa die Hälfte der schwer erkrankten Patienten remittierte, wenn auch erst nach langer Krankheitsdauer, von im Mittel $1^{1}/_{2}$ Jahren (Baldwin 1988a, b). Die Einführung der EKT revolutionierte die Behandlung schwerer Depressionen.

Eine Meta-Analyse seit 1950 publizierter Studien über insgesamt etwa 1000 alte depressive Patienten zeigte, daß nur 25 der über mehr als zwei Jahre beobachteten Patienten komplett und dauerhaft remittierten (Cole 1990) (**Tab. 7.2.3**). Weitere 25% blieben – trotz Antidepressiva und EKT – dauerhaft krank. Offensichtlich wurde im Verlauf der letzten 30 Jahre keine weitere wesentlich Verbesserung dieser Raten erzielt.

Die wichtigsten prognostischen Faktoren hinsichtlich der Chronizität sind

Tab. 7.2.3 Die Prognose der Depression im Senium. Ergebnisse einer Meta-Analyse. Angegeben sind die Mittelwerte aus verschiedenen Studien und die Streubreite der Einzelergebnisse (Cole 1990)

	Studien bis zu 24 Monaten	Studien über längere Zeiträume
Patientenzahl	575	515
Remission	44% (31–64%)	27% (18–33%)
Rückfall mit erneuter Remission	16% (15–25%)	34% (28–52%)
keine Remission	27% (18–69%)	10% (7–30%)
keine Verlaufsuntersuchung, Tod	13% (8–21%)	29% (23–39%)
	Mittelwerte (Bereich)	

- Dauer der derzeitigen Episode
- vorbestehende Dysthymie
- vermeidende/abhängige Persönlichkeit sowie
- somatische Erkrankungen und
- neuroradiologische Veränderungen.

Risikofaktoren für Rückfälle sind:

- drei oder mehr frühere depressive Episoden
- somatische Erkrankungen und
- belastende Lebensereignisse (Baldwin 1991, 1993; Georgotas et al. 1989).

Hinsichtlich depressiver Symptome besteht in jedem Alter ein Rückfallrisiko, es gibt keinen Hinweis darauf, daß im höheren Lebensalter die Prognose der affektiven Störungen ungünstiger ist (Lee, Murray 1988; Reynolds et al. 1994).

Die Mortalität ist bei Depressionen im Senium stärker erhöht als durch eine somatische Ko-Morbidität erklärt werden kann (Murphy et al. 1988). Dies gilt besonders für Erkrankungen mit spätem Beginn und für das männliche Geschlecht (Baldwin, Jolley 1986; Kay 1955; Kay, Bergmann 1966). Kardiovaskuläre Todesursachen sind bei diesen Patienten angeblich überrepräsentiert (Kay 1962, Murphy et al. 1988, Rabins et al. 1985). Die Bedeutung einer angemessenen Therapie und Nachsorge für die Prognose ist noch nicht ausreichend untersucht (Avery, Winokur 1976).

Klinische Symptomatik

In Lehrbüchern wird meist die gängige Meinung vertreten, daß bei depressiven Erkrankungen in Senium häufiger Agitation, vegetativ somatische Zeichen und Beschwerden sowie Wahngedanken, im Extrem nihilistische Wahnideen vorhanden seien. Diese Beobachtungen wurden jedoch vorwiegend an stationär untersuchten Patienten gemacht und spiegeln in erster Linie die Ausprägung der Erkrankung und keine altersspezifischen Eigenschaften wider.

Die spezifische Symptomatik der Depression im Senium kann aus zwei Blickwinkeln untersucht werden: Erstens durch den Vergleich alter depressiver Patienten mit depressiven Patienten im jüngeren Erwachsenenalter; zweitens durch den Vergleich von alten Patienten mit frühem und von alten Patienten

mit spätem Krankheitsbeginn, wobei das 60. Lebensjahr meist als Grenze betrachtet wird. Im Gegensatz zur üblichen Auffassung waren in systematischen Studien keine wesentlichen Unterschiede zwischen diesen verschiedenen Patientengruppen nachzuweisen (z.B. Musetti et al. 1989). Hypochondrische und "endogene" Merkmale, Agitation und affektkonforme Wahnideen waren zwar etwas häufiger, aber dies stand, wie erwähnt, in einem Zusammenhang mit der insgesamt schwereren Ausprägung der Erkrankung (Brodaty et al. 1991, Gurland 1976).

Es gibt also keine ausreichenden klinischen Anhaltspunkte dafür, daß im Senium eine grundsätzlich andere Art von Depression auftritt, doch erscheint sehr plausibel, daß eine Reihe altersassoziierter pathoplastischer Faktoren das klinische Erscheinungsbild beeinflussen kann (**Tab. 7.2.4**).

Tab. 7.2.4 Pathoplastische Effekte des Alters auf das klinische Erscheinungsbild der Depression

- Überschneidung von Körperkrankheiten und "somatischen" Symptomen einer Depression
- Bagatellisierung depressiver Symptome
- Somatisierungsneigung
- neue neurotische Symptome
- vorsätzliche Selbstschädigung
- kognitive Defizite und "Pseudodemenz"
- Verhaltensstörungen
- Persönlichkeitsakzentuierung
- "Spät"-Alkoholismus

Ein häufiges Problem ist die Koinzidenz bzw. Überlappung "somatischer" Symptome einer Depression (s. **Tab. 7.2.2**) mit den Symptomen tatsächlich vorhandener, somatischer Erkrankungen. Während nach gängigen Kriterien somatogene Symptome nachweislich nicht zur Diagnose einer Depression herangezogen werden dürfen, ist eine klare Trennung in der Praxis oft nicht zu erreichen. Für Forschungszwecke sind entsprechende Operationalisierungen möglichst strikt zu berücksichtigen; in der klinischen Praxis ist ein flexibler Umgang mit den Diagnosekriterien eher angemessen, um in diagnostisch schwierigen Fällen keine behandlungsbedürftige Depression zu übersehen (Cohen-Cole, Stoudemire 1987).

Alte Patienten neigen zur Bagatellisierung ihrer depressiven Gefühle (Georgotas 1983). Daher ist es sehr wichtig, gezielt nach einer

Anhedonie (der Unfähigkeit, Freude zu empfinden) und depressiven Denkinhalten (vermindertes Selbstwertgefühl, Schuld, Sinnlosigkeit, Suizidgedanken) zu fragen.

Ein unklares Schmerzsyndrom bei alten Patienten kann Ausdruck einer zugrundeliegenden Depression sein. Noch häufiger werden unbeeinflußbare, übertriebene körperliche Beschwerden beobachtet, die in keinem Verhältnis zu den nachweisbaren somatischen Krankheiten stehen und damit als Hinweis auf eine gleichzeitig bestehende Depression gelten können.

Neu entstandene, neurotisch anmutende Symptome können bei alten Patienten durch eine Depression bedingt sein. Die rasche Entwicklung von Zwangsgedanken und Zwangshandlungen oder von histrionischen Persönlichkeitszügen, die im Alter selten Ausdruck einer eigenständigen Erkrankung sind, bzw. von ausgeprägter Hypochondrie oder Angst ohne entsprechende Anamnese, sollten Anlaß zu einer sorgfältigen Fahndung nach einer möglicherweise zugrundeliegenden Depression sein (Baldwin 1988a, b). Von jeder, auch hinsichtlich der medizinischen Folgen noch so geringfügigen, vorsätzlichen Selbstschädigung muß bis zum Beweis des Gegenteils angenommen werden, daß sie Ausdruck einer Depression ist.

Kognitive Defizite sind häufige Begleiterscheinungen depressiver Erkrankungen im Senium (Cole, Hicking 1976; Steingart, Herrman 1991) und können im Extremfall zu einem "pseudodementiellen" Bild führen. Die starken subjektiven Beschwerden bei Patienten und ihre schlechte, schwankende Bewältigung von Testaufgaben stehen dabei oft in einem Gegensatz zur relativ gut erhaltenen Alltagskompetenz. Der Begriff "Pseudodemenz" ist am ehesten zur Erinnerung daran geeignet, daß schwere Depressionen auch einmal eine organische Erkrankung vortäuschen können. Sonst hat er kaum praktischen Nutzen, da ausgeprägte depressive Störungen in jedem Falle eine Behandlung erfordern, gleichgültig, ob der Patient etwa eine zugrundeliegende Demenz hat oder nicht. Depressive Symptome oder – je nach Definition – depressive Erkrankungen werden bei ca. 30% der dementen Patienten beschrieben.

Neuropsychologisch ist zu belegen, daß sowohl die Geschwindigkeit der Informationsverarbeitung, als auch das Gedächtnis bei Depressiven beeinträchtigt sind, wobei – im Gegensatz zur Demenz – die Gedächtnisstörungen vorrangig bei Aufgaben zum Vorschein kommen, die anhaltende Aufmerksamkeitsleistungen und eine aktive Prozessierung erfordern; kortikale Defizite, etwa Aphasie und Apraxie, fehlen meist (Abas et al. 1990, Weingartner et al. 1982). Die kognitiven Störungen bei Depression und Demenz zeigen unterschiedliche Korrelate in der funktionellen Bildgebung (Dolan et al. 1992).

Gelegentlich können Veränderungen des Verhaltens oder der Persönlichkeit als erstes auffallen, etwa Nahrungsverweigerung, Inkontinenz, Schreien, Aggressivität, die besonders häufig nach Aufnahme in ein Alten- oder Pflegeheim auftreten, also in einer Situation vermehrter Abhängigkeit. Diese Verhaltensweisen führen oft zu gesteigerter Zuwendung und werden dadurch noch verstärkt. Bei dominierenden fordernden Persönlichkeiten kann eine Akzentuierung dieser prämorbiden Merkmale eintreten, mit gesteigerter Theatralik, ständig aufdringlichem Bitten um Hilfe von allen Seiten und gelegentlich offener hysterischer Dekompensation. Solche Zuspitzungen dürfen nicht einfach als "persönlichkeitsbedingt" abgehakt werden. Verdacht auf eine möglicherweise zugrundeliegende Depression sollte auch ein erstmaliger Ladendiebstahl wecken bzw. eine neu aufgetretene Alkoholabhängigkeit beim alten Menschen. Der Hilferuf eines Patienten darf nicht überhört werden, der bisher mit seiner Einsamkeit gut zurecht kam und nun anfängt darüber zu klagen und auf eine Veränderung seiner Wohnsituation drängt.

Klinische Diagnostik

Nach Möglichkeit sollte eine Eigen- und Fremdanamnese eingeholt werden. Diagnostisch entscheidend sind häufig die Hinweise auf neuerlich aufgetretene Veränderungen, aber die weiteren Details der Vorgeschichte einschließlich der Familienanamnese, einer möglichst eingehenden Medikamenten- und Alkoholanamnese müssen unbedingt gezielt erfragt werden. Frühere Behandlungsversuche und -erfolge sollten erfaßt werden. Belastende Lebensereignisse (adverse life events), wie Partnerverlust oder Krankheit, sollen dokumentiert werden, ebenso wie die bisherige Fähigkeit des Patienten, mit Belastungsfaktoren umzugehen. Diese Coping-Fähigkeit ist eines jener Persönlichkeitsmerkmale, die oft schwer zu erheben sind, denen aber bei der Festlegung realistischer Therapieziele große Bedeutung zukommt. Die Verfügbarkeit und Qualität der Unterstützung von Familie, Freunden, Nachbarn und Hilfsorganisationen sollte geklärt werden.

Die Ausprägung der depressiven Symptomatik, der Suizid- und Wahngedanken müssen in einer vollständigen psychopathologischen Untersuchung geprüft werden. Kognitive Einbußen sollten zur Verlaufsbeurteilung genau festgehalten werden. Eine umfassende körperliche einschließlich einer neurologischen Untersuchung ist unabdingbar, zumal somatische Erkrankungen ein häufiger Auslöser depressiver Störungen sind und prognostische Bedeutung besitzen. Außerdem kann eine Vielzahl möglicherweise unerkannter somatischer Erkrankungen Ursache "symptomatischer" Depressionen sein (**Tab. 7.2.5**). In diagnostisch schwierigen Fällen ist eine stationäre Aufnahme sinnvoll, während des Aufenthalts im Krankenhaus kann der Verhaltensbeobachtung seitens des Pflegepersonals oft entscheidende Bedeutung zukommen.

Aus den in der **Tab. 7.2.5** aufgeführten Ursachen "symptomatischer" Depressionen ist eine Reihe gezielter Laboruntersuchungen zur Aufdeckung dieser Erkrankungen abzuleiten (**Tab. 7.2.6**). Dazu gehören ein Differentialblutbild, das erste Hinweise auf einen Vitamin-B_{12}-Mangel und auf alkoholbedingte Veränderungen liefert. Der Folsäurespiegel kann bei Mangelernährung reduziert sein. Das Serumkalzium ist bei Hyperparathyroidismus erhöht. Bei erniedrigtem Serumkalium sollte eine Elektrokrampftherapie bis zur Normalisierung der Elektrolytwerte aufgeschoben werden. Apathische Symptomatik bei Hypothyreose kann als Depression verkannt werden. Bei allen klinisch-chemischen Parametern ist zu beherzigen, daß die physiologischen Reserven alter Patienten meist reduziert sind und depressive Symptome nicht nur die Folge, sondern eine schwere Depression in diesem Alter auch der Grund erheblicher metabolischer Veränderungen sein kann.

Es gibt keine charakteristischen Befunde im Wach-EEG alter depressiver Patienten, sofern man von sekundären Depressionen absieht. Der differentialdiagnostische Nutzen besteht in der Abgrenzung gegenüber Erkrankungen, die mit bestimmten EEG-Veränderungen einhergehen (z.B. Allgemeinveränderung bei Delir). Im Alter und verstärkt bei alten depressiven Patienten verändert sich die Schlafarchitektur: die Schlaf-Kontinuität und die Tiefschlafstadien nehmen ab. Typisch für depressive Patienten ist eine Zunahme der sogenannten REM-Dichte, möglicherweise als Ausdruck eines cholinergen Übergewichtes.

Ähnlich wie das EEG werden bildgebende Verfahren in der Depressionsdiagnostik vorwiegend zum Ausschluß bestimmter Hirnkrankungen eingesetzt und spielen ansonsten eine Rolle bei der Ursachenforschung. Auf

Tab. 7.2.5 Ursachen "sekundärer" ("symptomatischer, organischer") Depressionen

	zum Beispiel
Hirnerkrankungen	degenerative, vaskuläre, entzündliche, raumfordernde Hirnerkrankungen, Epilepsie
infektiöse und entzündliche Erkrankungen	Influenza, Viruspneumonie, Brucellose, Mononukleose, post-virale Erschöpfungszustände, Polymyalgia rheumatica, Polyarthritis nodosa
kardiopulmonale Erkrankungen	Herzinsuffizienz, chronisch obstruktive Atemwegserkrankungen
endokrinologische und metabolische Erkrankungen	Hypo-, Hyperthyreose; Hypo-, Hyperparathyreoidismus; Cushing-Syndrom, Addison-Syndrom, Diabetes mellitus, Niereninsuffizienz, Leberinsuffizienz, Vitamin B_{12}-Mangel, Mangelernährung, Fehlernährung, Pankreatitis
bösartige Neubildungen	Pankreaskarzinom, Lungenkarzinom, Leukämien
Drogen und Medikamente	Alkohol, Steroide, Betablocker, Digitalis (s.a. Kap. 2.5)

Tab. 7.2.6 Empfohlene Labor- und apparative Untersuchungen

Untersuchung	Erste Episode	Erneute Episode
Differentialblutbild, Harnstoff, Elektrolyte	+	+
Leberfunktion	+	falls indiziert, z. B. durch Alkoholismus
Schilddrüsenfunktion	+	falls klinisch indiziert bzw. bei mehr als 12 Monaten Abstand
Vitamin B_{12}	+	falls klinisch indiziert bzw. bei mehr als 24 Monaten Abstand zur letzten Untersuchung
Folsäure	+	falls klinisch bzw. durch Ernährungszustand indiziert
Syphilis-Serologie	+	falls noch nicht bekannt
EEG	bei Verdacht auf DD mit typischen EEG-Veränderungen (z.B. Delir)	bei neurologischer Indikation
CT oder MRT	bei klinischem Verdacht auf morphologische Hirnveränderungen	bei neurologischer Indikation

die CT oder MRT darf nicht verzichtet werden, wenn irgendwelche Hinweise auf eine atypische Depression, etwa mit plötzlichem Beginn oder begleitenden neurologischen Symptomen und Zeichen, bestehen.

Pathognostische Laborbefunde für die Depression gibt es nicht. Das gilt auch für den Dexamethason-Suppressionstest, der zum Nachweis einer Hyperaktivität der Hypothalamus-Hypophysen-Nebennierenrindenachse herangezogen werden kann. Dieser Test ist jedoch weniger spezifisch für die Depression als ursprünglich angenommen; das trifft besonders für die Gerontopsychiatrie zu, da die Häufigkeit und Ausprägung der Non-Suppression mit dem Alter, vor allem jenseits von 75 Jahren, ansteigt (Blazer 1989). Der Test trennt auch nicht ausreichend zwischen Demenz und Depression (Spar, Gerner 1982).

Kausal- und Auslösefaktoren. Alter per se ist kein Risikofaktor für eine Depression. Es gibt aber eine Reihe anderer prädisponierender Faktoren (Abrams et al. 1987, Kivelä et al. 1988, Murphy 1982):

- weibliches Geschlecht (Männer: Frauen ca. 0,3:0,7)
- Persönlichkeitstyp (vor allem ängstlich-vermeidend, zwanghaft, introvertiert-kontaktarm)
- frühere Depression
- körperliche Erkrankungen
- Verwitwung und Scheidung.

In etwa 50% der Fälle sind im zeitlichem Zusammenhang mit der depressiven Episode belastende Lebensereignisse als Auslösefaktoren nachzuweisen (Murphy 1982). Es handelt sich bei alten Patienten häufig dabei um körperliche Erkrankungen.

Alte depressive Patienten zeigen im Durchschnitt eine leichte Hirnatrophie, die normale Altersveränderungen übersteigt, aber hinter dem Ausmaß der Hirnatrophie dementer Patienten zurückbleibt (Jacoby et al. 1983). Am deutlichsten sind die Unterschiede zwischen Alzheimer-Demenz und Depression im Bereich des Mediotemporallappens (O'Brien et al. 1994). Im CT und noch deutlicher im MRT sind bei vielen alten depressiven Patienten subkortikale und periventrikuläre Marklagerveränderungen nachzuweisen (Leuko-araiose) (Baldwin 1993). Diese altersassoziierten Veränderungen sind häufiger bei Depressionen mit spätem als mit frühem Beginn und repräsentieren möglicherweise zusätzliche Risikofaktoren (Baldwin, Tomenson 1995). Der zerebrale Blutfluß ist in mehreren Hirnabschnitten, besonders aber frontal, reduziert (Lesser et al. 1994, Sackeim et al. 1990). Es ist nicht belegt, daß es sich dabei um stabile "State-Marker" handelt, zumal sich dieses Perfusionsmuster bei klinischer Besserung wieder normalisieren kann.

Es gibt kaum Studien über die Neuropathologie der Depression. In einer kleinen Stichprobe von sieben Patienten war das Gewicht von Pars opercularis, Polus temporalis und Gyrus parahippocampalis bei reduzierter Somatostatin-Konzentration vermindert. Dies ist möglicherweise auf eine Unterbrechung der Assoziationsfasern zwischen Frontal- und Temporallappen zurückzuführen (Bowen et al. 1989).

Thrombozytäre Veränderungen bei Depressionen wurden ausgiebig untersucht, aber es gibt nur wenige neurochemische Studien an alten Patienten. Die Monoaminooxidase (MAO)-Aktivität korreliert mit der Schwere der Erkrankung und dem Vorhandensein bestimmter Symptome (z. B. Anhedonie) einer Depression, aber nicht mit dem Manifestationsalter. Die Imipraminbindung unterscheidet möglicherweise zwischen primärer und sekundärer Depression (Schneider 1992).

Therapie

Indikation. Wenn Patienten Kriterien einer mittelgradigen oder schweren Depression nicht erfüllen, folgt daraus keineswegs, daß keine Behandlung nötig ist. Auch Personen knapp unterhalb der Schwelle zu einer operationalisierten Diagnose können von einer Behandlung profitieren. In Klassifikationssystemen wie dem ICD-10 ist dies teilweise durch die Einführung der Kategorie "leichte depressive Episode" berücksichtigt. Bei der Indikationsstellung sind neben der Diagnose auch der subjektive Leidensdruck, das Ausmaß der funktionalen und sozialen Beeinträchtigung sowie der Interessensverlust zu berücksichtigen. Für unklare Fälle kann es von Vorteil sein, den Patienten vor der Verschreibung von Antidepressiva im Laufe einiger Wochen mehrmals zu sehen.

Eine symptomorientierte antidepressive Behandlung kann auch dann sinnvoll sein, wenn die affektive Störung im Zusammenhang mit einer organischen Erkrankung auftritt. Psychostimulantien wie Methylphenidat wurden früher als Stimmungsaufheller bei depressiven Patienten mit zerebrovaskulären oder primär degenerativen Hirnkrankheiten angewandt. Klassische, trizyklische Antidepressiva sind wegen der hohen Nebenwirkungsrate bei dieser Patientengruppe mit somatischer Vorschädigung oft nicht einsetzbar (Koenig et al. 1989) (**Tab. 7.2.7**). Die Psychostimulantien haben ihre Bedeutung für diesen Indikationsbereich mit der Einführung nebenwirkungsärmerer Antidepressiva weitgehend verloren. Moclobemid zeigte in mehreren Studien einen günstigen Effekt auf depressive Störungen bei Patienten mit unterschiedlichen Demenzformen (Hebenstreit et al. 1991; Postma, Vranesic 1985). Wichtig erscheint die Beobachtung von Reifler et al. (1989) in einer achtwöchigen Plazebo-kontrollierten Imipramin-Studie an 28 depressiven Patienten mit Alzheimer-Demenz, in der sowohl die Verum- als auch die Plazebo-Gruppe eine deutliche Besserung der affektiven Symptomatik zeigte. Dies kann als Hinweis darauf interpretiert werden, daß der regelmäßigen Zuwendung, wie sie im Rahmen einer solchen Untersuchung erfolgen muß,

Tab. 7.2.7 Therapiestudien über depressive Störungen bei alten Patienten mit somatischen Erkrankungen)

Referenz	n	Somatische Erkrankung	Substanz	Effekt	Unverträglichkeit
Katz et al. (1992)	32	verschiedene	Nortriptylin	Verbesserung im Clinical Global-Impression-Score	34%
Lipsey et al. (1984)	17	Hirninfarkt	Nortriptylin	signifikante klinische Besserung	35%
Reding et al. (1986)	14	Hirninfarkt	Trazodon	verbesserter Barthel-Index	43%
Reifler et al. (1989)	13	Alzheimer-Demenz	Imipramin	Verbesserung auf der Hamilton-Depressionsskala	keine

eine noch größere Bedeutung zukommt als den pharmakologischen Effekten der Antidepressiva.

Praktisches Vorgehen. Grundlagen der Pharmako- und Elektrokrampftherapie sowie der Psychotherapie und Prophylaxe wurden im allgemeinen Teil des Buches dargestellt und werden hier nicht mehr ausführlich rekapituliert.

Antidepressiva. Die Behandlung soll mit einer niedrigen Initialdosis begonnen und unter Kontrolle der Nebenwirkungen gesteigert werden. Empfohlene Ausgangsdosierungen sind in **Tab. 7.2.8** aufgeführt (die Angaben beziehen sich auf die Tagesdosis!). Eine früh auftretende anticholinerge Wirkung trizyklischer Antidepressiva bessert sich oft nach einigen Tagen. Danach kann die Dosis alle 4 bis 5 Tage gesteigert werden. Bei den Trizyklika läßt sich mit der Hälfte der normalen Erwachsenendosis bei alten Patienten im allgemeinen eine gute Wirkung erzielen. Daß die Tagesdosis dem Einzelfall genau angepaßt werden muß, versteht sich von selbst. Depressionen in allen Altersstufen werden häufig zu inkonsequent behandelt. Manche ältere Patienten benötigen durchaus vergleichbar hohe Dosierungen wie junge Erwachsene; man muß sich in diesen Fällen vorsichtig an die Toleranzgrenzen herantasten. Bei Imipramin verläuft die Dosis-Wirkungs-Kurve linear; falls mit 75 mg kein günstiger Effekt zu erzielen ist, kann die Tagesdosis sukzessive bis zum Erreichen der Toleranzgrenze erhöht werden. Bei Amitriptylin ist die Dosis-Wirkungs-Beziehung komplizierter, es können bei einer leichten Dosiserhöhung plötzlich Nebenwirkungen auftreten. Für Nortriptylin kann ein einigermaßen zuverlässiger therapeutischer Serumspiegel von 50 bis 150 mg/ml angegeben werden.

Bei einigen der neueren Antidepressiva wie Mianserin, den Serotonin-Wiederaufnahmehemmern und Moclobemid ist bei älteren Patienten keine Dosisreduzierung notwendig.

Die Compliance von Patienten und Angehörigen kann verbessert werden, wenn sie zu Beginn der Behandlung darüber informiert sind, daß innerhalb der ersten 10 bis 14 Tage eine wesentliche Besserung nicht zu erwarten ist. Die zuverlässige Medikamenteneinnahme kann durch Bestimmung des Serumspiegels kontrolliert werden. Wenn – bei angemessener Dosierung und Compliance – nach 4 bis 5 Wochen keine Besserung eingetreten ist, wird ein längerfristiger Erfolg der gewählten Behandlungsstrategie immer weniger wahrscheinlich. Falls jedoch eine teilweise Besserung zu beobachten ist, erscheint es sinnvoll, die Behandlung noch 2 Wochen fortzusetzen. Georgotas und McCue (1989) konnten sogar nach 9 Wochen noch eine Stimmungsanhebung registrieren. Diese Effekte sind einerseits jedoch schwer vom Spontanverlauf zu differenzieren und können andererseits kaum vertrauensvoll abgewartet werden.

Therapieresistenz. Etwa ein Drittel der Patienten spricht nach 4 bis 6 Wochen nicht auf eine Antidepressiva-Therapie an (Dinan 1993). Ehe weitere Schritte eingeleitet werden, müssen die Diagnose und die korrekte Durchführung der bisherigen Behandlung nochmals

Tab. 7.2.8 Nebenwirkungsprofile der Antidepressiva, empfohlene Anfangs- und Erhaltungsdosierung pro Tag bei älteren Patienten. Die Dosierung muß individuell angepaßt werden

Substanz	Nebenwirkungsprofil			Tagesdosis (mg/24 h)	
	anticholinerg	antihistaminerg	adrenerg	Anfang	Erhaltung
Amitriptylin	+ + + +	+ + + +	+ + + +	25	75
Imipramin	+ + +	+ +	+ + +	25–50	75
Nortriptylin	+	+ +	+ + + +	25	50–100
Mianserin	(+)	+ + +	(+)	30	60–90
Lofepramin	+	+	+	70–140	70–140
Trazodon	-	+ + +	+	50–100	200–300
Fluvoxamin	(+)	(+)	0	50–100	100–200
Sertralin	(+)	0	0	50	50–100
Fluoxetin	(+)	0	0	20	20
Paroxetin	(+)	0	0	20	20–30
Moclobemid	(+)	0	0	300	300–400

überprüft werden (Guscott, Grof 1991; Hambrecht, Kap. 3.5). Neben einer Umstellung auf eine andere Substanz mit unterschiedlichem Wirkungsprofil oder der Verabreichung als Infusion bieten sich verschiedene Kombinationsmöglichkeiten an ("Augmentationstherapie").

Lithium. In einer retrospektiven Studie hatten sieben von neun bis dahin therapierefraktären 65- bis 93jährigen Depressiven auf die Zugabe von Lithium positiv reagiert (Serumspiegel 0,43 bis 0,86 mmol/l) (Finch und Katona 1989). Drei alte, depressive Patienten besserten sich erst nach Kombination von Lithium mit Lofepramin, nachdem eine Behandlung mit Lithium und Fluoxetin erfolglos geblieben war (Seymour, Wattis 1992). Die empirische Datenbasis dieser Überlegungen erscheint recht spärlich. Von manchen Autoren wird bei Therapieresistenz auch die Kombination von Serotonin-Wiederaufnahmehemmern und Lithium empfohlen, jedoch sollte sie wegen der Gefahr eines Serotonin-Syndroms weitgehend vermieden werden, und es soll sogar ein zeitlicher Abstand zwischen der Einnahme von Lithium und Serotonin-Wiederaufnahmehemmern eingehalten werden.

Trizyklika und Serotonin-Wiederaufnahmehemmer. Seth et al. (1992) berichteten, daß acht bis dahin therapierefraktäre depressive Patienten sich nach Gabe von Fluoxetin und Nortriptylin besserten. Da aber sowohl Trizyklika als auch Serotonin-Wiederaufnahmehemmer hepatisch demethyliert werden und der Prozeß kompetitiv gehemmt wird, können toxische Trizyklikakonzentrationen entstehen. Dieser Effekt wird durch die lange Halbwertszeit des Hauptmetaboliten von Fluoxetin verstärkt und verlängert.

Monoaminooxidasehemmer. Phenelzin führte in einer Dosierung von 15 bis 75 mg pro Tag bei 13 von 20 bis dahin therapierefraktären alten gebrechlichen Patienten zu einer Remission (Georgotas et al. 1983). Viele ältere Patienten tolerieren keine MAO-Hemmer. Die früher gelegentlich eingesetzte Kombination von zyklischen Antidepressiva und MAO-Hemmern ist gefährlich und muß vermieden werden. Die Eignung des neuen reversiblen MAO-A-Hemmers Moclobemid zur Behandlung therapierefraktärer Depressionen ist noch zu überprüfen.

Elektrokrampftherapie. Zur EKT kann man sich entschließen, wenn zwei Antidepressiva mit unterschiedlichem Wirkungsprinzip nach ausreichender Behandlungsdauer ohne Erfolg geblieben waren, bzw. wenn eine akute vitale Gefährdung des Patienten bei schweren depressiven Episoden vorliegt (Unfähigkeit zur Nahrungsaufnahme, Suizidgefährdung). Die EKT wird von manchen Autoren als erfolgreichste (80%) und – angesichts der Nebenwirkungsrate klassischer Antidepressiva – sicherste Behandlungsmethode für ältere Patienten angesehen (Benbow 1989).

Psychotherapie. Unterschiedliche Verfahren können bei älteren Patienten in Form von Einzel- oder Gruppentherapie mit Gewinn angewandt werden (s. Kap. 3.7). Wegen der häufigen Störungen des Hörens, Sehens und des Gedächtnisses im Senium kann es von Vorteil sein, kürzere Sitzungen einzuhalten, Dinge öfter zu wiederholen oder niederzuschreiben. Der Therapeut muß vielfach bei älteren eine aktivere Rolle einnehmen als bei jüngeren depressiven Patienten (Busse, Pfeiffer 1977).

Alte depressive Patienten, die mit kognitiver Therapie behandelt wurden, zeigten gegenüber einer unbehandelten Vergleichsgruppe einen deutlich günstigeren Verlauf. Noch besser schnitt allerdings eine dritte, mit Antidepressiva behandelte Gruppe, ab (Jarvik et al. 1982). Zwischen unterschiedlichen Therapieformen, etwa der kognitiven Therapie und psychodynamischen Verfahren, war bei älteren depressiven Patienten kein Unterschied nachzuweisen (Steuer et al. 1984).

Einbeziehung der Familie. Die Angehörigen sind bereits bei der Anamneseerhebung von entscheidender Bedeutung. Ihre weiteren Beobachtungen sind für die Verlaufsbeurteilung und für die Compliance wichtig. Die Familien der Patienten haben ein berechtigtes Informationsbedürfnis und müssen über die Natur der Erkrankung aufgeklärt werden. Dabei muß der Unterschied zwischen einer depressiven Episode und einer Demenz ebenso erläutert werden wie die Äußerungen depressiver Patienten, ihre Hoffnungslosigkeit, ihr aufmerksamkeitsheischendes oder abweisendes Verhalten, welche die Angehörigen entmutigen und kränken oder bei ihnen Schuldgefühle hervorrufen können. Eine Erklärung des Stellenwerts derart verstörender Verhaltensweisen bei einer Depression sollte die Familien entlasten und eine Beratung über einfache verhaltenstherapeutische Maßnahmen kann zu einer Abnahme des Fehlverhaltens der Patienten führen, das oft unwissentlich durch die Angehörigen verstärkt wird. Umfangreichere familientherapeutische Interventionen werden notwendig, wenn eine Depression durch familiäre Konflikte verursacht ist oder unterhalten wird.

Literatur

Abas MA, Sahakian BJ, Levy R (1990): Neuropsychological deficits and CT scan changes in elderly depressives. Psychol Med 20: 507–520

Abrams RC, Alexopoulos GS, Young RC (1987): Geriatric depression and DSM-III-R personality disorder criteria. J Amer Geriat Soc 35: 383–386

Avery D, Winokur G (1976): Mortality in depressed patients treated with electroconvulsive therapy and antidepressants. Arch Gen Psychiat 33: 1029–1037

Baldwin B (1988a): Delusional and non-delusional depression in late life: evidence for distinct subtypes. Brit J Psychiat 152: 39–44

Baldwin B (1988b): Late life depression – undertreated? Brit J Med 296: 519

Baldwin B (1991): The outcome of depression in old age. Int J Geriat Psychiat 6: 395–400

Baldwin RC (1993): Late life depression and structural brain changes: a review of recent magnetic resonance imaging research. Int J Geriat Psychiat 8: 115–123

Baldwin RC, Jolley DJ (1986): The prognosis of depression in old age. Brit J Psychiat 149: 574–583

Baldwin RC, Tomenson B (1995): Age at onset and risk factors for depression in later life. Brit J Psychiat

Benbow SB (1989): The role of electroconvulsive therapy in the treatment of depressive illness in old age. Brit J Psychiat 155: 147–152

Blazer D (1989): Affective Disorders in Late Life. In: Busse E, Blazer D (eds): Geriatric Psychiatry, pp 369–401. Cambridge University Press, New York

Bowen DM, Najlerahim A, Proctor AW et al. (1989): Circumscribed changes of the cerebral cortex in neuropsychiatric disorders of later life. Proc Natl Acad Sci 86: 9504–9508

Brodaty H, Peters K, Boyce P et al. (1991): Age and Depression. J Affect Disord 23: 137–149

Busse EG, Pfeiffer E (1977): Behaviour and adaptation in later life. Little, Brown & Co., Boston, MA

Cohen-Cole SA, Stoudemire A (1987): Major depression and physical illness: special considerations in diagnosis and biologic treatment. Psychiat Clin N Amer 10: 1–17

Cole MG, Hicking T (1976): Frequency of minor organic signs in elderly depressives. Canad Psychiat Ass J 21: 7–12

Cole MG (1990): The prognosis of depression in the elderly. Canad Med Ass J 143: 633–640

Copeland JRM, Dewey ME, Wood N et al. (1987): Range of mental illness among the elderly in the community: prevalence in Liverpool using the GAS-AGECAT package. Brit J Psychiat 150: 815–823

Dinan TG (1993): A rational approach to the non-responding depressed patient. Int Clin Psychopharmacol 8: 221–223

Dolan RJ, Bench CJ, Brown RG et al. (1992): Regional cerebral blood flow abnormalities in depressed patients with cognitive impairment. J Neurol Neurosurg Psychiat 55: 768–773

Finch EJL, Katona CLE (1989): Lithium augmentation in the treatment of refractory depression in old age. Int J Geriat Psychiat 4: 41–46

Georgotas A (1983): Affective disorders in the elderly: diagnostic and research considerations. Age and Ageing 12: 1–10

Georgotas A, Friedman E, McCarthy M et al. (1983): Resistant geriatric depressions and therapeutic response to monoamine oxidase inhibitors. Biol Psychiat 18: 195–205

Georgotas A, McCue R (1989): The additional benefit of extending an antidepressant trial past seven weeks in the depressed elderly. Int J Geriat Psychiat 4: 191–195

Georgotas GS, Young RC, Abrams RC et al. (1989): Chronicity and relapse in geriatric depression. Biol Psychiat 26: 551–564

Gurland BJ (1976): The comparative frequency of depression in various adult age groups. J Gerontol 31: 283–292

Guscott R, Grof P (1991): The clinical meaning of refractory depression: a review for the clinician. Amer J Psychiatry 148: 695–704

Hebenstreit GF, Baumhackl U, Chan-Palay V et al. (1991): Proceedings of Fifth Congress of the International Psychogeriatric Association Tome, p 31

Henderson AS, Jorm AF, MacKinnon A et al. (1993): The prevalence of depressive disorders and the distribution of depressive symptoms in later-life: a survey using Draft ICD-10 and DSM-III-R. Psychol Med 23: 719–729

Jacoby RJ, Dolan RJ, Levy R et al. (1983): Quantitative computed tomography in elderly depressed patients. Brit J Psychiat 143: 124–127

Jarvik LS, Mintz J, Steuer J et al. (1982): Treating geriatric depression: a 26 week interim analysis. J Amer Geriat Soc 30: 713–717

Katz IR, Simpson GM, Curlik SM et al. (1990): Pharmacologic treatment of major depression for elderly patients in residential care settings. J Clin Psychiat (suppl 4) 51: 41–47

Kay DWK (1955): Outcome and cause of death in mental disorders of old age: a long-term follow-up of functional and organic psychoses. Acta Psychiat Scand 38: 249–275

Kay DWK (1962): Outcome and causes of death in mental disorders of old age: a long-term follow-up of functional and organic psychoses. Acta Psychiat Scand 38: 249–276

Kay DWK, Bergmann K (1966): Physical disability and mental health in old age: a follow-up of a random sample of elderly people seen at home. J Psychiat Res 10: 3–12

Kivelä S-L, Pahkala K, Laippala P (1988): Prevalence of depression in an elderly Finnish population. Acta Psychiat Scand 78: 401–413

Koenig HG, Goli V, Shelp F et al. (1989): Antidepressant use in elderly medical patients: lessons from an attempted clinical trial. J Gen Intern Med 4: 498–505

Lee AS, Murray RM (1988): The long-term outcome of Maudsley depressives. Brit J Psychiat 153: 741–751

Livingston G, Hawkins A, Graham N et al. (1990): The Gospel Oak Study: prevalence rates of dementia, depression and activity limitation among elderly residents in inner London. Psychol Med 20: 137–146

Lipsey JR, Robinson RG, Pearlson GD et al. (1984): Nortriptyline treatment of post-stroke depression: a double-blind study. Lancet 333: 297–300

Murphy E (1982): Social origins of depression in old age. Brit J Psychiat 141: 135–142

Murphy E, Smith R, Lindesay J et al. (1988): Increased mortality rates in late-life depression. Brit J Psychiat 152: 347–353

Musetti L, Perugi G, Soriani A (1989): Depression before and after age 65: a re-examination. Brit J Psychiat 155: 330–336

O'Brien JT, Desmond P, Ames D et al. (1994): The differentiation of depression from dementia by temporal lobe magnetic resonance imaging. Psychol Med 24: 633–640

Postma JU, Vranesic D (1985): Moclobemide in the treatment of depression in demented geriatric patients. Acta Therap 11: 1–4

Rabins PV, Harvis K, Koven S (1985): High fatality rates of lage-life depression associated with cardiovascular disease. J Affect Disord 9: 165–167

Reding MJ, Orto LA, Winter SW (1986): Antidepressant therapy after stroke. Arch Neurol 43: 763–765

Reifler BV, Teri L, Raskind M et al. (1989): Double-blind trial of imipramine in Alzheimer's disease patients with and without depression. Amer J Psychiat 146: 45–49

Reynolds CF, Perel JM, Cornes C et al. (1989): Open-trial maintenance pharmacotherapy in late-life depression: survival analysis. Psychiat Res 27: 225–231

Sackeim HA, Prohovnik I, Moeller JR et al. (1990): Regional cerebral blood flow in mood disorders. 1. Comparison of major depressives and normal controls at rest. Arch Gen Psychiat 47: 60–70

Schneider LS (1992): Psychobiologic features of geriatric affective disorders. Clin Geriat Med 8: 253–265

Seth R, Jennings AL, Bindman J et al. (1992): Combination treatment with noradrenalin and serotonin reuptake inhibitors in resistant depression. Brit J Psychiat 161: 562–565

Seymour J, Wattis JP (1992): Treatment resistant depression in the elderly: three cases. Inter Clin Psychopharmacol 7: 55–57

Spar JE, Gerner R (1982): Does the dexamethasone suppression test distinguish dementia from depression? Amer J Psychiat 139: 238–240

Steingart A, Herrman N (1991): Major depressive disorder in the elderly: the relationship between age of onset and cognitive impairment. Int J Geriat Psychiat 6: 593–598

Steuer JL, Mintz J, Hammen CL et al. (1984): Cognitive-behavioral and psychodynamic group psychotherapy in treatment of geriatric depression. J Consult Clin Psychol 52: 180–189

Weingartner H, Cohen RM, Bunney WE et al. (1982): Memory-learning impairments in progressive dementia and depression. Am J Psychiat 139: 135–136

7.3 Suizidalität im höheren Lebensalter

M. Wolfersdorf (Ravensburg-Weissenau), R. Welz (Göttingen)

Die Anzahl von Studien zum Thema Suizidalität ist in den letzten zwei Dekaden deutlich angewachsen. Die Klage von Gerontopsychiatern und Suizidologen über einen Mangel an genaueren Analysen zur Suizidalität im höheren Lebensalter (Erlemeier 1992, Wächtler 1984) gilt jedoch weiterhin. Gründe hierfür sieht Erlemeier (1992) vor allem in einer Vernachlässigung der Probleme alter Menschen in der Forschung überhaupt, in den Schwierigkeiten der Motivforschung bei suizidalen Handlungen im Alter, in einer therapeutisch-nihilistischen Grundeinstellung bezüglich der Effektivität von Prävention und Therapie im Alter und in einer grundsätzlich höheren Akzeptanz von Suiziden bei alten Menschen.

Tab. 7.3.1 Suizidalität – klinische Diagnostik

	Kontinuitätsmodell
• Wunsch nach Ruhe, Pause Unterbrechung im Leben (mit bewußtem Risiko bzw. der Inkaufnahme von Versterben)	passive Suizidalität
• Todeswunsch (jetzt oder in einer veränderten Zukunft lieber tot sein zu wollen)	zunehmender Handlungsdruck
• Suizidideen – Erwägungsmöglichkeit – spontan einschießender Gedanke – Zwangsgedanken – akustische Halluzinationen (sog. imperative Stimmen mit Suizidanweisung)	zunehmendes Handlungsrisiko
• Suizidabsicht – mit/ohne konkrete Planung – mit/ohne Ankündigung	akute Suizidalität
• Suizidhandlung – Suizidversuch vorbereitet – durchgeführt (gefunden, selbst gemeldet) – abgebrochen (Selbst-, Fremdeinfluß) – gezielt, geplant, impulshaft durchgeführt – verstorben durch oder infolge der Handlung (Suizid)	
eher passive Suizidalität ⇨ akute Suizidalität: Zunahme fürsorglich-therapeutischen Handelns und therapeutischer Verantwortung	

Begriffsbestimmung

Suizidalität läßt sich definieren als Summe aller Denk- und Verhaltensweisen eines Menschen oder einer Gruppe, die, in Gedanken oder durch Handlung, aktiv oder passiv durch Unterlassen oder Handelnlassen den eigenen Tod anstrebt bzw. im Rahmen dieser Handlung in Kauf nimmt. Dabei gilt Suizidalität grundsätzlich als menschliches Verhalten und nicht als Krankheit per se, das jedoch häufiger in psychosozialen Krisen und bei psychischer Erkrankung zu beobachten ist, insbesondere bei psychischen Störungen, die mit Depressivität, Hoffnungslosigkeit, wahnhafter Einengung des Denkens auf Schuld, Versagen, ängstliche Befürchtungen einhergehen. Eine Betrachtung der Motive von Suizidalität zeigt ein komplexes Zusammenwirken unterschiedlicher Aspekte: appellativ-hilfesuchend, manipulativ, auto- bis fremdaggressiv, altruistisch bis Rache-Aspekte. Am Höhepunkt geht eine suizidale Krise mit Verzweiflung, Unruhe, Wahrnehmungs- und Denkstörungen, Angst, Depressivität, Wut, häufig auch psychomotorischen (vorwiegend Unruhe) und vegetativen (Schlaf-) Störungen als symptomatischem Ausdruck der innerpsychischen Auseinandersetzung einher. Klinisch-pragmatische Benennungen von Suizidalität als diagnostische Hilfen sind in **Tab. 7.3.1** aufgelistet. Hier entwickelt sich, vor dem Hintergrund einer Kontinuitätsannahme von Suizidalität sowie einer biologischen Mitbeteiligung, die im Antriebsphänomen ("Handlungsdruck") zum Ausdruck kommt, Suizidalität von einem eher passiven zu einem aktiven Pol, womit aus therapeutisch-pflegerischer Sicht eine Zunahme der Fremdverantwortung und "sichernden Fürsorge" verbunden ist (Wolfersdorf, Kortus 1995). Als **Risikogruppe** werden Populationen bezeichnet, deren Suizidrate (berechnet auf 100 000 dieser Population pro Zeiteinheit, meist ein Jahr) bei 100 und höher liegt: psychisch Kranke, insbesondere depressive, suchtkranke und schizophrene Patienten; Menschen in Krisen: alte und junge Menschen, vereinsamte und solche in traumatischen Krisen (Veränderungskrisen, narzistische Krisen) sowie mit lebensbeeinträchtigenden Erkrankungen; Menschen mit offensichtlich erhöhter Suizidalität, mit Suizidankündigungen, Suizidversuchen in der Vorgeschichte.

Zur Epidemiologie

Angaben zur **Häufigkeit von Suizid und Suizidversuch** sind auf die Daten der offiziellen Statistiken angewiesen. Dabei muß davon ausgegangen werden, daß die Dunkelziffer nicht bekannt gewordener Suizide nicht enthalten ist. Gründe für eine "falsch-niedrige" Suizidrate können sein: gesellschaftliche Tabuisierung, religiöse Gründe, Rücksichtnahme auf Angehörige, finanzielle Ansprüche gegenüber Lebensversicherungen, nicht aufgeklärte und als Verkehrsunfälle getarnte Suizide, Suizide im Alter durch Absetzen lebenserhaltender Medikation usw. Da es in Deutschland keine Meldepflicht für Suizidversuche gibt, kann es sich bei Suizidversuchszahlen nur um Hochrechnungen aus wissenschaftlich untersuchten Erfassungsgebieten handeln (Schmidtke, Weinacker 1994). Epidemiologisch bestehen erhebliche Unterschiede in der Häufigkeit von Suiziden und Suizidversuchen bei alten Menschen. Während Suizidversuche ihren Gipfel im jugendlichen und jungen Erwachsenenalter haben und in ihrer Auftrittshäufigkeit mit zunehmendem Lebensalter kontinuierlich abnehmen, trifft für Suizide das Gegenteil zu. Die Suizidrate nimmt mit steigendem Lebensalter etwa ab dem 40. Lebensjahr zu. Dieser Unterschied ist eines der konsistentesten Ergebnisse der epidemiologischen Suizidforschung. Darüber hinaus werden Suizide in allen Altersgruppen von Männern häufiger durchgeführt als von Frauen. In **Tab. 7.3.2** ist deutlich zu erkennen, wie ab der Gruppe der 15- bis 20jährigen bei beiden Geschlechtern mit zunehmendem Lebensalter die Suizidrate ansteigt und in der Gruppe der über 85jährigen Männer mit 104,5 je 100 000 für 1993 den höchsten Wert erreicht. Die Gruppe der alten Menschen ist nicht nur diejenige Gruppe mit dem höchsten Suizidrisiko verglichen mit jüngeren Altersgruppen, sondern sie ist auch die einzige Gruppe, die nicht von dem globalen Trend rückläufiger Suizidraten profitiert, der seit Mitte der 80er Jahre in Deutschland zu beobachten ist. 1993 hatte nämlich die Gesamtzahl der Suizide im Gebiet der alten Bundesländer mit 9625 Suizidfällen ihren bislang niedrigsten Wert in der Nachkriegsgeschichte erreicht.

Während an diesem Rückgang nahezu alle Altersgruppen teilhaben, steigen bei den 75-

Tab. 7.3.2 Altersabhängigkeit der Suizidraten für Männer und Frauen. (Suizidrate = Anzahl der Suizide pro Untersuchungsgruppe pro Jahr bezogen auf 100 000 der Allgemeinbevölkerung)

Altersgruppe	1975 Suizidrate Männer Frauen	Verhältnis männlich:weiblich	Rückgang/ Zunahme in %	1993 Suizidrate Männer Frauen	Verhältnis männlich:weiblich
15–20	16,1 / 6,0	2,7	−44,1 / −53,3	9,0 / 2,8	3,2
20–25	28,0 / 9,9	2,8	−40,0 / −57,6	16,8 / 4,2	4,0
25–30	25,9 / 10,2	2,5	−28,6 / −55,8	18,5 / 4,5	4,1
30–35	30,1 / 11,7	2,6	−32,5 / −44,4	20,3 / 6,5	3,1
35–40	33,2 / 13,6	2,4	−35,5 / −52,9	21,4 / 6,4	3,3
40–45	40,1 / 15,6	2,6	−40,9 / −52,7	23,7 / 7,4	3,2
45–50	40,9 / 18,2	2,2	−42,1 / −50,0	23,7 / 9,1	2,6
50–55	42,5 / 26,0	1,6	−37,9 / −51,2	26,4 / 12,7	2,1
55–60	44,7 / 26,1	1,7	−36,7 / −60,9	28,3 / 10,2	2,8
60–65	40,6 / 24,3	1,7	−22,9 / −46,5	31,3 / 13,0	2,4
65–70	47,0 / 25,5	1,8	−39,1 / −52,2	28,6 / 12,2	2,3
70–75	50,3 / 27,2	1,8	−27,2 / −42,3	36,6 / 15,7	2,3
75–80	56,0 / 28,6	2,0	+14,1 / −24,5	63,9 / 21,6	3,0
80–85	65,1 / 25,6	2,5	+15,4 / +9,8	75,1 / 23,1	3,3
>85	94,1 / 32,9	2,9	+11,1 / −38,9	104,5 / 20,1	5,2
über 65 insges.	52,9 / 27,0	2,0	−10,4 / −35,2	47,4 / 17,5	2,7

bis 80jährigen Männern, bei den 80- bis 85jährigen Männern und Frauen und bei den über 85jährigen Männern die Suizidraten jedoch weiter an. In **Tab. 7.3.3** sind die Suizidraten in den einzelnen Ländern der Bundesrepublik für das Jahr 1991 nach dem Geschlecht und für die Altersgruppe über 60 Lebensjahre zusammengefaßt (Schmidtke, Weinacker 1994). Sichtbar wird – neben Länderunterschieden – die höhere Suizidrate bei älteren Menschen, wobei die Männer deutlich über den Frauen liegen. Bei Suizidversuchen dagegen ist die Altersverteilung entgegengesetzt, d. h. mit zunehmendem Alter sinken bei Männern und Frauen die Suizidversuchsraten. Damit gehören die alten Menschen und hier insbesondere die alten Männer zu den am stärksten suizidgefährdeten Personengruppen. Auf der Basis der WHO-Suizid-Datenbank berichtet Gulbinat (1993) von einem Anstieg der Suizide alter Menschen von bis zu 150%, wobei dieses Phänomen in Amerika, Asien und Europa beobachtet werden konnte. Die deutlichsten Zuwachsraten in den letzten 30 Jahren zeigten z. B. bei den 75 Jahre und älteren Männern in Europa Irland, Norwegen, Italien, Österreich, Polen und Ungarn, in Amerika Kolumbien, Chile, Uruguay, in Asien Sri Lanka sowie Israel. Die Schweiz, die Niederlande, Schweden, Portugal, Großbritannien, Kuba, USA oder Japan verzeichneten dagegen geringe bzw. bis zu 50%ige Abnahmen der Suizidrate bei den alten Männern.

Mit zunehmendem Alter nimmt in beiden Gruppen die Wahl der sog. harten **Suizidmethoden** zu. DeLeo und Diekstra (1990) berichten, daß in den meisten westlichen Ländern über 85% aller durch Suizid Verstorbenen Erhängen (vor allem Männer) und Vergiftung (vor allem Frauen) sowie Ertrinken als Methode verwenden. Bei den **sozialen Bedingungen** weist Erlemeier (1992) zusammenfassend darauf hin, daß unter alten Menschen mit Suizidalität häufiger alleinstehende (geschiedene, getrennt lebende, verwitwete, ledige) zu finden sind, auch daß unter älteren Männern mit Suizid oder Suizidversuch mehr verwitwete und ledige zu beobachten sind, was in der Frauengruppe immer noch überdurchschnittlich zu sehen wäre. Hingewiesen wird auch auf die **Bedeutung von sozialer Isolierung und Vereinsamung** (Bungard 1977; Vogel, Wolfersdorf 1989), wobei es sowohl um objektiv feststellbare Defizite an Sozialkontakten als auch um Gefühle von Vereinsamung, um fehlende soziale Unterstützung im Alter geht.

Zur Ätiopathogenese

Das **Krisenmodell**, bisherige psychische Gesundheit voraussetzend, geht von der Notwendigkeit von Anpassungsleistungen aus, die bei im Laufe des Lebens zu bewältigenden biologischen und psychologischen Veränderungen, bei traumatischen Lebensereignissen erfolgen müssen. Derartige Anpassungsleistungen muß der alte Mensch zahlreich erbringen: so z. B. das Nachlassen körperlicher Funktionen, die Bewältigung körperlicher Erkrankungen, neue Abhängigkeiten, Einschränkung des Lebensradius, Verwitwung oder Umzug in ein Altenheim. Faktoren, die beim Suizid im Alter eine Rolle spielen können, sind in **Tab. 7.3.4** aufgelistet. Insbesondere das Zusammentreffen von körperlicher Einschränkung, schwieriger sozialer Situation sowie Vereinsamung enthält viel suizidalitätsförderndes Potential. Versagen die eigenen Bewältigungsstrategien sowie äußere Hilfen (Herkunftsfamilie, Familie der Kinder, Partnerschaft, ärztliche Versorgung, Gemeinde-

Tab. 7.3.3 Suizidraten 1991 in den einzelnen Bundesländern (Datenquelle: Statistisches Bundesamt; nach Schmidtke, Weinacker 1994)
Suizidrate = Anzahl der Suizide pro Untersuchungsgruppe bezogen auf 100 000 der Allgemeinbevölkerung

	Männer		Frauen	
	insgesamt	>60 J	insgesamt	>60 J
Bayern	24,38	47,62	9,70	19,80
Baden-Württemberg	24,71	51,50	9,94	19,20
Brandenburg	33,53	71,51	11,29	30,98
Berlin	21,40	44,10	11,57	27,71
Bremen	30,47	60,88	14,91	25,33
Hamburg	26,26	47,86	14,88	30,16
Hessen	19,46	41,91	9,00	18,88
Mecklenburg-Vorpommern	32,37	66,31	10,61	25,17
Niedersachsen	24,45	50,23	10,78	23,76
Nordrhein-Wesffalen	18,21	22,23	7,33	12,60
Rheinland-Pfalz	22,22	42,36	7,39	16,19
Saarland	19,02	25,87	8,81	8,96
Sachsen	42,68	88,87	19,92	44,18
Sachsen-Anhalt	37,27	55,38	10,73	22,21
Schleswig-Holstein	24,15	55,38	10,73	22,21
Thüringen	36,38	93,49	15,07	37,72

pfarrer usw.), entwickelt sich eine Krise, die in suizidales Verhalten einmünden kann (s. a. Teising 1992).
Derartige suizidale Entwicklungen sind vielfach beschrieben worden. Clark und Clark (1993) gingen vom normalen Alterungprozeß und aktuellen Lebensbelastungen aus, die zu einer Selbstwertkrise im Alter, z. B. bei fehlender sozialer Beziehung oder Isolation, führen könnten und bei Komplikationen durch Depression und süchtiges Verhalten die Schwelle zu einer suizidalen Krise überschreiten. Osgood (1993) skizzierte ein Modell des Alterungsprozesses und der Entwicklung zum Suizid, das vitale Verluste, erhöhte Streßanfälligkeit, das Auftreten von Depressivität und Verzweiflung bzw. von Alkoholmißbrauch als Vorläuferstufen beschreibt. Für Heuft (1992) wirken soziale Desintegration, sensorische Deprivation, aktuelle narzistische Verletzung in Richtung eines zunehmenden Gefühls von Selbstaufgabe, woraus ein dynamischer, sich selbst verstärkender Circulus vitiosus entsteht, der von außen durch fakultativ aggravierende (Neurosen, Persönlichkeitsstörungen, Psychose, fehlende Zukunftsperspektive) bzw. protektive (religiöse Bindung, persönliche Sinnfindung, positives Altersbild, bewältigte Schicksalsschläge) intrapsychische Faktoren beeinflußt werden kann. Das Konzept der "Selbstaufgabe" setzt Heuft (1992) in der Konsequenz mit einer parasuizidalen Handlung gleich und weist darauf hin, daß Suizidversuche im Alter abnehmen. Der sogenannte **"stille Suizid"**, die Selbsttötung im sozialen Rückzug, scheint bei alten Menschen eine sehr viel größere Rolle zu spielen als allgemein bekannt. Stuporöse Zustandsbilder, Nahrungsverweigerung, Rückzug aus sozialen Kontakten, wie sie bei alten Menschen in gerontopsychiatrischen Einrichtungen oder in Altenpflegeheimen zu finden sind, lassen sich unter dem Aspekt der "Selbstaufgabe", des "Sich-Sterben-Lassens" betrachten. Zur Häufigkeit dieser stillen Suizide gibt es kaum Daten, jedoch Erfahrungsberichte (Oesterreich 1992; Tenter 1994; Wolfersdorf, Kortus 1995).

Das Krankheitskonzept als Erklärungsmodell suizidalen Verhaltens zielt vor allem auf die Häufigkeit depressiver Störungen im höheren Lebensalter ab, die aufgrund der krankheitsimmanenten Symptomatik von Hoffnungslosigkeit, Schuldgefühlen bis zum depressiven Wahn mit einem erhöhten suizidalen Risiko einhergehen. So wies Gulbinat (1993) auf die signifikante Rolle hin, die die Depression weltweit beim Alterssuizid spielt. DeLeo und Diekstra (1990) geben eine Prävalenz von Depression bei alten Menschen jenseits des 60. Lebensjahres in Höhe von 6% bis 42% an; dies gilt für stationäre Patienten. Blazer und Williams (1980) fanden 17% Depression und Dysphorie bei über 65jährigen. Kockott (1989) berichtet in der von ihm untersuchten Suizidversuchspopulation mit 65 Lebensjahren und mehr von 45% Depressionen. Andere psychische Erkrankungen werden im Zusammenhang mit Suizid bzw. Suizidversuch im Alter seltener genannt. Daß auch **körperliche Erkrankungen** eine Rolle im suizidalen Geschehen spielen können, hat Summa (1988) herausgestellt. Bei etwa 40% der Männer und 42% der Frauen unter seinen Patienten mit Suizidversuch spielten körperliche Erkrankungen eine Rolle, vor allem schmerzhafte, chronische körperliche Erkrankungen. Aber auch hier war es wiederum das Zusammen-

---

Tab. 7.3.4 Faktoren, die besonders beim Suizid im Alter eine Rolle spielen können (nach DeLeo, Diekstra 1990; Demling, Lungershausen 1989; Erlemeier 1992; Heuft 1992; Osgood 1993; Schmitz-Scherzer 1992; Schober 1989)

- Biologische Faktoren
Alterungsprozeß, körperliches Altern
starke bzw. chronische Schmerzen
Siechtum, erniedrigender Todeskampf
- Psychologische Faktoren
Furcht vor schwerer Krankheit, vor Leiden
Furcht vor Abhängigkeit, Hilflosigkeit
Erleben von Ausweg- und Hoffnungslosigkeit
Gefühle von Zorn, Wut, Scham, verletzter Ehre, Enttäuschungen, Kränkungen
Verlust der Attraktivität für andere
psychische Erkrankung, insbesondere Depression
Verlust, Tod eines subjektiv bedeutsamen Menschen
- Soziale Faktoren
Verlorene Freiheit, unerwünschte Abhängigkeit
erniedrigende Armut, Not, schwierige Wohnverhältnisse
Einsamkeit und Isolation
- Verhaltensweisen
Mißachtung ärztlicher Verordnungen, selbstgefährdendes Verhalten
Nahrungsverweigerung, unangemessenes Essen
Alkohol-, Medikamentenmißbrauch

wirken von körperlicher Störung, psychischen Folgezuständen (z.B. Depressivität) und sozialer Einschränkung (u.a. Isolation und Einschränkung der Beweglichkeit), das zur Suizidalität führte.

Diagnostische und therapeutische Aspekte

Grundsätzlich unterscheidet sich die Behandlung alter suizidaler Menschen nicht von der bei Jüngeren (Wächtler 1984, 1992; Wolfersdorf et al. 1992). **Erkennen und richtige Beurteilung suizidaler Risiken** sind die unabdingbaren Voraussetzungen für jede Prävention und Therapie (Demling, Lungershausen 1989; Erlemeier 1992). Zum einen scheinen ältere suizidale Menschen weniger Anzeichen und Ankündigungen ihrer suizidalen Ambivalenz zu geben als jüngere bzw. werden seltener als suizidgefährdet wahrgenommen. Ob dies damit zusammenhängt, daß die Suizidalität bei alten Menschen oft eindeutiger den Tod intendiert, was sich auch in der Wahl der Suizidmethodik und der Suizidrate im höheren Lebensalter ausdrückt, ist unklar. Auf drei **diagnostisch bedeutsame Aspekte** soll besonders hingewiesen werden:

• Jegliche Veränderung von Lebens-, Gesundheits-, Beziehungs-, Wohn- und Arbeitssituation kann beim alten Menschen – und das gilt nicht nur für diesen – mit Belastungs- und Anpassungsstörungen einhergehen, die näher an Suizidalität und Depressivität heranführen.

• Jegliche körperliche Erkrankung, insbesondere wenn sie längerfristige Folgen hat, z.B. schmerzhafter, lebenseinschränkender, abhängig machender Art, kann mit der Frage der Sinnhaftigkeit und Qualität des weiteren Lebens, damit mit der Frage nach Depressivität und Suizidalität einhergehen.

• Wenn Depressivität derart häufig bei suizidalen Handlungen im höheren Lebensalter zu finden ist, dann ist jede Andeutung und Äußerung von Hoffnungslosigkeit, Resignation, depressiver Gestimmtheit ernsthaft auch hinsichtlich Suizidalität zu hinterfragen.

Verwitwung, chronischer Rheumatismus, Scheidung der Kinder, Herzinfarkt, Umzug ins Altersheim, schwere depressive Erkrankung, Vorliegen eines Karzinoms mit der Perspektive von Leiden, Siechtum und Schmerz, Abhängigkeit von anderen, Pflegebedürftigkeit usw. können sämtlich auslösende, kausal wirkende und Suizidalität aufrecht erhaltende Faktoren sein.

Die **Grundzüge von Suizidprävention im höheren Lebensalter** sind in Tab. 7.3.5 zusammengefaßt. Jede Krisenintervention und Suizidprävention beginnt mit einem Beziehungsangebot, für das auf Therapeutenseite Bereitschaft zum Gespräch, Zeit, Raum und Atmosphäre geboten sein müssen. Eine suizidale Krise bzw. ein psychisches Zustandsbild mit Suizidalität stellt immer eine Notsituation dar mit fürsorglicher therapeutischer Verantwortlichkeit. Das Ausmaß von Suizidalität (z.B. besteht ein hoher Handlungsdruck oder kann der Betroffene im Sinne des Zeitaufschubs Suizidabsichten vorerst hinten anstellen), eine zugrundeliegende Krise (z.B. Umzug in ein Altenheim, chronischer Schmerz,

Tab. 7.3.5 Grundzüge der Suizidprävention bei suizidalen Krisen

• Gesprächs-, Hilfs-, Beziehungsangebot
– zuhören, sich Zeit nehmen, nachfragen
– Verständnis und Fürsorge vermitteln
– gemeinsam überlegen
– Gefühle vorsichtig, zurückhaltend äußern
– Hoffnung vermitteln

• Diagnostik
– Krise? Krisensymptomatik (insbes. Depressivität)? Ressourcen?
– psychische Erkrankung? Depression, hirnorganische Störung, Psychose,
– Suizidalität: Suizidideen, Todeswunsch, Suizidabsicht, Suizidversuch, frühere Suizidalität, weiterhin suizidal, "stille" Suizidalität
– körperliche Erkrankung (Schmerz, Ängste, Versorgung)

• Krisenintervention
– kurzfristige Gesprächstermine, engmaschige Betreuung/Beziehung (Therapeut, Pflegepersonal)
– realitäts- und situationsbezogenes Management
– Einbeziehung von psychosozialen Hilfen
– Symptom- und Krankheitsbehandlung (Psychopharmaka, Analgetika, internistisch)

• Längerfristige Therapie
– psychotherapeutisch – psychiatrisch
– allgemeinmedizinisch – internistisch
– ambulant – stationär
– medikamentöse Therapie, Rezidivprophylaxe

Gehbeschwerden) oder psychische Krankheit (z. B. Depression im Senium mit Hoffnungslosigkeit und Einengung des Denkens, Schlafstörungen) müssen diagnostisch abgeklärt werden, ebenso die aktuelle Lebens- und Versorgungssituation (z. B. lebt allein im 4. Stock eines Hochhauses, lebt mit Kindern; wer kümmert sich?). Am Ende eines ersten Krisengespräches müssen Ausmaß der Suizidalität (nach Gespräch und Hilfs-/Behandlungsangebot und -beginn nicht mehr suizidal, glaubhaft keine Suizidabsicht bis zum nächsten Termin), Vorliegen einer psychischen Störung (vor allem Psychopathologie mit erhöhtem Suizidrisiko wie Hoffnungslosigkeit, Wahn etc.), körperliche Befindlichkeit, weiteres Vorgehen (ambulant, stationäre Einweisung, weitere Therapie) und Versorgung (Lebenssituation, Wohnen) des Betroffenen geklärt sein.

Unter dem Stichwort "rationaler" bzw. "assistierter Suizid" findet derzeit eine Diskussion statt, die mit Mißverständlichkeit und unter Vernachlässigung der psychopathologischen und psychodynamischen Erkenntnisse der Suizidologie geführt wird. Die Position verschiedener Gesellschaften zur Suizidprävention und Krisenintervention wurde vor kurzem von Etzersdorfer (1994) treffend zusammengefaßt: Aus Sicht der Suizidprävention geht es um Sterbebegleitung, nicht um aktive d. h. "assistierte" Herbeiführung einer angeblich "rational" erscheinenden Selbsttötung. Denn es entspricht nicht der klinischen Realität, daß ein Großteil der suizidalen Handlungen "rational", insofern "verständlich", "nachvollziehbar", in ihrer Entschlossenheit eindeutig und ohne psychopathologisch-psychodynamischen Hintergrund ist. Auch beim alten Menschen sind suizidale Handlungen in der Regel Ausdruck eines aktuellen Erlebens, welches durch Depressivität, Hoffnungslosigkeit, Einengung des Denkens und der Wahrnehmung, durch ein Zusammenwirken von unlösbar erscheinenden sozialen, interaktionellen und psychodynamischen Faktoren bedingt ist. Aus einer Fürsorgehaltung der Gesellschaft alten (und kranken) Menschen gegenüber darf keine Erwartungshaltung werden, der ältere Mensch soll sich in pseudoaltruistischer Weise zu Gunsten nachfolgender Generationen "rechtzeitig" aus dem Feld nehmen. Bei Suizidprävention geht es nicht um das absolute Vermeiden von Selbsttötung, sondern um die Ermöglichung eines befriedigenden und für den einzelnen Betroffenen subjektiv mit Lebensqualität füllbaren Lebensabschnittes.

Das praktische diagnostische und therapeutische vorgehen bei Suizidalität ist in Kap. 9 beschrieben (S. 481 f).

Literatur

Blazer D, Williams CD (1980): Psychiatric epidemiology of dysphoria and depression in elderly population. Amer J Psychiat 137: 493–444

Bungard W (1977): Isolation, Einsamkeit und Selbstmordgedanken im Alter. Akt Gerontol 7: 81–89

Clark DC, Clark S (1993): Suicide among the elderly. In: Böhme K, Freytag R, Wächtler C, Wedler H (Hrsg): Suicidal Behavior, pp 161–164. Roderer, Regensburg

DeLeo D, Diekstra RFW (1990): Depression and Suicide in Late Life. Huber, Bern–Göttingen–Toronto–Seattle

Demling J, Lungershausen E (1989): Suizidalität. In: Platt D: Handbuch der Gerontologie, Band 5, S 285–296. Fischer, Stuttgart–New York

Erlemeier N (1992): Suizidalität im Alter. Studie im Auftrag des Bundesministeriums für Familie und Senioren. Kohlhammer, Stuttgart–Berlin–Köln

Etzersdorfer E (1994): Einige Bemerkungen zum Konzept des "Rationalen Suizids". Suizidprophylaxe 3: 93–98

Gulbinat W (1993): The epidemiology of suicide in old age. In: Böhme K, Freytag R, Wächtler C, Wedler H (Hrsg): Suicidal Behavior, pp 80–93. Roderer, Regensburg

Heuft G (1992): Suizidale Krisen bei alten Menschen. TW Neurol Psychiat 6: 645–651

Kockott G (1989): Suizidproblematik. In: Bergener M (Hrsg): Depressive Syndrome im Alter, S 126–137. Thieme, Stuttgart–New York

Oesterreich K (1992): Suizidalität, Sterbewunsch und Fatalismus bei depressiven Alterskranken. In: Friedrich I, Schmitz-Scherzer R (Hrsg): Suizid im Alter, S 71–80. Steinkopff, Darmstadt

Osgood N (1993): The etiology and prevention of geriatric suicide. In: Böhme K, Freytag R, Wächtler C, Wedler H (Hrsg): Suicidal Behavior, pp 94–97. Roderer, Regensburg

Schmidtke A, Weinacker B (1994): Suizidalität in der Bundesrepublik und den einzelnen Bundesländern: Situation und Trends. Suizidprophylaxe 1: 4–16

Schobert K (1989): Warum Menschen sich töten. S. Fischer, Frankfurt a. M.

Summa JD (1988): Körperliche Erkrankungen als Risikofaktoren von Suizidhandlungen im Alter. In: Böhme K, Lungershausen E (Hrsg): Suizid und Depression im Alter, S 118–129. Roderer, Regensburg

Teising N (1992): Alt und lebensmüde: Suizidneigung bei älteren Menschen. Reinhardt, Basel

Tenter J (1994): Suizid und Selbstaufgabe bei gerontopsychiatrischen Patienten. Suizidprophylaxe 1: 34–38

Vogel R, Wolfersdorf M (1989): Suicide and mental illness in the elderly. Psychopathology 22: 202–207

Wächtler C (1984): Suizidalität. In: Oswald WD, Herrmann WM, Kanowski S et al. (Hrsg): Gerontologie, S 298–305. Kohlhammer, Stuttgart–Berlin–Köln

Wächtler C (1992): Die besondere therapeutische Situation bei suizidalen alten Menschen. In: Wedler H, Wolfersdorf M, Welz R (Hrsg): Therapie bei Suizidgefährdung. Ein Handbuch, S 149–158. Roderer, Regensburg

Wolfersdorf M (1991): Depression und Suizidalität im Alter. In: Hippius H, Ortner M, Rüther E (Hrsg): Psychiatrische Erkrankungen in der ärztlichen Praxis, S 101–113. Springer, Berlin–Heidelberg–New York

Wolfersdorf M, Gauggel L, Hottman S et al. (1992): Depression im Senium. TW Neurol Psychiat 6: 652–663

Wolfersdorf M, Kortus R (1995): Umgang mit suizidalen älteren Patienten. In: Hirsch RD, Kortus R et al. (Hrsg): Gerontopsychiatrie im Wandel, S 197–203. Bibliomed, Melsungen

8 Andere psychische Störungen im Senium

8.1 Neurosen, Belastungsreaktionen und somatoforme Störungen (F 4)

G. Wiedemann (Tübingen)

Definition und Diagnosekriterien

Unter diesen drei Störungsformen werden in der ICD-10 folgende Störungsgruppen subsumiert: Phobische Störungen (F40) wie Agoraphobie (F40.0), andere Angststörungen (F41) wie reine Panikstörung (F41.0), Zwangsstörungen (F42), Belastungsreaktionen und Anpassungsstörungen (F43) wie posttraumatische Belastungsstörung (F43.1), dissoziative Störungen (F44) oder auch Konversionsstörungen wie (psychogene) Amnesie (F44.0) oder (psychogene) Fugue (F44.1), somatoforme Störungen (F45) wie hypochondrische Störung (F45.2) oder somatoforme autonome Funktionsstörung (F45.3), früher Herzneurose (F45.30), psychogenes Colon irritabile (F45.32) oder Hyperventilation (F45.33) genannt, sowie andere neurotische Störungen (F48) wie Depersonalisationssyndrom (F48.1) (**Tab. 8.1.1**).

Historische Entwicklung der Diagnostik:
Diese Störungsbilder stehen in zumindest historischer Beziehung zum Neurosenkonzept. Dieses Konzept wird in der ICD-10 und im DSM-IV bewußt nicht mehr als Organisationsstruktur verwendet. Statt dessen werden die Störungen gemäß ihrer deskriptiven Ähnlichkeit und ihrer Hauptthematik zusammengefaßt. Trotzdem erscheinen mit Ausnahme der neurotischen Depression (jetzt im Abschnitt F3 unter "affektive Störungen") die früher neurotisch genannten Störungen überwiegend in dieser Gruppe, da sie einen deutlichen Anteil psychischer Verursachung gemeinsam haben. Das Ausmaß dieses Anteils wird jedoch offen gelassen. Auch der häufig verwendete Begriff "psychosomatisch" erscheint in der ICD-10 nicht als diagnostische Kategorie, da er insbesondere in verschiedenen psychiatrischen Schulen, aber auch in verschiedenen Sprachen Unterschiedliches bedeutet. In anderen Klassifikationssystemen so genannte Störungen erscheinen in der ICD-10 innerhalb der hier beschriebenen Gruppe (F4) hauptsächlich unter dem Begriff somatoforme Störungen (F45). Die "psychosomatischen Störungen im engeren Sinne" fallen in die Kategorie F54 "psychologische Faktoren oder Verhaltensfaktoren bei andernorts klassifizierten Erkrankungen" (z.B. Asthma, Colitis mucosa).

Vergleich zu DSM-IV:
Im DSM-IV werden die genannten Störungen untergliedert in Angststörungen, die alle Formen von Angsterkrankungen, also zusätzlich die phobischen Störungen und insbesondere auch die Zwangsstörungen (300.30) mit beinhalten, somatoforme Störungen ähnlich der ICD-10, dissoziative Störungen, welche im Gegensatz zu der ICD-10 auch die Depersonalisationsstörung mit einschließen, und Anpassungsstörungen (**Tab. 8.1.1**). Die ersten drei Störungsgruppen in der ICD-10 (F40–F42) werden also im DSM-IV zu der Gruppe der Angststörungen zusammengefaßt. Am umstrittensten dürfte die Subsumtion der Zwangsstörung unter die Angststörungen sein.

Kritik an theorieunabhängiger Klassifikation:
Der Versuch eine schulen- und theorieunabhängige diagnostische Klassifikation zu finden, um vergleichbare Daten mit verbesserter Reliabilität zu erhalten, ist hinsichtlich seiner klinischen und therapeutischen Brauchbarkeit umstritten (Schneider, Freyberger 1994).

Tab.. 8.1.1 Klassifikation der neurotischen, Belastungs- und somatoformen Störungen

ICD-10	DSM-IV
F40 Phobische Störungen	Angststörungen
40.0 Agoraphobie	
40.00 ohne Panikstörung	300.22 Agoraphobie ohne Panikstörung
40.01 mit Panikstörung	300.21 Panikstörung mit Agoraphobie
40.1 soziale Phobie	300.23 soziale Phobie (=soziale Angststörung)
40.2 spezifische (isolierte) Phobien	300.29 spezifische (=bisher einfache) Phobie
F41 Andere Angststörungen	
41.0 Panikstörung	300.01 Panikstörung ohne Agoraphobie
41.1 generalisierte Angststörung	300.02 generalisierte Angststörung
41.2 Angst und depressive Störung, gemischt	
F42 Zwangsstörungen	300.3 Zwangsstörung
42.0 vorwiegend Zwangsgedanken oder Grübelzwang	
42.1 vorwiegend Zwangshandlungen (Zwangsrituale)	
42.2 Zwangsgedanken und -handlungen, gemischt	
F43 Belastungsreaktionen und Anpassungsstörungen	
43.0 akute Belastungsreaktion	308.3 akute Belastungsstörung
43.1 posttraumatische Belastungsstörung	309.81 posttraumatische Belastungsstörung
43.2 Anpassungsstörungen	Anpassungsstörungen
43.20 kurze depressive Reaktion	309.0 mit depressiver Stimmung
43.21 längere depressive Reaktion	309.24 mit Angst
43.22 Angst und depressive Reaktion, gemischt	309.28 mit Angst und depressiver Stimmung, gemischt
43.23 mit vorwiegender Beeinträchtigung von anderen Gefühlen	
43.24 mit vorwiegender Störung des Sozialverhaltens	309.3 mit Störung des Sozialverhaltens
43.25 mit gemischter Störung von Gefühlen und Sozialverhalten	309.4 mit gemischter Störung von Gefühlen und Sozialverhalten
F44 Dissoziative Störungen (Konversionsstörungen)	Dissoziative Störungen
44.0 dissoziative Amnesie	300.12 dissoziative Amnesie (bisher psychogene Amnesie)
44.1 dissoziative Fugue	300.13 dissoziative Fugue (bisher psychogene Fugue)
44.2 dissoziativer Stupor	Somatoforme Störung
44.3 Trance und Besessenheitszustände	300.11 Konversionsstörung
44.4 dissoziative Bewegungsstörungen	
44.5 dissoziative Krampfanfälle	
44.6 dissoziative Sensibilitäts- und Empfindungsstörungen	
44.7 dissoziative Störungen, gemischt	
44.8 andere	
44.80 Ganser-Syndrom	Dissoziative Störung
44.81 multiple Persönlichkeit	300.14 dissoziative Identitätsstörung (früher multiple Persönlichkeitsstörung)
44.82 vorübergehende dissoziative Störungen in der Kindheit und Jugend	
F45 Somatoforme Störungen	Somatoforme Störungen
45.0 Somatisierungsstörung	300.81 Somatisierungsstörung
45.1 undifferenzierte Somatisierungsstörung	300.81 undifferenzierte Somatisierungsstörung
45.2 hypochondrische Störung	300.7 Hypochondrie
45.3 somatoforme autonome Funktionsstörung	300.7 Körperdysmorphe Störung (früher Dysmorphophobie)
45.30 kardiovaskuläres System	
45.31 oberer Gastrointestinaltrakt	
45.32 unterer Gastrointestinaltrakt	
45.33 respiratorisches System	
45.34 Urogenitalsystem	
45.4 anhaltende somatoforme Schmerzstörung	307.8 Schmerzstörung
F48 Andere neurotische Störungen	
48.0 Neurasthenie (Erschöpfungssyndrom)	Dissoziative Störung
48.1 Depersonalisations-, Derealisationssyndrom (-störung)	300.60 Depersonalisationsstörung

So wird die Aufgabe des Neurosebegriffs als eine Gefahr angesehen, da möglicherweise wichtige Erkenntnisse über Entstehungsbedingungen, etwa von Angststörungen, vernachlässigt werden. Weiterhin wird kritisiert, daß die Validität der diagnostischen Kategorien zugunsten der Reliabilität vernachlässigt wird. So hätten diese ICD-10-Diagnosen kaum Aussagekraft bezüglich spezifischer Behandlungsindikationen. Dies wird vor allem von Autoren angeführt, die konfliktpsychologische, interpersonelle und/oder innerpsychische Zusammenhänge sehen (Schneider et al. 1993).

Da bei den Erkrankungen, die in diesem Kapitel behandelt werden, häufig Mischbilder auftreten, besteht hier ganz besonders das Problem der diagnostischen Einordnung. Daher muß man sich oft für das vorherrschende Syndrom als Leitdiagnose entscheiden, außer wenn es gemischte Kategorien gibt wie in der ICD-10 für das sehr häufige gemeinsame Auftreten von Angst und Depression (F41.2).

Die genannten Schwierigkeiten werden durch die Polymorbidität im Alter noch verschärft, zumal auch die einzelnen psychogenen Störungen nicht mehr so prägnant ausgestaltet sind. So kann ein Patient mit Hyperthyreoidismus eine Symptomatik entwickeln, die der einer generalisierten Angststörung gleicht, ein Patient mit einem Emphysem Symptome einer Panikstörung bekommen.

Angststörungen

Epidemiologie der Angststörungen insgesamt

Gesamtprävalenz: Mit einer Prävalenz von 13–15% sind Angsterkrankungen (unter Einschluß der 2–3% Zwangsstörungen analog DSM-IV) neben Abhängigkeitserkrankungen die häufigsten psychischen Störungen in der Gesamtbevölkerung. Die durchschnittliche Lebenszeitprävalenz beträgt 7% für einfache Phobien, 5% für Agoraphobien und 2% für Panikstörungen (Wittchen 1989). Bis vor kurzem wurden diese Patienten über einen Zeitraum von 4 bis 10 Jahren nach Erkrankungsbeginn nicht adäquat diagnostiziert und behandelt (Marks 1987). Daher nahmen sie häufiger einen chronifizierten Verlauf und sind oft auch im Alter noch vorhanden.

Prävalenz im Alter: Insgesamt sind Angststörungen in der zweiten Lebenshälfte häufiger als früher angenommen wurde. Die Prävalenzraten dieser Störungen variieren je nach Untersuchung. Diese Unterschiede sind zumeist auf differierende diagnostische Kriterien wie verschiedene hierarchische Abstufungen und Schweregradeinteilungen der Symptome zurückzuführen. Blazer et al. (1991) konnten zeigen, daß alle Angsterkrankungen einschließlich Zwangsstörungen vom mittleren Alter zum Seniorenalter bezüglich 6-Monats- und Lebenszeitprävalenz abnahmen, allerdings unterschiedlich stark. Eine Studie in drei amerikanischen Großstädten (Myers 1984) fand, daß phobische Störungen bei Frauen die häufigste (6,1% 1-Monatsprävalenz), bei Männern die zweithäufigste (2,9%) psychische Erkrankung im Alter sind (**Tab. 8.1.2**).

Inzidenz

Daten zur Inzidenz dieser Erkrankungen im Alter sind noch sehr spärlich. Nach dem 45. bis 50. Lebensjahr sinkt die Inzidenzrate drastisch ab. Die Neuerkrankungsraten der Frauen liegen durchgehend um mindestens das 2- bis 3fache über denen der Männer. In einer 3-Jahres-Untersuchung konnten Larkin et al. (1992) eine minimale jährliche Neuerkrankungsrate an neurotischen Störungen (Pho-

Tab. 8.1.2 Prävalenz "neurotischer" Störungen nach DSM-III (nach Regier et al. 1988, ECA-Studie, 1-Monatsprävalenz in %)

Diagnose	Alter 45 bis 64 Jahre			Alter über 65 Jahre		
	Frauen	Männer	alle	Frauen	Männer	alle
Angststörungen insgesamt	8,0	5,1	6,6	6,8	3,6	5,5
Panikstörung	0,7	0,5	0,6	0,2	0,0	0,1
Phobien	7,0	4,8	6,0	6,1	2,9	4,8
Zwangsstörung	1,2	0,6	0,9	0,9	0,7	0,8
Somatisierungsstörung	0,2	0,0	0,1	0,2	0,0	0,1

bien, Angst- und Zwangsstörungen) im Alter über 65 von 4,4 pro 1000 erheben. In einer populationsbezogenen Stichprobe schlüsselten Eaton et al. (1989) diese Daten nach einzelnen Diagnosen auf. Danach nimmt die Neuerkrankungsrate bei Angststörungen einschließlich der Zwangserkrankungen mit dem Alter ab (z. B. für Panikstörung: 0,04 jährliche Inzidenz pro 100 Personenjahre für über 65jährige versus 0,6 für alle Altersstufen), nur bei Phobien bleibt sie weitgehend auf dem gleichen Niveau (4,3jährliche Inzidenz pro 100 Personenjahre für über 65jährige versus 4,0 für alle Altersstufen) (**Tab. 8.1.3**).

Ältere Menschen mit neurotischen Störungen fallen jedoch häufig durch die Maschen unseres Versorgungssystems: die Patienten neigen zur Dissimulation und Ärzte zum Nichtwahrnehmen dieser Störungen. Eine Überweisung findet selten statt und Krankenhausaufnahmen werden vermieden. In der Primärversorgung werden die Neuerkrankungen mit steigendem Alter zwar seltener, es findet jedoch eine fortlaufende Akkumulation chronisch erkrankter alter Menschen statt.

Alle Patienten mit einem Alter von über 65 Jahre wurden in den Studien als eine Gruppe behandelt, die nicht mehr weiter differenziert wurde. Es gibt jedoch Hinweise, daß die jungen Alten (von 65 bis 74), die mittleren Alten (von 75 bis 84) und die älteren sich bezüglich der Verteilung von Angstsymptomen und -störungen voneinander unterscheiden (Applegate, Curb 1990). Hier besteht noch Klärungsbedarf.

Phobische Störungen (F 40)

Klinisches Erscheinungsbild

Die epidemiologischen Daten legen nahe, daß phobische Störungen im Alter häufig chronifizieren. Phobische Störungen sind durch eine anhaltende Angst vor spezifischen, in der Regel ungefährlichen Situationen oder Objekten gekennzeichnet, die gemieden werden, oder nur mit massiver Angst ertragen werden können. Sie sind unterteilt in Agoraphobie (mit oder ohne Panikstörung), soziale und spezifische (= einfache) Phobie. Bei den auslösenden Reizen handelt es sich bei der Agoraphobie um Orte oder Situationen, aus denen eine Flucht nur schwer möglich oder sehr peinlich, oder in denen keine Hilfe verfügbar wäre, z. B. in einer Schlange stehen, sich in eine Menschenmenge oder auf einen Platz begeben etc. Die soziale Phobie wird durch Situationen ausgelöst, in denen die Person im Mittelpunkt der Aufmerksamkeit anderer steht und befürchtet, für sie Demütigendes oder Peinliches zu tun, z. B. Angst davor, in der Öffentlichkeit zu sprechen oder zu essen. Die spezifische Phobie ist auf eine umschriebene Situation oder ein Objekt beschränkt, z. B. Angst vor Hunden, Spinnen oder Höhenangst.

Soziale Phobien sind im Gegensatz zu anderen Phobien bei Frauen und Männern gleich häufig. Bei älteren Menschen können die phobischen Störungen klinisch in zwei Gruppen eingeteilt werden. Die eine betrifft schon seit langem bestehende, zumeist spezifische Phobien, um die herum diese Menschen ihr Leben organisiert haben und daher kaum mit ihren Ängsten in einer ausweglosen Weise konfrontiert werden. Sie erleben bewußt kaum größere Einbußen und kommen auch nicht in Behandlung. Die andere Gruppe entwickelt ihre Phobie oft erst im späteren Lebensalter im Anschluß an ein traumatisches Erlebnis, etwa eine körperliche Erkrankung. Sie entwickeln zumeist Einschränkungen durch agoraphobe Symptome, die noch lange anhalten, nachdem die physischen Konsequenzen des Ereignisses vorüber sind. Die psychologischen Konsequenzen von physischen Erkrankungen bei Älteren sind leider bisher kaum beachtet worden. So erhalten auch nur weni-

Tab. 8.1.3 Inzidenz "neurotischer" Störungen nach DSM-III (nach Eaton et al. 1989, ECA-Studie, jährliche Inzidenz pro 100 Personenjahre)

Diagnose	Alter 45 bis 64 Jahre			Alter über 65 Jahre		
	Frauen	Männer	alle	Frauen	Männer	alle
Panikstörung	0,16	0,95	0,62	0,00	0,07	0,04
Phobien	2,16	4,98	3,76	2,66	5,52	4,29
Zwangsstörung	0,21	0,69	0,49	0,12	1,00	0,64

ge eine adäquate Behandlung trotz einschränkender phobischer Störungen. Weiterhin zeigen ältere Patienten mit Phobien eine größere psychische und somatische Morbidität als Vergleichsgruppen (Lindesay 1991).

Panikstörung (episodisch paroxysmale Angst) (F 41.0)

Klinisches Erscheinungsbild

Typisch sind wiederkehrende, spontane und schwere Angstattacken, die ohne Vorwarnung auftreten und nicht auf eine spezifische Situation oder besondere Umstände bezogen werden können. Daher sind sie auch nicht vorhersehbar. Ein plötzlicher Beginn mit Herzklopfen, Atemnot, Brustschmerzen, Schwindelgefühlen und/oder Entfremdungserlebnissen ist charakteristisch. Kognitiv leiden die Patienten häufig unter der Angst, die Kontrolle zu verlieren, wahnsinnig zu werden oder zu sterben. Die Panikzustände dauern üblicherweise Sekunden bis wenige Minuten, können jedoch in schweren Fällen auch bis zu einer Stunde und länger anhalten. Die Auftretenshäufigkeit ist sehr variabel und liegt zwischen einzelnen Attacken alle paar Wochen oder Monate bis zu häufigen Ausbrüchen über Stunden und Tage hinweg. Bei den meisten Patienten treten die Angstzustände zwei- bis viermal pro Woche auf. Folgesymptome der Erkrankung sind phobisches Vermeidungsverhalten (ca. 95%), sekundäre Depression (ca. 50%), Abusus und schließlich Abhängigkeit von Alkohol und/oder Tranquilizern (ca. 5–10%). Zusätzlich entwickeln sich häufig Partnerschaftsprobleme, andere familiäre Schwierigkeiten, sozialer Rückzug und Probleme am Arbeitsplatz.

Generalisierte Angststörung (F 41.1)

Klinisches Erscheinungsbild

Die wesentlichen Symptome sind generalisierte und anhaltende, nicht an Situationen gebundene, d. h. frei flottierende, unrealistische oder übertriebene Angst und Besorgnis mit einer großen Zahl von Befürchtungen und Vorahnungen (z. B. über zukünftiges Unglück), motorischer Anspannung (z. B. Zittern, Spannungskopfschmerz) und vegetativer Übererregbarkeit (z. B. Schwitzen, Tachykardie oder -pnoe). Die Art der Befürchtungen unterscheidet sich nicht von den in dieser Altersgruppe üblichen Inhalten (vor körperlicher Erkrankung, vor allgemeinen Gesundheitseinschränkungen etc.). Die vielfältigen somatischen Symptome sind in nichts von denen jüngerer Erkrankter unterschieden. Allerdings werden sie bei älteren leichter und schneller körperlichen Krankheiten zugeordnet. Dadurch erhalten die Patienten häufiger unnötige Untersuchungen und Medikamente, jedoch keine angemessene Therapie der Angststörung. Die richtige diagnostische Zuordnung ist hier weitaus schwieriger als bei jungen Patienten mit der gleichen Störung.

Zwangsstörungen (F 42)

Epidemiologie

Die Punktprävalenz beträgt sowohl für jüngere als auch für ältere Patienten ca. 1–2% (Myers 1984). Die Lebenszeitprävalenz liegt bei 2–3%. Sie verteilt sich gleichmäßig auf Frauen und Männer. Die familiäre Belastung ist im Gegensatz zu anderen Angsterkrankungen bei Zwangskrankheiten erhöht und beträgt für Eltern eines Zwangskranken 8%, für Geschwister 7%. Ob dies eine genetische Belastung oder ein früh erlerntes Verhalten reflektiert, bleibt vorerst strittig.

Klinisches Erscheinungsbild

Es werden wiederkehrende Zwangsgedanken und Zwangshandlungen unterschieden. Zwangsgedanken sind Ideen, Vorstellungen oder Impulse, die eine stereotype Beschäftigung erfordern. Sie werden als lästig, sinnlos und unwillkürlich auftretend, aber trotzdem als die eigenen erlebt. Zwangshandlungen sind zielgerichtete Verhaltensweisen, die nach festgelegten Regeln meistens zur Spannungsabfuhr ausgeführt werden. Zwänge sind zeitraubend und können den normalen Tagesablauf und die sozialen Aktivitäten erheblich beeinträchtigen. Unter den neurotischen Störungen stellt die Zwangsstörung die stabilste und am längsten anhaltende Erkrankung dar. Die Entwicklung von zwanghafter Gründlichkeit und übermäßige Beschäftigung mit Routineangelegenheiten können im Alter allerdings auch dem Beginn einer Demenz vorausgehen.

PET-Studien und weitere bildgebende Verfahren zeigen eine Dysfunktion des präfrontalen Kortex (orbitale Gyri) und des Nucleus caudatus (Baxter et al. 1990, Insel 1992). Biochemische Hypothesen unterstellen einen relativen Mangel an serotonerger Aktivität im Zentralnervensystem, da die Zwangsstörung insbesondere auf Medikamente anspricht, die Serotonin im synaptischen Spalt erhöhen.

Belastungsreaktionen und Anpassungsstörungen (F 43)

Epidemiologie

Diese Störungen sind relativ häufig, die epidemiologischen Angaben jedoch je nach Diagnosekriterien und Population sehr unterschiedlich. Patienten in ambulanter psychiatrischer Behandlung sollen zu ca. 5% bis 20% an diesen Störungen leiden. Populationsbezogene Studien ergeben für die posttraumatische Belastungsstörung (F43.1) Zahlen zwischen 1% und 14%. Angaben über die Prävalenz im Alter liegen nicht vor.

Klinisches Erscheinungsbild

Als pathologische Reaktionen auf schwere Belastungen werden akute (F43.0) und posttraumatische Belastungsstörung (F43.1), depressive, ängstliche und weitere Anpassungsstörung (F43.2) unterschieden. Diese beginnt häufig innerhalb eines Monats nach der auslösenden Lebensveränderung oder dem belastenden Ereignis. Diese betreffen Umstände, die im Alter natürlicherweise häufiger und massiver auftreten als zuvor, wie Beeinträchtigungen der Unversehrtheit des sozialen Netzwerkes durch Trennungserlebnisse, Trauerfälle, schwere körperliche Erkrankung etc. Auch werden solche Ereignisse von älteren als belastender empfunden als von jüngeren, wie z.B. eine Flucht oder Emigration. Meist halten die Symptome nicht länger als ein halbes Jahr an.

Dissoziative Störungen (Konversionsstörungen) (F 44)

Epidemiologie

Diese Störungen wurden früher als Formen der Konversionsneurose oder Hysterie klassifiziert. Sie sind insgesamt selten und tendieren nach einigen Wochen oder Monaten zur Remission, häufig genauso plötzlich wie sie begonnen haben. Wenn sie mit unlösbaren, meist interpersonellen Konflikten verbunden sind, können sie auch langsam beginnen, über ein bis zwei Jahre chronifizieren und bis ins Alter persistieren.

Klinisches Erscheinungsbild

Anders als im DSM-IV werden Konversionsstörungen in der ICD-10 nicht den somatoformen Störungen zugeordnet, sondern hier in einem eigenen Unterkapitel aufgeführt. Es handelt sich um Störungen der spontanen Empfindungen, des Identitätsbewußtseins, der Kontrolle über Körperbewegungen u.a. Bei älteren Patienten, die mit dem Symptom einer dissoziativen Amnesie, Stupor oder Sensibilitäts- und Empfindungsstörung als Reaktion auf ein belastendes Ereignis zum Arzt kommen, kann das Symptom auf eine bisher nicht diagnostizierte organische Störung aufgesetzt sein. Häufig bestanden schon früher dissoziative Symptome, u.U. auf dem Boden einer vulnerablen Persönlichkeit.

Somatoforme Störungen (F 45)

Epidemiologie

Das Vollbild einer Somatisierungsstörung ist in der Allgemeinbevölkerung in jedem Alter relativ selten. Die 1-Monatsprävalenz beträgt sowohl für über 65jährige, wie auch für alle Altersgruppen 0,1% (Regier et al. 1988). Trotzdem hat sie eine große gesundheitspolitische Bedeutung. Swartz et al. (1991) konnten zeigen, daß das Somatisierungs**syndrom**, das etwas weniger körperliche Symptome zur Diagnosestellung verlangt, bis zu hundertmal häufiger ist. Weiterhin sind sog. funktionelle Störungen ohne organische Ursache in der Allgemeinpraxis eine der häufigsten Erkrankungsgruppen. Häufigkeitsangaben schwanken zwischen 10% und 60% (Rief, Hiller 1992).

Klinisches Erscheinungsbild

Dies sind Störungen, bei denen körperliche Symptome auftreten, die den Verdacht auf eine physische Erkrankung nahelegen (daher somatoform), obwohl keine oder für die Erklärung der Symptomatik keine ausreichenden organischen Veränderungen nachgewiesen werden können. Statt dessen erscheint evident, daß seelische Faktoren von entscheidender Bedeutung sind, und die Probleme am ehesten mit Hilfe psychologischer Konstrukte verstanden werden können. Die Symptome unterliegen jedoch nicht der willentlichen Kontrolle des Patienten. Es sind darunter folgende Kategorien zu verstehen: Somatisierungsstörung (F45.0), undifferenzierte Somatisierungsstörung (F45.1), hypochondrische Störung (F45.2), somatoforme autonome Funktionsstörung (F45.3), anhaltende somatoforme Schmerzstörung (F45.4), andere (F45.8) und nicht näher bezeichnete (F45.9) somatoforme Störungen.

Die Somatisierungsstörung als zentrale Kategorie bei den somatoformen Störungen muß im ICD-10 mindestens zwei Jahre bestanden haben, sie kann jedoch – im Gegensatz zu DSM-IV (Beginn obligatorisch vor dem 30. Lebensjahr) – grundsätzlich in jedem Lebensalter erstmalig in Erscheinung treten. Sie beginnt ebenso wie die weiteren somatoformen Störungen häufig gegen Ende des 2. oder im 3. Lebensjahrzehnt und ist bei Frauen häufiger als bei Männern. Allerdings ist es nicht ungewöhnlich, daß solche Patienten in ihren frühen Jahren die Konsultation beim Psychiater so lange wie möglich vermeiden und dann zum ersten Mal im hohen Alter im gerontopsychiatrischen Dienst mit einer langen Liste an Beschwerden, Arztkonsultationen und Untersuchungen erscheinen. Im Gegensatz dazu konzentriert sich ein Patient mit einer hypochondrischen Störung auf eines bis zwei Organsysteme und wünscht eher weitere Untersuchungen als Behandlung. Primäre Hypochondrie im Alter besteht zumeist schon sehr lange, während die meisten erstmaligen hypochondrischen Symptome im Alter sekundäre Manifestationen im Rahmen von Depressionen oder Angststörungen darstellen.

Therapie

Psychotherapie

Psychotherapie, insbesondere kognitiv-behaviorale Therapie und psychodynamisch orientierte Kurztherapie, haben sich in der Behandlung von neurotischen Störungen in Populationen von jüngeren Erwachsenen vielfältig bewährt (vgl. Bergin, Garfield 1994). Einzelfallstudien legen nahe, daß eine ähnliche Effektivität auch für die ältere Generation angenommen werden kann (Leng 1985, Radebold 1992). Kontrollierte Studien gibt es dazu bisher kaum. Wie am Beispiel depressiver Störungen gezeigt werden konnte, sind sowohl psychodynamische Kurztherapie als auch Verhaltenstherapie und insbesondere kognitive Therapie im Alter wirksam (Gallagher, Thompson 1983; Gallagher-Thompson et al. 1990); bei anderen Erkrankungen steht jedoch eine empirische Überprüfung aus.

Insgesamt beziehen sich die meisten kontrollierten Studien über Psychotherapie im Alter auf depressive Syndrome (Heuft, Marschner 1994). Erste Untersuchungen über Angstzustände im Alter stützen die positiven Erwartungen (Scates et al. 1986).

Verhaltenstherapie und kognitive Strategien

Insbesondere die Behandlung von Angst- und Zwangsstörungen sind klassische Indikationen für Verhaltenstherapie. Die heute zur Verfügung stehenden Verfahren versuchen letztlich alle, durch kontrollierte Konfrontation mit der Angst eine verbesserte Bewältigung und Verminderung der Ängste zu erreichen. Das Prinzip besteht einerseits in der kognitiven Aufarbeitung der Hintergründe und Mechanismen der Angstentwicklung (korrespondierende Gedanken, Vorstellungen und Erwartungen, z. B. katastrophisierende Gedankenabläufe) und ihrer Auslösebedingungen, andererseits darin, sich diesen Auslösebedingungen und der Angst selbst wiederholt willentlich und unter kontrollierten Bedingungen auszusetzen. Häufig werden dabei zuvor erlernte und eingeübte angstmindernde Techniken angewandt. So soll z. B. der Patient Spannungsgefühle und Ängste beim Angstbewältigungstraining möglichst frühzeitig registrieren, so daß er zuvor erlernte Entspannungsübungen wie muskuläre Entspannung oder auch Atemübungen einsetzen kann.

Psychodynamisch orientierte Therapieformen

In psychodynamischer Sicht weisen Angstsymptome auf eine Schwäche der Ich-Struktur des Patienten hin, die es daher zu beeinflussen gilt. Eine ausgeprägte, allgemeinere Ich-Schwäche zeigt sich danach in eher spontanen, körpernahen und diffusen Ängsten. Überwiegen dagegen eher die Abwehrmechanismen, so werden bedrohliche Triebimpulse aus dem Bewußtsein verbannt und es resultieren Angstvermeidung wie phobische Angstformen (Verlagerung der Gefahrenquelle nach außen) oder Zwangssymptome wie ritualisierte Ersatzhandlungen. Im analytisch geführten Gespräch werden frühere Traumen und aktuelle intrapsychische und interpersonelle Konflikte aufgearbeitet, die als die eigentliche Ursache für die Symptome angesehen werden und gleichzeitig die Widerstandsformen (z. B. Art der Angstvermeidungen) bedingen. Aber auch hier sind Verbesserung der Bewältigungsfähigkeiten der Angst und Nachreifung von Entwicklungsstillständen wesentliche Kernpunkte der Therapie.

Psychopharmakotherapie

Trotz der eindeutigen Effektivität von psychotherapeutischen Maßnahmen bei neurotischen Störungen werden viele Menschen mit diesen Störungen im Alter ausschließlich mit Medikamenten behandelt. Eine Behandlung mit beispielsweise einem selektiven Serotonin-Wiederaufnahmehemmer ist zwar z. B. bei der häufigen Kombination mit einer (schwereren) Depression durchaus indiziert, häufig werden dabei jedoch eine detailliertere Erfassung der Symptome, Verhaltensweisen, vorausgehenden, nachfolgenden und die Erkrankung aufrechterhaltenden Bedingungen vernachlässigt (Hirsch 1990, Radebold 1992).

Benzodiazepine:
Benzodiazepine sind die bei diesen Patienten in den vergangenen Jahrzehnten am häufigsten eingesetzten Medikamente. Obwohl es kaum kontrollierte Untersuchungen über die Therapie mit Benzodiazepinen im Alter gibt, bekommen ältere Menschen unverhältnismäßig viele Benzodiazepine verschrieben (Moran et al. 1988). Ihr rasch einsetzender anxiolytischer Effekt ist am wirkungsvollsten bei akuten, anfallsartigen Ängsten. Bei chronischen Ängsten (z. B. generalisierte Angststörung) wirken sie wesentlich schlechter (Dubovsky 1990). Sie sind also am ehesten in der kurzzeitigen (wenige Wochen) Behandlung akuter und schwerer Ängste indiziert. Dabei sollten Benzodiazepine mit einer kurzen Halbwertszeit ohne aktive Metaboliten bevorzugt werden (z. B. Oxazepam, Alprazolam).

Weitere Anxiolytika:
In Doppelblindstudien konnte sich das partiell serotonerge Anxiolytikum Buspiron als gleich effektive Alternative zu Diazepam bei generalisierten Angststörungen etablieren (Rickels, Schweizer 1987). Seine Vorteile sind: weder Induktion von Mißbrauch und Abhängigkeit, noch Absetzerscheinungen, keine Rebound-Phänomene (Lader 1991), weniger Sedierung, keine unerwünschten kognitiven Wirkungen (Hart et al. 1991), keine psychomotorische Unsicherheit auch bei langzeitigem Gebrauch (Smiley, Moskowitz 1986) und keine unerwünschten Wechselwirkungen mit anderen, im Alter oft zusätzlich eingenommenen Medikamenten wie Antihypertensiva, Herzglykoside, Bronchodilatoren. Die Pharmakokinetik scheint sich kaum von der bei jüngeren Patienten zu unterscheiden (Gammans et al. 1989). Nachteilig ist jedoch die lange Wirkungslatenz von einer bis vier Wochen bis zur Anxiolyse. Die klinische Erfahrung zeigt, daß die Therapieerfolge etwas inkonsistent sind, daß initial sogar Angstanfälle provoziert werden sowie gastrointestinale Nebenwirkungen und Schlafstörungen auftreten können (Napoliello, Domantay 1991). Außerdem ist Buspiron teuer, und es gibt damit bisher keine Langzeiterfahrungen.

Trizyklische Antidepressiva:
Das trizyklische Antidepressivum Imipramin ist die bei Angststörungen am häufigsten untersuchte und als erfolgreich belegte Substanz (Fyer et al. 1991). Den besten Effekt zeigt es bei anfallsartigen Ängsten wie bei einer Panikstörung. Ein Vorteil gegenüber Benzodiazepinen ist, daß es sich auch auf phobisches Vermeidungsverhalten positiv auswirkt. Außer bei dem ebenfalls wirksamen Clomipramin sind die Ergebnisse mit sonstigen Antidepressiva nicht so konsistent. Die klassischen Antidepressiva haben im Alter einige gravierende Nachteile:

- Sie können bei einer Reihe von körperlichen Begleiterkrankungen (z. B. Reizleitungsstörungen des Herzens, Prostatahypertrophie) nicht eingesetzt werden.
- Hypotone Kreislaufregulationsstörungen, anticholinerge Nebenwirkungen, Delirprovo-

kation und weitere unerwünschte Wirkungen treten im Alter häufiger und leichter auf.
• Die oft erheblichen Nebenwirkungen führen zu hohen Abbruchraten. Daher wurde empfohlen, mit sehr niedrigen Dosen zu beginnen und nur sehr langsam zu steigern (Imipramin 10 mg/Tag, Steigerung um 25 mg 2- bis 3wöchentlich).

Monoaminoxidasehemmer (MAO-Hemmer):
MAO-Hemmer wie Tranylcypromin oder das in Deutschland nicht erhältliche Phenelzin erwiesen sich in der Behandlung von Panikstörung und Phobie ebenfalls als wirksam. Weiterhin scheinen die neuen reversiblen Monoaminoxidasehemmer wie Moclobemid zumindest bei Phobien einsetzbar zu sein. Sie weisen zwar keine der typischen unerwünschten Wirkungen der trizyklischen Antidepressiva auf, führen aber gelegentlich zu Unruhe und Schlafstörungen.

Selektive Serotonin-Wiederaufnahme-Hemmer (SSRI):
Vor kurzem konnten mit Hilfe von SSRIs (spezifische SSRIs: Fluvoxamin, Fluoxetin) bei Panikpatienten gute Erfolge nachgewiesen werden (Black et al. 1993, Schneier et al. 1990).

Auch bei Zwangsstörungen zeigen SSRIs therapeutische Wirkung, unabhängig von ihrem antidepressiven Effekt (Goodman et al. 1990). Als Mittel der ersten Wahl gilt jedoch Clomipramin (starker, aber nicht ganz spezifischer, trizyklischer Serotonin-Aufnahmehemmer) (De Veaugh-Geiss et al. 1989). Der therapeutische Effekt setzt in der Regel später und erst bei höheren Dosierungen ein als bei der Depression oder auch der Panikstörung. Die Wirklatenz kann bis zu zwei bis drei Monaten betragen. Zwei Drittel der Patienten erreichen nach fünf bis zehn Wochen eine Symptomreduktion von ca. 30–60%.

Die klinischen Wirkprofile der Anxiolytika wie Benzodiazepine und der Antidepressiva werden als komplementär beschrieben. Daher können sie sich ergänzen. Benzodiazepine sind rasch und intensiv wirksam, können jedoch wegen ihres Abhängigkeitspotentials nur kurzfristig gegeben werden. Antidepressiva haben eine Wirklatenz von zwei bis drei Wochen und können dann die Benzodiazepinwirkung ersetzen, länger verordnet werden und zur Prophylaxe dienen. In der Regel sollte jedoch eine Psychotherapie mit ihrer Hilfe eingeleitet werden. Obwohl diese Substanzen routinemäßig in der Versorgung älterer Menschen in diesen Indikationen angewendet werden, gibt es keine kontrollierten Studien bei Angst-, Zwangs- oder somatoformen Störungen im Alter.

Depotneuroleptika:
Von manchen Autoren wird angegeben, daß niedrigdosierte, hochpotente Neuroleptika wie Haloperidol (z. B. 0,25–0,5 mg) in der Behandlung von Angst und Agitation bei organischen Hirnleistungsstörungen recht effektiv sind. Diese Vorgehensweise wurde zeitweilig auf psychosomatische Störungen ausgeweitet. Hier ist Fluspirilen (1 ml/Woche) als niedrigdosiertes Depotneuroleptikum intramuskulär sehr favorisiert worden. Die bisher untersuchten Indikationen kommen nur sehr vage der neu formulierten Gruppe der somatoformen Störungen nahe. Obwohl es also Hinweise gibt, daß Depotneuroleptika somatoforme Störungen lindern können – zumindest solange sie gegeben werden –, bleiben die damit einhergehenden Risiken von extrapyramidalmotorischen unerwünschten Wirkungen sowie bei längerfristiger Gabe von Spätdyskinesien bestehen. Auch bei Angststörungen muß die Wirksamkeit von Neuroleptika als nicht ausreichend belegt gelten (Buller, Benkert 1990). Daher sollte auf diese Präparate in diesen Indikationsbereichen weitgehend verzichtet werden.

Therapieempfehlungen

Am Beispiel der Angststörungen soll das therapeutische Procedere dargestellt werden (**Tab. 8.1.4**).

Ausführliche Information und Aufklärung über Entwicklung und Behandlungsmöglichkeiten von Ängsten und Angststörungen sollten grundsätzlich immer erfolgen. Hierbei sind die Möglichkeiten und Grenzen der Selbsthilfe, etwa in Form von Selbsthilfemanualen anzusprechen (Agoraphobie: Mathews et al. 1988; generalisierte Angststörung: Butler et al. 1987; Therapeutenmanual für Panikstörungen: Margraf, Schneider 1989).

Therapie der ersten Wahl sind psychotherapeutische Verfahren, hier insbesondere verhaltenstherapeutische und kognitive Vorgehensweisen. Hierbei kommen zwei verschie-

Tab. 8.1.4 Therapeutisches Procedere bei Angststörungen

Psychotherapie
- **verhaltenstherapeutisch-kognitive Verfahren** (manualgeleitet bis weitgehend therapeutengeleitet) mit
  - Expositionsbehandlung und/oder
  - Entspannungsverfahren und/oder
  - kognitiven Elementen
- alternativ: **psychodynamisch orientierte Fokaltherapie**
  (bisher bzgl. Effektivität wenig untersucht)

Kombinationsbehandlung
- Mit initial einem **Benzodiazepin** (z. B. Alprazolam) bei
  - nicht tolerierbaren initialen Ängsten
- mit einem **Antidepressivum** (z. B. Imipramin, Clomipramin, Fluvoxamin) bei
  - Komorbidität (z. B. Depression)
  - Ablehnung einer alleinigen Psychotherapie
  - unzureichender Wirksamkeit einer alleinigen Psychotherapie

Psychopharmakotherapie
- Patient zu keiner Psychotherapie motivierbar oder geeignet
- vorläufiges Fehlen eines Psychotherapeuten

---

dene Therapieformen in Frage: das Angst-Meidungs-Training, das auf dem Desensibilisierungsmodell aufbaut, oder das Angst-Management-Training, das Prinzipien der Reizüberflutung beinhaltet. Bei erstgenanntem wird zuerst ein standardisiertes Entspannungsverfahren (z. B. progressive Muskelrelaxation nach Jacobson) erlernt, das danach beim stufenweisen Herangehen an die phobisch gemiedene Alltagssituation angewandt werden kann. Damit wird das Auftreten hoher Angst vermieden. Beim Angst-Management-Training hingegen findet eine rasche und vollständige Exposition statt. Hierbei werden eigenständige Bewältigungsstrategien vermittelt und damit der Umgang mit der Angst gelernt und geübt. Bei älteren Patienten wird häufig das Angst-Meidungs-Training bevorzugt. Häufig sind diese Verfahren mit kognitiven Vorgehensweisen wie Umattribuierung der angstbesetzten Erwartungen etc. kombiniert. Etwa ein Viertel der Patienten mit Agoraphobie oder Panikstörung können nicht zu einer Expositionsbehandlung motiviert werden oder brechen diese ab. Für den Einsatz dieser Verfahren kontraindiziert sind psychotische Episoden, akute schwere Suizidalität, Komorbiditäten mit einer schweren Depression und körperlichen Erkrankungen, bei denen die vegetative Belastung nicht toleriert werden kann (z. B. manche Herzerkrankungen im Alter). Ein großer Vorteil der Verhaltenstherapien besteht darin, daß auch in langfristigen Katamnesestudien von bis zu fünf Jahren Erfolgsquoten bei 60% bis 80% der Patienten zu verzeichnen sind. Derart lange Katamnesen mit so positiven Langzeitergebnissen existieren bisher von keiner sonstigen Therapieform.

Hoffmann und Bassler (1995) wenden die psychoanalytisch orientierte Fokaltherapie spezifisch bei Angsterkrankungen an. Vergleichende Effizienzstudien gibt es dazu jedoch bisher nicht. Als für eine psychoanalytische Therapie geeignet sehen sie Patienten mit einem weitergehenden Interesse an der Hinterfragung ihrer Angstprobleme, die zugleich die Chance zu deren Auflösung erwarten lassen.

Eine initiale Therapie mit Benzodiazepinen kann massive Ängste überbrücken helfen, wenn diese dem psychotherapeutischen Therapiebeginn entgegenstehen. Nach Absetzen dieser Medikation sollte jedoch unmittelbar eine Psychotherapie angeschlossen werden. Kombinationsbehandlungen mit z. B. Imipramin sind angezeigt, wenn eine Komorbidität mit einer Depression vorliegt oder eine alleinige Psychotherapie nicht ausreichend war. Die Pharmakotherapie sollte ansonsten in der Regel eine zeitlich befristete Hilfestellung darstellen, die durch psychotherapeutische Bemühungen zur Angstbewältigung ergänzt werden muß (Frommberger et al. 1995).

Literatur

Applegate WB, Curb JD (1990): Designing and executing randomized clinical trials involving elderly persons. J Amer Geriat Soc 38: 943–950

Baxter LR, Schwartz JM, Guze BH et al. (1990): Neuroimaging in obsessive-compulsive disorder. J clin Brain Imaging 1: 10–17

Bergin AE, Garfield SL (1994): Handbook of Psychotherapy and Behavior Change. Wiley & Sons, New York–Chichester

Black DW, Wesner R, Bowers W et al. (1993): A comparison of fluvoxamine, cognitive therapy, and placebo in the treatment of panic disorder. Arch Gen Psychiat 50: 44–50

Blazer D, George LK, Hughes D (1991): The epidemiology of anxiety disorders: an age comparison. In: Salzman C, Lebowitz (Hrsg.): Anxiety in the Elderly, pp 17–30. Springer, Berlin–Heidelberg–New York

Buller R, Benkert O (1990): Panikattacken und Panikstörung – Diagnose, Validierung und Therapie. Nervenarzt 61: 647–657

Butler G, Cullington A, Hibbert G et al. (1987): Anxiety management for persistent generalised anxiety. Brit J Psychiat 151: 535–542

De Veaugh-Geiss J, Landau P, Katz J (1989): Treatment of obsessive-compulsive disorder with clomipramine. Psychiat Ann 19: 97–101

Dubovsky SL (1990): Generalized anxiety disorder: New concepts and pharmacologic therapies. J Clin Psychiat 51: 3–10

Eaton WW, Kramer M, Anthony JC et al. (1989): The incidence of specific DIS/DSM-III mental disorders: Data from the NIMH Epidemiologic Catchment Area program. Acta Psychiat Scand 79: 163–178

Frommberger U, Angenendt J, Berger M (1995): Die Behandlung von Panikstörungen und Agoraphobien – Psychotherapie, Psychopharmakotherapie und deren Kombination. Nervenarzt 66: 173–186

Fyer AJ, Sandberg D, Klein DF (1991): The pharmacologic treatment of panic disorder and agoraphobia. In: Walker JR, Norton GR, Ross CA (Hrsg.): Panic Disorder and Agoraphobia, pp 252–305. Brooks-Cole, Pacific Grove

Gallagher DE, Thompson LW (1983): Effectiveness of psychotherapy for both endogenous and non-endogenous depression in older adult outpatients. J Gerontol 38: 707–712

Gallagher-Thompson DE, Hanley-Peterson P, Thompson LW (1990): Maintenance of gains versus relkapse following brief psychotherapy for depression. J Consult Psychol 58: 371–374

Gammans RE, Westrick ML, Shea JP et al. (1989): Pharmacokinetics of buspirone in elderly subjects. J Clin Pharmacol 29: 72–78

Goodman WK, Price LH, Delgado PL et al. (1990): Specificity of serotonin reuptake inhibitors in the treatment of obsessive-compulsive disorder. Arch Gen Psychiat 47: 577–585

Hart RP, Colenda CC, Hamer RM (1991): Effects of buspirone and alprazolam on cognitive performance of normal elderly subjects. Amer J Psychiat 148: 73–77

Heuft G, Marschner C (1994): Psychotherapeutische Behandlung im Alter. State of the art. Psychotherapeut 39: 205–219

Hirsch RD (1990): Psychotherapie im Alter. Huber, Bern–Göttingen–Toronto–Seattle

Hoffmann SO, Bassler M (1995): Zur psychoanalytisch fundierten Fokaltherapie von Angsterkrankungen – Erste Erfahrungen mit einem "Manual" aus einer Therapiestudie. Forum Psychoanal 11: 2–14

Insel TR (1992): Towards a neuroanatomy of obsessive-compulsive disorder. Arch Gen Psychiat 739–744

Lader M (1991): Can buspirone induce rebound, dependence or abuse? British J Psychiat 159: 45–51

Larkin BA, Copeland JRM, Dewey ME (1992): The natural history of neurotic disorder in an elderly urban population. Findings from the Liverpool longitudinal study of continuing health in the community. Brit J Psychiat 160: 681–686

Leng N (1985): A brief review of cognitive-behavioural treatments in old age. Age and Ageing 14: 257–263

Lindesay J (1991): Phobic disorders in the elderly. Brit J Psychiat 159: 531–541

Margraf J, Schneider S (1990): Panik. Angstanfälle und ihre Behandlung. Springer, Berlin–Heidelberg–New York

Marks I (1987): Fear, Phobias, and Rituals. Oxford University Press, New York–Oxford

Mathews AM, Gelder M, Johnston D (1988): Platzangst und Agoraphobie. Eine Anleitung zur Durchführung der Exposition in vivo unter Einsatz eines Selbsthilfemanuals (deutsche Bearbeitung von Wilke C, Hand I) Springer, Berlin–Heidelberg–New York

Moran MG, Thompson TL, Nies AS (1988): Sleep disorders in the elderly. Amer J Psychiat 145: 1369–1378

Myers JK (1984): Six-month prevalence of psychiatric disorder in three communities: 1980 to 1982. Arch Gen Psychiat 41: 959–967

Napoliello MJ, Domantay AG (1991): Buspirone: A worldwide update. Brit J Psychiat 159: 40–44

Radebold H (1992): Psychodynamik und Psychotherapie Älterer. Springer, Berlin–Heidelberg–New York

Regier DA, Boyd JH, Burke JD (1988): One-month prevalence of mental disorders in the United States: Based on five epidemiologic catchment area sites. Arch Gen Psychiat 5: 977–986

Rickels K, Schweizer EE (1987): Current pharmacotherapy of anxiety and panic. In: Meltzer HY (Hrsg.): Psychopharmacology: The Third Generation of Progress, pp 1193–1203. Raven, New York

Rief W, Hiller W (1992): Somatoforme Störungen. Körperliche Symptome ohne organische Ursachen. Huber, Bern–Göttingen–Toronto–Seattle

Scates SK, Randolph DL, Gentsch UU et al. (1986): Effects of cognitive-behavioral, reminiscence, and activity treatments on life satisfaction and anxiety in the elderly. Int J Aging Hum Develop 22: 141–146

Schneider W, Freyberger HJ, Muhs A et al. (1993): Diagnostik und Klassifikation nach ICD-10, Kapitel V. Eine kritische Auseinandersetzung. Ergebnisse der ICD-10-Forschungskriterienstudie aus dem Bereich Psychosomatik/Psychotherapie. Vandenhoeck & Ruprecht, Göttingen

Schneider W, Freyberger HJ (1994): Diagnostik nach ICD-10. Möglichkeiten und Grenzen für die Psychotherapie und Psychosomatik. Psychotherapeut 39: 269–275

Schneier FR, Liebowitz MR, Davies SO et al. (1990): Fluoxetine in panic disorder. Amer J Psychiat 10: 119–121

Smiley A, Moskowitz H (1986): Effects of long-term administration of buspirone and diazepam on driver steering control. Amer J Med 80: 22–29

Swartz M, Landerman R, George LK (1991): Somatization disorder. In: Robins LN, Regier DA (Hrsg.): Psychiatric Disorders in America. Free Press, New York

Wittchen HU (1989): Prävalenz, Komorbidität und Schweregrad von Angststörungen – Ergebnisse der Münchener follow-up-Studie (MFS). Z Klin Psychol 8: 117–133

8.2 Schlafstörungen

D. Riemann (Freiburg), H. Dressing (Mannheim)

Veränderungen des Schlafs im Alter

Das physiologische Schlafprofil unterliegt deutlichen Veränderungen von der Geburt bis ins hohe Alter. Im höheren Alter nimmt der Anteil des Tiefschlafs, d. h. der langsamwelligen Delta-Aktivität, an der Gesamtschlafzeit deutlich ab, während der Anteil leichterer Schlafstadien zunimmt. Kurze Wachperioden werden häufiger (Roffwarg et al. 1966; Spiegel 1981, 1984).

Die **Abb. 8.2.1** zeigt die polysomnographisch registrierten Schlafprofile eines jungen (25 Jahre) und eines älteren (70 Jahre) Gesunden sowie eines älteren depressiven Patienten (65 Jahre).

Beim jüngeren gesunden Probanden ist der zyklische Ablauf von NonREM- und REM-Perioden noch ungestört. Das Einschlafen (Stadium II) tritt schnell ein, nächtliche Wachperioden sind nicht vorhanden. Zu Beginn der Nacht dominieren die Tiefschlafanteile (Stadium III und IV = langsamwellige

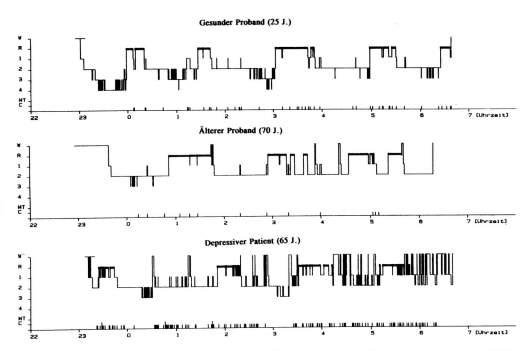

Abb. 8.2.1 Schlafprofile eines jungen und eines älteren gesunden Probanden sowie eines 65jährigen depressiven Patienten. W = wach, R = REM, Stadien I–IV, MT = Movement Time, C = Check (kurze Körperbewegung)

Delta-Aktivität), während im Verlauf der Nacht die REM (=rapid eye movement)-Perioden an Länge zunehmen. Im REM-Schlaf ist das EEG charakterisiert durch Theta-Aktivität, im EOG (=Elektrookulogram) sind schnelle Augenbewegungen nachweisbar und der Muskeltonus ist sehr niedrig. Begleitet wird der REM-Schlaf von lebhafter Traumtätigkeit. Der ältere Gesunde fällt im Vergleich durch eine Verlängerung der Einschlaflatenz, häufigere nächtliche Wachperioden sowie eine Reduktion des Tiefschlafanteils und einer Zunahme der Leichtschlafstadien (Stadium I und II) auf. Noch beeinträchtigter ist das Schlafprofil des depressiven Patienten, bei dem zusätzlich eine drastische Verkürzung der REM-Latenz (Intervall zwischen Einschlafen und Auftreten der ersten REM-Periode) imponiert.

Bis vor einigen Jahren wurde angenommen, daß sowohl die Schlafzeit als auch die Schlaffähigkeit im höheren Alter reduziert seien. Die Verflachung des Nachtschlafs und die Zunahme der Häufigkeit kurzer Wachperioden können dazu beitragen, daß viele ältere Menschen ihren Schlaf subjektiv als gestörter, unruhiger und oberflächlicher erleben. Miles und Dement (1980) fanden jedoch, daß sich die subjektiv geschätzten Schlafzeiten über den gesamten 24-Stundentag mit dem Alter nicht wesentlich verändern.

Es ist derzeit unklar, ob neben der Schlaffähigkeit möglicherweise auch das Schlafbedürfnis mit dem Alter abnimmt. Ergebnisse aus Schlafentzugsstudien sprechen gegen die Annahme eines reduzierten Schlafbedürfnisses im Alter. Mehrere Autoren (Bonnet, Rose 1987; Webb 1981) konnten zeigen, daß nach 36- bis 40stündigem Schlafentzug bei über 65jährigen genauso wie bei jungen Menschen eine Verlängerung der Gesamtschlafzeit und eine Zunahme des Tiefschlafanteils auftritt. Diese Daten sprechen dafür, daß Schlafdeprivation auch bei Älteren mit einem darauffolgenden erhöhten Schlafbedürfnis einhergeht. Allerdings sprechen tierexperimentelle Studien, die reduzierte Schlafzeiten mit dem Alter feststellten, gegen die generelle Annahme eines gleichbleibenden Schlafbedürfnisses über die Lebensspanne (Rosenberg et al. 1979). In dieselbe Richtung gehen die Befunde einer Arbeit von Brendel et al. (1990), die zeigten, daß die Einschlaffähigkeit von 80jährigen im Vergleich zu 20jährigen am Tag nach Schlafentzug im multiplen Schlaflatenztest reduziert war.

Epidemiologische Untersuchungen zur Schlafqualität konnten eindeutig belegen, daß subjektive Klagen über Schlafstörungen mit dem Alter deutlich zunehmen. In einer Untersuchung unserer Arbeitsgruppe zur Häufigkeit von Schlafstörungen bei Patienten, die ihren Hausarzt konsultierten, konnten wir zeigen, daß 25% der über 65jährigen über schwere Schlafstörungen klagten (definiert nach den Kriterien des DSM-III-R, deutsche Version: Wittchen et al. 1989) während bei den 18-bis 65jährigen Patienten insgesamt nur 19% schwere Schlafstörungen angaben (Hohagen, Berger 1992). Auch in der Gruppe der 18- bis 65jährigen zeigte sich eine signifikante lineare Zunahme von Schlafstörungen über die Altersspanne (Hohagen et al. 1993 a, b). Diese Ergebnisse stimmen mit vielen anderen epidemiologischen Studien überein (Übersicht bei Miles, Dement 1980). Eine exakte Trennung zwischen organischen und psychischen Ursachen der Schlafstörungen ist bei älteren Menschen oft nicht möglich, da Beschwerden auf beiden Ebenen häufig eng verknüpft sind (Weyerer 1990).

Klassifikation der Schlafstörungen nach ICD-10

Die **Tab. 8.2.1** gibt eine Übersicht über die Gliederung der Schlafstörungen nach ICD-10. Während unter Dyssomnien primär psychogene Zustandsbilder mit einer Störung von Dauer, Qualität oder Zeitpunkt des Schlafs verstanden werden, bezeichnen die Parasomnien abnorme Ereignisse, die während des Schlafs auftreten, wie etwa Schlafwandeln.

In diesem Beitrag gehen wir auf jene Schlafstörungen aus den Gruppen
- nicht-organische Schlafstörungen
- organische Schlafstörungen und
- sekundäre Schlafstörungen bei anderen Grunderkrankungen

ein, die im höheren Lebensalter besonders relevant sind. Die letztgenannte Gruppe ist im ICD-10 nicht als eigenständige Gruppe aufgeführt.

Tab. 8.2.1 Klassifikation der Schlafstörungen nach ICD-10

Nicht-organische Schlafstörungen	Organische Schlafstörungen
a) Dyssomnien b) Parasomnien	G 47.8 Kleine-Levin-Syndrom
F 51.0 nicht-organische Insomnie F 51.1 nicht-organische Hypersomnie F 51.2 nicht-organische Störung des Schlaf-Wach-Rhythmus F 51.3 Schlafwandeln F 51.4 Pavor nocturnus F 51.5 Alpträume F 51.8 andere nicht-organische Schlafstörungen F 51.9 nicht näher bezeichnete nicht-organische Schlafstörungen	G 47.4 nicht-psychogene Störung mit exzessivem Schlaf (Narkolepsie) G 47.2 nicht-psychogene Störung mit unangebrachten Schlafenszeiten G 47.3 Schlafapnoe G 25.3 episodische Bewegungsstörungen und nächtliche Myoklonien R 33.8 primäre Enuresis nocturna

Nicht-organische Schlafstörungen im Alter

Insomnien

Schlafstörungen werden operationalisiert als subjektive Beschwerden über Ein- und Durchschlafstörungen bzw. frühmorgendliches Erwachen, oder unerholsamen Schlaf in Verbindung mit Beeinträchtigung der Tagesbefindlichkeit. Gefordert wird, daß das Symptom Schlafstörungen mindestens dreimal pro Woche über einen Zeitraum von vier Wochen auftritt.

Die primäre Insomnie nach DSM III-R (APA 1987), im ICD-10 den nicht-organischen Insomnien zugeordnet, ist dadurch charakterisiert, daß bei dieser Störung weder eine organische noch eine andere psychische Erkrankung vorliegt, welche die Schlafstörungen erklärt. Typisch für Patienten mit primärer Insomnie ist meist eine Verselbständigung der Schlafstörung, die ursprünglich in Zusammenhang mit einem belastenden Lebensereignis auftrat. Im Sinne eines Circulus vitiosus ist ein erhöhtes physiologisches und emotional-kognitives Erregungsniveau entstanden, das das Auftreten von Schlafstörungen perpetuiert. Eine initial situativ bedingte Schlafstörung wird dann chronisch, wenn der Betroffene auf die Schlafstörung mit einer Fokussierung der Aufmerksamkeit auf den Schlaf reagiert. Angst vor der Schlaflosigkeit, hohes Anspannungsniveau auf emotionaler, kognitiver und physiologischer Ebene sowie eine Überbewertung der Schlafstörung, Mißachtung schlafhygienischer Prinzipien und maladaptive Verhaltensweisen wie Alkoholgebrauch bzw. chronische Hypnotikaeinnahme tragen zur Chronifizierung der Schlafstörung bei. Besonders charakteristisch für ältere Patienten sind "katastrophisierende" Befürchtungen, zuwenig Schlaf könne auf Dauer die Gesundheit massiv schädigen und irrealistische Annahmen über den Schlaf, wie etwa, man müsse auch in höherem Alter noch so gut wie als junger Mensch schlafen können. Im Rentenalter spielt zudem der Wegfall sozialer Zeitgeber eine wichtige Rolle bei der Initiierung und Aufrechterhaltung von Schlafstörungen. Im Ruhestand kommt es meistens zu einer Abnahme der körperlichen Aktivität und als Folge zu einer Reduktion der Amplitude biologischer Rhythmen wie etwa des Ruhe-Aktivitäts-Zyklus und der Temperaturrhythmik. Tagschlafepisoden führen zu einer weiteren Destabilisierung der biologischen Rhythmik.

Epidemiologie

Es ist davon auszugehen, daß zwischen 25% und 35% der über 65jährigen mit ihrem Schlaf unzufrieden sind (Miles, Dement 1980). In einer eigenen Untersuchung nahm jeder dritte Schlafgestörte über 65 Jahre ein verschreibungspflichtiges Hypnotikum. Bei den 20- bis 30jährigen war es nur jeder Zehnte (Hohagen, Berger 1992). Ältere Schlafgestörte schreiben ihre Schlafstörungen häufiger organischen Ursachen zu, während jüngere Insomniker vor allem private und berufliche Probleme für ihre Schlafstörungen verantwortlich machen. Es wird geschätzt, daß etwa 20% der älteren Insomniker an einer primären Insomnie leiden. Für etwa 80% der Insomnien sind psychische und organische Faktoren allein oder in Kombination verantwortlich.

Klinik
Patienten mit primärer Insomnie schildern in der Exploration entweder eine subjektiv störende Verlängerung der Einschlafphase, gehäufte nächtliche Wachperioden, frühmorgendliches Erwachen und/oder das Gefühl unerholsamen Schlafs und eine Beeinträchtigung der Tagesbefindlichkeit, wie etwa Konzentrations- und Merkfähigkeitsstörungen, erhöhte Müdigkeit und unter Umständen auch unspezifische somatische Symptome. Die Zeitangaben können erheblich variieren. Während manche Patienten möglicherweise eine Einschlafzeit von 30 Minuten als viel zu lang erleben, klagen andere erst bei zwei Stunden und mehr. Bei der Anamneseerhebung ist es wichtig, Zubettgeh- und Aufstehzeiten der Patienten sowie Tagschlafepisoden zu erfragen. Zudem sollte in jedem Fall bei einem schlafgestörten Patienten, gleich welchen Alters, vom Patienten ein Schlaftagebuch ausgefüllt werden, in dem Tagesereignisse, Tagesbefindlichkeit, Bettzeiten sowie geschätzte Einschlafzeiten, Wachperioden und Schlaflänge dokumentiert werden. Die exakte Erfragung der Bettzeiten und der Erwartungen des Patienten an den Schlaf sollte gerade bei älteren Patienten im Vordergrund stehen, da noch stärker als bei jüngeren Patienten unrealistische Erwartungen an den Schlaf sowie zu lange Bettzeiten die Schlafstörung perpetuieren können. Die wichtigsten spezifischen organischen Ursachen für Schlafstörungen werden später erläutert.

Diagnostik
Eine ausführliche somatische Untersuchung sollte bei jedem älteren schlafgestörten Patienten erfolgen (s.a. Kap. 2.5). Zudem sollten gezielte Fragen im Hinblick auf das Vorliegen eines Schlafapnoesyndroms (SAS) bzw. nächtlicher Myoklonien und Restless legs gestellt werden. Hierfür bieten sich strukturierte Interviewleitfäden wie etwa das SIS-D (Schramm et al. 1991) an. Darüber hinaus empfiehlt sich das Führen eines Schlaftagebuches über einen Zeitraum von 7 bis 14 Tagen.

Häufig schon ist das Führen des Schlaftagebuches mit einer Änderung der Einstellung zum subjektiv als gestört wahrgenommenen Schlaf verbunden, da generalisierte negative Urteile über den Schlaf dadurch zurechtgerückt werden.

Eine polysomnographische Untersuchung im Schlaflabor ist dann indiziert, wenn der Verdacht auf eine Apnoesyndrom bzw. periodische Beinbewegungen oder Restless legs besteht. Nur durch die Polysomnographie kann der Verdacht bestätigt werden. Gelegentlich kann auch bei chronischen, therapierefraktären primären Insomnien eine Polysomnographie indiziert sein, um objektive Parameter zu erheben. Diese Kenngrößen können deutlich von den subjektiven Schätzungen des Patienten abweichen.

Eine weitere, weitaus weniger aufwendige und kostengünstigere Methode zur Objektivierung von Insomnien im Vergleich zur Polysomnographie stellt die Aktometrie, d.h. Bewegungsmessung, dar. Dabei handelt es sich um ein Meßverfahren, das es ermöglicht, körperliche Aktivität über längere Zeiträume bis hin zu mehreren Wochen kontinuierlich zu erfassen. Das Aktometer kann wie eine Armbanduhr am Handgelenk angebracht werden und die Messung ist nicht-invasiv. Das Aktometer ist mit einem piezo-elektrischen Beschleunigungsmesser ausgestattet und speichert die Bewegungsrate. Das Bewegungsmuster über den 24 Stundentag erlaubt Rückschlüsse auf die Schlafqualität und kann neben der Diagnostik zur Therapieverlaufsmessung eingesetzt werden (Hauri, Wisbey 1992).

Therapie
Zur Verfügung stehen medikamentöse und nichtmedikamentöse Therapiemaßnahmen. Ältere Patienten gehören zu den häufigsten Konsumenten von Hypnotika, sind jedoch auch am stärksten durch mögliche Nebenwirkungen von Hypnotika gefährdet. Während man früher annahm, daß die derzeit am meisten verordneten Hypnotika, die Benzodiazepine, kaum mit Risiken verknüpft sind, haben sich inzwischen Hinweise auf kritische Nebenwirkungen wie Abhängigkeits- und Suchtentwicklung sowie Rebound-Insomnien ergeben. Bei älteren Patienten am problematischsten ist eine zu starke Sedierung und Relaxation in der Nacht, die z.B. beim nächtlichen Gang auf die Toilette zu Stürzen mit er-

heblichen Komplikationen führen kann. An alternativen Substanzen wurden in den letzten Jahren Präparate aus dem Bereich der Antidepressiva und der Neuroleptika bei älteren schlafgestörten Patienten eingesetzt. Hier ist jedoch daran zu denken, daß diese Präparate ebenfalls mit erheblichen Nebenwirkungen und Risiken verbunden sein können, so daß nur nach klarer Indikationsstellung und unter Einhaltung entsprechender Vorsichtsmaßnahmen, wie etwa EKG-Kontrollen und Blutbildkontrollen, eine entsprechende Therapie eingeleitet werden sollte.

Verhaltenstherapeutische Techniken (Riemann et al. 1994) haben sich in den letzten Jahren bei älteren schlafgestörten Patienten als sehr effektiv erwiesen. Hierzu gehören Entspannungstechniken wie etwa das autogene Training und die Muskelentspannung nach Jacobson. Zusätzlich können diese Techniken durch kognitive Methoden ergänzt werden, um das für viele Insomniepatienten typische zwanghafte Grübeln in den Wachphasen zu unterbinden. Dabei kann die Vorstellung angenehmer und beruhigender Bilder, die zu Phantasiereisen erweitert werden, eingeübt werden. Der Wirkfaktor der Entspannung beruht wahrscheinlich darauf, daß die Aufmerksamkeit, die auf die Körperprozesse bzw. auf die kognitive Entspannung gelenkt wird, zur Unterbrechung dysfunktionaler und schlafinkompatibler Kognitionen führt.

Eine weitere wichtige psychologische Technik zur Behandlung von Schlafstörungen im höheren Alter ist die Vermittlung von Information über Schlaf und Schlafhygiene. Hierzu gehört die Instruktion, Alkohol, Nikotin und Koffein zu vermeiden. Darüber hinaus sollte der Wecker aus dem Gesichtsfeld verbannt werden, um eine Konditionierung der Schlafstörung zu vermeiden. Zudem empfiehlt es sich, den Schlaf an ein bestimmtes Einschlafritual, wie z.B. einen Abendspaziergang zu koppeln. Gerade bei älteren Patienten sollten unrealistische Erwartungen an den Schlaf, wie etwa "acht Stunden Schlaf müssen sein", angegangen werden. Die Patienten müssen darüber aufgeklärt werden, daß es eine erhebliche Bandbreite von Schlafbedürfnis und Schlaffähigkeit gibt.

Die Strukturierung des Schlaf-Wach-Rhythmus, Techniken zur Stimuluskontrolle und Schlafrestriktion sind weitere Behandlungsschritte. Der ältere schlafgestörte Patient sollte angehalten werden, stets – auch an Wochenenden – einen regelmäßigen Schlaf-Wach-Rhythmus einzuhalten und Tagschlafepisoden zu vermeiden, um den abendlichen Schlafdruck zu erhöhen. Bei der Stimuluskontrolle wird versucht, die ursprüngliche Koppelung Bett=Schlaf, die bei den meisten Insomniepatienten nicht mehr vorhanden ist, wiederherzustellen. Hierzu werden folgende Verhaltensregeln empfohlen:

- gehen Sie nur dann ins Bett, wenn Sie müde sind
- benutzen Sie das Bett nur zum Schlafen
- sollten Sie innerhalb einer kürzeren Zeit nicht einschlafen können, verlassen Sie das Bett und gehen Sie einer entspannenden Tätigkeit, wie etwa Lesen, nach
- stehen Sie konsequent jeweils zur selben Zeit auf
- schlafen Sie nicht tagsüber.

Bei konsequenter Einhaltung dieser Regeln erweist sich die Stimuluskontrolle als sehr effizientes Verfahren zur Behandlung von Schlafstörungen, ist jedoch mit dem Problem behaftet, daß insbesondere ältere Patienten diese Regeln nicht einhalten wollen, weil sie dies für zu beschwerlich halten.

Bei der Schlafrestriktion wird ähnlich wie bei der Stimuluskontrolle verfahren. Um den Schlafdruck abends zu stärken, wird bei dieser Behandlung initial mit dem Patienten eine Bettzeit vereinbart, die der durchschnittlich subjektiv empfundenen Schlafzeit entspricht, z.B. fünf Stunden. Dadurch wird meist ein erhöhter abendlicher Schlafdruck mit verstärkter Müdigkeit erzeugt, der dazu führt, daß Patienten wieder schneller ein- und durchschlafen. Sobald sich der Schlaf konsolidiert, wird die Bettzeit wochenweise wieder um eine halbe Stunde ausgedehnt, um sich dann auf einen Wert von zumeist 6 bis 7 Stunden einzupendeln.

Kognitive Techniken wie etwa Gedankenstopp, Grübelstuhl und kognitives Umstrukturieren schlafdysfunktionaler Gedanken zielen darauf ab, die Einstellung der Patienten zu ihrem Schlaf zu verändern. Besonders ältere Patienten zeigen eine angespannte Haltung im Hinblick auf ihren Schlaf, haben bestimmte hochgesteckte Erwartungen und wollen mit Gewalt den Schlaf erzwingen, was aber letztendlich das Gegenteil bewirkt. Durch Veränderung der Einstellung zum Schlaf und der nächtlichen Grübeleien sollen Teufelskreise aus Erwartungsängste durchbrochen und Hilflosigkeitsgefühle gegenüber dem eigenen Schlaf abgebaut werden. Die Patienten sollen lernen, wieder zu einer gelassenen Einstellung gegenüber ihrem Schlaf zu finden.

Besonders empfehlenswert scheint die Anwendung o. g. psychologischer Techniken in einem Gruppensetting, in dem mehrere Patienten (in der Regel 4 bis 6) von einem erfahrenen Therapeuten mit den verschiedenen Techniken vertraut gemacht werden und im Sinne einer Psychoedukation die verschiedenen Therapiebausteine durcharbeiten (Backhaus, Riemann 1996).

Neuerdings gibt es auch Hinweise dafür, daß innovative Behandlungstechniken wie etwa die Lichttherapie das Schlaf-Wach-Verhalten positiv beeinflussen können (s.u. Sekundäre Schlafstörungen).

Hypersomnien

Hypersomnie wird definiert als störend empfundene, erhöhte Schläfrigkeit, die sich entweder in einer verlängerten Nachtschlafepisode oder unerwünschten Tagschlafepisoden äußert. Als klinisch relevant wird die erhöhte Schläfrigkeit dann angesehen, wenn sie tagsüber zu signifikantem Mißbefinden oder auch zu Einschränkungen sozialer, beruflicher oder anderer wichtiger Funktionsbereiche führt. Als eigenständige Erkrankung wird die Hypersomnie nur dann aufgefaßt, wenn die Schläfrigkeit nicht Folge nächtlicher Schlafdefizite ist und nicht ausschließlich auf eine andere Schlafstörung, wie etwa eine Parasomnie oder ein Schlafapnoesyndrom zurückgeführt werden kann. Ebenso wird die Hypersomnie nur dann als es primär klassifiziert, wenn sie nicht durch andere psychische Erkrankungen oder durch medikamentöse Nebenwirkungen bedingt ist.

Erhöhte Müdigkeit, Tagschlaf sowie erhöhte Erschöpfbarkeit sind jedoch häufige Phänomene bei älteren Menschen, denen in der Regel keine primäre Hypersomnie als eigenständige Krankheit zugrunde liegt. Ebenso werden die Begriffe Müdigkeit, Erschöpfung und Schläfrigkeit von vielen Menschen sehr unscharf gebraucht, so daß es sehr schwer sein kann, die klinische Relevanz solcher Beschwerden zu evaluieren.

Primäre Hypersomnien von Krankheitswert sind sehr selten, und die Beschwerden beginnen meist schon in der Adoleszenz mit einer gewissen Progredienz und einer Stagnation der Symptomatik ab der Lebensmitte.

Zur Diagnostik empfehlen sich polysomnographische Untersuchungen im Schlaflabor zum Ausschluß organischer Erkrankungen, wie etwa des Schlafapnoesyndroms, der Narkolepsie und nächtlicher Myoklonien sowie ein multipler Schlaflatenztest (MSLT) zur Objektivierung der Hypersomnie. Dabei dürfen die Patienten in zweistündigen Abständen tagsüber fünfmal ruhen und werden jeweils aufgefordert, einzuschlafen. Patienten mit einer klinisch relevanten Hypersomnie gelingt es in der Regel, im Mittel innerhalb von fünf Minuten das Leichtschlafstadium I zu erreichen. Läßt sich so die Diagnose einer primären Hypersomnie bestätigen und dabei ausschließen, daß die erhöhte Müdigkeit tagsüber auf zu wenig Schlaf in der Nacht zurückzuführen ist, können zur Behandlung zunächst nicht-medikamentöse Maßnahmen eingesetzt werden.

Dazu gehört die strikte Etablierung eines stabilen Schlaf-Wach-Rhythmus mit regelmäßigen Zubettgeh- und Aufstehzeiten und die Vermeidung der Einnahme sedierender Substanzen. Falls notwendig, können zur Anhebung der tagsüber eingeschränkten Vigilanz, Stimulanzien gegeben werden. Hierbei sollten zunächst schwach wirksame Substanzen eingesetzt werden, wie etwa Nootropika, Appetitzügler, L-Dopa-Präparate und Ephedrin und Propranolol. Von stärker vigilanzsteigernden Präparaten, die dem Betäubungsmittelgesetz unterliegen, sollte in höherem Alter abgesehen werden. Alternativ zu vigilanzsteigernden Präparaten können Behandlungsversuche mit Medikamenten aus der Gruppe der antriebssteigernden Antidepressiva, z.B. der Serotonin-Reuptake-Hemmer, wie etwa Fluvoxamin bzw. Fluoxetin, unternommen werden.

Sekundäre Schlafstörungen bei anderen Erkrankungen

Psychische Erkrankungen, insbesondere Depression, gehen fast immer mit erheblichen Beeinträchtigungen des Schlafs einher (Berger, Steiger 1992). Aufgrund von seit mehr als 20 Jahren bekannten Anomalien des REM-Schlafs mit einer Verkürzung der REM-Latenz, d. h. einem verfrühten Auftreten von REM-Schlaf bei Depression, hat sich die psychiatrische Schlafforschung innerhalb der biologischen Psychiatrie als eigenständige Disziplin etabliert. Bei der Behandlung sekundärer Schlafstörungen kann auf die nicht-medikamentösen Maßnahmen zur Behandlung der primären Insomnie zurückgegriffen werden, die mit einer gezielten Behandlung der psychiatrischen, neurologischen oder internistischen Grunderkrankung zu kombinieren sind.

In der Gerontopsychiatrie sind die Schlafstörungen bei dementiellen Erkrankungen von besonderer Bedeutung. Bei der Alzheimer Demenz (AD) und anderen Demenzformen tritt häufig das sogenannte "Sun-downing" auf. Die Patienten werden gegen Abend stärker desorientiert, unruhig, agitiert, und zeigen eine Zunahme weiterer störender Verhaltensweisen (Vitiello et al. 1992). Nicht selten bereitet das Sun-downing ein so massives Problem, daß die häusliche Pflege daran scheitern kann (Pollak et al. 1990). Als ursächlich für das Sun-downing und andere Schlafstörungen wird angenommen, daß es bei den Demenzen, über eine altersentsprechend vermehrte Vulnerabilität hinaus, zu einer noch stärkeren Amplitudenabflachung zirkadianer Rhythmen, etwa der Körpertemperatur und des Schlaf-Wach-Rhythmus, kommt. Es gibt Hinweise darauf, daß eine Degeneration von Neuronen im Nucleus supraopticus und Nucleus suprachiasmaticus bei der AD verantwortlich für die Abflachung der Amplitude biologischer Rhythmen sein kann (Vitiello et al. 1992). Zudem können Verhaltensfaktoren, wie reduzierte körperliche Aktivität, geringe Lichtexposition, mangelnde Strukturierung durch soziale Kontakte diese Amplitudenabflachung und damit die Schlafstörungen weiter verstärken. Zusätzlich führen oft auch sedierende Pharmaka, wie etwa Neuroleptika, die dementen Patienten nicht selten verabreicht werden, auf Dauer zu einem "hang-over" mit erhöhtem Tagschlaf.

Neben den allgemeinen pharmakologischen Behandlungsansätzen der Schlafstörungen haben sich in letzter Zeit Hinweise darauf ergeben, daß bei dementen Patienten mit Schlaf-Wach-Rhythmusstörungen die Behandlung mit hellem Licht und mit verhaltensmedizinischen Interventionen besonders wirksam sein kann. Die Lichtbehandlung in einer Stärke von 1500 bis 2000 Lux von abends 19 bis 21 Uhr führte in einer Pilotstudie an Patienten mit AD zu einer Stabilisierung des Schlaf-Wach-Rhythmus mit einer Reduktion von Sun-downing und Schlafstörungen (Satlin et al. 1992). Verhaltensmedizinische Interventionen beziehen Maßnahmen wie Tagesstrukturierung, Förderung von Tagesaktivität und Vermeidung von Tagschlaf sowie Schlafrestriktion mit ein. Inaktivität und vermehrte Bettruhe können nicht nur bei jüngeren Menschen, sondern auch bei dementen, alten Patienten Schlafstörungen auslösen oder verstärken (Campbell 1984).

Organische Schlafstörungen

Schlafapnoesyndrom (SAS)

Beim SAS kommt es zum Auftreten von Atempausen während des Schlafs, die mindestens 10 Sekunden, aber auch bis zu 60 Sekunden und länger dauern können, und die gewöhnlich mit einem Absinken der Sauerstoffsättigung einhergehen. Zu unterscheiden ist das obstruktive SAS, bei dem die Apnoen durch rezidivierende Obstruktionen der oberen Atemwege bedingt sind und das zentrale SAS, bei dem während der Apnoephase die Aktivierung sämtlicher an der Atmung beteiligter Muskelgruppen ausbleibt.

Ein Apnoe-Index über 10, d. h. 10 oder mehr Apnoephasen von mindestens 10 Sekunden Dauer pro Stunde Schlafzeit, wird derzeit allgemein als sicher pathologischer Befund angesehen (Lavie 1983).

Epidemiologie

Exakte Angaben über die Prävalenz des SAS liegen derzeit nicht vor. Insgesamt ist mit einer Prävalenz von 1% bis 2% in der Allgemeinbevölkerung zu rechnen (ASDA 1990; Schramm, Riemann 1995). Andere Autoren schätzen die Prävalenz in einer Population von Erwachsenen mittleren Alters sogar auf 4% bei Frauen und 9% bei Männern (Young et al. 1993). Mit zunehmendem Lebensalter wird die Prävalenz des SAS höher, bei Männern findet sich eine Prävalenz für das SAS von 28% bis 62%, für ältere Frauen werden

Prävalenzraten von 20% bis 60% genannt (Ancoli-Israel et al. 1989).

Klinik

Das obstruktive SAS geht typischerweise mit einem lauten und unregelmäßigen Schnarchen einher. Perioden lauten Schnarchens werden unterbrochen durch 10 Sekunden und länger dauernde apnoische Pausen, die in der Regel durch ein explosionsartiges Wiedereinsetzen des Schnarchens beendet wird.

Typischerweise wiederholt sich diese Atemregulationsstörung während der Nacht sehr häufig und die Beendigung der apnoischen Pause geht oft mit Körperbewegungen einher, so daß es zu einer Weckreaktion (arousal) kommt, die aber so kurz sein kann, daß der Patient sie selbst gar nicht bemerkt. Diese Arousals führen zu einem gestörten, fragmentierten Schlafprofil (**Abb. 8.2.2**) und erklären ein Leitsymptom der SAS, nämlich die erhöhte Tagesmüdigkeit und Einschlafneigung.

Der Schlaf ist subjektiv nicht erholsam. Die Patienten fühlen sich am Morgen abgeschlagen und leiden häufig auch unter Mundtrockenheit und generalisierten, dumpfen Kopfschmerzen. Eine erhöhte Tagesmüdigkeit mit Einschlafneigung am Tage ist bei älteren Menschen ein häufiges Symptom und kann durch vielfältige Faktoren, z. B. auch durch mangelnde psychosoziale Stimulation bedingt sein. Von den älteren Menschen selbst wird diese Symptomatik häufig nicht spontan berichtet. Die mit den Apnoen verbundene Verringerung des Sauerstoffpartialdrucks kann zu kognitiven Defiziten führen, die mit Zahl und Schwere der Sauerstoffentsättigungen zunehmen (Berry et al. 1986, 1990). In mehreren Studien wurde auch eine signifikante Assoziation zwischen hohen Apnoeraten und kognitiver Beeinträchtigung berichtet (Ancoli-Israel, Coy 1993; Mant et al. 1988; Reynolds et al. 1985; Smirne et al. 1981). Bei Patienten mit vaskulärer Demenz wurde ein höherer Apnoe-Index gefunden als bei Patienten mit AD (Erkinjuntti et al. 1986).

Das SAS ist mit einer Reihe körperlicher Folgeerkrankungen assoziiert, wobei die kardiovaskulären Erkrankungen am bedrohlichsten sind. Bei unbehandeltem SAS finden sich gehäuft kardiale Arrhythmien, Hypertonie sowie insbesondere pulmonale Hypertonie mit Rechtsherzversagen. Bei einem Apnoe-Index über 20 ist die Lebenserwartung deutlich reduziert (He et al. 1988) und dies trifft auch auf alte Patienten zu (Ancoli-Israel et al. 1989).

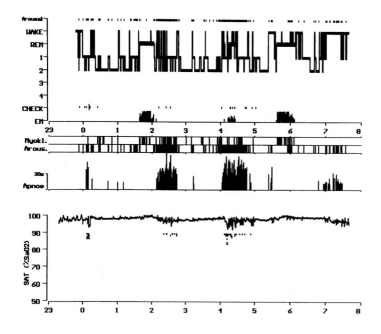

Abb. 8.2.2 Polysomnogramm eines Patienten mit SAS sowie Verteilung der Apnoephasen und O_2-Sättigung

Diagnostik
Leitsymptome des SAS – erhöhte Tagesmüdigkeit mit Einschlafneigung, Schnarchen, kognitive Defizite, Hypertonie und Herz-Rhythmus-Störungen – sind bei älteren Menschen häufig und werden von den Patienten nicht unbedingt als Symptome einer Krankheit aufgefaßt, sondern als Begleiterscheinungen normalen Alterns. Da das SAS auch bei älteren Menschen mit einer verkürzten Lebenserwartung verbunden ist, muß diesem Syndrom aber die gleiche diagnostische und therapeutische Aufmerksamkeit zuteil werden wie bei jüngeren Menschen. Aus der sehr hohen Prävalenz schlafbezogener Atemregulationsstörungen bei älteren Patienten läßt sich keinesfalls die Konsequenz ableiten, daß diese nicht weiter klärungsbedürftig seien (Ancoli-Israel, Coy 1993).

Sofern die Anamnese Hinweise auf das Vorliegen eines SAS ergibt, ist zunächst die akute Gefährdung abzuschätzen (Peter et al. 1992). Hierzu sollte als erstes eine Blutgasbestimmung im Wachzustand durchgeführt werden; sofern bereits im Wachzustand pathologische Blutgaswerte gemessen werden, ist eine rasche weitere Diagnostik einzuleiten. Weiterhin sollten EKG und Langzeit-EKG angefordert werden, möglichst auch ein Echokardiogramm, um kardiovaskuläre Veränderungen zu erfassen.

Der nächste diagnostische Schritt besteht im Einsatz ambulanter Monitorsysteme, mit deren Hilfe unter häuslichen Bedingungen während des Schlafs kontinuierlich Sauerstoffsättigung, Herzaktion und Schnarchgeräusche aufgezeichnet werden (z.B. MESAM-Untersuchung). Wenn der Nachweis mit den beschriebenen Methoden nicht gelingt, klinisch aber der Verdacht auf ein SAS weiter besteht, ist in einem nächsten Schritt eine polysomnographische Untersuchung im Schlaflabor indiziert.

Therapie
An erster Stelle der Therapie stehen allgemeine Maßnahmen wie Gewichtsreduktion, Alkohol- und Nikotinkarenz, Verzicht auf sedierende, atemdepressorische Medikamente, Etablierung eines geregelten Schlaf-Wach-Rhythmus sowie das Vermeiden von Schlafen in Höhen über 1000 m Meeresspiegel.
Bei leicht- und mittelschwer ausgeprägtem obstruktiven SAS ist ein medikamentöser Therapieversuch mit retardiertem Theophyllin mit einer abendlichen Theophyllingabe von 250–700 mg in einschleichender Dosierung indiziert (Peter et al. 1987).

Bei nicht akut bedrohten Apnoepatienten können auch Therapieverfahren zur Anwendung kommen, bei denen die Schlafposition kontrolliert wird und die Rückenlage konsequent vermieden wird (**Abb. 8.2.3**).

Dies ist insbesondere für solche Patienten indiziert, bei denen das Schnarchen und die Apnoen vorwiegend in Rückenlage auftreten (Cartwright 1985).

Bei stärker ausgeprägtem obstruktiven SAS ist derzeit die CPAP-Therapie (**C**ontinuous **p**ositive **a**irway-**p**ressure) Behandlungsmethode der ersten Wahl (Issa, Sullivan 1986; Sullivan et al. 1981). Bei dieser Behandlungsmethode wird über eine Nasenmaske ein kontinuierlicher positiver Druck in die Atemwege zugeführt, so daß die oberen Atemwege "pneumatisch geschient" werden, um damit einen Kollaps der Rachenmuskulatur zu verhindern. Der erforderliche Druck muß individuell ermittelt werden und bewegt sich zwischen 5 und 15 cm Wassersäule. Kontraindiziert ist die CPAP-Behandlung nur bei einer weichen Epiglottis sowie bei mangelnder Kooperationsbereitschaft oder Kooperationsfähigkeit des Patienten, da die CPAP-Therapie eine Dauertherapie darstellt, die auch regelmäßig kontrolliert werden muß. Insofern ist gerade bei kognitiv stärker beeinträchtigten älteren Patienten dieses Therapieverfahren problematisch.

Als Ultima ratio bei schwersten lebensbedrohlichen SAS gilt die Tracheotomie, mit der man die SAS-Symptomatik prompt beseitigen kann. Dieses invasive Verfahren ist lebensbedrohlichen Situationen vorbehalten (Guilleminault et al. 1981).

Eine weitere operative Methode zur Behandlung des obstruktiven SAS stellt die **U**vulo**p**alato**p**haryngo**p**lastik (UPPP) dar (Fujita et al. 1980). Bei dieser Operationstechnik werden Fett- und Bindegewebe im oberen Pharynx entfernt. Da diese Operationstechnik erhebliche Nebenwirkungen, wie Regurgitation und Phonationsstörungen, haben kann und derzeit risikoärmere konservative Behandlungsmethoden zur Verfügung stehen, ist die UPPP bei Patienten ohne anatomische An-

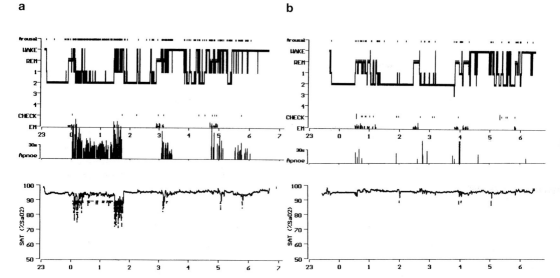

Abb. 8.2.3a, b Polysomnogramm, Apnoephasen und O_2-Sättigung **a** eines SAS-Patienten in Rückenlage, **b** mit mechanischer Seitenlagerung

omalien im Bereich der oberen Luftwege nicht als Therapie erster Wahl anzusehen.

Periodische Beinbewegungen im Schlaf (PLMD)

Das PMLD-Syndrom (**p**eriodic **l**imb **m**ovement **d**isorder) ist gekennzeichnet durch ein wiederholtes Auftreten von stereotypen kurzen Bewegungen der Zehen, des Fußes, der Beine und selten auch der Arme im Schlaf (s. **Abb. 8.2.4**).

Epidemiologie

Die Prävalenz des PLMD-Syndroms steigt mit zunehmendem Lebensalter stark an. Die Prävalenz bei Personen, die älter als 65 Jahre sind, beträgt 30% (Ancoli-Israel et al. 1991). Andere Untersuchungen fanden sogar Prävalenzraten von 71% (Dickel, Mosko 1992). Klinisch relevante PLMD-Symptome als Ursache von Insomnie sind jedoch wahrscheinlich deutlich seltener.

Klinik

Typischerweise treten bei dem Syndrom Extensionsbewegungen der Großzehe, ähnlich wie bei einem Babinski-Reflex auf, teilweise auch Flexionen im Fuß-, Knie- und Hüftgelenk. Diese Bewegungen erfolgen in Abständen von 20 bis 40 Sekunden meist unsymmetrisch und nicht simultan, sie betreffen fast immer beide Beine, gelegentlich auch die Arme. Die rhythmischen, stereotypen Bewegungen haben eine Dauer von 0,5 bis 5 Sekunden (Coleman 1982). Sie können mit kurzen Weckreaktionen (arousals) einhergehen; dies kann zu einer erheblichen Störung des Schlafprofils führen. Die Patienten klagen dann u. U. über ausgeprägte Durchschlafstörungen, in deren Folge es auch zu einer erhöhten Tagesmüdigkeit mit Einschlafneigung kommt. Die hohen Prävalenzraten zeigen aber auch, daß es im höheren Lebensalter eine größere Zahl von Menschen gibt, bei denen das Syndrom periodischer Bewegungen im Schlaf vorliegt, ohne daß eine entsprechende klinische Symptomatik besteht. Deshalb wird die klinische Bedeutung des PLMD-Syndroms im höheren Lebensalter kritisch diskutiert (Coleman 1980, Kales et al. 1982). Eine klinische Relevanz mit entsprechenden therapeutischen Implikationen kommt dem Syndrom zu, wenn die Patienten über ausgeprägte Durchschlafstörungen und/oder eine erhöhte Tagesmüdigkeit klagen.

Das PLMD-Syndrom kann als isolierte Störung vorkommen, häufig ist es aber mit anderen internistischen oder neurologischen Erkrankungen assoziiert, wobei über die kausalen Zusammenhänge bisher keine ausreichen-

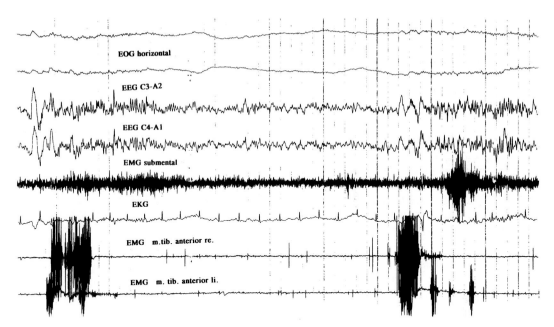

Abb. 8.2.4 Kurvenausschnitt des Polysomnogramms eines Patienten mit periodischen nächtlichen Myoklonien

de Kenntnis besteht. Periodische Bewegungen im Schlaf treten gehäuft auf bei Narkolepsie, obstruktivem SAS, Urämie und anderen metabolischen Störungen sowie bei Patienten, die trizyklische Antidepressiva oder MAO-Hemmer einnehmen sowie beim Entzug von Antikonvulsiva und Hypnotika (Hening et al. 1994).

Diagnostik
Periodische Bewegungen im Schlaf sind polysomnographisch zu registrieren und treten typischerweise während der Schlafstadien I und II auf. Während der Tiefschlafstadien nehmen sie ab und im REM-Schlaf sind sie nicht zu registrieren. Häufig sind die periodischen Bewegungen begleitet oder gefolgt von einem Arousal, also dem polysomnographisch nachweisbaren Auftreten rascher hirnelektrischer Aktivität. Aufgrund dieser häufigen Weckreaktionen kommt es zu einer Verschlechterung der Schlafkontinuität und der Schlafeffizienz. Dies erklärt die Klagen der Patienten über Ein- und Durchschlafstörungen und erhöhte Tagesmüdigkeit.

Um das Syndrom der periodischen Bewegungen im Schlaf diagnostizieren zu können, müssen die elektromyographisch nachgewiesenen Bewegungen hinsichtlich Dauer, Amplitude und Periodizität folgende Kriterien erfüllen:
- Dauer der Bewegungen 0,5 bis 5 Sekunden
- Amplitude mindestens 50% des Eichsignals
- Periodizität: mindestens vier aufeinanderfolgende Bewegungen mit einem Abstand von mindestens 4 und maximal 90 Sekunden
- Ein Myoklonie-Arousal-Index >5 pro Stunde Schlafzeit ist bei entsprechender klinischer Symptomatik als signifikant erhöht anzusehen.

Therapie
Die pathophysiologischen Mechanismen des Syndroms sind bisher nicht ausreichend aufgeklärt, so daß eine kausale Therapiemöglichkeit bisher nicht existiert. Aufgrund des periodischen Charakters der Bewegungen wird ein Oszillator auf Hirnstamm- oder spinaler Ebene angenommen, dessen Funktion durch den Schlaf-Wach-Rhythmus moduliert und dessen Tätigkeit normalerweise unterdrückt wird (Lugaresi et al. 1972, Yokota et al. 1991). Bei entsprechender klinischer Symptomatik (Durchschlafstörungen und/oder erhöhte Tagesmüdigkeit) und signifikant erhöhtem Myoklonie-Arousal-Index ist ein medikamentöser Behandlungsversuch mit Benzodiazepinen

(z. B. Clonazepam, Temazepam oder Triazolam) angezeigt (Bonnet, Arand 1990; Mitler et al. 1986). Auch Baclofen führt zu einer symptomatischen Besserung und Verringerung der Arousals, wobei der Myoklonie-Index allerdings unverändert bleibt (Guilleminault, Flagg 1984).

Restless legs-Syndrom

Das Restless legs-Syndrom ist gekennzeichnet durch das Auftreten von quälenden Mißempfindungen in den Beinen, die in Ruhe auftreten, das Einschlafen somit massiv stören sowie mit einem kaum zu unterdrückenden Bewegungsdrang einhergehen.

Epidemiologie

In einer nicht selektierten Population ist mit einer Prävalenz des Restless legs-Syndroms von 5% zu rechnen (Ekbom 1960). Mit steigendem Lebensalter nimmt die Prävalenz des Syndroms zu, in höherem Lebensalter finden sich Prävalenzraten bis zu 29% (Oboler et al. 1991).

Klinik

Es treten unangenehme Empfindungen in den Beinen und teilweise auch in den Armen und Händen auf. Typischerweise stellen sich diese Beschwerden ausschließlich in Ruhe ein und sind mit einem kaum zu unterdrückenden Bewegungsdrang verbunden. Bewegungen lindern die Mißempfindungen für kurze Zeit. Deshalb stehen die Patienten nachts wiederholt auf und laufen im Zimmer umher, teilweise finden sie auch Erleichterung durch Fuß- und Armbäder. Diese Mißempfindungen führen bei den Patienten zu erheblichen Ein- und Durchschlafstörungen. Vielfach ist das Restless legs-Syndrom begleitet von periodischen Bewegungen im Schlaf. Gelegentlich findet sich ein fluktuierender Verlauf. Oft handelt es sich aber um ein chronisch fortschreitendes Krankheitsbild.

Am häufigsten ist die sporadisch auftretende idiopathische Form des Restless legs-Syndroms, es gibt allerdings auch Cluster mit familiärer Häufung des Syndroms und Hinweisen auf einen autosomal dominanten Erbgang (Godbout et al. 1987). Daneben gibt es sekundäre Formen, die vielfach bei Niereninsuffizienz, Eisenmangel, Schilddrüsenfunktionsstörungen und Schwangerschaft auftreten.

Diagnostik

Das Restless legs-Syndrom ist aufgrund der typischen Anamnese relativ einfach zu diagnostizieren. Bei polysomnographischen Untersuchungen findet man eine verlängerte Einschlaflatenz und vermehrte nächtliche Wachperioden sowie eine verminderte Schlafeffizienz und einen herabgesetzten Tiefschlafanteil. Daneben werden fast immer periodische Bewegungen im Schlaf und im Wachzustand registriert.

Therapie

Eine Reihe von Medikamenten hat sich allerdings als symptomatisch erfolgreich in der Therapie dieses Syndroms erwiesen, ohne daß die Ätiopathogenese bisher aufgeklärt werden konnte. Gerechtfertigt erscheinen Therapieversuche mit Benzodiazepinen (z. B. Clonazepam), Dopamin-Agonisten (L-Dopa) sowie Carbamazepin und Baclofen. In seltenen Fällen kann die Symptomatik so ausgeprägt sein, daß sie bis hin zur schwersten Depression mit Suizidalität führt. Beim Versagen aller anderen medikamentösen Behandlungsversuche kann in solchen Fällen als Ultima ratio die Behandlung mit einer niedrigen Opioiddosis versucht werden, zumal diese Patientengruppe ein geringes Risiko der Abhängigkeit- und Toleranzentwicklung hat (Hening et al. 1989).

Literatur

APA · American Psychiatric Association (1987): Diagnostic and statistical manual of psychiatric disorders (DSM-III-R). American Psychiatric Association, Washington

ASDA · American Sleep Disorders Association (1990): The International Classification of Sleep Disorders (ICSD). Allen Press, Lawrence KS

Ancoli-Israel S (1989): Epidemiology of sleep disorders. In: Roth T et al. (eds): Clinics in Geriatric Medicine, pp 347–362. Saunders, Philadelphia

Ancoli-Israel S, Klauber MR, Kripke DF et al. (1989): Sleep apnea in female patients in a nursing home: increased risk of mortality. Chest 96: 1054–1058

Ancoli-Israel S, Kripke DF, Klauber MR et al. (1991): Periodic limb movements in sleep in community-dwelling elderly. Sleep 14: 496–500

Ancoli-Israel S, Coy T (1993): Are breathing disturbances in elderly equivalent to sleep apnea syndrome? Sleep 17: 77–83

Backhaus J, Riemann D (1996): Schlafstörungen bewältigen. Beltz Psychologie Verlags Union, Weinheim

Berger M, Steiger A (1992): Schlaf bei psychiatrischen Erkrankungen. In: Berger M (Hrsg): Handbuch des normalen und gestörten Schlafs. S 146–165. Springer, Berlin–Heidelberg–New York

Berry DTR, Webb WB, Block AJ et al. (1986): Nocturnal hypoxia and neuropsychological variables. J Clin Exp Neuropsychol 8: 229–238

Berry DT, Phillips BA, Cook YR et al. (1990): Geriatric sleep apnea syndrome: a preliminary description. J Gerontol 45: 169–174

Bonnet MH, Arand DL (1990): The use of triazolam in older patients with periodic leg movements, fragmented sleep, and daytime sleepiness. J Gerontol 45: 139–144

Bonnet MH, Rose RR (1987): Sleep and performance in young adults and older normals and insomniacs during acute sleep loss and recovery. Biol Psychol 25: 153–172

Brendel DH, Reynolds CF, Jennings JR et al. (1990): Sleep stage physiology, mood and vigilance responses to total sleep deprivatioon in healthy 80-year-olds and 20-year olds. Psychophysiology 27: 677–685

Campbell SS (1984): Duration and placement of sleep in a disentrained environment. Psychophysiology 21: 106–113

Cartwright RD, Lloyd S, Lilie J et al. (1985): Sleep position training as treatment for sleep apnea syndrome: A preliminary study. Sleep 8: 87–94

Coleman RM, Pollak CP, Weitzman ED (1980): Periodic movements in sleep (nocturnal myoclonus): Relation to sleep disorders. Ann Neurol 8: 416–421

Coleman RM (1982): Periodic movements in sleep (nocturnal myoclonus) and restless legs syndrome. In: Guilleminault C (Hrsg.): Sleeping and Waking Disorders: Indications and Techniques, pp 265–295. Addison Wesley, Menlo Park CA

Dickel MJ, Mosko SS (1992): Morbidity cut-offs for sleep apnea and periodic leg movements in predicting subjective complaints in seniors. Sleep 13: 155–166

Ekbom KA (1960): Restless legs syndrome. Neurology 10: 868–873

Erkinjuntti T, Partinen M, Sulkava R, Telakivi T et al. (1986): Sleep apnea in multiinfarct dementia and Alzheimer's disease. Sleep 10: 419–425

Fujita S, Zorick F, Conway W et al. (1980): Uvulopalatopharyngoplasty: A new surgical treatment for upper airway sleep apnea. Sleep Res 9: 197

Godbout R, Montplaisir J, Poirier G (1987): Epidemiological data in familial restless legs syndrome. Sleep Res 16: 338

Guilleminault C, Simmons W, Motta J (1981): Obstructive sleep apnea syndrome and tracheostomy, longterm follow-up experience. Arch Intern Med 141: 985–989

Guilleminault C, Flagg W (1984): Effect of baclofen on sleep-related periodic leg move-ments. Ann Neurol 15: 234–239

Hauri PJ, Wisbey J (1992): Wrist actigraphy in insomnia. Sleep 15: 293–301

He J, Kryger MH, Zorick FJ et al. (1988): Mortality and apnea index in obstructive sleep apnea. Experience in 385 male patients. Chest 94: 9–14

Hening WA, Walters AS (1989): Successful long-term therapy of the restless legs syndrome with opioid medications. Sleep Res 18: 241

Hening WA, Walters AS, Chokroverty S (1994): Motor Functions and Dysfunctions of Sleep. In: Chokroverty S (Hrsg.): Sleep Disorders Medicine, pp 255–293. Butterworth-Heinemann, Woburn MA

Hohagen F, Berger M (1992): Schlaf und Schlafstörungen im höheren Lebensalter. In: Häfner H, Hennerici M (Hrsg): Psychische Krankheiten und Hirnfunktionen im Alter, pp 83–90. Fischer Verlag, Stuttgart–New York

Hohagen F, Rink K, Käppler C et al. (1993a): Prevalence and treatment of insomnia in general practice. Europ Arch Psychiat Neurol Sci 242: 329–336

Hohagen F, Rink K, Schramm E et al. (1993b): Schlafstörungen in der Allgemeinarztpraxis. In: Rüther E, Engfer A, Hajak G (Hrsg): Prinzipien und Praxis der Schlafmedizin, S 15–32. MMV Medizin Verlag, München

Issa FG, Sullivan CE (1986): Reversal of central sleep apnea using nasal CPAP. Chest 90: 165–171

Kales A, Bixler EO, Soldatos CR et al. (1982): Biopsychobehavioral correlates of insomnia. Part 1: Role of sleep apnea and nocturnal myoclonus. Psychosomatics 23: 589–600

Lavie P (1983): Incidence of sleep apnea in a presumably healthy working population: A significant relationship with excessive daytime sleepiness. Sleep 6: 312–318

Lugaresi E, Coccagna G, Mantovani M et al. (1972): Some periodic phenomena arising during drowsiness and sleep in man. Electroenceph clin Neurophysiol 32: 701–705

Mant A, Saunders NA, Eyland AE et al. (1988): Sleep-related respiratory disturbance and dementia in elderly females. J Geront 43: 140–144

Miles LE, Dement WC (1980): Sleep and aging. Sleep 3: 119–121

Mitler MM, Browman CP, Menh SJ et al. (1986): Nocturnal myoclonus: Treatment efficacy of clonazepam and temazepam. Sleep 9: 385–392

Oboler SK, Prochazka AV, Meyer TJ (1991): Leg symptoms in outpatient veterans. West J Med 155: 256–259

Peter JH, Amend G, Stephan S et al. (1987): Therapie der Schlafapnoe mit abendlich eingenommenem retardiertem Theophyllin (Euphylong). Prax Klin Pneumol 41: 433–437

Peter HJ, Fauist M, Penzel T et al. (1992): Atmung und Schlaf. In: Berger, M (Hrsg): Handbuch des normalen und gestörten Schlafs, S 268–300. Springer, Berlin–Heidelberg–New York

Pollak CP, Perlick D, Linsner JP et al. (1990): Sleep problems in the community elderly as predictors of death and nursing home placement. Journal of Community Health 15: 123–135

Reynolds III CF, Kupfer DJ, Taska LS et al. (1985): Sleep apnea in Alzheimer's dementia: correlation with mental deterioration. J Clin Psychiat 46: 257–261

Riemann D, Schramm E, Dressing H (1994): Kognitive Verhaltenstherapie von Schlafstörungen. In: Hautzinger M (Hrsg): Kognitive Verhaltenstherapie bei psychiatrischen Erkrankungen, S 183–202. Quintessenz, Berlin

Roffwarg HP, Muzio JN, Dement WC (1966): Ontogenetic development of the human sleep-dream cycle. Science 152: 604–619

Rosenberg RS, Zepelin H, Rechtschaffen A (1979): Sleep in young and old rats. J Gerontol 34: 525–532

Satlin A, Volicer L, Ross V et al. (1992): Bright light treatment of behavioral and sleep disturbances in patients with Alzheimer disease. Amer J Psychiat 149: 1028–1032

Schramm E, Hohagen F, Graßhoff U et al. (1991): Strukturiertes Interview für Schlafstörungen nach DSM-III-R (SIS-D). Beltz Psychologie Verlags Union, Weinheim

Schramm E, Riemann D (Hrsg) (1995): ICSD. Internationale Klassifikation der Schlafstörungen. Beltz Psychologie Verlags Union, Weinheim

Smirne S, Franceschi M, Bareggi SR (1981): Sleep apneas in Alzheimer's disease. In: Sleep 1980. 5th European Congress on Sleep Research, pp 442–444. Karger, Basel

Spiegel R (1981): Sleep and sleeplessness in advanced age. Advances in Sleep Research, Vol. 5, Spectrum, New York

Spiegel R (1984): Schlafstörungen im Alter. Internist 25: 552–555

Sullivan CE, Issa FG, Berthon-Jones M et al. (1981): Reversal of obstructive sleep apnea by continuous positive airway pressure applied through the nares. Lancet 1: 862–865

Vitiello MV, Bliwise DL, Prinz PN (1992): Sleep in Alzheimer's disease and the sundown syndrome. Neurology 42: 83–94

Webb WB (1981): Sleep stage responses of older and younger subjects after sleep deprivation. Electroenceph clin Neurophysiol 52: 368–371

Weyerer S (1990): Relationships between physical and psychological disorders. In: Sartorius N et al. (Hrsg.): Psychological Disorders in General Medical Settings, pp 34–46. Huber, Bern–Göttingen–Toronto–Seattle

Wittchen HU, Saß H, Zaudig M et al. (1989): Diagnostisches und statistisches Manual psychischer Störungen DSM-III-R. Beltz Psychologie Verlags Union, Weinheim

Yokota T, Hirose K, Tanabe H et al. (1991): Steep-related periodic leg movements (nocturnal myoclonus) due to spinal cord lesion. J Neurol Sci 104: 13–18

Young T, Palta M, Dempsey J et al. (1993): Occurrence of sleep disordered breathing among middle-aged adults. New Engl J Med 328: 1230–1235

8.3 Psychopharmakagebrauch und -mißbrauch im Alter

S. Weyerer, A. Zimber (Mannheim)

Epidemiologie des Psychopharmakagebrauchs älterer Menschen

Aus einer Reihe von epidemiologischen Untersuchungen geht hervor, daß etwa 6 bis 12% der Erwachsenenbevölkerung psychopharmakologisch behandelt werden (Weyerer 1992). Die Verordnungsrate von Psychopharmaka in der Bundesrepublik Deutschland nimmt im internationalen Vergleich eine mittlere Position ein (Balter et al. 1984). Die Prävalenzraten sind überdurchschnittlich hoch bei Frauen und steigen mit zunehmendem Alter sehr stark an. Diese Abhängigkeit des Psychopharmakagebrauchs vom Alter und Geschlecht der Konsumenten konnte in verschiedenen Ländern konsistent nachgewiesen werden (Cooperstock, Parnell 1982; Larson et al. 1991; Pakesch et al. 1989).

Im deutschsprachigen Raum wurden erst in jüngerer Zeit repräsentative Untersuchungen zur Epidemiologie des Psychopharmakagebrauchs durchgeführt: Im Arzneimittel-Index der Gesetzlichen Krankenversicherungen (GKV) wird kontinuierlich eine repräsentative, nach Großregionen geschichtete Zufallsstichprobe aus allen Verordnungsblättern der Ortskrankenkassen gezogen und ausgewertet. Mit Hilfe solcher Verschreibungsstatistiken lassen sich gewisse zeitliche und regionale Trends sowie die relative Bedeutung einzelner Medikamentengruppen feststellen. Bezogen auf die Gesamtverordnungsmenge gehören Psychopharmaka neben Analgetika/Antirheumatika, Antitussiva/Expektorantia und Magen-Darmmitteln seit Jahren zur Spitzengruppe in der Verschreibungshäufigkeit.

Untersuchungen zur Einnahme und zur Verordnung psychotroper Substanzen in der Bundesrepublik belegen – unabhängig vom jeweiligen methodischen Vorgehen – einen exponentiellen Anstieg mit zunehmendem Alter (Schwabe, Paffrath 1992) (**Tab. 8.3.1**). In einer Krankenkassenstudie von Glaeske (1993) entfielen 64,5% aller Psychopharmakaverschreibungen auf Personen über 60 Jahren, obwohl diese nur einen Versichertenanteil von 23% bildeten. Psychopharmaka stellten nach Herz-Kreislauf-Mitteln die bei dieser Altersgruppe am häufigsten verordneten Medikamente dar. Unverhältnismäßig hohe Verschreibungsraten bei älteren Menschen wurden auch in Allgemeinpraxen ermittelt. Das Durchschnittsalter der Patienten, denen von

Tab. 8.3.1 Prävalenz psychopharmakologischer Behandlung (letzte 7 Tage) in der oberbayerischen Feldstudie: Unterscheidung nach Geschlecht, Alter und Erkrankung (nach Weyerer, Dilling 1991)

Merkmale	Psycho-pharmaka-einnahme	Statistischer Unterschied
Geschlecht		
– männlich	4,1%	
– weiblich	11,4%	$p < 0,001$
Alter (Jahre)		
– 15–24	0,8%	
– 25–34	7,0%	
– 35–44	8,8%	
– 45–54	9,8%	$p < 0,001$
– 55–64	10,1%	
– 65+	12,2%	
psychiatrische/somatische Erkrankung (Schweregrad 2–4)		
– gesund	4,2%	
– nur somatisch	4,1%	
– nur psychiatrisch	29,4%	$p < 0,001$
– somatisch und psychiatrisch	21,2%	

praktischen Ärzten Psychopharmaka verordnet wurden, lag bei 63,9 (Geiselmann 1992) bzw. 66,4 Jahren (Melchinger 1993).

Neben dem konsistenten Zusammenhang mit dem Alter läßt sich in Bevölkerungsstudien übereinstimmend nachweisen, daß die Einnahme- und Verordnungsrate von Psychopharmaka bei Frauen überdurchschnittlich hoch ist. Der Vorsprung auf Seiten des weiblichen Geschlechtes tritt mit zunehmendem Alter deutlicher hervor: Ist das Verhältnis zwischen männlichen und weiblichen Konsumenten bis zum dreißigsten Lebensjahr noch annähernd ausgeglichen, so nehmen Frauen über 65 Jahren etwa die eineinhalbfache, über 75jährige Frauen nahezu die doppelte durchschnittliche Tagesdosis ein (Schwabe, Paffrath 1992). Ob dieser Zusammenhang auf häufigere Arztbesuche von Frauen oder aber auf eine höhere Bereitschaft der Ärzte, Frauen Psychopharmaka zu verschreiben, zurückgeht, kann auf dieser Datenbasis nicht geklärt werden.

Einer repräsentativen amerikanischen Untersuchung von Beardsley et al. (1988) zufolge wurden zwei Drittel der Psychopharmaka von Allgemeinpraktikern und Internisten und nur etwa 17% von Psychiatern und anderen Fachärzten verordnet. Auch bezogen auf einzelne Stoffgruppen war der Anteil der von Hausärzten verschriebenen Psychopharmaka (mit Ausnahme von Lithium) am höchsten. Eine weitgehend analoge Situation findet sich in der Bundesrepublik: Zwischen 72% und 74% der Psychopharmaka wurden von Hausärzten, nur 11 bis 17% von Nervenärzten und etwa 11% von sonstigen Fachärzten verschrieben (Glaeske 1993; Litsch, Reichelt 1989). Dieser hohe Anteil an Psychopharmakaverordnungen durch Nicht-Fachärzte läßt sich damit erklären, daß nur bei einem geringen Anteil psychisch Kranker eine Überweisung in psychiatrische Einrichtungen erfolgt und in der überwiegenden Mehrzahl der Fälle der Hausarzt selbst die Behandlung übernimmt (Weyerer, Häfner 1992).

Pharmakoepidemiologische Studien, in denen auch Angaben über den psychischen Gesundheitszustand der Probanden erhoben wurden, belegen eindeutig, daß der Psychopharmakagebrauch bei den psychisch Auffälligen um ein Vielfaches höher ist als bei den Gesunden. In der oberbayerischen Feldstudie (Weyerer, Dilling 1991), bei der die Einnahme von Medikamenten in drei Gemeinden erhoben wurde, erhielten Probanden mit einer behandlungsbedürftigen psychischen Erkrankung etwa sechsmal so häufig Psychopharmaka wie psychisch Gesunde bzw. Probanden mit leichteren psychischen Störungen (**Tab. 8.3.1**). So wurden etwa zwei Drittel der Schizophrenen, die Hälfte der Probanden mit Angsterkrankungen und ein Drittel der Depressiven während der letzten sieben Tage vor dem Interview psychopharmakologisch behandelt. Während von den psychisch kranken älteren Menschen jeder dritte psychopharmakologisch behandelt wurde, war es bei den 45- bis 64jährigen nur jeder vierte und bei den 15- bis 44jährigen jeder fünfte. Der mit dem Alter zunehmende Anteil psychopharmakologischer Behandlungen (**Tab. 8.3.1**) konnte jedoch **nicht** mit einer höheren Prävalenz psychischer Störungen im höheren Lebensalter erklärt werden. Diese war über die verschiedenen Altersgruppen annähernd gleich verteilt. Der Anstieg des Psychopharmakagebrauchs bei einer gleichbleibenden Häufigkeit von psychischen Störungen im Alter läßt Zweifel aufkommen, ob die häufige Verordnung im höheren Lebensalter wirklich medizinisch indiziert ist.

Kann der unverhältnismäßig hohe Psychopharmakagebrauch bei älteren Menschen nur zum Teil auf die häufigere pharmakologische Behandlung psychischer Störungen zurückgeführt werden, müssen andere Faktoren als Erklärung in Frage kommen. Mit einiger Wahrscheinlichkeit steht die hohe Verordnungsrate in einem engen Zusammenhang mit dem vermehrten Auftreten körperlicher Beschwerden. Im Gegensatz zu den psychischen Störungen steigt die Prävalenz somatischer Erkrankungen mit zunehmendem Alter stark an. So konnte in Gemeinde- und Allgemeinpraktikerstudien gezeigt werden, daß Patienten mit körperlichen Erkrankungen überdurchschnittlich häufig Psychopharmaka, vorwiegend Tranquilizer verschrieben werden (Williams 1978). Am häufigsten wurden Psychopharmaka bei kardiovaskulären, gastrointestinalen und Atemwegserkrankungen verordnet, die gerade im höheren Alter stark zunehmen. Es ist anzunehmen, daß Ärzte in der Mehrzahl psychoaktive Substanzen verschreiben, um psychische Begleitsymptome körperlicher Erkrankungen zu behandeln (Weyerer 1990).

Das gleichzeitige Vorliegen verschiedener Erkrankungen bei älteren Menschen verlangt in der Regel die Verschreibung mehrerer Medikamente. Aufgrund der veränderten Pharmakokinetik und -dynamik im höheren Alter – Medikamente werden schlechter resorbiert, langsamer verstoffwechselt und verzögert ausgeschieden – steigt die Wahrscheinlichkeit von nicht erwünschten Nebenwirkungen deutlich an. Die veränderte Ansprechbarkeit auf Pharmaka und das Risiko von Neben- und Wechselwirkungen werden bei älteren, vor allem bei institutionalisierten Menschen unzureichend berücksichtigt (Beers et al. 1992). Fehlmedikationen werden durch die Tatsache begünstigt, daß ältere Menschen schlechter über die Indikationen, die Produktzusammensetzung, mögliche Nebenwirkungen und Kontraindikationen informiert sind. Nicht zuletzt kann die Verschreibung vieler Medikamente bei gleichzeitigem Informationsmangel zu einer schlechten Compliance führen (Mann et al. 1986). Patienten-Compliance ist gerade bei älteren Menschen ein essentieller Therapiefaktor, der das Behandlungsergebnis entscheidend beeinflußt (Kruse 1995).

Psychopharmakamißbrauch am Beispiel der Benzodiazepine

Der Abschnitt F10–F19 (psychische und Verhaltensstörungen durch psychotrope Substanzen) der ICD-10 (Dilling et al. 1992) enthält eine Reihe von Störungen, deren Schweregrad von einer unkomplizierten Intoxikation und schädlichem Gebrauch über Verletzungen, Delir, Wahrnehmungsstörungen und Koma bis hin zur eindeutig psychotischen Störung und Demenz reicht. Als solche Störungen potentiell verursachende Substanzen werden u. a. Sedativa und Hypnotika (F13) aufgeführt. Da beim Mißbrauch von Psychopharmaka vor allem Symptome einer Abhängigkeit (im Gegensatz z. B. zu akuten Intoxikationen) von epidemiologischer Bedeutung sind, soll an dieser Stelle nur auf das in der ICD-10 beschriebene Abhängigkeitssyndrom (F13.2) bzw. Entzugssyndrom (F13.3) eingegangen werden: Als Abhängigkeit wird in diesem Zusammenhang ein Zustandsbild charakterisiert, in dem aktuell ein oft starker, gelegentlich übermächtiger Wunsch besteht, Medikamente – ärztlich verordnet oder nicht – zu konsumieren (Dilling et al. 1992, S. 85). Die Diagnose soll nur dann gestellt werden, wenn während des letzten Jahres mindestens drei der in Tabelle 5.8.1 aufgeführten Kriterien vorhanden waren. Nach Definition der ICD wird der innere Zwang, diese Substanz(en) zu konsumieren, meist beim Versuch bewußt, den Konsum zu beenden oder zu kontrollieren. Das hiermit angesprochene Entzugssyndrom, das einer der Indikatoren für ein Abhängigkeitssyndrom darstellt, bezeichnet einen Symptomkomplex mit körperlichen Symptomen (z. B. Krampfanfällen) und psychischen Störungen (z. B. Angst, Depression, Schlafstörungen), die sich typischerweise bessern, sobald der Patient die Substanz von neuem einnimmt (Dilling et al. 1992, S. 87).

Es steht außer Frage, daß beim Mißbrauch von psychotropen Substanzen der Medikamentengruppe der Benzodiazepine eine bedeutende Rolle zukommt. Nach Wolf und Rüther (1984) sind bei etwa zwei Dritteln bis drei Vierteln aller behandelten Fälle von Medikamentenabhängigkeit Benzodiazepine beteiligt. Schon bald nach der Freigabe der Benzodiazepine häuften sich Befunde, die für das Risiko einer Abhängigkeitsentwicklung sprachen. Dieses steigt bei einer Langzeitbehandlung insbesondere mit Präparaten kurzer und mittlerer Halbwertszeit erheblich an (Woods, Winger 1995). Die Langzeiteinnahme kann zu Nebenwirkungen wie Gedächtnisstörungen, Beeinträchtigungen der Motorik und Koordination sowie, beim plötzlichen Absetzen des Präparates, zu einem Entzugssyndrom führen, das sich in der Regel in einem "Rebound-Phänomen" in Form von Unruhe, Dysphorie, Angst- und Schlafstörungen äußert (Ashton 1995). Das vermeintliche Wiederauftreten der Störung veranlaßt den Patienten, die Medikation weiter fortzusetzen. Eine körperliche Abhängigkeit von Benzodiazepinen kann sich bereits nach einigen Wochen Einnahme einstellen, auch dann, wenn die Dosen im therapeutischen Bereich liegen (low dose dependency).

Der Anteil der Benzodiazepinpräparate an allen in der Bundesrepublik verordneten Psychopharmaka wird auf mehr als die Hälfte in der Gesamtbevölkerung und auf etwa 70% bis 80% bei Personen über 60 Jahren geschätzt

(Koenig et al. 1987; Schwabe, Paffrath 1992; Wolf, Rüther 1984). In der Krankenkassenstudie von Glaeske (1993) bestanden sogar 87,5% der für über 60jährige Patienten verschriebenen Psychopharmaka aus Schlaf- und Beruhigungsmitteln vom Benzodiazepin-Typ.

Die Häufigkeit des Einsatzes von Benzodiazepinen erklärt sich aus der Vielfalt und Breite ihrer Wirkungen und Anwendungsmöglichkeiten. Vor allem Allgemeinärzte neigen dazu, die anxiolytisch, antiaggressiv, sedierend und muskelrelaxierend wirkenden Präparate zur Behandlung von Angstzuständen, Schmerzen und psychovegetativen Störungen jeglichen Ursprungs zu verordnen. Die Verschreibungen fundieren seltener als bei anderen Stoffgruppen auf einer psychiatrischen Diagnose; weitaus häufiger werden unspezifische psychische oder vegetative Begleiteffekte körperlicher Erkrankungen mit Benzodiazepinen therapiert (Geiselmann 1992, Melchinger 1993).

Ein sehr hoher Anteil der Benzodiazepine wird von Allgemeinpraktikern verschrieben. Dieser liegt noch weit über dem oben berichteten Anteil von ca. 70% an den gesamten Psychopharmakaverschreibungen (Melchinger 1993). Unter dem Aspekt des Suchtpotentials der Benzodiazepine ist die Frage von großem Interesse, ob die Initiative für die Verschreibung bzw. Weiterverordnung solcher Präparate vom Hausarzt oder vom Konsumenten ausgeht. Eine Studie von Williams et al. (1982) konnte zeigen, daß ein beträchtlicher Anteil der Patienten die Verschreibung eines Psychopharmakons erbaten. In einer Studie zur Benzodiazepin-Langzeitverordnung (Geiselmann 1992), in der auch das Einnahmeverhalten der Patienten untersucht wurde, wurde der Vorschlag, das Psychopharmakon für drei Wochen abzusetzen, von mehr als zwei Dritteln der Patienten abgelehnt. Sie befürchteten das Wiederauftreten der Krankheitsbeschwerden oder sozialen/beruflichen Streß. Bei diesen Patienten kann eine bereits bestehende Medikamentenabhängigkeit vermutet werden.

Trotz des bekannten Abhängigkeitspotentials, das sich mit der Zeitdauer der Verabreichung erhöht, sind Langzeitbehandlungen mit Benzodiazepinen die Regel. Zwischen 62% und 82% der Patienten, denen Benzodiazepine verschrieben werden, nehmen diese über einen längeren Zeitraum von mehr als sechs Wochen ein (Geiselmann, Linden 1991). Von allen Bevölkerungsgruppen sind ältere Menschen von Benzodiazepin-Langzeitverordnungen mit Abstand am häufigsten betroffen (Melchinger 1993). Besonders hohe Prävalenzraten von Langzeitverordnungen werden bei älteren Patienten mit Schlafstörungen sowie institutionalisierten älteren Menschen erreicht (Sullivan 1994). In der Allgemeinpraxisstudie von Geiselmann (1992) wurde die überwiegende Mehrheit aller Langzeitkonsumenten als multimorbide ältere Menschen mit den "Zielsymptomen" Schlafstörung, Angst, Unruhe, Nervosität, etwas seltener Depression oder vegetative Symptome charakterisiert. Bei über zwei Dritteln dieser Patienten vermuten die behandelnden Ärzte, die in der Studie befragt wurden, eine Abhängigkeit von Benzodiazepinen. Trotzdem bekommen nach sechs Monaten immer noch etwa ein Fünftel der Benzodiazepin-Konsumenten das Psychopharmakon weiterverordnet (Williams et al. 1982).

Als Folge langfristiger Benzodiazepineinnahme treten vor allem bei älteren Menschen neben einer Abhängigkeit andere unerwünschte Nebenwirkungen auf: kognitive und psychomotorische Beeinträchtigungen und vor allem das erhöhte Risiko von Stürzen mit der möglichen Komplikation eines Oberschenkelhalsbruches (Oster et al. 1990, Ray 1994).

Um das Risiko einer Abhängigkeitsentwicklung besser abschätzen zu können, ist der behandelnde Arzt auf möglichst präzise Dosis- und Zeitangaben zu den relevanten Präparaten angewiesen. Da auf dem Markt sehr unterschiedliche Präparate bezüglich Wirkstoff, Halbwerts- und Eliminationszeit existieren, bereitet die Bestimmung der Abhängigkeitspotentiale noch erhebliche Probleme: Remien (1994) versuchte, Arzneiverordnungen – allerdings unabhängig von der Art des Wirkstoffs – auf der Basis von Medikationsdauer und Verordnungsmenge (defined daily dosages) in verschiedene Gefährdungsgrade einzuteilen. Die Entwicklung einer Medikamentenabhängigkeit wurde dann als wahrscheinlich angenommen, wenn ein Präparat mit bekanntem Abhängigkeitspotential innerhalb eines Halbjahrs länger als 24 Wochen eingenommen wurde. Wie **Abb. 8.3.1** zeigt, stieg der Anteil abhängigkeitsgefährdeter Patien-

Abb. 8.3.1 Prozentualer Anteil aller Versicherten, die im 1. Halbjahr 1989 Medikamente mit Abhängigkeitspotential in einer Medikationsdauer von mindestens 24 Wochen erhalten haben (nach Remien 1994)

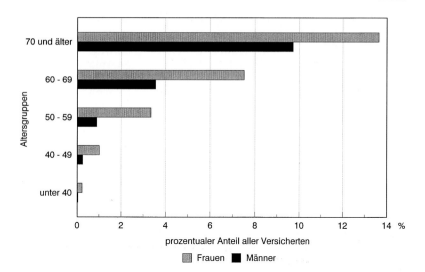

ten mit dem Alter exponentiell an. Nach dieser Definition sind 3,5% der männlichen und 7,5% der weiblichen Versicherten über 60 Jahren sowie 10% der männlichen und 14% der weiblichen Versicherten über 70 Jahren mit hoher Wahrscheinlichkeit medikamentenabhängig. Diese Schätzungen sind allerdings mit Vorsicht zu behandeln, da nicht berücksichtigt wurde, daß verschiedene Wirkstoffe mit sehr unterschiedlicher Medikationsdauer zur Abhängigkeit führen können.

Wie ernst das Problem der Medikamentenabhängigkeit mittlerweile in einigen Ländern gesehen wird, zeigen beispielsweise die in den USA in den letzten Jahren eingeleiteten Maßnahmen zur Reduzierung des Benzodiazepingebrauchs: Aufgrund des hohen Abhängigkeitsrisikos, des häufigen Auftretens unerwünschter Nebenwirkungen und nicht zuletzt beträchtlicher finanzieller Belastungen für die Krankenversicherung führte das Department of Health des Staates New York 1989 Bestimmungen ein mit dem Ziel, die Verschreibung von Benzodiazepinen einzuschränken (Schwartz, Blank 1991). In der Bundesrepublik legten sich einzelne Ärztekammern darauf fest, Medikamente mit bekanntem Abhängigkeitspotential nur noch bei dringender medizinischer Indikation zu verordnen und nicht-indizierte Verschreibungen zu sanktionieren (Glaeske 1991). Aufklärungsmaßnahmen über das Suchtpotential von Benzodiazepinen haben in den letzten Jahren zu einem leichten Rückgang des Verbrauchs geführt (Klein, Ellinger-Weber 1991).

Eine Risikogruppe des Pharmakamißbrauchs: Bewohner von Alten- und Pflegeheimen

Der Psychopharmakagebrauch bei Bewohnern von Alten- und Altenpflegeheimen ist noch um ein Vielfaches höher als bei alten Menschen in Privathaushalten (Harrington et al. 1992, Ray et al. 1980). Jüngeren Untersuchungen zufolge werden etwa die Hälfte aller Heimbewohner (Median: 49%) psychopharmakologisch behandelt (Weyerer 1993). Innerhalb ein und derselben Studie schwankte der Psychopharmakagebrauch zwischen den einzelnen Heimen oft beträchtlich. Eine Unterscheidung nach Altenheimen und Altenpflegeheimen ergab, daß der Psychopharmakagebrauch in den Altenpflegeheimen (Median: 58%) noch deutlich höher ist als in den Altenheimen (Median: 38%). Wie eine Untersuchung von Nolan und O'Malley (1988) in Altenpflegeheimen zeigt, werden von allen Medikamenten Psychopharmaka am häufigsten verschrieben (65%). Erst mit deutlichem Abstand folgen andere Medikamentengruppen: Diuretika (36%), Kardiaka (35%), Magen-Darm-Mittel (31%) und Analgetika (27%).

In deutschen Altenheimen liegt der Verbrauch von Psychopharmaka in vergleichbarer Höhe. In einer Mannheimer Untersuchung wurden über zwei Fünftel der Heimbewohner psychopharmakologisch behandelt, wobei Tranquilizern und Hypnotika mit 24,7% die größte Bedeutung zukam; 13,3% der Altenheimbewohner wurden dagegen in vier Wochen mit Neuroleptika und 8,9% mit Antidepressiva behandelt (Weyerer 1993). Luderer und Rechlin (1993) berichten von einem dauerhaften Tranquilizergebrauch bei etwa 20% der Heimbewohner, andere Psychopharmaka wurden dagegen nur halb so oft (in 10% der Fälle) über einen längeren Zeitraum eingenommen. Bär (1989) untersuchte den Medikamentengebrauch in allen Pflegeheimen eines Landkreises in der ehemaligen DDR. Der Anteil der Heimbewohner, die Psychopharmaka bzw. Sedativa erhielten, lag in diesen Institutionen bei 54%.

Während in der Allgemeinbevölkerung Frauen – zum Teil auch nach Kontrolle des psychopathologischen Befundes – signifikant häufiger Psychopharmaka einnehmen als Männer, wurden in der Mannheimer Altenheimstudie (Weyerer 1993), ebenso wie auch in anderen Untersuchungen (Beers et al. 1988, Sternberg et al. 1990), keine geschlechtsspezifischen Unterschiede festgestellt. Während in Gemeindestudien außerdem konsistent ein enger Zusammenhang zwischen dem Gebrauch von Psychopharmaka und dem Auftreten psychischer Erkrankungen nachgewiesen wurde, fand sich bei den Heimbewohnern kein signifikanter Zusammenhang zwischen depressiven und dementiellen Erkrankungen einerseits und der Einnahme von Psychopharmaka andererseits, auch dann nicht, wenn nach Stoffgruppen differenziert wurde.

Lassen einige der oben angeführten Befunde bereits den Verdacht auf einen inadäquaten Gebrauch von Psychopharmaka aufkommen, so wird dieser Eindruck noch verstärkt durch Befunde aus Studien, in denen anhand expliziter, von Experten formulierter Kriterien die Behandlung mit Psychopharmaka in Alten(pflege)heimen überprüft wurde (Beers et al. 1992). Kritisiert wurde die Wahl des Medikaments (dies gilt insbesondere für Benzodiazepine mit langer Halbwertszeit, die wegen der im Alter ohnehin verlängerten Eliminationszeit besonders riskant sind), die Verordnung von Psychopharmaka, speziell von Benzodiazepinen, über einen längeren Zeitraum hinweg, sowie die Gabe mehrerer Psychopharmaka gleichzeitig bzw. Kombination mit anderen zentral wirksamen Medikamenten (polypharmacy). Burns und Kamerow (1988) kamen zu dem Ergebnis, daß nur knapp die Hälfte der Psychopharmakaverordnungen in Heimen als adäquat bezeichnet werden konnte.

Aufgrund der schwachen Assoziation des Psychopharmakagebrauchs mit medizinischen Diagnosen wurde vermutet, daß Psychopharmaka nicht nur aus psychiatrischer Indikation eingesetzt werden, sondern auch zur Verhaltenskontrolle, speziell zur Sedierung "störender" Heimbewohner (Beers et al. 1988, Ray et al. 1980). Gestützt wird diese Annahme durch die Tatsache, daß in größeren Heimen und in Heimen mit schlechter personeller Ausstattung häufiger ein inadäquater Umgang mit Psychopharmaka festgestellt wurde (Beers et al. 1992; Ray et al. 1980; Svarstad, Mount 1991).

Folgerungen

In der Gesamtschau belegen die vorgestellten epidemiologischen Studien einen unverhältnismäßig hohen Psychopharmakagebrauch älterer Menschen. Institutionalisierte ältere Menschen sind in besonderem Maße betroffen. Schwerwiegende Probleme, die aus dem hohen Psychopharmakaverbrauch resultieren können, bestehen bei älteren Menschen in einem höheren Risiko von unerwünschten Nebenwirkungen, besonders der Gefahr von Stürzen, sowie Wechselwirkungen zwischen verschiedenen Medikamenten. Aufgrund des im höheren Alter sehr häufigen und langfristigen Gebrauchs von Benzodiazepinen, deren Suchtpotential gut nachgewiesen ist, besteht für diese Altersgruppe zudem ein erhöhtes Risiko für Medikamentenabhängigkeit.

Die vorgestellten Untersuchungen zum Psychopharmakagebrauch und -mißbrauch weisen allerdings eine Reihe methodischer Einschränkungen auf. Die meisten epidemiologischen Studien enthalten keine Angaben über ältere Menschen. Repräsentativerhebungen zum Psychopharmakagebrauch wurden überwiegend an Personen im jungen und mittleren Erwachsenenalter durchgeführt. Besonders deutlich ist das Forschungsdefizit bei den Hochbetagten, deren Anzahl in den kommenden Jahrzehnten hierzulande überproportional stark ansteigen wird.

Die in der Literatur angegebenen Prävalenzraten unterscheiden sich beträchtlich, da sehr uneinheitliche Definitionen von Psychopharmaka, verschiedene Erhebungsmethoden und Designs, sehr heterogene Untersuchungspopulationen und vor allem sehr unterschiedliche Bezugszeiträume – von einem Tag bis lebenslang – zugrunde gelegt wurden (Cooperstock, Parnell 1992). Auch über das Ausmaß von Medikamentenabhängigkeit und -mißbrauch liegen für die Bundesrepublik nur Schätzungen vor, die aufgrund einer uneinheitlichen Begriffsbestimmung sowie einer hohen Dunkelziffer erheblich differieren (Klein, Ellinger-Weber 1991). Beträchtlich eingeschränkt ist die Aussagekraft von Krankenkassenstatistiken, da diese in erster Linie zu administrativen und nicht zu Forschungszwecken erstellt werden. Die Angaben, die sich auf Verschreibungen und nicht auf Patienten beziehen, enthalten häufig keine Hinweise auf die Dosierung, die Dauer der Behandlung und die Anzahl der Patienten, welche die Medikamente tatsächlich einnehmen. Aufgrund einer herabgesetzten Compliance (Kruse 1995) läßt sich gerade bei älteren Menschen die Verordnung von Medikamenten nicht ohne weiteres mit der tatsächlichen Einnahme gleichsetzen. Insgesamt empfiehlt es sich daher, nur repräsentative Bevölkerungsstudien zu berücksichtigen, die möglichst alle Altersgruppen abdecken, sich auf einen vergleichbaren Beobachtungszeitraum beziehen und die Bedingungen der Medikation mit erfassen.

Ein Großteil der epidemiologischen Untersuchungen zum Psychopharmakagebrauch hat den Nachteil, daß nur einzelne soziodemographische Daten und in der Regel keine medizinischen Zusatzinformationen über die Konsumenten eingeholt wurden. Es ist daher nicht verwunderlich, daß kaum Kenntnisse über die körperlichen und psychischen Erkrankungen bestehen, die Ärzte zur Verordnung von Psychopharmaka bei älteren Menschen veranlassen. In den wenigen Studien, in denen der psychische Status beurteilt wurde, verwendeten die Untersucher überwiegend für Verzerrungen sehr anfällige Selbstbeurteilungsskalen. Klinische Interviews, standardisierte Verfahren und gängige internationale Diagnosekriterien spielten hingegen nur eine untergeordnete Rolle. Auch potentielle Einflußfaktoren der Einnahme auf der Seite der Patienten – wie z. B. die aktuelle psychosoziale Situation, Belastungsereignisse und Belastungsverarbeitung, soziales Netzwerk und soziale Unterstützung, Einstellung zur Psychopharmakaeinnahme und Compliance – wurden in der bisherigen Forschung weitgehend vernachlässigt. Zum Verschreibungsverhalten der (hier überwiegend involvierten) Hausärzte, zu ihrer psychiatrischen Aus- und Weiterbildung, zu ihrem Überweisungsverhalten, zu ihrer Einstellung gegenüber der Verordnung von Psychopharmaka und zu anderen Behandlungsmethoden, z. B. Psychotherapie, sind ebenfalls nur sehr fragmentarische Befunde vorhanden.

Da nur sehr wenige Längsschnittstudien existieren, können bislang weder die Bedingungen, die zu einer Verordnung führen, noch Veränderungen in den Psychopharmakaverschreibungen genauer bestimmt werden. Somit liegt der zeitliche Zusammenhang zwischen den Verordnungen und dem Gesundheitszustand älterer Menschen, den gesundheitlichen Konsequenzen der Dauermedikation, insbesondere der Entwicklung einer Medikamentenabhängigkeit, weitgehend im Dunkeln. Zur Aufklärung dieser Fragen sind repräsentative und längsschnittlich angelegte pharmakoepidemiologische Bevölkerungsstudien notwendig.

Ein vernachlässigtes Untersuchungsfeld sind auch die ökologischen und psychosozialen Bedingungen in der Umwelt alter Menschen, insbesondere von Altenheimen, die möglicherweise einen hohen Gebrauch von Psychopharmaka prädisponieren. Um einseitigen Vorannahmen zum Psychopharmakamißbrauch bei älteren Menschen auf wissenschaftlichem Wege zu begegnen, sind ebenfalls Kenntnisse darüber erforderlich, bei welchen psychischen Erkrankungen eine psychopharmakologische Behandlung nicht durchgeführt wird, obwohl diese aus psychiatrischer Sicht indiziert wäre. Nur bei umfassender Kenntnis dieser Bedingungen sind Voraussetzungen dafür gegeben, gezielte Interventionsprogramme für die sachgerechte Indikation und den medizinisch angemessenen Gebrauch von Psychopharmaka zu implementieren.

Als entscheidend für den praktischen Umgang mit Psychopharmaka muß das Vorliegen einer klaren, regelmäßig überprüften Indikation gelten (Laux 1995). Eine Behandlung mit Psychopharmaka sollte sich so weit wie möglich auf etablierte und gesicherte Indikationen (z.B. Vergabe von Benzodiazepinen bei Angst- und Schlafstörungen) stützen. Gerade auf dem Gebiet der psychiatrischen Indikation bestehen in der medizinischen Primärversorgung aber noch erhebliche Wissensdefizite. Zur langfristigen Vermeidung unsachgemäßer Psychopharmakaverordnungen mit der Gefahr des Medikamentenmißbrauchs sind vor allem präventive Maßnahmen wie z.B. die psychiatrische und pharmakologische Fortbildung von Hausärzten und Pflegepersonal dringend geboten (Klein, Ellinger-Weber 1991; Glaeske 1991). Aus den gerade bei älteren Menschen häufig berichteten Fehlbehandlungen mit Psychopharmaka (Beers et al. 1992) geht hervor, daß viele Ärzte sich der Besonderheiten von Psychopharmakawirkungen bei älteren Patienten nicht genügend bewußt zu sein scheinen und diese wie jüngere Patienten behandeln. Unnötige Langzeitbehandlungen, Medikamentenwechselwirkungen und Nebenwirkungen wären vermeidbar, wenn Fortschritte in einer geriatrisch orientierten pharmakologischen Ausbildung bzw. Fortbildung erzielt würden.

In den letzten Jahren hat die Kritik an der Verordnungspraxis von Psychopharmaka mit Abhängigkeitspotential stark zugenommen. Benzodiazepine sollten z.B. nicht länger als vier Wochen kontinuierlich verordnet werden. Bei einer in Ausnahmefällen erforderlichen Langzeitbehandlung müßte eine engmaschige ärztliche Führung mit regelmäßigen Absetzversuchen und Initiierung anderer Therapien gewährleistet sein (Laux 1995). Restriktionen bei der Verordnung abhängigkeitserzeugender Medikamente, wie sie wiederholt von einzelnen Ärztekammern gefordert wurden, blieben jedoch weitgehend unbeachtet oder regional begrenzt (Glaeske 1991). Solche Maßnahmen können vermutlich erst dann Erfolg haben, wenn auch für den Arzneimittelmarkt stärkere Beschränkungen durchgesetzt werden und nicht-medikamentöse Behandlungen von den Krankenkassen großzügiger erstattet werden (Klein, Ellinger-Weber 1991).

Darüber hinaus muß eine effektive Qualitätssicherung der Psychopharmakabehandlung durch Fortschritte in der Diagnostik des Mißbrauchs flankiert werden. Aktuelle Diagnosesysteme wie die ICD-10 können Abhängigkeit von ärztlich verordneten Arzneimitteln nicht ausreichend erfassen, da sie Kriterien des Mißbrauchs enthalten, die bei Einnahme nach Verordnung meist nicht erfüllt sind (Geiselmann 1992). Der zentrale Aspekt von Abhängigkeit, das innere Verlangen nach der Substanz, wird oft vom Patienten nicht mitgeteilt und wird erst beim Entzug deutlich. Probatorische Arzneimittelpausen mit der Möglichkeit einer Erfassung etwaiger Entzugssymptome sollten daher zu einem festen Bestandteil der Langzeitbehandlung mit Psychopharmaka werden.

Die Behandlung mit Psychopharmaka sollte schließlich in ein Gesamtbehandlungskonzept eingebettet sein, das eine psychologische Basisberatung mit einschließt. Lassen sich psychologische Faktoren für die Entstehung oder Aufrechterhaltung der vorliegenden Störung eruieren, sollte der Patient einer psychotherapeutischen Behandlung zugeführt werden. In vielen Fällen hat sich die Kombination einer Pharmakotherapie mit psychotherapeutischen Maßnahmen bewährt (Laux 1995). Die Umsetzung eines solchen gemischten Behandlungskonzeptes ist in der primärärztlichen Versorgung älterer Menschen aber noch eher die Ausnahme als die Regel.

Literatur

Ashton H (1995): Toxicity and adverse consequences of benzodiazepine use. Psychiat Ann 25 (3): 158–165

Bär K (1989): Zu Problemen der wissenschaftlichen Pharmakotherapie in Pflegeheimen und in der ambulanten Betreuung älterer Bürger. Z ärztl Fortbild 83: 731–733

Balter MB, Manheimer DI, Mellinger GD et al. (1984): A cross-national comparison of anti-anxiety/sedative drug use. Curr Med Res Opin 8 (suppl) 4: 5–18

Beardsley RS, Gardocki GJ, Larson DB et al. (1988): Prescribing of psychotropic medication by primary care physicians and psychiatrists. Arch Gen Psychiat 45: 1117–1119

Beers MH, Avorn J, Soumerai SB et al. (1988): Psychoactive medication use in intermediate-care facility residents. J Amer Med Ass 260: 3016–3020

Beers MH, Ouslander JG, Fingold SF et al. (1992): Inappropriate medication prescribing in skilled-nursing facilities. Ann Intern Med 117: 684–689

Burns BJ, Kamerow DB (1988): Psychotropic drug prescriptions for nursing home residents. J Fam Pract 26: 155–160

Cooperstock R, Parnell P (1982): Research on psychotropic drug use. A review of findings and methods. Soc Sci Med 16: 1179–1196

Dilling H, Mombour W, Schmidt MH (Hrsg) (1992): Weltgesundheitsorganisation: Internationale Klassifikation psychischer Störungen. ICD-10 Kp. V (F): Klinisch-diagnostische Leitlinien. Huber, Bern–Göttingen–Toronto–Seattle

Geiselmann B, Linden M (1991): Prescription and intake patterns in long-term and ultra-long-term benzodiazepine treatment in primary care practice. Pharmacopsychiatry 24: 55–61

Geiselmann B (1992): Langzeittherapie mit Psychopharmaka versus Arzneimittelabhängigkeit. In: Helmchen H, Linden M (Hrsg.): Die jahrelange Behandlung mit Psychopharmaka, S 185–201. de Gruyter, Berlin–New York

Glaeske G (1991): Arzneimittelmißbrauch und Möglichkeiten zur Prävention. Prävention 14: 58–63

Glaeske G (1993): Der Arzneimittelverbrauch von älteren Menschen. In: Ortwein I (Hrsg): Mensch und Medikament. Die Pharmaindustrie im Spannungsfeld der Gesellschaft, S 82–93. Piper, München

Harrington C, Tompkins C, Curtis M et al. (1992): Psychotropic drug use in long-term care facilities: A review of the literature. Gerontologist 32: 822–833

Klein D, Ellinger-Weber S (1991): Medikamentengebrauch und -abhängigkeit: Epidemiologie, Risiken, Maßnahmen. Der aktuelle Forschungsstand. Med Mensch Ges 16: 73–79

Koenig W, Rüther E, Remmers A et al. (1987): Comparision of psychotropic drug intake in two populations in West Germany. Pharmacopsychiatry 20: 111–115

Kruse WH-H (1995): Comprehensive geriatric assessment and medication compliance. Z Gerontol Geriat 28: 54–61

Larson DB, Lyons JS, Hohmann AA et al. (1991): Psychotropics prescribed to the US elderly in the early and mid 1980s: Prescribing patterns of primary care practitioners, psychiatrists, and other physicians. Int J Geriat Psychiat 6: 63–70

Laux G (1995): Aktueller Stand der Behandlung mit Benzodiazepinen. Nervenarzt 66: 311–322

Litsch M, Reichelt H (1989): Arzneiverordnungen nach Arztgruppen. In: Schwabe U, Paffrath D (Hrsg): Band 5 · Arzneimittelverordnungs-Report '89. G Fischer, Stuttgart–New York

Luderer HJ, Rechlin T (1993): Alkohol- und Medikamentenmißbrauch in Altenheimen. In: Meyer-Lindenberg J, Möller J, Rohde H (Hrsg): Psychische Krankheit im Alter. Springer, Berlin–Heidelberg–New York

Mann AH, Graham N, Ashby D (1986): The prescription of psychotropic medication in Local Authority old people's homes. Int J Geriat Psychiat 1: 25–29

Melchinger H (1993): Verordnungspraxis von Medikamenten mit Abhängigkeitspotential. Z Allgemeinmed 69: 3–9

Nolan L, O'Malley K (1989): Prescribing for the elderly: Part II. J Amer Geriat Soc 36: 245–254

Oster G, Huse DM, Adams SF et al. (1990): Benzodiazepine tranquilizers and the risk of accidental injury. Amer J Publ Hlth 80: 1467–1470

Pakesch G, Loimer N, Rasinger E et al. (1989): The prevalence of psychoactive drug intake in a metropolitan population. Pharmacopsychiatry 22: 61–65

Ray WA, Federspiel CF, Schaffner W (1980) A study of antipsychotic drug use in nursing homes: Epidemiologic evidence suggesting misuse. Amer J Publ Hlth 70: 485–491

Ray WA (1994): Psychotropic drugs and injuries among the elderly: a review. J Clin Psychopharmacol 12 (6): 386–396

Remien J (1994): Bestimmung der Arzneimittel-Abhängigkeit. IKK-Bundesverband, Bergisch Gladbach

Schwabe U, Paffrath D (Hrsg) (1992): Arzneimittelverordnungs-Report '91. G Fischer, Stuttgart–New York

Schwartz H, Blank K (1991): Regulation of benzodiazepine prescribing practices: Clinical implications. Gen Hosp Psychiat 13: 219–224

Sternberg J, Spector WD, Drugovich ML et al. (1990): Use of psychoactive drugs in nursing homes: Prevalence and resident's characteristics. J Geriat Drug Therapy 4: 47–60

Sullivan CF (1994): Hypnotic and sedative abuse. In: Copeland JRM, Abou-Saleh MT, Blazer DG (Hrsg.): Principles and Practice of Geriatric Psychiatry, pp 807–811. Wiley, New York–London

Svarstad BL, Mount JK (1991): Nursing home resources and tranquilizer use among the institutionalized elderly. J Amer Geriat Soc 9: 869–875

Weyerer S (1990): Relationships between physical and psychological disorders. In: Sartorius N et al. (Hrsg.): Psychological Disorders in General Medical Settings, pp 34–46. Huber, Bern–Göttingen–Toronto–Seattle

Weyerer S (1992): Epidemiologie der chronischen psychischen Krankheiten und der ärztlichen Langzeitbetreuungen. In: Helmchen H, Linden M (Hrsg): Die jahrelange Behandlung mit Psychopharmaka, S 19–35. de Gruyter, Berlin–New York

Weyerer S (1993): Die psychopharmakologische Behandlung älterer Menschen in der Allgemeinbevölkerung und in Heimen: Epidemiologische Befunde. Sucht 3: 180–186

Weyerer S, Dilling H (1991): Psychiatric and physical illness, sociodemographic characteristics, and the use of psychotropic drugs in the community: Results from the Upper Bavarian Field Study. J Clin Epidemiol 44: 303–311

Weyerer S, Häfner H (1992): Epidemiologie psychischer Störungen. Z klin Psychol 21: 106–120

Williams P (1978): Physical ill-health and psychotropic drug prescription – a review. Psychol Med 8: 683–693

Williams P, Murray J, Clare A (1982): A longitudinal study of psychotropic drug prescription. Psychol Med 12: 201–206

Wolf B, Rüther E (1984): Benzodiazepin-Abhängigkeit. Münch med Wschr 126: 294–296

Woods JH, Winger G (1995): Current benzodiazepine issues. Psychopharmacology 118: 107–115

8.4 Persönlichkeitsstörungen

T. Bronisch (München)

Definition und Beschreibung von Persönlichkeit und Persönlichkeitsstörungen

Im Umfeld des Begriffes Persönlichkeit findet sich eine Reihe von weiteren Begriffen, die zunächst einmal definiert werden sollen (**Tab. 8.4.1**).

Tab. 8.4.1 Begriffe im Umfeld von Persönlichkeit/Persönlichkeitsstörungen

- Persönlichkeit
- Temperament
- Charakter
- Charakterstörungen/Charakterneurose/ Charakterpanzerung
- Persönlichkeitsstruktur
- Persönlichkeitsstörungen
- Psychopathie
- Soziopathie

Wenn von **Persönlichkeit** gesprochen wird, so verstehen wir darunter ein "Muster von charakteristischen Gedanken, Gefühlen und Verhaltensweisen, die eine Person von einer anderen unterscheiden und die über Zeit und Situationen fortdauern" (Phares 1988).

Temperament bezeichnet die konstitutionsgebundene, individuelle Eigenart der Reaktionen im Bereich des Gefühls-, Willens- und Trieblebens (Peters 1990). Charakter vereint das Gesamtgefüge aller im Laufe des Lebens gleichbleibenden Grundzüge von Haltungen, Einstellungen, Strebungen, Gesinnungen und Handlungsweisen, die das Besondere des Individuums grundlegend bestimmen (Peters 1990). Während der Begriff **Temperament** mehr die angeborenen, sprich konstitutionellen Eigenschaften eines Individuums beinhaltet, sind im Begriff **Charakter** mehr die erworbenen Eigenschaften eines Individuums eingeschlossen. Die Begriffe **Charakterstörungen (Charakterpanzerung/Charakterneurose)** sind aus der Psychoanalyse entlehnt und beinhalten Verformungen bzw. Störungen von Charakterzügen, bedingt durch eine vor allem in der frühen Kindheit gestörte Entwicklung.

Persönlichkeitsstruktur, im Rahmen der psychoanalytischen Terminologie auch Charakterstruktur genannt, bezeichnet die Gesamtheit der Persönlichkeitszüge (Charakterzüge) eines Individuums (Peters 1990).

Auf den Begriff der **Persönlichkeitsstörung** wird im folgenden näher eingegangen. Dieser Begriff löste den der **Psychopathie** ab, der aufgrund seiner negativen Konnotation aufgegeben wurde und in den modernen internationalen Klassifikationsschemata der Weltgesundheitsorganisation seit 1974 nicht mehr auftaucht. Neben dem pejorativen Beiklang des Begriffes Psychopathie wurde unter dieser Bezeichnung eine konstitutionelle Anlage im Sinne von Angeborensein und eine "Abweichung von einer uns vorschwebenden Durchschnittsbreite von Persönlichkeiten" (K. Schneider 1923) verstanden. Heutzutage hingegen werden die erworbenen Eigenschaften sowie der Krankheitscharakter von sog. psychopathischen Persönlichkeiten als zusätzliche konstituierende Elemente angesehen und deswegen der weniger belastete Begriff der **Persönlichkeitsstörungen** gewählt.

Der Begriff der **Soziopathie** meint schädigendes, seltener einfach abnormes Verhalten gegenüber der sozialen Umwelt (Peters 1990). Während dieser Begriff am ehesten mit dem der **antisozialen Persönlichkeitsstörung** einhergeht, wurde er im anglo-amerikanischen Sprachraum mit dem Begriff der **Psychopathie** synonym verwendet. Im folgenden beschränke ich mich auf die Begriffe **Persönlichkeit** und **Persönlichkeitsstörung**.

Prämorbide und postmorbide Persönlichkeit und psychische Störungen

Unter prämorbiden Persönlichkeitszügen versteht man solche, die schon vor Beginn der Erkrankung existieren und möglicherweise ursächlich oder mitbestimmend für die Entwicklung einer psychischen Störung sind. Diese Persönlichkeitszüge beinhalten evtl. eine Prädisposition oder Vulnerabilität zu einer psychischen Störung wie Angst- und depressive Störung. Die psychoanalytische Theorie repräsentiert besonders ausgeprägt diese Richtung. Wenn kein kausaler Zusammenhang besteht, kann die prämorbide Persönlichkeit einer psychischen Störung eine besondere Färbung verleihen, z. B. einer depressiven Störung die Färbung einer jammerigen Agitiertheit bei vorbestehender histrionischer Persönlichkeit. Umgekehrt können prämorbide Persönlichkeitszüge protektiv wirken, d. h. das Auftreten einer psychischen Störung verhindern oder verzögern bzw. abschwächen.

Unter postmorbiden Persönlichkeitszügen versteht man solche, die als Folge einer psychischen Störung auftreten, und zwar im Sinne einer Komplikation, z. B. überhöhte Kritikempfindlichkeit nach einer depressiven oder Angststörung.

Schließlich können Persönlichkeitszüge auch als subklinische Manifestationen einer psychischen Störung angesehen werden. Kraepelin wertete z. B. leichtere depressive Verstimmungen als Vorstufen zu schwereren Erkrankungen, welche durchaus auch als abnorme Varianten des Temperaments bzw. von Persönlichkeitszügen angesehen werden können. Nur Studien, die absolut vor Beginn jeglicher Krankheitssymptomatik die Persönlichkeit vom Patienten erfaßt und die über einen längeren Zeitraum solche Patienten beobachtet und verfolgt haben, können die Beziehung von Persönlichkeit zu psychischer Störung klären. Es versteht sich von selbst, daß solche prospektiven Langzeitstudien rar sind (Bronisch, Klerman 1991).

Definition von Persönlichkeitsstörungen

Die Definition von Persönlichkeitsstörungen, modifiziert nach ICD-10 (Dilling 1992), ist in **Tab. 8.4.2** wiedergegeben und stimmt weitgehend mit der Definition nach DSM-IV (APA 1994) überein.

Tab. 8.4.2 Definition von Persönlichkeitsstörungen, modifiziert nach ICD-10

- Die charakteristischen und dauerhaften inneren Erfahrungs- und Verhaltensmuster des Betroffenen weichen insgesamt deutlich von kulturell erwarteten und akzeptierten Vorgaben ("Normen") ab. Diese Abweichung äußert sich in mehr als einem der folgenden Bereiche:
  - Kognition
  - Affektivität
  - zwischenmenschliche Beziehungen und die Art des Umganges mit ihnen

- Die Abweichung ist so ausgeprägt, daß das daraus resultierende Verhalten in vielen persönlichen und sozialen Situationen unflexibel, unangepaßt oder auch auf andere Weise unzweckmäßig ist

- Persönlicher Leidensdruck, nachteiliger Einfluß auf die soziale Umwelt oder beides

- Nachweis, daß die Abweichung stabil, von langer Dauer ist und im späten Kindesalter oder der Adoleszenz begonnen hat

- Die Abweichung kann nicht durch das Vorliegen oder die Folge einer anderen psychischen Störung des Erwachsenenalters erklärt werden. Es können aber episodische oder chronische Zustandsbilder der Kapitel F0 bis F7 neben dieser Störung existieren oder sie überlagern

- Eine organische Erkrankung, Verletzung oder deutliche Funktionsstörung des Gehirns müssen als mögliche Ursache für die Abweichung ausgeschlossen werden

Typologien von Persönlichkeitsstörungen

Der Blick auf **Tab. 8.4.3** zeigt, daß die Typologien von Persönlichkeitsstörungen, beginnend mit K. Schneider (1923) über ICD-9, ICD-10 zu DSM-III-R und DSM-IV, eine erstaunliche Übereinstimmung zeigen. Bei K. Schneider fehlen die paranoide und die schizoide Persönlichkeitsstörung, während bei ICD-10, DSM-III-R und DSM-IV die affektive Persönlichkeitsstörung nicht unter die Persönlichkeitsstörungen, sondern bei den klinischen Syndromen subsumiert wird. Die schi-

Tab. 8.4.3 Typologien von Persönlichkeitsstörungen (PS)

Cluster	DSM-IV	DSM-III-R	ICD-10	ICD-9	K. Schneider
A	paranoide PS schizoide PS schizotypische PS	paranoide PS schizoide PS schizotypische PS	paranoide PS schizoide PS —	paranoide PS schizoide PS —	— —
B	antisoziale PS	antisoziale PS	dissoziale PS	soziopath. PS	gemütlose + willenlose PS
	Borderline-PS	Borderline-PS	emotional unstabile PS Borderline-Typus impulsiver Typus	antisoziale PS explosible PS	explosible PS
	histrionische PS narzißtische PS —	histrionische PS narzißtische PS —	histrionische PS (narzißtische PS)	hysterische PS — —	geltungsbedürftige PS — fanatische PS
C	selbstunsichere PS abhängige PS zwanghafte PS	selbstunsichere PS abhängige PS zwanghafte PS	ängstliche PS abhängige PS anankastische PS	— asthenische PS anankastische PS	selbstunsichere PS asthenische PS anankastische PS (bei den selbstunsicheren PS)
	(bei affekt. Störungen)	(bei affekt. Störungen)	(bei affekt. Störungen)	affektive PS	hyperthyme + depressive + stimmungslabile PS
	—	passiv-aggressive PS	(passiv-aggressive PS)	—	—
NOS (nicht anderweitig spezifiziert)	— NOS	— NOS	andere —	andere NOS	— —

zotypische Persönlichkeitsstörung, neu definiert von DSM-III und DSM-III-R, wird in ICD-10 unter den schizophrenen Psychosen aufgelistet. Gegenüber der Typologie von K. Schneider und ICD-9 sind die narzißtische und die passiv-aggressive Persönlichkeitsstörung neu eingeführt. Die passiv-aggressive Persönlichkeitsstörung ist in DSM-IV nur im Anhang zu finden und in die ICD-Klassifikationen nie aufgenommen worden. Obwohl die Borderline-Persönlichkeitsstörung als Diagnose eine lange Tradition hat, wurde diese in ihrer jetzigen Definition erst 1980 in das DSM-III eingeführt. Leider herrscht bei den einzelnen Kriterien der jeweiligen Persönlichkeitsstörung nach DSM-IV und ICD-10 keine vollständige Übereinstimmung. Empirische Studien basieren auf den Kriterien der Persönlichkeitsstörungen nach DSM-III und DSM-III-R.

Die Persönlichkeitsstörungen sind in drei Hauptgruppen geordnet:
- Gruppe A (Cluster A) beinhaltet die paranoide, schizoide und schizotypische Persönlichkeitsstörung. Personen mit diesen Störungen werden häufig als sonderbar oder exzentrisch bezeichnet.
- Gruppe B (Cluster B) beinhaltet die histrionische, narzißtische, antisoziale und Borderline-Persönlichkeitsstörung. Personen mit solchen Störungen werden häufig als dramatisch, emotional oder launisch bezeichnet.
- Gruppe C (Cluster C) beinhaltet die selbstunsichere, abhängige, zwanghafte und passiv-aggressive Persönlichkeitsstörung. Menschen mit diesen Störungen zeigen sich oft ängstlich oder furchtsam.

Epidemiologie

Epidemiologische Studien über das Vorkommen von Persönlichkeitsstörungen in der Allgemeinbevölkerung, die sich nach DSM-III- bzw. DSM-III-R-Kriterien richten, sind rar. Es handelt sich um vier Studien aus den USA (Cohen et al. 1994; Reich et al. 1989; Samuels et al. 1994; Zimmerman, Coryell 1989) und eine Studie aus Deutschland (Maier et al. 1992). Die Prävalenzraten bewegen sich dabei zwischen 5,9% und 17,9%, wobei in den einzelnen Studien unterschiedliche Erfassungsinstrumente und unterschiedliche Populationen untersucht wurden. Dieser Range stimmt mit älteren Studien überein, in denen zwischen 2,1% und 18% Persönlichkeitsstörungen in der Allgemeinbevölkerung berichtet wurden (Casey 1989). Die Geschlechterverteilung zeigt in den meisten Studien ein Überwiegen der Frauen zwischen 54% (Maier et al. 1992), 56% (Reich et al. 1989) und 68% bzw. 60% (Cohen et al. 1994). Lediglich Zimmerman und Coryell (1989) berichteten ein Überwiegen der Männer von 52%.

Nur die Studie von Cohen et al. (1994) untersuchte die Prävalenz, getrennt nach über und unter 55jährigen Probanden. Dabei hatten die Älteren eine geringere Prävalenzrate von 6,6% als die Jüngeren mit 10,5%. Antisoziale und histrionische Persönlichkeitsstörung wiesen bei den Älteren eine wesentlich niedrigere Prävalenzrate auf als bei den Jüngeren, unter denen sich mehr Frauen (68%) als bei den Älteren (60%) befanden.

Nach Casey (1989) erhalten 5–8% der Patienten in einem Primary Care Setting die Erstdiagnose einer Persönlichkeitsstörung, während in psychiatrischen Kliniken 30–40% der Poliklinikpatienten und 40–50% der stationären Patienten bei einem multiaxialen Diagnosesystem – auch – die Diagnose einer Persönlichkeitsstörung bekommen.

Kastrup (1985) untersuchte eine dänische Kohorte von 12737 Patienten, die zum ersten Mal stationär behandelt wurden. Dabei wurde die Diagnose einer Persönlichkeitsstörung bei 7% der männlichen und 2,8% der weiblichen über 65jährigen gestellt. 1,9% der männlichen und 6,5% der weiblichen älteren Patienten erhielten die Diagnose einer neurotischen Störung.

Klinik

Die Klinik beinhaltet Verläufe, Prädiktoren und Komorbidität.

Verläufe

Wie aus der Definition von Persönlichkeitsstörungen hervorgeht, beginnen diese in der Adoleszenz oder im frühen Erwachsenenalter und sollen sich über die ganze Lebensspanne zeigen. Denkbar ist jedoch auch, daß sich eine

Persönlichkeitsstörung erst im späteren Leben manifestiert, z. B. durch Lebensereignisse (Verlust des Partners) oder körperliche Erkrankungen (Demenz) ausgelöst wird bzw. sich mit oder ohne Therapie "auswächst". Auch hierüber existieren keine empirischen Studien.

Deshalb erscheint es sinnvoll, auf Studien zurückzugreifen, die sich mit dem Verlauf von Persönlichkeitsstörungen während der ganzen Lebenszeit beschäftigt haben. Faßt man die Ergebnisse zusammen, so ergibt sich eine erstaunliche Konstanz ab etwa dem 35. Lebensjahr (Costa, McCrae 1986). Lediglich eine geringe, wenn auch signifikante Abnahme von Extroversion, Neurotizismus und Offenheit für Erfahrung konnten die Autoren in einer großen epidemiologischen Studie beobachten (Costa et al. 1987).

Über Verläufe von Persönlichkeitsstörungen liegen nur wenige empirische Studien vor. McGlashan (1986) und Stone (1993) fanden bei Borderline-Persönlichkeitsstörungen im mittleren Lebensalter eine bessere soziale Anpassung, aber einen Mangel an engen zwischenmenschlichen Beziehungen. Reich et al. (1988) stellten keine Assoziation zwischen schizoider, schizotypischer oder paranoider Persönlichkeitsstörung und Alter fest, wohingegen histrionische Persönlichkeitszüge eher in jüngeren Altersstufen zu beobachten waren. Tyrer und Seivewright (1988) konstatierten eine abnehmende Tendenz der histrionischen und antisozialen Persönlichkeitsstörung mit steigendem Alter, während die anankastische, depressive und ängstliche Persönlichkeitsstörung unabhängig von bestimmten Altersstufen auftraten. Tölle (1966) fand eine deutliche Abschwächung der klinischen Syndrome und eine Abnahme von Lebenskrisen innerhalb von 25 Jahren bei einem Drittel der nachuntersuchten "psychopathischen Persönlichkeiten".

Prädiktoren

Zu prognostischen Faktoren liegen wenige empirische Studien vor. Für Borderline-Persönlichkeitsstörungen werden als günstige Outcome-Kriterien hohe Intelligenz, Attraktivität, künstlerische Talente und begleitende anankastische Züge genannt. Als ungünstige Outcome-Kriterien gelten eine Vorgeschichte mit elterlicher Gewalt oder Inzest, begleitende schizotypische und antisoziale Persönlichkeitszüge, ausgeprägte Impulsivität und schlechtes prämorbides Funktionsniveau (Links et al. 1990, Stone 1993, Woolcott 1985).

Komorbidität

Unter Komorbidität im Bereich psychiatrischer Störungen versteht man heute das Auftreten von mehr als einer spezifisch diagnostizierbaren psychischen Störung bei einer Person innerhalb eines Zeitintervalls. Cohen et al. (1994) verglichen in ihrer epidemiologischen Studie die Komorbidität mit Achse I-DSM-III-Diagnosen der Gruppe der unter 55jährigen mit der Gruppe der über 55jährigen Probanden. Schizophrenie und Major Depression fanden sich in beiden Gruppen gleich häufig. Generalisierte Angststörung und Alkoholmißbrauch wurden zwar häufiger in der jüngeren Altersgruppe mit Persönlichkeitsstörungen beobachtet, waren aber in beiden Altersgruppen zweimal so häufig wie in der Gruppe ohne Persönlichkeitsstörungen festzustellen, d.h., generalisierte Angststörung und Alkoholmißbrauch nehmen allgemein im Alter ab. Hingegen wurde eine Drogenabhängigkeit bei den jüngeren Persönlichkeitsgestörten wesentlich häufiger berichtet als bei den älteren.

Spezielle Auslöser für Persönlichkeitsveränderungen

Persönlichkeitsveränderungen bei Alzheimer-Demenz

Drei Studien befaßten sich mit Persönlichkeitsstörungen bei der AD (Bozzola et al. 1992, Petry et al. 1988, Rubin et al. 1988). Rubin et al. (1988) und Bozzola et al. (1992) untersuchten Patienten mit AD vom milderen bzw. ausgeprägten Typ ohne Kontrollgruppe. Dabei zeigten diese Patienten eine reduzierte Initiative, Aufgabe von Hobbies, Rigidität, Affektinkontinenz und verminderte Rücksichtnahme auf die Gefühle anderer. Am seltensten kam es zu sexuellem Fehlverhalten.

Petry et al. (1988) verglichen Alzheimer-Patienten mit altersgematchten gesunden Kontrollen. Informanten waren die jeweiligen

Ehepartner. Bei der Kontrollgruppe wurden keine Persönlichkeitsveränderungen berichtet, während die Patienten mit AD nach Aussagen ihrer Ehepartner passiver, zwanghafter und weniger spontan geworden seien. Bei allen drei Studien bleibt natürlich die Frage offen, ob es sich um Persönlichkeitsveränderungen im engeren Sinne handelte oder um depressive, kognitive bzw. Impulskontrollstörungen (Haupt et al. 1992).

Lebensereignisse

Zum Einfluß von Lebensereignissen auf die Persönlichkeit von älteren Menschen liegen keine empirischen Studien vor. Solomon hat die klinische Erfahrung 1981 zuammengefaßt:

• Die Berentung führt vor allem bei Männern zu einer Aura von Nutzlosigkeit und Rollenverlust und damit zu einer Beeinträchtigung des Selbstwertgefühls. Die Berentung führt aber auch wieder zu einem engeren Kontakt mit dem Ehepartner und evtl. den Kindern, was eine Umstellung bedeuten kann.
• Der Tod des Partners bedeutet sicherlich den gravierendsten Einschnitt. Nach langer Lebensgemeinschaft ist solch ein Verlust nur schwer zu ertragen und führt nicht selten zu schweren emotionalen Krisen mit Selbstwertverlust, sozialem Rückzug und Apathie. Schließlich ist es möglich, daß der oder die Überlebende durch die Übernahme zusätzlicher Pflichten, wie etwa Hausarbeiten oder Bankangelegenheiten, vollständig überfordert wird.
• Letztendlich können viele Erkrankungen im Alter zu Einschränkungen der Leistungsfähigkeit führen. Auch hierdurch wird das Selbstwertgefühl des älteren Menschen beeinträchtigt, und es kommt des öfteren zu ärgerlichen, gereizten, aber auch depressiven Reaktionen sowie zu hypochondrischen Selbstbeobachtungen.

Als Folge der vorgenannten Lebensereignisse können sich vor allem Persönlichkeitszüge aus dem ängstlichen Cluster der Persönlichkeitsstörungen entwickeln oder verstärken.

Ätiologische Faktoren

Zur Trennung von nature und nurture eignen sich vor allem Familien-, Zwillings- und insbesondere Adoptionsstudien. Die meisten Studien befaßten sich dabei mit der schizotypischen, Borderline- und der antisozialen Persönlichkeitsstörung, bei denen eine familiäre Häufung beobachtet wurde. Jedoch lediglich bei der antisozialen Persönlichkeitsstörung fanden sich überzeugende Hinweise für eine genetische Belastung. Insgesamt sind aber empirische Studien zu rar und methodisch zu unbefriedigend, um eindeutige Aussagen machen zu können (Dahl 1993).

Der wichtigste Beitrag zum biologischen Verständnis von Persönlichkeitsstörungen stammt von Cloninger (1987). Er geht von drei Dimensionen der Persönlichkeit aus, welche genetisch voneinander unabhängig sind und vorhersagbare Interaktionsmuster aufweisen. Er nennt diese Dimensionen "novelty seeking", "harm avoidance" und "reward dependence". Diese korrelieren mit verschiedenen Transmittersystemen, nämlich dem dopaminergen, dem serotoninergen und dem norepinephrinergen System, die eine neuroanatomische und genetische Grundlage haben. Die verschiedenen Kombinationen dieser drei Dimensionen können nach Cloninger den entsprechenden Persönlichkeitsstörungen zugeordnet werden. Er weist darauf hin, daß bei antisozialer, histrionischer und Borderline-Persönlichkeitsstörung ein hoher Grad von "novelty seeking behaviour" vorliegt und daß vermutlich ein Absinken der dopaminergen Aktivität korreliert mit einem verminderten Auftreten solcher Persönlichkeitsstörungen. Eine empirische Überprüfung dieser Hypothesen Cloningers steht allerdings noch aus.

Therapie

Was das therapeutische Vorgehen betrifft, so kann man zwischen psychopharmakologischer, psychodynamisch und verhaltenstherapeutisch orientierter Behandlung unterscheiden. Für alle drei therapeutischen Ansätze existieren keine empirischen Studien.

Pharmakotherapie

Syndrome, die das Ziel pharmakologischer Behandlung von Persönlichkeitsstörungen sein können, sind affektive Störungen, Angstzustände, vor allem Panikattacken, kognitive

Störungen sowie Impulsdurchbrüche, zumeist verbunden mit Aggressivität (Soloff 1990).

Affektive Störungen
Hier handelt es sich vor allem um Stimmungsschwankungen und depressive Verstimmungen. Diese finden sich besonders bei der Borderline- und histrionischen Persönlichkeitsstörung. Depressive Verstimmungen sind natürlich grundsätzlich bei allen Persönlichkeitsstörungen möglich. Eine antidepressive Behandlung mit den üblichen Substanzen kann hier indiziert sein.

Angstzustände
Generalisierte Angstzustände sowie Panikattacken bzw. Panikstörungen können auftreten. Hier bewähren sich vor allem trizyklische Antidepressiva und Serotonin-Wiederaufnahmehemmer. Der Umgang mit Tranquilizern, besonders zur Kupierung von Panikattacken, sollte sehr sparsam sein angesichts der Suchtgefährdung vieler Patienten mit Persönlichkeitsstörungen. Ängstlich-depressive Verstimmungen sprechen auch besonders gut auf (nicht)selektive/reversible MAO-Hemmer an.

Kognitive Störungen
Die Behandlung von Patienten mit leichten kognitiven Störungen kann durch niederpotente Neuroleptika erfolgen. Vor allem Patienten mit schizotypischer Persönlichkeitsstörung und Borderline-Persönlichkeitsstörung neigen zu solchen Störungen, die letztgenannten besonders bei emotional hoch aufgeladenen Zuständen. Hierbei handelt es sich um assoziative Auflockerungen des Gedankenganges, paranoide Reaktionen im Sinne von starkem Mißtrauen bis Beeinträchtigungs- und Beziehungsideen.

Störungen der Impulskontrolle
Störungen der Impulskontrolle mit oder ohne Aggressivität betreffen vor allem die antisoziale und die Borderline-Persönlichkeitsstörung. Hier können insbesondere Lithium, Carbamazepin und neuerdings auch Serotonin-Wiederaufnahmehemmer zur Anwendung gelangen.

Insgesamt ist die Wirkung einer pharmakologischen Behandlung um so größer, je ausgeprägter das klinische Syndrom ist. Die Erfolge sind allerdings, wie am Beispiel von Borderline-Persönlichkeitsstörungen am besten untersucht, nicht sonderlich beeindruckend (Soloff et al. 1993). Dies überrascht nicht, da die Therapie bei Patienten mit einem klinischen Syndrom wie einer Depression und einer zusätzlichen Persönlichkeitsstörung weniger erfolgreich ist als die ohne eine zusätzliche Persönlichkeitsstörung (Reich, Vasile 1993).

Psychodynamisch orientierte Psychotherapien

Die erste Stufe der Behandlung beinhaltet eine Krisenintervention, dem eine längerfristige Psychotherapie mit Einschluß der Bearbeitung von Widerstand, Übertragung und Gegenübertragung folgt. Da viele der älteren Patienten leicht ermüdbar sind, empfiehlt sich eine Verkürzung der Therapiestunde von 50 auf 30 Minuten.

Wenn bei den alten Menschen interpersonelle Probleme im Vordergrund stehen, empfiehlt sich eine Gruppentherapie. Erfahrungsgemäß ist eine homogen mit älteren Patienten zusammengestellte Gruppe erfolgreicher als eine gemischte Gruppe. Die Älteren fühlen sich von den Jungen nicht so verstanden und werden oftmals, da sie in der Minderheit sind, an den Rand gedrückt. Es versteht sich von selbst, daß eine Familientherapie bei interpersonellen Problemen ebenfalls sehr hilfreich sein kann.

Typische Übertragungsprobleme stellt die Parentifizierung, aber auch manchmal eine Infantilisierung des Therapeuten dar. Weiterhin wird gerade von älteren Patienten die Therapie als Lebensersatz und Kontaktersatz gebraucht, was zu einer – noch – größeren Abhängigkeit führen kann. Was für Übertragung gilt, ist hinsichtlich Parentifizierung und Infantilisierung auch auf die Gegenübertragung anwendbar.

Schließlich stehen beim älteren Patienten Krankheit und Tod oft im Mittelpunkt der Therapie. Es ist Aufgabe des Therapeuten, sich selbst mit diesen Themen auseinanderzusetzen, um evtl. den Patienten im Siechtum und Sterben begleiten zu können. Hier müssen Sinnfindung und Würde besonders beachtet werden (Solomon 1981).

Verhaltenstherapeutisch orientierte Therapien

Bei der Anamnese wird in der Verhaltenstherapie besonders auf lebenslang **erfolgrei-**

che Coping-Strategien geachtet. Diese werden im Rahmen der Verhaltenstherapie dann wieder verstärkt und trainiert (Solomon 1981).

Neben übenden Verfahren stehen kognitive Ansätze im Vordergrund, die sich vor allem bei depressiv verstimmten Patienten mit einer Persönlichkeitsstörung gut anwenden lassen. Die kognitive Verhaltenstherapie geht davon aus, daß dysfunktionale Verhaltensweisen und verzerrte Denk- oder Bewertungsmuster die depressiven Gefühlsreaktionen nach sich ziehen oder sie zumindest aufrechterhalten. Die selbstabwertenden, "automatisch" ablaufenden Gedanken des Depressiven lenken einerseits auf bestimmte "Denkfehler" wie selektive Wahrnehmung, Generalisierung, Dichotomisierung ("Schwarz-Weiß-Sicht") oder Personalisierung (Selbstzuschreibung von ungünstigen Ereignissen) hin, andererseits auf dysfunktionale, einen extrem Selbstanspruch implizierende Grundannahmen ("man darf keine Fehler machen" oder ähnliches). Nach einer initialen Phase des Aktivitätsaufbaues zielt die Behandlung ab auf die Identifizierung der depressiven Denkmuster. Dies geschieht durch Selbstbeobachtung und Gedankenprotokolle, welche dann durch eine rationale und realitätsgerechte Denkweise ersetzt werden sollen. Die kognitiven Veränderungen werden wieder erfahrbar gemacht und eingeübt durch "Hausaufgaben", Rollenspiele und soziales Kompetenztraining (Fuchs, Zimmer 1992).

Literatur

Bozzola FG, Corelick PB, Freels S (1992): Personality changes in Alzheimer's disease. Arch Neurol 49: 297–300

Bronisch T, Klerman GL (1991): Personality functioning: change and stability in relationship to symptoms and psychopathology. J Pers Dis 5: 307–318

Casey P (1989): The epidemiology of personality disorder. In: Tyrer P (Hrsg.): Personality Disorders: Diagnosis, Management and Course, pp 74–81. J Wright & Sons, London

Cloninger CR (1987): A systematic method for clinical description and classification of personality variants. A proposal. Arch Gen Psychiat 44: 573–588

Cohen BJ, Nestadt G, Samuels JF et al. (1994): Personality disorder in later life: a community study. Brit J Psychiat 165: 493–499

Costa Jr PT, McCrae RR (1986): Personality stability and its implications for clinical psychology. Clin Psychol Rev 6: 407–423

Costa Jr PT, Zonderman AB, McCrae RR (1987): Longitudinal analyses of psychological well-being in a national sample: stability of mean levels. J Gerontol 42: 50–55

Dahl A (1993): The personality disorders: a critical review of family, twin, and adoption studies. J Pers Dis (suppl) 7: 86–99

Dilling H, Mombour W, Schmidt MH (Hrsg): Weltgesundheitsorganisation: Internationale Klassifikation psychischer Störungen. ICD-10 Kp. V (F). Klinisch-diagnostische Leitlinien. Huber, Bern–Göttingen–Toronto–Seattle

Fuchs T, Zimmer FT (1992): Verhaltenstherapeutische und psychodynamische Therapieansätze bei Altersdepressionen. Verhaltenstherapie 3: 244–250

Haupt M, Kurz A, Pollmann St et al. (1992): Psychopathologische Störungen bei beginnender Alzheimerscher Krankheit. Fortschr Neurol Psychiat 60: 3–7

Kastrup M (1985): Characteristics of a nationwide cohort of psychiatric patients – with special reference to the elderly and the chronically admitted. Acta Psychiat Scand (suppl 319) 71: 107–115

Links PS, Mitton JE, Steiner M (1990): Predicting outcome for borderline personality disorder. Comprehens Psychiat 31: 490–498

Maier W, Lichtermann D, Klingler T et al. (1992): Prevalence of personality disorders (DSM-III-R) in the community. J Pers Dis 6: 187–196

McGlashan TH (1986): The Chestnut Lodge follow-up study 3: long-term outcome of borderline personalities. Arch Gen Psychiat 43: 20–30

Peters UH (1990): Wörterbuch der Psychiatrie und medizinischen Psychologie. Urban & Schwarzenberg, München–Wien–Baltimore

Petry S, Cummings JL, Hill MA, Shapira J (1988): Personality alterations in dementia of the Alzheimer type. Arch Neurol 45: 1187–1190

Phares EJ (1988): Introduction to Personality. Scott, Foresman, Glenview IL

Reich JH, Nduaguba M, Yates W (1988): Age and sex distribution of DSM-III personality cluster traits in a community population. Comprehens Psychiat 29: 298–303

Reich JH, Yates W, Nduaguba M (1989): Prevalence of DSM-III personality disorders in the community. Soc Psychiat Psychiat Epidemiol 24: 12–16

Reich JH, Vasile RG (1993): Effect of personality disorders on the treatment outcome of axis I conditions: an update. J Nerv Ment Dis 181: 475–484

Rubin EH, Morris JD, Berg L (1988): The progression of personality changes in senile dementia of the Alzheimer type. Arch Neurol 45: 1187–1190

Samuels JF, Nestadt G, Romanoski AJ (1994): DSM-III personality disorders in the community. Amer J Psychiat 151: 1055–1062

Schneider K (1923): Die psychopathischen Persönlichkeiten. Franz Deuticke, Leipzig–Wien

Soloff PH (1990): What's new in personality disorders? an update on pharmacologic treatment. J Pers Dis 4: 233–243

Soloff PH, Cornelius J, George A et al. (1993): Efficacy of phenelzine and haloperidol in borderline personality disorder. Arch Gen Psychiat 50: 377–385

Solomon K (1981): Personality disorders and the elderly. In: Lion JR (Hrsg.): Personality Disorders – Diagnosis and Management (Revised for DSM-III), pp 310–338. Williams & Wilkins, Baltimore MD

Stone MH (1993): Long-term outcome in personality disorders. Brit J Psychiat 162: 299–313

Tölle R (1966): Katamnestische Untersuchungen zur Biographie abnormer Persönlichkeiten. Springer, Berlin–Heidelberg–New York

Tyrer P, Seivewright H (1988): Studies of outcome. In: Tyrer P (Hrsg.): Personality Disorders: Diagnosis, Management and Course, pp 119–136. Wright & Sons, London

Woolcott P (1985): Prognostic indicators in the psychotherapy of borderline patients. Amer J Psychother 39: 17–29

Zimmerman M, Coryell WH (1989): DSM-III personality disorder diagnoses in a nonpatient sample. Demographic correlates and comorbidity. Arch Gen Psychiat 46: 682–689

Zimmerman M, Coryell WH (1990): Diagnosing personality disorders in the community. A comparison of self-report and interview measures. Arch Gen Psychiat 47: 527–531

9 Notfälle in der Gerontopsychiatrie

W. Hewer (Mannheim)

Ein psychiatrischer Notfall liegt vor, wenn es bei einer neuaufgetretenen oder einer vorbekannten und exazerbierten psychischen Störung zu einer akuten Gefährdung von Leben und Gesundheit des Betroffenen oder anderer Menschen kommt und deshalb eine unverzügliche Intervention erforderlich wird (Häfner, Helmchen 1978). Dabei sind – gerade beim alten Menschen – neben der psychiatrischen Akutversorgung häufig auch Maßnahmen zur Behandlung körperlicher Störungen erforderlich. Nicht selten verbirgt sich hinter der psychopathologischen Symptomatik ein akuter somatischer Notfall (Hewer et al. 1992).

Ziel des Arztes, der zu einem Notfall gerufen wird, muß es sein, eine ruhige und vertrauensvolle Gesprächsatmosphäre mit dem Patienten, ggf. auch mit involvierten Angehörigen und anderen Bezugspersonen herzustellen. Da Notfallsituationen häufig in einem spannungsgeladenen situativen Kontext stehen, ist dies keine Selbstverständlichkeit und manchmal nur in Grenzen zu realisieren. Wichtig ist auch, daß man sich Zeit nimmt, um sich in das Erleben des Patienten hineinversetzen zu können und dadurch einen therapeutischen Zugang zu ihm zu finden. Andererseits sind in denjenigen kritischen Situationen, die durch eine unmittelbare Eigen- oder Fremdgefährdung gekennzeichnet sind, die notwendigen Maßnahmen unverzüglich einzuleiten, im Einzelfall auch gegen den Willen des Patienten.

Da sich das therapeutische Vorgehen in der Notfallsituation eher an Zielsymptomen als an der nosologischen Zuordnung der Krankheitsbilder orientiert, wird im vorliegenden Beitrag eine syndromale Einteilung gewählt. Symptomatologie, diagnostisches und therapeutisches Vorgehen werden für die einzelnen Notfallsituationen besprochen, die danach einzuleitenden Maßnahmen werden kurz skizziert.

Diagnostisches Vorgehen in der Notfallsituation

Bei der Erhebung der **Anamnese** muß zunächst die aktuelle Situation, die zur Notfallkonsultation führte, geklärt werden. Daneben sollte man aber auch versuchen, sich einen Überblick über psychische und somatische Vorerkrankungen zu verschaffen und eine detaillierte Medikamentenanamnese zu erheben. Außerdem ist es notwendig, einen Einblick in die Lebenssituation des Betroffenen zu gewinnen unter besonderer Berücksichtigung der Bewältigung der Aktivitäten des täglichen Lebens. Informationen über die familiäre Situation und die Unterstützungsmöglichkeiten im sozialen Umfeld erscheinen wichtig. So sind es mitunter weniger Veränderungen im Gesundheitszustand des Patienten denn Versorgungsprobleme, die eine Notfallkonsultation veranlassen (Thienhaus 1990a).

Alte Patienten sind krankheitsbedingt häufig nicht in der Lage zuverlässige anamnestische Angaben zu machen, etwa wegen ausgeprägter kognitiver Defizite. Auch vermeiden manche Patienten beim Erstkontakt das Gespräch über sensible Themen wie Wahn oder Suizidgedanken. Deshalb sollten Angehörige oder sonstige Bezugspersonen befragt werden, und zwar möglichst nach vorheriger Zustimmung des Patienten. Die Fremdanamnese ist meist ergiebiger, wenn sie in Abwesenheit des Patienten erhoben wird. Bei sehr mißtrauischen Personen sollte man aber nicht darauf bestehen, die Angehörigen alleine sprechen zu wollen.

Die Beurteilung des psychopathologischen Befundes gelingt im allgemeinen besser durch ein nicht zu stark vorstrukturiertes Gespräch als durch Abfragen bestimmter Symptome. Die Gesprächsinhalte können sehr variabel sein und sich neben der aktuellen Problematik auf Lebenssituation, Krankheitsvorgeschichte oder Biographie beziehen. Wesentliche Elemente der Befunderhebung sind Bewußtseinslage und Aufmerksamkeitsniveau, Orientierung, Auffassung, Gedächtnis, formaler Denkablauf sowie die Stimmungslage unter besonderer Berücksichtigung suizidaler Gedanken und Impulse. Hinweise auf wahnhaftes Erleben und Halluzinationen müssen sorgfältig registriert werden. Weiterhin muß man zu einer Beurteilung der Kritikfähigkeit des Patienten gelangen, inwieweit er also in der Lage ist, Einschränkungen und Defizite zu erkennen und angemessene Schlußfolgerungen daraus abzuleiten.

Habitus und Verhalten des Patienten müssen beobachtet werden. Gerade dann, wenn die Exploration unergiebig verläuft, können beispielsweise Angst, Erregung, Hilfs- und Hoffnungslosigkeit, affektive Erstarrung oder feindseliger Rückzug von der Umwelt sehr deutlich durch Gestik und Mimik angezeigt werden.

Da gerontopsychiatrische Notfälle häufig in Verbindung mit akut behandlungsbedürftigen körperlichen Erkrankungen auftreten (Waxman et al. 1984), kann auf eine körperliche Untersuchung nicht verzichtet werden. Sie duldet insbesondere dann keinen Aufschub, wenn Symptome wie Bewußtseinstrübung, Desorientierung, Störungen von Auffassung, Denkvermögen und Gedächtnis eine akute organische Psychose vermuten lassen bzw. wenn es sich um eine neuaufgetretene psychopathologische Symptomatik handelt (Thienhaus 1990b). In manchen Fällen verweigern die Patienten die körperliche Untersuchung, beispielsweise aus einer mißtrauisch-wahnhaften Gestimmtheit heraus. Dann sollte man zumindest versuchen, die Vitalparameter zu erheben, also Puls, Blutdruck, Temperatur, Atemfrequenz, Bewußtseinslage. Inwieweit in der Akutsituation über die körperliche Untersuchung hinaus eine apparative Diagnostik erforderlich ist, muß nach Lage des Einzelfalles entschieden werden.

Erregungszustände

Symptomatik

Kennzeichnend ist die Störung von Antrieb und Psychomotorik. Manche Patienten vermitteln durch Gestik und Mimik eine ausgeprägte Gespanntheit. Andere sind motorisch unruhig und fallen durch laute, oft unverständliche verbale Äußerungen auf. Es kann zu einer Enthemmung mit Kontrollverlust kommen. Das subjektive Befinden nimmt oft sehr unterschiedliche Qualitäten an und kann durch Unruhe, Angst, Gereiztheit und Wut, wahnhaftes oder depressives Erleben, aber auch durch eine ekstatisch-euphorische Stimmungslage gekennzeichnet sein. Die Dauer von Erregungszuständen ist variabel und kann – unbehandelt – einige Tage betragen.

Neben einer Eigengefährdung durch zielloses Weglaufen, suizidale Handlungen etc. ergibt sich u. U. auch eine Fremdgefährdung, etwa im Gefolge einer wahnhaften Symptomatik (Patel, Hope 1993). Bei der Einschätzung der Gesamtsituation muß der subjektive Leidensdruck des Patienten ebenso berücksichtigt werden wie die Auswirkungen des krankhaften Verhaltens auf die Akzeptanz durch das soziale Umfeld.

Differentialdiagnose

Erregungszuständen beim alten Menschen liegen oft organische Erkrankungen zugrunde. Am häufigsten handelt es sich um demen-tielle Abbauprozesse, bei denen es infolge kognitiver Einbußen zu einer Fehlverarbeitung alltäglicher Situationen kommt, beispielsweise beim charakteristischen Bestehlungswahn (Kurz et al. 1991) oder bei der wahnhaften Personenverkennung (Förstl et al. 1993). Es ist davon auszugehen, daß aggressive Verhaltensweisen bei mindestens 20% der Demenzkranken ein wesentliches Problem darstellen (Burns et al. 1990; Lyketsos, Rabins 1994).

Zu beachten sind aber auch die akuten organischen Psychosen, die typischerweise unter dem Bild eines Delirs verlaufen und bei einer Vielfalt körperlicher Grunderkrankungen auftreten können. Ferner müssen Intoxikationen und unerwünschte Arzneimittelwirkungen in Betracht gezogen werden, wie beispielsweise die Neuroleptika-induzierte Akathisie oder paradoxe Wirkungen nach Benzodiazepingabe.

Bei körperlich nicht begründbaren Psychosen ergibt sich die zur Erregung führende situative Fehlverarbeitung aus der Dynamik der Psychose heraus, am häufigsten durch das wahnhafte Erleben von Beeinträchtigung oder Verfolgung. Agitierte Depressionen sind aufgrund der geäußerten depressiven Inhalte und des typischen Ausdrucksverhaltens meist leicht zu diagnostizieren. Manische Syndrome sind eher selten, zu beachten ist, daß auch im höheren Lebensalter Neuerkrankungen möglich sind.

Psychoreaktive Erregungszustände können zum einen bei neurotischen Störungen – und zwar vor allem bei Angsterkrankungen – auftreten. Zum anderen kann es sich um Reaktionen auf akute oder längerdauernde Belastungen im psychosozialen Umfeld handeln. Bei Vorliegen bestimmter Persönlichkeitsstörungen, etwa vom paranoiden Typ, treten Erregungszustände gehäuft auf.

Noch wichtiger sind im höheren Lebensalter die organischen Persönlichkeitsstörungen, die im Frühstadium zerebraler Abbauprozesse beobachtet werden und bei denen affektive Labilität und vermehrte Reizbarkeit zum Auftreten akuter Erregtheit disponieren.

Therapeutisches Vorgehen
Angesichts der erwähnten Gefährdungen müssen die Patienten lückenlos überwacht werden. Im Regelfall ist man berechtigt, sie am Weglaufen zu hindern und weitere Maßnahmen ggf. auch gegen ihren Willen einzuleiten, da die meisten Patienten in dieser Situation nicht zu einer rechtswirksamen Erklärung ihres Willens in der Lage sind. Bei kräftigen und mobilen Patienten muß einer Fremdgefährdung vorgebeugt werden. In diesen Fällen sollte man es möglichst vermeiden, ohne Anwesenheit weiterer Personen mit dem Patienten in Kontakt zu treten.

Kausale Behandlungsmöglichkeiten, etwa die Korrektur einer Hypoglykämie, dürfen nicht übersehen werden. Vor einer Behandlung mit Psychopharmaka sollte man versuchen, den Patienten durch Zusprache, Klärung möglicher Mißverständnisse, Darlegung der vorgesehenen weiteren Maßnahmen etc. zu beruhigen. Bei weniger schweren Erregungszuständen und ausreichender Realitätskontrolle kann die Situation oft schon dadurch entlastet werden. Hingegen empfiehlt es sich bei Vorliegen schwerer kognitiver Defizite oder ausgeprägter psychotischer Erregung, eher auf Ablenkungsmanöver zurückzugreifen.

Wenn auf diesem Wege keine ausreichende Beruhigung des Patienten erreicht wird, besteht eine Indikation zur medikamentösen Behandlung. Die Medikamente werden bevorzugt oral mit dem Einverständnis des Patienten verabreicht. Empfehlungen zur Pharmakotherapie von Erregungszuständen bei älteren Menschen sind in **Tab. 9.1** zusammengefaßt. Die aufgeführten Dosierungen müssen dem Einzelfall angepaßt werden. Bei höherem Alter und körperlicher Vorschädigung muß im allgemeinen eine niedrigere Initialdosis gewählt werden. Wegen der großen interindividuellen Variabilität in der Wirkung psychotroper Medikamente ist es aber auch möglich, daß die genannten Dosierungen ohne ausreichende Wirkung bleiben. In diesen Fällen können – unter Beachtung der Herstellerempfehlungen – in Einzelfällen auch höhere Dosen verabreicht werden. Natürlich muß der Patient dann hinsichtlich unerwünschter Wirkungen auf das zentrale Nervensystem, Herz-Kreislauf, Atmung etc. besonders sorgfältig beobachtet werden.

Haloperidol ist nicht nur bei produktiv-psychotischen Exazerbationen endogener Psychosen indiziert, sondern auch bei Erregungszuständen im Rahmen deliranter Bilder infolge schwerer körperlicher Grunderkrankungen. Wenn die psychomotorische Erregung Folge der toxischen Wirkung psychotroper Substanzen ist (Alkohol, Sedativa etc.), wird man versuchen, die Zeit bis zum Abklingen der toxischen Wirkung zu überbrücken. Wenn eine Medikation nicht zu umgehen ist, ist auch hier Haloperidol Mittel der ersten Wahl. Patienten, die Haloperidol wegen seiner extrapyramidalen Nebenwirkungen nicht vertragen, können im allgemeinen mit niederpotenten Neuroleptika behandelt werden. In diesen Fällen ist der anticholinerge Effekt trizyklischer Neuroleptika eher von Vorteil. Eine weitere Alternative stellt das ebenfalls trizyklische und stärker neuroleptisch wirksame Perazin dar, das ebenso nur relativ wenige extrapyramidale Nebenwirkungen hervorruft.

Wenn eine intensive und rasch einsetzende Dämpfung notwendig ist, kann diese zuverlässig durch die parenterale Gabe von Chlorprothixen (i.m. oder i.v.) oder Levomproma-

Tab. 9.1 Medikamentöse Therapie von Erregungszuständen bei älteren Menschen[1]

Medikamentengruppe	Substanz/en	Zielsymptomatik	wichtigste Probleme	übliche Initialdosen[2]
hochpotente Neuroleptika	– Haloperidol	Erregung bei psychotischen Zuständen und bestimmten Intoxikationen	– extrapyramidale Nebenwirkungen – nicht bei Morbus Parkinson und Zustand nach malignem neuroleptischem Syndrom	– ED: 0,5–5 mg oral i.m. oder i.v. TD: 1–5 (–15) mg oral
niederpotente Neuroleptika, Butyrophenontyp	– Melperon – Pipamperon	psychomotorische Erregung, Unruhezustände	– extrapyramidale Störungen und unerwünschte Kreislaufeffekte sehr selten	– ED: –25–50 (–100) mg oral –25–50 mg i.m. TD: 50–150 mg oral – ED: 20–40 (–80) mg oral TD: 60–180 (–360) mg oral
niederpotente Neuroleptika, trizyklische Neuroleptika	– Chlorprothixen – Levomepromazin	psychomotorische Erregung, Unruhezustände	– anticholinerge Effekte (bei Delirien kontraindiziert) – Blutdruckabfall, Tachykardie	– ED: –25 (–50) mg oral –10–50 mg als Kurzinf. TD: –50–100 (–150) mg oral – ED: –10–25 (–50) mg oral –12,5–25 mg i.m. TD: 25–75 (–150) mg oral
Benzodiazepine	– z. B. Lorazepam	ängstliche Erregung	– Atemdepression (v. a. bei i.v. Gabe) – paradoxe Reaktionen – Abhängigkeitsentwicklung	– ED: 0,5–1 (–2) mg oral, i.m. oder langsam i.v. TD: 1–3 (–6) mg oral
Antidepressiva	– z. B. Doxepin	agitiert depressives Syndrom	– anticholinerge Effekte – Blutdruckabfall, Tachykardie – bei kardialen Erkrankungen häufig kontraindiziert	– ED: 25 mg oral oder p.i. TD: 25–50 (–75) mg oral
	– Clomethiazol	Unruhezustände bei Delir und Demenz	– bronchiale Verschleimung – Atemdepression	– ED: 1–2 Kps. à 192 mg TD: 2–6 (–8) Kps.

[1] in Anlehnung an Benkert, Hippius (1995) und Dubovsky (1994)
[2] ED: Einzeldosis, TD: Tagesdosis

zin (nur i.m.) erreicht werden. Speziell bei Levomepromazin, dem Neuroleptikum mit der stärksten dämpfenden Wirkung, müssen unerwünschte Kreislaufwirkungen (Blutdruckabfall, Tachykardie) besonders sorgfältig beachtet werden. Ansonsten sollte man primär niederpotente Neuroleptika vom Butyrophenontyp verwenden, da sie sich wegen der fehlenden anticholinergen Wirkung und der geringeren Auswirkungen auf die Kreislauffunktion durch eine insgesamt bessere Verträglichkeit auszeichnen.

Von den Benzodiazepinen eignen sich zur Notfallbehandlung diejenigen Substanzen am besten, die aufgrund einer kurzen bis mittellangen Halbwertszeit und fehlender aktiver Metabolite eine gute Steuerbarkeit aufweisen. Deshalb kann die Anwendung von Lorazepam empfohlen werden (Kennedy, Lowinger 1993), um so mehr als diese Substanz rasch resorbiert wird und daher auch bei oraler Gabe nur eine kurze Wirklatenz hat. Nachteilig ist eine im Vergleich zu anderen Benzodiazepinen möglicherweise höhere Abhängigkeitsgefährdung. Benzodiazepine sollten bei zerebraler Vorschädigung nicht eingesetzt werden. Bei intravenöser Gabe sowie bei Vorliegen einer respiratorischen Globalinsuffizienz (Hypoxie und Hyperkapnie) besteht die Möglichkeit einer Atemdepression. Neben den Maßnahmen zur Stabilisierung der Vitalfunktionen besteht in diesen Fällen eine Indikation zur Gabe des Benzodiazepin-Antagonisten Flumazenil.

Bei agitierten Depressionen kann man sich der akut sedierenden Effekte bestimmter Antidepressiva bedienen (Doxepin, Amitriptylin etc.), während die eigentliche antidepressive Wirkung erst mit zeitlicher Latenz zur Geltung kommt. Prinzipiell kann die initiale Sedierung auch durch niederpotente Neuroleptika oder Benzodiazepine erreicht werden.

Bei psychomotorischen Unruhezuständen hirnorganisch Kranker kann neben Clomethiazol, das sich durch eine gute schlafanstoßende Wirkung auszeichnet, auch eine Einstellung auf Carbamazepin (Lemke, Stuhlmann 1994) erwogen werden.

Patienten, die massiv erregt sind, kommen durch eine medikamentöse Monotherapie oft nicht ausreichend zur Ruhe. In diesen Fällen kommt neben der Kombination von hoch- und niederpotenten Neuroleptika auch die Gabe eines Benzodiazepins ergänzend zu einem hochpotenten Neuroleptikum in Betracht.

Vor allem bei hochbetagten und multimorbiden Patienten sind unerwünschte Arzneimittelwirkungen sorgfältig zu beachten. Dies beinhaltet neben einer Kontrolle von Puls und Blutdruck (möglichst auch in aufrechter Körperhaltung) die Beurteilung von Bewußtseinslage, Motorik und Koordination, um eine iatrogen verursachte Gangunsicherheit mit Sturzgefährdung zu erkennen.

Wenn durch die besprochenen Maßnahmen eine ausreichende Beruhigung des Patienten nicht erreicht wird, kann im Einzelfall, unter Beachtung der geltenden rechtlichen Bedingungen, eine Fixierung durchgeführt werden. Es versteht sich von selbst, daß die Notwendigkeit dieser eingreifenden Maßnahme immer von ärztlicher Seite sorgfältig zu prüfen ist und daß fixierte Patienten einer engmaschigen Überwachung und Betreuung bedürfen. Andererseits aber ist es auch nicht im Sinne des Patienten, ihn durch hochdosierte Medikamentengabe soweit "ruhigzustellen", bis sich eine Fixierung erübrigt, oder unter Inkaufnahme ernsthafter Gefährdungen ganz auf indizierte freiheitsbeschränkende Maßnahmen zu verzichten.

Weiterbehandlung

Diese orientiert sich an der vorläufigen diagnostischen Einschätzung des Krankheitsbildes. Eine stationäre Aufnahme wird erforderlich, wenn es unter der Erstbehandlung zu keiner befriedigenden Besserung kommt, wenn die Schwere der Grundkrankheit offensichtlich die Möglichkeiten einer ambulanten Versorgung überfordert sowie bei diagnostisch unklaren Bildern. Bei erheblicher Eigen- oder Fremdgefährdung kann eine stationäre Unterbringung auch gegen den Willen des Patienten erforderlich werden. Dabei sind die auf Länderebene gültigen Unterbringungsgesetze zu beachten.

Bewußtseinsstörungen

Quantitative Bewußtseinsstörungen

Von praktischer Bedeutung sind hier die mit einer Vigilanzminderung einhergehenden Bilder, also Benommenheit, Somnolenz, Sopor und Koma. In diesen Fällen ist eine sofortige internistisch-neurologische Abklärung erforderlich, um bedrohliche zerebrale und extrazerebrale Erkrankungen frühzeitig zu erkennen. Natürlich müssen auch iatrogene Ursachen ("Übersedierung") bedacht werden.

Qualitative Bewußtseinsstörungen (Delir-Verwirrtheitszustand)

Die Begriffe Verwirrtheitszustand und Delir bezeichnen Prägnanztypen akuter organischer Psychosen, die sich in ihrer Symptomatik nur graduell unterscheiden. So wird der Verwirrtheitszustand in der ICD-10-Klassifikation unter dem – weitgefaßten – Begriff des nicht durch Alkohol oder andere psychotrope Substanzen bedingten Delirs subsumiert.

Deshalb wird im folgenden der Begriff des Delirs in dieser weitgefaßten Definition verwendet. Leitsymptome des Delirs sind eine Bewußtseinstrübung, kognitive Defizite, Störungen von Psychomotorik und Schlaf-Wach-Rhythmus bei typischerweise fluktuierendem Verlauf. Zu beachten sind mögliche luzide Intervalle ohne faßbare psychopathologische Auffälligkeiten. Beim Delir infolge eines Alkohol- oder Sedativaentzugs werden zusätzlich körperliche Symptome wie Tremor, Schwitzen, Kopfschmerzen, Tachykardie, Übelkeit und Erbrechen sowie Anfälle von Grand-mal-Typ beobachtet. Charakteristisch für die Entzugsdelirien sind ferner lebhafte, oft szenische optische Halluzinationen.

Differentialdiagnose

Das Delir ist Ausdruck einer akuten Hirnfunktionsstörung, die durch eine Vielzahl zerebraler und extrazerebraler Erkrankungen sowie durch toxische Wirkungen von Medikamenten und anderen exogen zugeführten Stoffen bedingt sein kann. Nicht selten wirken mehrere pathogenetische Faktoren zusammen. Dies gilt in besonderem Maße für hochbetagte, multimorbide Patienten, bei denen u. U. relativ geringgradige Noxen – beispielsweise eine Harnweginfektion oder eine mäßige Exsikkose – ein Delir auslösen können. Differentialdiagnostische Überlegungen müssen sowohl hinsichtlich der Abgrenzung zu anderen psychopathologischen Syndromen als auch in Bezug auf das Erkennen der verursachenden Erkrankung(en) angestellt werden (Hewer, Förstl 1994):

- Auf der **syndromalen Ebene** ist vor allem eine Abgrenzung zu dementiellen Erkrankungen notwendig, wobei Mischbilder häufig vorkommen. Da eine sichere Abgrenzung zwischen beiden Krankheitsbildern nicht selten erst im Verlauf möglich ist (Gertz 1993), sollte man im Zweifelsfall primär vom Vorliegen eines Delirs ausgehen, um eine Behandlung potentiell reversibler körperlicher Grunderkrankungen und kognitiver Einbußen nicht zu versäumen. Bei deutlich ausgeprägten produktiv psychotischen oder affektiven Symptomen sind die Erkrankungen des schizophrenen und affektiven Formenkreises differentialdiagnostisch zu beachten.
- Auf der **ätiologischen Ebene** ist die Frage der verursachenden Grunderkrankungen zu klären. In der Notfallsituation kommt es besonders darauf an, akut bedrohliche Situationen zu erkennen (**Tab. 9.2**). Neben der Anamnese- und Befunderhebung sind eine EKG-Ableitung und labormedizinische Untersuchungen (BKS, Blutbild, Elektrolyte, Leber- und Nierenfunktionsparameter, Blutzucker, Urinsediment) indiziert. Bei entsprechendem Verdacht sollten die erforderlichen apparativen Untersuchungen (z.B. kraniale Compu-

Tab. 9.2 Bedrohliche körperliche Erkrankungen als mögliche Ursachen für ein Delir

- mit zerebraler Minderperfusion einhergehende kardiale Erkrankungen (Myokardinfarkt, Herzinsuffizienz, brady- und tachykarde Rhythmusstörungen)
- hypertensive Enzephalopathie
- respiratorische Insuffizienz
- Nieren-/Leberinsuffizienz
- akute endokrinologische und Stoffwechselkrisen (z.B. Hyper-/Hypoglykämie)
- Entgleisung des Wasser- und Elektrolythaushalts
- Vitaminmangelzustände (z.B. Wernicke-Enzephalopathie)
- Infektionen (z.B. Pneumonie, Sepsis)
- Erkrankungen des zentralen Nervensystems (intrakranielle Blutungen, Infarkte, Infektionen, Traumata, nichtkonvulsiver Anfallsstatus)
- Intoxikationen
- Entzugssyndrome bei Alkoholabhängigkeit, Sedativaabhängigkeit

tertomographie, EEG) unverzüglich in die Wege geleitet werden. Wegen der Unruhe der Patienten können die Untersuchungen oft nur unter medikamentöser Sedierung durchgeführt werden. Dafür kommen Haloperidol, niederpotente Neuroleptika oder Midazolam als Benzodiazepin mit sehr kurzer Wirkdauer in Frage. Selbstverständlich müssen die Vitalfunktionen danach sorgfältig beobachtet werden (z. B. durch pulsoxymetrische Überwachung).

Da delirante Syndrome häufig durch psychotrope und sonstige Pharmaka bedingt sind, kann die Notwendigkeit einer minutiösen Medikamentenanamnese nicht genug betont werden.

Therapeutisches Vorgehen
Als Folge von psychomotorischer Unruhe und Desorientierung können Eigengefährdungen auftreten, so daß die Patienten ständig überwacht werden müssen. Man sollte versuchen, den Realitätsbezug auf dem Wege des Gesprächs zu stärken, wobei auf klare Formulierungen, das Vermeiden von Mißverständnissen und die Vermittlung des Gefühls der emotionalen Zuwendung geachtet werden sollte. Die Umgebungsbedingungen sollten so gestaltet sein, daß dem Patienten die Reorientierung erleichtert wird, z. B. durch eine Konstanz der Bezugspersonen, regelmäßige Kontakte zu den Angehörigen, die Korrektur sensorischer Defizite, die Versorgung mit Orientierungshilfen und das Vermeiden unnötiger Irritationen (Francis 1992).

Von entscheidender Bedeutung ist die kausale Behandlung der zum Delir führenden Erkrankungen, also beispielsweise die antibiotische Behandlung einer Pneumonie, die Stabilisierung der Herz-Kreislauf-Situation etc. Alle Maßnahmen, die der Erhaltung oder Wiedererlangung der körperlichen Homöostase dienen, sind zu beachten: dazu gehören Überwachung und ggf. Korrektur der Vitalparameter, Sicherstellung von Ernährung und Flüssigkeitszufuhr, Thrombembolieprophylaxe, Lagerung, Mobilisation etc. (Taylor, Lewis 1993).

Die psychopharmakologische Behandlung des Delirs orientiert sich an der mutmaßlichen Pathogenese des Krankheitsbildes (Schneider 1993):

- Beim Delir im Rahmen von Hirn- und Allgemeinerkrankungen werden Psychopharmaka unter rein symptomatischem Aspekt eingesetzt, wenn es unter den anderen besprochenen Maßnahmen nicht zu einer ausreichenden Besserung kommt. Haloperidol ist Mittel der ersten Wahl, vor allem, wenn produktiv-psychotische Phänomene im Vordergrund stehen. Die Dosierung sollte einschleichend erfolgen (Initialdosis 0,5–5 mg/Tag). Bei ausgeprägten Bildern können deutlich höhere Dosen erforderlich werden.

Von den niederpotenten Neuroleptika können die Substanzen vom Butyrophenontyp sinnvoll zur Dämpfung von Erregung und psychomotorischer Unruhe eingesetzt werden, ggf. auch in Kombination mit Haloperidol. Hingegen sind trizyklische Neuroleptika wie Levomepromazin, Chlorprothixen oder Thioridazin wegen ihrer anticholinergen Effekte möglichst zu vermeiden (**Tab. 9.1**). Bei sorgfältiger Beachtung der Kontraindikationen kommt auch Clomethiazol in Frage (Richtdosis 3mal 2 Kapseln bzw. 3mal 10 ml Mixtur/Tag). Benzodiazepine sollten restriktiv eingesetzt werden, und wenn in möglichst niedriger Dosierung einer Substanz mit kürzerer Halbwertszeit. Kombinationen von Haloperidol mit Benzodiazepinen oder mit Clomethiazol sind prinzipiell möglich.

- Wenn der Verdacht auf ein Entzugsdelir besteht, muß eine spezifische Pharmakotherapie unverzüglich eingeleitet werden, um potentiell lebensbedrohlichen Komplikationen entgegenzuwirken:
  – beim Alkoholdelir ist Clomethiazol das Mittel der ersten ‚Wahl: Initialdosis 2 Kapseln oder 10 ml Mixtur, eine Wiederholung nach 30 Minuten ist möglich. Bei Kontraindikationen gegen Clomethiazol wird mit Benzodiazepinen behandelt, ggf. ergänzt durch Haloperidol (Tiecks, Einhäupl 1994). Bei leichteren Entzugssyndromen kommt auch eine Behandlung mit Carbamazepin in Frage.
  – Beim Delir nach Entzug von Benzodiazepinen oder Barbituraten besteht die Gefahr gehäufter Krampfanfälle oder gar eines Status epilepticus. Deshalb sollte ein Medikament aus der entsprechenden Substanzgruppe wieder angesetzt werden, bis die Symptome abklingen und dann über einen mehrwöchigen Zeitraum ausgeschlichen werden.

- Anticholinerges Delir: bei ausgeprägter Symptomatik bzw. mangelnder Besserung nach Absetzen der auslösenden Medikamente (z. B. trizyklische Psychopharmaka, Antihistaminika), ist der Einsatz von Physostigmin zu erwägen, das die anticholinerge Symptomatik innerhalb weniger Minuten antagonisiert. Die Kontraindikationen (obstruktive Atemwegserkrankungen, bradykarde Rhythmusstörungen, schwere koronare Herzkrankheit) müssen sorgfältig beachtet werden. Die Initialdosis beträgt 1–2 mg. Eine EKG-Monitorkontrolle ist erforderlich. Schon nach etwa 1 Stunde ist mit dem Nachlassen der Wirkung von Physostigmin zu rechnen, so daß ggf. erneute Injektionen oder eine Dauerinfusion durchzuführen sind. Im Falle einer Überdosierung von Physostigmin können die cholinergen Wirkungen durch Atropin aufgehoben werden (Hyman, Tesar 1994).

Weiterbehandlung
Da ein Delir potentiell lebensbedrohlich ist, ist die stationäre Aufnahme meist nicht zu vermeiden. Bei leichterer Symptomatik und vorbestehender Demenz kann eine ambulante Behandlung versucht werden, sofern eine durchgehende häusliche Betreuung gewährleistet ist.

Stupor

Der Stupor ist durch eine Einschränkung der Kontakt- und Kommunikationsfähigkeit gekennzeichnet. Die Patienten sind zurückgezogen, sprechen nicht oder kaum, zeigen keine oder nur geringe Reaktionen auf Initiativen des Untersuchers. Im Extremfall ist der Patient völlig reglos und zu sprachlichen Äußerungen ebensowenig wie zur Aufnahme von Nahrung und Flüssigkeit in der Lage. Eine Bewußtseinsstörung liegt jedoch nicht vor (Scharfetter 1991). Die Patienten halten die Augen meist geöffnet; sind sie geschlossen, handelt es sich um ein aktives "Zukneifen". Typisch sind auch Abwehrbewegungen, beispielsweise bei Blutdruckmessung etc.

Differentialdiagnose
Im höheren Lebensalter ist in erster Linie an einen depressiven Stupor zu denken. Bei diesen Patienten ist der Antrieb maximal gehemmt, ihr Gesichtsausdruck vermittelt Rat- und Hilflosigkeit. Typischerweise liegt eine wahnhafte Depression zugrunde. Die Patienten sind in einem Zustand der Gefühllosigkeit und Devitalisierung erstarrt. Ihr Denken kreist um solche Inhalte wie Schuld, Versündigung, Zerstörung oder Katastrophenerleben.

Stuporzustände bei katatoner Schizophrenie oder dissoziativen Störungen werden bei älteren Menschen nur ausnahmsweise beobachtet.

Wichtige organische Differentialdiagnosen sind die Parkinson-Krise, bestimmte epileptische Zustandsbilder (Status-non-konvulsivus, postiktale Zustände), entzündliche und degenerative Hirnerkrankungen sowie Stupors bei metabolischen Entgleisungen (Hypo-, Hyperglykämie, Urämie etc.). Durch Neuroleptika hervorgerufene akinetische Bilder können bei älteren Patienten, die bereits zuvor in ihrer Mobilität eingeschränkt waren, leicht übersehen werden. Bei neuroleptischer Vorbehandlung muß gezielt nach den Leitsymptomen des malignen neuroleptischen Syndroms gesucht werden (schwere extrapyramidale Störungen, insbesondere Rigor; Fieber; Zeichen der vegetativen Dysregulation).

Therapeutisches Vorgehen
Beim Umgang mit dem stuporösen Patienten ist zu beachten, daß er trotz fehlender Reagibilität aufnahmefähig ist. Deshalb sollte man sich im Erstkontakt genauso wie bei anderen Patienten verhalten, d. h. sich vorstellen und erklären, welche Maßnahmen man vorzunehmen beabsichtigt. Bei Normabweichungen der Vitalparameter sollte die notwendige internistische Diagnostik und Therapie unverzüglich in die Wege geleitet werden, bei Verdacht auf malignes neuroleptisches Syndrom ist eine intensivmedizinische Behandlung in Betracht zu ziehen. Die zur Aufrechterhaltung einer ausreichenden Flüssigkeits-, Elektrolyt- und Kalorienzufuhr notwendigen Maßnahmen sind unten (s. S. 480ff) dargestellt. Bei persistierendem Stupor müssen die bekannten Prinzipien der Pflege von Schwerkranken beachtet werden, also Überwachung der Vitalfunktionen, Thromboseprophylaxe, Bilanzierung, Lagerung, Durchführung passiver krankengymnastischer Übungen etc.

Spezielle Maßnahmen
- **Benzodiazepine:** Bei dieser Indikation hat sich **Lorazepam** besonders gut bewährt, und zwar nicht nur bei psychogenen Zustandsbildern, sondern auch beim Stupor im Rahmen

schwerer Depressionen oder psychotischer Erkrankungen. In der Mehrzahl der Fälle kommt es zu einer Besserung, manchmal sogar zu einer kompletten Rückbildung der Symptomatik. Allerdings ist der Lorazepam-Effekt meist nur vorübergehender Natur, so daß eine gezieltere Pharmakotherapie möglichst frühzeitig eingeleitet werden sollte.

Lorazepam ist auch unter diagnostischem Aspekt einzusetzen, da viele Patienten erst danach explorierbar sind. Andererseits kann die Lockerung der psychomotorischen Erstarrung für die Zufuhr von Flüssigkeit, Nahrung und Medikamenten ausgenutzt werden.

Die Initialdosis von Lorazepam beträgt bei älteren Patienten 1 (–2) mg. Im Bedarfsfall ist auch eine parenterale Verabreichung möglich (i.m. oder langsam i.v.). Eine Alternative stellt die Applikation in der Expidet-Form dar, sofern der Patient den Mund so weit öffnet, daß der notwendige Kontakt der Tablette mit der Mundschleimhaut möglich ist.

Bei fehlender Besserung nach 30–60 Minuten können nochmals 1 (–2) mg gegeben werden, es sei denn, daß es unter der ersten Dosis zu einer deutlichen Sedierung ohne Stuporlösung gekommen wäre. Bei Ansprechen der Symptomatik auf Lorazepam und Fehlen von Kontraindikationen (Abhängigkeitsgefährdung!) kann die Behandlung für einige Tage bis maximal Wochen fortgeführt werden. Die Tagesdosis bewegt sich dabei in einer Größenordnung von 3mal 1 mg.

● **Antidepressiva:** Nach Ausschluß der bekannten Kontraindikationen, wird vorzugsweise mit trizyklischen Antidepressiva per Infusion behandelt, da dies die zuverlässigste Applikationsform darstellt und wirksame Plasmaspiegel rascher als bei oraler Gabe erreicht werden. Bewährt haben sich sedierende Antidepressiva wie Amitriptylin oder Doxepin, die einen günstigen Einfluß auf die innere Unruhe und Anspannung der Patienten ausüben. Die übliche Initialdosis beträgt 25 mg, die in einer Trägerlösung von 250 oder 500 ml über mindestens 1 bis 2 Stunden infundiert werden. Die weitere Dosierung ist in Abhängigkeit von der Verträglichkeit der ersten Infusion festzulegen. Antriebssteigernde Antidepressiva sollten nicht gegeben werden.

● **Neuroleptika:** Da wahnhafte Depressionen auf eine Monotherapie mit Antidepressiva häufig nicht ansprechen, ist in solchen Fällen die zusätzliche Gabe eines Neuroleptikums indiziert. Der Stupor im Rahmen einer katatonen Schizophrenie ist eine sehr seltene Indikation für eine neuroleptische Behandlung im höheren Lebensalter. Neuroleptika dürfen so lange nicht verabreicht werden, wie eine Verursachung des Krankheitsbildes durch diese Stoffgruppe nicht sicher **ausgeschlossen** ist.

● **Biperiden:** Bei Verdacht auf eine Neuroleptika-induzierte Akinese ist Biperiden Mittel der Wahl (Initialdosis 1/2 Ampulle = 2,5 mg, ggf. Wiederholung nach 15 Minuten).

● **Elektrokrampftherapie (EKT):** Vor allem beim Stupor im Rahmen einer wahnhaften Depression ist die EKT die Methode mit der besten Wirksamkeit und der kürzesten Wirklatenz (Abrams 1992). Dieser Aspekt gewinnt besondere Bedeutung, wenn körperliche Sekundärkomplikationen drohen oder bereits eingetreten sind. Auch bei diesen schwerkranken Patienten ist das Risiko bedrohlicher Nebenwirkungen der EKT eher gering.

Weiterbehandlung

Im Normalfall ist eine stationäre Aufnahme nicht zu umgehen. Bei den im Alter seltenen psychogenen Stuporzuständen kann unter Umständen von einer Hospitalisierung Abstand genommen werden, soweit sich nach der Lösung der psychomotorischen Erstarrung keine Anhaltspunkte für eine akute Gefährdung ergeben. Bei organischen Grunderkrankungen oder körperlichen Sekundärkomplikationen ist zu klären, ob die psychiatrische oder körpermedizinische Behandlung vorrangig ist. Inwieweit vor dem Transport in die Klinik ein Medikament verabreicht und eine Infusionstherapie begonnen werden muß, ist individuell zu entscheiden.

Verweigerung der Nahrungs- und Flüssigkeitsaufnahme

Entsprechende Probleme können sich nicht nur bei stuporösen Bildern, sondern auch bei paranoid-halluzinatorischen Syndromen, beim Delir und bei fortgeschrittenen dementiellen Krankheitsbildern ergeben. Wegen der bekannten nachteiligen Auswirkungen einer Exsikkose auf die Hirnfunktion auch angesichts des häufig reduzierten Ernährungszustandes dieser Patienten sollte frühzeitig mit der Zufuhr von Flüssigkeit, Elektrolyten und möglichst auch Kalorien begonnen werden. Wenn nur ein oder zwei Tage überbrückt werden müssen, reicht es meist aus, über einen peripheren venösen Zugang elektrolythaltige Infusionen, evtl. ergänzt durch 5%ige Glukoselösung, zu verabreichen. Eine Alternative stellt die Infusion einer niedrigprozentigen Aminosäurelösung mit Kohlenhydraten dar. Auch diese Lösungen können über einen peripheren Zugang verabreicht werden. Bei einer Infusionsmenge von 2–3 Litern pro Tag können damit 1000 bis 1500 Kalorien infundiert werden, der Elektrolytbedarf des Organismus wird gedeckt. Die in den Herstellerempfehlungen genannten Anwendungsbeschränkungen sind zu beachten.

Korrekturbedürftige Störungen des Wasser- und Elektrolythaushaltes müssen zu Beginn der Infusionstherapie diagnostiziert werden (Hypokaliämie, Hypernatriämie, Volumenmangel etc.). Die Zeit bis zum Vorliegen der Laborparameter kann mit der Infusion einer Vollelektrolytlösung überbrückt werden.

Wenn nicht absehbar ist, wie lange Flüssigkeit und Nahrung künstlich zugeführt werden müssen, sollten die Patienten per Magensonde ernährt werden. Die heute handelsüblichen, nicht schleimhautschädigenden Sonden können zumindest für mehrere Wochen belassen werden. Wegen der Gefahr schwerwiegender Komplikationen durch eine unbemerkte Fehllage der Sonde ist eine röntgenologische Lagekontrolle obligat (Rabast 1985). Die von den verschiedenen Herstellern angebotenen Standardformuladiäten erlauben eine bedarfsgerechte Ernährung bei der Mehrzahl der Patienten. Bei Vorliegen eines Diabetes mellitus, einer Leber- oder Niereninsuffizienz muß auf Spezialdiäten ausgewichen werden. Bezüglich der technischen Durchführung der Sondenernährung sei auf weiterführende Literatur verwiesen (Biesalski et al. 1995; Höllwarth, Schlag 1990).

Wenn eine künstliche Ernährung auf unabsehbare Zeit notwendig ist und die Patienten die Nasensonde nicht tolerieren, ist die Anlage einer perkutanen endoskopischen Gastrostomie (PEG) in Betracht zu ziehen. Die parenterale Ernährung über einen zentralen Venenkatheter kann längstens über einen Zeitraum von wenigen Wochen durchgeführt werden und ist wegen der hohen Infektionsgefährdung nur ausnahmsweise indiziert.

Schwierige Situationen ergeben sich dann, wenn die Patienten sich krankheitsbedingt gegen die Infusionsbehandlung oder die Ernährung per Magensonde wehren. Nicht selten müssen sie fixiert oder medikamentös sediert werden, um eine ausreichende Zufuhr von Nahrung und Flüssigkeit sicherzustellen. Dabei ist zu prüfen auf welcher Rechtsgrundlage dies geschieht bzw. ob eine Betreuung eingerichtet werden muß. Aus medizinischer Sicht sind die Nachteile einer Exsikkose und Malnutrition gegen die Probleme, die sich aus der Anwendung von Zwangsmaßnahmen ergeben, abzuwägen.

Unter Berücksichtigung ethischer Gesichtspunkte ist zu überlegen, unter welchen Voraussetzungen man berechtigt ist, eine Zwangsernährung durchzuführen (Schlierf 1992). Die Indikation für solche Maßnahmen ist unumstritten, wenn es sich um akute und therapeutisch beeinflußbare Krankheitsbilder handelt, wie z.B. Depression oder Delir. Hingegen muß bei weit fortgeschrittenen Demenzerkrankungen im Einzelfall überlegt werden, ob Zwangsmaßnahmen vertretbar erscheinen (Luchins, Hanrahan 1993).

Suizidalität

Symptomatik

Die Behandlung suizidaler Patienten gehört zu den häufigsten psychiatrischen Notfallsituationen. Das gilt auch für die Gerontopsychiatrie angesichts der gerade bei älteren Männern sehr hohen Suizidrate. Die Grundlagen der Suizidalität im höheren Lebensalter sind in Kap. 7.3 beschrieben.

Notfallkonsultationen werden zum einen erforderlich bei Patienten, die einen **Suizidversuch** unternommen haben, zum anderen bei Menschen, die durch verbale Äußerungen oder ihr Verhalten **Suizidabsichten** erkennen lassen.

Die wesentliche Aufgabe des hinzugerufenen Arztes besteht darin, das Vorhandensein und die Intensität der aktuellen Gefährdung einzuschätzen (**Tab. 9.3**). Wichtiges Kriterium für eine weiterbestehende Gefährdung sind aktive Suizidgedanken, vor allem dann wenn sie als drängend erlebt werden und der Betroffene bereits konkrete Planungen oder

Tab. 9.3 Diagnostisches Vorgehen bei Suizidalität (modifiziert nach Bronisch)

Diagnostische Ebene	Diagnostische Ziele
Anamnese und psychopathologische Befunderhebung	Erfassen der Symptomatik (Art der durchgeführten bzw. beabsichtigten suizidalen Handlung, aktuelle psychische und körperliche Beschwerden)
	Information über Vorerkrankungen (Suizidversuche!) und Lebenssituation
	Verstehen auslösender Konfliktsituationen
	Erkennen psychischer Erkrankungen (insbesondere depressiver Syndrome)
	Beurteilung der aktuellen Suizidgefährdung – aktive vs. passive Gedanken – konkrete Planung vs. ungerichtete Absichten – häufige, drängende vs. seltene Gedanken – psychomotorische Agitiertheit vs. Hemmung – Suizidmotive – Risikofaktoren für suizidales Verhalten – Methode und Arrangement einer geplanten oder durchgeführten suizidalen Handlung
Körperliche Untersuchung	Erfassen therapierelevanter körperlicher Begleiterkrankungen (incl. der Folgen suizidaler Handlungen)
Fremdanamnese	Ergänzung und Überprüfung der Angaben des Patienten (z. B. bei Bagatellisierungstendenzen oder psychotischer Symptomatik; möglichst mit dem Einverständnis des Betroffenen!)

Vorbereitungen angestellt hat. Psychomotorische Unruhe und Agitiertheit sind mit einem vergleichsweise höheren Risiko verbunden, als dies bei einer Antriebshemmung der Fall ist.

Wichtig ist ferner, sich in die Motive für das suizidale Verhalten hineinzudenken (Möller 1994): handelt es sich primär um einen **Hilferuf an die Mitmenschen**, steht der **Wunsch nach Zäsursetzung** im Vordergrund, also beispielsweise die Absicht, durch Tabletteneinnahme von einer unbewältigten Lebenssituation Abstand zu gewinnen oder ist eine **Selbsttötungsabsicht** im eigentlichen Sinne zu erkennen? Natürlich können auch in solchen Fällen, wo die beiden erstgenannten Motive führend sind, autodestruktive Momente eine wichtige Rolle spielen und vor allem dann an Gewicht gewinnen, wenn die Umwelt auf das suizidale Verhalten nicht oder nicht angemessen reagiert. Generell ist Suizidalität beim älteren Menschen mit einem vergleichsweise höheren autoaggressiven Potential verbunden (Conwell 1995).

Auch sind diejenigen Merkmale zu beachten, die als Indikatoren für ein erhöhtes Suizidrisiko gelten (s. a. Kap. 7.3, Tab. 7.3.4), also bestimmte Erkrankungen wie Depressionen oder Alkoholmißbrauch, anamnestisch bekannte Suizidversuche, unverarbeitete Kränkungen oder das Erleben einer unerträglichen Vereinsamung. Andererseits sollten protektive Faktoren nicht übersehen werden: dies betrifft insbesondere das Vorhandensein einer Zukunftsperspektive, aber auch die Entlastung des Patienten durch die therapeutische Intervention.

Nach überlebtem Suizidversuch liefern gewählte Methode sowie zeitliches und örtliches Arrangement wichtige Hinweise auf die Ausprägung der autoaggressiven Motivation. Auch sollte man sich ein Bild davon machen, ob die Patienten es bereuen, noch am Leben zu sein oder ob sie Genugtuung darüber empfinden können. Schließlich ist zu beachten, ob die auslösende Konfliktsituation unverändert fortbesteht oder Lösungsmöglichkeiten erkennbar werden. Vorsicht ist dann geboten, wenn das Erleben des Patienten weiterhin unkorrigierbar durch Hoffnungslosigkeit und Verzweiflung geprägt ist.

Schwierige diagnostische Probleme ergeben sich bei denjenigen Menschen, die ihre Suizidgedanken nicht offen äußern oder sogar bewußt verheimlichen. Es gibt Anhaltspunkte dafür, daß ältere Menschen häufiger als junge dieses Verhalten zeigen (Carney et al. 1994). Andererseits zeigt die Tatsache, daß gerade im höheren Lebensalter viele Suizidenten in den letzten Lebenswochen einen Arzt konsultieren (Vassilas, Morgan 1994), daß diese Menschen durchaus Hilfe suchen, offenbar aber nicht dazu in der Lage sind, ihre lebensmüden Gedanken auszusprechen.

Deshalb sollte man sich nicht scheuen, bei denjenigen Patienten, bei denen ein erhöhtes Suizidrisiko anzunehmen ist, dieses im ärztlichen Gespräch zu thematisieren. Da Suizidalität nahezu immer mit einer Depression einhergeht, hat es sich bewährt, die Exploration zunächst in diese Richtung zu lenken. Wenn der Patient entsprechende Symptome bejaht, fällt es relativ leicht die Frage nach passiven und schließlich auch nach aktiven Suizidgedanken zu stellen. Die Besorgnis, man könne dadurch eine Suizidgefährdung erst provozieren, ist unbegründet. Vielmehr darf man darauf hoffen, daß durch die offene Ansprache suizidaler Impulse "eine Brücke zum Suizidalen geschaffen und er aus der Isolierung befreit werden kann" (Wächtler 1992). Allerdings gelingt es nicht immer, eine derart offene Gesprächsatmosphäre zu erzielen. Deshalb sollte man grundsätzlich versuchen, die Angaben des Patienten fremdanamnestisch zu ergänzen und zu überprüfen. Nicht selten erfährt man erst von den Angehörigen über eine ernsthafte Eigengefährdung, nachdem der Patient sich zuvor strikt davon distanziert hatte.

Differentialdiagnose

Nach Schätzungen verschiedener Autoren leiden ca. 90% der Suizidenten an einer psychischen Erkrankung. Dabei scheint die Dynamik des suizidalen Geschehens durch das Zusammentreffen von psychischer Erkrankung und krisenhaften Entwicklungen im psychosozialen Umfeld zustande zu kommen (Carney et al. 1994). Im höheren Lebensalter sind depressive Syndrome mit Abstand die häufigste prädisponierende Erkrankung (Conwell 1995). Besonders zu beachten ist die Realitätsverkennung im Rahmen einer wahnhaften Depression, die nicht selten entscheidend dafür ist, daß der Suizid für den Betroffenen als vermeintlich einzige Lösungsmöglichkeit übrigbleibt. Wichtig ist auch, körperliche Erkrankungen, die mit einer erheblichen Einschränkung der Lebensqualität verbunden sind, zu erkennen (Summa 1986), da deren adäquate Behandlung eine wichtige Voraussetzung für den Neuaufbau einer positiven Lebensperspektive darstellt.

Therapeutisches Vorgehen

Das **Gespräch** mit dem suizidalen Patienten hat neben seiner diagnostischen Bedeutung von Anfang an eine eminent therapeutische Funktion. In dem Maße wie es gelingt, dem Patienten Empathie zu vermitteln und ihm durch geduldiges Zuhören deutlich zu machen, daß man ihn ernst nimmt, sind wesentliche Voraussetzungen für den Aufbau einer tragfähigen therapeutischen Beziehung gegeben. Auf diese Art und Weise wird man am ehesten erreichen, daß der Patient sich im Gespräch offenbart und daß er bereit ist, die vorgeschlagenen Behandlungsmaßnahmen zu akzeptieren. Nachdem man sich einen Eindruck von der individuellen Konfliktsituation verschafft hat, kann nach Lösungsmöglichkeiten gesucht werden, die man jedoch dem Patienten nicht aufdrängen, sondern mit ihm gemeinsam entwickeln sollte. Wo immer dies sinnvoll erscheint, sollte das soziale Umfeld, insbesondere die Familienangehörigen, frühzeitig in die therapeutische Arbeit miteinbezogen werden.

Medikamente sollten dann gegeben werden, wenn der Patient durch Symptome wie Erregung, Unruhe oder Grübelzwänge deutlich beeinträchtigt ist. Eine der wichtigsten Maßnahmen besteht in der Regulierung des Nachtschlafs. Bei depressiven Patienten bietet sich für diese Situationen die Verordnung eines sedierenden Antidepressivums an (z. B. Doxepin oder Amitriptylin). Alternativ kommen niederpotente Neuroleptika (z. B. Chlorprothixen) oder Benzodiazepine (z. B. Oxazepam, Lorazepam) in Frage. Bei psychotischen Erkrankungen sollte man frühzeitig mit einem hochpotenten Neuroleptikum, wie Haloperidol, behandeln.

Selbstverständlich muß man bei jeder Arzneimittelverordnung für ambulante Patienten die Risiken einer möglichen Intoxikation beachten. Konkret bedeutet dies, daß insbesondere trizyklische Antidepressiva nur in kleiner Packungsgröße und unter engmaschiger Überwachung verordnet werden dürfen.

Der Umfang **protektiver Maßnahmen** wird bestimmt vom Schweregrad der suizidalen Gefährdung. Er reicht von engmaschigen Terminvereinbarungen bei ambulanten Patienten bis hin zur Aufnahme auf einer geschlossenen Station mit lückenloser pflegerischer Überwachung. Wenn eine stationäre Aufnahme vermieden werden kann, ist zu prüfen, welche Absprachen im Einzelfall zu treffen sind, z. B. hinsichtlich der Betreuung durch Angehörige. Die Dringlichkeit **medizinischer Behandlungsmaßnahmen** richtet sich naturgemäß nach der Akuität von Vergiftungs- und Verletzungsfolgen oder sonstigen begleitenden Erkrankungen.

Weiterbehandlung

Grundsätzlich ist die höhere "Malignität" suizidalen Verhaltens bei älteren Menschen (Tueth 1994a) zu beachten. Patienten nach Suizidversuchen sollten auch dann, wenn diese mit letztlich untauglichen Mitteln unternommen wurden, stationär behandelt werden. Bei Suizidabsichten ist individuell unter Berücksichtigung der weiter oben skizzierten Kriterien zu entscheiden. Patienten, die eine stationäre Aufnahme ablehnen, auch wenn diese bei fortbestehender Eigengefährdung unumgänglich ist, müssen notfalls zwangseingewiesen werden. Dieses Vorgehen ist juristisch dadurch gerechtfertigt, daß man in solchen Situationen im Regelfall von einem Zustand krankhafter Einschränkung der freien Willensbildung ausgehen darf (Häfner 1989). Das praktische Vorgehen richtet sich nach den auf Länderebene gültigen Unterbringungsgesetzen.

Sonstige Gefährdungen

Gefährdungen bei kognitiver Beeinträchtigung

Mit dem Fortschreiten dementieller Abbauprozesse verlieren die Patienten zunehmend die Fähigkeit, sich auch in der ihnen bis dahin vertrauten Umgebung zurechtzufinden. Es liegt auf der Hand, daß daraus erhebliche Gefährdungen resultieren, z. B. durch nächtliches Herumirren oder durch nicht angepaßtes Verhalten im Straßenverkehr. Zusätzliche Fremdgefährdungen sind möglich, wenn die Patienten sich nicht vom Autofahren abhalten lassen oder wenn sie nicht mehr in der Lage sind, Haushaltsgeräte sachgemäß zu benutzen.

Notfallkonsultationen kommen meist wegen zunehmender Ausprägung dieser Defizite zustande oder dann, wenn demente Patienten durch abrupte Veränderungen ihrer Lebensumwelt (z. B. durch Erkrankung von Betreuungspersonen oder Ortswechsel) in ihren adaptativen Fähigkeiten überfordert werden.

In der Regel zeigen sich die Patienten bezüglich der genannten Probleme uneinsichtig. Deshalb ist bei manifester Eigen- oder Fremdgefährdung eine fürsorgliche Klinikaufnahme unter Anwendung der Unterbringungsgesetze nicht zu umgehen, wenn unter ambulanten Bedingungen eine ausreichend protektive Situation nicht hergestellt werden kann.

Verwahrlosung

Diese ist gekennzeichnet durch hygienisch unakzeptable Wohnbedingungen bei massiver Selbstvernachlässigung mit der Folge extremer körperlicher Verschmutzung, zunehmender Malnutrition und Exazerbation behandelbarer Erkrankungen. Verschiedenartige psychische Störungen können einer Verwahrlosung zugrundeliegen, insbesondere Psychosen, Depressionen, organische Psychosyndrome und Persönlichkeitsstörungen. In vielen Fällen lehnen die Betroffenen angebotene Hilfe ab, so daß dann, unter Berücksichtigung der rechtlichen Bestimmungen, zu prüfen ist, ob Maßnahmen zur Veränderung der Lebenssituation eingeleitet werden können. Notfallmäßiges Handeln wird notwendig, wenn es zu akuten und bedrohlichen körperlichen Problemen kommt (Exsikkose, Infektionen etc.). In diesen Fällen ist es möglich, entweder im Rahmen der einstweiligen Anordnung einer Betreuung oder einer fürsorglichen Aufnahme nach den Unterbringungsgesetzen die sofortige Krankenhausbehandlung in die Wege zu leiten.

Mißhandlung

Neben Mißhandlungen im engeren Sinne durch körperliche Gewalt sind hier auch diejenigen Situationen zu nennen, in denen die Grundbedürfnisse pflegebedürftiger alter Menschen grob vernachlässigt werden. Nicht selten sind die Opfer von psychischen Erkrankungen, besonders von dementiellen Syndromen, betroffen. Bei der Erstkonsultation ist es schwierig, oft unmöglich, ein klares Bild über den Ablauf der Geschehnisse zu bekommen. Deshalb sollte der hinzugerufene Arzt zurückhaltend sein, mögliche Täter mit seinem Verdacht zu konfrontieren. Wichtig ist eine sorgfältige Befunddokumentation. Das Opfer sollte durch eine stationäre Aufnahme zumindest temporär aus der problematischen Umgebung herausgenommen werden. In der Klinik können dann, bei enger Zusammenarbeit mit sozialen Diensten, Lösungsmöglichkeiten in Angriff genommen werden. Wenn die stationäre Aufnahme von den betreuenden Personen verweigert wird, ist eine Einschaltung juristischer Institutionen möglich (Polizei, Vormundschaftsgericht). In den Fällen, in denen der Betroffene selbst mit einer Aufnahme nicht einverstanden ist, sollte man prüfen, ob diese – bei Einschaltung des zuständigen Gesundheitsamtes – mittels gesetzlicher Betreuung oder Unterbringung in die Wege geleitet werden kann.

Notfälle durch Psychopharmaka

Psychopharmaka können nicht nur bei Intoxikation, sondern auch in therapeutischer Dosierung zu verschiedenen Notfallsituationen auf internistischem wie auf neurologisch-psychiatrischem Gebiet führen. Menschen im höheren Lebensalter stehen aus verschiedenen Gründen (Multimorbidität, Polymedikation, veränderte Pharmakokinetik) vermehrt unter dem Risiko, unerwünschte Arzneimittelwirkungen zu entwickeln (Müller 1992). Die folgenden Ausführungen beziehen sich in erster Linie auf akut bedrohliche Komplikationen der therapeutischen Anwendung von Psychopharmaka. Hinsichtlich des Vorgehens bei Intoxikationen sei auf die allgemeine notfallmedizinische Literatur verwiesen (Halhuber 1993).

Malignes neuroleptisches Syndrom (MNS)
Leitsymptome sind (Pope et al. 1986) Fieber über 38 Grad, schwere extrapyramidale Störungen (Rigor, Akinese, Tremor) und die Zeichen der autonomen Dysfunktion (u. a. Hypertonie, Tachykardie, profuses Schwitzen). Als Nebenkriterien gelten Veränderungen der Bewußtseinslage, wie Somnolenz oder Delir, sowie Anstieg von Kreatinkinase und Leukozyten. Am häufigsten wird das MNS-Syndrom durch hochpotente Neuroleptika ausgelöst, prinzipiell können aber alle Dopamin-Antagonisten, also auch eine Substanz wie Metoclopramid, das Syndrom verursachen (Förstl, Hewer 1989). In seltenen Fällen kommt es zu einem ähnlichen Krankheitsbild, wenn bei Patienten mit Morbus Parkinson die Therapie mit Dopamin-Agonisten abrupt abgesetzt wird (Weller, Kornhuber 1992). Es liegen Anhaltspunkte für eine erhöhte Letalität des MNS-Syndroms beim älteren Menschen vor. Nach einer Literaturübersicht bewegt sich die Häufigkeit tödlicher Verläufe bei älteren Patienten in der Größenordnung von 30% (Addonizio 1992).

Therapie: Wesentlich für die Prognose ist die Früherkennung. Deshalb sollte man bei neuroleptisch behandelten Patienten bei Auftreten von Fieber oder ausgeprägten extrapyramidalen Störungen immer das MNS-Syndrom in Betracht ziehen. Gerade beim älteren Menschen kann die Diagnosestellung schwierig sein, da Immobilität, Rigor etc. in dieser Altersgruppe relativ unspezifische Symptome darstellen und ein drastischer Temperaturanstieg ausbleiben kann (Addonizio 1992). Sobald konkrete Verdachtsmomente vorliegen, ist die sofortige Neuroleptika-Karenz obligat. Wichtig ist ferner die supportive Behandlung (Stabilisierung der Kreislauffunktion, Bilanzierung und Korrektur von Wasser- und Elektrolythaushalt etc.), die am besten auf einer Intensivstation stattfinden sollte. Über den Einsatz von Medikamenten zur Wiederherstellung der gestörten dopaminergen Transmission (z. B. Bromocriptin, Lisurid) bzw. zur Senkung des erhöhten Muskeltonus (Dantrolen) ist im Einzelfall zu entscheiden (Sczesni et al. 1991).

Serotonin-Syndrom
Dieses seltene und ebenfalls lebensbedrohliche Krankheitsbild ist gekennzeichnet durch hohes Fieber, profuses Schwitzen, Tremor, Hyperreflexie, Myoklonien, psychomotorische Erregung und Delir. Es kann auftreten wenn serotonerge Substanzen (SSRI, Clomipramin, L-Tryptophan) mit MAO-Hemmern

kombiniert werden. In manchen Fällen wurde das Syndrom zu einem Zeitpunkt beobachtet, wo bereits eines der genannten Pharmaka abgesetzt worden war. Deshalb sind die z.T. mehrwöchigen Abklingquoten der potentiell ursächlichen Medikamente unbedingt zu beachten. Das Hauptrisiko ergibt sich bei Kombination mit irreversiblen, nicht selektiven MAO-Hemmern (Tranylcypromin). Aber auch bei Anwendung selektiver, reversibler MAO-Hemmer (Moclobemid) sind derartige Risiken nicht auszuschließen, so daß die entsprechenden Medikamente nur unter bestimmten Kautelen konsekutiv angewandt werden dürfen (Benkert, Hippius 1995).

Therapie: Neben dem sofortigen Absetzen der auslösenden Medikamente zielt diese auf die symptomatische Behandlung der Komplikationen. Bei schweren Verläufen müssen die Patienten intensivmedizinisch behandelt werden. Durch die i.v.-Gabe von Dantrolen kann man versuchen, eine Muskelrelaxation zu erreichen und dadurch die massiv vermehrte Thermogenese zu reduzieren. Zusätzlich kommt die Behandlung mit Serotonin-Antagonisten (z.B. Cyproheptadin) in Frage, wobei dieses Medikament allerdings nur oral bzw. enteral verabreicht werden kann.

Kardiale Notfälle

Im wesentlichen handelt es sich um Herzrhythmusstörungen. Bei Psychopharmaka mit chinidin-artiger Begleitwirkung – also vor allem trizyklischen Antidepressiva und Neuroleptika – kann es in Folge von AV-Blockierungen zu schweren Bradykardien kommen. Umgekehrt können aber auch tachykarde Arrhythmien auftreten. Selten, aber außerordentlich bedrohlich, da häufig Vorstufe des Kammerflimmerns, ist die ventrikuläre Tachykardie vom Typ "Torsade de pointes", deren Entstehen durch eine QT-Verlängerung sowie eine Hypokaliämie begünstigt wird. Charakteristisch für diese Rhythmusstörung ist die polymorphe Konfiguration der QRS-Komplexe mit ständiger Änderung der Auslenkung des QRS-Hauptvektors (Halhuber 1993). Lithium kann durch eine Störung der Sinusknotenfunktion Bradykardien hervorrufen (Tueth 1994b).

Therapie: Es gelten die Prinzipien der internistischen Notfalltherapie (Halhuber 1993). Bei Herz-Kreislauf-Stillstand ist die kardiopulmonale Reanimation nach den gängigen Richtlinien durchzuführen. Mit erheblicher Symptomatik einhergehende Bradykardien, die nicht auf Atropin ansprechen, werden am besten durch einen temporären Schrittmacher kontrolliert. Bei der Torsade de pointes-Tachykardie dürfen unter keinen Umständen chinidin-artige Pharmaka eingesetzt werden. Neben der Substitution von Kalium und Magnesium stellt in diesen Fällen die sogenannte Overdrive-Stimulation mit einem Schrittmacher die wirksamste Maßnahme dar. Auf jeden Fall sollten Patienten, die Komplikationen der beschriebenen Art entwickelt haben, intensivmedizinisch überwacht werden.

Kreislaufreaktionen

Verschiedene Antidepressiva und Neuroleptika (vor allem trizyklische Medikamente) können über alpha-adrenolytische Wirkungen zu Blutdruckabfällen führen, die typischerweise in aufrechter Körperhaltung auftreten und Stürze und synkopale Zustände nach sich ziehen können. Hypertensive Krisen unter irreversiblen MAO-Hemmern stellen heute kaum noch ein Problem dar, da die entsprechenden Medikamente nur noch ausnahmsweise angewandt werden.

Therapie: Blutdruckabfälle lassen sich in der Regel durch richtige Lagerung und Volumenzufuhr beherrschen, die zusätzliche Gabe von vasopressorischen Medikamenten (Noradrenalin, evtl. auch Dopamin, nicht jedoch Katecholamine vom Adrenalintyp!) erübrigt sich meist.

Bei hypertensiven Krisen ist der Kalzium-Antagonist Nifedipin (5–10 mg zerbeißen und sofort schlucken lassen) Mittel der ersten Wahl. Alternativ kann der Alphablocker Urapidil (Initialdosis 10–25 mg i.v.) gegeben werden.

Respiratorische Komplikationen

Eine gefürchtete Komplikation der i.v.-Gabe von Benzodiazepinen ist der Atemstillstand, weswegen die Injektion immer langsam über mehrere Minuten erfolgen muß und der spezifische Antagonist Flumazenil möglichst bereitgehalten werden sollte. Bei vorbestehender respiratorischer Globalinsuffizienz kann es auch bei oraler Gabe von Benzodiazepinen zu einer Verschlechterung des Kompensationszustandes mit zunehmender Hyperkapnie kommen. Zu beachten ist ferner, daß es unter Benzodiazepinen zu einer Auslösung oder Verstärkung von Schlafapnoen kommen kann. Angesichts der hohen Prävalenz von nächtlichen Atemregulationsstörungen im höheren Lebensalter sollte das Nachtwachenpersonal von Kliniken und Altenheimen diesen Aspekt bei psychopharmakologisch behandelten älteren Menschen besonders beachten.

Unspezifische Folge jeder stärkeren medikamentös induzierten Sedierung kann eine Verlegung der Atemwege durch das Zurückfallen der Zunge sein. Schließlich ist ein erhöhtes Aspirationsrisiko unter Psychopharmaka zu beachten (Schmitt, Hewer 1993).

Therapie: In erster Linie muß man versuchen, durch einschleichende Dosierung und sorgfältige Beobachtung des Patienten die beschriebenen Probleme zu vermeiden. Sind sie aufgetreten, ist nach den gängigen internistischen und notfallmedizinischen Therapieprinzipien zu verfahren. Schlafapnoen werden häufig durch Seitenlagerung deutlich gebessert oder verschwinden sogar.

Anticholinerg vermittelte Komplikationen im Bereich von Magen-Darm- und Harntrakt
In erster Linie sind es die trizyklischen Psychopharmaka, die Darmatonien und Subileuszustände hervorrufen können. Relativ häufig sind Harnverhaltungen, vor allem bei Männern mit vergrößerter Prostata. Betagte Patienten reagieren darauf nicht selten mit unspezifischer psychomotorischer Erregung, so daß in solchen Fällen immer auch an eine Blasenentleerungsstörung gedacht werden sollte.

Therapie: Prinzipiell kommt – unter Beachtung der Kontraindikationen – der Einsatz von Cholinergika wie Carbachol oder Neostigmin in Betracht. Wenn einer Harnverhaltung eine stärkergradige mechanische Abflußbindung zugrunde liegt, sollte primär ein Blasenkatheter gelegt werden.

Hepatotoxische Reaktionen
Diese verlaufen entweder unter dem Bild einer Leberzellschädigung oder dem einer Cholestase. Fulminante Organschädigungen sind außerordentlich selten. Todesfälle wurden sowohl unter Neuroleptika als auch Antidepressiva und Carbamazepin beobachtet (Bode 1985). Nicht zu verwechseln mit diesen bedrohlichen Krankheitsbildern sind die häufig unter Psychopharmaka zu beobachtenden Enzymstiege, die meist das zwei- bis dreifache des Normwertes nicht überschreiten und als benigne zu werten sind.

Therapie: Inwieweit über das Absetzen der auslösenden Medikamente hinaus spezifische Maßnahmen erforderlich sind, ist in Abstimmung mit dem Internisten zu entscheiden.

Agranulozytose
Es handelt sich gleichfalls um eine seltene idiosynkratische Reaktion, die vor allem unter Trizyklika beobachtet wird. Hinweisende Symptome sind Fieber und entzündliche Veränderungen in Mund- und Rachenraum. Die Untersuchung des Differentialblutbilds ist in solchen Fällen obligat. Darüber hinaus ist durch regelmäßige Blutbildkontrollen das Erkennen der Agranulozytose im asymptomatischen Frühstadium anzustreben.

Therapie: In Abstimmung mit dem Hämatologen ist über die Verlegung in eine internistische Klinik zu entscheiden. Neben supportiven Maßnahmen (Infektionsprophylaxe und -therapie) besteht seit einigen Jahren die Möglichkeit der Behandlung mit Zytokinen (G-CSF, GM-CSF), durch die der kritische Zeitraum bis zur Erholung der Granulopoese signifikant verkürzt werden kann.

Glaukomanfall
Anticholinerg wirksame Pharmaka können ein akutes Engwinkelglaukom auslösen (Tueth 1994b). Typische Symptome sind eine akut aufgetretene Visusverschlechterung, Schmerzen und Rötung des betroffenen Auges, Übelkeit und Kopfschmerzen. Häufig kann die Erhöhung des Augeninnendrucks bereits durch Palpation des Bulbus erfaßt werden.

Therapie: Die Patienten müssen ohne Zeitverzug in augenärztliche Behandlung überwiesen werden. Sollte dies nicht möglich sein, kann der Patient mit Pilocarpin 2% Augentropfen (alle 5 Minuten in den Bindehautsack träufeln), 500 mg Diamox i.v. und starkwirksamen Analgetika anbehandelt werden (Vogel 1993).

Priapismus
Alle Psychopharmaka, die eine alpha-adrenolytische Begleitwirkung aufweisen, können diese gravierende Nebenwirkung hervorrufen, dies gilt in besonderem Maße für Trazodon (Benkert., Hippius 1995).

Therapie: Der Patient muß umgehend einem Urologen vorgestellt werden, der über die notwendigen konservativen oder operativen Maßnahmen zu entscheiden hat.

Akzidentelle Lithium-Intoxikation
Da Lithiumsalze nur eine relativ geringe therapeutische Breite aufweisen, kann es leicht zu einer unbeabsichtigten Intoxikation kommen, z. B. durch Medikamenteninteraktionen, im Zusammenhang mit stärkeren Flüssigkeitsverlusten durch Schwitzen oder Durchfälle oder infolge interkurrenter Nierenfunktionseinschränkungen. Mit Symptomen einer Lithiumintoxikation ist üblicherweise ab einem Serumspiegel von 1,6 mmol/l zu rechnen, allerdings können diese bei älteren und zerebral vorgeschädigten Patienten sogar schon bei Spiegeln im therapeutischen Bereich auftreten (Kennedy, Lowinger 1993). Das klinische Bild ist neben Erbrechen und Durchfall durch neurotoxische Symptome (grobschlägiger Tremor, Myoklonien, extrapyramidale Störungen, Dysarthrie, Ataxie, Krampfanfälle, Bewußtseinsstörungen), gekennzeichnet (Kane, Lieberman, 1992).

Therapie: Bei bedrohlichen Bildern (Krampfanfälle, Koma, kardiozirkulatorische oder renale Funktionseinschränkungen) bzw. einem Serumspiegel über 3–4 mmol/l ist die Indikation zur Hämodialyse gegeben. In leichteren Fällen reicht es aus, durch Zufuhr von physiologischer Kochsalzlösung (mindestens 2,5 l/Tag) für eine reichliche Diurese zu sorgen und damit die Lithiumelimination zu beschleunigen.

Stürze
Die mit zunehmendem Lebensalter wachsende Sturzgefährdung des Menschen kann durch Psychopharmaka verstärkt werden (Ray 1992), da diese nicht selten nachteilige Auswirkungen auf Vigilanz, Koordination, Muskeltonus und Kreislaufregulation haben. Gefährdungen sind möglich durch Benzodiazepine, Neuroleptika sowie bestimmte Antidepressiva (Tri- und Tetrazyklika, Trazodon). Weiterhin kann es unter trizyklischen Antidepressiva und Maprotilin durch Myoklonien bzw. plötzlichen Verlust des Muskeltonus zu Stürzen kommen (Förstl, Pohlmann-Eden 1990; Winter et al. 1992).

Therapie: Wenn ein betagter Patient unter Psychopharmaka stürzt, so muß die bis dahin verordnete Medikation sorgfältig überprüft und je nach Lage des Einzelfalls abgesetzt oder korrigiert werden. Über die Notwendigkeit protektiver Maßnahmen zur Verminderung der Sturzgefährdung ist individuell zu entscheiden.

Neurologisch-psychiatrische Komplikationen
Verschiedene neurologisch-psychiatrische Notfallsituationen können auch pharmakogener Natur sein (Tornatore et al. 1991): dies gilt für schwere, mit Suizidalität einhergehende depressive Syndrome, das anticholinerge Delir, stuporöse Bilder, schwere extrapyramidale Syndrome sowie Krampfanfälle, die durch die Krampfschwellenerniedrigung unter Neuroleptika und bestimmten Antidepressiva (Trizyklika und Maprotilin) provoziert werden können.

Therapie: Da es sich bei den Krampfanfällen in der Regel um einzelne Ereignisse handelt, erübrigen sich spezifische therapeutische Maßnahmen. Die Patienten sollten stationär aufgenommen und der weitere Verlauf unter Medikamentenkarenz beobachtet werden. Sofern eine antikonvulsive Medikation erforderlich erscheint, kommt in erster Linie Clonazepam in Frage. Das therapeutische Vorgehen bei den übrigen Komplikationen auf neurologisch-psychiatrischem Gebiet wird an anderer Stelle des Buches besprochen.

Besondere Rechtsprobleme in Notfallsituationen

Generell gilt für Situationen, die mit der Gefährdung von Leben und Gesundheit eines Menschen verbunden sind, für anwesende Dritte die Pflicht zur Hilfeleistung, es sei denn, daß diese mit unzumutbaren Gefahren verbunden wäre. Dabei bestehen keine prinzipiellen Unterschiede zwischen somatischen und psychiatrischen Notfällen. Bei Nichteingreifen können anwesende Personen wegen unterlassener Hilfeleistung zur Rechenschaft gezogen werden. Dies gilt in besonderem Maße für Ärzte und andere medizinisch qualifizierte Personen, da bei ihnen eine entsprechende Fachkompetenz unterstellt werden kann (Saß, Wieland 1993).

In den meisten Fällen befinden sich Menschen, die von den besprochenen Notfallsituationen betroffen sind, in einem Zustand, der die freie Willensbildung ausschließt. Bei Gefahr im Verzug ist deshalb ein Vorgehen, das der Abwendung bedrohlicher Komplikationen dient, auch dann rechtlich abgesichert, wenn Zwangsmaßnahmen erforderlich werden. In diesen Fällen kommen die Rechtsfiguren des "rechtfertigenden Notstandes" bzw. der "Geschäftsführung ohne Auftrag" zum Tragen (Bischof 1987). Der behandelnde Arzt muß die erhobenen Befunde und die angeordneten therapeutischen Maßnahmen sorgfältig dokumentieren. Selbstverständlich ist auch, daß man versuchen sollte, die Behandlung baldmöglichst mit dem Einverständnis des Patienten fortzusetzen. Besteht bei dem Kranken eine längerfristige oder permanente Einschränkung in der freien Willensbildung, so empfiehlt sich die frühzeitige Anregung einer Betreuung, die unter gewissen Voraussetzungen im Wege einer einstweiligen Anordnung erlassen werden kann.

Wenn eine dringend indizierte Klinikeinweisung vom Patienten abgelehnt wird, ist zu prüfen, ob eine stationäre Behandlung gegen seinen Willen veranlaßt werden muß. Dabei sind die auf Länderebene gültigen gesetzlichen Bestimmungen zu berücksichtigen (Bauer, Berger 1986). Auch wenn es nicht unerhebliche Unterschiede zwischen den verschiedenen Bundesländern gibt, so besteht dennoch Übereinstimmung hinsichtlich der wesentlichen Bedingungen, die an den Vollzug einer gesetzlichen Unterbringung geknüpft sind (Huber 1994):

- Der Betroffene muß an einer psychischen Erkrankung leiden, die mit einer gegenwärtigen Eigen- oder Fremdgefährdung verbunden ist
- Die Gefährdung kann durch andere Maßnahmen als die gesetzliche Unterbringung nicht abgewandt werden
- Über Zulässigkeit und Dauer der Unterbringung wird durch das zuständige Gericht entschieden

In Notfällen kann der Kranke unverzüglich untergebracht werden, noch bevor eine richterliche Entscheidung getroffen werden konnte. Wenn Zwangsmaßnahmen nicht zu umgehen sind, muß die Hilfe der Polizei in Anspruch genommen werden. Voraussetzung für eine derartige sofortige Unterbringung ist ein Attest des hinzugerufenen Arztes, aus dem hervorgehen muß, daß die o. a. Voraussetzungen gegeben sind. Zudem ist der aufnehmende Klinikarzt verpflichtet, die Notwendigkeit der Unterbringung zu überprüfen und ggf. innerhalb einer bestimmten Frist einen Unterbringungsantrag beim zuständigen Gericht zu stellen.

Literatur

Abrams R (1992): Electroconvulsive Therapy. Oxford University Press, New York–Oxford

Addonizio G (1992): Neuroleptic malignant syndrome in the elderly. In: Shamoian Ch (Hrsg.): Psychopharmacological Treatment Complications in the Elderly, pp 63–70. American Psychiatric Press, Washington DC

Bauer M, Berger H (1986): Rechtsprobleme bei der Einweisung und Behandlung von akut Kranken mit einem Anhang zu Pflegschaft und Entmündigung. In: Kisker KH, Lauter H, Meyer JE, Müller C, Strömgren E (Hrsg): Psychiatrie der Gegenwart], Band 2, S 45–86. Springer, Berlin–Heidelberg–New York

Benkert O, Hippius H (1995): Psychiatrische Pharmakotherapie. Springer, Berlin–Heidelberg–New York

Biesalski H-K, Fürst P, Kasper H et al. (Hrsg) (1995): Ernährungsmedizin. Thieme, Stuttgart–New York

Bischof HL (1987): Der psychiatrische Notfall. Forensische Aspekte: Pflegschaft, Entmündigung, Unterbringung. In: Hippius H, Lauter H, Greil W (Hrsg): Psychiatrie für die Praxis, Band 6. Der psychiatrische Notfall, S 47–57. MMV Medizin Verlag, München

Bode JC (1985): Arzneimittelschäden der Leber. Dtsch med Wschr 110: 1543–1548

Bronisch T: Suizidalität. In: Hewer W, Rössler W (Hrsg): Akut- und Notfallpsychiatrie. Urban & Schwarzenberg, München–Wien–Baltimore (1996/97)

Burns A, Jacoby R, Levy R (1990): Psychiatric phenomena in Alzheimer's disease. IV: disorders of behaviour. Brit J Psychiat 157: 86–94

Carney SS, Rich ChL, Burke P et al. (1994): Suicide over 60: the San Diego Study. J Amer Geriat Soc 42: 174–180

Conwell Y (1995): Suicide among elderly persons. Psychiat Services 46: 563–564

Dubovsky SL (1994): Geriatric neuropsychopharmacology. In: Coffey CE, Cummings JL (Hrsg.): Textbook of Geriatric Neuropsychiatry, pp 595–631. American Psychiatric Press, Washington DC

Förstl H, Hewer W (1989): Malignes Neuroleptika-induziertes Syndrom und akute lebensbedrohliche Katatonie. Intensivmed Notfallmed 26: 117–122

Förstl H, Pohlmann-Eden B (1990): Amplitudes of somatosensory evoked potentials reflect cortical hyperexcitability in antidepressant-induced myoclonus. Neurology 40: 924–926

Förstl H, Sattel H, Bahro M (1993): Alzheimer's disease: clinical features. Int Rev Psychiat 5: 327–349

Francis J (1992): Delirium in older patients. J Amer Geriat Soc 40: 829–838

Gertz HJ (1993): Zur Klassifikation von Verwirrtheitszuständen (Delirien). In: Möller HJ, Rohde A (Hrsg): Psychische Krankheit im Alter, S 153–158. Springer, Berlin–Heidelberg–New York

Häfner H, Helmchen H (1978): Psychiatrischer Notfall und psychiatrische Krise – Konzeptuelle Fragen. Nervenarzt 49: 82–87

Häfner (1989): Epidemiologie von Suizid und Suizidversuch. Psychiat Neurol med Psychol 41: 449–475

Halhuber (1993): Notfälle in der Inneren Medizin. Hrsg. v. Harloff M. Urban & Schwarzenberg, München–Wien–Baltimore

Hewer W, Biedert S, Förstl H et al. (1992): Unentdeckte körperliche Erkrankungen bei psychiatrischen Neuaufnahmen. Psychiat Prax 19: 171–177

Hewer W, Förstl H (1994): Verwirrtheitszustände im höheren Lebensalter – eine aktuelle Literaturübersicht. Psychiat Prax 21: 131–138

Höllwarth I, Schlag P (1990): Leitfaden der enteralen Ernährung. Kohlhammer, Stuttgart–Berlin–Köln

Huber G (1994): Psychiatrie. Schattauer, Stuttgart–New York

Hyman SE, Tesar GE (Hrsg.) (1994): Manual of Psychiatric Emergencies. Little, Brown & Co, Boston MA

Kane JM, Lieberman JA (Hrsg.) (1992): Adverse effects of psychotropic Drugs. Guilford Press, New York–London

Kennedy GJ, Lowinger R (1993): Psychogeriatric Emergencies. Clin Geriat Med 9: 641–653

Kurz A, Haupt M, Hofmeister E-M et al. (1991): Das Erscheinungsbild der Alzheimer-Krankheit im täglichen Leben. Nervenarzt 62: 277–282

Lemke MR, Stuhlmann W (1994): Therapeutische Anwendung von Carbamazepin bei Antriebssteigerung und Affektstörungen gerontopsychiatrischer Patienten. Psychiat Prax 21: 147–150

Luchins DJ, Hanrahan P (1993): What is appropriate health care for end–stage dementia? J Amer Geriat Soc 41: 25–30

Lyketsos CG, Rabins PV (1994): Psychopathology in dementia. Curr Opinion Psychiat 7: 342–346

Möller H-J (1994): Suizidalität. Klinisches Bild, Diagnostik und Therapie. Internist 35: 849–857

Müller WE (1992): Klinische Pharmakologie von Psychopharmaka im höheren Lebensalter. In: Häfner H, Hennerici M (Hrsg): Psychische Gesundheit und Hirnfunktion im Alter, S 171–185. Fischer, Stuttgart–New York

Patel V, Hope T (1993): Aggressive behaviour in elderly people with dementia: a review. Int J Geriat Psychiat 8: 457–472

Pope HG, Keck PE, McElroy SE (1986): Frequency and presentation of neuroleptic malignant syndrome in a large psychiatric hospital. Amer J Psychiat 143: 1227–1233

Rabast U (1985): Lokalisation von Ernährungssonden. Dtsch med Wschr 110: 1074–1076

Ray WA (1992): Psychotropic drugs and injuries among the elderly: a review. J Clin Psychopharmacol 12: 386–396

Saß H, Wieland C (1993): Rechtliche Grundlagen bei der Behandlung psychisch Kranker. In: Möller H-J (Hrsg): Therapie psychiatrischer Erkrankungen, S 831–839. Enke, Stuttgart

Scharfetter C (1991): Allgemeine Psychopathologie. Thieme, Stuttgart–New York

Schlierf G (1992): Ethische Gesichtspunkte bei Diagnostik und Therapie im Alter. In: Kruse W, Nikolaus T (Hrsg.): Geriatrie, S 46–50. Springer, Berlin–Heidelberg–New York

Schmitt HF, Hewer W (1993): Lebensbedrohliche Situationen durch Bolusaspiration bei stationär behandelten psychisch Kranken – Klinik, Risikofaktoren, Prophylaxe, Therapie. Fortschr Neurol Psychiat 61: 313–318

Schneider LS (1993): Efficacy of treatment for geropsychiatric patients with severe mental illness. Psychopharmacol Bull 29: 501–524

Sczesni B, Schröder J, Becker H (1991): Das neuroleptische maligne Syndrom. Wien Klin Wschr 103: 1–7

Summa JD (1986): Krankheit und Alter beim Suizid älterer Menschen. Münch med Wschr 128: 545–547

Taylor D, Lewis S (1993): Delirium. J Neurol Neurosurg Psychiat 56: 742–751

Thienhaus O (1990a): Delirium and dementia. In: Hillard JR (Hrsg.): Manual of Clinical Emergency Psychiatry, pp 161–172. American Psychiatric Press, Washington DC

Thienhaus O (1990b): Elderly patients. In: Hillard JR (Hrsg.): Manual of Clinical Emergency Psychiatry, pp 335–342. American Psychiatric Press, Washington DC

Tiecks FP, Einhäupl KM (1994): Behandlungsalternativen des Alkoholdelirs. Nervenarzt 65: 213–219

Tornatore FL, Sramek JJ, Okeya BL et al. (1991): Unerwünschte Wirkungen von Psychopharmaka. Deutsche Übersetzung und Bearbeitung von J Demling. Thieme, Stuttgart–New York

Tueth MJ (1994a): Diagnosing psychiatric emergencies in the elderly. Amer J Emerg Med 12: 364–369

Tueth MJ (1994b): Emergencies caused by side effects of psychiatric medications. Amer J Emerg Med 12: 212–216

Vassilas CA, Morgan HG (1994): Elderly suicides' contact with their general practitioner before death. Int J Geriat Psychiat 9: 1008–1009

Vogel M (1993): Notfälle in der Augenheilkunde. In: Burchardi H (Hrsg): Akute Notfälle, S 495–500. Thieme, Stuttgart–New York

Wächtler C (1992): Die Therapie der Depression und der Suizidalität im Alter. Ärzte Zeitung/Forschung und Praxis 11/146: 6–8

Waxman HM, Dubin W, Klein M et al. (1984): Geriatric psychiatry in the emergency department: evaluation and treatment of geriatric and nongeriatric admissions. J Amer Geriat Soc 32: 343–349

Weller M, Kornhuber J (1992): Pathophysiologie und Therapie des malignen neuroleptischen Syndroms. Nervenarzt 63: 645–655

Winter R, Vetter P, Voll G (1992): Falling spells associated with antidepressant drug treatment. Europ Arch Psychiat Neurol Sci 241: 314–316

Anhang: Kurzbeschreibung psychometrischer Tests bei Demenz vom Alzheimer Typ

Psychometrische Tests werden in der ärztlichen Praxis beim Umgang mit Patienten mit Demenz vom Alzheimer Typ benötigt, um:
1. den Schweregrad der Erkrankung festzustellen,
2. diagnostische und differentialdiagnostische Hinweise zu liefern und
3. Veränderungen im Verlauf zu messen.

Hier werden 5 Tests für diese Aufgaben vorgestellt. Es wurden nur Tests ausgewählt, die für die jeweiligen Einsatzbereiche hinreichend validiert wurden und, um ein rationelles Arbeiten mit den Tests zu ermöglichen, möglichst bei mehreren Aufgaben eingesetzt werden können.

Zur genaueren Beschreibung und Bewertung der dargestellten Testverfahren siehe Kapitel 2: Klinische Untersuchungen und Psychometrie.

Mini-Mental-Status-Test (MMST)

Name _____ Alter _____ Jahre

Testdatum _____ Geschlecht männlich ☐ weiblich ☐

Schulbildung _____ Beruf _____

1. Orientierung   Score

                    1. Jahr
                    2. Jahreszeit
                    3. Datum
                    4. Wochentag
                    5. Monat
                    6. Bundesland/Kanton
                    7. Land
                    8. Stadt/Ortschaft
                    9. Klinik/Spital/Praxis/Altersheim
                   10. Stockwerk

                                                                                                                       Σ

2. Merkfähigkeit

                    11. »Auto«
                    12. »Blume«
                    13. »Kerze«

                                                                                                                       Σ

Anzahl der Versuche bis zur vollständigen ☐
Reproduktion der 3 Wörter:

3. Aufmerksamkeit und Rechenfähigkeit*

                    14. »93«
                    15. »86«
                    16. »79«
                    17. »72«
                    18. »65«

                                                                                                                Σ

                    19. o – i – d – a – r   (max. 5 Punkte)

4. Erinnerungsfähigkeit

                    20. »Auto«
                    21. »Blume«
                    22. »Kerze«

                                                                                                                       Σ

5. Sprache

                    23. Armbanduhr benennen
                    24. Bleistift benennen
                    25. Nachsprechen des Satzes:
                        »Sie leiht ihm kein Geld mehr«
                    26. Kommandos befolgen:
                        – Blatt Papier in die rechte Hand,
                        – in der Mitte falten,
                        – auf den Boden legen
                    27. Anweisung auf der Rückseite dieses Blattes
                        vorlesen und befolgen**
                    28. Schreiben eines vollständigen Satzes
                    29. Nachzeichnen (s. Rückseite)

                                                                                            Σ

                    Gesamtpunktwert:

© 1990 Beltz Testgesellschaft, Weinheim   Bestell-Nr. 94 742

Mini-Mental-Status-Test (MMST)

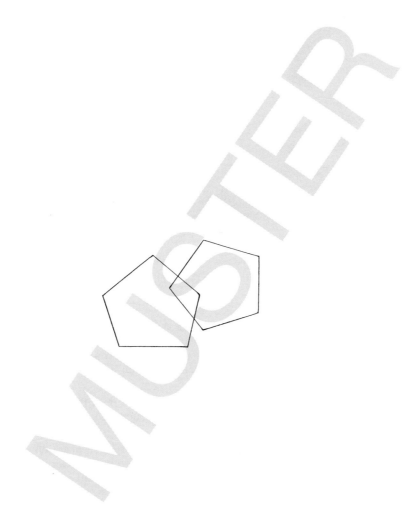

Instrument 1 Mini-Mental-Status-Test nach Folstein et al. 1975
* Von 100 soll fünfmal 7 subtrahiert werden; das Wort „Radio" soll rückwärts buchstabiert werden.
** Satz: „Bitte schließen Sie die Augen!"

Der MMST eignet sich zur Schweregradmessung bei mittlerer bis schwerer Demenz. Der MMST erfaßt mit 30 Punkten (Orientierung 10, Merk- und Erinnerungsfähigkeit 6, Aufmerksamkeit und Rechenfähigkeit 5, Sprache 4, Anweisungen befolgen 4, Nachzeichnen 1) kognitive Beeinträchtigungen. Der MMST erreichte eine weite Verbreitung. Problematisch ist die geringe Sensitivität zur Erfassung früher Demenzstadien (20 %) und die erheblich unterschiedliche Wertigkeit der Punkte. Die Durchführungsdauer beträgt 15 Minuten. Ein Demenzsyndrom wird bei 23 Punkten und weniger diagnostiziert.
Geschultes medizinisches Hilfspersonal kann den Test durchführen.

Syndrom-Kurztest (SKT)

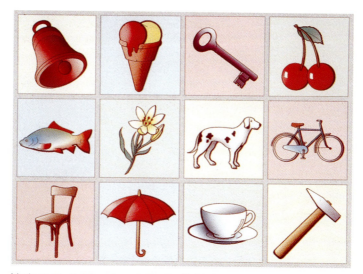

Vorlage für Subtest I und die Gedächtnistests der Form A des SKT

Beschreibung der Testaufgaben des SKT, Form A: Im Subtest I sollen 12 gezeichnete Gegenstände benannt werden. Der Patient wird instruiert, daß es hier auf Schnelligkeit des Benennens und auf Merkfähigkeit ankommt, denn unmittelbar danach, im Subtest II, soll er die genannten Gegenstände aus dem Gedächtnis reproduzieren. Dabei wird die Gesamtmenge nach 1 min protokolliert.

Anschließend folgt eine kurze Lernphase: Die Tafel wird dem Patienten noch einmal mit der Aufforderung vorgelegt, sich die Gegenstände gut einzuprägen, da später nochmals nach ihnen gefragt werde.

Anzumerken ist, daß dieser Subtest auf Wortfindungsstörungen anspricht. Sollten schon während der Testdurchführung oder im Vergleich mit den Ergebnissen der anderen Subtests große Leistungsdifferenzen auftreten, so kann das Testergebnis als nicht gültig angesehen werden.

Instrument 2 SKT – Ein Kurztest zur Erfassung von Gedächtnis- und Aufmerksamkeitsstörungen mit Subtests I–IX. © 1992 Hellmut Erzigkeit, Erlangen; Geromed GmbH, D-58448 Witten.

Der SKT eignet sich zur Schweregrad- und Verlaufsmessung bei leichtem bis mittlerem Schweregrad der Demenz. Der SKT besteht aus 9 Untertests (Gegenstände benennen, Gegenstände unmittelbar reproduzieren, Zahlen lesen, Zahlen ordnen, Zahlen zurücklegen, Symbole zählen, Interferenz, Gegenstände reproduzieren, Gegenstände wiedererkennen), deren Durchführung auf jeweils 60 Sekunden (per Stoppuhr gemessen) beschränkt ist. Er mißt Gedächtnis- und Aufmerksamkeitsleistung insbesondere in frühen und mittleren Stadien der Demenz und reagiert sensitiv auf Verlaufsveränderungen (bis etwa Schweregrad 5 nach BCRS). Die Sekundenwerte werden in Standardwerte umgerechnet. Die Durchführungsdauer beträgt ca. 15 Minuten. Der SKT wurde als Instrument zur Verlaufsmessung entwickelt, trennt aber auch sicher gesunde Kontrollpersonen von Patienten mit Alzheimer Demenz bei einem Punktwert von 5 und mehr. Geschultes medizinisches Hilfspersonal kann den Test durchführen.

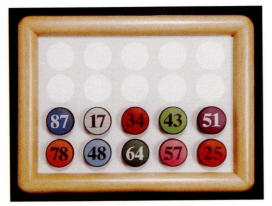 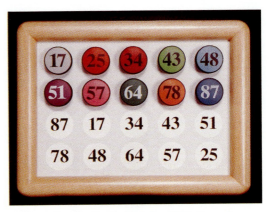

Vorlage für die Subtests III und IV des SKT, Form A

Vorlage für den Subtest V des SKT, Form A

Die Subtests III, IV und V werden mit Hilfe einer Vorlagetafel durchgeführt: zuerst sollen die Zahlen, die auf den bunten Magnetklötzchen stehen, so schnell wie möglich laut gelesen werden. Anschließend sind sie vom Patienten der Größe nach zu ordnen, um dann so schnell wie möglich wieder auf ihre ursprünglichen Plätze zurückgestellt zu werden. Die Zeit wird registriert.

Setzt der Patient ein Klötzchen falsch, unterbricht der Versuchsleiter sofort und fordert ihn auf, die richtige Zahl zu suchen. Die Fehlersuche geht in die Zeit ein. Die Zahlen werden auf einer Magnetplatte vorgelegt, damit auch liegende Patienten diese Subtests bearbeiten können.

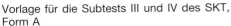

Vorlage für den Subtest VI des SKT, Form A

A B B A B A

A B A A B A B B A A B A B A B B A

A A B A B A B B B A B A A B A B A

Vorlage für den Subtest VII, den Interferenztest des SKT, Form A

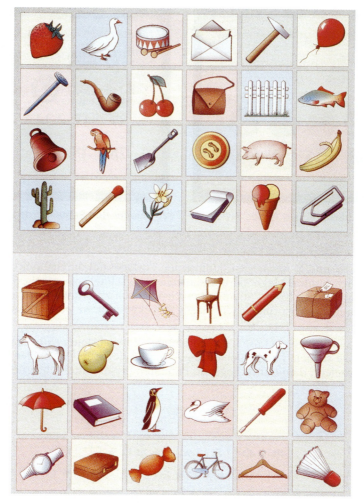

Vorlage für den Subtest IX des SKT, Form A

Auf dieser Vorlagetafel wurden die richtigen Gegenstände andersfarbig unterlegt. Beispielsweise wird jetzt ein Gegenstand statt auf rotem Untergrund bei Vorlage zu Subtest I auf blauem Untergrund bei der Tafel zu Subtest IX gestellt. Die unterschiedliche Farbgebung wählten wir, um das Wiedererkennen etwas schwieriger zu machen: zudem sind die Abbildungen auf der Tafel zu Subtest IX etwas kleiner als die der Vorlagetafel.

Dabei achteten wir auf hohen Hell-dunkel-Kontrast, damit auch farbschwache oder farbenblinde Patienten bei der „Gestaltwahrnehmung" nicht benachteiligt werden.

SKT

FORM A

Kurztest zur Erfassung
von Gedächtnis- und
Aufmerksamkeitsstörungen

Name _____ Alter _____

Geburtsdatum _____ Beruf _____

IQ-Gruppe [ ] <90   [ ] 90-110   [ ] >110

Diagnose _____

Bemerkungen _____

Untersucher _____ Datum _____ Uhrzeit _____

ROHWERTE   **NORMWERTE**

1 Gegenstände benennen _____ Sekunden ____

2 Gegenstände unmittelbar reproduzieren   Konfabulationen: _____

Glocke	Eis	Schlüssel	Kirsche
Fisch	Blume	Hund	Fahrrad
Stuhl	Schirm	Tasse	Hammer

Genannte Gegenstände bitte ankreuzen   Fehlende ____

GEGENSTÄNDE BITTE NOCHMALS 5 SEKUNDEN ZEIGEN

3 Zahlen lesen _____ Sekunden ____

4 Zahlen ordnen _____ Sekunden ____

5 Zahlen zurücklegen _____ Sekunden ____

6 Symbole zählen [ ] (44) _____ Sekunden ____

7 Interferenz   Richtige Folge   B A B B A B A A B B A B A B A A B
                                      B B A B A B A A A B A B B A B A B   Sekunden ____

8 Gegenstände reproduzieren   Konfabulationen: _____

Glocke	Eis	Schlüssel	Kirsche
Fisch	Blume	Hund	Fahrrad
Stuhl	Schirm	Tasse	Hammer

Genannte Gegenstände bitte ankreuzen   Fehlende ____

9 Gegenstände wiedererkennen   Konfabulationen: _____

Glocke	Eis	Schlüssel	Kirsche
Fisch	Blume	Hund	Fahrrad
Stuhl	Schirm	Tasse	Hammer

Genannte Gegenstände bitte ankreuzen   Fehlende ____

Störungsgrad: Beurteilung des klinischen Bildes _____

GESAMT PUNKTE ____

Mehrfachwahl-Wortschatz-Intelligenz-Test

Name _____ Punkte _____
Beruf _____ Alter _____
Untersuchungsdatum _____ männlich – weiblich ____
Sonstiges _____

> **Anweisung:**
> Sie sehen hier mehrere Reihen mit Wörtern. In jeder Reihe steht **höchstens ein Wort**, das Ihnen vielleicht bekannt ist. Wenn Sie es gefunden haben, streichen Sie es bitte durch.

1. Nale – Sahe – Nase – Nesa – Sehna
2. Funktion – Kuntion – Finzahm – Tuntion – Tunkion
3. Struk – Streik – Sturk – Strek – Kreik
4. Kulinse – Kulerane – Kulisse – Klubihle – Kubistane
5. Kenekel – Gesonk – Kelume – Gelenk – Gelerge
6. siziol – salzahl – sozihl – sziam – sozial
7. Sympasie – Symmofeltrie – Symmantrie – Symphonie – Symplanie
8. Umma – Pamme – Nelle – Ampe – Amme
9. Krusse – Surke – Krustelle – Kruste – Struke
10. Kirse – Sirke – Krise – Krospe – Serise
11. Tinxur – Kukutur – Fraktan – Tinktur – Rimsuhr
12. Unfision – Fudision – Infusion – Syntusion – Nuridion
13. Feudasmus – Fonderismus – Föderalismus – Födismus – Föderasmus
14. Redor – Radium – Terion – Dramin – Orakium
15. kentern – knerte – kanzen – kretern – trekern
16. Kantate – Rakante – Kenture – Krutehne – Kallara
17. schalieren – waschieren – wakieren – schackieren – kaschieren
18. Tuhl – Lar – Lest – Dall – Lid
19. Dissonanz – Diskrisanz – Distranz – Dinotanz – Siodenz

20. Ferindo – Inferno – Orfina – Firanetto – Imfindio

21. Rilkiase – Kilister – Riliker – Klistier – Linkure

22. kurinesisch – kulinarisch – kumensisch – kulissarisch – kannastrisch

23. Rosto – Torso – Soro – Torgos – Tosor

24. Kleiber – Beikel – Keibel – Reikler – Biekerl

25. Ralke – Korre – Ruckse – Recke – Ulte

26. Lamone – Talane – Matrone – Tarone – Malonte

27. Tuma – Umat – Maut – Taum – Muta

28. Sorekin – Sarowin – Rosakin – Narosin – Kerosin

29. beralen – gerältet – anälteren – untären – verbrämen

30. Kapaun – Paukan – Naupack – Aupeck – Ankepran

31. Sickaber – Bassiker – Kassiber – Sassiker – Askiber

32. Pucker – Keuper – Eucker – Reuspeck – Urkane

33. Spirine – Saprin – Parsin – Purin – Asprint

34. Kulon – Solgun – Koskan – Soran – Klonus

35. Adept – Padet – Edapt – Epatt – Taped

36. Gindelat – Tingerat – Indigenat – Nitgesaar – Ringelaar

37. Berkizia – Brekzie – Birakize – Brikazie – Bakiria

Instrument 3   Mehrfachwahl-Wortschatz-Intelligenz-Test. © 1993 PERIMED-spitta Medizinische Verlagsgesellschaft mbH, Ammonitenstr. 1, D-72336 Balingen.

Der MWT beinhaltet 37 Aufgaben. Unter jeweils 5 Möglichkeiten ist das sinnvolle Wort herauszusuchen. Die Anzahl richtiger Lösungen dient als Grundlage der „Intelligenzbestimmung". Der Test ermöglichte mit Vorbehalt Rückschlüsse auf die „prämorbide Intelligenz", die Ergebnisse korrelieren jedoch mit dem Schweregrad einer Demenz.

Die Reisberg-Skalen GDS, BCRS, FAST

Instrument 4, 5, 6 Die Reisberg-Skalen mit Global Deterioration Scale (GDS), Brief Cognitive Rating Scale (BCRS) und Functional Assessment Staging (FAST). © 1984 Barry Reisberg et al., 1991 Beltz Test GmbH, Weinheim. Deutsche Bearbeitung von R. Ihl und L. Frölich © 1991 Beltz Test GmbH, Weinheim. Alle Rechte, insbesondere das Recht der Vervielfältigung und Verbreitung sowie der Übersetzung, vorbehalten. Kein Teil des Tests darf in irgendeiner Form (durch Photokopie, Mikrofilm oder ein anderes Verfahren) ohne schriftliche Genehmigung des Verlages reproduziert oder unter Verwendung elektronischer Systeme verarbeitet, vervielfältigt oder verbreitet werden.

Global Deterioration Scale (GDS)

Die von Reisberg entwickelten Skalen hängen miteinander zusammen. Die GDS beschreibt sieben Demenzstadien. Eine Schweregradeinteilung erfolgt über ein klinisches Interview durch vergleichende Zuordnung.

Brief Cognitive Rating Scale (BCRS)

Die BCRS ist für Diagnostik, Schweregrad- und Verlaufsmessung geeignet. Eine Einschätzung des Schweregrades auf 10 siebenstufigen Skalen („Test der zehn Fragen") wird durch ein klinisches Interview (z. B. während Anamnese und Fremdanamnese) durch die/den Ärztin/Arzt durchgeführt. Dabei werden 10 Symptome der Krankheit auf jeweils einer Skala von 1 bis 7 beurteilt (Konzentration, Kurzzeitgedächtnis, Langzeitgedächtnis, Orientierung, Alltagskompetenz und selbständige Versorgung, Sprache, Psychomotorik, Stimmung und Verhalten, Konstruktive Zeichenfähigkeit und Rechenfähigkeit; 70 Einstufungsschritte). Der Mittelwert der 10 Skalen ergibt den Schweregrad der Krankheit. 1 bedeutet dabei einen unauffälligen Befund, 2 nur subjektiv durch Patienten feststellbare Beschwerden, 3 bis 7 objektiv nachweisbare Beschwerden mit 7 als dem Grad der maximalen Ausprägung. Die Durchführungsdauer beträgt ca. 15 Minuten. Voraussetzung für die Diagnose einer Demenz ist ein Schweregrad von 3 in minimal drei Fragen der Skala. Durchzuführen ist der Test durch die/den Ärztin/Arzt während der Anamnese.

Functional Assessment Staging (FAST)

Die FAST besteht in den Stufen 1–5 aus der 5. Unterskala der BCRS. In den Stufen sechs und sieben sind die Stufen der Unterskala ausgeweitet, um insbesondere schwere Demenzen besser zu erfassen.

CIPS
Collegium Internationale Psychiatriae Scalarum

GDS
Global Deterioration Scale der Reisberg-Skalen

ANLEITUNG:
Bewerten Sie die kognitive Leistungsfähigkeit des Patienten durch Markieren des zutreffenden Stadiums.

1 Keine kognitiven Leistungseinbußen
Keine subjektiven Hinweise auf ein Gedächtnisdefizit. Im klinischen Interview wird kein Gedächtnisdefizit evident. ❑

2 Zweifelhafte kognitive Leistungseinbußen
Subjektive Klagen über Defizite, am häufigsten in nachfolgenden Bereichen: a) vergißt, wo vertraute Gegenstände abgelegt wurden; b) vergißt früher gut bekannte Namen. Keine objektiven Zeichen eines Gedächtnisdefizits im klinischen Interview. Keine objektivierbaren Defizite im Beruf oder im sozialen Umfeld. Angemessenes Verhalten unter Berücksichtigung der Symptomatik. ❑

3 Geringe kognitive Leistungseinbußen
Erste eindeutige Defizite manifestieren sich in mehr als einem der nachfolgenden Bereiche: (a) Patient(in) kann sich an einem fremden Ort nicht zurechtfinden; (b) Mitarbeiter(innen) bemerken die reduzierte Arbeitsleistung; (c) Freunde und Bekannte bemerken Wortfindungsstörungen und Schwierigkeiten, die Namen von Bekannten zu erinnern; (d) die/der Patient(in) behält nur geringe Teile einer gelesenen Textpassage; (e) die/der Patient(in) kann sich Namen bei der Vorstellung neuer Personen schlechter merken; (f) die/der Patient(in) verlegt oder verliert Wertgegenstände; (g) während der klinischen Testung wird ein Konzentrationsdefizit evident. Objektive Gedächtnisdefizite lassen sich nur in einem ausführlichen klinischen Interview bzw. in psychometrischen Tests finden.
Verringerte Leistungsfähigkeit im Beruf oder im sozialen Umfeld. Die/der Patient(in) beginnt, Defizite zu verleugnen. Geringe bis mittelgradige Angst begleitet die Symptome. ❑

4 Mäßige kognitive Leistungseinbußen
Im sorgfältig durchgeführten klinischen Interview manifestieren sich eindeutige Defizite in folgenden Bereichen: (a) Kenntnis aktueller oder kurz zurückliegender Ereignisse; (b) Erinnern des eigenen Lebenslaufes; (c) Konzentration bei den Aufgaben mit seriellen Subtraktionen; (d) Fähigkeit, sich an unbekannten Orten zurechtzufinden oder mit Geld umzugehen, usw.
Meist keine Defizite in nachfolgenden Bereichen: (a) Orientierung zu Zeit und Person; (b) Wiedererkennen vertrauter Personen und Gesichter; (c) Fähigkeit, sich an bekannten Orten zurechtzufinden.
Unfähigkeit, komplexe Aufgaben durchzuführen. Das Verleugnen von Defiziten ist die dominierende Abwehrstrategie. Der Affekt verflacht, und die/der Patient(in) beginnt, Situationen mit höheren Anforderungen zu vermeiden. ❑

5 Mittelschwere kognitive Leistungseinbußen
Die/Der Patient(in) kann ohne fremde Hilfe nicht mehr zurechtkommen. Sie/Er kann sich während des Interviews kaum an relevante Aspekte seines Lebens erinnern: z.B. an die Adresse, die langjährige Telefonnummer, die Namen naher Familienangehöriger (wie die der Enkel), den Namen der Schule, die sie/er zuletzt besucht hat.
Häufig ist Desorientierung zur Zeit (Datum, Wochentag, Jahreszeit etc.) oder zum Ort. Eine gebildete Person kann Schwierigkeiten haben, beginnend bei 40 in Viererschritten oder beginnend bei 20 in Zweierschritten rückwärts zu zählen. Patienten dieses Stadiums erinnern allerdings noch einige Fakten, die sie selbst oder andere betreffen. Sie erinnern ihren Namen ebensogut wie den der/s Ehepartnerin(s) oder der Kinder. Sie brauchen keine Hilfe beim Toilettengang oder Essen, können aber Schwierigkeiten bei der Auswahl situationsgerechter Kleidung haben (z.B. Hausschuhe für den Waldspaziergang wählen). ❑

6 Schwere kognitive Leistungseinbußen
Kann gelegentlich den Namen der(s) Ehegattin(en) vergessen, von der ihr (sein) Überleben abhängt. Keine Kenntnis kurz zurückliegender Ereignisse und eigener Erfahrungen. Lückenhafte Erinnerung an die eigene Vergangenheit. Jahreszeiten und zeitliche Veränderungen werden z.B. nicht mehr wahrgenommen. Kann Schwierigkeiten haben, von zehn bis eins rückwärts zu zählen, gelegentlich sogar beim Vorwärtszählen von 1 bis 10. Benötigt Hilfe bei alltäglichen Verrichtungen, kann z.B. inkontinent werden oder Hilfe benötigen, um sich an bekannten Orten zurechtzufinden. Gelegentlich gelingt es aber auch ohne Hilfe. Der Tag/Nacht-Rhythmus ist häufig gestört. Beinahe immer wird der eigene Name erinnert. Häufig können noch bekannte von unbekannten Personen unterschieden werden.
Persönlichkeitsveränderungen und Gefühlsstörungen treten in den Vordergrund. Sehr variabel ausgeprägte Störungen sind: (a) Verfolgungsgedanken; z.B. wird der Betreuungsperson Betrug und Diebstahl unterstellt oder mit imaginären Personen oder dem eigenen Spiegelbild gesprochen; (b) Zwangssymptome; z.B. wird ständig ein und derselbe Gegenstand gereinigt; (c) Angstsymptome, Unruhe und aus der Vergangenheit nicht bekanntes aggressives Verhalten können auftreten; (d) fehlender Willensantrieb, z.B. kann erwünschtes Verhalten nicht mehr in die Tat umgesetzt werden, weil der Gedankengang dazu nicht mehr lange genug im Kopf behalten werden kann. ❑

7 Sehr schwere kognitive Leistungseinbußen
Häufig totaler Sprachverlust; gelegentlich sind noch sprachliche Automatismen erhalten. Harninkontinenz; ist auf Hilfe beim Toilettengang und Essen angewiesen. Verlust grundlegender psychomotorischer Fähigkeiten, kann z.B. nicht mehr laufen. Das Gehirn scheint den Körper nicht mehr steuern zu können.
Häufig finden sich generalisierte und fokale neurologische Symptome. ❑

© Beltz Test GmbH, Göttingen. Nachdruck und jegliche Art der Vervielfältigung verboten. Best.-Nr. 04 034 09

| **CIPS** Collegium Internationale Psychiatriae Scalarum | _____ _____ _____ | **BCRS** Brief Cognitive Rating Scale der Reisberg-Skalen |

Die Hauptachsen

Anleitung:
Bitte höchsten erreichten Punktwert markieren

Beurteilungsbereich 1: Konzentration

1 Keine objektiven oder subjektiven Hinweise auf eine Konzentrationsschwäche.
2 Subjektive Abnahme der Konzentrationsfähigkeit.
3 Geringe objektive Zeichen verminderter Konzentrationsfähigkeit, z.B. wenn beginnend bei 100 in Siebenerschritten rückwärtsgezählt werden soll.
4 Manifeste Konzentrationsschwäche unter Berücksichtigung des sozialen Umfeldes (z.B. deutliche Schwierigkeiten, beginnend bei hundert in Siebenerschritten rückwärtszuzählen oder häufige Fehler, wenn beginnend mit 40 in Viererschritten rückwärts gezählt werden soll).
5 Ausgeprägte Konzentrationsschwäche (z.B. beim Nennen der Monate in umgekehrter Reihenfolge oder beim Rückwärtszählen in Zweierschritten beginnend bei 20).
6 Vergißt die Konzentrationsaufgabe. Beginnt häufig, vorwärts zu zählen, wenn Rückwärtszählen von 10 bis 1 gefordert wird.
7 Ausgeprägte Schwierigkeiten, von 1 bis 10 zu zählen.

Beurteilungsbereich 2: Kurzzeitgedächtnis

1 Keine objektiven oder subjektiven Hinweise auf ein Defizit des Kurzzeitgedächtnisses.
2 Nur subjektiv beeinträchtigt (z.B. werden Namen schlechter als früher behalten).
3 Wenn detailliert gefragt wird, zeigen sich Schwächen im Erinnern kurz zurückliegender Ereignisse. Keine Schwierigkeiten, sich an wichtige, kurz zurückliegende Ereignisse zu erinnern.
4 Kann sich nicht an wichtige Ereignisse der letzten Woche oder des letzten Wochenendes erinnern. Lückenhafte Kenntnisse (keine Details) aktueller Ereignisse, beliebter Fernsehsendungen usw.
5 Unsicher über das herrschende Wetter; kennt unter Umständen weder die eigene Adresse noch den derzeitigen Bundeskanzler.
6 Spärliche Kenntnisse einiger kurz zurückliegender Ereignisse. Geringe oder gar keine Kenntnis der gegenwärtigen Adresse, des Wetters o.ä.
7 Keine Kenntnis irgendwelcher kurz zurückliegender Ereignisse.

Beurteilungsbereich 3: Langzeitgedächtnis

1 Keine subjektive oder objektive Beeinträchtigung des Langzeitgedächtnisses.
2 Nur subjektiv beeinträchtigt. Kann sich an zwei oder mehr Lehrer seiner Grundschulzeit erinnern.
3 Auf detailliertes Befragen zeigen sich einige Lücken im Langzeitgedächtnis. Kann sich an mindestens eine(n) Lehrer(in) oder Freund(in) aus der Kindheit erinnern.
4 Eindeutiges Defizit. Die/Der Ehepartner(in) erinnert mehr aus dem Leben als die/der Patient(in). Kennt Freunde(innen) und/oder Lehrer(innen) aus der Kindheit nicht mehr, kann aber die meisten besuchten Schulen mit Namen benennen. Bringt die zeitliche Reihenfolge seines Lebenslaufes durcheinander.
5 Kann sich manchmal nicht an wichtige Dinge seines Lebenslaufs erinnern (z.B. die Schulen, die er/sie besuchte).
6 Bruchstückhaftes Langzeitgedächtnis (erinnert sich z.B. an das Geburtsland oder seinen früheren Beruf).
7 Keine Erinnerung an die Vergangenheit.

Beurteilungsbereich 4: Orientierung

1 Kein Defizit der Orientierung zu Zeit, Ort, eigener Identität und der Identität anderer.
2 Nur subjektiv beeinträchtigt. Kennt die gerade vollendete Stunde der Uhrzeit und weiß, wo sie/er ist.
3 Fehler bei der Zeitangabe von mehr als zwei Stunden bei der Uhrzeit, von mehr als einem Tag beim Wochentag oder mehr als 3 Tagen beim Datum.
4 Fehler bei der Datumsangabe mit mehr als zehn Tagen Differenz zum aktuellen Datum oder bei der Monatsangabe mit mehr als einem Monat Differenz zum aktuellen Monat.
5 Unsicher zu Monat und/oder Jahr und/oder Jahreszeit; unsicher zum gegenwärtigen Ort.
6 Keine Kenntnis des Datums. Erkennt die/den Ehegattin(en), erinnert den Namen aber nicht. Kennt den eigenen Namen.
7 Erkennt die/den Ehegattin(en) nicht. Kann in bezug auf die eigene Identität unsicher sein.

Beurteilungsbereich 5: Alltagskompetenz und selbständige Versorgung der Person

1 Weder subjektive noch objektive Schwierigkeiten.
2 Beklagt zu vergessen, wohin er/sie bestimmte Gegenstände gelegt hat. Subjektive Schwierigkeiten bei der Arbeit.
3 Mitarbeiter(innen) bemerken eine reduzierte Arbeitsleistung. Schwierigkeiten, sich an fremden Orten zurechtzufinden.
4 Verminderte Fähigkeit, komplexe Aufgaben durchzuführen (z.B. ein Abendessen mit Gästen vorzubereiten, mit Geld umzugehen, einzukaufen, usw.).
5 Benötigt Hilfe bei der Auswahl situationsgerechter Kleidung.
6 Benötigt Hilfe beim Essen und/oder dem Toilettengang und/oder dem Baden und/oder dem Spazierengehen.
7 Benötigt ständig bei allen alltäglichen Dingen Hilfe.

CIPS
Collegium Internationale Psychiatriae Scalarum

BCRS
Brief Cognitive Rating Scale der Reisberg-Skalen

Die Nebenachsen

Anleitung:
Bitte höchsten erreichten Punktwert markieren

Beurteilungsbereich 6: Sprache
[1] Keine objektiven oder subjektiven Schwierigkeiten beim Sprechen.
[2] Subjektive Schwierigkeiten, sich an Namen und Personen oder Gegenstände zu erinnern.
[3] Offenkundige Wortfindungsschwierigkeiten, die zu intermittierendem Stocken des Sprachflusses oder Stottern führen können.
[4] Formulierungsschwierigkeiten fallen den Familienmitgliedern auf, im klinischen Interview sind sie nicht immer nachzuvollziehen. Der Patient wird schweigsam oder beginnt unzusammenhängend zu sprechen.
[5] Offenkundige Verarmung der spontanen Sprache im klinischen Interview. Die Fähigkeit, Sätze zu bilden, ist aber noch intakt.
[6] Unfähigkeit, in Sätzen zu sprechen. Die Antworten werden meist mit ein oder zwei Worten gegeben.
[7] Die Fähigkeit, Worte zu bilden, ist fast völlig verlorengegangen. Der Wortschatz kann auf ein oder zwei Worte beschränkt sein oder völlig fehlen. Die/Der Patient(in) wiederholt unaufhörlich Worte oder Laute (Verbigeration) oder bildet neue (Neologismen). Das Vokabular kann auf Urlaute und Schreie reduziert sein.

Beurteilungsbereich 7: Psychomotorik
[1] Keine objektiven oder subjektiven motorischen Defizite.
[2] Subjektive Hinweise auf verminderte motorische und körperliche Fähigkeiten. Keine objektiven Anzeichen dafür.
[3] Verminderte Fähigkeit, komplexe psychomotorische oder Konstruktionsaufgaben zu bewältigen.
[4] Das Gehen wird langsamer. Das Defizit kann von Familienmitgliedern erkannt werden, ist aber für Ärzte, die die/den Betroffene(n) nicht kennen, nicht ohne weiteres festzustellen.
[5] Langsames Gehen und Bewegen fallen selbst Fremden auf. Die Fähigkeit, Auto zu fahren, ist erheblich eingeschränkt oder völlig aufgehoben.
[6] Die Schritte werden klein und die Bewegungen sind deutlich verlangsamt. Es entwickeln sich Schwierigkeiten zu unterschreiben.
[7] Verlust der Gehfähigkeit.

Beurteilungsbereich 8: Stimmung und Verhalten
[1] Keine subjektive oder objektive Änderung in Stimmung und Verhalten.
[2] Subjektiv vermehrt ängstlich oder besorgt über die eigenen kognitiven Fähigkeiten.
[3] Ängstlichkeit fällt Ärzten und/oder Familienangehörigen und Freunden auf.
[4] Der Familie fällt die emotionale Verarmung auf.
[5] Der Arzt erkennt den verflachten Affekt. Gelegentlich weint die/der Patient(in) ohne entsprechenden Anlaß.
[6] Offensichtliche Unruhe und/oder formale Denkschwierigkeiten.
[7] Motorische Unruhe wechselt sich mit pathologischer Passivität ab.

Beurteilungsbereich 9: Konstruktive Zeichenfähigkeit
[1] Keine subjektiven oder objektiven Veränderungen.
[2] Kann einen Würfel zeichnen.
[3] Hat Schwierigkeiten, einen Würfel perspektivisch richtig zu zeichnen.
[4] Kann ein Rechteck zeichnen.
[5] Kann einen Kreis in einen Kreis zeichnen.
[6] (a) Kann einen Kreis zeichnen.
(b) Kann eine Gerade zeichnen.
(c)-(e) Kann kritzeln.
[7] Zeichnet und schreibt nichts mehr, kann aber gelegentlich ein Schreibgerät noch richtig anfassen.

Beurteilungsbereich 10: Rechenfähigkeit
[1] Weder subjektive noch objektive Schwierigkeiten.
[2] Kann von 43 17 abziehen.
[3] Kann von 39 14 abziehen.
[4] Kann von 15 6 abziehen.
[5] Kann von 9 4 abziehen.
[6] (a) Kann 8 und 7 zusammenzählen.
(b)-(e) Kann 3 und 1 zusammenzählen.
[7] (a) Kann manchmal 1 und 1 zusammenzählen.
(b)-(f) Kann 1 und 1 nicht zusammenzählen.

	Hauptachsen	Nebenachsen	Gesamt
Summe	☐☐	☐☐	☐☐
Mittel	☐☐	☐☐	☐☐

CIPS
Collegium Internationale Psychiatriae Scalarum

FAST
Functional Assessment Staging der Reisberg-Skalen

Anleitung:
(Sollte ein Item zutreffen, das durch eine andere Ursache als die Demenz hervorgerufen wurde, kreuzen Sie bitte Nein an – z.B. Schwierigkeiten, die Kleider richtig anzuziehen bedingt durch körperliche Unbeweglichkeit aufgrund einer Arthritis o.ä.;
unter Monate sollte angegeben werden, wie lange das Symptom bereits besteht)

Ja	Monate	Nein	
☐	☐	☐	1. Weder subjektiv noch objektiv Schwierigkeiten.
☐	☐	☐	2. Beklagt zu vergessen, wohin er/sie bestimmte Gegenstände gelegt hat. Subjektive Schwierigkeiten bei der Arbeit.
☐	☐	☐	3. Mitarbeiter(innen) bemerken eine reduzierte Arbeitsleistung; Schwierigkeiten, sich an fremden Orten zurechtzufinden.
☐	☐	☐	4. Verminderte Fähigkeit, komplexe Aufgaben durchzuführen (z.B. ein Abendessen mit Gästen vorzubereiten, mit Geld umzugehen, einzukaufen, usw.)
☐	☐	☐	5. Benötigt Hilfe bei der Auswahl situationsgerechter Kleidung.
			6. Benötigt bei manchen alltäglichen Dingen Hilfe.
☐	☐	☐	6a. Schwierigkeiten, die Kleider richtig anzuziehen.
☐	☐	☐	6b. Kann sich nicht baden; entwickelt Angst davor.
☐	☐	☐	6c. Beherrscht den Toilettengang nicht mehr (z.B. vergißt er/sie zu ziehen oder wischt sich nicht richtig ab).
☐	☐	☐	6d. Harninkontinenz.
☐	☐	☐	6e. Stuhlinkontinenz.
			7. Benötigt ständig bei allen alltäglichen Dingen Hilfe.
☐	☐	☐	7a. Eingeschränkte Sprechfähigkeit (1 bis 5 Worte pro Tag).
☐	☐	☐	7b. Verlust der verständlichen Sprache.
☐	☐	☐	7c. Bettlägrig.
☐	☐	☐	7d. Kann nicht selbständig sitzen.
☐	☐	☐	7e. Kann nicht mehr lachen.
☐	☐	☐	7f. Kann den Kopf nicht aufrecht halten.

| Stadium | 1 | 2 | 3 | 4 | 5 | 6a | 6b | 6c | 6d | 6e | 7a | 7b | 7c | 7d | 7e | 7f |

© Beltz Test GmbH, Göttingen. Nachdruck und jegliche Art der Vervielfältigung verboten. Best.-Nr. 04 034 07

Alzheimer's Disease Assessment Scale (ADAS)

Instrument 7 Alzheimer's Disease Assessment Scale (ADAS). Deutsche Bearbeitung von G. Weyer, R. Ihl und M. Schambach. © 1992 Beltz Test GmbH. Weinheim. Alle Rechte, insbesondere das Recht der Vervielfältigung und Verbreitung sowie der Übersetzung, vorbehalten. Kein Teil des Tests darf in irgendeiner Form (durch Photokopie, Mikrofilm oder ein anderes Verfahren) ohne schriftliche Genehmigung des Verlages reproduziert oder unter Verwendung elektronischer Systeme verarbeitet, vervielfältigt oder verbreitet werden.

Der kognitive Teil der ADAS (ADAS-K) eignet sich zur Diagnostik, Schweregrad- und Verlaufsmessung der Demenz. Die ADAS besteht aus 11 kognitiven Untertests (Freie Reproduktion, Wortwiedererkennen, Orientierung, Vorstellungsvermögen, Abzeichnen, Anweisungen befolgen, Benennen von Fingern und Gegenständen, Erinnern der Prüfungsanweisung, Sprachausdruck, Sprachverständnis und Wortfindungsstörungen). Bei maximaler Ausprägung der Demenz werden 70 Punkte erreicht. Sie ist der differenzierteste Test unter den hier vorgestellten psychometrischen Verfahren. Die Durchführungsdauer beträgt ca. 25 Minuten. Voraussetzung für die Diagnose einer Demenz ist eine Punktzahl von 13 Punkten (Verdacht ab 6 Punkten). Der kognitive Teil der ADAS kann auch durch geschultes medizinisches Hilfspersonal durchgeführt werden. Die ADAS ist über den gesamten Verlauf der Erkrankung einsetzbar. Erst bei sehr schwer ausgeprägter Demenz (Schweregrad 7 in der BCRS) nimmt die Differenzierungsfähigkeit ab. In frühen Stadien der Krankheit ist die BCRS weniger veränderungssensitiv als der SKT.

ADAS Protokollheft   Form B

Aktiver Testteil

Vor Beginn der Untersuchung das benötigte Material bereitlegen!

1. Freie Reproduktion

Material: 10 Wortkarten Serie B.

Lernphase: Die 10 Wortkarten nacheinander je 2 sec lang zeigen:
„Lesen Sie bitte jedes Wort laut vor und prägen Sie es sich gut ein!"

Bei falschem Lesen:
„Bitte lesen Sie noch einmal genauer!"

Bei weiterhin falschem Lesen liest der Versuchsleiter das Wort vor und sagt:
„Bitte sprechen Sie mir das Wort noch einmal genau nach und merken Sie es sich!"

Prüfphase: Unmittelbar danach:
„Bitte versuchen Sie, sich jetzt an jedes der eben gezeigten Wörter zu erinnern, und sprechen Sie es laut aus! Die Reihenfolge ist dabei unwichtig."

Bei Stocken der Wiedergabe nach ca. 10 sec:

„Fällt Ihnen noch ein Wort ein?"

Wird die Wiedergabe nicht fortgesetzt, Aufgabe nach weiteren 10 sec beenden.

Wortkarten   Wort **korrekt** reproduziert:
                                                  (Bitte ankreuzen!)
Serie B
                                                   Ja   Nein

1. Schmetterling ....   ○   ○
2. Hafer ....   ○   ○
3. Dudelsack ....   ○   ○
4. Bleistift ....   ○   ○
5. Tier ....   ○   ○
6. Kirche ....   ○   ○
7. Sänger ....   ○   ○
8. Hütte ....   ○   ○
9. Diamant ....   ○   ○
10. Sturm ....   ○   ○

Summe der „Nein"-Antworten (max. 10):

2. Orientierung

	Antwort **richtig** (Bitte ankreuzen!)	
	Ja	Nein
„Wie heißen Sie?" (Vor- und Zuname)	○	○
„Wo befinden wir uns hier?" (Örtlichkeit, z. B. Krankenhaus, Wohnung. Teilbezeichnungen für den Ort sind gültig)	○	○
„Welche Uhrzeit haben wir jetzt?" (+/− 1 Stunde)	○	○
„Welches Datum ist heute?" (+/− 1 Tag, z. B. 12. statt 13.)	○	○
„Welcher Wochentag ist heute?"	○	○
„Welches Jahr haben wir jetzt?"	○	○
„Welchen Monat haben wir jetzt?"	○	○
„Welche Jahreszeit haben wir jetzt?" (+/− 2 Wochen)	○	○

Summe der „Nein"-Antworten (max. 8): ☐

3. Vorstellungsvermögen

Material: Blatt Papier (DIN A 4), Briefumschlag, Briefmarke

Papier, Briefumschlag und Briefmarke vorlegen:
„Tun Sie jetzt bitte so, als würden Sie den Brief an einen Verwandten (Bekannten, Freund) schicken."

Die gesamte Anweisung vorlesen:

„Falten sie das Papier,
stecken Sie es bitte in den Umschlag,
kleben sie diesen zu,
schreiben Sie die Anschrift darauf
und kleben Sie eine Briefmarke darauf."

Bei Vergessen eines Teils der Aufgabe, die gesamte Anweisung wiederholen! (Eine Wiederholung ist zulässig.)

Schwierigkeiten bei einem Ausführungsschritt bestehen, wenn für den Schritt mehr als 30 sec benötigt werden (für das Adressieren mehr als 60 sec).

	Ausführungsschritt **ohne Schwierigkeiten** (Bitte ankreuzen!)	
	Ja	Nein
1. Falten des Blattes	○	○
2. Blatt in den Umschlag legen	○	○
3. Brief schließen	○	○
4. Adressieren	○	○
5. Briefmarke aufkleben	○	○

Summe der „Nein"-Antworten (max. 5): ☐

Anhang **511**

1. Zeichnung **2. Zeichnung**

 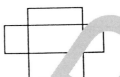

3. Zeichnung **4. Zeichnung**

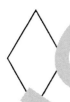 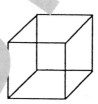

4. Abzeichnen

Material: 4 Zeichenvorlagen

Die vier Zeichenvorlagen in der Reihenfolge: 1. Kreis, 2. Rechtecke, 3. Rhombus, 4. Würfel vorlegen

„Sehen Sie diese Zeichnung? Machen Sie eine Zeichnung, die genauso aussieht, irgendwo auf dem Papier."

Zwei Versuche sind erlaubt. Bei offensichtlichem Abweichen von der Vorlage:

„Versuchen Sie es bitte noch einmal und halten sie sich bitte ganz genau an die Zeichnung, die Sie da sehen."

Für die Bewertungskriterien der Zeichnungen siehe Manual, Durchführungsanweisung.

	Zeichnung richtig (Bitte ankreuzen)	
	Ja	Nein
1. Kreis	○	○
2. Sich überschneidende Rechtecke	○	○
3. Rhombus	○	○
4. Würfel	○	○

		Grad der Beeinträchtigung
alle vier Zeichnungen sind richtig	0	nicht vorhanden
drei Zeichnungen sind richtig	1	sehr leicht
zwei Zeichnungen sind richtig	2	leicht
eine Zeichnung ist richtig	3	mäßig
zeichnet über oder um das Modell oder benutzt Teile des Modells; keine Figur ist richtig	4	mäßig schwer
Kritzeln; unvollständig nachgezeichnete Figuren; Worte werden als Ersatz für Figuren verwendet	5	schwer

5. Befolgen von Anweisungen

Material: Bleistift, Armbanduhr, Postkarte

Fünf Anweisungen zunehmender Komplexität (Anzahl der Einzelschritte) sollen befolgt werden. Jede Anweisung kann einmal, aber nur in ihrer Gesamtheit wiederholt werden.

Jedes **fettgedruckte Element** steht für einen Einzelschritt. Nur **vollständig korrekt** ausgeführte Anweisungen werden mit „Ja", nicht ausgeführte bzw. unvollständig ausgeführte Anweisungen mit „Nein" angekreuzt

Ausführung **vollständig korrekt**
(Bitte ankreuzen!)

	Ja	Nein

1. Anweisung:
„Machen Sie eine **Faust**." .... ◯ ◯

2. Anweisung:
Zeigen Sie an die **Decke**, dann auf den **Boden** .... ◯ ◯

Bleistift, Armbanduhr und Postkarte werden **in dieser Reihenfolge** nebeneinander auf den Tisch gelegt.

3. Anweisung:
„Legen sie den **Bleistift** auf die **Postkarte** und legen Sie ihn dann **zurück**." .... ◯ ◯

4. Anweisung:
„Legen Sie die **Uhr** auf die **andere Seite** neben den **Bleistift**, und **drehen** Sie die Postkarte um." .... ◯ ◯

5. Anweisung:
„Klopfen Sie sich je **zweimal** mit **zwei Fingern** auf die **rechte Schulter**, dann auf die **linke Schulter** und halten Sie dabei die **Augen geschlossen**." .... ◯ ◯

		Grad der Beeinträchtigung
alle fünf Anweisungen korrekt	0	nicht vorhanden
vier Anweisungen korrekt	1	sehr leicht
drei Anweisungen korrekt	2	leicht
zwei Anweisungen korrekt	3	mäßig
eine Anweisung korrekt	4	mäßig schwer
keine Anweisung korrekt	5	schwer

6. Benennen von Fingern und Gegenständen

Material: 12 Bildkarten

„Schauen Sie bitte auf Ihre Hand und benennen nacheinander jeden Finger"

Nennung **korrekt**
(Bitte ankreuzen!)

	Ja	Nein
Daumen	○	○
Zeigefinger	○	○
Mittelfinger	○	○
Ringfinger	○	○
Kleiner Finger	○	○

Zwölf Bildkarten einzeln in beliebiger Reihenfolge vorlegen:

„Sagen Sie mir bitte, was hier abgebildet ist!"

Bei Benennungsschwierigkeiten (keine Antwort nach 10 sec) können folgende Hinweise gegeben werden. Nach weiteren 20 sec ohne Antwort übergehen zum nächsten Gegenstand.

Hinweis:

		Ja	Nein
Blume	„wächst im Garten"	○	○
Bett	„benutzt man zum Schlafen"	○	○
Trillerpfeife	„man hört sie, wenn man hineinbläst"	○	○
Bleistift	„benutzt man zum Schreiben und Zeichnen"	○	○
Rassel	„Kleinkinderspielzeug"	○	○
Maske	„dient zum Verkleiden"	○	○
Schere	„schneidet z. B. Papier"	○	○
Kamm	„man nimmt ihn für die Haare"	○	○
Geldbörse	„für Ihr Geld oder Papiere"	○	○
Harmonika	„Musikinstrument"	○	○
Stethoskop	„der Arzt benutzt es, um das Herz abzuhören"	○	○
Pinzette	„man kann damit kleine Gegenstände greifen"	○	○

Anzahl der „Nein"-Antworten		Grad der Beeinträchtigung
0 – 2	0	nicht vorhanden
3 – 5	1	sehr leicht
6 – 8	2	leicht
9 – 11	3	mäßig
12 – 14	4	mäßig schwer
15 – 17	5	schwer

7. Wort-Wiedererkennen/8. Erinnerung an Prüfungsanweisung

Item 7 und 8 werden gemeinsam durchgeführt und protokolliert, aber getrennt bewertet (siehe Manual).

Material: zwei Sätze Wortkarten Serie B:
1. 12 Wortkarten „Wortwiedererkennen – **Lernphase**".
2. 24 Wortkarten „Wortwiedererkennen – **Prüfphase**".

Lernphase: Die 12 Wortkarten „Wortwiedererkennen – Lernphase" nacheinander je 2 sec lang zeigen:
„Lesen Sie bitte jedes Wort laut vor und prägen Sie es sich gut ein!"

Bei falschem Lesen:
„Bitte lesen Sie noch einmal genauer!"

Bei weiterhin falschem Lesen liest der Versuchsleiter das Wort vor und sagt:
„Bitte sprechen Sie mir das Wort noch einmal genau nach und merken Sie es sich!"

Prüfphase: Unmittelbar danach:
die 24 Wortkarten „Wiedererkennen – Prüfphase nacheinander je 2 sec lang zeigen:

Bei Vorlage der ersten Wortkarte lautet die Prüfungsanweisung:
„Haben sie dieses Wort eben schon einmal gesehen oder ist es ein neues Wort?"

Beim zweiten Wort und allen weiteren Wörtern wird gefragt:
„Wie ist es bei diesem?"

Bei Entscheidungsschwierigkeiten:
„Entscheiden Sie sich bitte!"

Bei weiterhin ausbleibender Antwort unter 7. „Nein" und unter 8. „Vergessen" protokollieren, danach nächste Wortkarte zeigen und erneut fragen:
„Haben Sie dieses Wort schon einmal gesehen oder ist es ein neues Wort?"

Wortkarten Serie B

	7. Wort **wiedererkannt** (Bitte ankreuzen!)		8. Prüfungsanweisung (Bitte ankreuzen!) „Vergessen"
	Ja	Nein	
1. Straße	○	○	○
2. Körper	○	○	○
3. Begriff	○	○	○
4. Felsblock	○	○	○
5. Notwendigkeit	○	○	○
6. Moor	○	○	○
7. Uhr	○	○	○
8. Eingebung	○	○	○
9. Reptil	○	○	○
10. Welt	○	○	○
11. Zitrone	○	○	○
12. Illusion	○	○	○
13. Gold	○	○	○
14. Findigkeit	○	○	○
15. Beispiel	○	○	○
16. Luft	○	○	○
17. Auftakt	○	○	○
18. Einfluß	○	○	○
19. Erklärung	○	○	○
20. Hemmnis	○	○	○
21. Gelenk	○	○	○
22. Richter	○	○	○
23. Kausalität	○	○	○
24. Säugling	○	○	○

Summe der umrahmten Nein-Antworten (max. 12):

8. Prüfungsanweisung „vergessen" (Bewertung)

		Grad der Beeinträchtigung	
nie		0	nicht vorhanden
einmal		1	sehr leicht
zweimal		2	leicht
dreimal		3	mäßig
viermal		4	mäßig schwer
fünfmal oder häufiger		5	schwer

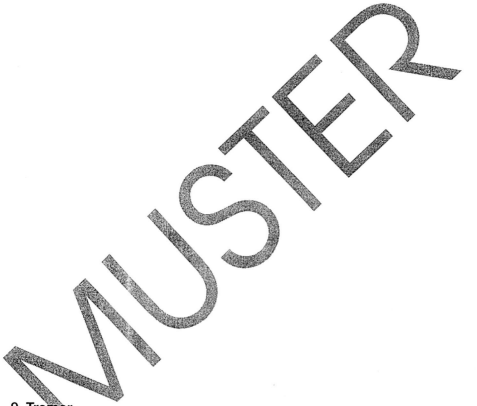

9. Tremor

Der(die) Patient(in) soll beide Hände vor dem Körper ausstrecken und die Finger spreizen. Diese Position soll er(sie) ca. 10 sec einhalten.

		Grad der Beeinträchtigung	
kein Tremor		0	nicht vorhanden
sehr geringer Tremor, gerade noch wahrnehmbar		1	sehr leicht
wahrnehmbarer Tremor, nicht handlungsstörend		2	leicht
Tremor macht sich störend bemerkbar bei Tätigkeiten wie: Bleistift halten, Knöpfe schließen oder öffnen etc.		3	mäßig
deutliche Bewegungen, die sich störend auswirken auf Tätigkeiten wie: ein Glas Wasser halten etc.		4	mäßig schwer
sehr schnelle Bewegungen mit ausgeprägten Fehlstellungen		5	schwer

Der zeitliche Bezugsrahmen für die Bewertung der Items 10–16 ist die Woche vor Durchführung des Interviews.

10. Umherlaufen

Bei der Beurteilung muß unterschieden werden zwischen dem normalen körperlichen Aktivitätsniveau (Lokomotion) und exzessiven Hin- und Herlaufen.

	Grad der Beeinträchtigung	
kein Umherlaufen	0	nicht vorhanden
sehr seltenes Auftreten	1	sehr leicht
läuft während eines Tages für kürzere Zeit auf und ab	2	leicht
läuft häufig am Tag auf und ab	3	mäßig
läuft die meiste Zeit auf und ab, kann aber für bestimmte Handlungen (z. B. Mahlzeiten) innehalten	4	mäßig schwer
muß ständig herumlaufen, kann nicht ruhig sitzen	5	schwer

11. Motorische Unruhe

Das Ausmaß ziel- und zweckloser motorischer Aktivität ist zu beurteilen. Gemeint sind Verhaltensweisen, die gewöhnlich als „nervöse Unruhe" oder „Zappeligkeit" bezeichnet werden, wie: Zupfen an der Kleidung, Hin- und Herschaukeln, mit dem Fuß wippen oder klopfen oder andere repetitive Bewegungen. (Ruheloses Auf- und Ablaufen wird in Item 10 beurteilt.)

	Grad der Beeinträchtigung	
keine motorische Unruhe	0	nicht vorhanden
einmaliges Vorkommen	1	sehr leicht
wahrnehmbare Unruhe	2	leicht
häufige Bewegungen, „zappelt" oft	3	mäßig
ziel- und zwecklose Bewegungen, die sich auf andere Handlungen störend auswirken	4	mäßig schwer
muß sich ständig bewegen; sitzt selten ruhig	5	schwer

12. Weinen

Der(die) Patient(in) wird über die Häufigkeit des Auftretens von Weinen befragt

		Grad der Beeinträchtigung
kein Weinen	0	nicht vorhanden
tritt nur einmal pro Woche oder nur während der Untersuchung auf	1	sehr leicht
tritt 2-3mal pro Woche auf	2	leicht
gelegentliche Ausbrüche kurzer Dauer	3	mäßig
nahezu täglich häufige Weinanfälle	4	mäßig schwer
täglich häufige und andauernde Weinanfälle	5	schwer

13. Depressive Verstimmung

Der(die) Patient(in) wird gefragt, wie oft er(sie) traurig, entmutigt und/oder niedergeschlagen war. Werden solche Verstimmungen angegeben, wird weiter über das Ausmaß und das Vorherrschen der Verstimmung, des Interesseverlustes, der Lustlosigkeit und dem Rückzug von Umweltereignissen nachgefragt. Gesichtsausdruck und die Fähigkeit, auf Scherze und Ermutigung zu reagieren werden mitbewertet.

		Grad der Beeinträchtigung
keine depressive Verstimmung	0	nicht vorhanden
ist leicht verstimmt; klinisch nicht relevant	1	sehr leicht
erscheint verstimmt und berichtet leichte Verstimmung; die emotionale Ansprechbarkeit ist erhalten; etwas Interesselosigkeit ist festzustellen	2	leicht
fühlt sich häufig verstimmt	3	mäßig
fühlt sich durchgängig verstimmt mit deutlichem Verlust von Interesse und emotionaler Ansprechbarkeit	4	mäßig schwer
durchdringender und schwerer Grad der Verstimmung; emotional nicht ansprechbar; Verlust von Interesse und Freude	5	schwer

14. Wahnvorstellungen

Mit diesem Item wird beurteilt, inwieweit und mit welcher Überzeugung der(die) Patient(in) an Vorstellungen glaubt, die mit hoher Wahrscheinlichkeit falsch sind. Beim Bewerten des Schweregrads sollen die Überzeugung vom Inhalt der Wahnvorstellungen, das Ausmaß der Voreingenommenheit und die Auswirkungen auf das Verhalten des(der) Patienten(in) beachtet werden.

		Grad der Beeinträchtigung
keine Wahnvorstellungen	0	nicht vorhanden
einmalige vorübergehende Wahnvorstellung	1	sehr leicht
Wahnvorstellung sicher vorhanden; der(die) Patient(in) stellt diese aber selbst in Frage	2	leicht
der(die) Patient(in) ist vom Inhalt der Wahnvorstellungen überzeugt; noch keine Auswirkungen auf das Verhalten	3	mäßig
die Wahnvorstellungen beeinflussen das Verhalten	4	mäßig schwer
die Wahnvorstellungen bestimmen wesentlich das Verhalten	5	schwer

15. Halluzinationen

Es wird nach visuellen, auditiven und taktilen Halluzinationen gefragt. Häufigkeit und Grad der Beeinträchtigung durch Halluzinationen wird bewertet

		Grad der Beeinträchtigung
keine Halluzinationen	0	nicht vorhanden
hört eine Stimme, die nur ein Wort sagt; äußerst selten visuelle Halluzinationen	1	sehr leicht
	2	leicht
halluziniert häufig am Tage mit Auswirkungen auf das normale Handeln	3	mäßig
	4	mäßig schwer
nahezu ständiges Halluzinieren; unterbricht das normale Handeln vollständig	5	schwer

16. Gesteigerter/verminderter Appetit

Veränderungen im Appetit in beide Richtungen werden beurteilt.

		Grad der Beeinträchtigung
keine Veränderungen	0	nicht vorhanden
Zurückweisen von Essen oder Überessen in seltenen Fällen; wahrscheinlich klinisch nicht relevant; keine Gewichtsveränderung	1	sehr leicht
merkliches Zurückweisen von Essen oder Überessen; Patient(in) ißt gewöhnlich ohne Aufforderung; geringe Gewichtsveränderung	2	leicht
ausgeprägtes Zurückweisen von Essen oder Überessen; Patient(in) muß zum Essen angehalten werden; Patient(in) verlangt nach mehr Essen	3	mäßig
häufigeres Zurückweisen von Essen oder Überessen	4	mäßig schwer
Patient(in) will nicht essen und muß zwangsernährt werden; Patient(in) klagt ständig über Hunger, obwohl er(sie) ausreichende Mengen Nahrung zu sich nimmt	5	schwer

Verhaltensbeobachtung während der Untersuchung

17. Konzentration und Ablenkbarkeit

Die Häufigkeit, mit der sich der(die) Patent(in) ablenken läßt und/oder wieder an die Aurgabe erninnert werden muß, weil er(sie) den Gedankengang (roten Faden) verloren hat, bzw. die Häufigkeit, mit der sich der(die) Patient(in) in seinen eigenen Gedanken zu verlieren scheint, wird beurteilt.

		Grad der Beeinträchtigung
weder Konzentrationsminderung noch Ablenkbarkeit	0	nicht vorhanden
einmalig unkonzentriert oder abgelenkt	1	sehr leicht
zwei- bis dreimalig unkonzentriert oder abgelenkt	2	leicht
vier- bis fünfmalig unkonzentriert oder abgelenkt	3	mäßig
schlechte Konzentration während eines großen Teils der Untersuchung; er(sie) ist häufig abgelenkt	4	mäßig schwer
extreme Konzentrationsschwierigkeiten und sehr häufig abgelenkt; unfähig, Aufgaben zu beenden	5	schwer

18. Mangelnde Kooperation bei der Untersuchung

Es wird beurteilt, inwieweit Teile der Untersuchung abgelehnt werden oder die Kooperation verweigert wird.

		Grad der Beeinträchtigung
durchgängig kooperativ	0	nicht vorhanden
einmalig unkooperativ	1	sehr leicht
wenige male unkooperativ; macht bereitwillig weiter, wenn aufgefordert	2	leicht
mehrmals unkooperativ	3	mäßig
benötigt ständige Aufforderungen, um die Untersuchung fortzuführen	4	mäßig schwer
lehnt die Fortführung der Untersuchung ab	5	schwer

19. Sprachliche Ausdrucksfähigkeit

Die Qualität der sprachlichen Äußerungen, wie z. B. Klarheit der Formulierungen, bzw. die Fähigkeit, sich verständlich zu machen, sollen beurteilt werden. Die Quantität der sprachlichen Äußerungen geht nicht in die Bewertung ein.

		Grad der Beeinträchtigung
keine Schwierigkeiten, sich verständlich zu machen	0	nicht vorhanden
einmalige Schwierigkeit, sich verständlich zu machen	1	sehr leicht
Schwierigkeiten in weniger als 25 % der Untersuchungszeit	2	leicht
Schwierigkeiten in 25 bis 50 % der Untersuchungszeit	3	mäßig
Schwierigkeiten während mehr als 50 % der Untersuchungszeit	4	mäßig schwer
Ein- oder Zweiwortwiederholungen; flüssiges, aber sinnleeres Sprechen; stumm	5	schwer

20. Verständnis gesprochener Sprache

Die Fähigkeit des(der) Patienten(in), gesprochene Sprache zu verstehen, wird beurteilt. Befolgen von Anweisungen (Item 5) soll nicht erfaßt werden.

		Grad der Beeinträchtigung
keine Beeinträchttigung des Sprachverständnisses	0	nicht vorhanden
einmaliges Nichtverstehen	1	sehr leicht
zwei- bis fünfmaliges Nichtverstehen	2	leicht
mehrere Wiederholungen und Neuformulierungen werden nötig	3	mäßig
Patient(in) antwortet nur gelegentlich richtig; nur Antworten auf „Ja(Nein)"-Fragen	4	mäßig schwer
antwortet nur selten adäquat auf Fragen, ohne Vorliegen einer Beeinträchtigung der sprachlichen Ausdrucksfähigkeit	5	schwer

21. Wortfindungsstörungen in der Spontansprache

Hier wird beurteilt, ob der(die) Patient(in) beim spontanen Sprechen Schwierigkeiten hat, das gemeinte Wort zu finden. Möglicherweise versucht er(sie), dem Problem durch Umschreiben aus dem Wege zu gehen, z. B. benutzt er(sie) erklärende Sätze oder verwendet nicht ganz stimmige Synonyme. Für die Beurteilung soll Item 6 (Benennen von Gegenständen und Fingern) nicht herangezogen werden.

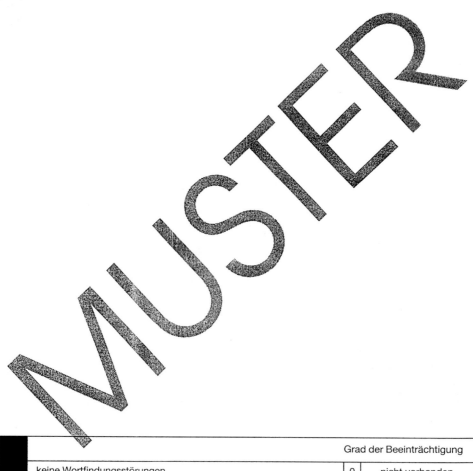

		Grad der Beeinträchtigung
keine Wortfindungsstörungen	0	nicht vorhanden
ein- oder zweimaliges Auftreten von Wortfindungsstörungen	1	sehr leicht
erkennbare Umschreibungen oder Synonymgebrauch	2	leicht
Wortfindungsstörungen, die gelegentlich nicht kompensiert werden	3	mäßig
häufige Wortfindungsstörungen, die nicht kompensiert werden	4	mäßig schwer
nahezu völliges Fehlen inhaltsvoller Wörter; Sprache klingt leer; Ein- oder Zweiwortäußerungen; Iterationen	5	schwer

ADAS-Auswertung   Form B

Name, Vorname _____ Alter _____ Geschlecht _____
                    Initialen
Datum _____ Prüfer _____

Item/Summenscore (max. Score)	Score		Subskalen (optional)	
1. Freie Reprodukt. (10)	☐☐	G		
7. Wort-Wiedererk. (12)	☐☐	G	Gedächtnis:	
Summe: Gedächtnis (22)	☐☐		Σ G (22)	☐☐
2. Orientierung (8)	☐	O/P		
3. Vorstellungsverm. (5)	☐	O/P		
4. Abzeichnen (5)	☐	O/P	Orientierung/	
5. Anweisungen (5)	☐	O/P	Praxie:	
6. Benennen (5)	☐	O/P	Σ O/P (28)	☐☐
8. Erinn. Prüf. anweis. (5)	☐			
19. Sprachausdruck (5)	☐	S		
20. Sprachverständnis (5)	☐	S	Sprache:	
21. Wortfind. störungen (5)	☐	S	Σ S (15)	☐☐
Summe: Kognitive Items außer Gedächtnis (48)	☐☐			
Gesamt: Kognitiver Bereich K (70)	☐☐			
9. Tremor (5)	☐	M		
10. Umherlaufen (5)	☐	M	Motorik:	
11. Motor. Unruhe (5)	☐	M	Σ M (15)	☐☐
12. Weinen (5)	☐	D	Depressivität:	
13. Depress. Verstimmung (5)	☐	D	Σ D (10)	☐☐
14. Wahn (5)	☐	P	Psychotische Symptome:	
15. Halluzinationen (5)	☐	P	Σ P (10)	☐☐
16. Appetit (5)	☐		Konzentration/	
17. Konzentr./Ablenkbarkeit (5)	☐	K/K	Kooperation:	
18. Mangelnde Koop. (5)	☐	K/K	Σ K/K (10)	☐☐
Gesamt: Nichtkognitiver Bereich NK (50)	☐☐			
Gesamtscore ADASUM (120)	☐☐☐			

Abkürzungsverzeichnis

AAMI	Age-associated memory impairment, altersassoziierte Gedächtnisstörungen
ACTH	Adrenokortikotropes Hormon
AD	Alzheimer Demenz
ADAS	Alzheimer's disease assessment scale
ADDTC	Alzheimer's disease diagnostic and treatment centers of the state of California
ADL	Activities of daily living
AEP	Akustisch evozierte Potentiale
APLP	Amyloid precursor like protein
ApoE	Apolipoprotein E
APP	Amyloid Präkursor Protein
APP-sec	Sezernierbares APP
BCRS	Brief cognitive rating scale
CAA	Kongophile Angiopathie
CADASIL	Cerebral autosomal dominant arteriopathy with subcortical infarcts and leukencephalopathy
CAMDEX	Cambridge examination for mental disorders of the elderly
CANTAB	Cambridge neuropsychological test automated battery
CDR	Clinical dementia rating
CDT	Carbohydrate deficient transferrin
ChAT	Cholinazetyltransferase
CK	Kreatinkinase
CNV	Contingent negative variation
CPAP	Continuous positive airway pressure
CT	Kraniale Computertomographie
DSM-	Diagnostic and statistical manual of mental disorders
ECA	Epidemiological catchment area study
EEA	Ersterkrankungsalter
EEG	Elektroenzephalographie
EKT	Elektrokrampftherapie
EOG	Elektrookulogramm
ERP	Event related potentials
FAST	Functional assessment staging
FAD	Familiäre Alzheimer Demenz
FLD	Frontallappendegenration vom Non-Alzheimer Typ
FTD	Frontotemporale Demenz

GABA	gamma-Amino-Buttersäure
gamma-GT	gamma-Glutamyltransferase
GDS	Global deterioration scale
GDSS	Geriatric depression screening scale
GMS	Geriatric Mental State
HCHWA–D	Hereditäre zerebrale Hämorrhagie mit Amyloidose – holländischer Typ
HERA	Hemispheric encoding retrieval asymmetry
HITS	High intensity transient signals
HIV	Humanes Immundefizienzvirus
HLA	Humane Leukozytenantigene
ICD-10	Internationale Klassifikation psychischer Störungen
IOMCT	Information memory concentration test (Blessed Test)
KCTE	Kendrick cognitive test for the elderly
MALT	Münchner Alkoholismustest
MAO	Monoaminooxidase-Hemmer
MAST	Michigan alcohol screening test
MCV	Mittleres Erythrozytenvolumen
MMST	Mini-Mental-Status-Test
MNS	Malignes Neuroleptika-induziertes Syndrom
MOSES	Multidimensional observation scale for elderly subjects
MRT	Magnetresonanztomographie
MSLT	multipler Schlafentzugslatenztest
MxD	Gemischte Demenz (Alzheimer und vaskuläre Demenz)
MWT	Mehrfachwahl-Wortschatz-Test
NAI	Nürnberger Altersinventar
NDH	Normaldruckhydrozephalus
NF(NFT)	Neurofibrillen (neurofibrillary tangles)
NGF	Nerve growth factor
NIA	National Institute of Aging (USA)
NINCDS-ADRDA	National institute of neurological and communicative disorders and stroke and the Alzheimer's disease and related disorders association
NNB	Nicht näher bezeichnet
NMDA	N-Methyl-D-Aspartat-Rezeptor
PCR	Polymerase Kettenreaktion (chain reaction)
PEG	Perkutane endoskopische Gastrostomie
PET	Positron emission tomography
PHF	Paired helical filaments
PLMD	Periodische Beinbewegungen im Schlaf
PS	Presenilin
PSM	Physical self-maintenance
QUALYs	Quality adjusted life years
PEMA	Palilalie, Echolalie, Mutismus, Amimie
PRION	Proteinaceous infectious agent
rCBF	Regionaler zerebraler Blutfluss
REM	Rapid eye movement

ROS	Reactive oxygen species, Sauerstoffradikale
ROT	Realitäts-Orientierungstraining
SAE	Subkortikale arteriosklerotische Enzephalopathie (Morbus Binswanger)
SANS	Scale for the assessment of negative symptoms
SAS	Supervisory attentional system
SEP	Somatosensorisch evozierte Potentiale
SIDAM	Strukturiertes Interview für die Diagnose einer Demenz vom Alzheimer Typ ...
SIWI	Selective incomplete white matter infarction
SKT	Syndrom-Kurztest
SPECT	Single photon emission computed tomography
SSRls	Selektive Serotonin Reuptake-Hemmer
TS21	Trisomie 21, Down Syndrom
UAWs	Unerwünschte Arzneimittelnebenwirkungen
UBOs	Unidentified bright objects
UPPP	Uvulopalatopharyngoplastik
VD	Vaskuläre Demenz
VEP	Visuell evozierte Potentiale
ZAS	Zentral anticholinerges Syndrom

Sachregister

A
4-Aminopyridin 152
A4-Protein 31 ff., 60 f.
Abdomen, akutes 129, 13
Abhängigkeitssyndrom 345 f., 455 f.
Ablatio retinae 191
Abszess 101
Acamprosat 353
Actinomyces 334
Acyclovir 332
ADAS 86 f., 507 ff.
ADDTC-Kriterien (für vaskuläre Demenz) 311
Adrenoleukodystrophie 260
Age associated memory impairment (AAMI) 18, 366 ff.
Age related cognitive decline 366 ff.
Ageism 238
Agonisten, cholinerge 152 f., 177
Aggravation 374
Agranulozytose 173, 177, 487
AIDS 101, 332 f.
Akathisie 143, 176, 381, 473
Akinese 479 f.
Akkomodationsstörungen 176 f., 184
Aktometrie 442 f.
Alaproclat 158
Albuminkonzentration 143 f., 173
Allgemeinveränderung (EEG) 117 f.
Alltagskompetenz (ADL) 90 f., 164 f.
Alkoholdehydrogenase 349
Alkoholhalluzinose 350, 400
alpha-Rezeptordichte 11, 101, 126, 165, 258, 345 ff., 358, 410, 431, 467, 477
alpha1-Antichymotrypsin 33
Alprazolam 145, 434
Alptraum 441
Altern 17 f., 44 ff., 64 f., 78 f., 96, 118, 124, 366 f.
Altersschizophrenie 384 ff.
Aluminium 170, 339
Alzheimer Demenz
  Befunde 97 f., 105, 118 f., 124 f., 263 ff., 445, 467
  Diagnose und Differentialdiagnose 84 ff., 253 ff., 263 ff.
  Epidemiologie 7 f., 273 f.
  (Molekular-) Genetik 16 ff., 31 ff., 272
  Morphologie und Neuropathologie 44 ff., 58 ff., 97 f., 274 f.
  Prävention und Therapie 40 f., 152 ff., 163 ff., 210 ff., 219 ff., 271 f.

Alzheimer's disease assessment Scale (ADAS) 507 ff.
Amantadin 298 f.
Amitriptylin 181 f., 186, 415 f., 480, 483
Amnesie 72 f., 190 f., 250, 332, 427, 432
Amnesie, psychogene 427 ff.
Amnestisches Syndrom 174, 253, 351, 361, 373
AMPA-Rezeptor 48, 55
Amphetamin 400
Amydala-Hippokampusformation siehe Hippokampus
Amyloidosen 39 f., 61, 260
Amyloid Präkursor Protein (APP) 22, 31 ff.
Amyloid precursor like protein (APLP) 35
Anämie, perniziöse 340
Anerkennungsspielraum 198
Aneurysmen 73 f., 191, 314
Anfälle, zerebrale 120 f., 183, 190, 344, 350, 362, 455, 477 f., 488
Angehörigenberatung 215 f., 393
Angehörigengruppe 214 f., 220
Angina pectoris 129
Angiographie 96
Angiom 191
Angiopathie, kongophile 31 f., 64, 67, 100
Angsterkrankungen 11, 180 f., 270, 295, 358, 427 ff., 455, 467
Angiokeratoma corporis diffusum 260
Anhedonie 379, 411
Anosognosie 374 f.
Anpassung, soziale 380
Anpassungsstörungen 409, 427 ff.
Antazida 178
Antiarrhythmika 194
Anticraving Substanzen 353
Antidepressiva 120, 142, 146, 149, 178, 180 ff., 298, 362, 415, 434 f., 449
Antidiabetika 178
Antikonvulsiva 178, 449
Antiphospholipidsyndrom 314 f.
Antirheumatika 169
Antriebsminderung 182
Aphasie, langsam progrediente 119, 221 f.
Apnoe (Notfall) 486
Apnoe-Index 445
Apolipoprotein E 23 f., 24, 28, 33 ff., 157, 232, 265, 282, 305
Appetitzügler 444
Arbeitsgedächtnis 71 f., 264

Architektur 223 f.
Area tegmentalis dorsolateralis 48 f.
Area tegmentalis ventralis 52
Arecolin 152 f.
Arousal 360 f., 446, 448 f.
Arrhythmie 133, 446
Arsen 341
Arteriitis temporalis 129, 132, 136
Arzneimittelprüfungen 236
Assessment, geriatrisches 135
Astrozytom 100
Ataxia teleangiektatika 260
Ataxie, dentatorubropallidoluysische 260
Ataxie, spinozerebelläre 98 f., 260
Atemstillstand (bei EKT) 190
Atrophie, olivopontozerebelläre 51, 58, 256
Attacke, transiente ischämische 129
Auffassungsstörungen 248
Aufklärung, ärztliche 231 f., 246 f.
Aufmerksamkeit 50, 79, 356 f.
Augmentationstherapie (Depression) 416
Autodysregulation, zerebrale 317
Autoimmunerkrankungen 169
Autonomie 228 f.
Awareness bias 17
Azetylcholin 46 ff.
Azetylcholinesterasehemmer 154 f.
Azetylcholinmangelhypothese (der AD) 124, 152 f.
Azetylierung 144

B
Baclofen 450
Barbiturate 101
Basalganglien (Lernen) 77
Basalganglienverkalkung 99
BCRS 502, 504 f.
Beeinträchtigung, leichte kognitive 366 ff.
Beeinträchtigung, subjektive kognitive 374 f.
Behandlungsverzicht 124, 235
Behave-AD 92
Beinbewegungen im Schlaf., periodische (PLMD) 448 f.
Belastungsreaktionen 427 ff.
Benign senescent forgetfulness 18, 366 ff.
Benzamid 172 f.
Benzodiazepine 120, 141 ff., 174, 186, 191 f., 349, 361 f., 382, 434 f., 441 f." 449 f., 455 ff., 473
Bereitschaftpotential 124
Besetzung, libidinöse 199
beta-A4-Protein 31 ff., 60 f.
beta-Blocker 176, 195
beta-Fibrillosen siehe Amyloidosen
beta-Interferon 337
beta-Rezeptorendichte 143
Bethanechol 152 f.
Betreuung 244 f., 481, 489
Betreuungsgesetz 229, 244 f.
Betreuungsstil 231 f.
Bewältigungsstil 201
Bewegungsstörungen, episodische 441 f.

Beweisnotstand 250
Bewußtseinsstörungen 356 f., 476 ff.
Bioethikkonvention 237
Biofeedback 203
Biperiden 150, 175, 362, 480
Blei 341
Blessed Demenz Test (IOMCT) 89, 248
Block, atrioventrikulärer 183 f., 486
Blutdruckspitzen 313
Blutfluss, regionaler zerebraler (rCBF) 282 f.
Blutgasanalysen (bei SAS) 447
Blutung, intrakraniale 101
Borderline Persönlichkeitsstörungen 466 f.
Borreliose 136, 334
Boston naming test 372
Boxer-Demenz siehe Dementia pugilistica
Braak-Stadieneinteilung der AD 65 f.
Bradykardie (Notfall) 486
Bradykinesie 282 f.
Brain mapping (EEG) 118
Brief cognitive rating scale (BCRS) 89, 502, 504 f.
Bromazepam 145
Bromocriptin 298, 362, 485
Bromperidol 186
Bronchialkarzinom 341
Brotizolam 145
Buspiron 434
Butyrophenone 172 f.

C
CADASIL 260, 314 f., 320 f.
CANTAB 87
Capgras Syndrom 268, 397
Carbachol 177, 487
Carbamazepin 187, 189, 349, 401, 405 f., 469, 476
Carbohydrate deficient transferrin (CDT) 346
Carry-over Effekt 156
CERAD-Kriterien (Neuropathologie der AD) 65
Cerebral active drugs 163 ff.
Chaperone 38
Charakterstörungen siehe Persönlichkeitsstörungen
Charles Bonnet Syndrom 400 f.
Cheilosis 271
Chemotherapie 343
Chlordiazepoxid 145
Chlorpromazin 172
Chlorprothixen 390, 474 f., 478, 483
Cholezystokinin 56
Cholin 152 f.
Cholinergika/Cholinomimetika 152 f., 177
Chorea Huntington 19, 58, 98, 120, 125, 232, 258, 260, 282, 398
Cimetidin 185
Citalopram 158
Clerambault Syndrom 398
Clinical dementia rating (CDR) 89, 164 f.
Clock drawing test 267 f.
Clomethiazol 174, 349, 362, 475 f.
Clomipramin 181, 434 f.

Clonazepam 450, 488
Clozapin 120, 173 f., 177, 299, 307, 382, 485
Cobalamin 340, 400, 412
Cognition enhancers 163 ff.
Colon irritabile, psychogenes 427
Computertomographie, kraniale (CT) 95 ff., 108 f., 256, 282
Coping 412, 422 f., 470
Corpora mamillaria 73 f., 350 f.
Corpus callosum 102 f.
Corpus striatum 307
Cotard Syndrom 397 f.
CPAP 447
Creutzfeldt-Jakob Erkrankung 40, 51, 58, 120, 253 f., 260, 282, 292, 333 f.
Cushing Syndrom 337
Cyproheptadin 486
Cytochrom P450 185, 305

D

Dantrolen 485 f.
D-Cycloserin 158
Debrisoquinoxidase 305
Defizitmodell des Alters 197
Defizit, sensorisches 380, 401
Degeneration, granulovakuoläre 62
Degeneration, hepatolentikuläre 99, 260, 398
Degeneration, kortikobasale 98 f., 256
Degenerationsbegriff 58
Dehydratation siehe Exsikkose
d'Elia Punkt (EKT) 192 f.
Delir siehe Verwirrtheitszustand
Delirium tremens 350, 358
Delta-Alkoholiker 347
Dementia drugs 163 ff.
Dementia lacking distinctive histopathology 282
Dementia praecox 378 f.
Dementia pugilistica 51, 60,342
Demenzen, vaskuläre 63 f., 98 f., 105, 110 f., 119, 136, 292, 309 ff., 358
Demenzen
  Befunde 89, 254, 366 ff., 261, 292 ff., 319
  Differentialdiagnose 136, 253 ff.,33 1 ff.
  Epidemiologie 4 f.
  Therapie 163 ff., 174
Demographie 2 f.
Depersonalisationsstörungen 427 f.
Deprenyl 158
Depression 408 ff.
  Befunde 92, 104 f., 119, 126, 182, 292 f., 410 f., 420 f., 439 f., 444, 455, 480
  Differentialdiagnose 375, 412
  Epidemiologie 9 f., 409 f.
  Therapie 139, 174, 180 ff., 414 f.
Dermatozoenwahn 396, 399 f.
Desensibilisierung 201 f.
Desferrioxamin 170
Desipramin 181
Dexamethason Suppressionstest 413
Diabetes mellitus 110, 126, 177, 257, 325, 400, 481

Diagnostik
  klinisch-gerontopsychiatrische 84 ff.
  internistisch-somatische 128 ff.
  neurophysiologische 117 ff., 123 ff.
  neuroradiologische 95 ff.
Dialyse 339
Diamox 487
Diaschisis 315
Diazepam 144 f., 190
Dibenzepine 172 f.
Dienst, sozialpsychiatrischer 220 f.
Digitoxin 178
Dihydroergotoxin 165 f.
Dimensionalität (EEG) 118 f.
Diphenylbutylpiperidine 172 f.
Dipolanalyse (EEG) 118 f.
Diskonnektion 47, 74, 81
Dispositions/Expositionsmodell (Sucht) 348
Disposition/Stress Paradigma (Schizophrenie) 388
Distigmin 177
Dopamin 45 f., 51 f., 172 f., 189, 287, 296 f.
Dosierungsintervall 147
Doxepin 183, 186, 298, 475 f., 480, 483
Down Syndrom 8, 16, 22, 31 f., 39, 51, 255
Dreiphasenmodell (AD Verlauf) 272
DSM 85 f.
Dying back 62
Dyskinesie, tardive 175 f., 299
Dysmorphophobie 396, 428
Dysplasie, fibromuskuläre 314
Dyssomnie 440 f.
Dysthymie 295, 409 f.
Dystonie 175 f.
Dystrophie, präsenile argyrophile subkortikale 51
Dystrophie, myotonische 260

E

Echokardiographie 135
Echolalie 280 f.
Echozeit (MRT) 96
Eifersuchtswahn 397 f.
Eigengeruchshalluzinose 396
Einsichtsfähigkeit 234, 246 f.
Einverständnis 231
Einwilligungsfähigkeit 231 f.
Einwilligungsvorbehalt 244 f.
Ekbom Syndrome 399 f., 450
Elektroenzephalographie (EEG) 117 ff., 256, 283, 412
Elektrokardiogramm (EKG) 134, 447
Elektrokrampftherapie (EKT) 186, 189 ff., 405, 409, 416, 480
Elektrolytstörungen 358 f., 362
Elektrookulogramm (EOG) 440
Elimination, hepatische/renale 143 f.
Eliminationshalbwertszeit 146
Endokarditis 135
Endorphin 360
Enhanced cued recall test 371
Entgiftung 352 f.

Entwöhnung 353
Entscheidungsfähigkeit 249
Entscheidungsspielraum 198
Entspannungsverfahren 201, 203 f., 436
Entzugssyndrom 349 f., 455 f., 478
Enuresis nocturna 441 f.
Enzephalitis 136
Enzephalitis, limbische 341 f.
Enzephalomyelitis disseminata 59, 101, 108, 336 f.
Enzephalopathie, hepatische 121, 339, 362
Enzephalopathie, subkortikale arteriosklerotische (SAE) 67, 108, 282, 312 f., 317, 320
Ependym 113
Ephedrin 444
Epidemiologie 1 ff.
Epilepsie 344, siehe auch Anfälle, zerebrale
Epsilon-Alkoholiker 347
Erhaltungs-EKT 192 f.
Erhaltungstherapie, antidepressive 187
Erregungszustand 173 f., 181, 185, 363, 472 ff., 487
Erschöpfungssyndrom 428
Erstrangsymptome 104, 386, 389
Esmolol 194
Ethik 228 ff.
Etomidat 192
Euthanasie 241 f.
Exhibitionismus 247 f.
Expositionsübungen 201 f.
Exsikkose 136, 358 f., 362, 480

F

Fabry Syndrom 260
Fahrtüchtigkeit 247
Familiarität der AD 16 ff., 19, 255
FAST 502, 506
Faszikulus unzinatus 78
Faszikulus subkallosus 67
Feeling of knowing 73, 268
Fernsehzeichen 268
Fettembolie 362
Filtrationsrate, glomeruläre 144
First-pass Effekt 143
Flimmerverschmelzungsfrequenz 294
Fluid tap test 103, 257
Fluid void sign 103
Flumazenil 476, 486
Flunitrazepam 145
Fluoxetin 146, 181, 185, 415, 435 f., 444
Flupentixol 382, 400
Fluphenazin 400
Flurazepam 145
Fluspirilen 435
Fluvoxamin 146, 158, 181, 185
Folie a deux 398, 400
Folsäure 255, 340, 412
Formatio reticularis 50
Fornix 73
Forschungsethik 236 f.
Forschungsfreiheit 236 f.
Fragile X Syndrom 260

Fremdgefährdung 489
Frontallappendegeneration vom Non-Alzheimer Typ (FLD) 278 ff.
Frontotemporale Demenz (FTD) 278 f.
Frühdyskinesie 175
Fugue, psychogene 427
Functional assessment staging (FAST) 90, 502, 506
Funktionsstörung, somatoforme 427

G

Galaktosämie 260
Galanin 56
Galanthamin 154
gamma Alkoholiker 347
gamma-Amino-BuKersäure (GABA) 48, 55 f., 176
gamma-Glutamyltransferase 346
gamma-Strahler 104
Gangliosidose 260
Gangstörungen 102, 323 f.
Ganser Syndrom 428
Gastrostomie, perkutaneendoskopische (PEG) 481
GDS 502 f.
Gedächtnis 50, 71 ff. W W
Gedächtnisbeschwerden, subjektive 255, 374 f.
Gedächtnishilfen 211
Gedächtnissprechstunde 257
Gedankenstopp 443
Gefährdung (Eigen/Fremd-) 489
Gegenhalten 269 f.
Gehirnjogging 80
Generationenkonkurrenz 237 f.
Genetik 16 ff., 282, 389
Geriatric depression screening scale (GDSS) 92
Geriatric mental state (GMS) 89
Gerstmann-Sträussler-Scheinker Erkrankung 40, 260, 343
Geschäftsfähigkeit 245
Geschäftsführung ohne Auftrag 489
Ginkgo biloba 166 f.
Glaukom 191, 487
Global deterioration scale (GDS) 164 f., 366, 502 f.
Glukuronidierung 144
Glutamat 47, 55, 158, 172, 327
Glyzin 56, 158
Gold 341
Gottfries Brane Steen geriatric rating scale (GBS) 89
G-Proteine 49 f., 54
Greifreflex 269 f.
Grenzstrominfarkte 314 f.
Grübelstuhl 443
Gruppenprogramm (Depressionsbehandlung) 202
Gyrus angularis 100, 256, 314 f., 324
Gyrus cinguli 306

H

5-HT Rezeptordichte 143
5-Hydroxitryptophol 346

H1-Antihistaminika 150
Hachinski Skala siehe Ischämieskalen
Hämangiom 341
Hämatom, subdurales 136, 165, 343, 359, 362
Hämodialyse, chronische 136
Hämorrhagie, holländische/isländische 40
Halluzinationen 92, 295, 304, 350, 387
Halluzinosen 399 ff.
Haloperidol 174 f., 186, 349, 362, 382, 390, 405 f., 435, 474 f., 478, 483
Hamilton Depressions Skala 182, 414
Handlungsdruck (Suizid) 420
Handlungsraum, vierdimensionaler 197 f.
Harm avoidance 468
Harnwegsinfekt 129, 136
Harnverhalt 133, 176 f., 487
Heimpflege 220 f.
Hemispheric encoding retrieval asymmetry (HERA) 78
Herdbefund (EEG) 117 f.
Herpes simplex Enzephalitis 332 f.
Herpes zoster 333
Herzinsuffizienz 129, 135 f.
Herzschrittmacher 486
High intensity transient signals (HITS) 326
Hilfeleistung (Pflicht/Unterlassung) 488 f.
Hilflosigkeit, erlernte 198
Hippokampus 49, 59 f., 73 ff., 97 f., 124, 306, 376
Hiranokörper 62
Hirnabszeß 334
Hirnatrophie 96
Hirnatrophie, fokale/frontale 62, 98, 105, 119, 278 ff., 413
Hirnbiopsie 257
Hirndruck 191
Hirninfarkt 63, 65 f., 108, 114, 176, 191, 203, 309 ff., 358
Hirntumor 100 f., 341
Histiozytose 260
HIV Infektion 136, 332 f.
HLA Komplex 26, 33
Hoehn & Yahr Parkinson Skala 293
Homozystinurie 260
Hormon, adrenokortikotropes (ACTH) 158
Hospizbewegung 242
Hydrolyse 144
Hydroxilierung 144
Hydrozephalus 108, 292, 344
Hypakusis 132, 380, 389 f., 399 f.
Hyperammoniämie 339
Hypercholesterinämie 110
Hyperglykämie 362, 479
Hyperizin 183
Hyperkalzämie 121, 136
Hyperkapnie 339, 486
Hyperkortisolismus 337
Hyperlipoproteinämie 136, 257
Hypermetamorphose 270
Hypernatriämie 481
Hyperoralität 270

Hyperparathyreoidismus 338, 412
Hyperprolaktinämie 172
Hypersensitivitätsreaktion 307
Hypersomnie 441 f.
Hyperthermie 177
Hyperthyreose 121, 129, 362, 429, 450
Hypertonus 108 f., 135, 191, 325, 446
Hyperventilationssyndrom 427 ff.
Hypnotika 147, 441 f., 449
Hypoglykämie 136, 362, 474, 479
Hypokaliämie 360, 362, 481
Hypokalzämie 121, 136, 338
Hypomanie 403 ff.
Hyponatriämie 102, 339, 360 f.
Hypophyseninsuffizienz 338
Hypothalamus 52
Hypothyreose 129, 136, 337, 400, 412, 450
Hypoxie, zerebrale 136, 339, 358 f., 362
Hystene 432 f.

I
Ibuprofen 185
ICD-10 85 f.
Ileus, paralytischer 176 f., 184, 381, 391, 487
Imagery 80, 210 f., 293
Imbalanz, cholinerg/adrenerge 359
Imipramin 143, 180 f., 414 f., 434 f.
Inaktivitätsatrophie Hypothese 198
Indikationszensur 197
Indometazin 169
Inkontinenz 102, 133
Insomnie 441 f.
Insomnie, fatale familiäre 40
Insulin 178
Intelligenzquotient 79 f., 88
Interaktionsspielraum 198
Inter-Rater Reliabilität 265
Interregio rhinalis (DBB) siehe Regio entorhinalis
Intervall, luzides 250
Intoxikation 340, 358
Involutionsdepression 409, siehe auch Depression
Involutionsparaphrenie 384 ff.
Ischämieskalen 18, 310 f.
Isohametin 166
Isolation, soziale 422

J
JC-Virus 101, 334
Johanniskrautextrakt 183

K
Kaliumsubstitution 194
Kalziumantagonisten 165 ff., 326
Kammerflimmern (Notfall) 486
Kampferol 166
Kaplan Meier Verfahren 21
Karzinom 100
Kataplexie 178
Katarakt 271, 400

Katastrophenreaktion 270
Katatonie, akute lebensbedrohliche 178, 189 f., 191, 379
Kendrick cognitive test for the elderly 87
Kenntnissystem 72 f.
Kindling 349, 360
Klassifikationssysteme 85 f.
Kleine Levin Syndrom 441 f.
Kleinhirnverkalkung 99
Klimakterium 390
Klinikbehandlung (bei Demenz) 220 f., 326
Klüver Bucy Syndrom 270
Koffein 191
Kohärenz (EEG) 118 f.
Kohlenmonoxidvergiftung 130, 339
Kokain 400
Koma 131, 184, 240, 477
Kommunikationsfähigkeit (bei Demenz) 214
Komorbidität (AD/VD) 67, 347, 375
Konfabulation 362
Kontrastmittel 95
Kontrollspielraum 198
Kontrollüberzeugung 198
Konversionsstörungen 427 ff.
Konzentration 79
Kopfschmerzbehandlung 203
Kopplungsanalysen 22
Korsakow Syndrom siehe Wernicke Korsakow Syndrom
Kortex, entorhinaler 158, 306
Kortisol 360
Krampfanfälle siehe Anfälle, zerebrale
Krampfpotentiale 117 f.
Krampfschwelle 176 f.
Kreatinin Clearence 143 f.
Kreatinkinase (CK) 177
Krise, hypertensive 486
Krisenintervention 222
Krisenmodell (Suizid) 422
Kribblüren 63
Kryptokokken 333, 335
Kupfer 36
Kuru 40
Kurzzeitgedächtnis 71 f.
Kurzzeitpflege 220 f.

L

Laboruntersuchungen, klinisch-chemische 134 f., 256 f.
Ladendiebstahl 411
Laktat 104
Lakunen 63, 100, 109, 315
Langzeitgedächtnis 71 f.
Lateralsklerose, amyotrophe 260
L-Dopa 298 f., 359 f., 362, 444, 450
Lebensbilanz 200 f.
Lebensereignisse (life events) 199, 409, 424 f., 468
Lebenserwartung 3
Lebensqualität 91
Leberzirrhose 339

Lernen 50
Lernstörungen 165
Leukoaraiose 97, 104, 108 ff., 176, 314 f., 413
Leukodystrophie 58, 108, 260
Leukoenzephalophathie, progressive multifokale 101, 334
Levomopromazin 175, 474 f., 478
Lewy Körper 62, 296, 303 f.
Lewy Körper Demenz 63, 157, 303 ff.
Lezithin 152 f.
Lichttherapie 444 f.
Lidocain 194
Liebeswahn 398
Life events siehe Lebensereignisse
Life review 205
Likert Skala 89
Limbisches System 74 f., siehe auch Hippokampus
Limited dementia 366 ff.
Linopirin 153
Lipofuszin 58
Liquorzirkulationsstörungen 102 f.
Lisurid 298, 353, 485
Lithium 120, 144, 175 f., 186 f., 191 f., 405 f., 469, 488
Livedo racemosa 314
Lösungsmitttel 101
Lofepramin 415 f.
Lokus zoeruleus 45 f., 52, 59 f., 295
Lorazepam 145, 148, 192, 475 f., 479, 483
Lormetazepam 145
Low flow Territorien 317
Low output Syndrom 361
L-Tryptophan 485
Lumbalpunktion 257
Lungenembolie 129, 135, 274
Lupus erythematodes 136
Lyme disease 334
Lymphom 333, 400

M

Magnesiumsubstitution 194
Magnetresonanzspektroskopie 104
Magnetresonanztomographie (MRT) 95 ff., 108 f., 256, 282
Mangan 341
Manie 174, 183, 187, 189 f., 403 ff., 474
Manierismen 379
Maniforme Symptome 405
Maprotilin 183, 488
Marchiafava Bignami Syndrom 102
Marker, genetische 22 f.
Marklagerinfarkte, inkompleKe 64 f., 100, 125, 282
Marklagerveränderungen 108 ff., siehe auch Leukoaraiose
Masernvirus 334
Mastoiditis 334
Maus, transgene (APP-0-Maus) 36
Mediotemporalkortex 97 f., siehe auch Hippokampus

Medikamentenintoxikation 340
Medikamentennebenwirkungen, neuropsychiatrische 139
Mehrfachwahl-Wortschatz-Test (MWT) 88, 500 f.
Melancholie 181, 196, 190
Melanom 100
Melperon 174, 362, 475
Memantin 298
Memory complaints 255
Meningeom 100
Meningiosis karzinomatosa 136
Meningoenzephalitis, paraneoplastische 136
Menschenwürde 228
Metachlorophenylpiperazin 158
Metastasen 100, 136
Methohexital 192
Methylphenidat 414
Metoclopramid 485
Metriphonat 154
Mianserin 181, 184, 415
Michigan Alcoholism Screening Test (MAST) 346
Midazolam 478
Mikroangiopathie 110, 113
Miktionsstörungen 176 f.
Mild cognitive impairment 366 ff.
Milieutherapie 210 f.
Minimal dementia 366 ff.
Mini-Mental-Status-Test (MMST) 80, 86 f., 248, 361, 366 ff., 494 f.
Mißhandlung 484
Mißidentifikation, wahnhafte 268 f.
Mnemotechnik 211 f.
Moclobemid 181 f., 185, 414 f., 435, 485
Molekularbiologie 31 ff.
Monoaminooxidase (MAO) 54, 414
Monoaminooxidasehemmer 158, 180 ff., 192, 298 f., 435, 449, 469, 485 f.
Morbidität 1 ff.
Morbus Addison 136, 338
Morbus Binswanger siehe Enzephalopathie, subkortikale arteriosklerotische
Morbus Bourneville Pringle 261
Morbus Curschmann-Steinert 260
Morbus Cushing 136
Morbus Fabry 260
„Morbus Fahr" 99
Morbus Gaucher 261
Morbus Huntington siehe Chorea Huntington
Morbus Kufs 261
Morbus Niemann Pick 261
Morbus Parkinson 8, 16, 45 f., 50, 51, 62 f., 80, 98, 105, 120, 125, 152, 191, 203, 256, 258, 291 ff., 305, 358 f., 398, 406, 479
Morbus Wilson siehe Degeneration, hepatolentikuläre
Morbus Pick 51, 62, 98, 278 ff.
Morbus Whipple 136
Moria 280
Mortalität 2 f., 17
Moya Moya 314

MPTP 305
Mukopolysaccharidose 260
Münchner Alkoholismus Test (MALT) 346
Multidimensional observation scale for elderly subjects (MOSES) 91
Multiinfarkt Demenz 310 f.
Multimorbidität 128 f., 142 f., 172, 203, 238, 373
Multiple Sklerose siehe Enzephalomyelitis disseminata
Multisystematrophie 292
Muskarinrezeptoragonisten 152 f.
Muskeldystrophie 260
Muskelentspannung, progressive 203, 436
Musterumkehrreizung 123
Mutismus 280 f., 319
Myasthenia gravis 154
Myelin 112
Myelinolyse, zentrale pontine 112 f., 363
Myokardinfarkt 129, 274
Myoklonie 120, 185, 271, 304 f., 333, 336, 449, 485, 488
Myoklonie, nächtliche 441 f.
Myoklonie/arousal Index 449
Myoklonusepilepsie 260
Myxödem 121

N
Naltrexon 353
Narkolepsie 441 f., 448
Narkoserisiko 191
N-Azetylaspartat 104
N-Desalkylierung 144
Negativsymptomatik 378 f.
Neostigmin 487
Nervenwachstumsfaktor (NGF) 169
Netzwerk, soziales 198
Neubildungen 100
Neuralgien 175
Neurasthenie 428
Neuroanatomie 44 ff.
Neurochemie 44 ff.
Neurofibrillen 31 f., 60 f., 274
Neurofibromatose 260
Neuroleptika 120, 143, 149, 172 ff., 381 f., 362, 390 f., 480
Hypersensitivität 304 f.
Neuronenverlust 45 f.
Neuropathologie 58 ff.
Neuropsychologie 71 ff.
Neuropeptid Y 56
Neurophysiologie 117 ff., 123 ff.
Neuroradiologie 95 ff.
Neurosen 427 ff.
Neurosyphilis 331 f.
Neurotransmittersubstitution (Neuropathologie der AD) 152 ff.
Neurotransmitterveränderungen 46 f.
Neurozystizerkose 335
NIA Kriterien (für AD) 274
Niazin 340

Nicergolin 166f.
Nierenversagen 121, 400
Nifedipin 486
Nikotinrezeptoragonisten 153f.
Nil nocere 240f.
Nimodipin 165ff., 326
NINCDS-ADRDA Kriterien (der AD) 264
Nitrate 194f.
Nitrazepam 145
Nitroreduktion 144
NMDA Rezeptor 48, 55, 158, 298f., 325f.
Nocardia 334
Nootropika 163ff., 238, 298, 444
Noradrenalin 45f., 51f., 189
Normaldruckhydrozephalus (NDH) 102f., 256, 258, 344
Nortryptilin 181f., 414f.
Notfälle in der Gerontopsychiatrie 472ff.
Notstand, rechtfertigender 489
Novelty seeking 468
Nürnberger Altersinventar (NAI) 80, 87, 164f., 371
Nukleus basalis (magnozellularis, Meynert) 46f., 59f., 77, 152f., 296f., 306
Nukleus dorsomedialis thalami 102
Nukleus kaudatus 45f., 432
Nukleus raphe dorsalis 45f., 53f., 296
Nukleus septi medialis 46f.
Nukleus suprachiasmatikus 445
Nukleus supraoptikus 445
Nukleus tractus diagonalis (Broca) 46f.
Nutzen-Risikobilanz (Ethik) 235f.

O

Oberschenkelhalsfraktur 148f., 184
Objects, unidentified bright (UBOs) 108
Octreotid 158
Odansetron 158
Odd-ball Paradigma (EP) 123
Östrogenhypothese (Schizophrenie) 390
On-off Phasen 294f.
Opiate 450
Organic subcase level 366ff.
Orientierungshilfen 363
Orientierungsreaktion 124
Orientierungstraining 198
Orthostase 130f., 136, 176f., 184
Othello Syndrom 397
Otitis media 334
Otosklerose 401
Overdrive Stimulation 486
Oxazepam 144f., 192, 434, 483
Oxotremorin 153f.

P

Paarassoziationslernen 372
Paired helical filaments (PHF) 60
Panenzephalitis, subakut sklerosierende 51, 334
Panikattacken 295, 427ff.
Papez Schaltkreis 73f.

Papova Viren 333f.
Paradigma, kognitives (der Demenzen) 268
Paralyse, progressive 331f.
Paralysis agitans siehe Morbus Parkinson
Paranoia hypochondriaca 396
Paranoide Syndrome 11, 172f., 384f.
Paraphrenie 384ff.
Parasomnie 440f.
Paratonie 269f.
Parese, progressive supranukleäre 98, 105, 120, 282f., 292
Parkinson Krise, akute akinetische 178
Parkinson Syndrom 129, 143, 167, 172f., 292f., 304f., 342, 391
Parkinson Syndrom, postenzephalitisches 60
Paroxetin 146, 181, 185, 415
Paternalismus 231, 234f.
Patiententestament 233, 250
Patientenwille 230
Pavor nocturnus 441f.
PEMA 280f.
Penicillamin 169
Perazin 174
Persönlichkeit, multiple 428
Persönlichkeitsstörungen 463ff., 474
Pflege, ambulante 220f.
Pflegebedürftigkeit 3, 9
Pflegeheim 222
Pflegehilfen, technische 225
Pflegekosten 225f.
Pflegeversicherung 220
Pflegschaft 244
Phäochromozytom 191
Phantom boarders 268
Pharmakodynamik 141f.
Pharmakokinetik 143f.
Phase I/II Reaktion 144f.
Phenelzin 416, 435
Phenothiazine 172f.
Phenylketonurie 261
Phenytoin 143
Phobie 427ff.
Photonen 104
Phylogenese 49
Physical Self Maintenance Scale (PSM) 91
Physostigmin 152f., 362, 479
Pick Körperchen 62, 286
Pick Zellen 62, 286
Pietät, filiale 240
Pilocarpin 153f., 487
Pimozid 391, 396, 399
Pipamperon 175, 363, 382, 390, 475
Pirazetam 153, 166f.
Plaques 31f., 38f., 61f., 274
Plastizitätshypothese 198
Pneumenzephalographie 95
Pneumonie 129, 136, 138, 274
Polioaraiosis 97
Polioenzephalitis hämorrhagica superior 102, siehe auch Wernicke Korsakow Syndrom

Polyarthritis (/nodosa) 136, 169
Polymyalgia rheumatica 129
Polyneuropathie 351
Polypeptid, vasoaktives intestinales 56
Polysomnographie 119, 439 ff.
Porphyrie 261
Positronenemissionstomographie (PET) 77, 104 f., 284
Postkardiotomiedelir 361
Potentiale, evozierte (EP) 123 ff.
Potenz, neuroleptische 172 f.
Power (EEG) 117 f.
Power Funktion (Gedächtnis) 78
Prädelir 349 f.
Präseniline 23, 31 ff., 272
Prävalenz 1 ff.
Priapismus 184, 487
Priming 72 f.
Primitivschablonen 269 f., 280
Prinzipien, moralische 224 f.
Prionen 40, 333 f., 343
Prionkrankheiten 40, siehe auch die einzelnen, dort aufgeführten Erkrankungen
Promazin 405
Promethazin 176
Propofol 192
Propranolol 176, 444
Prostatahypertrophie 133, 176 f.
Prudential life span account 239
Pruritus 400
Pseudodemenz 86, 191, 375, 380, 410 f.
Psychoanalyse 199 f.
Psychoedukation 393
Psychopathie siehe Persönlichkeitsstörung
Psychopharmakagebrauch im Alter 453 ff.
Psychopharmakamißbrauch im Alter 453 ff.
Psychopharmakotherapie im Alter 141 ff.
Psychose, dopaminerge 295
Psychotherapie im Alter 197 ff.
Psychotherapie, systemische 204 f.
Psychotherapie und kognitive Störungen 210 ff.
Psychotherapie und Pharmakotherapie 205 f.
Pulsdefizit 133
Pyritinol 166 f.

Q

QT-Syndrom 184
Quality adjusted life years (QUALYS) 236
Quartalstrinker 347
Quecksilber 341
Quercetin 166

R

Radiatio, zerebrale 343
Radikale 36
Radikalfänger 158, 169
Rapid cycling 187
Rauchen 110
Raumforderung, intrakraniale 100
Reaktionstypen, akute exogene 356

Realitätsorientierungstraining (ROT) 201 f., 210 f.
Rebound Phänomen (Benzodiazepine) 442 f., 455
Recht 244 ff.
Rechtsgrundsätze 228 f.
Regio entorhinalis 59 f., 75 f., siehe auch Hippokampus
Rehabilitation 219 f., 393
Reisberg-Skalen 502 ff.
Relaxationszeit (MRT) 96
REM Dichte 412
Reminiszenz 200, 205
REM Latenz 440 f.
REM Rebound 360
REM Schlaf 439 f.
Repetitionszeit (MRT) 96
Reserpin 194
Residualzustand, schizophrener 378 ff., 388
Ressourcenallokation 238 f.
Restless legs 442 f., 450
Retrobulbärneuritis 336
Reward dependence 468
Rezeptorsensitivität 141 f., 173
Ribot Gesetz (Gedächtnis) 72
Risperidon 307, 382
RS 86 152 f.

S

Sarkoidose 338
Sauerstoffpartialdruck 446
Scale for the assessment of negative symptoms (SANS) 378
Schädel Hirn Trauma 165, 292, 342, 358, 362
Schellong Test 184
Schizophrenie 11, 104, 119, 126, 172 f., 181, 189 f., 281, 378 ff., 384 ff.
Schlafapnoe 441 f., 486 f.
Schlafentzug 186 f., 440, 443
Schlafhygiene 443
Schlafphasenvorverlagerung 186 f.
Schlafstörungen 174, 180 f., 295 f., 439 ff., 455
Schlaftagebuch 442
Schlaf-Wach Rhythmus 50, 357 f.
Schlafwandeln 441 f.
Schmerzbehandlung 174 f., 180 f.
Schmerzsyndrom 411, 433
Schnarchen 446
Schuldfähigkeit 247 f.
Schwelle, neuroleptische 172 f.
Schwermetallintoxikation 136, 341
Seborrhoe 293
Second messenger Systeme 49 f.
Segmentanalyse (EEG) 118
Sekretasen (alpha, beta, gamma, delta) 31 ff.
Selbstbehauptungstraining 198, 201 f.
Selbstbestimmungsrecht 229 f., 234
Selbsterhaltungstherapie 210 f.
Selbsthilfegruppen/-initiativen 223, 348
Selbstinstruktion 201
Selbstkontrolle 201
Selegelin 298, 306

Sepsis 274, 358, 362
Serotonin 45 f., 53 f., 158, 189
Serotonin Wiederaufnahme Hemmer (SSRI) 146, 180 ff., 415 f., 435, 444, 469, 485
Sertralin 415
Sexualdelikte 247 f.
Sheehan Syndrom 338
Shunt Operation 103
Sialidose 261
SIDAM (Strukturiertes Interview) 89 f.
Signalhyperintensitäten 108 f.
Sklerose, familiäre diffuse 261
Sklerose, tuberöse 261
Skopolamin 158
SKT 496 ff.
Small vessel disease 100, 309 ff.
Sneddon Syndrom 314
Somatostatin 158, 287, 414
Somatisierung, psychogene 130, 432 f.
Somnolenz 361 f.
Sonographie 134
Sozialbericht 244 f.
Sozialstationen 220
Soziopathie siehe Persönlichkeitsstörung
Spätdyskinesien 143, 381, 391 f., 435
Spätschizophrenie 384 ff.
SPECT (single photon emission computed tomography) 104 f., 284 f.
Spektralanalyse (EEG) 117 f.
Spezialambulanzen 220
Sphingolipidose 261
Sphingomyelinose 261
Speedfunktion (Gedächtnis) 78
Spiegelzeichen 268
Spirochäten 331
Status non-konvulsivus 479
Steady state (Pharmakokinetik) 147
Sterbehilfe 241 f.
Stereotypien 380 f., 379
Steuerungsfähigkeit 250
Störungen, dissoziative 427 ff.
Störungen, leichte kognitive 165, 366 ff.
Störungen, somatoforme 427 ff.
Stresshormone 360
Stupor 191, 362, 479 ff.
Sturz 148 f., 391, 442 f., 456, 488
Subarachnoidalblutung 101
Subduralhämatom 102, 258, 314
Subikulum 62
Substantia nigra 45, 52, 62 f., 98, 296 f., 306
Subtraktionsangiographie 96
Succinylcholin 193
Sucht 456 f.
Suchtberatungsstelle 348
Suizid und Suizidalität 11, 182, 194, 222, 235, 378, 386, 396, 409, 419 ff., 481 ff.
Suizid, stiller 423
Sulfatierung 144
Sulpirid 382
Sun downing 445

Supervisory attentional system 293
Suxamethonium 192
Symptome ersten Ranges 104, 386, 389
Syndrom
   bukko-linguo-mastikatorisches 176
   fragile X 260
   malignes Neuroleptika induziertes (MNS) 173, 176, 177 f., 191, 406, 475, 479 f., 485 f.
   paraneoplastisches 338, 341
   somatisch depressives 408 f.
   vegetatives 349 f.
   zentral anticholinerges 184
   zentral serotonerges 185 f., 416, 485 f.
Syndrom-Kurztest (SKT) 86 f., 496 ff.
Syphilis 136, 331 f., 413
Systematrophie 58

T

Tabes dorsalis 331
Tacrin 152 ff.
Taenia solium 335
Tätigkeitsspielraum 197 f.
Tagesbetreuung 220 f.
Tagesklinik 220 f.
Tagesmüdigkeit 447
Tau Protein 31 f., 60, 62
Taurin 56
Tegmentum, mesenzephales 45
Telenzephalisation 49
Temazepam 144 f., 450
Terpinoide 166
Testierfähigkeit 245 f.
Thalamus 72
Thalamusinfarkte 100, 282, 314 f.
Thallium 341
Theophyllin 193, 447
Therapie im Alter, allgemein
   Antidepressiva 180 ff.
   Benzodiazepine 141 ff.
   Elektrokrampftherapie 189 ff.
   Neuroleptika 172 ff.
   Neurotransmittersubstitution 152 ff.
   Nootropika 163 ff.
   Psychotherapie 197 ff., 210 ff.
   Versorgungsstrukturen 219 ff.
Therapie, kognitive 200 f., 210 f., 416
Therapeutische Perspektiven der AD 40 f.
Thiamin 350, 362
Thiopental 192
Thioridazin 391, 405 f., 478
Thrombolyse 114
Tiaprid 177, 353
Tiefenpsychologie 199 f.
Tinnitus 401
Toleranz 142 f.
Torsade de pointes 486
Tower of London Test 293
Toxoplasma gondii 101, 333, 335
Tracheostomie 447
Training, autogenes 203 f.

Training, kognitives 210f.
Training sozialer Kompetenzen 201f.
Traktus
    mamillothalamikus 74
    nigrostriatalis 45, 52
    perforans 59
    septohippokampalis 48
Trance 428
Tranquilizer 147f., 172
Tranylcypromin 181, 435, 486
Trazodon 181, 414f., 487
Treponema pallidum 331
Triazolam 145, 148, 450
Trisomie 21 siehe Down Syndrom
Trizyklika siehe Antidepressiva und einzelne Substanzbezeichnungen
Trypanosomiasis 335
Tryptophan 53
Tuberkulose 136, 333
TV-Zeichen 268

U
Ubiquitin 63, 306
Überlebensdauer 8
Unfallrisiko 247
Unrechtsbewusstsein 250
Unterbringung 244, 489
Untersuchungsbefund, somatischer 132
UPPP 447
Urämie 338, 358, 362, 449f., 479
Urapidil 486
Urteil, stellvertretendes 233
Urteilsfähigkeit 246
Utilisation behaviour 270, 280f.

V
Validationstherapie 210f.
Valproat 187, 405f.
Variation, contingent negative (CNV) 124
Vaskuläre Demenz siehe Demenzen, vaskuläre
Vaskulitis 314
Velnacrin 154
Vereinsamung 422
Vergeßlichkeit, benigne senescente siehe Benign senescent forgetfulness
Verhaltensregeln, sittliche 228f.
Verhaltenstherapie 200f.
Verkalkungen (Basalganglien) 99
Verkehrstüchtigkeit 247
Verlustereignisse siehe Lebensereignisse
Vernetztheit (systemische Psychotherapie) 204
Verschreibungsraten 453f.
Versorgungsstrukturen, gerontopsychiatrische 219ff.
Verstärkungstechniken 198

Verteilungsvolumen 144
Verwahrlosung 484
Verwirrtheitszustand 102, 120f., 126, 129f., 137f., 143, 148f., 174, 184, 190, 203, 292f., 295f.,315, 356ff., 391, 473, 477f.
Very mild cognitive decline 366ff.
Vigilanz 356f., 476f.
Viloxazin 181
Virchow Robinsche Räume 109
Vitaminmangelzustände 136
Vitamin
    B1 (Thiamin) 350, 362
    B2 255, 340, 412
    B12 340, 400, 412
    D 338
Vorderhirn, basales 45f.
Vormundschaft 244
Vulnerabilität 388
Vulnerabilität, selektive neuronale 45

W
Wahnerkrankungen 92, 396ff.
Wandern 270f.
Wasserscheideninfarkte 100
Webster Parkinson Beurteilungsskala 293
Weckreaktion siehe arousal
Wellen, triphasische 120f.
Wernicke Korsakow Syndrom 45f., 51, 73f., 102, 350f., 358, 362f., 374
Willensbestimmung, freie 245, 489
Willenserklärung, antizipatorische 233
Wirksamkeitsnachweis (von Nootropika) 163f.
Wismut 341
Wohlwollen 233

X
Xanthomatose, zerebrotendinöse 261

Z
Zeckenbiss 334
Zeitgeber, soziale 441
Zeroidlipofuszinose (M. Kufs) 261
Zifferblatt Zeichentest 267f.
Zimelidin 158
Zink 36
Zolpidem 142,145, 148
Zopiclon 142, 145, 148
Zotepin 382
Zwangsstörungen 12, 182f., 427ff.
Zwillingsstudien (Demenz) 18, 22
Zyklothymie 403f.
Zystizerkose 335
Zytomegalie Virus 333
Zytokine 487